Clinical Neuropathology

臨床神経病理学
―基礎と臨床―

著 ■ 水谷俊雄　前 東京都立府中療育センター副院長

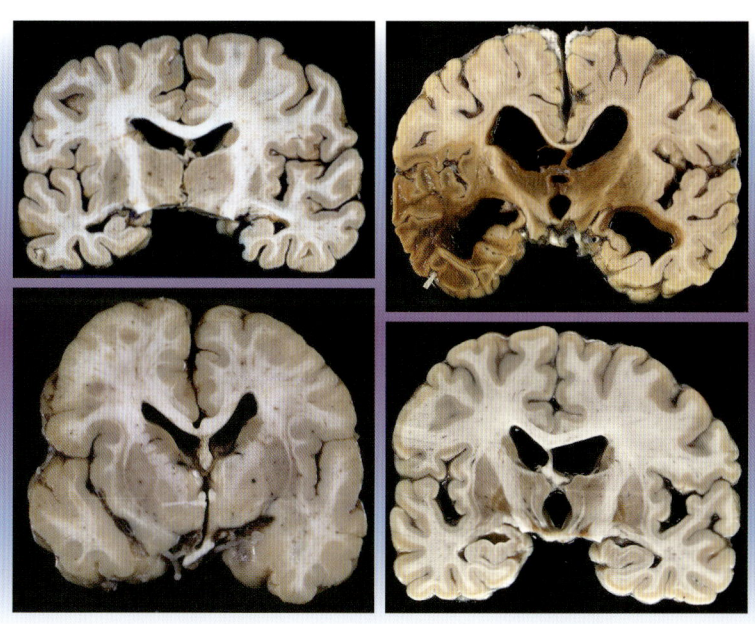

西村書店

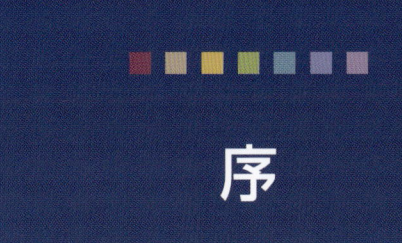

序

　現役時代最後のときに至って本書の出版を思い立ったのは、今、まさに、神経病理学が大きく変貌していると思えたからであった。分子遺伝学の目覚ましい発達に後押しされて、病理学の世界でも20世紀末からタウオパチー、シヌクレオパチー、TDP-43プロテイノパチーなどの新しい名称や概念が次々に生まれた。私はこの胎動に大いなる期待をよせると同時に、免疫染色陽性構造を拠り所とするとこれらの名称から、時々刻々変わっていく病態やそれに連動した病理学的変化が頭に浮かぶだろうかと危惧する。またSCA1から果てしなく続きそうな脊髄小脳変性症も、その臨床と病理は従来の分類より明確になったとは言いがたい。
　「なぜ神経病理学は、臨床神経学から出発したのか？」
　私たちはもう一度この問いの意味を考える必要があろう。20世紀末に始まった神経病理学の新たな胎動は、実は私たちへの警告かもしれないのだから。私は、こういう過渡期的な時代であるからこそ、100年以上の歴史をもつ神経学は、21世紀を担う若い医学徒に語り継がれなければならないと思う。そして、その語り部は、両世紀にまたがる我々団塊の世代ではないだろうか。私は次の世代への架け橋として、その任務を自らに課したいと思う。本書が少しでも神経疾患に携わる若い学徒の道標になれば、筆者としてそれに勝る喜びはない。

　執筆にあたり恩師故白木博次教授から今では入手困難な組織写真を多数いただいていた。さらに、本書には多くの同学の士からも暖かい協力があったことを記さねばならない。とくに全般にわたり厳しい学問的アドバイスや技術的な援助をしてくださった望月葉子先生（東京都立北療育医療センター神経内科、東京都立神経病院検査科兼務）にはお礼の言葉もない。また、東京都立神経病院検査科の病理診断部門で非常勤医師として私を助けてくれた澁谷　誠先生（東京医科大学病理）、本間　琢先生（埼玉医科大学病理）、廣井敦子先生（東京女子医科大学病理）、さらに元東京都立神経病院神経小児科部長の玉川公子先生、かつて東京都精神医学総合研究所（現東京都医学総合研究所）におられた松下正明先生（東京都健康長寿医療センター理事長）からは示唆に富むお話をうかがい、また貴重な組織写真をお借りすることができた。

　最後に、妻英子、娘奈緒子に心から感謝します。とくに透析生活に入ってからは、いくつもの研究、学会そして講演活動を諦めざるをえなかった。次いで心臓手術を受け、その後も何度か入退院を繰り返した。しかし、いつでも、そして今回の執筆中に

入院したときも、私を日々励まし支え続けてくれた。言葉では言い尽くせないものがある。本当にありがとう。

前 東京都立府中療育センター副院長
水谷 俊雄

本書を読まれる方へ

1. 本書は、脳病変は①組織の基本的な反応、②病変部位の解剖学的特性、③各疾患に特徴的な変化、から構成される、という筆者の研究生活の成果に基づいて、解剖学的部位ごとの病理所見を中心に記述してある。

2. 本書は3部構成になっており、第1部は入門編、第2部は脳の部位別の病変、第3部はブレインカッティングの方法を述べている。

    第1部は3つの章からなり、1章は組織病変を構成する細胞の変化について記述してある。2章は細胞の変化（1章で記述）を土台にして、組織の変化が病理発生機序（萎縮、血管・循環障害、炎症、脱髄とミエリン形成異常、変性、物理的損傷）という視点から書かれている。この2つの章で神経病理学のアウトラインは理解していただけると思う。ただし、「老化」はそれだけで大きなテーマになるため、3章を老化の病理学に当てた。老人の三大疾患、アルツハイマー病、レヴィ小体型痴呆、血管性痴呆はこの章にある。さらに、各部位における加齢または老化に関する項目は第2部に入れた。

    第2部は染色組織標本の観察を念頭に置いて部位別に記述してある。そのため、ある疾患の記述が複数の箇所に分散していることがあるので、以下のようにして読者の便宜を図った。
    a) 各疾患の病理学は病変の中心がある部位の項で詳述してある。例えば、大脳皮質基底核変性症は「大脳皮質」の項に、歯状核赤核淡蒼球ルイ体萎縮症は「皮質下核」の項に、多系統萎縮症は「小脳」の項というように。また、索引は疾患名を大項目として、その下に解剖学的部位を配列したので、ある疾患を調べる場合には索引から入ることもできる。
    b) 読者がどの部位の染色標本から検鏡し始めても、ある疾患の全貌にたどり着けるように、本文中には（図1-2-3）（第1部2章の3番目の図版であることを意味している）というような図版番号を他章のものも含めて随所に入れてある。これは図版を指すだけでなく、その周辺の関連記述の場所も指し示している。またそれだけでは指し示せない関連部分は矢印（☞）で項目名（見出し）および頁数で示した。
    c) 染色標本は染色性が最も安定しているヘマトキシリン・エオシン（HE）染色を基本とした。また、免疫染色は最小限にとどめた。免疫染色陽性細胞だけでなく組織全体をみる習慣をつけて欲しいと考えたからである。しかも、免

疫染色で陽性の細胞がなぜそこに存在するのかという疑問は免疫染色だけでは解決できないからである。

　　第3部は「ブレインカッティング」と題して、マクロ観察の仕方、カッティングの方法と手順、染色標本用の組織の切り出し方、染色法の選択、などについて述べてある。最近はCTやMRIの所見だけで議論が終わってしまうことが多いが、画像検査では分からないことが病理所見で解決することはしばしば経験することである。病理医だけでなく、ぜひ臨床医にも本章を読んで、ブレインカッティングに参加してもらいたい。

3. **図表説明**は通常の神経病理学書より詳しくした。すなわち、説明は図版タイトル（ゴシック体で示した）の変化だけでなく、周辺の変化や出現している細胞などについても言及し、図版全体に目を向けられるようにした。また、図版の解説は本文の内容と重複しないようにして、本文と図表解説を読み合わせることで内容がより豊富になるよう心掛けた。

4. 「**Notice**」というカラムは第1部と第2部に出てくるもので、内容的には統一されていないが、本文の補足、最近の情報、既に忘れ去られている疾患や新しく確立された疾患、人物評など、さまざまテーマについて簡潔に述べたものである。

目次

序 iii
本書を読まれる方へ v

第1部 ■ 神経病理学入門

1章 細胞の変化とその意味

- Ⅰ. 神経細胞 ……………………………………… 3
  - 1. 細胞体の変化 …………………………… 3
    - 1) 単純萎縮 3
    - 2) リポフスチン沈着 3
    - 3) 虚血（断血）性変化 4
    - 4) 空胞変性 5
    - 5) セントラル・クロマトリーシス 6
    - 6) 神経細胞の同質化 6
    - 7) 神経細胞の膨化 7
    - 8) 封入体 8
    - 9) 経シナプス変性 15
  - 2. 軸索・樹状突起の変化 ……………… 19
    - 1) ワーラー変性 19
    - 2) 逆行性変性 20
    - 3) 樹状突起の変化 20
    - 4) 軸索腫大 21
    - 5) グルモース変性 23
    - 6) 老人斑 23
- Ⅱ. ニューロピルの変化 ………………………… 25
  - 1. 粗鬆化 …………………………………… 25
  - 2. 海綿状態 ………………………………… 25
  - 3. ニューロピル・スレッド …………… 27
- Ⅲ. グリア ………………………………………… 27
  - 1. オリゴデンドログリア ………………… 27
    - 1) サテライトーシス 28
    - 2) 橋中心ミエリン（髄鞘）崩壊 28
    - 3) 封入体 28
    - 4) ガリアス染色陽性構造物 29
  - 2. アストログリア（アストロサイト） …………………………………… 29
    - 1) アストログリアの反応 29
    - **Notice ①** 反応性アストログリア　31
    - 2) アミロイド小体 33
    - 3) ローゼンタール線維 34
    - 4) グリアのガリアス染色陽性構造物 35
  - 3. ミクログリア …………………………… 35

2章 組織の変化と疾病

- Ⅰ. 萎 縮 ………………………………………… 37

Ⅱ. 血管・循環障害 ……………………… 38

1. 出血性病変 ……………………………… 38
   1) 硬膜下出血（血腫）　38
   2) 硬膜下滑液囊腫　39
   3) クモ膜下出血　39
   4) 非外傷性脳内出血　40
   5) 動静脈奇形　41
   6) 白質出血　42
2. 虚血性病変と低酸素症 ………………… 43
   1) 心停止脳症　43
   2) 梗　塞　48
   3) ラクネ　50
   4) 脳静脈血栓症　51
3. 血管の変化 ……………………………… 53
   1) 動脈硬化　53
   2) 小血管病　54
   3) 脳アミロイド血管症　56

   > **Notice ❷** protein misfolding disorder　56

   4) CADASIL　57
   5) Maeda 症候群（CARASIL）　58
   6) 血管炎　58

Ⅲ. 炎　症 ………………………………… 60

1. 炎症の構成要素 ………………………… 60
   1) 循環障害　60
   2) 滲　出　60
   3) 増　殖　62
   4) 血管周囲腔　62
2. 感染症 …………………………………… 64
   1) 細菌感染症　64

   > **Notice ❸** 疫　痢　65

   2) 真菌感染症　67
   3) ウイルス感染症　67

Ⅳ. 脱髄とミエリン形成異常 …………… 68

1. 脱　髄 …………………………………… 68
   1) ミエリンの淡明化　68
   2) 脱髄とは　69
   3) 分　類　70

   > **Notice ❹** アクアポリン　73

   4) 二次性脱髄　73
2. ミエリン形成異常 ……………………… 74
   1) 白質ジストロフィー　74
   2) 副腎白質ジストロフィー　76
   3) その他の白質ジストロフィー　77

   > **Notice ❺** ペルオキシソーム異常症　79

   > **Notice ❻** リソソーム異常症　79

Ⅴ. 変　性 ………………………………… 80

1. 変性とは ………………………………… 80
   1) 定　義　80
   2) 臨床病理学的疾患単位　80
   3) 系統変性　81
2. 分子病理学の興隆 ……………………… 81
3. 臨床神経病理学と分子病理学 ………… 82

Ⅵ. 老　化 ………………………………… 82

Ⅶ. 物理的損傷 …………………………… 83

1. 外　傷 …………………………………… 83
   1) 外傷性頭蓋内出血　83
   2) 閉鎖性頭部外傷　83
2. 放射線障害 ……………………………… 87

3章　老化の病理学

Ⅰ. 加齢と老化 …………………………… 89

1. 老化の定義 ……………………………… 89
2. 老化研究小史 …………………………… 89

Ⅱ. センテナリアン ……………………… 90

1. スーパーノーマル・センテナリアン …………………………… 90
2. これからのセンテナリアン …………… 91

Ⅲ. 老年期の特徴 ………………………… 92

1. 個人差とその増大 ……………………… 92

- 2. 老化と疾病 93
- 3. 臨床像と病理所見 94
- 4. バランスとアンバランス 94

Ⅳ. 加齢に伴う脳の変化 95

- 1. マクロ的変化 96
  - 1) 脳の重量と容積　96
  - 2) 灰白質と白質　96
  - 3) 脳葉の萎縮　97
- 2. ミクロ的変化 98
  - 1) 神経細胞数の変化　98
  - 2) 大脳皮質の萎縮　99
  - 3) 老年性変化　100

Ⅴ. 老年期の疾病 104

- 疾病構造（1988～1998） 104
  - 1) 老人の全身状態　104
  - 2) 老人脳の主病変　105
  - 3) 病変別にみた老年期の脳　105

Ⅵ. 老年期痴呆の三大疾患 108

- 1. アルツハイマー型痴呆 108
  - 1) はじめに　108
  - 2) 神経病理　108
  - 3) 合併症　117
  - 4) 病理診断基準　118
  - 5) アルツハイマー型老年痴呆
     　中核群の周辺　119
- 2. レヴィ小体型痴呆 123
  - 1) はじめに　123
  - 2) これまでの経緯　123
  - 3) 神経病理　124
- 3. 血管性痴呆 131
  - 1) はじめに　131
  - 2) 混合型痴呆　132
  - 3) ビンスワンガー病　133

第2部　神経病理学各論
― 領域別にみた病変と疾患 ―

1章　大　脳

Ⅰ. 大脳皮質 139

- 1. 解剖学的事項 139
  - 1) 皮質構築と線維連絡　139
  - 2) 皮質の分類　140
- 2. 層状病変と非層状病変 142
  - 1) 分子層の病変　143
  - 2) 層状病変　143
  - 3) 非層状病変　147
- 3. 痴呆の形態学 155
  - 1) 痴呆　155
  - 2) 痴呆の臨床病理　156
  - 3) 痴呆の形態学的背景　158

Notice ⑦　好塩基性封入体病　169

Notice ⑧　タウオパチー　170

Ⅱ. 大脳辺縁系 187

- 1. 海馬体 187
  - 1) 歯状回　189
  - 2) アンモン角　190
  - 3) 海馬支脚　194
- 2. 海馬傍回 196
  - 1) 解剖学　196
  - 2) 老年性変化　196
  - 3) 病理学　198

3. パペッツの回路とその病変 …… 201
   1) 海馬支脚　201
   2) 乳頭体　201

   > **Notice 9**　非ヘルペス性辺縁系脳炎　201

   3) 視床前核　203
   4) 帯状回　203

4. 扁桃体 …… 204
   1) 解剖学　204
   2) 線維連絡　205
   3) 海馬と扁桃体の関係　206
   4) 病理学　206

5. 前脳基底部とマイネルト基底核 …… 207

6. 視床下部 …… 210

Ⅲ. 皮質下核 …… 212

1. レンズ核 …… 213
   1) 線条体　213
   2) 淡蒼球　220

2. 視床下核と不確帯 …… 225
   1) 視床下核　225
   2) 不確帯　226

3. 視床 …… 226
   1) 解剖学　226
   2) 老年性変化　230
   3) 病理学　231

Ⅳ. 白質 …… 235

1. 解剖学 …… 235
   1) 神経線維の種類　235
   2) ミエリン（髄鞘）形成からみた大脳　237

2. 病理学 …… 238
   1) 交連・連合・投射線維の病変　238
   2) 側脳室周囲の病変　239
   3) 広汎な白質病変　243
   4) 腫瘍　251

2章　小脳

Ⅰ. 皮質 …… 253

1. 解剖学 …… 253
2. 老年性変化 …… 254
3. 病理学 …… 254
   1) マクロ的にわかる病変　254
   2) びまん性病変　256

   > **Notice 10**　多系統萎縮症──その名称について　265

   3) 限局性病変　268
   4) 奇形・発達障害　268

   > **Notice 11**　水俣病　268

   > **Notice 12**　トリプレット・リピート病　269

Ⅱ. 白質 …… 270

1. 変性 …… 271
2. 白質ジストロフィー …… 271
3. 脱髄性疾患 …… 272
4. 腫瘍 …… 272

Ⅲ. 小脳核 …… 273

1. 歯状核 …… 273
   1) 血管・循環障害　273
   2) 変性　274
   3) その他　276

2. その他の小脳核 …… 276

3章 脳幹

I. 中脳 279
1. 被蓋 279
   1) 中脳水道と中心灰白質 279
   2) 眼球運動核 280
   3) 上丘と下丘 282
   4) 赤核 284
   5) 脚橋被蓋核緻密部 284
   6) 辺縁系中脳野 285
   7) 黒質 285
2. 底部（大脳脚） 293

II. 橋 294
1. 吻側被蓋 294
   1) 網様体 295
   2) 青斑核 299
   3) 上小脳脚 300
   4) 中心被蓋路 301
2. 尾側被蓋 301
   1) 三叉・顔面神経核 301
   2) 外転神経核 302
   3) 前庭神経核群 302
   4) 聴覚系 303
3. 底部 303
   1) 血管・循環障害 304
   2) 炎症 305
   3) 脱髄 306
   4) 変性 308

III. 延髄 309
1. 吻側被蓋 310
   1) 舌下神経周囲核 310
   2) 舌下神経核 311
   3) 迷走神経背側核・孤束・疑核 311
   4) 下オリーブ核 312
2. 尾側被蓋 315
   1) 副楔状束核 315
   2) 後索核 316
3. 底部（錐体） 317

4章 脊髄

I. 解剖学 321
1. 外側からみた脊髄 321
2. 脊髄の内部 321
   1) 断面の形状 321
   2) 灰白質 322
   3) 白質 324
3. 血管系 324
4. 加齢現象 325

II. 病理学 325
1. 各レベルの疾患と病変 325
   1) 頸髄 325

> **Notice 13** 臨床神経病理学への道を切り開いたシャルコー 327

> **Notice 14** TDP-43 と TDP-43 プロテイノパチー 332

   2) 胸髄 335
   3) 腰髄 335
   4) 仙髄 337
2. その他 337

III. 白質 337
1. 血管・循環障害 338
2. 変性 338
   1) 索変性 338
   2) 多発性海綿状病変 340
3. 脱髄 342
4. 炎症 343
5. その他 343

IV. 後根神経節 344

第3部 ■ ブレインカッティング

1章 マクロ観察とカッティング

Ⅰ. マクロ観察の手順 ……………… 349
 1. 解剖室で ……………………… 349
 2. ブレインカッティング ………… 350
  1）その前に 350
  2）ブレインカッティング 352
  3）割面の観察 355

Ⅱ. 所見の記載 …………………… 358
 1. 所見の書き方 ………………… 358
 2. 所見のまとめ方 ……………… 359

2章 染色標本用の切り出し

Ⅰ. 組織の切り出し方 …………… 361
  切り出しの注意事項 …………… 361

Ⅱ. 染色の選択 …………………… 364

図版索引　365
和文索引　373
欧文索引　382

第 1 部
神経病理学入門

- **1章　細胞の変化とその意味** … 3
- **2章　組織の変化と疾病** … 37
- **3章　老化の病理学** … 89

1章 細胞の変化とその意味

1個の細胞の変化が病巣の性質を決定することがある。生検材料でみるがん細胞はその好例である。しかし、我々がみる剖検例の組織像は、何種類かの細胞が相互に作用していることのほうが多い。しかし、病変を解読するには、組織のなかの細胞の変化という視点が大切である。そこで、本章では神経病理学の第一歩として、個々の細胞の変化について述べる。

I．神経細胞

神経細胞は中枢神経系のなかで最も大きな細胞である。楕円形の細胞核と核小体が常に明瞭である。細胞質の形は三角形（錐体形）、円形、多角形、紡錘形などがある。一般に運動神経細胞は感覚神経細胞よりも大きく、細胞質にはニッスル（Nissl）小体が粗大なタイルを敷き詰めたように分布している（図1-1-1A）。それに対して延髄の楔状束核、外側（副）楔状束核（図1-1-1B）、胸髄のクラーク（Clarke）柱などの感覚神経細胞のニッスル小体は砂のように細かく、しばしば細胞質の辺縁に集まっているため、セントラル・クロマトリーシス（中心染色質溶解）のようにみえる（図1-1-3参照）。しかし、前庭神経核外側（ダイテルス Deiters）核の神経細胞のように感覚系でありながら、形態は運動神経細胞に似ているものがある。

1．細胞体の変化

1）単純萎縮

健常老人脳のみならずほとんどの神経疾患の神経細胞は、封入体が出現する疾患においても、多くは単純萎縮（simple atrophy）を経て消失する。これは神経細胞死の様式のなかで最も重要かつポピュラーなものである。神経細胞の胞体はやせ細り、ヘマトキシリン・エオシン（Hematoxylin-Eosin：HE）染色ではヘマトキシリンに、クリューバー・バレラ（Klüver-Barrera：KB）染色ではクレシール・バイオレットに濃染し、ニッスル小体は顆粒として判別できない（図1-1-2A）。核も縮小し、核小体や核質の状態がよくわからない。また、そのような錐体形神経細胞から伸びる尖端樹状突起がコルク栓抜きのようにくねくね曲がっていることがある。単純萎縮は加齢脳や経過の長い変性疾患によくみられる。また、死後変化や標本作成に関係してこの種の細胞をみることがある。電子顕微鏡観察で問題になる、暗い神経細胞（dark neuron）と一脈通ずるところがある。

したがって、この変化は加齢現象から病的変化、さらには人工的な変化まであり、判断に苦慮することがある。ほとんどの大脳皮質神経細胞が単純萎縮を示している場合には、皮質の細胞構築に乱れはないか、アストログリアの増殖はないか、単純萎縮を呈している皮質の範囲（大脳皮質全体か、1つの脳葉のみか、1つの脳回のみか、あるいは顕微鏡的な範囲か）、血管との関係などに注意してみる必要がある。

2）リポフスチン沈着

リポフスチン（lipofuscin）は神経細胞の胞体に

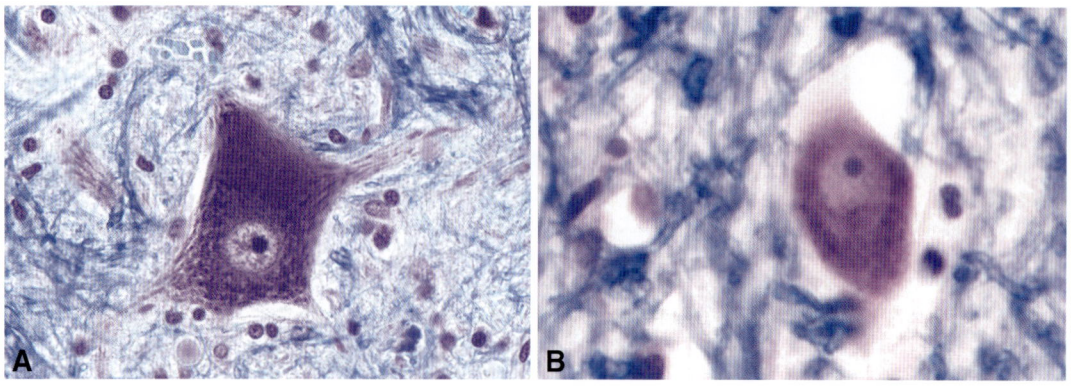

図 1-1-1　神経細胞　**A**：脊髄前角の運動神経細胞．4〜5個の角（そこから通常複数の樹状突起と1本の軸索が出る）をもった大型の細胞．細胞質には粗いニッスル小体（顆粒）が一面に敷き詰められている．明るい核には核小体がみえる（正常な神経組織を構成する細胞のなかで核小体があるのは神経細胞のみ）．核質が濃い小さな丸い細胞はオリゴデンドログリア．直径は約7μm．　**B**：延髄副楔状束核の感覚神経細胞．核質が明るく核小体が明瞭であることは神経細胞に共通した特徴．運動神経細胞より小さい．ニッスル小体が細かく，ときに細胞質の辺縁に集まっていることがある．神経細胞の周囲にみられる無染色の空隙は神経細胞周囲腔ともいうが，人工産物．AとBの倍率は違うが，オリゴデンドログリアの大きさから推定可能．　A，Bとも非神経疾患例．KB染色．

みられる輝きのある黄色の顆粒である（図 1-1-2B）．紫外線下で自家蛍光を発する．リポフスチンは大型の神経細胞や運動神経細胞に貯留しやすいといわれているが，皮質では中心前回，皮質下核では淡蒼球，マイネルト（Meynert）基底核，視床外側核群，視床下核，小脳歯状核，脳幹運動神経核，脳幹縫線核，脊髄クラーク柱など，非常に多くの神経細胞にみられる．小脳プルキンエ（Purkinje）細胞は光顕レベルではみえないため，リポフスチンが沈着しない（lipophobic）細胞とされているが，電顕では少量だが認められるという（Hirano 1997）．リポフスチンは蛋白質を含む脂質性色素で，膜に取り囲まれた二次性リソソームにある．その代謝系は十分明らかにされていないが，リポフスチン貯留が高度になると細胞質のRNA量が減少するともいわれている（MannとYates 1979）．

貯留したリポフスチンはアストログリアなどに受け渡されると考えられており，実際，顕微鏡下でも高齢者脳の大脳皮質や被殻などでは，リポフスチンをもったアストログリアや貪食したマクロファージが観察される．その沈着はすでに乳児期の下オリーブ核で観察され（Humphrey 1944；Brody 1960），それに次いで脊髄前角などにも出現し，年齢との相関が強い変化である．

リポフスチンの貯留が直ちに神経細胞の萎縮を示すものではないが，リポフスチンが細胞質に大量に蓄積し，かつ細胞が萎縮する変化を色素性萎縮（pigmentary atrophy）といい，**筋萎縮性側索硬化症（amyotrophic lateral sclerosis：ALS）**でしばしばみかける所見である（図 2-4-11A）．

3）虚血（断血）性変化

「断血」という訳語はやや大袈裟であるが，この術語は Spielmeyer（1879〜1935）が「ischämische Zellveränderung」と呼んだことにはじまる．しかし虚血（断血）性変化（ischemic cell changes）は，特殊な虚血状態を指しているわけではなくて，さまざまな原因による急激な虚血にさらされた神経細胞に生じる変化である．最も特徴的な所見は萎縮した細胞質が強い好酸性を示すことである．KB染色標本では単純萎縮と区別しがたいこともあるが，HE染色でみる細胞質はエオシンの赤というよりも橙色になり（図 1-1-2C），核は濃縮して核質がみえない．急性期の梗塞巣周囲にみられるが，低血糖性昏睡例でも同様の変化をみることがある．断血性変化に陥った神経細胞は壊死に至るが，ときにミクログリアやマクロファージに取り囲まれたニューロノファギア（神経食作用 neuronophagia）を観察することもある（図 1-1-4）．

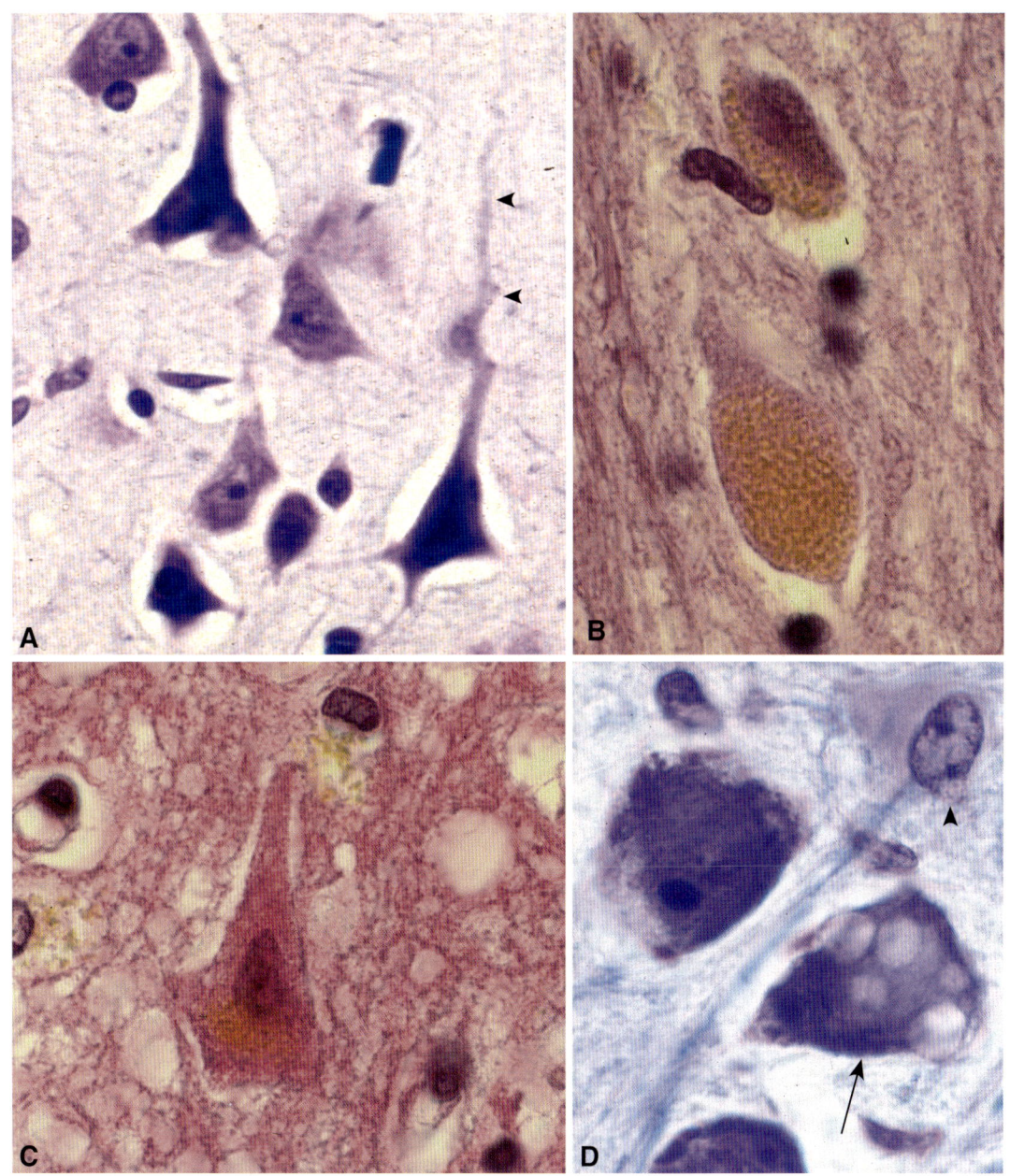

図 1-1-2　神経細胞の変化　A：単純萎縮．核を含めて細胞全体がクレシール・バイオレットに濃染し，内部が判らない．先端樹状突起（矢頭）はコルク栓抜きに例えられる．大脳皮質第Ⅲ層錐体細胞．KB染色．　B：リポフスチン顆粒．光沢があり，ヘモジデリン顆粒より黄色みが強い．視床後外側腹側核（VPL）．HE染色．　C：虚血（断血）性変化．エオシンに赤く染まる周囲の色調とやや違い，橙色にみえる（リポフスチン顆粒の色ではない）．細胞はやせ細り，核は濃縮している．A〜Cは非神経疾患例．　D：空胞変性．細胞質に大小さまざまな空胞ができる．膨化した神経細胞の消失前にみる変化（矢印）．疾患特異性はない．矢頭は肥胖グリア．クロイツフェルト・ヤコブ病．帯状回皮質．KB染色．

4）空胞変性

　空胞変性（vacuolar degeneration）は、神経細胞の胞体に無染色の空胞が生じる変化である．セントラル・クロマトリーシスを呈した神経細胞（図1-1-3）、下オリーブ核肥大でみられる神経細胞（図1-1-16）、ピック病（Pick's disease）やクロイツフェルト・ヤコブ病（Creutzfeldt-Jakob

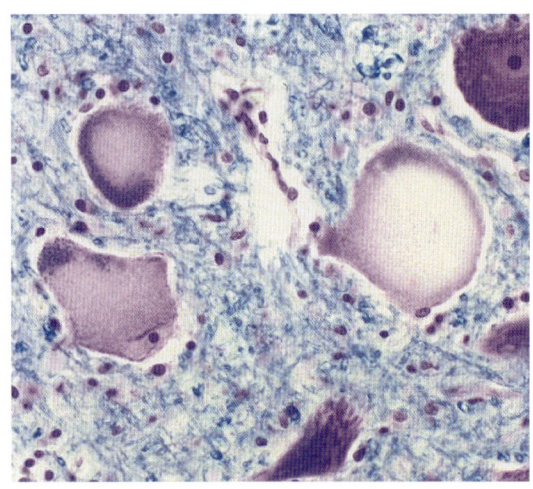

図 1-1-3　セントラル・クロマトリーシス　中心染色質溶解ともいう．中央左にみえる神経細胞は膨化して，ニッスル小体が細胞の辺縁に移動しているため細胞質は無染色（achromasia）．その他の神経細胞も同様の状態．前根に癌腫が転移している腰髄前角．KB 染色．

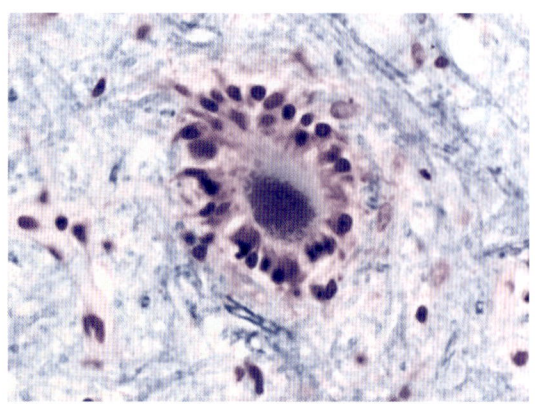

図 1-1-4　ニューロノファギア　神経食作用ともいう．死滅した神経細胞の処理システム．中央のセントラル・クロマトリーシスに陥った大きな神経細胞に活性化したミクログリアが集まっている．ミクログリアはマクロファージに変化していく．青斑核．非神経疾患例．HE 染色．

disease：CJD）などの膨化した神経細胞でしばしば観察される（図 1-1-2D）．一度膨化した神経細胞が，崩壊へ向かう過程で生じる変化と考えられる．

5）セントラル・クロマトリーシス

　セントラル・クロマトリーシス（中心染色質溶解 central chromatolysis）は実験的に末梢神経を切断した際に生じる変化で，神経細胞の核周囲にあるニッスル顆粒は消失し，細胞質の辺縁にあるニッスル顆粒は比較的残る変化である．歴史的には，ニッスル（Nissl，1860～1919）がウサギの顔面神経を傷つけた際に，その起始細胞に発見したもので，彼はこれを原発刺激（primäre Reizung）と呼んだ．しばらくの間，このように呼ばれていたが，現在はセントラル・クロマトリーシスと名付けられている．

　剖検脳ではそれに類似している場合に使われ，最もよく遭遇するものは**悪性腫瘍**が転移した脊髄前根の起始細胞である（図 1-1-3）．細胞体が大きくなり，ニッスル顆粒はほとんど消失し，残ったわずかな顆粒は細胞質の周辺に移動している．核も細胞質の辺縁に押しつけられて扁平化しているため，細胞がエンゼルフィッシュのようにみえる

ことがある．セントラル・クロマトリーシスをきたした神経細胞は空胞化（図 1-1-2D）を経て消失する場合やニューロノファギアによって処理されることがある（図 1-1-4）．なお，ニッスル小体が核周辺に集まっている変化をペリフェラール・クロマトリーシス（peripheral chromatolysis）と呼ぶことがある．セントラル・クロマトリーシスからの回復期を示しているというが，剖検例では遭遇することはほとんどない．

　セントラル・クロマトリーシスは形態学的には運動神経細胞やそれに類似した神経細胞によくみられ，大脳皮質の中心前回，視床内側核，脳幹運動神経核，橋核，小脳歯状核，脊髄前角などが好発部位である．

　ナイアシン（niacin）の欠乏によって起こる**ペラグラ脳症**（**pellagra encephalopathy**，図 2-3-38）では，小脳歯状核と橋核の神経細胞が最も侵されやすい（Hauw ら 1988）．しかし，大脳皮質ではまれである．ところがイソニアジド（isoniazid）によって引き起こされたペラグラでは橋核とともに大脳皮質，とくにベッツ（Betz）細胞が侵される（Ishii と Nishimura 1985）という．

6）神経細胞の同質化

　神経細胞のニッスル小体が完全に消失し，細胞質が同質にみえ（同質化 homogenization），HE 染

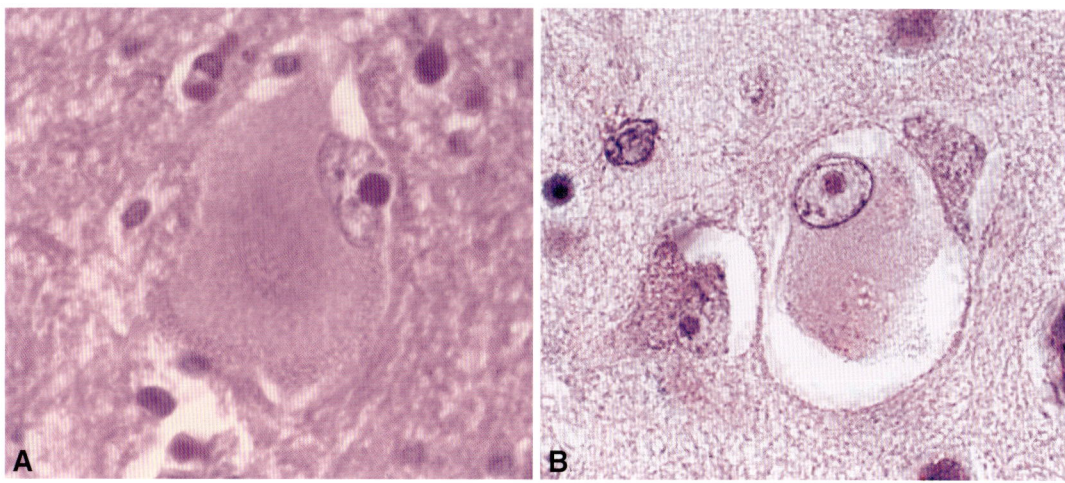

図1-1-5　神経細胞の膨化　**A**：膨化した神経細胞はクロイツフェルト・ヤコブ病（CJD）の特徴の1つ．全脳型で最も多くみられる．嗜銀性を示す境界不明瞭な塊がみえるため，ピック球との異同が問題にされたことがある．膨化した神経細胞が必ずしも封入体様構造をもっているわけではない．全脳型CJD．島回皮質．**B**：大脳皮質基底核変性症の中心前回皮質に出現した膨化細胞．風船様ニューロン（ballooned neuron）ともいう．細胞質にみえる光った顆粒はリポフスチン．Aの膨化細胞とよく似ている．この種の細胞は疾患に特徴的ではあるが，特異的ではないことに注意．A，BともHE染色．

色ではニューロピルと全く同じ色をとるため、見落とすことがある。樹状突起も細胞体と同様である。セントラル・クロマトリーシスよりも重篤な変化と考えられている。同質化がさらに進行すれば断血性変化に移りうる。さまざまな疾患でみられる。

7）神経細胞の膨化

神経細胞の膨化（neuronal inflation〔neuronal ballooning〕）は、小型、中型の錐体細胞に多くみられる変化である。セントラル・クロマトリーシスに似て細胞質が膨らみ、丸みを帯びている。ニッスル小体は消失またはわずかに細胞質の周辺に位置するが、核や核小体にはほとんど変化は認められず、正常に近い形と大きさを保っているタイプである。大脳皮質における典型的な像は**CJD**（図1-1-5A）、ピック病（図1-1-7）、大脳皮質基底核変性症（**corticobasal degeneration：CBD**）（図1-1-5B）、パーキンソン病（**Parkinson's disease：PD**）（図2-3-11A）、アルツハイマー型痴呆（**Alzheimer-type dementia：ATD**）などでみられる。ある程度好発部位があり、帯状回、下前頭回、島回、下側頭回、海馬傍回などが挙げられる。また、皮質層内では第Ⅴ～Ⅵ層にある小型、中型神経細胞によくみられ、神経細胞の脱落が非常に軽い段階で観察されることが多い。

神経細胞の膨化の原因として、①封入体の形成（ATDやレヴィ小体型痴呆〔dementia with Lewy bodies：DLB〕など）、②代謝産物の蓄積（リピドーシス〔lipidoses〕やテイ・サックス〔Tay-Sachs〕病など）、③細胞内器官の膨化（Oyanagiら 2008）、④軸索反応（OnariとSpatz 1926；Freeman 1933；Lieberman 1971）などが挙げられるが、⑤健常老人脳の青斑核にみられる膨化（図2-3-21）は神経細胞死の一過程を表しているのではないかと思われる（水谷 2003）。

参考文献

Brody H：The deposition of aging pigment in the human cerebral cortex. J Gerontol 1960；15：258-261.

Freeman W：Neuropathology. W.B.Saunders (Philadelphia), 1933.

Hauw JJ, De Baecque C, Hausser-Hauw C, et al.：Chromatolysis in alcoholic encephalopathies. Pellagra-like changes in 22 cases. Brain 1988；111：843-857.

Hirano A：Neurons and astrocytes. In：Textbook of Neuropathology, 3rd ed. Davis RL, Robertson DM (eds), Williams & Wilkins (Baltimore), 1997, p16.

Humphrey T：Primitive neurons in the embryonic human central nervous system. J Comp Neurol 1944；81：1-45.

Ishii N, Nishimura Y：Pellagra encephalopathy among tubercu-

lous patients: its relation to isoniazid therapy. J Neurol Neurosurg Psychiatry 1985;48:628-634.
Lieberman AR: The axon reaction: a review of the principal features of perikaryal responses to axon injury. Int Rev Neurobiol 1971;14:49-124.
Mann DM, Yates PO: Lipofuscin pigments—their relationship to ageing in the human nervous system. (I.) The lipofuscin content of nerve cells. Brain 1979;97:481-488.
水谷俊雄:脳の老化と神経細胞の変化.老年精神医学雑誌 2003;14:969-976.
Onari K, Spatz H: Anatomische Beitrage zur Lehre von der Pickschen umschriebenen Grossgehirnvindenatrophie (Picksche Krankheit). Z Neurol Psychiat 1926;101:470-511.
Oyanagi K, Yamazaki H, Takahashi K, et al.: Spinal anterior horn cells in sporadic amyotrophic lateral sclerosis show ribosomal detachment from, and cisternal distention of the rough endoplasmic reticulum. Neuropathol Appl Neurobiol 2008;34:650-658.

8)封入体

変性疾患で観察される封入体(inclusion)はほとんど細胞質にある構造(cytoplasmic inclusions)である。神経細胞の核内封入体(intranuclear inclusions)としてはウイルス感染症がよく知られているが、変性疾患にもみられ、多系統萎縮症(multiple system atrophy:MSA)の橋核神経細胞やALS、MSAの歯状回顆粒細胞などでみられる(図2-1-40)。その他、例外的なものとして黒質色素神経細胞の核内に出現するマリネスコ(Marinesco)小体は加齢現象の1つと考えられている(図2-3-10)。

一般に封入体は境界が比較的鮮明な嗜銀性構造で、HE染色ではエオシンに濃く染まり、各種の免疫染色で陽性を示す。電子顕微鏡下では平野小体のように結晶様構造を示すものもあるが、多くの封入体は細管状やフィラメント状の構造、電子密度の高い顆粒状物質、空胞などからなっている。ほとんどの封入体には疾患特異性がみられず、ある特定の疾患を中心にその類縁疾患に観察され、健常老人脳にもみられるものが多い。ただし、ブニナ小体(図1-1-11A)や糸かせ様封入体(図1-1-11C)は現在のところ、ALS以外の疾患や健常脳では発見されておらず、その意味では、他の封入体と一線を画している。

細胞質内封入体は神経細胞の変性過程で生じてくる構造だと考えられるが、それぞれの封入体には、出現する部位あるいは神経細胞のタイプにある程度の共通性が認められ、その神経細胞の生理的機能や代謝などに関連していると考えられる。

■レヴィ小体

レヴィ(Lewy)小体は暈(halo)と芯(core)をもった好酸性の同心円状構造物で、**パーキンソン病(PD)**のみならずいくつかの疾患、さらには健常脳に認められる。とくにPDでは中枢神経系のみならず末梢神経、嗅球(DanielとHawkes 1992)、副腎髄質(WakabayashiとTakahashi 1997)、心臓(Dicksonら2008)、消化管の神経叢(Braakら2006)、下垂体後葉(Hommaら2012)など、全身的に出現する。しかし、大脳皮質の神経細胞にみられる皮質型レヴィ小体には暈や芯がないため(図1-1-6)、同心円状のレヴィ小体を脳幹型あるいは古典型レヴィ小体として区別する(図1-1-6A〜C)。脳幹型レヴィ小体はHE染色では中心部は硝子様で、エオシンに赤く、KB染色では青く、ボディアン(Bodian)染色では濃褐色に染まるが、暈は無染色である。大きさは8〜30μmとさまざまであるが、核より大きいものが多い。普通、1つの神経細胞に1個あるが、小さなものが複数あることもまれではない。神経細胞の突起にある脳幹型レヴィ小体は、断面によっては棍棒状にみえることがあり(Lewy neurites)、とくに延髄迷走神経背側核ではしばしばみられる(図1-1-6C)。また、交感神経節細胞では細長いレヴィ小体が絡まった紐のようにみえる。免疫細胞化学的研究から脳幹型レヴィ小体は肝臓のマロリー(Mallory)小体、ローゼンタール(Rosenthal)線維、クローク(Crooke)小体などとの共通性が指摘されている。

黒質や青斑核ではレヴィ小体をもつ神経細胞の他に、レヴィ小体とほぼ同じくらいの大きさの丸い好酸性、硝子様の領域が細胞質にみられる。この部分には神経メラニン顆粒はない。これはペイル・ボディ(pale bodies)と呼ばれ(図2-3-11B)(Daleら1992;Gibbら1991)、レヴィ小体の前駆段階と考えられている。PDで黒質神経細胞の脱落が軽度な段階ではレヴィ小体よりもペイル・ボディの方が多いといわれている(若林2005)。しかし、膨化した色素神経細胞がすべてペイル・ボ

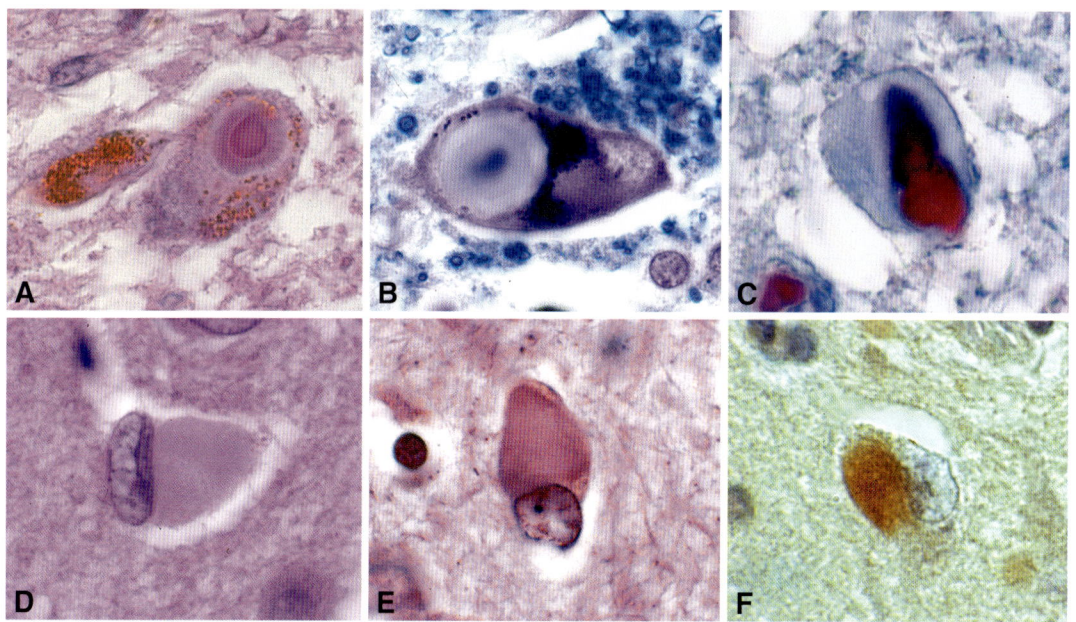

図 1-1-6 レヴィ小体 脳幹型（古典型）：A〜C. 皮質型：D〜F. **A**：同心円状構造. 黒質. HE染色. **B**：KB染色でも同心円構造が明瞭. **C**：迷走神経背側核では棍棒状のレヴィ小体が多い. アザン染色. **D**：皮質型レヴィ小体. HE染色では境界が曖昧で, 注意しないと見落しやすい. **E**：嗜銀性があるため, Bodian染色の方が境界明瞭で, 目につきやすい. 海馬傍回. **F**：抗ユビキチン抗体に陽性. D〜F：海馬傍回. パーキンソン病.

ディになるとは考え難い.

　レヴィ小体をもった神経細胞は一見正常にみえるものから著しく細胞体が萎縮しているものまでみられるが, 後者の場合でもレヴィ小体は概してその形態を維持しており, どのようにして清掃されるのか不明である. しかし, まれならずニューロノファギアのように, レヴィ小体をミクログリアやマクロファージが取り囲むような像を観察することがある.

　脳幹型レヴィ小体の好発部位は, 大脳ではマイネルト基底核（図2-1-62C）を含む無名質, 扁桃体（図2-1-61）, 視床下部とくにその後核, 乳頭体外側核, 脳幹では中脳の楔状核（nucleus cuneiformis）, エディンガー・ウェストファール（Edinger-Westphal）核, 黒質（図1-1-6A, B）, 橋の青斑核（図2-3-23）, 上中心核, 延髄の縫線核, 迷走神経背側核（図2-3-40B）, 脊髄では胸髄中間外側核, まれに前角などである.

　レヴィ小体は**MSA**（Gibbと Lees 1989）, **進行性核上性麻痺（progressive supranuclear palsy：PSP）**（Tsuboiら 2001）, **運動ニューロン疾患**（Hederaら 1995）を始め10種類以上の疾患, そして健常例で観察されている. なお, 青斑核では脳幹型レヴィ小体とタングルがひとつの神経細胞内にみられることがある. 疾患特異性は認められず, 健常老人脳でもまれではない（図2-3-23）.

　皮質型レヴィ小体は暈をもたない好酸性の丸い封入体である（図1-1-6 D〜F）. 主に顆粒下層の小型, 中型神経細胞にみられ, 脳幹型と異なり1つの細胞に1個である. 海馬傍回, 内側後頭側頭回, 下側頭回などの側頭葉内側部, 島回, 下前頭回, 帯状回, 扁桃体（図2-1-61）などが好発部位である.

　免疫細胞化学的では, アルファ-シヌクレイン（α-synuclein）がPDの病態形成の中心的な役割を担っており, あらゆる形のレヴィ小体や神経突起レヴィ小体の主成分である. 抗アルファ-シヌクレイン抗体では, 脳幹型はドーナツ状に染まり, 皮質型ではびまん性に染まる. 抗ユビキチン（ubiquitin）抗体では, 脳幹型の暈が染まるのに対して皮質型では芯そのものが陽性を示す. その他, ニューロフィラメント蛋白（neurofilament protein）, アルファB-クリスタリン（αB-crystalline）, シンフィリン-1（synphilin-1）など, 数多

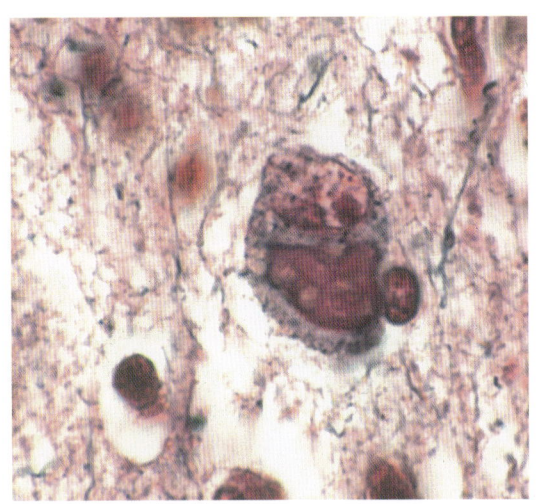

図 1-1-7　ピック球　HE 染色標本でも濃染するので見分けられるが，嗜銀性があるため Bodian 染色標本では境界が明瞭な球としてみえる．普通，1個の神経細胞に1個のピック球がみられるが，複数の小さな球が寄り集まっていることもある．神経細胞の右にある細胞核はアストログリア．ピック病．下側頭回皮質．

くの蛋白質が証明されている．

■ ピック球

　主に大脳皮質顆粒下層の錐体細胞の胞体に出現する直径 10〜15 μm の好酸性の丸い封入体である（Pick body）（図 1-1-7）．HE 染色ではその輪郭がやや不明瞭であるが，ニューロフィラメント（neurofilament）の蓄積があるためにボディアン染色などの鍍銀染色では境界がはっきりしてみえる．しかし，ピック球は肉眼的に脳の萎縮パターンから**ピック病**と考えられる症例の 20% 程度にしかみられないといわれている（☞第 2 部 1 章「前頭側頭葉変性症」；p161）．

　免疫細胞化学的にはタウが主要な抗原成分で（Love ら 1988），3R タウに対する抗体がこのアイソフォーム（isoform）の主たる成分である（Delacourte ら 1996）（図 2-1-24B）．その他，リン酸化ニューロフィラメント蛋白，ユビキチン，チューブリン（tubulin）などに陽性を示す．ピック球はその超微構造や免疫細胞化学的性質からアルツハイマー神経原線維タングルと類似性を示し，神経細胞の変性過程を示していると考えられる．

　ピック球をもつ神経細胞は腫大し，その後，神経細胞が消失する過程と考えられる細胞質の空胞化も観察される．ピック球は逆行性または経シナプス変性の結果と考えられてきたが（Wisniewski ら 1972），その起源は不明である．

　好発部位は側頭葉皮質，海馬体の歯状回顆粒細胞（図 2-1-24），アンモン角 CA1，海馬支脚，マイネルト基底核（図 2-1-62B）などであるが，さらに扁桃体（図 2-1-59B）や線条体などにも広く分布する．この小体は他の封入体と同様に神経細胞が高度に脱落している場所よりも，ある程度残存している場所でよく発見される．

■ アルツハイマー神経原線維変化

　アルツハイマー神経原線維変化（Alzheimer's neurofibrillary tangle；以下「タングル」と略称）は神経細胞の胞体にできる嗜銀性の線維状構造物である（図 1-1-8）．筆の穂先，ループ状，渦巻き，などの形をとるが，大脳皮質の錐体細胞では筆の穂先や火炎状（flame）のもの（図 1-1-8B），皮質下核にみられるものは渦巻き型（globose）が多い．好塩基性を示すため HE 染色では青紫ないし赤紫がかってみえる（図 1-1-8A）．電顕的には，タングルは 80 nm 程度の間隔でくびれをもつ管状構造，ねじれ細管（twisted tubules）とくびれがない直細管（straight tubules）がある．ねじれ細管は健常老人脳や ATD に多く，直細管は PSP に多いとされるが（Tellez-Nagel と Wisniewski 1973），必ずしもそうとはいいきれない．

　さらに，エオシンの色をとって好酸性を呈するタングルがみられることがある（図 1-1-8A）．これは神経細胞外にある消失前のタングルで，好酸性タングル（eosinophilic tangles），細胞外タングル（extracellular tangles）あるいはゴースト・タングル（ghost tangles）と呼ばれる（図 1-1-8A）．GFAP 染色のようなアストログリアの染色でみると，バラバラになったタングルの間にアストログリアの突起が入り込んでいる像をみることができる（図 1-1-8C）．

　タングルは老人斑とともに代表的な老年性変化で，健常老人脳の海馬傍回やアンモン角では年齢に比例して増加する傾向が強い．また，ATD（☞第 1 部 3 章；p108）の重要な病理所見である．タングルの量や分布と本症の重症度や罹病期間と密接な関係がある（Arriagada ら 1992；Bierer ら 1995）．

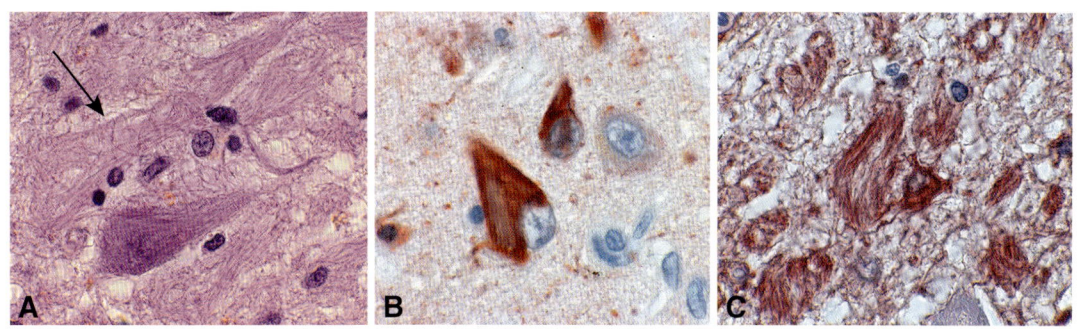

図 1-1-8　アルツハイマー神経原線維変化（タングル）　A：神経細胞の胞体内にあるタングルは好塩基性を示して青みがかっているが、神経細胞が死滅し、タングルだけが取り残されると好酸性になり赤くみえる（ゴースト・タングル）（矢印）．HE 染色．　B：細胞内にあるタングルは抗リン酸化タウ抗体に陽性．図では筆の穂先あるいは炎のような形をしている．　C：ゴースト・タングルにアストログリアが突起を伸ばしている．抗 GFAP 抗体による免疫染色．A～C ともアルツハイマー病の海馬傍回皮質．

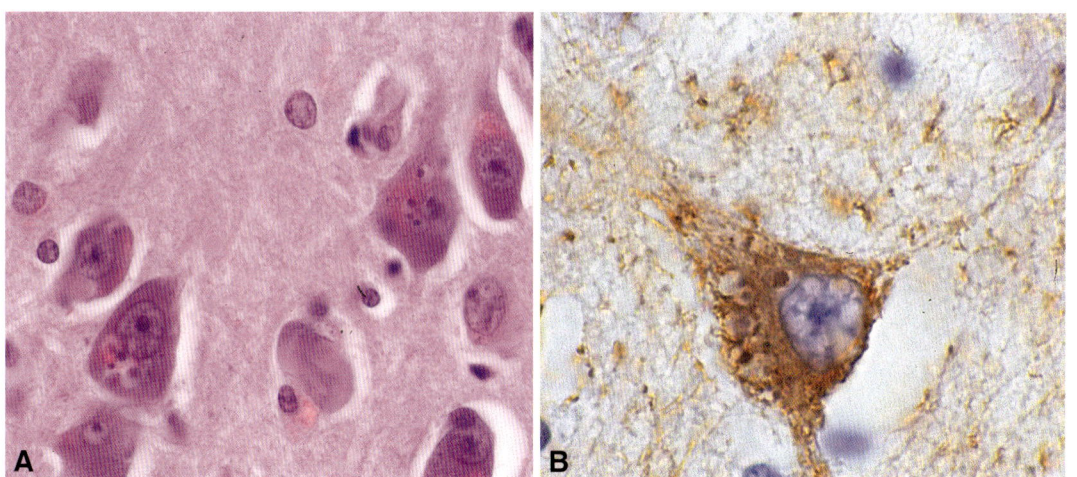

図 1-1-9　顆粒空胞変性　A：3～5 μm の空胞のなかにやや好塩基性の 1～2 μm の顆粒がみえる．同時にタングルをもっていることが多い．神経細胞の核はよく保たれている．　B：抗リン酸化タウ抗体による免疫染色．　A、B ともアンモン角錐体細胞．アルツハイマー型老年痴呆．

その他に亜急性硬化性全脳炎（Mandybur 1990）、脳炎後パーキンソニズム（Geddes ら 1993）などの感染症、ダウン（Down）症候群（Schochet ら 1973）、PSP、ゲルストマン・シュトロイスラー・シャインカー症候群（Gerstmann-Sträussler-Scheinker syndrome）（Ghetti ら 1994）などの変性疾患、鉛中毒、ニーマン・ピック（Niemann-Pick）病（Love ら 1995）、クフス（Kufs）病（成人型セロイドリポフスチン症 adult neuronal ceroid lipofuscinosis）などの中毒・代謝性疾患、筋強直性ジストロフィー（Yoshimura ら 1990）（図 2-1-51）、福山型筋ジストロフィー、コケイン（Cockayne）症候群（Takada と Becker 1986）などの先天性疾患、そしてボクサー痴呆（dementia pugilistica）（Geddes ら 1996）などでも出現する。

このように、さまざまな原因による疾患で観察されるため（Wisniewski ら 1979）、慢性的な神経細胞障害に対する 1 つの反応様式を表していると考えられている。

■ 顆粒空胞変性

顆粒空胞変性（granulovacuolar degeneration）は老年性変化の 1 つで、1～2 μm の顆粒を入れた 3～5 μm の空胞が神経細胞の胞体に生じる変化で

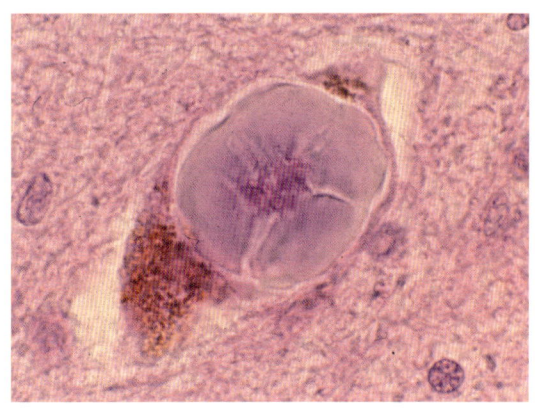

図 1-1-10 ラフォラ小体　直径1〜30μmの好塩基性の封入体．周りに細い暈がみえる．ひび割れのような亀裂が中心部から放射状に走っている．胞体の大部分を占め，神経メラニン顆粒が辺縁に押しやられている．黒質．ラフォラ小体病．HE染色．

ある（図1-1-9）．普通，1つの神経細胞にこのような顆粒をもった空胞が数個みられる（図1-1-9A）．HE染色では顆粒はやや好塩基性で，嗜銀性をもつため鍍銀染色では黒く染まる．しかし，空胞は無染色である．しばしばタングルと共存する．免疫染色ではリン酸化ニューロフィラメント，チューブリン，タウ（図1-1-9B），ユビキチンなどに反応することがあり，壊れた細胞骨格成分がリソソームに取り込まれている像であろうと考えられている（Kahnら1985）．アンモン角の錐体細胞に最もよくみられるが，**ATD**ではさらに扁桃体，嗅球などにも分布する．健常老人脳でも高齢ほど出現頻度は高くなるが，注意して観察しないと見過ごしてしまうほど数は少ない．

■ ラフォラ小体

ラフォラ（Lafora）小体病は進行性ミオクローヌスてんかんという混成グループを構成する疾患の1つで，含水炭素代謝異常を示す（BerkovicとAndermann 1986）．ラフォラ小体は暈（halo）をもつ直径1〜30μmの好塩基性の球状構造物である（図1-1-10）．芯はときに同心円状の層構造を示すことがある．暈の部分には芯から放射状に配列した線維状の突起がみえ，しばしばひび割れのような亀裂がみられる．芯はPAS反応，ベストのカルミン（Best's carmine）染色に陽性であるが，コンゴ・レッド染色には染まらない．生化学的，超微細構造の類似性からアミロイド小体やビールショウスキー（Bielschowsky）小体などと共に多糖体（ポリグルコサン）小体（polyglucosan bodies）と総称されることがある．ラフォラ小体は1個の神経細胞に複数存在することがあり，ときに突起や細胞外に孤立性にみられることもある．中枢神経系に広く分布するが，とくに黒質，小脳歯状核，淡蒼球，視床，橋網様体，下オリーブ核，小脳皮質などに多くみられ，大脳では中心前回と前頭葉前部の第Ⅲ，Ⅴ層に分布する．さらに，心筋，骨格筋，肝臓，汗腺などにも類似の構造が観察される．

■ 筋萎縮性側索硬化症（ALS）で観察される封入体

ブニナ（Bunina）小体（Bunina 1962）は**ALS**の脊髄前角細胞の胞体にみられる大きさ2〜5μmの好酸性の顆粒状物質である（図1-1-11A）．リポフスチンが沈着している領域で発見することが多い．その位置関係からリソソーム由来説（Okamotoら1980）が有力であるが，その起源や意義について不明な点が少なくない．個々の小体はリング状あるいは曲玉様である．ブニナ小体は初め痴呆を伴うALSで記載されたものであるが，通常のものより大型で，それらが数珠状につながってみえることもある．

免疫細胞化学的には抗シスタチン-C（cystatin-C）抗体に反応する（図1-1-11B）．その意義は不明であるが，リソソーム由来が想定されている．前角細胞の他にクラーク（Clarke）柱，脳幹網様体（Nakanoら1993），視床下核などで記載されている．

糸かせ様封入体（skein-like inclusions）（Leighら1988）はブニナ小体より見つかりやすいかもしれない（図1-1-11C）．ユビキチンやアルファーシヌクレインに反応することから，前頭側頭葉変性（frontotemporal lobe degeneration）（☞第2部1章；p161）との関係が注目される．また，これに関連していると考えられている構造に，round inclusionsとかhyaline inclusionsと呼ばれるものがある．さらに，ユビキチン陽性封入体の構成蛋白がTDP-43（transactivation response DNA-binding protein of 43 kDa）であることが明らかにされ

1章 細胞の変化とその意味

I 神経細胞

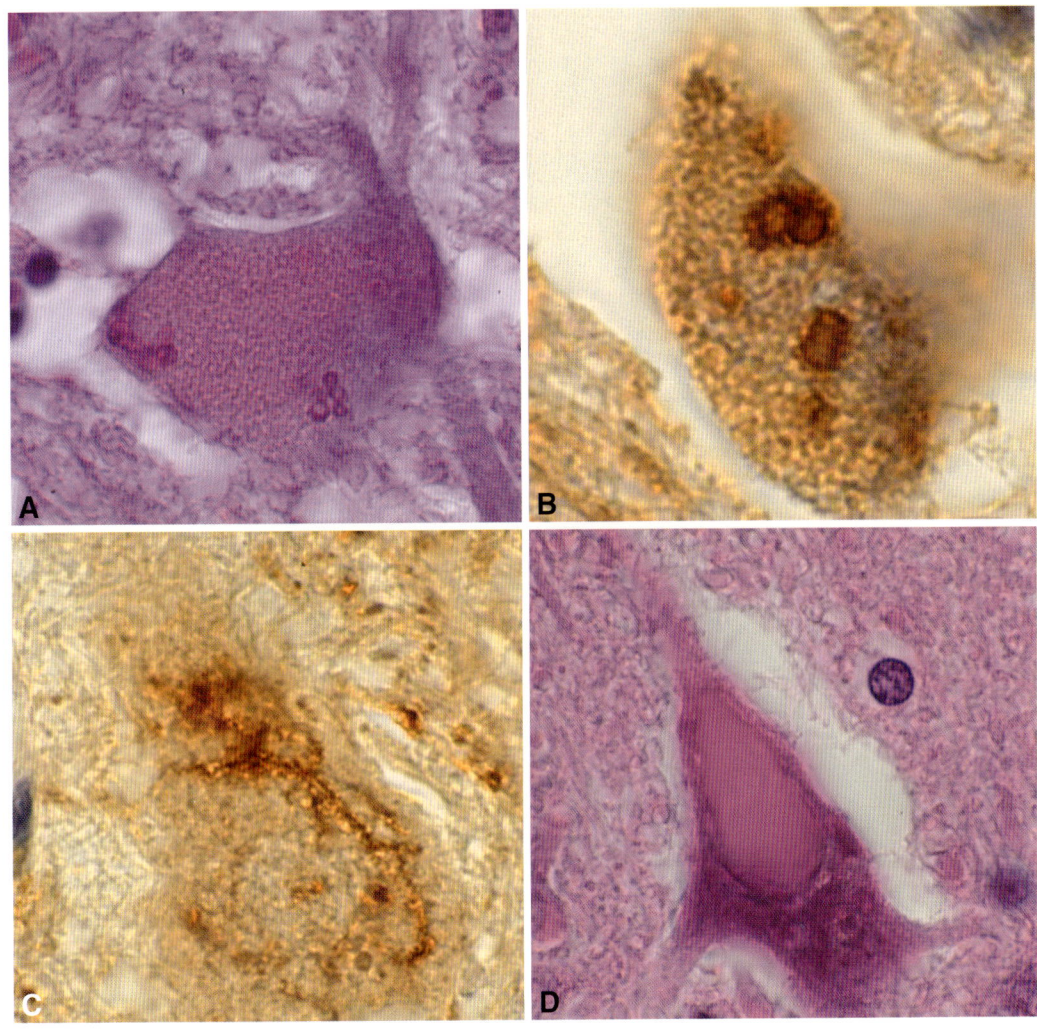

図 1-1-11　筋萎縮性側索硬化症でみられる封入体　**A**：ブニナ小体．2〜5μm のリング状あるいはドーナツ状で光沢のある構造物，中心部は明るく，ドーナツ部分はエオシンに濃染．細胞内のリポフスチンが貯留している場所に発見することが多い．ときにブニナ小体が数珠状に配列していることがある．HE 染色．　**B**：ブニナ小体は抗シスタチン抗体に陽性．　**C**：糸かせ様封入体．糸状の構造が絡み合ってみえる．抗シスタチン抗体による免疫染色．　**D**：ヒアリン小体．エオシンに均質に染まる．舌下神経核では ALS のみならず非神経疾患例でも認められる．HE 染色．　A〜C：頸髄前角．

ている（Arai ら 2006；Neumann ら 2006）．

　その他に，神経細胞の胞体に出現するレヴィ小体様封入体と呼ばれているものは（Hirano 1991），直径 10〜15μm の丸い好酸性構造で，抗ユビキチン抗体で陽性に染まる．抗 SOD1 抗体で陽性を示すものもある（図 2-4-14A）．ヒアリン小体（hyaline inclusions）は本症の舌下神経核や脊髄前角細胞にみられるが（図 1-1-11D），必ずしも本症に特異的ではなくて，健常例でも観察される．なお，以上のような ALS の封入体は病初期の段階で形成されると考えられている（Schiffer ら 1991）．

■ 平野小体

　平野小体（Hirano bodies）は神経細胞体や突起にある好酸性で硝子様の棍棒状構造物で数珠状に並んだ赤血球と見間違えることがある（Hirano 1994）（図 1-1-12）．電子顕微鏡では結晶構造を示す（Izumiyama ら 1991）．アンモン角，扁桃体などで，高齢者脳によく観察される．

■ ウイルス封入体

　カウドリー核内封入体とは，ウイルス感染症の神経細胞やグリア核の中心にみられる封入体で，

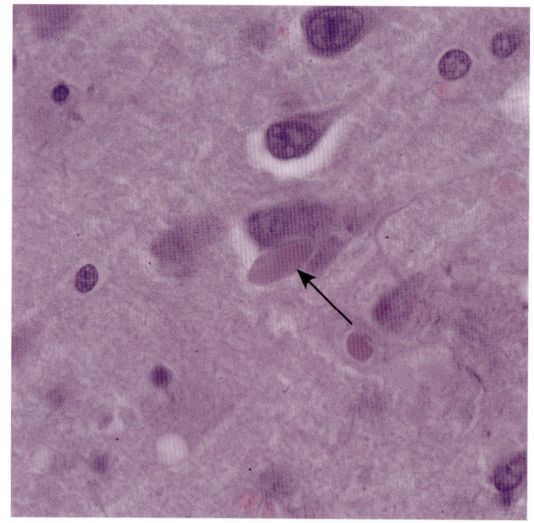

図 1-1-12　平野小体　やや細長い紡錘形の好酸性構造物（矢印）．通常，神経細胞体や神経突起のなかにみえるが，この図では胞体内かどうかは判然としない．また薄切する方向によっては赤血球のようにみえることもある．平野小体の上には赤紫色を呈する好塩基性のタングルをもった錐体細胞がみえる．HE 染色．海馬支脚．非神経疾患例．

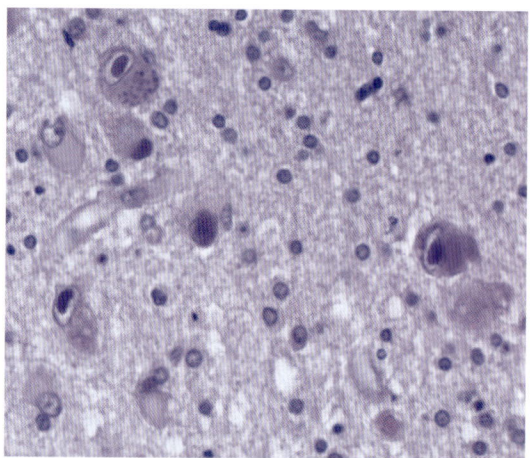

図 1-1-13　核内封入体　神経細胞の核内に好塩基性の封入体（カウドリー A 型）がみえる．巨細胞性封入体病．HE 染色．（図 2-4-14 参照）

Cowdry により A 型と B 型に区別された（1934）．A 型は好酸性で，リング状の暈に囲まれ，核質を核膜側に圧排する無構造な封入体である．B 型は小さくて，複数のこともあり，核質を圧排せず，ウイルス疾患に特異的ではない．

単純ヘルペス脳炎（図 2-1-52）では神経細胞の核内に核小体を圧排するほどの大きな好酸性の封入体（カウドリー A 型）がみられることがある．**巨細胞性封入体病（cytomegalic inclusion body disease）**の核内封入体も大きなカウドリー A 型であるが（図 1-1-13），好塩基性を示す．

参考文献

Arai T, Hasegawa M, Akiyama H, et al.: TDP-43 is a component of ubiquitin-positive tau-negative inclusions in frontotemporal lobar degeneration and amyotrophic lateral sclerosis. Biochem Biophys Res Commun 2006；351：602-611.

Arriagada PV, Growdon JH, Hedley-White ET, et al.: Neurofibrillary tangles but not senile plaques parallel duration and severity of Alzheimer's disease. Neurology 1992；42：631-639.

Berkovic SF, Andermann F: The progressive myoclonus epilepsies. In：Recent advances in epilepsy. Pedley TA, Meldrum BS(eds), Churchill Livingstone(Edinburgh), 1986, 3：157-187.

Bierer LM, Hof PR, Purohit DP, et al.: Neocortical neurofibrillary tangles correlate with dementia severity in Alzheimer's disease. Arch Neurol 1995；52：81-88.

Braak H, de Vos RAI, Bohl J, et al.: Gastric alpha-synuclein immunoreactive inclusions in Meisser's and Auerbach's plexuses in cases staged for Parkinson's disease-related brain pathology. Neurosci Lett 2006；396：67-72.

Bunina TL: On intracellular inclusions in familial amyotrophic lateral sclerosis. Korsakov J Neuropathol Psychiatry 1962；62：1293-1299.

Cowdry EV: The problem of intranuclear inclusions in virus diseases. Arch Pathol 1934；18：527-540.

Dale GE, Probst A, Luthert P, et al.: Relationships between Lewy bodies and pale bodies in Parkinson's disease. Acta Neuropathol 1992；83：525-529.

Daniel SE, Hawkes CH: Preliminary diagnosis of Parkinson's disease by olfactory bulb pathology. Lancet 1992；340：186.

Delacourte A, Robitaille Y, Sergeant N, et al.: Specific pathological Tau protein variants characterize Pick's disease. J Neuropathol Exp Neurol 1996；55：159-168.

Dickson DW, Fujishiro H, DelleDonne A, et al.: Evidence that incidental Lewy body disease is pre-symptomatic Parkinson's disease. Acta Neuropathol 2008；115：437-444.

Geddes JF, Vowles GH, Robinson SF, et al.: Neurofibrillary tangles, but not Alzheimer-type pathology, in a young boxer. Neuropathol Appl Neurobiol 1996；22：12-16.

Geddes JF, Hughes AJ, Lees AJ, et al.: Pathological overlap in cases of parkinsonism associated with neurofibrillary tangles. A study of recent cases of postencephalitic parkinsonism and comparison with progressive supranuclear palsy and Guamanian parkinsonism-dementia complex. Brain 1993；116：281-302.

Ghetti B, Tagliavini F, Giaccone G, et al.: Familial Gerstmann-Sträussler-Scheinker disease with neurofibrillary tangles. Mol Neurobiol 1994；8：41-48.

Gibb WR, Scott T, Lees AJ: Neuronal inclusions of Parkinson's disease. Mov Disord 1991；6：2-11.

Gibb WR, Lees AJ: The significance of the Lewy body in the diagnosis of idiopathic Parkinson's disease. Neuropathol Appl Neurobiol 1989；15：27-44.

Hedera P, Lerner AJ, Castellani R, et al.: Concurrence of

Alzheimer's disease, Parkinson's disease, diffuse Lewy body disease, and amyotrophic lateral sclerosis. J Neurol Sci 1995；128：219-224.
Hirano A：Hirano bodies and related neuronal inclusions. Neuropathol Appl Neurobiol 1994；20：3-11.
Hirano A：Cytopathology of amyotrophic lateral sclerosis. Adv Neurol 1991；56：91-101.
Homma T, Mizutani T, Mochizuki Y, et al.：Phosphorylated α-synuclein immunoreactivity in the posterior pituitary lobe. Neuropathology 2012；32：385-389.
Izumiyama N, Ohtsubo K, Tachikawa T, et al.：Elucidation of three-dimensional ultrastructure of Hirano bodies by the quick-freeze, deep-etch and replica method. Acta Neuropathol 1991；81：248-254.
Kahn J, Anderton BH, Probst A, et al.：Immunohistological study of granulovacuolar degeneration using monoclonal antibodies to neurofilaments. J Neurol Neurosurg Psychiatry 1985；48：924-926.
Leigh PN, Anderton BH, Dodson A, et al.：Ubiquitin deposits in anterior horn cells in motor neurone disease. Neurosci Lett 1988；93：197-203.
Love S, Bridges LR, Case CP：Neurofibrillary tangles in Niemann-Pick disease type C. Brain 1995；118：119-129.
Love S, Saitoh T, Quijada S, et al.：Alz-50, ubiquitin and tau immunoreactivity of neurofibrillary tangles, Pick bodies and Lewy bodies. J Neuropathol Exp Neurol 1988；47：393-405.
Mandybur TI：The distribution of Alzheimer's neurofibrillary tangles and gliosis in chronic subacute sclerosing panencephalitis. Acta Neuropathol 1990；80：307-310.
Nakano I, Iwatsubo T, Hashizume Y, et al.：Bunina bodies in neurons of the medullary reticular formation in amyotrophic lateral sclerosis. Acta Neuropathol 1993；85：471-474.
Neumann M, Sampathu DM, Kwong LK, et al.：Ubiquitinated TDP-43 in frontotemporal lobar degeneration and amyotrophic lateral sclerosis. Science 2006；314：130-133.
Okamoto K, Morimatsu M, Hirai S, et al.：Intracytoplasmic inclusions (Bunina bodies) in amyotrophic lateral sclerosis. Acta Pathol Jpn 1980；30：591-597.
Schiffer D, Autilio-Gambetti L, Chiò A, et al.：Ubiquitin in motor neuron disease：study at the light and electron microscope. J Neuropathol Exp Neurol 1991；50：463-473.
Schochet SS Jr, Lampert PW, McCormick WF：Neurofibrillary tangles in patients with Down's syndrome：a light and electron microscopic study. Acta Neuropathol 1973；23：342-346.
Takada K, Becker LE：Cockayne's syndrome：report of two autopsy cases associated with neurofibrillary tangles. Clin Neuropathol 1986；5：64-68.
Tellez-Nagel I, Wisniewski HM：Ultrastructure of neurofibrillary tangles in Steele-Richardson-Olszewski syndrome. Arch Neurol 1973；29：324-327.
Tsuboi Y, Ahlskog JE, Apaydin H, et al.：Lewy bodies are not increased in progressive supranuclear palsy compared with normal controls. Neurology 2001；57：1675-1678.
若林孝一：シヌクレイノパチーにおける神経細胞とグリア細胞の病理．脳神経 2005；57：667-682.
Wakabayashi T, Takahashi H：Neuropathology of autonomic nervous system in Parkinson's disease. Eur Neurol 1997；38 (suppl 2)：2-7.
Wisniewski K, Jervis GA, Moretz RC, et al.：Alzheimer neurofibrillary tangles in diseases other than senile and presenile dementia. Ann Neurol 1979；5：288-294.
Wisniewski HM, Coblentz JM, Terry RD：Pick's disease. A clinical and ultrastructural study. Arch Neurol 1972；26：97-108.
Yoshimura N, Otake M, Igarashi K, et al.：Topography of Alzheimer's neurofibrillary change distribution in myotonic dystrophy. Clin Neuropathol 1990；9：234-239.

9）経シナプス変性

■ 順行性経シナプス（ニューロン）変性

神経インパルスが伝わる方向と同じ向きに変性が進むことを順行性変性（anterograde transsynaptic degeneration）という。AニューロンーBニューロンの場合に、Aニューロンが変性（あるいは死滅）すると、Bニューロンが萎縮する変化である。経シナプス変性はある特殊な条件下では実験的に作成することができるが、剖検脳では非常に限られていて、眼球摘出による視束の変性によって外側膝状体の神経細胞が萎縮する変化が引用されてきた。

a）皮質橋路変性による橋核細胞の膨化

梗塞によって内包が切断された症例の橋核に膨化して丸みを帯びた神経細胞が出現することはほとんど知られていない（浅野ら 1994/1995）（図1-1-14）。神経細胞核には大きな変化はみられないが、ニッスル小体は胞体の辺縁に移動し、中心部の細胞質は均質な好酸性で、対側の健常な神経細胞に比べて細胞質が1.5～2倍程度大きい。このような神経細胞はワーラー変性を呈する縦束（皮質橋路および皮質脊髄路）周囲に多くみられ、健常な縦束周辺には観察されない。梗塞発症後9ヶ月頃から現れ（図1-1-15）、1.5年程度の症例でも観察される。しかし、2年後では膨化から萎縮に変化している。剖検例の経シナプス変性では、眼球摘出による外側膝状体神経細胞の萎縮が唯一の例として引用されるが、症例は術後5年とか6年というように、非常に長い期間を経ているものばかりである。しかし、ここに述べる橋核神経細胞の膨化は梗塞発症後9ヶ月から1.5年であり、経シナプス変性としてはむしろ初期の変化といえる。それが眼球摘出例では「神経細胞の膨化」という現象に気づかれない理由であろう。

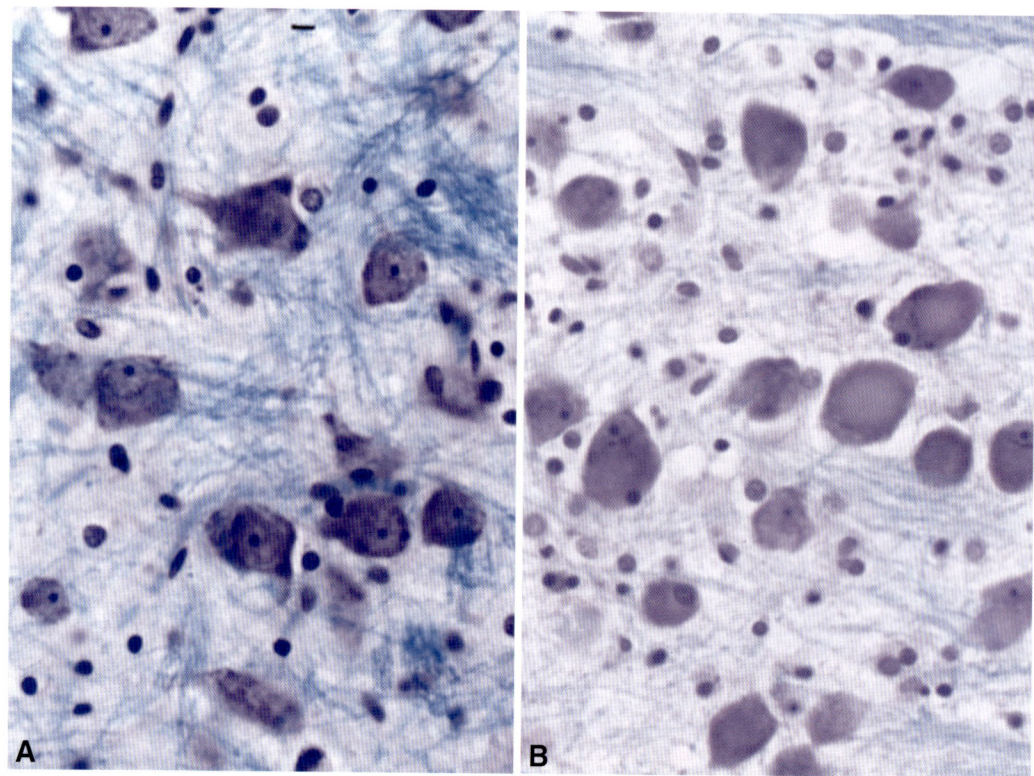

図 1-1-14 橋核の経シナプス変性(1) A：梗塞によって内包が切断されたため、橋底部では同側の縦束が二次変性をきたし、有髄線維が減少．B：その萎縮した縦束の周囲にある橋核神経細胞が丸みを帯び、ニッスル小体は細胞の辺縁に寄っている．健側の橋核神経細胞より大きいものが多い．A、BともKB染色．

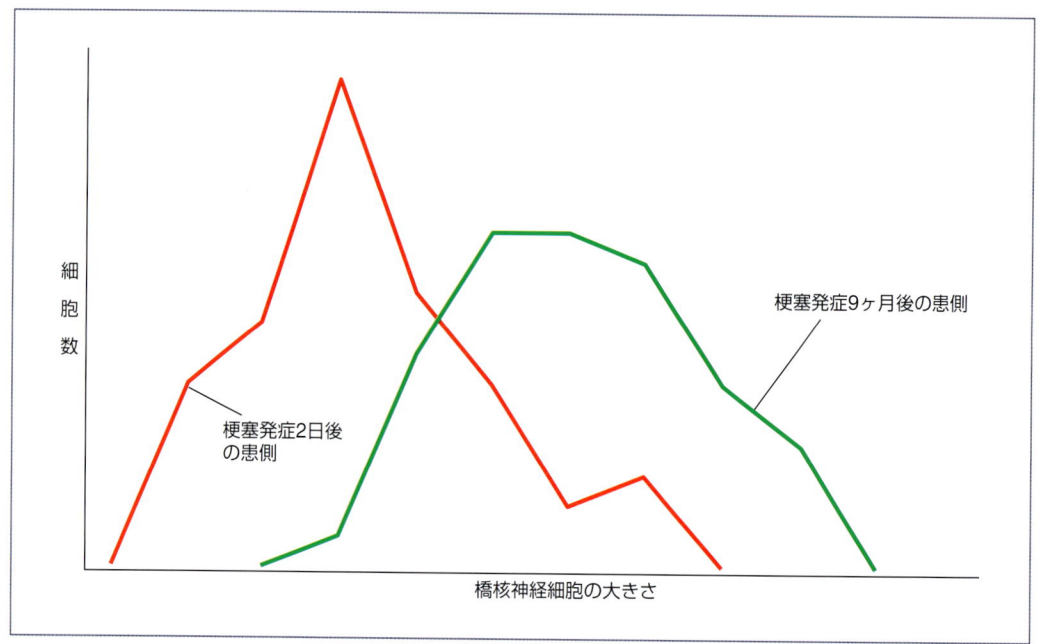

図 1-1-15 橋核の経シナプス変性(2) 梗塞発症2日後では患側と健側に形や大きさに差はないが、梗塞から9ヶ月経った状態では患側の神経細胞が丸くなり、やや大きくなっている．

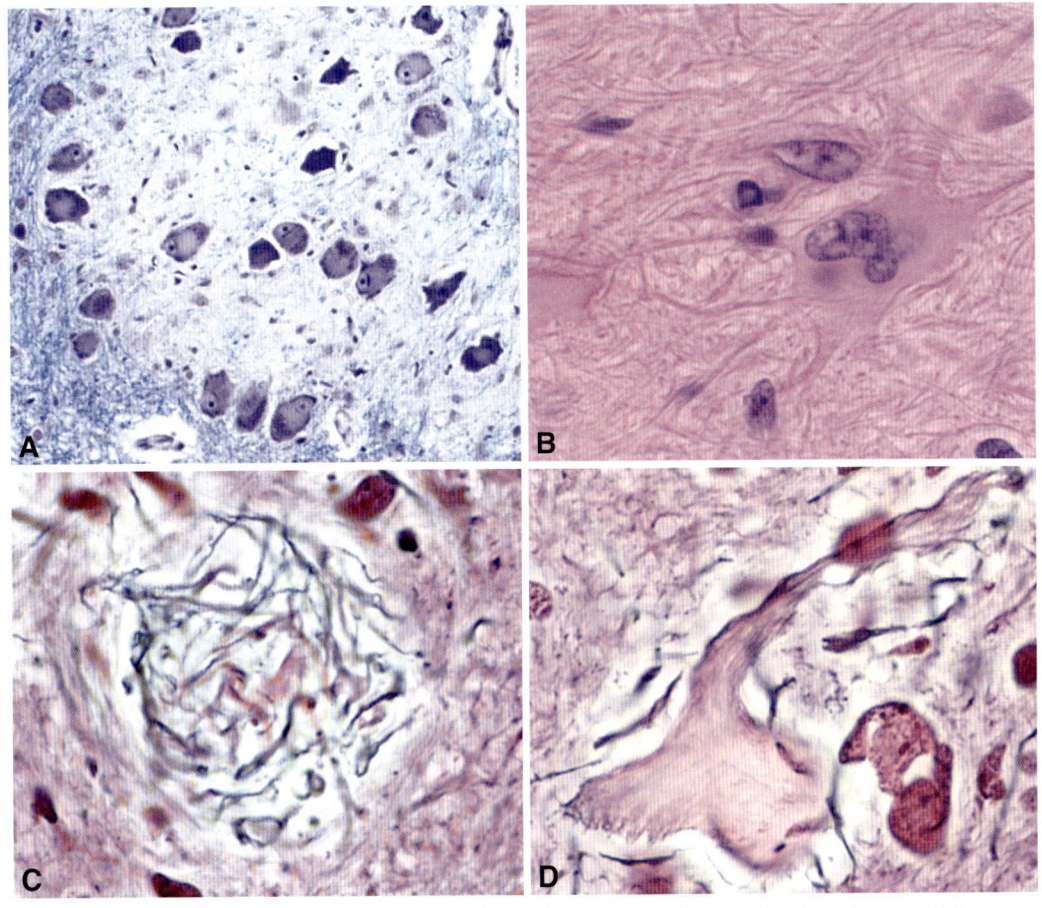

図 1-1-16　下オリーブ核肥大にみられる細胞の変化　A：中心被蓋路を含む領域の梗塞が発生してから1.5ヶ月後の神経細胞．セントラル・クロマトリーシスのようにニッスル顆粒が細胞質の辺縁に集まり，中心部はすりガラス状．細胞は膨化している．KB染色．　B：腫瘍細胞と見間違えるようなアストログリア．HE染色．　C：神経細胞の樹状突起が糸巻き状．ここには淡い茶色に染まった太い突起と黒く染まった細い突起がみえる．しかし，樹状突起と軸索の判別はつけ難い．　D：神経細胞体から連続して太い樹状突起が伸びている．右下にはアストログリアのくびれた大きな核がみえる．　CとDはBodian染色．

b）下オリーブ核肥大

経シナプス変性に関連した神経細胞の膨化は下オリーブ核の肥大（olivary hypertrophy）でも観察される（図1-1-16）．中心被蓋路（図2-3-19）が梗塞などで切断されてから少なくとも1ヶ月経つと，下オリーブ核の神経細胞が膨化し（図1-1-16A），さらに経過すると空胞化した神経細胞が散見されるようになる．それとともに，下オリーブ核そのものが肉眼でも肥大してみえ，神経核とその周囲のミエリン（髄鞘）が淡明化しているためにミエリン染色標本では一層よく分かる．組織学的には，神経細胞体の変化に加えて，神経突起が鹿の角のような形や糸巻き状に絡まった形になり（図1-1-16C, D），なかには明らかに下オリーブ核神経細胞の樹状突起が変化したと思われるものもある．このような突起は微細管関連蛋白-2（microtubule-associated protein-2：MAP-2）や抗シナプトフィジン抗体（synaptophysin）に濃染する（図1-1-17）．アストログリアも増殖し，そのなかに非常に大きく奇妙な形をしたアストログリアが多いために一見腫瘍を思わせる（図1-1-16B）．下オリーブ核肥大は神経核全体に生じることもあれば，そのごく一部にみられることもある（図1-1-17A）．

下オリーブ核肥大は，対側の小脳歯状核→上小脳脚→同側赤核→中心被蓋路→下オリーブ核を結ぶギラン・モラレの三角（Guillain-Mollaret triangle）の二辺が切断されると生じるとされてい

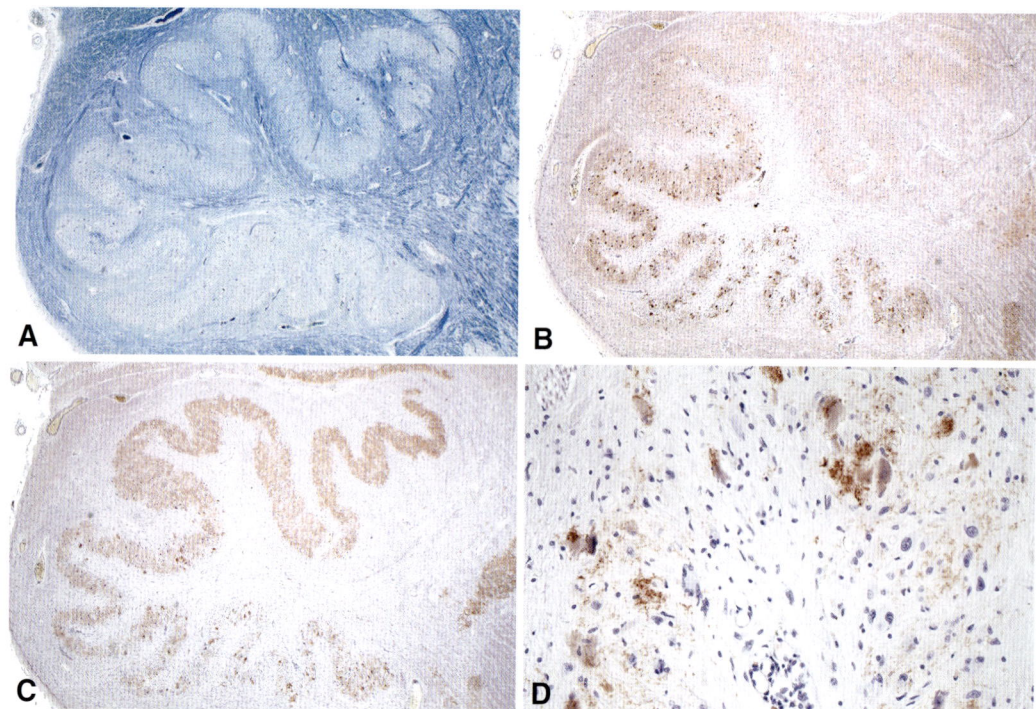

図 1-1-17　免疫染色でみた下オリーブ核肥大　A：神経核の腹側半分が肥大．KB 染色．**B**：抗 MAP-2 抗体による免疫染色では，正常な神経核背側半分では染色されないが，腹側半分の変化した樹状突起は陽性．**C**：抗シナプトフィジン抗体による免疫染色では，下オリーブ核の背側部分は神経細胞の周囲が均一に染まるが，腹側半分では点状に濃染．**D**：C の強拡大．

る．障害部位によって基本的な組織像は変わらないが，小脳赤核路よりも中心被蓋路の方が病変は高度になる．また，非交叉性経路による病変は比較的軽い傾向がある（永田 2005）．なお，**スモン（subacute myelo-optico-neuropathy：SMON）**（図 2-4-24）や **CJD**，**進行性核上性麻痺（PSP）**，**後索変性を伴う家族性 ALS**（図 2-3-44）のような変性疾患など，軸索損傷が明らかではない疾患でも肥大をみることがある．

■ 逆行性経シナプス変性

神経インパルスが伝達される方向とは反対の向きに変性が進むことを逆行性経シナプス変性（retrograde transsynaptic degeneration）という．A ニューロン→B ニューロンという連絡で，B ニューロンが死滅すると A ニューロンも死滅する変化である．その一例として，Oppenheimer は，**オリーブ橋小脳萎縮症（olivopontocerebellar atrophy：OPCA**，多系統萎縮症を構成する病変）における下オリーブ核神経細胞の脱落は小脳プルキンエ（Purkinje）細胞脱落によるとする見方を提案した（1984）．原発性病変はプルキンエ細胞にあり，その二次的変化が下オリーブ核神経細胞に及ぶというものである．しかし，本症ではプルキンエ細胞の脱落に比べて下オリーブ核の脱落はむしろ強いことの方が多い．広い表面積をもつ小脳皮質の軽い変化が，狭い下オリーブ核に収斂するために病変が強まることは考えられるが，プルキンエ細胞が高度に脱落していても下オリーブ核の神経細胞脱落は軽度に留まっている場合があり，逆行性経シナプス変性と判断することは難しい．

参考文献

浅野哲一，水谷俊雄，山田滋雄：皮質橋路変性における橋核神経細胞の腫大に関する研究．Neuropathology 1995；15：(Suppl) 135.

浅野哲一，向井雅美，山田滋雄，水谷俊雄：二次変性を来した橋縦束周囲に散在する腫大性および 2 核神経細胞．Neuropathology 1994；14：(Suppl) 145.

永田仁朗：下オリーブ核仮性肥大の病理と発生機序．東京都立神経病院 CPC 記録集 2005 年版，p75.

Oppenheimer DR：Diseases of the basal ganglia, cerebellum and motor neurons. In：Greenfield's Neuropathology, 4th ed.

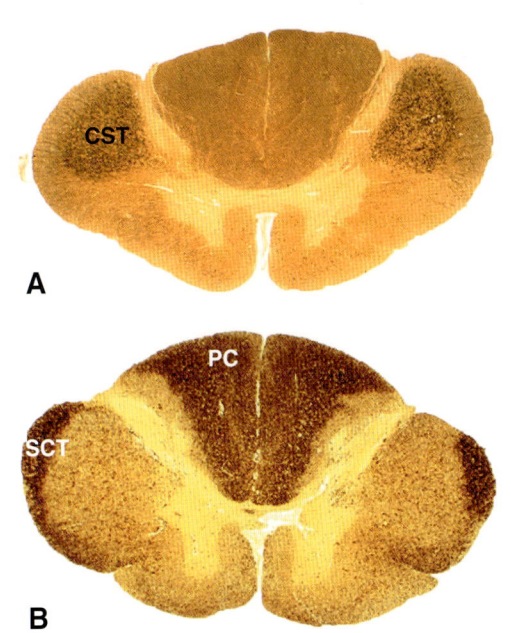

図 1-1-18　Marchi法でみたワーラー変性　A：損傷部位より下方の胸髄に生じた二次変性．B：損傷部位より上方の胸髄でみられた二次変性．AとBの色の違いは染色や撮影条件が違うため．CST：皮質脊髄路，SCT：脊髄小脳路，PC：後索．脊髄外傷．

Adams JH, Corsellis JAN, Duchan LW(eds), Edward Arnold (London), 1984, pp713-726.

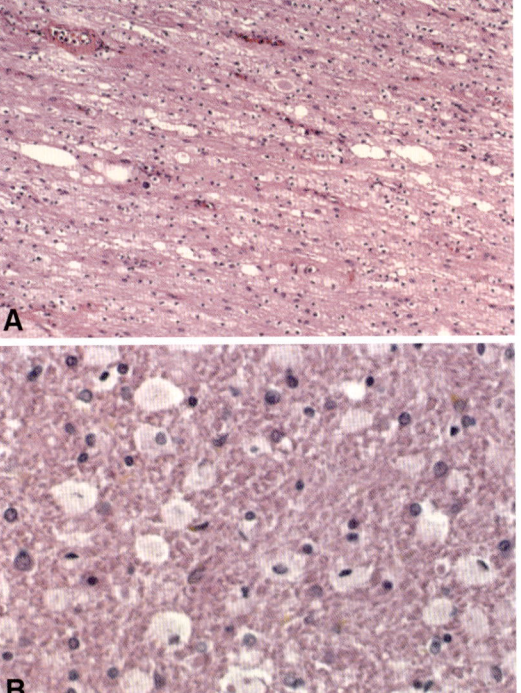

図 1-1-19　ワーラー変性とマクロファージの動員
A：マクロファージは既存の神経線維に沿ってみられるため、神経線維の方向に切った標本では一列に並んでいる．ワーラー変性では既存の神経線維の方向が乱れることはない．B：神経線維を横断する方向に切った標本では、マクロファージがまだ変性していない神経線維の間にみえる．A、Bとも脊髄外傷．HE染色．

2．軸索・樹状突起の変化

1) ワーラー変性

　軸索が切断されたとき、神経線維（軸索を含む）がその部位から遠ざかる方向に崩壊するプロセスをワーラー変性 (Wallerian degeneration) といい、順行性変性 (anterograde degeneration) ともいう（図 1-1-18）。軸索が出血や梗塞あるいは外傷などによって切断されると、その場所から軸索の末端まで神経線維が壊れていく。組織学的にはミエリン球が出現し、マクロファージが動員される（図 1-1-19）。この時期はミエリン（髄鞘）が崩壊しているが、軸索はまだ完全には壊れていないために、脱髄（二次性脱髄）の様相を呈している。次いで軸索が壊れ、その崩壊産物がマクロファージに貪食される。また、切断された軸索が膨れて球状になっていることもある（退縮球 retraction ball）（図 1-1-20）。これは外傷後などによって神経線維が局所的に伸展されたとき、その断端がニューロフィラメントや膜性細胞内器官などの異常な蓄積によって限局性に肥大する変化である。神経線維の崩壊は主に軸索末端に向かって進むが、近位部にもある程度進む。切断部位に近い場所ほど変化が高度で、遠ざかるほど軽くなる。ときにワーラー変性をきたしている神経線維の母細胞がセントラル・クロマトリーシス（図 1-1-3）を呈することがある。マクロファージの清掃に引き続いてアストログリアが壊れた神経線維に沿って増殖する（図 1-1-35B）。

　錐体路のような大量の長い神経線維からなる神経路に起こると、ワーラー変性は肉眼でも分かる。脳幹や脊髄のように神経線維の走行に対して直角に切断した断面が分かりやすい。健常な延髄錐体や脊髄側索はホルマリン固定材料では透明感

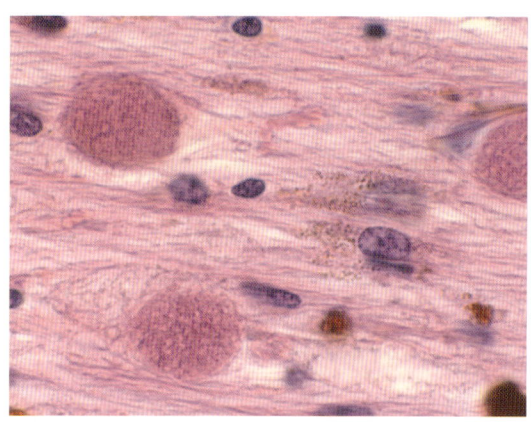

図 1-1-20　退縮球　外傷や梗塞などの病巣付近に軸索が膨らんだ丸い構造がみえる．この図では内部がやや顆粒状．退縮球の周囲にはヘモジデリン顆粒をもったアストログリアがみられ，病巣が出血を伴っていたかもしれない．脳梗塞．HE 染色．

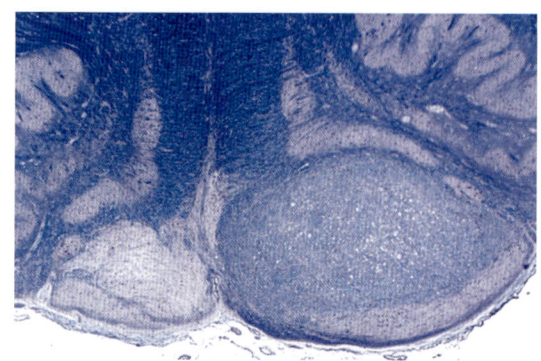

図 1-1-21　延髄錐体のワーラー変性　ワーラー変性の極期では，錐体内部にマクロファージが多数動員されるため大きくなる．そのため，向かって右側の錐体は正常より大きい．肉眼的には透明感がなく白くみえる．反対に，向かって左側の錐体ではほとんどの神経線維が変性・消失し，錐体そのものが萎縮している．多発性脳梗塞．KB 染色．

のあるやや淡い黄白色であるが，ワーラー変性があると白濁している．とくにマクロファージが活発な時期では，正常よりも大きくみえる（図 1-1-21）．このような段階の HE 染色標本では比較的大きさの揃った孔が無数にみられる（図 1-1-19B）．この孔はマクロファージに取り込まれていた脂肪の顆粒が標本作成で使用する有機溶剤に溶出してできたものである．したがって，脂肪顆粒を直接証明するためには凍結切片をズダンⅢ，オイル・レッド O（oil red O）などで染色するとよい．パラフィン包埋標本であればズダン・ブラック B（Sudan black B）染色，CD68 を使った免疫染色が使える．なお，ミエリン球の出現が目立つような初期変化は，オスミウム固定するとより明瞭になることがある（図 1-1-18）．

ワーラー変性を起こした神経線維が入力している神経核では神経細胞の密度が高くみえることがある．これは入力線維の変性・消失，経シナプス変性による神経細胞やニューロピルの萎縮によって，神経細胞間の距離が縮まるからであろう．このような組織像は海馬支脚の梗塞における同側の乳頭体（図 1-3-22），内包を含む梗塞例における視床や橋底部などで観察される．

2）逆行性変性

ある種の中毒・代謝性末梢神経障害では変性が軸索の末端から始まることがある．これを逆行性変性（retrograde degeneration）または溯行変性現象（dying-back phenomenon）という．しかし，中枢神経系でそれを直接的に証明することは難しい．

筋萎縮性側索硬化症（ALS）の錐体路を中脳から脊髄各レベルまで追跡すると，下方ほどマクロファージの動員を伴う崩壊が強いことがある．また，**オリーブ橋小脳萎縮症（olivopontocerebellar atrophy：OPCA）**において，橋核の残存した神経細胞がセントラル・クロマトリーシスを呈していることがあり（図 1-1-3），軸索損傷に対する細胞体の反応の可能性が考えられる（軸索反応 axonal reaction）．さらに，病初期に他の疾患で中断した OPCA の症例において，橋核神経細胞がよく保たれているにも関わらず小脳皮質下白質にはすでにアストログリアの増加や線維性グリオーシスが始まっている像が観察されることも，軸索末端から変性が始まることと関連があるかもしれない．

3）樹状突起の変化

プルキンエ細胞の樹状突起が限局性に腫大した構造をカクタス（cactus，「サボテン」の意味）と呼ぶことがある．最も典型的な像は**メンキーズ（Menkes）病**（図 1-1-22，図 2-2-9A），テイ・サックス（Tay-Sachs）病（図 2-2-9B），サンフィ

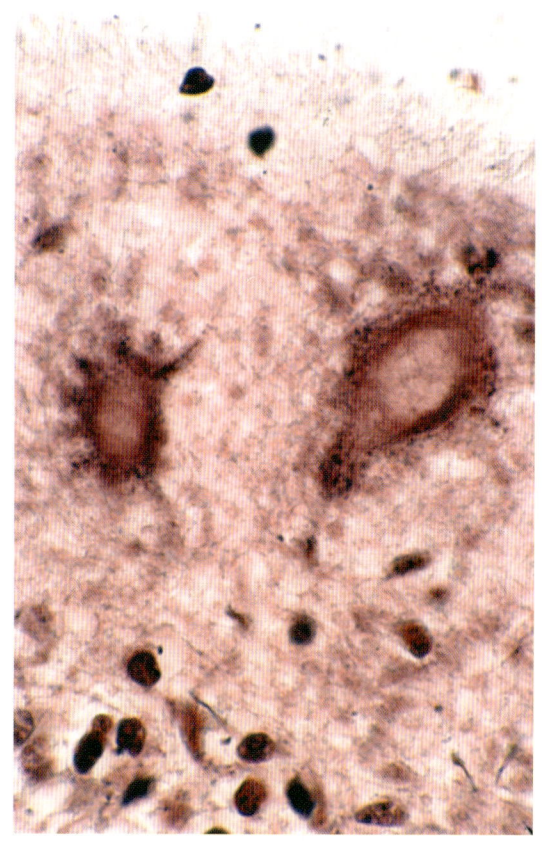

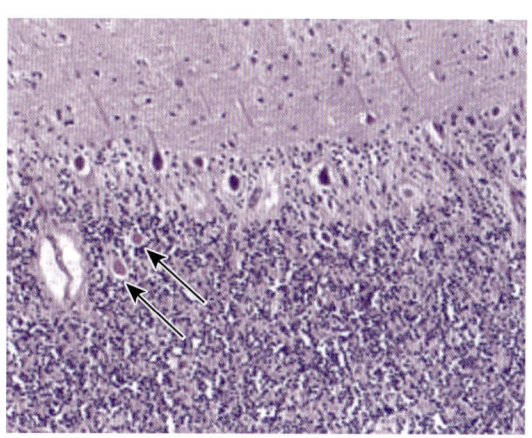

図 1-1-22　**樹状突起の変化**　小脳プルキンエ細胞のカクタス．分子層に紡錘形に膨化した樹状突起から放射状に細い突起が伸びている．図の左下はプルキンエ細胞層．メンキーズ病．Bodian 染色．

図 1-1-23　**トルペード**　プルキンエ細胞体に近い軸索が限局性に膨化したもの．顆粒細胞層に紡錘形をした好酸性の構造物としてみえる（矢印）．その上部に萎縮したプルキンエ細胞がみえるが，トルペードはその軸索由来とは限らない．顆粒細胞も軽度脱落．多系統萎縮症．HE 染色．

リッポ（Sanfilippo）病のような蓄積症で観察されるが，疾患特異性はなくて，似たような構造は下オリーブ核肥大における下オリーブ核神経細胞の樹状突起にも観察されることがある（図 1-1-16C, D）．また健常老人脳でもみることがある．

4）軸索腫大

軸索に変性が起きるとその過程で限局性に膨化することがある．これを軸索腫大（axonal swellings）といい，直径が 20 μm 以上のものをスフェロイド（spheroids）と呼ぶことがあるが，質的な差はない．

軸索腫大はその他に**梗塞巣**周囲（図 1-1-20），**遅発性放射線障害**（図 2-1-96），**外傷**（図 1-2-49B），原因不明の**変性疾患**（図 1-2-44B），**中毒・代謝性疾患**（図 2-3-47）など，さまざまな病態で観察される．

プルキンエ細胞層直下の顆粒細胞層に HE 染色で好酸性を示す紡錘形の構造をみることがある．これはプルキンエ細胞の軸索近位部が腫大したもので，スフェロイドと同じだが，ここではとくにトルペード（torpedos，「魚雷」の意味）という名称が付けられている（図 1-1-23）．疾患特異性はないが，プルキンエ細胞の変性を表現しており，多系統萎縮症の OPCA では病変が活発な初期によくみられる．

■ 疾患

神経細胞の代謝障害によって軸索流が遮断されたときに出現する軸索腫大をジストロフィック・アクソン（dystrophic axons）と呼ぶ．**乳幼児神経軸索ジストロフィー（infantile neuroaxonal dystrophy）**（Malandrini ら 1995），先天性胆道閉塞症（Sung ら 1980），嚢胞性線維症（cystic fibrosis）（Sung ら 1980），ビタミン E 欠乏，などが知られている．

ハーラーフォルデン・シュパッツ（Hallervorden-Spatz）病（Savoiardo ら 1993）では淡蒼球に多数の軸索腫大が出現する．また，ALS の脊髄前角に大小さまざまな軸索腫大が散在していることがある（図 2-4-11B）．これは運動神経細胞の近位軸索が膨化したものと考えられており，病初期あるいは進行が速い症例などでとくに観察される．

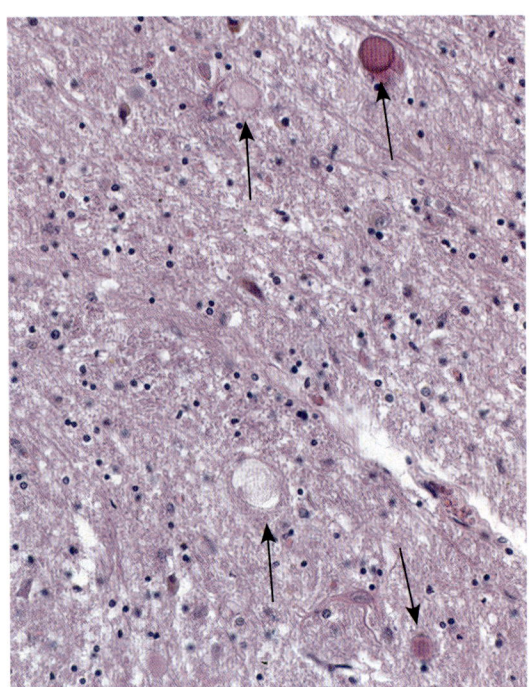

図 1-1-24 薄束核のスフェロイド 好酸性の丸い構造物．類球体ともいう（矢印）．色，形，大きさはさまざま．好塩基性を帯びたもの，あるいは内部が顆粒状や空胞ができているものなどがある．アストログリアの増殖はない．非神経疾患例．HE 染色．

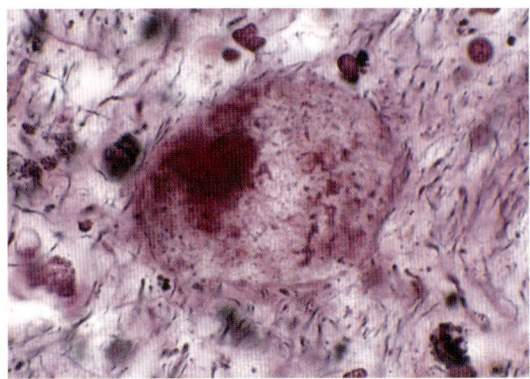

図 1-1-25 泡沫状スフェロイド 円形で，内部は細かい顆粒状または泡沫状．大脳脚最内側部．92歳，非神経疾患例．Bodian 染色．

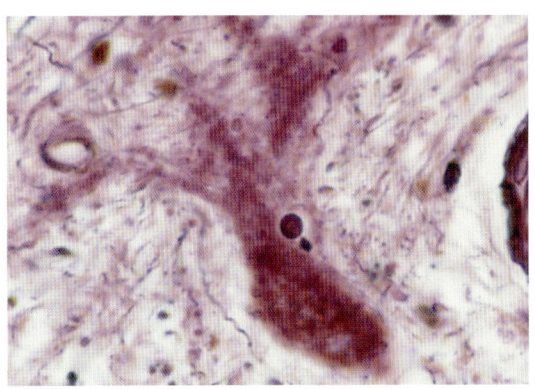

図 1-1-26 グルモース変性 神経細胞の胞体と何本かの枝分かれした樹状突起をもやもやした嗜銀性物質が取り囲んでいる．また，無定形な物質のなかに顆粒が点在．HE 染色ではエオシンに濃染する．79歳，非神経疾患例の小脳歯状核．Bodian 染色．（図 2-2-25 参照）

ゲルストマン・シュトロイスラー・シャインカー症候群では，橋底部にある横走線維に球状あるいはそれが数珠状につながった軸索腫大をみることがある（図 2-3-37）．

■ 加齢

　軸索腫大は加齢性変化の 1 つとして延髄薄束核にみられる（図 1-1-24）（Fujisawa 1967）．これも HE 染色で好酸性の丸い構造で，その大きさはさまざまである．大きな軸索ではその内部に空胞が複数みられることがあり，消失前の段階を示していると考えられる．また，この腫大した軸索をグリアと思われる細胞が取り囲み，あたかもニューロノファギアのようにみえることがある．この軸索腫大は後根神経節細胞の中枢側の軸索末端に生じる．成人脳ではほぼ例外なく出現しており，高齢ほど増加する．しかし，100 歳代が量的に最大になるわけではなくて，むしろ低下する傾向がみられる．これは後索線維の加齢に伴う減少と関係があるかもしれない．薄束核と同様な軸索腫大は，脊髄とくに腰髄前角，胸髄クラーク柱，黒質，淡蒼球などで観察される．しかし，薄束核の外側にある楔状束核では，同じ第二次感覚ニューロンでありながら極めてまれである（図 2-1-80）．

■ 泡沫状類球体

　特殊な軸索腫大（スフェロイド）として泡沫状類球体（foamy spheroids）がある（Arai ら 1988）（図 1-1-25）．超微形態学的には，比較的細い数本の軸索をアストログリアの突起が取り囲んでいるもので，HE 染色では泡沫状にみえる．また，ベルリン・ブルー（Berlin blue）のような鉄染色に陽性である．黒質とくに内側部，淡蒼球など生理

1章 細胞の変化とその意味

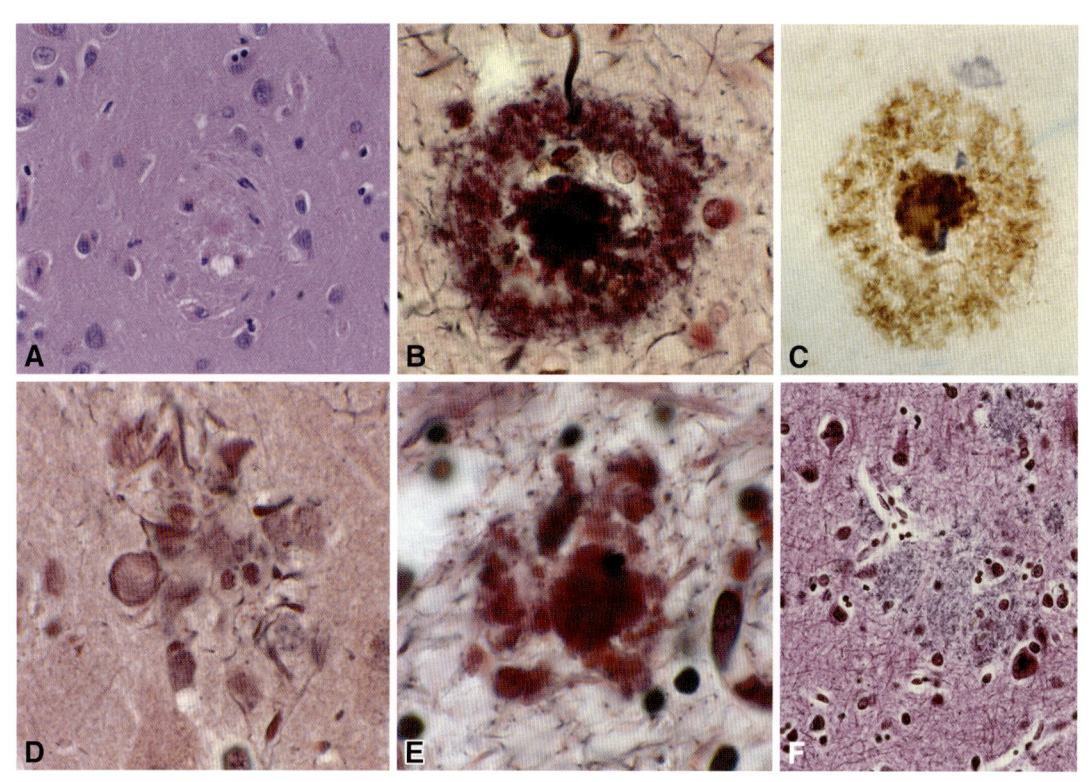

図 1-1-27　老人斑　**A**：定形老人斑．周囲の均質なニューロピルと違うことに注意．HE 染色．　**B**：Bodian 染色標本でみた定形斑．中心にアミロイドからなる芯がある．その周りはやや明るい部分があり，そこにミクログリアがみられることがある．その外側を変性した神経突起が花冠のように取り巻いている．　**C**：抗βアミロイド蛋白抗体による免疫染色．定形斑の芯が陽性．　**D**：変性した神経突起からなる原始斑．光顕的にはアミロイドはみられない．　**E**：核斑（燃え尽き斑）．アミロイドの芯の周りにほとんど変性神経突起がみられない．　**F**：びまん性老人斑．地図状に広がっているが，そのなかにある神経細胞はとくに変化していない．また，ニューロピルの乱れはない．　D～F：methenamine-Bodian 染色．アルツハイマー型老年痴呆．

的に鉄が存在する場所でみられるが，出血巣や小動脈瘤の周囲にも出現するため，鉄成分の存在が必要なのかもしれない．

5）グルモース変性

　グルモース変性（grumose degeneration）は小脳歯状核でみられる変化である．これは好酸性，嗜銀性のもやもやした無構造の物質と顆粒状あるいはリング状の物質が歯状核の神経細胞体や樹状突起の周囲を取り巻くもので，プルキンエ細胞の軸索末端の変化とされている（**図 1-1-26**）．健常老人脳でも観察されるが（**図 1-1-26**），**進行性核上性麻痺（PSP）**や**歯状核赤核淡蒼球ルイ体萎縮症（DRPLA）**ではとくに高度である．KB 染色標本ではこれらの構造が染色されないために，歯状核神経細胞の周囲が開いているようにみえる（**図 2-2-25A**）．初期の段階では嗜銀性よりも好酸性が強いために，HE 染色標本の方が発見しやすい．また，グルモース変性が始まりつつある歯状核では神経細胞は腫大している場合が多く（Arai ら 1988；新井 1990），経シナプス変性を表わしているかもしれない．後期になると顆粒状，リング状の嗜銀性が強い構造がみえるようになり，神経細胞は萎縮している（奥村ら 1975）．白木はこれを grumose alteration と呼んでいた．それはこの変化が必ずしも変性的，退行的変化ではなく，積極的な意味で再生の一端を表しているという可能性を考えていたためである．

6）老人斑

　老人斑（senile plaques）は変性した神経突起，アミロイド線維，ミクログリア，アストログリア

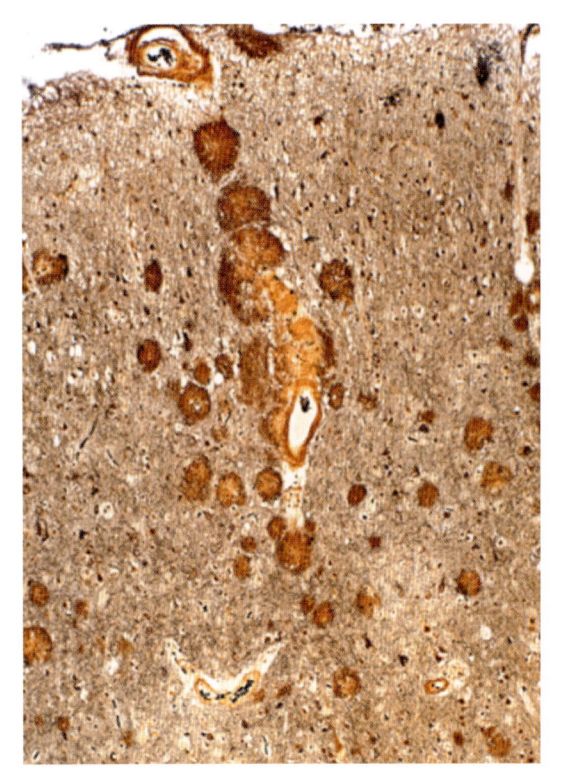

図1-1-28　血管周囲性老人斑　軟膜から皮質に入るアミロイド血管症を呈する動脈の周囲に，定形斑あるいはそれに類似した円形の老人斑が多発．Bielschowsky変法．アルツハイマー型老年痴呆．

などからなる複合構造物である（図1-1-27）．主に灰白質のニューロピルにみられ，あたかも周囲を押し分けるように存在する．

　老人斑は形態からいくつかのタイプに分けられている．典型的な老人斑は直径0.5 mm くらいの大きな円形物で，中心にある直径0.2 mm くらいの好酸性のアミロイド塊を腫大した変性神経突起，嗜銀性の顆粒状あるいはもやもやした無定形の物質が取り囲んでいる（図1-1-27B）．変性した神経突起は主に軸索であるが，樹状突起も含まれていると思われる．アミロイド芯とこの輪状構造物の間には明るく抜けた部分があり，そこには活性化したミクログリアが観察される．さらにその外側にはアストログリアが位置し，しばしばその突起を内部に伸ばしている．このような形態を示す老人斑を定形斑（typical plaques）という（図1-1-27A～C）．定形斑はかなり頑丈な構造で，梗塞巣内ではその形態はほとんど崩れていないが，ATDの大脳皮質でもニューロピルの変化が高度

であるにも関わらず老人斑はその形を保っている．

　その他，原始斑（primitive plaques）は変性した神経突起からなるもので，光顕的にはアミロイド芯はないが（図1-1-27D），電顕的にはアミロイド線維が確認できる．燃え尽き斑（burnt-out plaques）または核斑（core plaques）は，アミロイド芯の周りにほとんど変性神経突起がみられないものをいう（図1-1-27E）．

　老人斑は通常のHE染色標本でも識別できるが（図1-1-27A），ビールショウスキー（Bielschowsky）法やメセナミン-ボディアン（methenamine-Bodian）（またはmethenamine-銀）法などによる染色標本で初めて分かる老人斑がある（Yamaguchiら 1988）．これはびまん性老人斑（diffuse plaques）と呼ばれるもので，これらの染色ではアミロイドの細かい線維が錯綜した塊としてみえる（図1-1-27F）．さらに綿状構造物のなかに腫大した神経突起がみえる綿花毛様斑（cotton-wool plaques）は，最初，常染色体優性遺伝形式のアルツハイマー病で認められたが（Crookら 1998），その後，孤発例でも観察されている（Le TVら 2001）．

　老人斑はしばしば血管を取り巻いて存在することがある（血管周囲性老人斑）（図1-1-28）．Scholzは脳アミロイド血管症（図1-2-26）に陥った血管からアミロイドが周囲へ滲み出ている像に"drusige Entartung（老人斑様変性）"と命名したことから（ScholzとNieto 1938），老人斑の成立に血管由来説がある．血管周囲性老人斑はATDでは比較的よく遭遇するが，健常老人脳ではまれである．

　健常老人脳にみられる老人斑は部位によって，ある程度，タイプがあり，その生成機序に組織側の特性が関与しているかもしれない（ただし，ATDのような病的状態ではこの限りではない）．例えば，アンモン角の錐体細胞層や海馬支脚には変性した神経突起からなる原始斑（神経突起斑）が多く，アンモン角や歯状回の分子層はびまん性斑がみられる．大脳新皮質では，高齢ほど定形斑の割合が高くなるが，表層ではびまん性斑，深層では定形斑が多い．扁桃体では定形斑が多く，被殻には定形斑もびまん性斑もみられるが，乳頭体内側核ではもっぱら原始斑である（図2-1-53）．

脳幹も原始斑が多い。しかし、タングルのような階層的な分布は認めにくい（☞第1部3章「老年性変化の階級（層）的分布」；p103）。

参考文献

新井信隆：歯状核床の病理，神経進歩．1990；34：23-33.

Arai N, Honda Y, Amano N, et al.: Foamy spheroid bodies in the substantia nigra. Report of an unusual case with recurrent attacks of peculiar twilight state. J Neurol 1988；235：330-334.

Arai N, Amano N, Iwabuchi K, et al.: Three categories of the degenerative appearance of the human cerebellar dentate nucleus；a morphometric and morphological study. J Neurol Sci 1988；83：129-143.

Crook R, Verkkoniemi A, Perez-Tur J, et al.: A variant of Alzheimer's disease with spastic paraparesis and unusual plaques due to deletion of exon 9 of presenilin 1. Nat Med 1998；4：452-455.

Fujisawa K: An unique type of axonal alteration（so-called axonal dystrophy）as seen in Goll's nucleus of 277 cases of controls. A contribution to the pathology of aging process. Acta Neuropathol 1967；8：255-275.

Le TV, Crook R, Hardy J, et al.: Cotton wool plaques in non-familial late-onset Alzheimer disease. J Neuropathol Exp Neurol 2001；60：1051-1061.

Malandrini A, Cavallaro T, Fabrizi GM, et al.: Ultrastructure and immunoreactivity of dystrophic axons indicate a different pathogenesis of Hallervorden-Spatz disease and infantile neuroaxonal distrophy. Virchows Arch 1995；427：415-421.

奥村厚史，小田雅也，岩瀬正次，白木博次：小脳歯状核神経細胞胞体および突起周囲の微細顆粒状・斑状構造（いわゆるGrumose Degeneration）について）—形態と臨床病理学的意義に関する一考察．神経進歩 1975；19：483-492.

Savoiardo M, Halliday WC, Nardocci N, et al.: Hallervorden-Spatz disease：MR and pathologic findings. AJNR Am J Neuroradiol 1993；14：155-162.

Scholz W, Nieto D：Studien zur pathologie der Hirngefässe. Ⅱ. Die drusige Entartung der Hirnarterien und Capillaren. Z ges Neurol Psychiatr 1938；162：694-714.

Sung JH, Park SH, Mastri A, et al.: Axonal dystrophy in the gracile nucleus in congenital biliary atresia and cystic fibrosis（mucoviscidosis）：beneficial effect of vitamin E therapy. J Neuropathol Exp Neurol 1980；39：584-597.

Yamaguchi H, Hirai S, Morimatsu M, et al.: Diffuse type of senile plaques in the brains of Alzheimer-type dementia. Acta Neuropathol 1988；77：113-119.

Ⅱ．ニューロピルの変化

HE染色標本で神経細胞、アストログリア、オリゴデンドログリアの間にある均質な場所をニューロピル（neuropil）といい、「神経（線維）網」と訳される。電顕では、この更地に神経細胞の樹状突起、それと接触する無数のシナプス、アストログリアの突起、ミクログリアの突起、さらに通過するだけの神経線維などがニューロピルをつくっている。したがって、機能的には膨大な情報がここを流れていることになる。病態を理解する上でニューロピルの形態学的変化を知ることは極めて重要である。しかし、その変化を可視化するのは今のところ電子顕微鏡であるが、細胞膜を十分に観察するには剖検材料では限界がある。

1．粗鬆化

筆者の知る限り、粗鬆化を定義している神経病理学書はない。主観的、経験的な術語であり、それが意味する組織像にはかなりの幅またはバリエーションがある。英文の論文でみかける"tissue loosening"という表現が粗鬆化に相当するものかもしれない。光顕的には滑らかで均質なニューロピルが、粗いガーゼのような形態になっている状態を指していると思われる。

2．海綿状態

ニューロピルの代表的な変化で（status spongiosus、spongy state、spongy change、spongy degenerationなど、さまざまな表現がある）、Spielmeyer（1879～1935）によると海綿状態は「中枢神経系のさまざまな場所の重篤な急性崩壊で起こるもので、神経細胞、グリアの障害によって生じる間隙と小孔である」（1922）という。疾患特異性はない。

光顕でしばしば遭遇する皮質の海綿状態は大脳

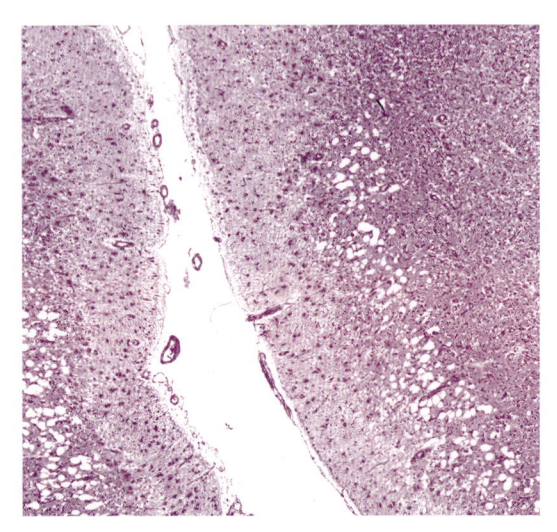

図 1-1-29 海綿状態 大脳皮質第Ⅱ層から第Ⅲ層上部に大小さまざまな孔が層状に分布．この孔はニューロピルにできたもの，アストログリアの胞体にあるものであり，神経細胞が脱落した跡などの他に，神経細胞周囲にできた間隙などからなっている．心停止脳症．HE染色．

図 1-1-30 ニューロピル・スレッド HE染色ではみえないが，抗タウ抗体による免疫染色では糸屑状の構造物が明瞭に染め出される（矢印）．疾患特異性はない．レヴィ小体型痴呆の経内嗅領皮質．

皮質の表層部（第Ⅱ層を中心として第Ⅰ層～第Ⅲ層上部）のニューロピルにできる細かい中空な孔の集合で（**図 1-1-29**），その他に，神経細胞の脱落の跡や神経細胞周囲腔（perineuronal space）と呼ばれる神経細胞周囲の隙間（解剖学的には存在しない），あるいは毛細血管の周囲なども「海綿状態」という言葉のなかに含まれていることがあり，粗鬆化ほどではないにしても，「海綿状態」という言葉が表す形態もかなり幅があり，主観的でさえある．原因としてさまざまな原因による脳浮腫，代謝性脳症，虚血性障害，大脳皮質の変性疾患などが挙げられる．

超微形態学的には，浮腫に関連した海綿状態は，普通剖検例のために人工産物が多く，解析が難しい．Gonatasらは初めてクロイツフェルト・ヤコブ病（CJD）の生検材料の電顕所見を報告し（1965），海綿状態は細胞外のものではなくて，神経細胞やアストログリアに由来すると述べた．彼らの論文は非常に信頼性が高かったが，Lampertらが条件のよい実験的CJDの動物脳を観察して，神経細胞の核周部，軸索，樹状突起などに海綿状態がみられたことを報告して以来（1969/1971），神経細胞由来説が主流になった．しかし，海綿状態の発生母地は決めにくいという論文もある（Ribadeau-Dumasら 1969）．

海綿状態はさまざまな疾患でみられるが，CJDの病理学的な中核である**亜急性海綿状脳症**（subacute spongiform encephalopathy：SSE）（Nevinら 1960），それにJacobらが報告した症例では"ぶどうの房状"（grape-like cavitation）と表現される比較的大きな正円の海綿状態が出現する（1958）（**図 2-1-30A**）．しかも，一般に海綿状態は皮質の層構築を最終的には壊してしまうが，本症ではほとんど皮質構築が維持されている点で特異である．

このぶどうの房のような海綿状態は，SSEのそれより小型であるが，**レヴィ小体型痴呆**の内嗅領皮質に出現する（Hansenら 1989）（**図 1-3-29**）．

その他，海綿状態が出現する疾患として，ピック病（**図 2-1-22**），**痴呆を伴う運動ニューロン疾患**（ユビキチン陽性封入体を伴う前頭側頭葉変性症），その他の前頭側頭葉型痴呆（frontotemporal dementia：FTD），**大脳皮質基底核変性症**（corticobasal degeneration：CBD）（**図 2-1-28**），などがある．

3. ニューロピル・スレッド

　名称からはニューロピルの変化そのもののように誤解されがちであるが、神経細胞やその樹状突起と関係した変化である。とくにアルツハイマー型痴呆（ATD）の灰白質に広く分布する糸屑状の構造物で（図 1-1-30）、その密度は痴呆の程度やタングルの数と相関するともいう（McKee ら 1991；Masliah ら 1992）。ニューロピル・スレッド（neuropil threads）は神経細胞の樹状突起に由来し（Yamaguchi ら 1990）、神経細胞外のタングルと関連していることがある。大脳皮質では第Ⅱ～Ⅲ層に最も分布することから、Markesbery らは、皮質内あるいは皮質間の連続性を遮断している可能性があると述べている（1993）。

　ニューロピル・スレッドは **ATD** に特異的ではなく、**CBD**、**進行性核上性麻痺（progressive supranuclear palsy：PSP）**、**ピック病**などでも認められている。

参考文献

Gonatas NK, Terry RD, Weiss M：Electron microscopic study of two cases of Jakob-Creutzfeldt disease. J Neuropathol Exp Neurol 1965；24：575-598.
Hansen LA, Masliah E, Terry RD, et al.：A neuropathological subset of Alzheimer's disease with concomitant Lewy body disease and spongiform change. Acta Neuropathol 1989；78：194-201.
Jacob H, Eicke W, Orthner H：Zur Klinik und Neuropathologie der subakuten presenilen spongiösen Atrophien mit dyskinetischem Endstadium. Dtsch Z Nervenheilk 1958；178：330-357.
Lampert PW, Gajdusek DC, Gibbs CJ Jr：Experimental spongiform encephalopathy（Creutzfeldt-Jakob disease）in chimpanzees. Electron microscopic studies. J Neuropathol Exp Neurol 1971；30：20-32.
Lampert PW, Earle KM, Gibbs CJ Jr, et al.：Experimental kuru encephalopathy in chimpanzees and spider monkeys. Electron microscopic studies. J Neuropathol Exp Neurol 1969；28：353-370.
Markesbery WR, Wang HZ, Kowall NW, et al.：Morphometric image analysis of neuropil threads in Alzheimer's disease. Neurobiol Aging 1993；14：303-307.
Masliah E, Ellisman M, Carragher B, et al.：Three-dimensional analysis of the relationship between synaptic pathology and neuropil threads in Alzheimer's disease. J Neuropathol Exp Neurol 1992；51：404-414.
McKee AC, Kosik KS, Kowall NW：Neuritic pathology and dementia in Alzheimer's disease. Ann Neurol 1991；30：156-165.
Nevin S, McMenemey WH, Behrman S, et al.：Subacute spongiform encephalopathy-A subacute form encephalopathy attributable to vascular dysfunction（spongiform cerebral atrophy）. Brain 1960；83：519.
Ribadeau-Dumas JL, Escourolle R, Castaigne P：Syndrome de Creutzfeldt-Jakob：étude ultrastrucurale de trios observations. Rev Neurol 1969；121：405-422.
Spielmeyer W：Histopathologie des Nervensystems. Springer（Berlin）, 1922.
Yamaguchi H, Nakazato Y, Shoji M, et al.：Ultrastructure of the neuropil threads in the Alzheimer brain：their dendritic origin and accumulation in the senile plaques. Acta Neuropathol 1990；80：368-374.

■■■ Ⅲ. グリア ■■■

1. オリゴデンドログリア

　正常脳組織のなかで、最も小さい正円の細胞がオリゴデンドログリアである。核質はクロマチンに富むため、HE 染色ではヘマトキシリンに濃染して黒くみえる。正常では、細胞質はほとんどみえないが、急激な浮腫（acute swelling）（図 1-1-31）では細胞質が膨化するために好酸性の胞体がみえることがある。ただし、固定が不十分な標本では核の周りにやや透明な暈がみえることがある。新鮮な梗塞巣ではオリゴデンドログリアの核

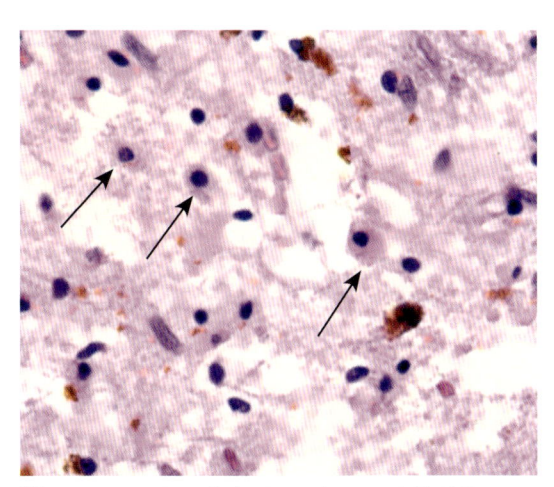

図 1-1-31　オリゴデンドログリアの急性腫脹　正常では細胞質を光学顕微鏡でみることはできないが、白質に急激な浮腫を引き起こすような状態が生じると胞体がみえるようになる（矢印）．脳梗塞急性期の病巣周辺．HE 染色．

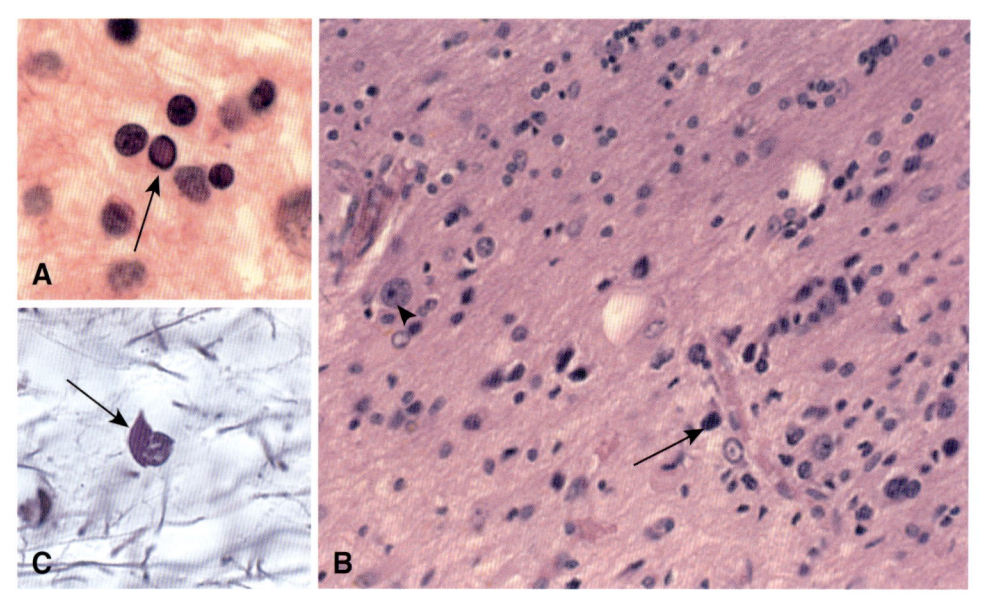

図 1-1-32　オリゴデンドログリアの封入体　**A**：大きめのオリゴデンドログリア核に好酸性の封入体（矢印）．この細胞の近くにあるオリゴデンドログリアは，封入体はみえないが，核がやや大きく，核の内部がよくみえる．亜急性硬化性全脳炎．HE 染色．　**B**：オリゴデンドログリア核に好塩基性封入体（矢印）．周囲には大型の核をもったアストログリアがみえる（矢頭）．進行性多巣性白質脳症．HE 染色．　**C**：核に接した三角形あるいは矢尻形の細胞質内封入体（矢印）がみえる．核もやや大きく，核質の様子がわかる．多系統萎縮症．Bodian 染色．

崩壊（細胞核が小さな断片になる），染色性の低下，あるいは数の減少が認められる．

1）サテライトーシス

灰白質では大型の神経細胞周囲にオリゴデンドログリアが数個集まっているが（satellite oligodendroglia），灰白質の病的状態ではそれが増えて目立つことがある（衛星形成 satellitosis）．また，**てんかん**の形態学的背景として知られる皮質の微小形成不全（cortical microdysgenesis）（**図 2-1-16**）では，血管周囲のオリゴデンドログリアが増加してみえることがある（perivascular oligodendroglial satellitosis）（Komori ら 2002）．

2）橋中心ミエリン（髄鞘）崩壊

橋中心ミエリン（髄鞘）崩壊（central pontine myelinolysis：CPM，**図 2-3-33**）はアルコール中毒者のような極度の**栄養障害**，進行した**肝障害**，臓器移植後，後天性免疫不全症候群（aquired immunodeficiency syndrome：AIDS），重篤な火傷などでしばしば認められる．CPM の原因として Messert らが発表した重篤な低ナトリウム血症の急速な是正が有名である．彼らはさらに，縦束と横走線維の間に挿入されたように位置する灰白質に有害な浮腫が加わり，CPM が起こると述べている（1979）．また，橋では，神経線維束の周囲にあるオリゴデンドログリア（perifascicular oligodendroglia）は神経線維束の間にある細胞（interfascicular oligodendroglia）より多く，しかもこれらの細胞は浮腫による浸透圧性のストレスに弱いという（Riggs と Schochet 1989）．一方，低リン血症が原因という説もあり（Peeters ら 1993），筆者の経験では急激な低ナトリウム血症が引き金になる場合もあるようである．なお，CPM は橋以外でも出現することがあり（**図 2-3-34**），橋外ミエリン崩壊症（extrapontine myelinolysis）という．

3）封入体

亜急性硬化性全脳炎（subacute sclerosing panencephalitis：SSPE）では，オリゴデンドログリアの核内に好酸性の封入体がみれられ（**図 1-1-**

32A)、進行性多巣性白質脳症（progressive multifocal leukoencephalitis：PML）の白質には正常より大きく、強い好塩基性を示す異常なオリゴデンドログリア核が出現する（図1-1-32B）。脱髄斑の辺縁部によく観察される。これらの封入体は、本症の診断上決め手になる重要な所見である。

多系統萎縮症（multiple system atrophy：MSA）のオリゴデンドログリアの細胞質に矢尻状、三日月状あるいは楕円形の封入体が観察される（神経膠細胞質封入体 glial cytoplasmic inclusions：GCI）（図1-1-32C）（Pappら 1989；Nakazatoら 1990）。HE染色では正常より大きいオリゴデンドログリア核に接し、やや好塩基性に染まる境界不明瞭な構造としてみえる。これは嗜銀性をもつため、ボディアン（Bodian）染色、ガリアス（Gallyas）染色、ビールショウスキー（Bielschowsky）染色などで明瞭になる。免疫細胞化学的にはタウ（陰性とする報告もある）、ユビキチン、チューブリン、微細管関連蛋白（microtubules-associated protein：MAP）、アルファ-B-クリスタリンなどで陽性に染まる。小脳白質、中小脳脚、橋底部、内包など、軽度から中等度に変性した白質で最もよく観察されるが、高度に変性、萎縮してしまった部位ではむしろ少ない。しかし、この封入体はミエリン染色などで一見健常にみえる白質、例えば前頭葉白質などにも広範に分布し、線条体、大脳皮質、脳幹被蓋、脊髄前角などの灰白質にもみられるが、病変がある神経核から出力する神経線維に多い傾向がある。

4）ガリアス染色陽性構造物

進行性核上性麻痺（progressive supranuclear palsy：PSP）、**大脳皮質基底核変性症**（corticobasal degeneration：CBD）などの白質に、HE染色標本では判別がつかないが、ガリアス（Gallyas）染色標本で陽性に染まる糸状の構造物がオリゴデンドログリアと考えられる核に付着して観察される。ときには核を取り巻いてから長い尾を伸ばしたような形もある。抗タウ抗体で陽性に染まる。白質、灰白質ともに出現する。これはコイルド・ボディ（coiled body）と呼ばれるもので（図1-1-33）、アストログリアの細胞質に出現する嗜

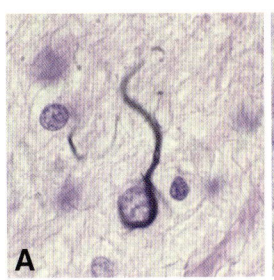

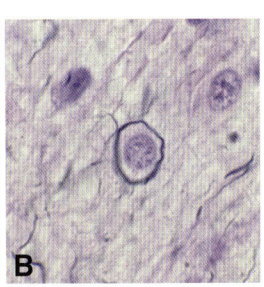

図1-1-33　コイルド・ボディ　A：嗜銀性のある帯状あるいは細い線維束のような構造がオリゴデンドログリアの核を取り巻き、末端は尻尾のように長く垂れ下がっている．オリゴデンドログリアの核は正常より大きく、核質が明るい．B：オリゴデンドログリアの核を取り巻いているが、尻尾のようなものはない．オリゴデンドログリアの核はAと同様．A、Bとも進行性核上性麻痺．Gallyas-Braak変法．

銀性構造とともにグリア骨格の異常と考えられている。また、ガリアス・ブラーク（Gallyas-Braak）変法で嗜銀性の細かい糸屑のような構造（argyrophilic threads）が観察されることがある。これはタウの免疫染色で陽性になるが、アルツハイマー型痴呆（ATD）などでみられる神経突起に由来するもの（図1-1-30）と電顕的にミエリンとの関係が示唆されるもの（ニューロピル・スレッド）がある。CBDやPSPで多量に出現する。

2．アストログリア（アストロサイト）

1）アストログリアの反応

■ 神経細胞の脱落

脊髄性進行性筋萎縮症（spinal progressive muscular atrophy：SPMA）のように急速に神経細胞が脱落した場合には、明らかなアストログリアの反応を伴わず、神経細胞を型取りしたような空間が残っている場合がある（empty cell beds）（図2-4-15A）。また、老化に伴う神経細胞の消失では、すべてに共通しているわけではないが、アストログリアの増殖が認められない場合がある。

しかし、一般的には神経細胞は脱落すると、アストログリアが反応して増殖する。また、ミクログリアによるニューロノファギア（図1-1-4）な

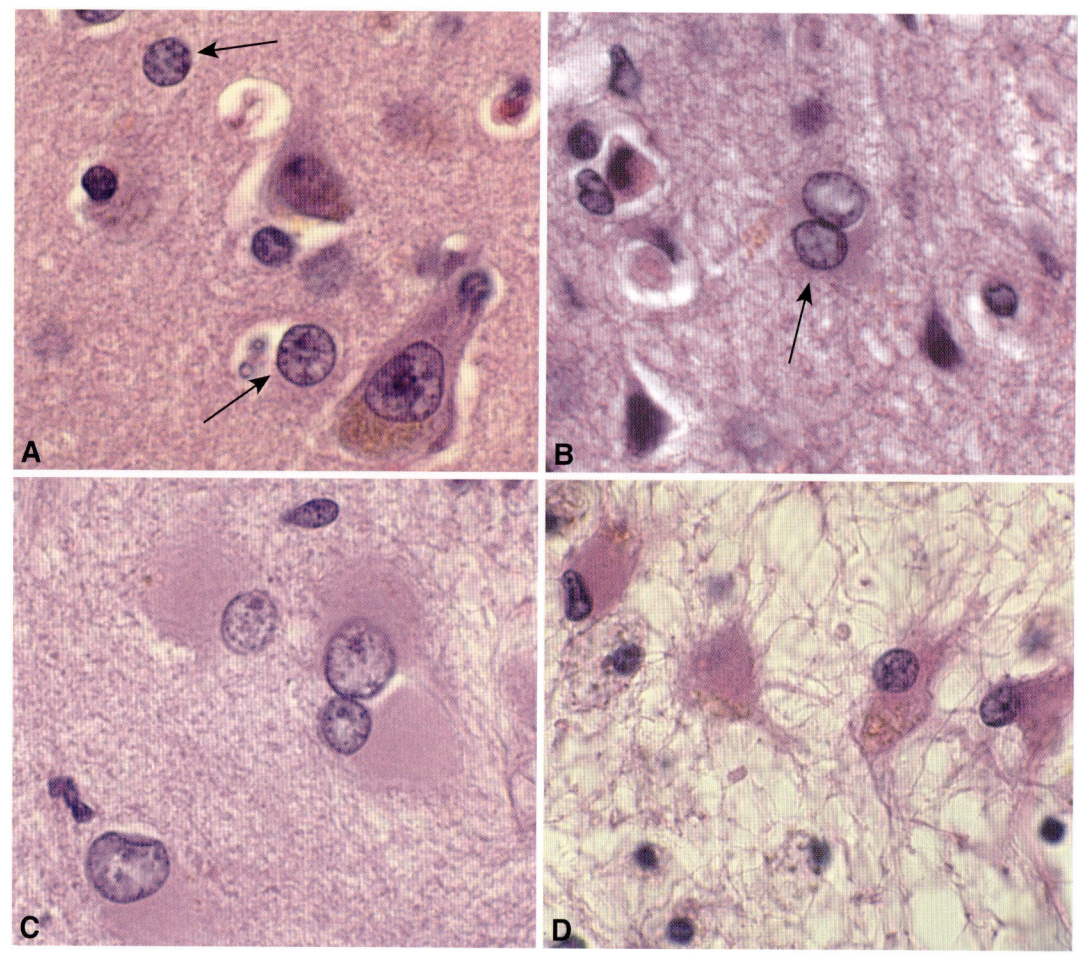

図 1-1-34　アストログリアの変化　A：正常のアストログリアと同様に細胞質はみえないが、核が大きく、核質が明るい（矢印）. B：胞体がほとんどみえない裸核グリアと呼ばれる細胞の増殖. しばしば双子のように並んでいる（矢印）. この種のアストログリアはグリア線維を四方に伸ばし、線維性グリオーシスになることが多く、変性疾患でよくみられる. C：大きな細胞質をもったアストログリアは梗塞など組織破壊の強い病巣でみられる. 肥胖グリアともいう. D：肥胖グリアは次第に細胞質が減少するが、細い突起を伸ばし、グリア線維をつくるようになる. すべてHE染色.

　どもみられる。

　脳浮腫の際に出現するアストログリアは、その核が大きく核質が明るい（図1-1-34A）。しかし、比較的緩慢に進行する大脳皮質や皮質下核の変性疾患では、核膜が厚く、小型で丸い核が増加していることが多い（図1-1-34B）。光顕では胞体がみえないため、裸核グリア（naked glia）ともいわれる。しばしば双子のように2つのアストログリアが並んでいることがある（図1-1-34B）。また、細いグリア線維をつくっていることがある。**筋萎縮性側索硬化症（amyotrophic lateral sclerosis：ALS）**の脊髄前角でしばしば認められる。

　反対に、脳梗塞のような組織の破壊が強い場合には、肥大したアストログリア（肥胖グリアともいう。hypertrophic astrocytes、gemistocytic astrocytes、gemistocytesなど、さまざまな名称が使われている）が増殖している（図1-1-34C）。明るい大きな核と豊かな細胞質からなり、一面にベタベタと貼りついたようにみえる。時が経つと、肥大したアストログリアは次第にグリア線維をつくるタイプに変わり、胞体が小さくなる（図1-1-34D）。グリア線維がつくられると、徐々にアストログリアの核は小さく目立たなくなり、線維性グリオーシスになる（図1-1-35）。

　グリオーシスが灰白質や組織の破壊が強い場所に起こると、グリア線維の方向がデタラメにな

1章 細胞の変化とその意味

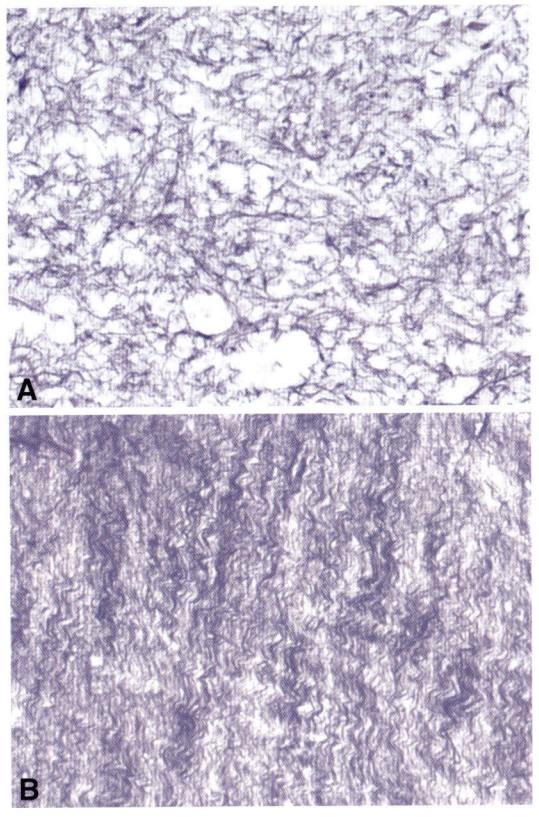

図 1-1-35　グリオーシス　**A**：アニソモルフィック・グリオーシス．灰白質や組織の破壊が強い場所のように神経線維の方向がランダムな組織にみられる線維性グリオーシス．グリア線維が四方に伸び，一定の方向を向いていない．　**B**：イソモルフィック・グリオーシス．梗塞の二次変性や脊髄の索変性などでみられるものが典型的．既存の神経線維の方向に沿ってグリア線維が伸びている．波をうっているようにみえるのは組織の収縮や人工的な産物．A，B ともに Holzer 染色．

> **Notice ①　反応性アストログリア**
>
> 脳損傷後に出現する反応性アストログリアが神経幹細胞と大きく違う点は，前者が分裂と分化をしうる点にあるが，前者は静止状態のアストログリア（resting astrocyte）よりも神経幹細胞と共通点が多いという．例えば，反応性アストログリアは細胞が肥大化し（hypertrophy），GFAP や vimentin などの中間径フィラメント蛋白の合成が増加するが，静止状態のアストログリアにはみられない（Sofroniew と Vinters 2010）．損傷から数日後には神経幹細胞のマーカー（Nestin や Musashi 1 など）が発現し，とくに重度の損傷では反応性アストログリアが分裂・増殖することも知られている（Sofroniew 2009）．このような反応性アストログリアの特性はヒトを含む哺乳類の成体脳でニューロン新生が生理的状態でみられる脳室下帯と海馬歯状回顆粒下層の神経幹細胞と類似性が高いことである．
>
> 反応性アストログリアの起源について，①大脳皮質に存在する正常のアストログリア，②脳室下帯と海馬歯状回の顆粒下層の神経幹細胞，③NG2 陽性細胞のような分裂する能力をもっているグリア細胞，などが挙げられていたが，大脳実質の正常なアストログリアが起源であることが明らかにされている（Buffo ら 2008）．
>
> 脳損傷後にはさまざまな細胞から線維芽細胞増殖因子，上皮細胞増殖因子，血管内皮増殖因子など神経幹細胞の維持に不可欠な因子が放出され，静止状態のアストログリアを反応性アストログリアに変化させる環境をつくっていると考えられている（Buffo ら 2008）．
>
> しかし，損傷後の脳実質にはニューロン新生を阻害する因子も存在することが実験系でみられている（Faijerson ら 2006）．これらの知見の多くは実験系で得られたもので，in vivo での確認が望まれる．

る．これをアニソモルフィック・グリオーシス（anisomorphic gliosis）という（図 1-1-35A）．一方，グリオーシスが白質や組織破壊のない場所，例えば梗塞の周囲にできる二次変性（ワーラー変性）では，既存の神経線維に沿ってグリア線維が伸びる．このようなグリオーシスをイソモルフィック・グリオーシス（isomorphic gliosis）という（図 1-1-35B）．また，成人の場合，梗塞の大きさに比して壁や周囲の組織にできるグリア線維はむしろ少なく，薄いグリアの壁で縁取りされる程度である．

その他，神経細胞の脱落の程度に比して，アストログリアの増殖が高度な場合がある．**MSA** の小脳歯状核では，プルキンエ細胞の軸索は歯状核に収束するので，軸索変性に対するマクロファージの動員やアストログリアの増殖が強調されてみえる．歯状核の神経細胞はプルキンエ細胞からの経シナプス変性によって萎縮するが，脱落は非常に軽い．そのため，歯状核の神経細胞の脱落は軽いにも関わらずアストログリアの増殖が高度になる．

■ アストログリアの機能不全

異型グリアが出現している状態では線維性グリオーシスの形成が不十分であることが多いが，異型グリアが観察されない場合でも同様の状態がある．そのよい例が浮腫である．長期間持続した例

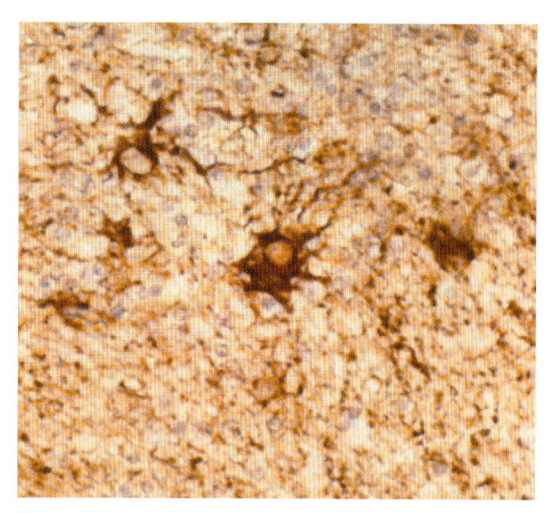

図 1-1-36　アストログリアの機能不全　遷延性の脳浮腫（図 2-1-91）やビンスワンガー病でしばしばみられる．アストログリアの突起が十分に伸びず，顆粒状あるいは切れ切れになっている．アストログリアの胞体には空胞がみられる．ビンスワンガー病の白質．抗 GFAP 抗体による免疫染色．

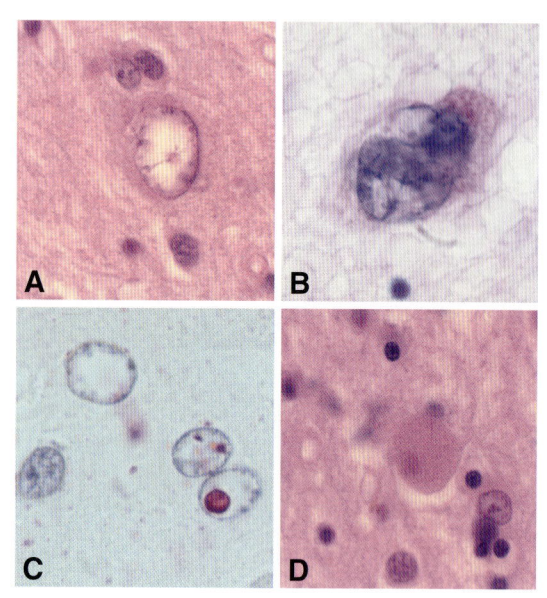

図 1-1-37　肝性脳症にみられる細胞の変化　**A**：ウィルソン病のアルツハイマー I 型グリア．核が大きく明るい．図の右端にある細胞がオリゴデンドログリア．被殻．**B**：分葉した多核のアルツハイマー I 型グリア．抗がん剤の髄注例の白質．このグリアはウィルソン病に特異的ではなくて，中毒疾患などでみることがある．**C**：アルツハイマー II 型グリア．Bestのカルミン染色による核内のグリコーゲン顆粒．側頭葉皮質．門脈大循環性脳症．**D**：オパルスキー細胞．ウィルソン病の被殻．A、B、D は HE 染色．

では，肥大したアストログリアが観察されるが，その突起が細かく引き裂かれたように断裂したり，胞体に空胞が認められる（突起破壊 clasmatodendrosis）．同様のことは閉鎖性頭部外傷，ビンスワンガー（Binswanger）病（図 1-1-36）などでも認められ，浮腫性壊死（edema necrosis）の所見である．一方，クロイツフェルト・ヤコブ病（CJD）は歴史的には一時，アストログリアの疾病とさえ考えられたことがあったが，ほぼ同じ罹病期間で比較すると，心停止脳症や虚血性脳症では線維性グリオーシスが十分形成されているが（図 2-1-82A），CJD では肥大の状態に留まっている（図 2-1-32C、図 2-1-82B）．

■ 異型グリア

正常の反応性アストログリアとは異なる形態を示すアストログリアがある．これらの多くは中毒・代謝性疾患で観察される（Norenberg 1994）．我が国ではこれを異型グリアということが多い．筆者は外国の教科書で atypical glia という言葉を見かけたことはないが，これらのグリアを一次性アストロサイトーシス（primary astrocytosis）の一例としている場合がある（Okazaki 1983）．ちなみに二次性アストロサイトーシス（secondary astrocytosis）とは，損傷に対して増殖する反応性アストログリア（reactive astrocytes）を指している．

a）アルツハイマー II 型グリア

アルツハイマー II 型グリアは小型神経細胞の核とほぼ同じ大きさの核と，非常に乏しい細胞質からなるアストログリアである（図 1-1-37C）．これは GFAP 染色にはほとんど染まらない．クロマチンが核膜周囲に集まっているために核質は非常に明るい．また，核質にはしばしばグリコーゲン顆粒の蓄積がみられ，ベストのカルミン（Best's carmin）染色で観察することができる（図 1-1-37C）．大脳皮質、線条体、視床などでみられるアルツハイマー II 型グリアはほぼ正円形であるが、延髄下オリーブ核、小脳歯状核などの皮質下灰白質では大豆形やくびれたもの、ときに分葉しているものがある．アルツハイマー II 型グリアは**肝性脳症（hepatic encephalopathy）**、とくにその一型である**門脈大循環性脳症（portal-systemic** encephalopathy）で最も典型的にみられるが（図1-1-37C）、その他の中毒・代謝性疾患でも出現することがあるので、染色標本でこの細胞を観察したときには肝疾患のみならず薬剤等の中毒も疑う必要がある。

b）アルツハイマーⅠ型グリア

アルツハイマーⅠ型グリアはアルツハイマーⅡ型グリアよりも大きく、しばしば分葉した核を豊かな細胞質が取り囲んでいる（図1-1-37A）。胞体はやや顆粒状で、GFAP染色に陽性である。ウィルソン（Wilson）病で観察されるが、まれにその他の中毒・代謝性疾患で発見されることがある（図1-1-37B）（Mizutaniら 1984）。

c）オパルスキー細胞

オパルスキー（Opalski）細胞は直径35μm程度までの大きな核とやや泡沫状の細胞質からなる（図1-1-37D）（Opalski 1930）。その起源は不明で、変性した神経細胞、アストログリア、食細胞（phagocytes）などが推定されている。この細胞もウィルソン病に出現する。

■ 加齢とアストログリア

アストログリアによる線維性グリオーシスが加齢に伴って生じる部位がある。その最も代表的な部位は大脳皮質表面、脳室上衣下、中脳水道周囲、延髄下オリーブ核、前庭神経内側核などである。

大脳皮質分子層の最も外側の部分には元来、アストログリアによる限界膜があるが、高齢になるほど線維性グリオーシスが目立ってくる（軟膜下グリオーシス subpial gliosis）。染色標本では脳溝谷でよく分かる。このグリオーシスは皮質に病変がある場合にも強くなる。

上衣下のグリオーシス（subependymal gliosis）は軟膜下グリオーシスより強い傾向があり、とくに脳梁と尾状核でつくられる側脳室外側角に接する白質ではかなり広い面積を占めている。

一方、脳幹部にみられる線維性グリオーシスは軟膜下や上衣下のグリオーシスに比べて、症例によりその程度はまちまちである（☞第2部1章「1）分子層の病変」; p143）。これらの部位は脊髄小脳失調症などでもグリオーシスが生じるので、それが加齢によるものか、あるいは疾病によるものか判断を付けにくいことがある。一般に、神経細胞の変化や脱落など、神経核の変化がないことが重要な鑑別点であるが、明るく大きな核と明瞭な突起を確認できるようなグリアは何らかの病的状態で反応していると考えられる。それに対して、加齢に伴うグリオーシスにおいては、HE染色標本ではほとんど突起はみられず、核も小さく数も少ない。このように、いくつかの場所では加齢に伴ってアストログリアの増殖あるいは線維性グリオーシスがみられるが、その意味については不明である。なお、高齢者の大脳皮質でアストログリアが増加しているという確実な証拠は、まだ見当たらない。

2）アミロイド小体

アミロイド小体（corpora amylacea）は直径5～20μの同心円構造である。HE染色では好塩基性のために紫色に染まり、中心部はとくに濃く染まる（図1-1-38A）。KB染色では紫色に染まり（図1-1-38B）、PAS反応陽性である（図1-1-38C）。ボディアン染色では嗜銀性のために褐色に染まる（図1-1-38D）。アミロイドという名称がついているが、コンゴ・レッド染色には陰性で、老人斑のアミロイドとはまったく違う。GFAP染色を施すとアミロイド小体の周囲が染まり、アストログリアの胞体に取り囲まれていることが分かる（図1-1-38E）。電顕的には細いカーブしたフィラメントが錯綜した構造である。起源にはアストログリアと神経細胞の二説がある。

アミロイド小体は軟膜下や上衣下が好発部位である。40歳代から出現し、高齢になるほど増加する傾向があり、高齢者脳ではさらに白質の血管周囲にも観察される。病的意義は不明であるが、線維性グリオーシスですでに置換された古い病巣には多数出現していることがある（図1-2-24）。しかし、これは成人脳に限られ、子供では極めてまれである。また、アストログリアの腫瘍に出現することもまれである。

アミロイド小体は軸索内にも認められることがあり（intra-axonal corpora amylacea）、視床後外側腹側核（図2-1-80）（Mizutaniら 1987）、黒質、

橋被蓋、脊髄前角などでよく観察される（Takahashiら 1975/1977）。

3）ローゼンタール線維

ローゼンタール（Rosenthal）線維はアストログリア内に生じる棍棒状の構造で、真直ぐなものや蛇行しているものがある。非常に安定した物質で、エタノールやクロロホルムには溶けない。HE染色標本では好酸性、硝子様にみえる（図1-1-39A）。KB染色標本では鮮やかな青色、アザン染色では赤く染まる。PAS染色は陰性である。免疫細胞化学的には、GFAP、ユビキチン、アルファBクリスタリンに陽性反応を示す。ローゼンタール線維は、例えば**脊髄空洞症（syringomyelia）、毛様細胞性星状細胞腫（pilocytic astrocytoma）**（図1-1-39A）、古い梗塞巣（図1-1-39B）などのような長期にわたる著しい線維性グリオーシスを呈している領域にみられる。また、**アレキサンダー（Alexander）病**（図2-2-21）では大量に出現する。

ローゼンタール線維はアストログリアの骨格の変化と関係があるという説がある（Seitelberger 1990）。

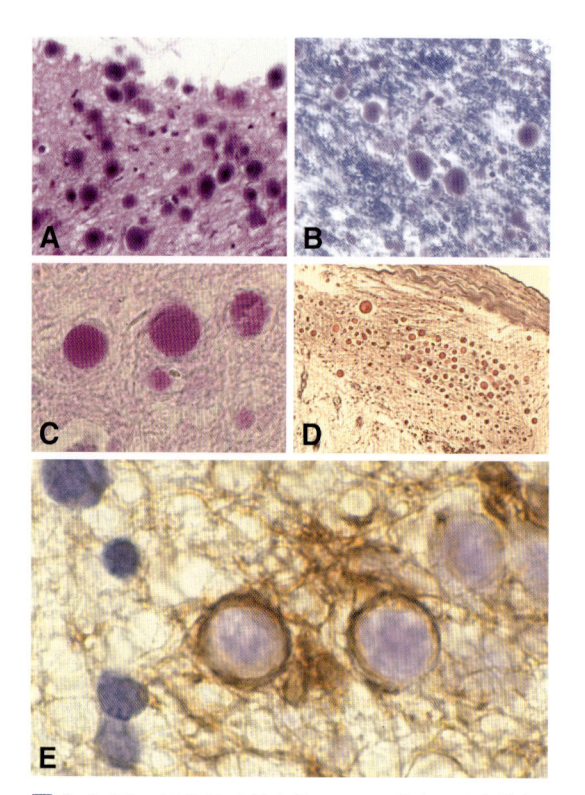

図1-1-38 アミロイド小体 A：HE染色では赤紫色．B：KB染色では青紫色．C：PAS反応陽性だが、コンゴ・レッドには染まらない．ちなみにアミロイド血管症や老人斑の芯はPAS反応陰性であるが、コンゴ・レッドでは陰性．D：嗜銀性があるためBodian染色では陽性に染まる．E：GFAP染色をするとアミロイド小体の周囲が染まる．この小体の起源をうかがわせる．非神経疾患例．

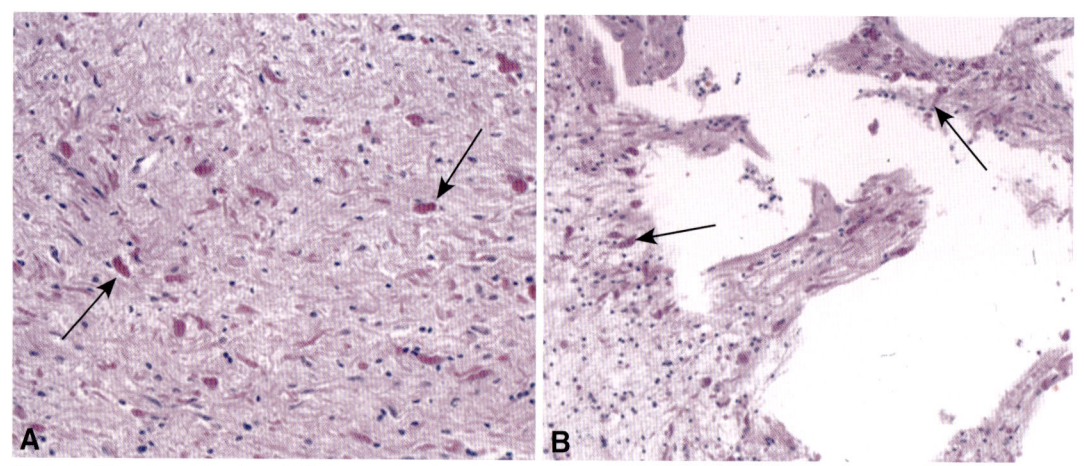

図1-1-39 ローゼンタール線維 A：毛のような細く長い突起を四方に伸ばしている腫瘍細胞のなかに、エオシンに濃染した棍棒状や数珠状の構造が多数みられる．名称から想像されるような細長い線維ではない．毛様細胞性星状細胞腫．B：空洞化した梗塞巣の壁にローゼンタール線維がみえる．A、BともHE染色．

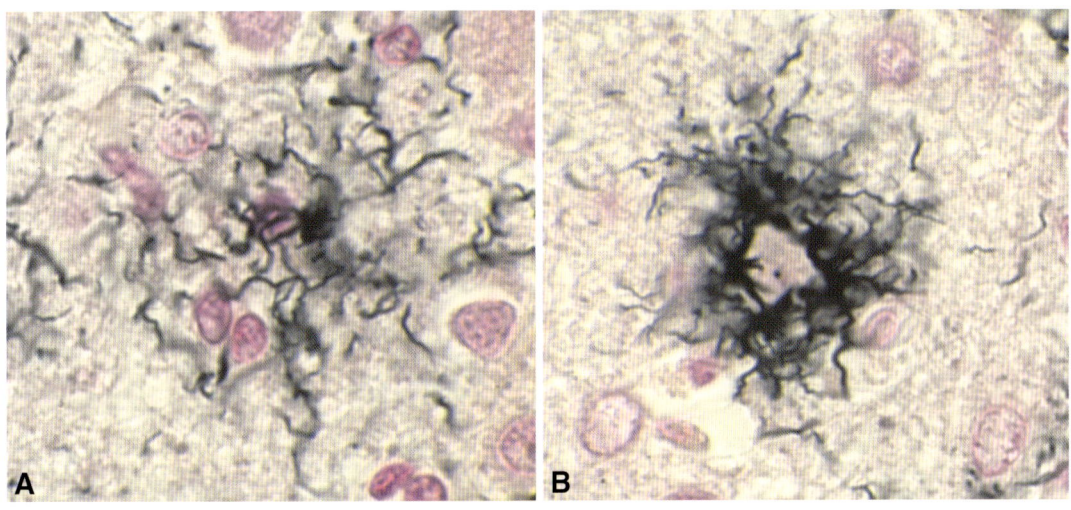

図 1-1-40 アストログリアの Gallyas 染色陽性構造 **A**：星状細胞斑．大脳皮質基底核変性症に特異的とされている．しかし，立体的な構造を考えると，標本作成で薄切の方向によってBのこともありうるかもしれない． **B**：房付き星状細胞．進行性核上性麻痺に特異的とされている．A、B ともに Gallyas-Braak 変法．

4）グリアのガリアス染色陽性構造物

　ここに述べる構造は免疫細胞化学的所見や電顕所見からアストログリアに由来するものと考えられている．これらの構造はボディアン染色などでは染め出されず，ガリアス・ブラーク変法によって初めてみられるものである（図 1-1-40）．大脳皮質に多く出現する花冠のような構造の星状細胞斑（astrocytic plaques）は**大脳皮質基底核変性症（CBD）**（図 2-1-27、図 2-1-28）に特異的な所見であるという（Komori 1999）（図 1-1-40A）．一方、明るい核の周囲からクモの足のような細長い突起が放射状に伸びている構造は房付き星状細胞（tuft-shaped astrocyte）と呼ばれ（図 1-1-40B）、**進行性核上性麻痺（PSP）**（図 2-1-26、図 2-1-76A, B）に特異的とされている．また、明るい核と嗜銀性をもつ細胞質からなる細胞は棘付き星状細胞（thorn-shaped astrocyte）と名付けられており、軟膜下や脳室上衣下に多く分布する．疾患特異性には乏しい．オリゴデンドログリアにもみられ、核を一巻きするような構造（図 1-1-33）である（コイルド・ボディ）．これも疾患特異性はない．

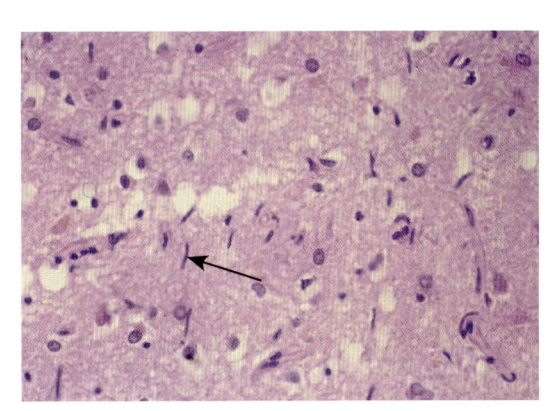

図 1-1-41 ミクログリア 細長い核（矢印）のために、毛細血管の内皮細胞と見間違えることがある．HE 染色では梗塞巣の初期の段階でよく観察される．本図では、オリゴデンドログリアが非常に少なくなり、ニューロピルが海綿状になりかけている．

3．ミクログリア

　正常では棍棒状というよりもひょろひょろした細長い細胞で、毛細血管の内皮細胞と見間違えることがある（図 1-1-41）．CD68 はパラフィン包埋切片に使えるが、ミクログリアからマクロファージまで染め出すので、実際より脂肪性分解が活発なようにみえる．感染症、中毒、新鮮な虚血性病巣などでみられる．ニューロノファギア（図 1-1-4）は、ミクログリアが清掃細胞として致

死的な損傷を受けた神経細胞を貪食する急性のプロセスである。標的は神経細胞体とは限らず、軸索や樹状突起に対しても起こる。死滅した神経細胞の周囲にミクログリアが集まり、次いでマクロファージ（**図 1-2-27E**）に変わる。ウイルス感染症とニューロノファギアは大変有名であるが、筋萎縮性側索硬化症（ALS）でも変性したベッツ（Betz）細胞にミクログリアやマクロファージが集まっている像や、パーキンソン病のレヴィ（Lewy）小体をもった神経細胞のニューロノファギアなど変性疾患でもしばしば観察する。また、周囲の状況から判断して感染症があったとは考えられない健常老人脳でもまれならず認められ、とくに青斑核に多い。

参考文献

- **Buffo A, Rite I, Tripathi P, et al.**：Origin and progeny of reactive gliosis：a source of multipotent cells in the injured brain. Proc Natl Acad Sci USA 2008；105：3581-3586
- **Faijerson J, Tinsley RB, Maris DO, et al.**：Reactive astrogliosis induces astrocytic differentiation of adult neural stem/progenitor cells in vitro. J Neurosci Res 2006；84：1415-1424.
- **Komori T, Arai N, Shimizu H, et al.**：Cortical perivascular satellitosis in intractable epilepsy；a form of cortical dysplasia? Acta Neuropathol 2002；104：149-154.
- **Komori T**：Tau-positive glial inclusion in progressive supranuclear palsy, corticobasal degeneration and Pick's disease. Brain Pathol 1999；9：663-679.
- **Messert B, Orrison WW, Hawkins MJ, et al.**：Central pontine myelinolysis：considerations on etiology, diagnosis, and treatment. Neurology 1979；29：147-160.
- **Mizutani T, Satoh J, Morimatsu Y**：Axonal polyglucosan body in the ventral posterolateral nucleus of the human thalamus in relation to ageing. Acta Neuropathol 1987；74：9-12.
- **Mizutani T, Morimatsu Y, Hayakawa K**：Necrotizing leukoencephalopathy and treated multiple myeloma. An autopsy case without intrathecal chemotherapy or irradiation of the brain. Acta Pathol Jpn 1984；34：655-662.
- **Nakazato Y, Yamazaki H, Hirato J, et al.**：Oligodendroglial microtubular tangles in olivopontocerebellar atrophy. J Neuropathol Exp Neurol 1990；49：521-530.
- **Norenberg MD**：Astrocyte response to CNS injury. J Neuropathol Exp Neurol 1994；53：213-220.
- **Okazaki H**：Fundamentals of Neuropathology, Igaku-Shoin（Tokyo/New York）, 1983, p18.
- **Opalski A**：Über eine besondere Art von Gliazellen bei der Wilson-Pseudosklerosegruppe. Z Ges Neurol Psychiat 1930；124：420-425.
- **Papp MI, Kahn JE, Lantos PL**：Glial cytoplasmic inclusions in the CNS of patients with multiple system atrophy（striatonigral degeneration, olivopontocerebellar atrophy and Shy-Drager syndrome）. J Neurol Sci 1989；94：79-100.
- **Peeters A, Van de Wyngaert F, Van Lierde M, et al.**：Wernicke's encephalopathy and central pontine myelinolysis induced by hyperemesis gravidarum. Acta Neurol Belg 1993；93：276-282.
- **Riggs JE, Schochet SS Jr**：Osmotic stress, osmotic myelinolysis, and oligodendrocyte topography. Arch Pathol Lab Med 1989；113：1386-1388.
- **Seitelberger F**：Astroglial dystrophies（Astrogliale Dystrophien）. Z Allg Pathol Pathologische Anat 1990；136：59-66.
- **Sofroniew MV, Vinters HV**：Astrocytes：biology and pathology. Acta Neuropathol 2010；119：7-35.
- **Sofroniew MV**：Molecular dissection of reactive astrogliosis and glial scar formation. Trends Neurosci 2009；32：638-647.
- **Takahashi K, Iwata K, Nakamura H**：Intra-axonal corpora amylacea in the CNS. Acta Neuropathol 1977；37：165-167.
- **Takahashi K, Agari M, Nakamura H**：Intra-axonal corpora amylacea in ventral and lateral horns of the spinal cord. Acta Neuropathol 1975；31：151-158.

2章 組織の変化と疾病

　脳と脊髄は、神経細胞、アストログリア、オリゴデンドログリアからなる中枢神経組織に固有の細胞と血管を構成する細胞、白血球など全身にある細胞から構成されている。1章ではそれぞれの細胞の変化をみてきたが、本章ではこれらの細胞が相互に作用してできる病巣について概説する。

　中枢神経系の疾患では、病巣の分布パターンと病変の性格を把握することが病理学的な診断を行ううえでも、臨床症状との関係を理解するうえでも極めて重要なステップである。すなわち、①病巣は灰白質か、白質か？　②脳室周囲の白質に多いのか、それとも皮質下白質に接しているのか？　③ウィリス（Willis）輪の吻合はどういうタイプか？　④病巣と血管灌流域の関係は？　⑤病巣は血管周囲性か、それとも明瞭な関係を見出し難いのか？　⑥病巣は孤立性か、互いに融合しているのか？　等々。

　したがって、神経解剖学の知識も重要である。地図が読めなければ、病巣がある場所を言葉で表現することができない。場所が判るということは、そこの解剖学的構造や生理的機能などが解る、調べることができる、ということであり、病変分布や病巣の読み方が格段に深まる。

　病変の性格とは、その病巣をつくっているメカニズム（病理発生機序 pathogenesis）のことで、①血管・循環障害、②炎症、③脱髄、④奇形・発達障害、⑤腫瘍、⑥変性のうちどれに相当するのか（複数の異なる病変が共存していることもある）を調べる。それとともに、以下の事柄にも注意を向けたい。(1) 組織の崩壊に対して清掃・器質化の有無（マクロファージの動員やアストログリアの増殖など、どの組織にも共通する基本的な細胞・組織反応があるか？)、(2) 病巣がある部位の解剖学的特徴が病巣形成にどのように影響しているか、ということ（例えば、視床は灰白質であると同時に白質でもあり、神経線維は豊富で、しかも走行も複雑で、それが出血性梗塞になりやすく、空洞化しにくい要因のひとつである）である。

　最後に、脳神経系の疾患では感染症を除くと、その疾患に"特徴的"な変化はあっても、"特異的"な変化は非常に少ない。無いといっても過言ではない。しかも、特徴的な変化だけに目を向けると、病変の性格を把握しきれないことがあり、臨床症状や経過との関係が曖昧になりがちである。

I．萎縮

　萎縮（atrophy）は物質代謝の障害によって機能が低下している状態に現れる形態学的変化である。発達障害や形成不全と区別するために、「一度完成した臓器・組織の容積の減少」と定義されている。一方、萎縮は、細胞がその大きさを縮小することによって、引き続き生存可能な状態にする、いわば受け身の適応という見方もできる（☞第1部3章；p89）。例えば、加齢による脳の萎縮はどの部分でも等しく生じるものではなくて、生命維持に不可欠な脳幹部の萎縮は大脳のそれに比べて軽い。

　萎縮はその組織の機能を担っている細胞、すなわち、脳では神経細胞の数の減少による数的萎縮と、個々の神経細胞の容積が減少する単純性萎縮に分けられるが、現実には両者を区別することはほとんど不可能である。

　ところで高齢化社会が訪れる以前は、脳萎縮といえば疾病によるものしか考える必要がなかった。しかし現在では、もう一度萎縮について考え直さねばならない。すなわち、老化に伴う萎縮と

病変による萎縮に違いはあるのか、あるとすればそれは何か、という問題である（図1-3-10）。これについては3章「老化の病理学」で論じられているので、ここではその要旨を述べるに留める。脳萎縮はマクロ的、ミクロ的にみて、正常な構造をつくっている各要素が維持されている萎縮と、それが失われている萎縮、に分けることができる。前者を「**生理的萎縮**」（図1-3-10A, B、図1-3-16）、後者を「**病的萎縮**」と筆者は呼んでいるが（図1-3-10C）、老化に伴う萎縮は生理的萎縮の代表である。

▪▪▪▪ II. 血管・循環障害 ▪▪▪▪

血管・循環障害は脳の病理学の基本である。顕微鏡下で初めてわかるようなミクロ的な変化まで含めると、病的所見のなかで出血や梗塞が占める割合は驚くほど大きい。それだけに、たとえ中心的な病変が変性であっても、血管・循環障害性の変化が加味され、あるいは修飾されていることが少なくない。とくに、血力学的（hemodynamic）原因による軽い虚血性変化と変性が区別しにくいことは、常に念頭に置いておくべきであろう（図1-2-8A）。

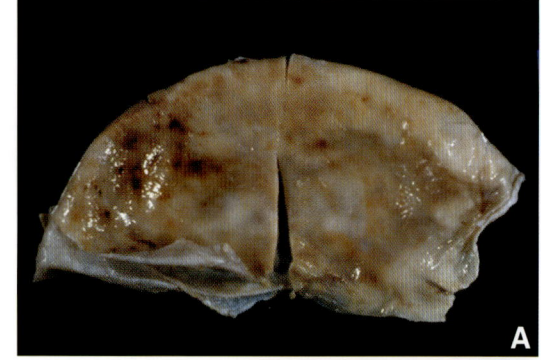

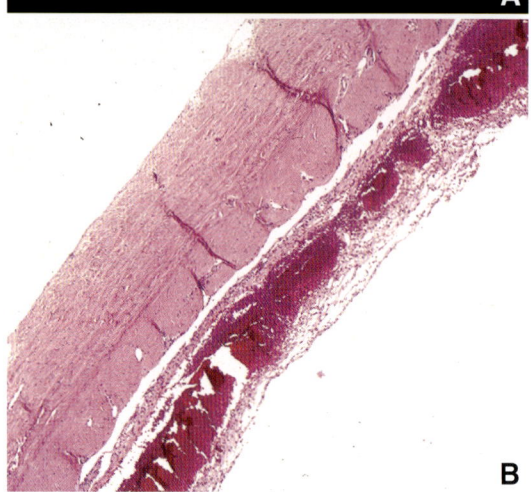

図1-2-1　硬膜下血腫　A：出血量が少ないと偽膜は薄く、硬膜の内面がやや褐色を帯びている程度の場合がある．この偽膜は老人脳の剖検でしばしば遭遇するものとしては非常に厚い．B：硬膜とその内面にある偽膜の組織像．血液はまだ吸収しきれておらず、血塊を囲むように結合織が増殖している．

1. 出血性病変

血液の全成分が血管外に出ることを出血（hemorrhage）といい、形態学的には赤血球が血管外にある所見をもって出血と定義する。

組織内に流出した血液は血腫（hematoma）をつくるために、空間占拠性病巣（space-occupying lesion）として作用することがある。さらに出血巣周囲には浮腫が出現するために、一層、脳の腫脹が強まり、ヘルニアの原因をつくる（図2-1-55、図3-1-1A）。また、腫大に伴って広汎な梗塞や皮質を中心とした点状出血などが二次的に起こる。

1）硬膜下出血（血腫）

クモ膜と硬膜の間（正常では硬膜下腔はない）に血液が貯留することが硬膜下出血（血腫）（subdural hemorrhage〔hematoma〕：SDH）である。出血した血液の吸収と器質化は硬膜面で行なわれる。そこでは線維芽細胞と毛細血管からなる肉芽組織が血腫の外側面をつくり、1週間程度で血腫を被ってしまう（図1-2-1B）。さらに3週間くらい経つと、血腫と脳のクモ膜の間に内側の膜をつくり、これで血腫は被包される。血腫は完全に吸収されることもあるが、石灰化や骨化が起こることもある。陳旧化した硬膜下出血では硬膜と黄褐色を呈した偽膜（図1-2-1A）だけになり、真の硬膜から偽膜を剥離することができる場合があ

る。厚さも着色も薄い偽膜はそれと気づかないことがあるので、ピンセットなどで硬膜を擦ってみるとよい。

SDHは急性、慢性、あるいは外傷性、非外傷性などに分類される。**急性硬膜下血腫（acute subdural hematoma：急性SDH）**のうち外傷性急性SDHには2つのタイプがある。その1つは挫傷（contusion）（図1-2-48）や裂傷（laceration）に合併するもので、SDHはしばしば外傷を受けた場所に近い所で起こる。側頭葉と前頭葉が好発部位である。第2のタイプは架橋静脈（bridging vein＝クモ膜下腔を横切る表層の大脳静脈の一部）や大脳皮質表層を走る動脈の破裂、あるいはクモ膜下腔を横切る血管群のなかの何本かの血管が破れること、などによって起こる。急性SDHでは血腫の下にある大脳半球が頭蓋内圧の上昇と相まって広汎な虚血に陥り、予後を悪くする。

慢性硬膜下血腫（chronic subdural hematoma：慢性SDH）は最初の損傷から3週間以上経過しているものである。大半の症例は高齢者で、明らかな転倒の既往がない場合も少なくない。大脳萎縮が重要な素因と考えられている。70歳以下では頭痛が1/3の患者にみられるのに対して、70歳以降では態度の変化が最も多い（Gelabert-Gonzálezら2005）。萎縮した脳では頭蓋内圧の亢進を引き起こさずにSDHができる。しかし、血腫を除去しても脳のねじれが残る場合がある（図2-2-27）。また、血友病、第8因子の欠乏などが慢性SDHのリスクを上昇させることがある（Königら2003）。

2）硬膜下滑液嚢腫

硬膜下滑液嚢腫（subdural hygroma〔hydroma〕）に貯留している液体は漿液性、髄液に似ている。透明、ピンクないしキサントクロミー様で、圧力はさまざまである。頭部の受傷後すぐにできるときとしばらく経ってからできる場合がある。滑液嚢腫はテントの上にできることが多い。無症候性のこともあるが、進行性に貯留して、昏睡あるいは死に至ることがある。また、滑液嚢腫は小児の化膿性髄膜炎に合併することがある。

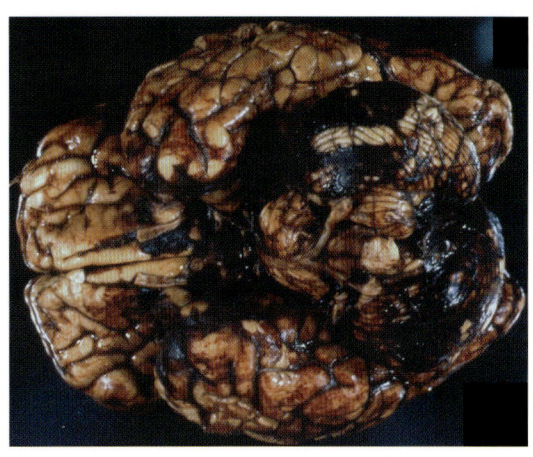

図1-2-2　クモ膜下出血　脳底面に凝血塊が付着している．また、脳表面全体が濃褐色調．脳は腫大し、硬い．

3）クモ膜下出血

クモ膜下出血（subarachnoid hemorrhage：SAH）（図1-2-2）は、脳底部のウィリス（Willis）輪に生じた動脈瘤の破裂によるものが多い。動脈瘤はその形状から嚢状動脈瘤と紡錘状動脈瘤に分けられる。嚢状動脈瘤（saccular aneurysm）の破裂はSAHの最大の原因で、ウィリス輪の主な動脈が分岐する場所に好発する（図1-2-3A）。動脈瘤の壁は中膜筋層と内弾力板を欠き、結合織で置換され、しばしばアテローム性硬化を呈する。紡錘状動脈瘤（fusiform aneurysm）は、動脈が長軸方向に延長するとともに内腔が拡張しているもので（図1-2-3B）、内頸動脈の斜台上部や脳底動脈が好発部位である。ときにS字状にうねった巨大な紡錘状動脈瘤が脳幹を圧迫していることがある。その他、感染性動脈瘤や頭部外傷後動脈瘤がある。

致死的なSAHでは血液が脳底部を中心にして脳全体に広がる。浮腫のために脳が腫脹して硬い。脳回は扁平化し、大脳は頭蓋骨を型どった形をしている。また、破裂部に接する大脳には動脈瘤から噴き出した血液のジェット流によると思われる組織の破壊、二次的な出血、梗塞（Adams Jrら1987）などが脳実質内に認められる。

なお、SAHの10～15％には血管撮影で動脈瘤や動静脈奇形を発見できない症例があるという（Rinkelら1991）。そのような症例の大半は出血の

第 1 部　神経病理学入門

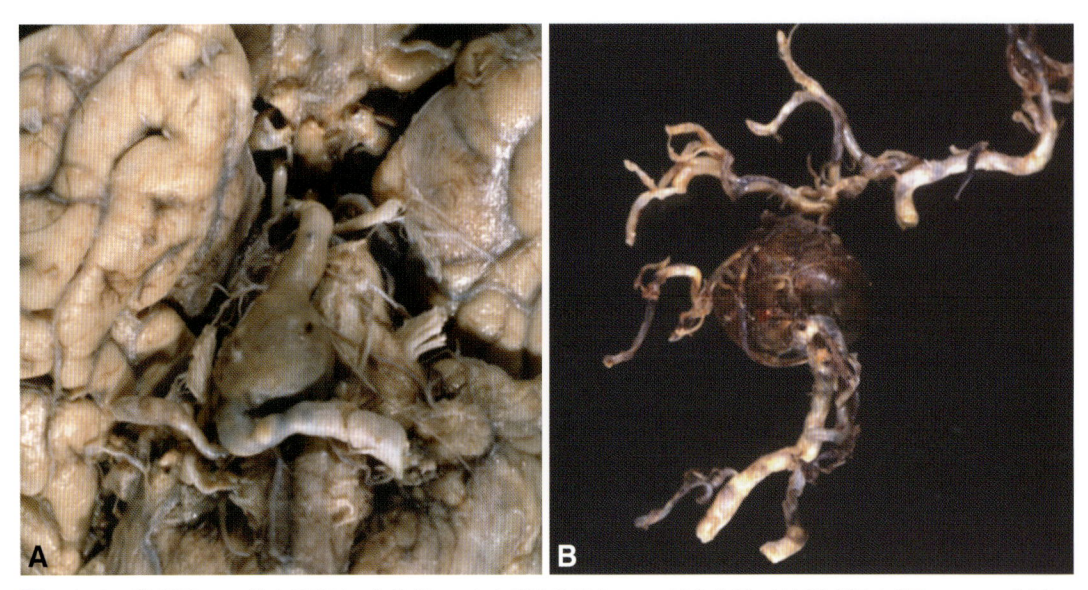

図 1-2-3　動脈瘤　A：後大脳動脈の分岐部にできた嚢状動脈瘤．　B：脳底動脈の紡錘状動脈瘤（図 1-2-23C 参照）．

中心が中脳と橋の前方にあり，漏出している血管は中脳周囲の静脈や毛細血管などであるが，もう1つの可能性として，レンズ核や視床の血管からの漏出，出血によって閉塞した微小動脈瘤（図 1-2-24），あるいは小動脈の中膜の節性欠損または壊死なども考えられている（Rinkel ら 1991）．

動脈瘤はしばしば血塊のなかに埋もれているので，組織学的検索をするためにはホルマリン固定前に「冷水」で脳を洗い血液を除去しておくと発見しやすい．

4）非外傷性脳内出血

非外傷性脳内出血（non-traumatic intracerebral hemorrhage）は外傷に起因しない脳実質内出血で，①被殻外側部や外包に生じる外側型出血，②視床や内包などに起こる内側型出血，③動静脈奇形に伴う出血，④白質にみられる葉性出血，⑤比較的小さな出血が白質に多発する脳紫斑病，⑥小脳出血，⑦脳幹出血，などがある．また，非外傷性脳内出血を（1）葉性（lobar），（2）テント上深部（supratentorial；被殻，視床，尾状核などが含まれ，被殻，尾状核などが外側型出血に，視床が内側型出血に該当する），（3）テント下深部（infratentorial；小脳，橋など），に分類することもできる．

実質内の出血では，血塊による周囲組織の破壊よりも空間占拠性病巣として周囲を圧迫する要素が大きい．病巣の境界は比較的平滑で，梗塞に比べて周囲組織の損傷が軽く，出血による神経線維の二次変性も狭い範囲に限られていることが多い．それは，血塊が神経線維の走行に沿ってそれを押し広げるように進展するためと考えられる．

■ 外側型出血

外側型出血（lateral type of intracerebral hemorrhage）は外包や被殻に起こる出血で（図 1-2-4A），境界鮮明な病巣が内外方向と背腹方向に伸び，高度な場合には，背側では下前頭回や中心前回，腹側では上側頭回の皮質下白質に達する．血液は次第に吸収され，病巣は空洞化するが，完全に崩壊産物が除去されていない段階では，空洞の壁やその周囲にはヘモジデリン顆粒（図 1-2-4B），脂肪を貪食したマクロファージ（macrophages）（図 1-2-27E），肥大したアストログリア（肥胖グリア hypertrophic astrocytes）（図 1-1-34C）などが多数みられる．清掃・器質化が終了した病巣は，その大きさに比べて薄い線維性グリオーシスで縁取りされ，空洞の内部にはほとんど血管などの組織がみられない．なお，ヘモジデリンをもったマクロファージは時とともに量的に減少するものの，数年を経ても完全に消失することはほとんど

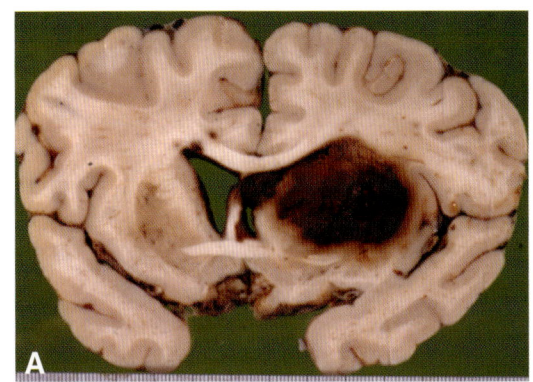

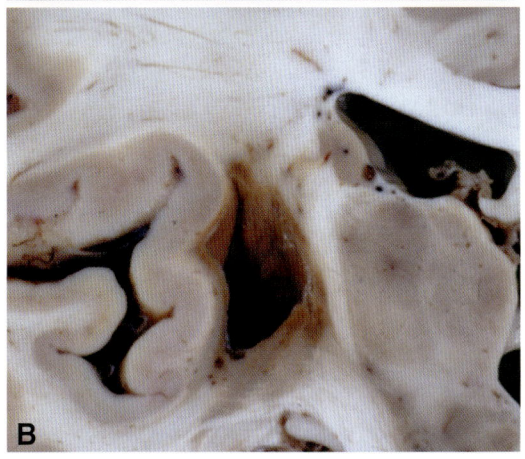

図 1-2-4 外側型出血 A：右被殻に生じた出血．出血は外包から尾状核をこえて側脳室に穿破．左の被殻には小さな梗塞巣が複数みられる．　B：外包，最外包に起きた出血．血液が吸収されて空洞になっている．空洞壁はヘモジデリンのために褐色だが，表面は比較的滑らか．神経線維群が同じ方向を向いている部位では，血液が神経線維群の間を押し広げるように進むため，周囲に組織損傷をあまり残さない．

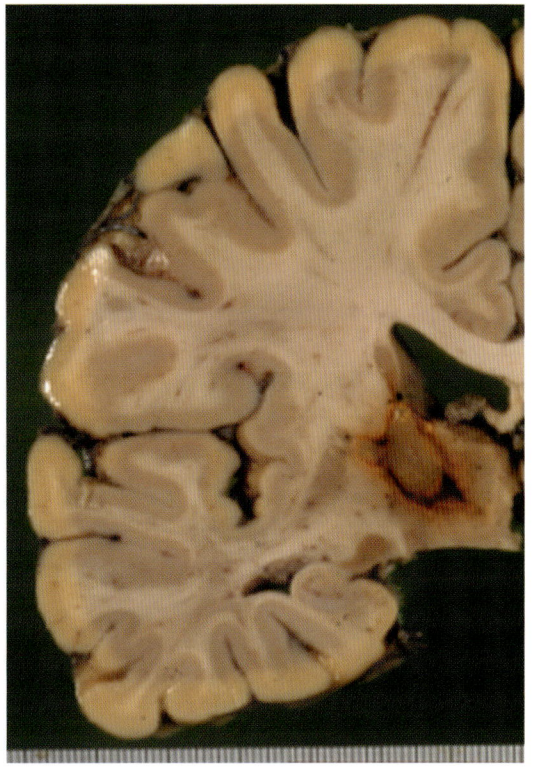

図 1-2-5 内側型出血 左視床後部（主に視床枕）の出血性梗塞．視床はとくに白質の性質をもった灰白質で，出血性梗塞が多く，また空洞化しにくい．

ない。

■ 内側型出血

内側型出血（medial type of intracerebral hemorrhage）は、内包から視床に出血が生じ（図 1-2-5）、境界が不整な出血性梗塞の組織像を示すことが多い。空洞化することは少ない。これは発生部位の視床が灰白質であると同時に、有髄線維が非常に豊富な白質であることが1つの要因である。すなわち、隣接する内包とともに神経線維の方向が錯綜しているために、神経線維を長軸方向に割いて血腫をつくるようなプロセスがとれず、周囲の組織を破壊しながら進展し、それがひいては二次的な梗塞を引き起こしやすくしているためと考えられる。また、しばしば中脳レベルまで出血が下降し、外側に向かっては側脳室へ穿破することがある。出血源の同定は出血による破壊のために難しく、病巣周囲の血管の微小動脈瘤（図 1-2-24）や動脈のフィブリノイド変性（fibrinoid degeneration）（図 1-2-25）など傍証に頼らざるをえないことが多い。

5）動静脈奇形

動静脈奇形（arteriovenous malformation：AVM）は毛細血管網を欠き、蛇行した動脈と静脈が複雑に絡み合った血管の塊で、大きさはさまざまである。大脳半球表面、基底核や視床などの深部灰白質にみられ、大脳鎌がある正中線に近い場所が多い（図 1-2-6）。中大脳動脈の枝から血液が流入しているAVMは、前頭葉、側頭葉にあることが多い。また、AVMと動脈瘤の共存もしばしば認められる（Batjerら 1986）。大きなAVMがあ

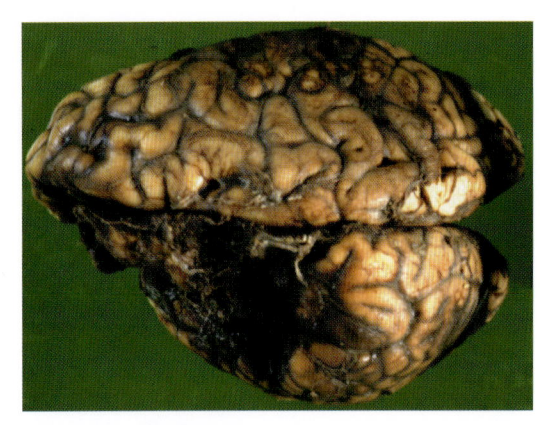

図 1-2-6　動静脈奇形　左大脳半球の前方1/3程度の領域に病変が広がり、その部分はすでに萎縮している.

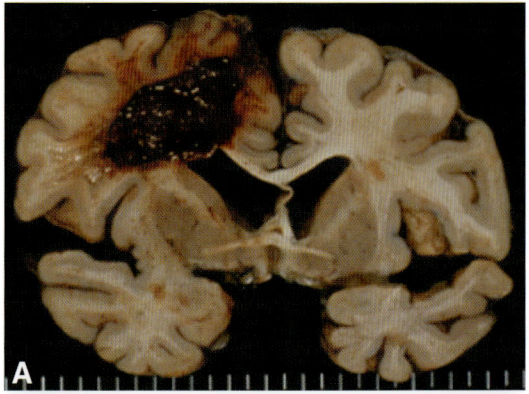

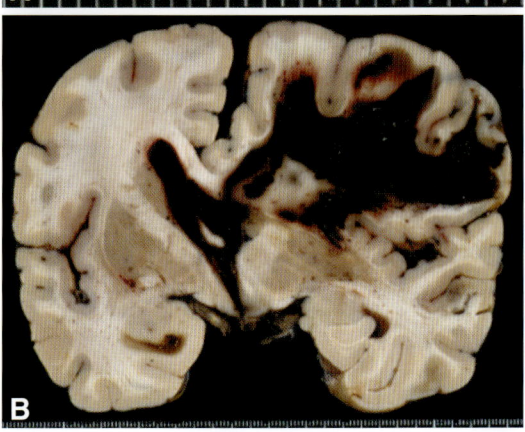

図 1-2-7　葉性出血　A：アミロイド血管症（AA）性出血. 右上前頭回と側脳室外側角から穿破している. 理由は定かではないが、固定脳では AA による出血は濃いチョコレート色で、あまり凝固していないことが多い. B：高血圧性出血. 固定脳ではまっ黒で凝固している. 側脳室外側角から脳室へ穿破. 皮質から穿破している場所はないが、出血が皮質内部に及んでいるところがある.

る部位は、新旧の出血巣と同時に二次変性による萎縮が同側の半球に及んでいる。

組織学的には、内弾性板と中膜筋層をもった動脈と拡張した静脈がみえるが、壁がほとんど結合織で置換されているもの、器質化した血栓によって内腔が閉塞しているもの、コレステリン結晶（図 1-2-23D）がみえるもの、あるいは動静脈の区別が難しい血管など多彩である。周囲の脳実質は過去に繰り返された出血による変化があり、ヘモジデリンを貪食したマクロファージ、反応性のアストログリアの増殖や線維性グリオーシスなどに加えて、血管外膜に由来する結合織も増加している。

6) 白質出血

■ 葉性出血

ひとつの脳葉全体に広がる大きな出血を葉性出血（lobar hemorrhage、脳葉出血ともいう）という（図 1-2-7）。主に皮質下白質から深部白質にかけてみられ、皮質は辛うじて残っているが、ときに一部の皮質が破壊されてクモ膜下腔に血液が流出していることがある。割面では 1 つの大きな出血巣としてみえるが、比較的小さな出血巣が多発し、それが融合していることも多い。脳アミロイド血管症（脳アミロイド・アンギオパチー cerebral amyloid angiopathy：CAA）を要因にした出血が有名で（図 1-2-7A）、再発例では出血巣に新旧の違いを見出せることがある。出血例にみる CAA の変化は高度であるが、動脈硬化性変化が共存している場合も多く、出血には動脈硬化や高血圧などが複雑に絡んでいる。実際、剖検脳のマクロ観察では、CAA による出血と高血圧性白質出血（図 1-2-7B）を区別できないことがある。

■ 脳紫斑病

白質に比較的小さな非外傷性出血巣が多発している肉眼的な状態を脳紫斑病（brain purpura）と呼ぶことがある。漏出性出血が主体で、主な原因として、①白血病、②脱髄性疾患（例えば急性出血性脳脊髄炎 acute hemorrhagic leukoencephalitis, Hurst）、③脂肪塞栓、④マラリア、リケッチアなどの内皮細胞や赤血球を巻き込む感染症、⑤ヒ素、抗凝固薬、などが挙げられる。また、まれ

なものとして、頭部外傷、熱射病などが知られている（Hintonら 1984）。

2．虚血性病変と低酸素症

　虚血（ischemia）とは臓器・組織の機能が一時的あるいは恒久的に失われる程度まで血流が低下する状態である。その原因は血力学的原因（一時的な心肺機能の停止、不整脈、急激な血圧の低下など）と、血管内腔の狭窄や閉塞という器質的原因（梗塞）に大別できる。どちらの原因による変化も、重篤な場合には神経組織全体が壊死に陥るが、血力学的原因では軽度な障害ほど神経細胞だけが選択的に侵されやすく（選択的神経細胞壊死 selective neuronal necrosis）（AuerとSiesjö 1988）、梗塞に比べて組織の骨格を担う解剖学的構造が失われることは少ない。しかし、血管の閉塞や狭窄を必ずしも形態学的に証明できないことや血管閉塞による梗塞と血力学的変化による病巣を区別しがたいこともある。なお、虚血による神経細胞の変化をSpielmeyer（1879〜1935）の命名に従って断血性変化と呼ぶことがある。

　低酸素症（hypoxia）は酸素の供給あるいは酸素の利用が減少している状態である。虚血は常に病的であるが、低酸素症は必ずしもそうではない。大脳の循環が断たれると、物質の供給と除去という2つのプロセスが障害される。虚血の状態ではグルコースと酸素の運搬が不可能になるだけではなく、代謝産物の除去も障害される。それに対して、低酸素症では運搬だけが低下し、除去は障害されない。低酸素症では、大脳血流量（cerebral blood flow：CBF）は維持されているか増加しているので、その他の分子は供給され続ける。このように、低酸素症は虚血に比べて、脳に対する障害はそれほど大きくはない。ただし、形態学的には低酸素症と虚血性変化を区別することは難しい。

　健常の個体においては、低酸素症のみならば、それ自体、脳に壊死を引き起こすことはない。しかし、そこに虚血が加わると壊死が起こり、低酸素症が損傷の程度を狂わせてしまう（MiyamotoとAuer 2000）。

1）心停止脳症

　心停止脳症（cardiac arrest encephalopathy）という名称はJanzerとFriedeによる（1980）。永久的な心停止脳症は永続的全虚血（permanent global ischemia）あるいはレスピレーター・ブレイン（respirator brain）になる。すなわち、レスピレーター・ブレインとは「不可逆的な全虚血」である。形態学的には軟膜の動脈がことごとく正円形を呈することが、1つの特徴である。アストログリアの反応性増殖もみられない。一過性の場合には（虚血性脳症 ischemic encephalopathy）、選択的脆弱部位の神経細胞障害、境界域梗塞など、さまざまな病態がある。

■ 大脳皮質

　大脳皮質ではとくに第Ⅱ〜Ⅲ層と第Ⅴ〜Ⅵ層が帯状に壊死に陥る（層状壊死 laminar necrosis）（図1-2-8A〜C）。しかし、第Ⅳ層の顆粒細胞層は比較的逃れる。この変化はマクロ的には皮質表面に平行な線状ないし帯状の壊死巣としてみえる（図1-2-8D）。病変は脳回頂部より脳溝谷部や壁部に強調されるが、高度な障害ほど脳回、脳溝の区別なく広がる。しかし、その範囲は個々の症例でかなり異なり、連続的に広がる場合や小さな病巣が多発している場合などがある。とくに小さな孤立性の病巣は見逃されやすく、けいれん発作などでは注意が必要である。

　高度な場合では、分子層を残してその他の層がすべて空洞状になり、粗大な海綿状態を呈することがある（図1-2-8C）。非常に軽い障害では、皮質第Ⅱ〜Ⅲ層や皮質深層から白質の境界部付近に軽度の神経細胞の配列の乱れやニューロピルの微細な海綿状変化（図1-2-8A）、神経細胞脱落、アストログリア核の増加などがみられる（図1-2-8B）。

　なお、広汎な心停止脳症では局所的な梗塞病変が派生的に加わることがあり、そのような場所では他に比べて皮質下白質の二次変性が強い。

■ アンモン角

　全虚血が高度であればアンモン角（Ammon's horn）全体の梗塞になってしまうが、一般的には

第 1 部　神経病理学入門

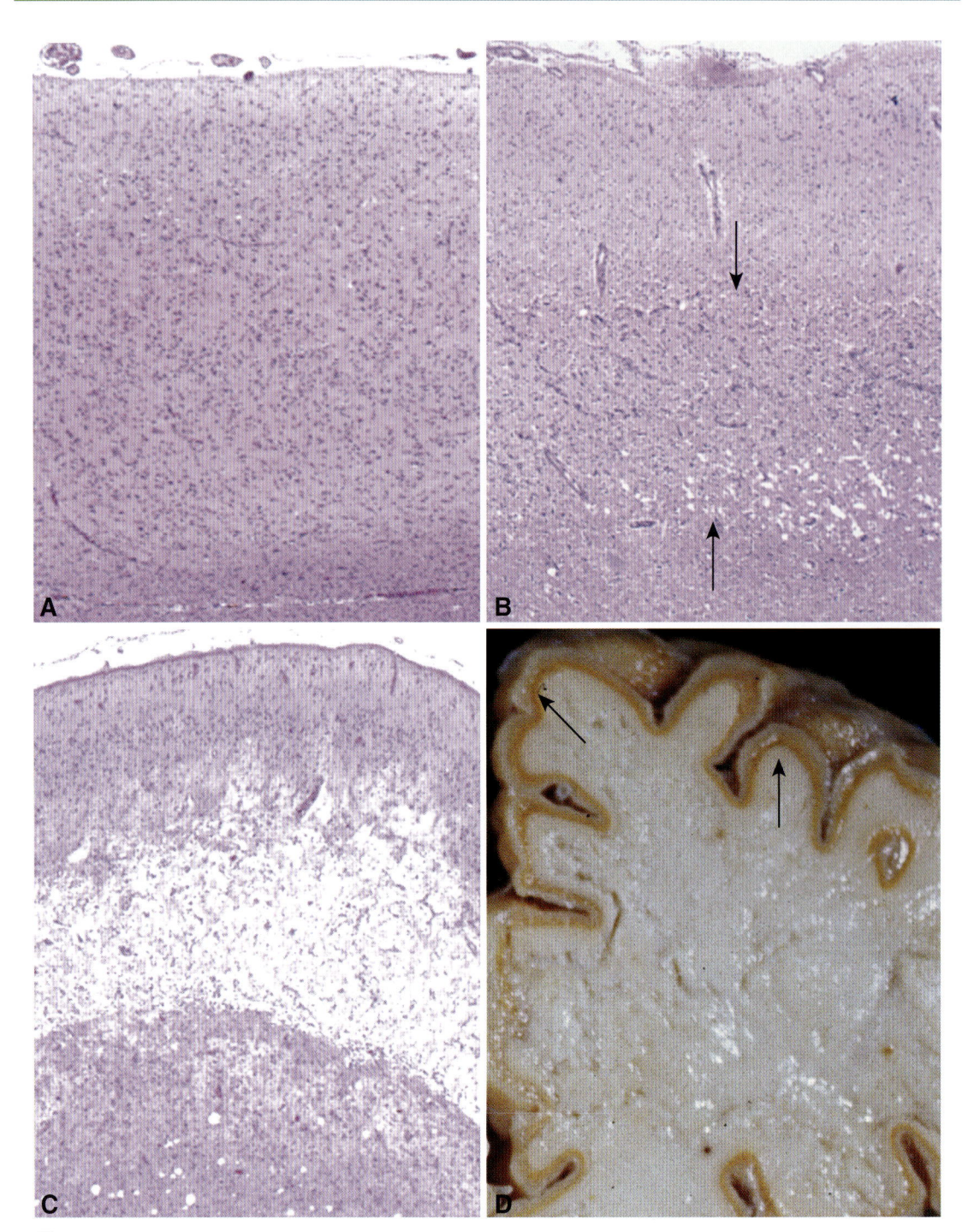

図 1-2-8　大脳皮質の層状壊死　**A**：第Ⅰ層ではアストログリアが増加し，第Ⅱ層から第Ⅲ層上部にはごく小さな海綿状態がみえる．第Ⅱ層の外顆粒層が神経細胞脱落のためにはっきりしない．臨床的に低酸素状態あるいは軽い虚血などの既往がなければ，皮質の変性と区別しにくい．上前頭回．HE 染色．　**B**：軟膜下のグリオーシスが目立ち，皮質第Ⅱ層が分からない．第Ⅲ層以下では毛細血管が増加し始めている（矢印）．HE 染色．　**C**：軟膜下グリオーシスが厚く，分子層ではアストログリアが増加している．本例ではかろうじて第Ⅱ層の神経細胞がみえる．壊死に陥った第Ⅲ層以下が空洞化しつつある．HE 染色．　**D**：マクロ的には，薄くなった皮質のなかに濃い褐色の線状の壊死病巣がみえる（矢印）．本例ではさらに白質も壊死に陥っている．　A：虚血性脳症、B〜D：心停止脳症．

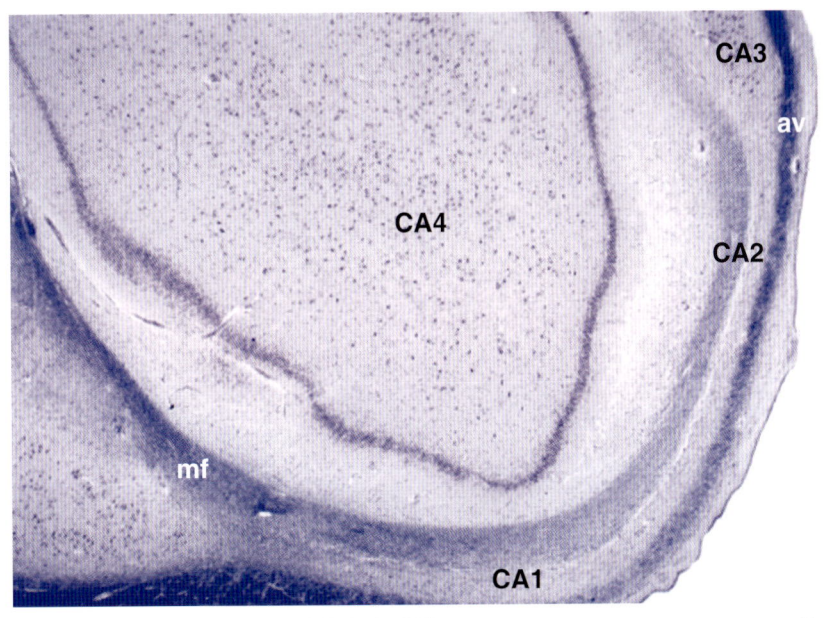

図 1-2-9 アンモン角の選択的神経細胞壊死 アンモン角 CA1、CA2、CA3 の一部では神経細胞が脱落して、錐体細胞層が非常に狭くなっている．有髄神経線維層（mf）は細く、ミエリンが淡明化しているが、主に海馬支脚に由来する白板（av）は比較的保たれている．虚血性脳症．KB 染色．

選択的神経細胞壊死（selective neuronal necrosis）が生じやすい場所としてよく知られている（図1-2-9）．CA1（図2-1-38）が最も侵されやすく、脆弱帯（vulnerable sector）という．反対に、CA2は抵抗帯（resistant sector）と呼ばれ（Lorente de Nó 1934）、循環障害に対して神経細胞脱落から逃れる．しかし、抵抗帯の場所はSpatzやSpiemeyer-内村の分類を比較すると、武谷が指摘するように（1970）、終板（CA4）からゾンマー（Sommer）扇形部へ移行する部分を抵抗帯と呼んでいるようである．もしそうであると、CA3とCA2が含まれるが、この点に関して、Rutecki ら（1989）やKotapka ら（1994）は CA2 を抵抗帯に入れている．ところが、Zola-Morgan ら（1992）や Kartsounis ら（1995）は脆弱部位と考えており、CA2 の虚血/低酸素症に対する感受性については、まだ異論が少なくない．

また、吻側から尾側まで一貫して障害されているとは限らないので、1枚の標本だけで判断しないほうがよい．さらに、CA2 がより強く障害された場合や大脳皮質に層状変化があってもアンモン角はよく保たれていることがあり、全般的な虚血だけではなくてアンモン角の局所的な血流の変化も大いに関係していると考えられる．

■ 白質

一酸化炭素中毒（CO中毒）（図2-1-97）と同様に選択的に白質を侵すことがあり、とくに血圧低下が加わった場合にみられる（Burger と Vogel 1977）．

■ 視床・扁桃体

視床は全虚血に侵されるが、とくに内側核が重篤である（図2-1-82A）．扁桃体では基底核外側核群が虚血性変化を受けやすい（図2-1-58）．

■ 基底核

被殻はとくに障害されやすく、軽度な場合ではその外側部の有髄神経線維束（ペンシル・ファイバー pencil fibers）の淡明化やニューロピルの粗鬆化または微細海綿状態とアストログリアの増殖がみられる程度であるため（図1-2-10）、線条体黒質変性症（striatonigral degeneration：SND）の被殻病変に似ることがある（図2-1-67、図2-1-68）．しかし、高度になると被殻全体に広がり組織全体が壊死に陥る．

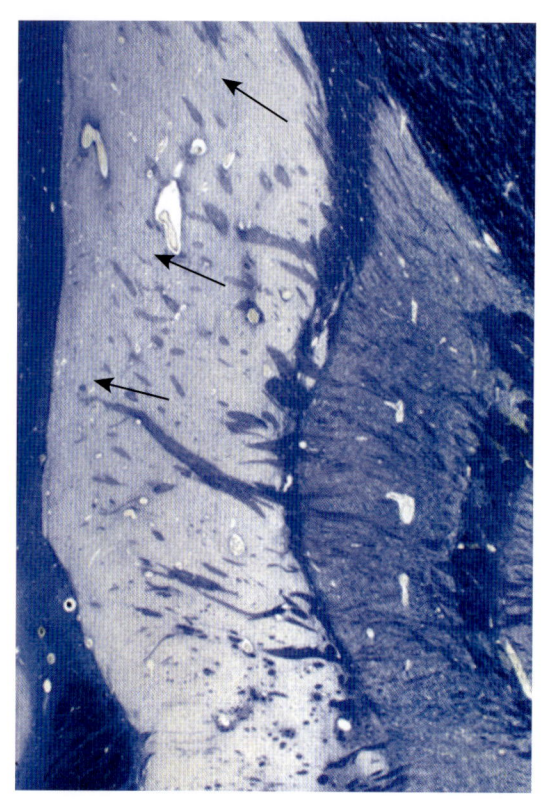

図 1-2-10　心停止脳症の被殻　被殻背外側部（矢印）では内側部に比べてペンシル・ファイバーが淡明化あるいは消失し，ニューロピルも粗鬆化．線条体黒質変性の病変分布と同じであることに注目．なお，血管周囲腔の開大は病変による組織の収縮が加わったためかもしれない．KB染色．（**図 2-1-43** 参照）

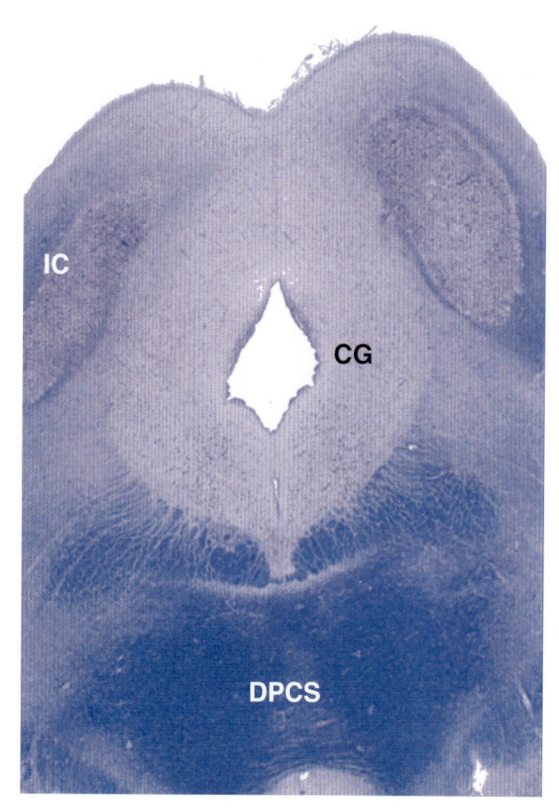

図 1-2-11　脳幹部の左右対称性壊死　両側の下丘が壊死に陥っている．同様の病変は脳幹部にある左右対称性の神経核にも生じる．　CG:中心灰白質，DPCS:上小脳脚交叉，IC:下丘．心停止脳症．KB 染色．

淡蒼球は被殻病変の二次的変化を受けてミエリンの淡明化やアストログリアの増殖をみるが，一次性変化は重篤な心停止脳症，CO 中毒（**図 2-1-97**），消化管などからの大量出血による重篤な虚血など以外ではまれである．ただし，CO 中毒との鑑別が必要になることがある．全虚血で淡蒼球が障害される場合，病変は全脳的に侵されるが，CO 中毒では淡蒼球以外に及ぶことはまれである．また，全虚血では淡蒼球と黒質の網様帯がセットで侵されることがある．

■ **脳幹**

成人では，脳幹部だけが虚血性壊死を呈することは非常にまれで，普通，大脳皮質の高度の変化に伴うことが多い．脳幹部では左右対称にある神経核が選択的に障害されるために，壊死巣が上下方向に円柱状に分布する（円柱状壊死 columnar necrosis）（Révész と Geddes 1988）．吻側にある神経核ほど障害されやすく，上・下丘（**図 1-2-11**），動眼神経核，青斑核などは好発部位である．延髄の舌下神経核まで及ぶような高度の虚血性病変では左右の黒質も壊死に陥ることがあり，最高度の症例では脊髄前角まで壊死がみられる（**図 1-2-13**）．一方，橋核の壊死はまれであるが，断血性変化やアストログリアの増殖は，ときに遭遇する．

なお，原疾患とは関係なく，黒質，視床下核，橋核，小脳歯状核などは軽い虚血性変化を示唆する神経細胞周囲の拡大や神経細胞の萎縮を伴うアストログリアの増加が脳底動脈系に比較的よくみられる．多分，死戦期の変化であろう．

■ **小脳**

短時間の心停止で，上小脳動脈，後下小脳動脈，前下小脳動脈の境界領域が障害される．とくに老人では，前二者の境界域にあたる水平裂（fissura

2章 組織の変化と疾病

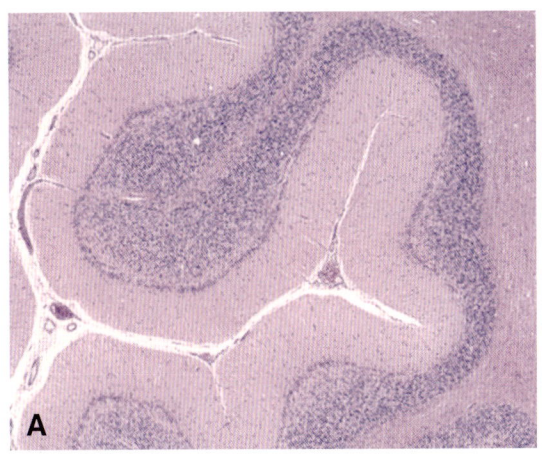

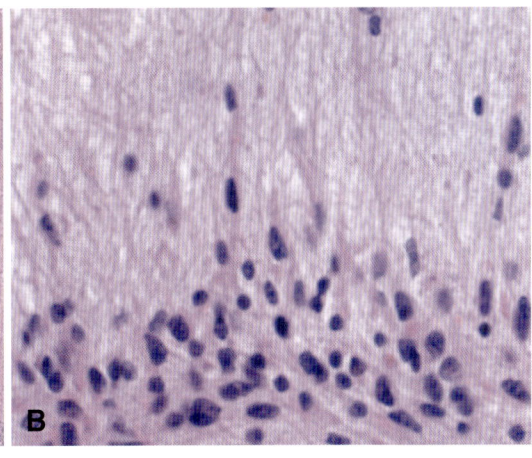

図 1-2-12 小脳の虚血性変化 A：プルキンエ細胞はほぼ完全に脱落し、ベルクマングリアが増殖. 顆粒細胞もプルキンエ細胞層側から脱落. 分子層ではアストログリアが増加. B：増殖したベルクマングリア. 垂直に伸びた突起が柵状にみえる. 一般にプルキンエ細胞脱落に対するベルクマングリアの増殖は虚血の場合が最も高度で、変性疾患ではこの図ほどではない. A、Bとも心停止脳症. HE 染色.

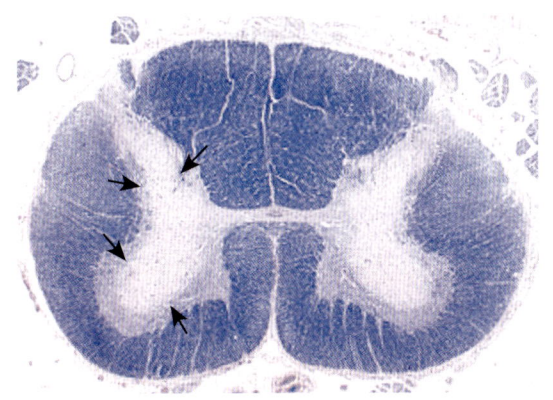

図 1-2-13 脊髄の虚血性変化 左右の前角と後角の辺縁部を残して内部が壊死に陥っている（矢印に囲まれた部分）. 白質に異常は認められない. 第4腰髄. KB 染色.

horizontalis）付近は**梗塞**が多い.

プルキンエ（Purkinje）細胞層は死戦期の軽い浮腫や死後変化などを受けやすい場所でもある. とくに分子層と顆粒層の間に隙間が生じ、海綿状になる（**図 2-2-6**）. プルキンエ細胞は消失しているがアストログリアの増殖は認められない. また、顆粒細胞層も広汎に神経細胞が減少して、肉眼的には青灰色を呈していることがある（**図 2-2-15**）. これも死後変化で、胞状状態（status bullosus）という. しかしアストログリアの増殖はみられない.

小脳が全体的に、あるいは広汎に虚血に曝された場合では、プルキンエ細胞が最も障害されやすく（**図 1-2-12A**）、大脳皮質の神経細胞と同様に初期には断血性変化を示す. プルキンエ細胞が脱落するとアストログリア（小脳ではベルクマングリア Bergmann glia という）が増殖する（**図 1-2-12B**）. 顆粒細胞層の神経細胞も脱落するが、プルキンエ細胞ほどではない（**図 1-2-12A**）. 分子層は薄くなり、アストログリア核が増加し、小脳表面に向かうグリア線維が無数にみられる（**図 1-2-12B**）. 高度な場合では大脳皮質と同様に海綿状になることがある.

病変はしばしば虫部とそれに接する傍虫部半球に強く、小脳上面は下面よりも高度である. また、小葉回頂部よりも谷や壁部に強い点は大脳皮質と同じである. しかし、虚血性変化が非常に軽い場合には、臨床情報がない限り**晩発性皮質性小脳萎縮症（late cortical cerebellar atrophy：LCCA）**と区別しがたいことがある（**図 2-2-11**）.

プルキンエ細胞が高度に脱落すると、その二次変性が歯状核に及ぶため、ミエリン（髄鞘）染色標本では歯状核の外側の白質が淡明化し、マクロファージの集簇をみることがある. ただし、歯状核に囲まれた領域（歯状核門）が淡明化する場合には虚血性障害の他に**歯状核赤核淡蒼球ルイ体萎縮症（dentato-rubro-pallido-luysian atrophy：DRPLA）**のような変性疾患もありうるので（**図 2-2-26**）、周囲の組織像を注意する必要がある.

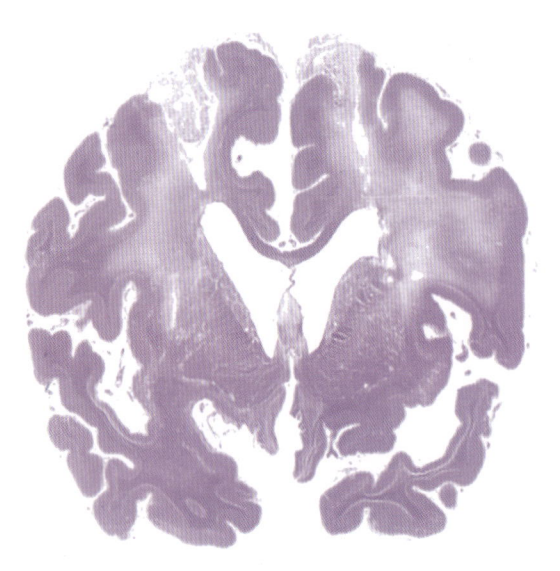

図1-2-14 境界域梗塞 前大脳動脈と中大脳動脈の境界域（左中前頭回と右上前頭回）に大きな縦長の梗塞巣がみえる．HE染色．

■ 脊髄

白質の神経線維束に平行な（垂直）方向では、第4胸髄は脆弱性の高い胸髄のなかでも中心的な部位であるが（Cheshireら 1996）、その他に腰髄（AzzarelliとRoessmann 1977）、第7、9胸髄も虚血に弱い。白質の神経線維束に直角な（水平）方向では、中心の灰白質は**梗塞**になるが（図1-2-13）、前脊髄動脈と後脊髄動脈の間が虚血に弱い（Wolfら 1990）。また、脊髄の虚血は運動ニューロンの壊死を起こしやすい。

2）梗 塞

梗塞（infarct）は、動脈管外からの圧迫や内腔の閉塞などによって、その血管に養われている領域が壊死に陥ることである。

■ 境界域梗塞

梗塞はその動脈の灌流域に含まれるのが原則だが、ときに各動脈の境界域に梗塞が生じることがある（図1-2-14）。しばしば経験する境界域梗塞（border zone infarct）は上前頭溝や頭頂後頭溝を中心にした領域である。前者は前大脳動脈（ACA）と中大脳動脈（MCA）の境界域であり、後者は前・中・後大脳動脈が会合する場所である。前者

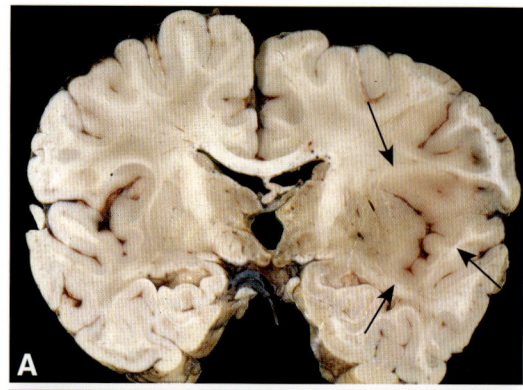

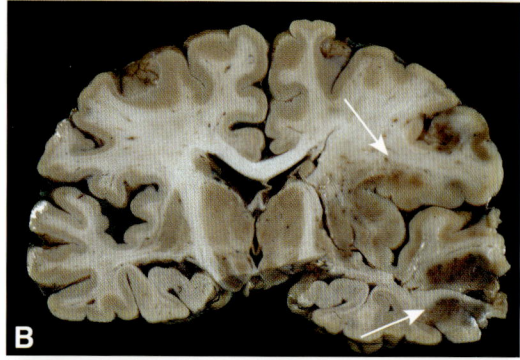

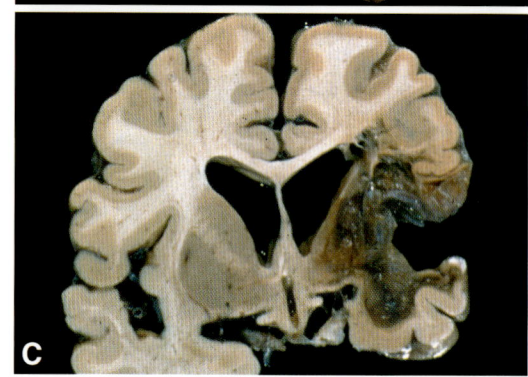

図1-2-15 梗塞の経時的変化 A：梗塞の初期．右シルビウス溝周囲の領域（矢印）が薄い褐色を帯び、皮質と白質のコントラストが消失．左側に比べて脳溝が閉塞．B：Aよりも多少時間が経った梗塞．矢印で示した領域が濃い褐色を帯び、その周囲には脳腫大による圧迫出血がみられる．C：Bよりはるかに時間が経過した梗塞．組織は軟化し、さらにマクロファージによって清掃されて、大きな組織欠損ができている．そこを覆う軟膜は肥厚．組織欠損部がやや緑色を帯びているのは破壊された脳血流関門からビリルビンが浸出したため（ホルマリン液ではビリルビンは黄色から緑色に変わる）．

では頸動脈の閉塞がACAとMCAの血流量を減少させるために2本の動脈の圧力が低下し、それがACA–MCAの境界域に虚血を引き起こす（Grahamら 1990）。

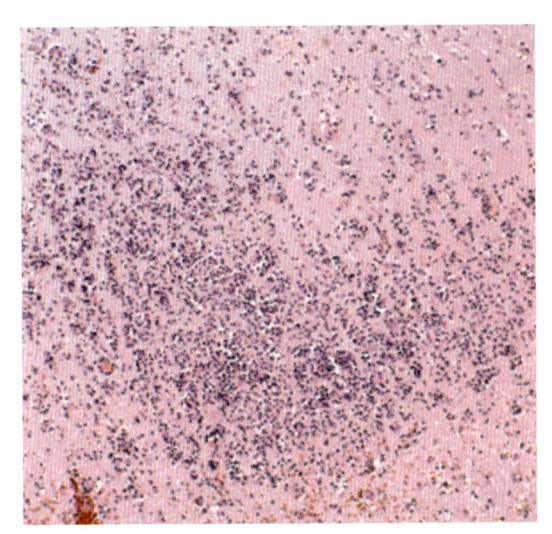

図1-2-16　梗塞の初期像　心筋梗塞と同じように、発症から1週間くらい経った頃に多核白血球の浸潤が顕著な時期がある．本図では多核白血球にオリゴデンドログリアの核崩壊が混在している．HE染色．

■ 梗塞の経時的変化

梗塞による組織損傷の程度は、血管の太さ、血流停止が完成するまでの時間などに、傍側循環の形成等が複雑に絡み合うので、時間経過と病理像の変化を正確に対応させることはできないが、ほぼ次のように変化する（図1-2-15）。

最初期では、その部分がやや腫脹し、肉眼的に皮質と白質のコントラストが低下している（図1-2-15A）。組織学的にはアストログリアの核は大きく、核質が明るい。神経細胞やグリアの周囲が開く。ニューロピルは正常にみえることもあるが、目の粗いガーゼのような海綿状態を呈し、HE染色ではエオシンの染色性が低下している。神経細胞は断血性変化を呈し、HE染色では細胞質が橙色にみえる。ほとんどの血管は赤血球で充満し、多核白血球（図1-2-27A）の浸潤を伴う時期がある（図1-2-16）。ただし、既存の細胞核がバラバラになる核崩壊（karyorrhexis）も起こるので、多核白血球と見間違えないようにしたい。高度の場合には、血管周囲に血液の液体成分が漏出していることがある。ミクログリアも活性化する（図1-1-41）。

少し日数が経つと、病巣中心部はほとんど細胞核が消失し、凝固壊死が進んで、ニューロピルは好酸性の均質または顆粒状になる。この頃の病巣部分は肉眼的にも軟らかい（図1-2-15B）。病巣辺縁部は海綿状変化によって健常部と境され、肥大したアストログリアが認められるようになる（図1-1-34C）。また、病巣周辺では毛細血管の内皮細胞が腫大し、マクロファージが出現する（図1-2-27E）。白質の梗塞巣では切断された軸索の断端が砂を播いたように散在している（図1-1-20）。

さらに経過すると活発になった清掃と器質化が病巣辺縁部から中心に向かって進み、壊死巣は組織の崩壊産物を貪食したマクロファージで満たされ、新生毛細血管が病巣中心に向かって増加する（neovascularization）（図1-2-8B）。肥大した反応性のアストログリアはさらに数を増して病巣を取り囲むようになる（図1-1-34C）。なお、線条体まで巻き込む中大脳動脈やその太い分枝の梗塞では、白質の清掃・器質化は皮質に比べてしばしば活発で速い。

発症1ヵ月くらいには病巣の中心部はマクロファージで満たされた空洞となり（図1-2-15C）、病巣の周辺では肥胖グリアに代わって長い突起を四方に伸ばした線維形成型のアストログリアの増殖が始まっている（図1-1-34D）。ただし、病巣内部では後述の二次変性とは違って、グリア線維は既存の構造とは無関係に伸びるタイプのグリオーシス（アニソモルフィック・グリオーシス anisomorphic gliosis）がみられる（図1-1-35A）。

さらに時が経った梗塞巣では、空洞が周囲組織から明瞭に区分され、そのなかに透明な液体が貯留している。空洞はアストログリアがつくったグリア線維で縁取られ、しばしば血管を伴ったグリア線維束が空洞壁から内部に突出している。これは肉眼的には白い糸状にみえるため、空洞の壁は平滑ではない。空洞周囲の線維性グリオーシスは空洞の大きさに比べて予想外に薄い。なお、皮質に限局した梗塞（図2-1-6）は空洞として長く残ることはまれである。病巣内あるいは周辺にある血管の外膜は肥厚していることが多い。

また、梗塞による神経線維の二次変性が病巣から周辺に向かって観察される。この変化に対するアストログリアの増殖は空洞周囲より著しく、神経線維の走行に沿って増殖している（イソモルフィック・グリオーシス isomorphic gliosis）（図

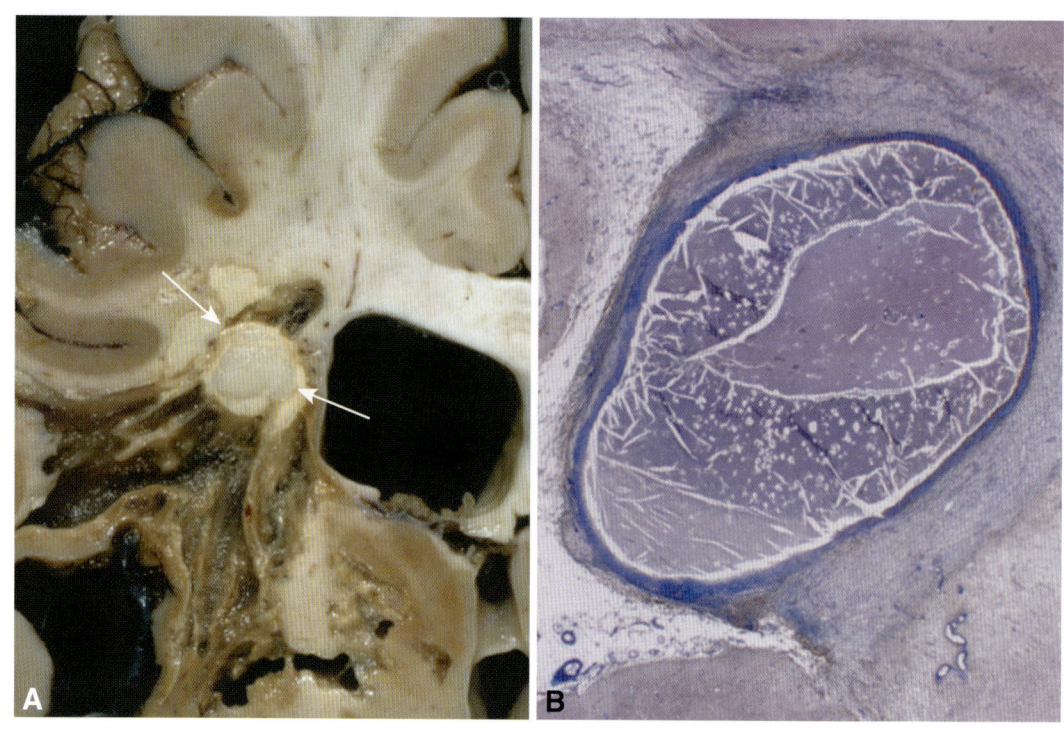

図 1-2-17　梗塞の特殊な清掃・器質化　A：側脳室外側角の白質にある白い円柱状の病巣（矢印）．この構造は前後に長く，数 cm にもなる．　B：その組織像．結合織のカプセルに取り囲まれた凝固壊死巣．しかし，血管の組織はまったくみられない．針状のコレステリン結晶（標本作成中に有機溶媒に溶解）などが散在している．アザン染色．

1-1-35B）．

■ 梗塞の特殊な清掃・器質化

梗塞の修復において，血管外膜に由来する結合織細胞が第一線に立つことは極めてまれであるが，側脳室外側角付近の深部白質に線維芽細胞が壊死巣を丸く取り囲み，あたかも膿瘍のカプセルのような形態をつくることがある（Yamazaki ら 1996）．この被包は比較的厚く，その断面はほぼ正円で直径 1 cm にも達する．しかし，球状ではなくて前後方向に数 cm もあるために，太い静脈のように見える（図 1-2-17A）．内部とカプセル外の部分では清掃・器質化の進み具合が極端に異なり，外部では空洞化が始まっていても内部ではまだ凝固壊死の段階にある（図 1-2-17B）．側脳室壁に達するような広大な梗塞で観察され，結合織のカプセルは深部白質に埋没するように位置することが多い．

3）ラクネ

1901 年，Pierre Marie（1853～1940）はレンズ核の細い穿通動脈の閉塞や破裂によって生じた梗塞が空洞化した状態を**ラクネ（lacunae）**と定義した．Fisher の研究によると，直径 0.5～15 mm の梗塞は直径 100～200 μm の穿通動脈の閉塞によるという（1968）．

■ ラクネとは

今日，ラクネは臨床病理学的な意味合いが強く，非常に限局した巣状の神経症状に対する責任病巣と考える傾向がある．CT や MRI によって描出される空洞を臨床的には**ラクネ梗塞（lacunar infarct）**と呼ぶことがある．

しかし，ラクネを意味する術語には état lacunaire や état criblé という言葉があり，その区別も混乱している．例えば Zülch によれば前者は梗塞が空洞化したもので，後者はそれ以外のものを指すという（1968）．それに対して，Blackwood は空洞の性状ではなくて部位によって分け，灰白質に

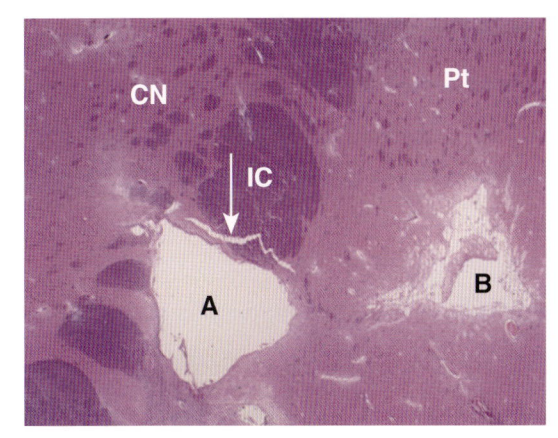

図1-2-18 血管周囲腔の拡大とラクネ Aでは空洞壁が平滑で、その周囲組織には梗塞巣でみられるヘモジデリン顆粒の沈着、退縮球、アストログリアの増殖などの組織反応がない。血管周囲腔の拡大のみ。矢印は標本作成上の人工産物。一方、ラクネ（B）では梗塞の組織像がみられる。拡大した血管周囲腔の壁は不整で、周囲組織の海綿状態や組織反応があり、全体に組織が収縮している。CN:尾状核、IC:内包、Pt:被殻. HE染色。

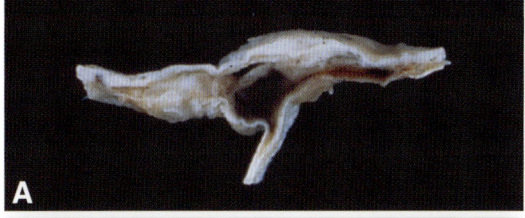

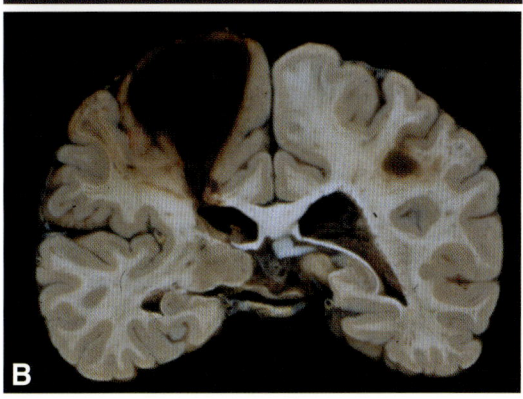

図1-2-19 上矢状静脈洞血栓症 A：上矢状静脈洞の断面。血栓で内腔が閉塞。B：脳梁膨大部を通る前額断割面。左側脳室下角から上頭頂小葉に扇状の出血。対側にある小さな皮質を含む出血は脳圧亢進によるもの。

多発している状態を état lacunaire、深部白質に多発している場合を état criblé としている（1958）。いずれにしても灰白質の小さな空洞と深部白質の空洞が病理発生機序の観点からどのように違うのかという点はビンスワンガー（Binswanger）病（図1-3-33、図1-3-34）の病理を解明する上でも重要な問題である。

■ ラクネと血管周囲腔

被殻などでみられる拡大した血管周囲腔は梗塞や出血による空洞との区別が難しい（水谷 2000）。しかし、ラクネと呼ばれる空洞には少なくとも2種類ある。1つは空洞壁が平滑で、周囲組織に梗塞巣でみられる組織反応がないものである（図1-2-18A）。直径10 mmを超える空洞があっても、不思議なことにそれによる被殻の変形・萎縮がない。他方は周囲に組織反応が認められるもので、出血の空洞では壁は比較的平滑であるが、ヘモジデリンによる褐色の着色が壁やその周囲に認められる。梗塞による空洞は輪郭が不整で壁が平滑でないものが多く、空洞周囲の組織は神経細胞の脱落を伴うアストログリアの増殖あるいは線維性グリオーシスがみられる（図1-2-18B）。多少とも組織が収縮しており、とくに大きな梗塞があると被殻の輪郭が変形している。

このように、空洞が多発していても被殻全体の変形や萎縮がない場合には、誤解を招きやすい「ラクネ」という言葉を使わない方がよい。病理学的には「ラクネ」という言葉を使わず、空洞の状態を正確に記載した方がよい。

4）脳静脈血栓症

脳静脈や静脈洞が血栓によって閉塞し（図1-2-19A、図1-2-22）、その灌流域の皮質および白質に広汎な出血性梗塞を引き起こす。その梗塞は動脈性のものと若干異なり、梗塞巣を含む周囲の構造の萎縮や変形がほとんどない。また、動脈が開存しているためにヘモジデリンの沈着が数年を経ても高度である。好発部位は上矢状静脈洞、横静脈洞、直静脈洞などである。

上矢状静脈洞血栓症（superior sagittal sinus thrombosis）では底辺を大脳表面とし、側脳室外側角を頂点とする楔形の病巣が左右ほぼ対称性にできる（図1-2-19）。動脈が開存しているために多核白血球の浸潤が強い。**直静脈洞血栓症**は上矢

第1部　神経病理学入門

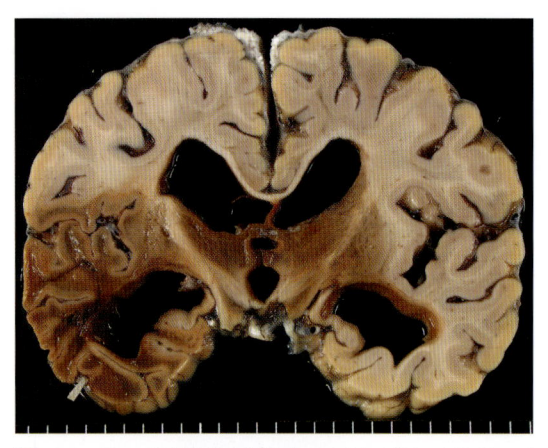

図 1-2-20　直静脈洞血栓症　左側頭葉と下前頭回下面、それに左右の視床が濃褐色を帯びている．側脳室体部、下角、第三脳室が高度に拡張．全体に脳は萎縮しているが、著しい変形はない．88歳男性、前立腺癌に対するホルモン療法開始後3ヵ月から意識障害が進行し、全経過5年の症例．

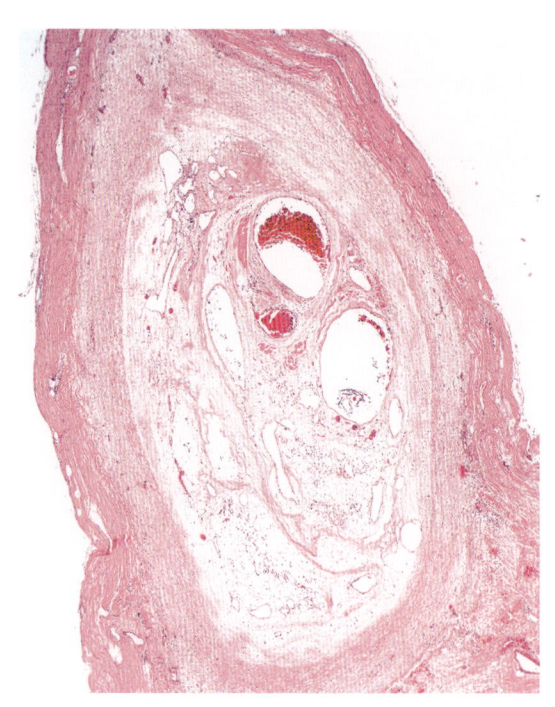

図 1-2-22　直静脈洞の組織像　器質化した血栓によって閉塞した静脈洞の不完全な再疎通像．HE 染色．（廣井敦子先生原図）

A

B

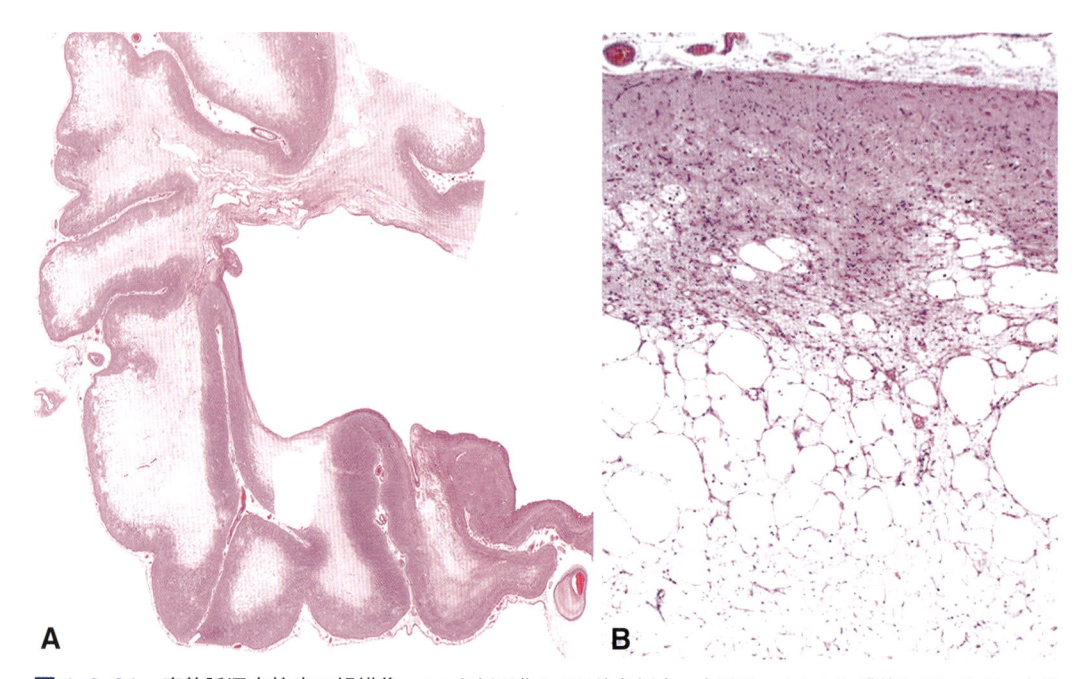

図 1-2-21　直静脈洞血栓症の組織像　A：左側頭葉の HE 染色標本．皮質はエオシンに濃染しているが、白質は淡い．B：皮質表層は粗鬆化ないし微細な海綿状態．皮質深層から白質には大小さまざまな空胞．HE 染色．
（廣井敦子先生原図）

状静脈洞血栓症よりまれであるが、側頭葉を中心に出血が起こる（図 1-2-20〜図 1-2-22）。

原因は多岐にわたるが、**海綿静脈洞血栓症**（**cavernous sinus thrombosis**）では鼻や眼窩の炎症が波及する代表的なものである。

非炎症性の原因としては、**栄養障害**や**脱水**、**うっ血性心不全**、**肺動脈の血栓性塞栓症**、**血液凝固異常**、**血液粘性の亢進**、**外傷**などがある。

3．血管の変化

1）動脈硬化

ウィリス輪を形成する動脈は脳の血管としては太いが、解剖学的には筋型動脈に分類され、他の臓器の動脈に比べて平滑筋からなる中膜が薄い。動脈硬化症はアテローム性硬化症、メンケベルク中膜石灰化性硬化症（Mönkeberg's medial calcific sclerosis）、細動脈硬化症に分けられるが、そのうち、中膜石灰化性硬化症は中・小筋型動脈の中膜に輪状または板状に石灰化が生じる変化である。大腿動脈、腓骨・尺骨動脈などが好発部位であるが、脳の動脈では観察されない。

■ アテローム性動脈硬化症

アテローム性動脈硬化症（atherosclerosis）は最もポピュラーな血管の病気で、年齢依存性が高い。子供から始まる場合もあるが、逆に 90 歳代、100 歳代でも変化がこない人たちもいる（Gorelick 1993）。

肉眼的には黄色の斑状病巣で、血管の内腔に向かって隆起している。脳底部の太い動脈では血管を輪切りにしなくても、外側から透けてみえる（図 1-2-23B）。このアテローム（atheroma）がある部分では内腔が狭まるが、逆に血管が拡張して、アテローム斑が存在してもほとんど内腔の狭窄が認められない場合もある。

アテローム斑はコレステロールやコレステロールエステルなどが含まれ、しばしばHE 標本で針状ないし棒状の無染色構造としてみえることがある。これは標本作成過程で使われる有機溶媒にこれらの物質が溶解してしまったためである（図 1-2-23D, E）。その周囲には異物型巨細胞（foreign body giant cells）（図 1-2-29A）やリンパ球の浸潤と線維芽細胞の増殖がみられる。大動脈や総頸動脈などと異なり、潰瘍形成はまれである。アテローム斑に接した部分では内弾性板の断裂や消失、中膜筋層の萎縮などが観察され、このような動脈壁の脆弱性が動脈硬化性動脈瘤の原因になることがある。総頸動脈や内外頸動脈の分岐部では、アテローム斑の表面に血栓が付着することがあるが、ウィリス輪ではまれである。ただし、脳底動脈の高度に狭窄した部位の心臓側に血栓が形成されることがある。

ウィリス輪に生じるアテローム性硬化症は、高齢者ほど観察される頻度は高くなるが、個々の症例では非常に個人差が大きい。また、他の臓器の動脈とも必ずしも並行せず、さらに、脳実質内にみられる細動脈硬化とも比例しない。

■ 小動脈硬化

小動脈や細動脈の内膜がHE 染色でエオシンに均質に染まり（硝子化 hyalinization）、PAS（periodic acid Schiff）反応も陽性を示す形態学的変化である（arteriolosclerosis）。内腔もそれに伴って狭窄ないし閉塞し、中膜の平滑筋細胞は変性・消失している。脂肪硝子変性（lipohyalinosis）という用語は、太い動脈内膜で観察される脂質の沈着と細動脈にみられる硝子化が細い動脈壁に共存している状態である（図 1-2-23F）。さらに高度な場合では、血管透過性の亢進によると考えられるフィブリノイド変性（fibrinoid degeneration）（図 1-2-25）や血管壊死（angionecrosis）、微小動脈瘤（図 1-2-24）などが観察される。

■ 微小動脈瘤

細い動脈が嚢胞状または紡錘状に動脈が膨らんだもので（microaneurysm）、その壁には内弾性板と中膜の平滑筋層が欠損し、内膜は脂肪化と硝子化を示す。壁全体がほとんど結合織で置換されている場合も多い（図 1-2-24）（☞「2）小血管病」; p54）。内腔には新旧の血栓が付着していることがある。動脈瘤の周りにはヘモジデリン顆粒が散在していることが多い。その血管周囲を太い突起を伸ばした反応性アストログリアや顆粒状あるいは

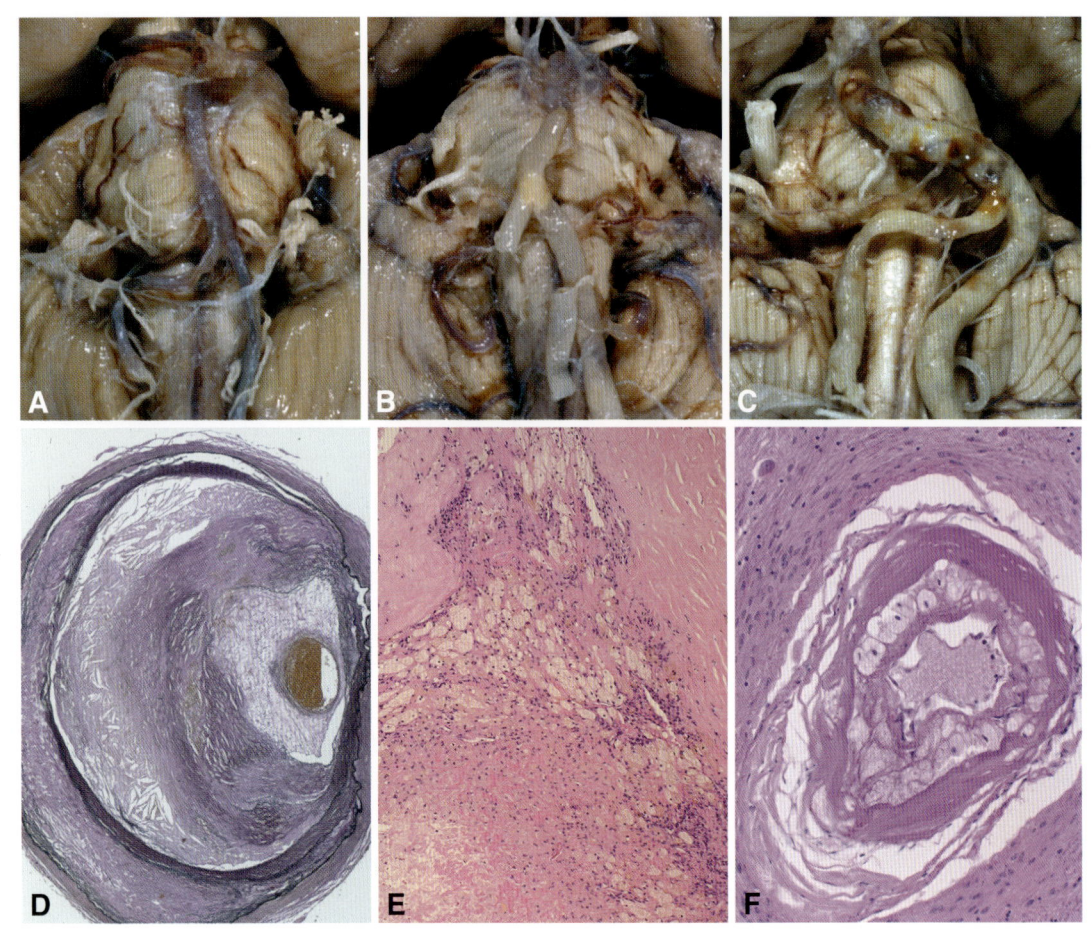

図 1-2-23　アテローム性動脈硬化　A：動脈硬化がみられない脳底動脈．動脈が半透明で，軟らかい．　B：やや拡張した脳底動脈で，脳底動脈と椎骨動脈の分岐部付近と一側の椎骨動脈にアテローム斑がみえる．　C：椎骨動脈から脳底動脈まで血管が拡張し，蛇行している（図 1-2-3B 参照）．アテローム性動脈硬化が高度．　D：内膜が高度に肥厚し，コレステリン結晶が多数みられる（図 1-2-17B 参照）．非常に小さなピンポイント状の内腔があるが，マクロ観察では閉塞とみえる．弾力板は断裂して二重になっている．外膜の肥厚はない．後大脳動脈．Elastica van Gieson 染色．　E：脂肪変性が肥厚した内膜で生じている．後大脳動脈．HE 染色．　F：脂肪硝子変性．内膜が脂肪変性し，中膜は硝子化．後大脳動脈．HE 染色．

泡沫状の類球体（図 1-1-25）が取り囲んでいることもある．

微小動脈瘤の最も頻度の高い部位は被殻の吻側腹側部（中大脳動脈から分岐する外側中心枝）であるが（図 2-1-65），視床腹側部から内髄板（後大脳動脈から分岐する後内側中心枝など（図 2-1-81），橋底部（脳底動脈から分岐する正中橋枝）（図 2-3-30），小脳歯状核（上小脳動脈から分岐する小脳核枝）（図 2-2-24）などにも多い．大脳皮質はこれらに比べて頻度は低いが，皮髄境界部や皮質分子層（図 1-2-24），さらに海馬支脚やアンモン角などでみられる．高血圧例では微小動脈瘤を発見する機会は多いが，これが多い症例が必ずしも臨床的に高血圧であったとはいえない．

2）小血管病

小血管（small vessels）とは髄膜から脳実質に入り，皮質，白質を経て，さまざまな深さにある皮質下諸核に向かう直径 40～900 μm の動脈の総称である．

小血管病（small vessel disease：SVD）には，歴史的に 1901 年に Pierre Marie が記載したラクネ（état lacunaire）と 1894 年に発表された**ビンスワンガー病**（図 1-3-33、図 1-3-34）が高血圧と関係が深いことから，SVD の病態生理が重視さ

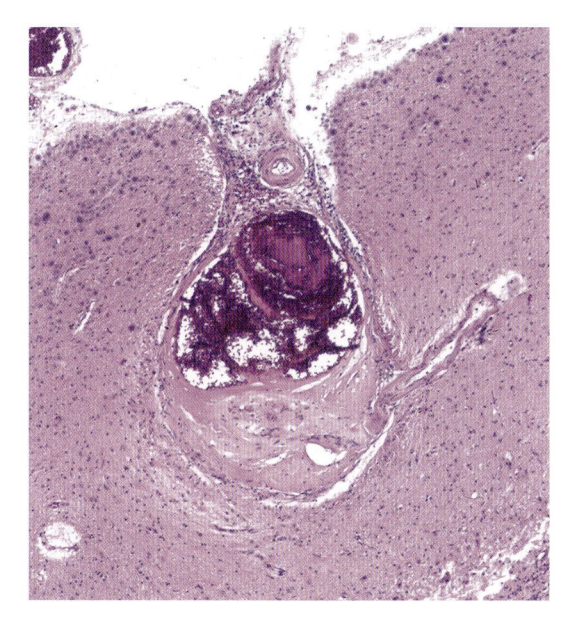

図 1-2-24　微小動脈瘤　軟膜から大脳皮質に入った直後にできた動脈瘤．もとの細動脈と動脈瘤の内腔は肥厚、硝子化．動脈瘤の下半分は線維化が目立つ．しかし、この動脈瘤から出ていく血管は壁の変化が軽い．軟膜から入る動脈に軽いリンパ球の浸潤がみられるが、反応性の変化．軟膜下にはアミロイド小体が多く、この瘤は時期的に古いかもしれない．高齢者非神経疾患例．HE 染色．

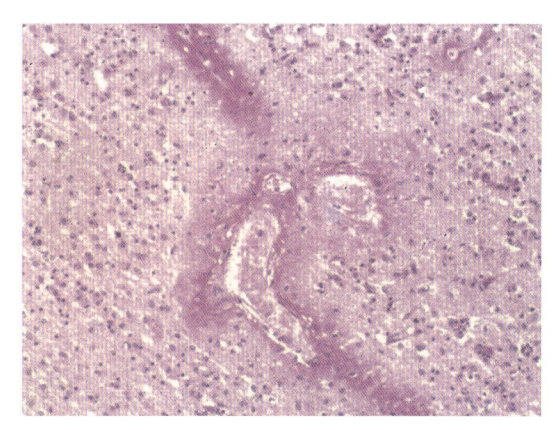

図 1-2-25　フィブリノイド変性　細動脈の壁がHE染色のエオシンに濃染して、構造が判らない．また、赤く染まるフィブリノイド物質が血管壁から滲み出たように周囲に広がっている．本例では、この血管周囲に多核白血球やその核崩壊産物が散在．SLEに合併した静脈周囲性脱髄炎例の大脳白質．

れるようになった．

　小血管に関連した脳血管障害が 3 つ知られている．すなわち、①ラクネ梗塞（深部の小梗塞）、②皮質下性虚血性痴呆（subcortical ischemic vascular dementia：SIVD）（これは多発性ラクネ梗塞あるいはよりびまん性の白質の虚血障害が原因で、ビンスワンガー病との関係でも注目される）（☞第 1 部 3 章「3）ビンスワンガー病」；p133）、③原発性非外傷性実質性脳出血（primary non-traumatic parenchymal brain hemorrhage）、である．これらの病変について、以前から高血圧、年齢、糖尿病は SVD の主要な危険因子とされてきたが、最近では臨床的な重要性について疑問視もされている（Jackson と Sudlow 2005）．

　SVD では、4 つの主要な病理学的変化がある．すなわち、アテローム性動脈硬化（atherosclerosis）（図 1-2-23B〜D）、フィブリノイド変性（図 1-2-25）、脂肪硝子変性（図 1-2-23F）、細動脈硬化、それに微小動脈瘤（図 1-2-24）である．

■ アテローム性動脈硬化

　200〜900 μm の血管を侵す（図 1-2-23D）．アテローム斑は穿通動脈の近位部、幹動脈とそれから枝分かれする分岐部位にできやすい．小動脈におけるアテローム斑形成のメカニズムは太い動脈のそれと同じであるが、小動脈の内腔が元来狭いためにアテローム斑による閉塞は太い動脈のそれに比べて早い．

■ 脂肪硝子変性とフィブリノイド変性

　脂肪硝子変性は 40〜300 μm の血管の壁にできる変化で（図 1-2-23F）、長期の高血圧と密接な関係がある．小動脈の破裂による原発性非外傷性脳実質出血の危険因子や発生因子と考えられている．

　フィブリノイド変性は、形態学的には初期は血液-脳関門が破綻する時期で、主にフィブリンを混じえた血漿蛋白からなる好酸性のフィブリノイド物質によって血管壁が厚くなる（図 1-2-25）．この時期は血管の破裂が起こりやすい．しかし、フィブリノイド物質は次第に線維芽細胞が産生するコラーゲンに置き換えられる．そのため、血管壁は一層均質で無構造になる．

■ 細動脈硬化

　直径 40〜150 μm の細動脈の壁が硝子化によっ

て厚くなる変化である。加齢とともに進行する。これはFisherの脂肪硝子変性の末期とは異なるともいわれているが、形態学的には区別が難しい。また細動脈硬化ではフィブリノイド変性は起こらないと考えられている。

■ 微小動脈瘤

シャルコー・ブシャール動脈瘤（Charcot-Bouchard aneurysm）は高血圧と密接な関係がある直径100～300 μmの細動脈から突出した0.3～2 mmの瘤で（図1-2-24）、壁にある平滑筋細胞や内弾性板は破壊され、硝子様の結合織で置き換わっている。この瘤が破れると、球状の出血が起こる。血栓症や線維化によって治癒すると、ボール状の結合織線維巣になる（Rosenblum 1977）。

しかし、ある研究によると、原発性非外傷性実質性脳出血48例中、微小動脈瘤はたった2つしかなかったという（TakebayashiとKaneko 1983）。そのため、高血圧性出血における微小動脈瘤の意義について論争が続いていたが、1990年代になると、微小動脈瘤の存在そのものに疑問がもたれるようになり、Challaらは微小動脈瘤の大半は実際には複雑な血管の"ねじれ"であることを示した（1992）。このようなねじれた血管は灰白質と白質の境界面に多く、年齢とともに増加するが、高血圧とは相関しないという。

3）脳アミロイド血管症

脳アミロイド血管症（脳アミロイド・アンギオパチー cerebral amyloid angiopathy：CAA）という名称は病理学的な意味だけでなく、この血管変化を基盤にして発症する症状をも含めて臨床的な用語として使われる場合がある。

CAAのなかで最もポピュラーなものがアミロイド-ベータ前駆体蛋白（amyloid-β precursor protein：APP）からできる線維性蛋白が脳や髄膜の中程度の動脈から小動脈、細動脈の血管壁で、細胞外に沈着するもので（図1-2-26）、protein misfolding disorder の1つである（「Notice②」参照）。孤発性のCAAは**アルツハイマー型痴呆**（**Alzheimer-type dimentia：ATD**）に合併しているもの、**CAA単独**のもの、**ダウン（Down）症候群**に伴うものがある。その他、**ボクサー痴呆**（**dementia pugilistica**）や脊髄の血管奇形などで報告されている。

アミロイドは老人斑の芯を構成するアミロイドと同一である。それに対して、全身性アミロイドーシスは脈絡叢を除き、脳内血管には沈着しない。脳にみられるアミロイドはHE染色ではエオシンに濃染する均質な物質で、コンゴ・レッド（Congo red）染色で陽性に染まる（図1-2-26A）。これを偏光顕微鏡で観察すると重屈折性を示し、青りんご色に光る（図1-2-26B）。アミロイドは軟膜から皮質内の動脈に観察され、皮質を通り抜けると消失する（図1-2-26B）。沈着部位は中膜から外膜である。アミロイド沈着をきたした血管は多少とも正円形を示すため、HE染色標本でも疑いをもつことができる。さらに高度になると中膜が変性して、あたかも血管が二重壁で構成されているように、あるいは血管腔のなかにもう1つの血管腔がある（a lumen within a lumen）ようにみえる（図1-2-26A）。

CAAは後頭葉や小脳に多いともいわれるが、どの部位でもほぼ同じ程度に出現している。年齢と相関し、60～106歳の連続剖検例568例についてコンゴ・レッド染色標本を偏光顕微鏡で調べた結果によると、60歳代では24％、70歳代は31％、80歳代では45％、90歳代になると52％に達するが、100歳代では40％とやや低下している（水谷ら 未発表；Loveら 2003）。また、老人斑、とくに定形斑（図1-1-27A～C）のある脳はほぼ例外なく

> **Notice ② protein misfolding disorder**
>
> アミロイド細線維は蛋白質の構造としてはその大部分がβ-シート構造をとっており、そのために不溶性で通常の蛋白分解酵素では分解されないが、可溶性の前駆蛋白はα-ヘリックスの部分が多い。したがって、前駆蛋白が何らかの機序で不溶性のアミロイド細線維に変わるときにはα-ヘリックスからβ-シートに変化するか、あるいはβ-シートのみが切り離される過程があると考えられており、この一連の過程は protein misfolding disorder という概念で理解されている。パーキンソン病、アルツハイマー病、筋萎縮性側索硬化症、ハンチントン病なども含まれる（Soto 2003）。

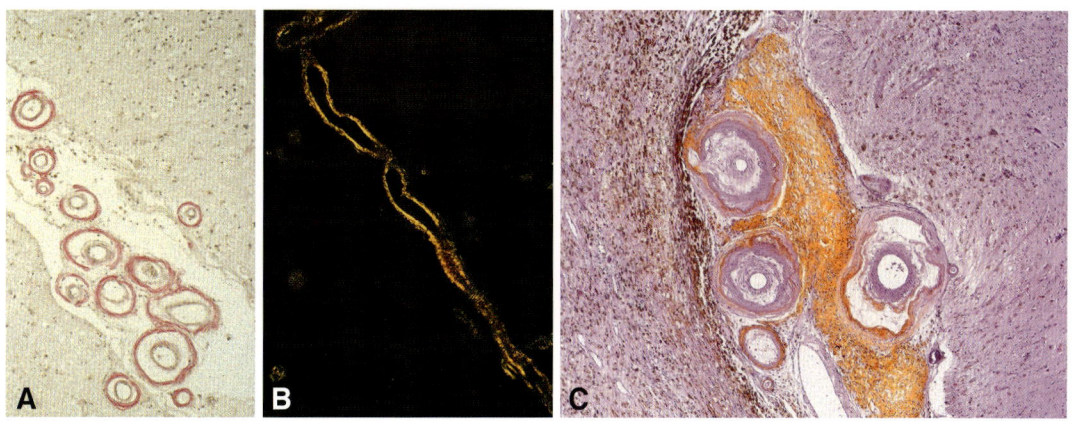

図1-2-26 脳アミロイド血管症 A：アミロイド物質が中膜に沈着してそこを変性させるため，中膜は何も染色されていない．そのため血管壁が2つあるようにみえる．コンゴ・レッド染色．　B：コンゴ・レッド染色したアミロイド物質は偏光顕微鏡下で重屈折性を示す．アミロイド物質の沈着は血管が大脳皮質を通過している部分だけに限局し，白質に入ると消失する．図の上端は軟膜の血管．　C：脳アミロイド血管症による脳葉出血例でみられた血管．これらの血管が出血の原因かどうかは分からないが，周囲には褐色と黄色の2種類の色素顆粒がみられることから，時期的に異なる出血があったことを疑わせる．血管外へ出た赤血球は最終的には褐色のヘモジデリンになるが，その途中で黄色または黄金色になる時期がある．HE染色．

CAAが認められ，アルツハイマー型痴呆（図1-3-15）ではその程度が高度になる傾向がある（EsiriとWilcock 1986）．

CAAはいわゆる脳葉出血（図1-2-7A）の原因として有名であるが，東京都老人医療センター（現東京都健康長寿医療センター）剖検例では，脳出血のわずか7％を占めるだけで，CAAの出現頻度に比べてその頻度は非常に低い．これはアミロイド沈着だけが原因とは考えにくいことを示唆しており，実際，CAAを伴う脳葉出血例では，フィブリノイド変性（図1-2-25）や微小動脈瘤（図1-2-24）など，高度な細動脈硬化症が共存していることがむしろ多い（Mandybur 1986）．出血の形態は高血圧性出血とやや異なり，1つの大きな出血巣が存在するのではなくて，ぶどうの房のように，小さな丸い出血巣が多発しているようにみえる．また，CAAを伴う脳葉出血例はしばしば再発性で，形態学的にも新旧の差が認められることがある（図1-2-26C）．なお，不思議なことにアミロイドの沈着は皮質内であるが，出血は皮質下から始まっていることが多い．

4）CADASIL

今日，CADASILと呼ばれる病態をもつ家系を最初に報告したのはvan Bogaert（1955）である．当初，家族性のビンスワンガー病と考えられていたが，1993年，フランスの2家系で本病が第19番目の染色体の位置にリンクしていることが判明して，CADASIL（cerebral autosomal dominant arteriopathy with subcortical infarcts and leukoencephalopathy；皮質下梗塞と白質脳症を伴った常染色体優性脳血管症）と名付けられた（Tournier-Lasserveら 1993）．その後，欠陥遺伝子と蛋白も同定されている．欧州に多いといわれているが，我が国でも報告がある（石神ら 2009）．

■臨床

最も基本的かつ重要な臨床症状は，①前兆を伴う片頭痛，しばしば非常に重篤で，半身不全麻痺を起こすことがある，②再発性虚血発作，③精神症状，④痴呆に至る認知機能の低下，である．

■病理

特徴的な病理所見は非細動脈硬化性，非アミロイド性の動脈症である．主に白質の小型ないし中型の穿通動脈を侵すが，軟膜の血管にも生じることがある．臨床はもっぱら神経学的症状ではあるが，血管症そのものは全身的で，皮膚，骨格筋，末梢神経など中枢神経以外の場所も侵す（Ruchoux

と Maurage 1997)。血管の平滑筋細胞が変性して好塩基性で PAS 陽性の顆粒が中膜に蓄積する。動脈壁は著しく肥厚、線維化する。とくに大脳白質の血管が著しく、内腔の狭窄、血液循環の低下、そしてついには局所的な虚血性梗塞をつくる。皮膚の生検による電顕観察で、変性した平滑筋細胞の間に病態に特徴的な顆粒状の好オスミウム性物質（granular osmophilic material：GOM）がみられれば、その診断価値は非常に高いといわれている（Joutel ら 2001）。また、皮膚の動脈で免疫細胞化学的に N3ECD（Notch3 extracellular domains）を証明することも重要である。

5）Maeda 症候群（CARASIL）

白質脳症、非特異的細動脈硬化、常染色体劣性遺伝、それに整形外科的な問題を伴う非高血圧性、非アミロイド性の小血管症を Maeda らが 1976 年に報告した。後にこの症候群は皮質下梗塞と白質脳症を伴う常染色体劣性脳血管症（cerebral autosomal recessive arteriopathy with subcortical infarcts and leukoencephalopathy：CARASIL）と呼ばれるようになったが、この名称では骨格病変がぬけており、Maeda 症候群とはかなり異なる CADASIL と不必要に混同しやすいことが指摘されている。もっぱら我が国に多い。

■ 臨床

Maeda 症候群は 20〜45 歳の男性に多く、平均罹病期間は 7.5 年である。最も多い臨床症状は典型的な虚血発作で、種々の運動障害を伴う。階段状の知的機能の低下が生じることがあり、最終的には痴呆に陥る。また、椎間板ヘルニア、側彎、脊椎靱帯の骨化、その他の骨の変形なども出現する。脱毛症も特徴的な症状である。画像では CT で白質希薄化（leukoaraiosis、☞ p243）、MRI では T2 強調画像で CADASIL に類似したびまん性、対称性の高信号域がみられる。

■ 病理

白質と基底核を流れる直径 100〜400 μm の細い穿通動脈が最も高度に障害される。脳幹や髄膜などの小血管は前者に比べて軽い。血管内膜は高度に線維性に肥厚し、内弾力板は断片化している。中膜の平滑筋細胞は破壊され、外膜は薄い。内腔は拡張または狭窄している。白質ではミエリンが淡明化しているが、U-線維は逃れる。小さな軟化巣が白質、基底核、脳幹などに多発することがある。本症候群は全身病のようにみえるが、その他の臓器の血管の変化は軽い。なお、皮膚生検などは役に立たず、今のところ、遺伝子検査の情報以外に有効なものは知られていない。

6）血管炎

血管炎（angiitis）は血管壁への血液成分の浸出、リンパ球、好中球などの炎症細胞浸潤などからなる。原因は多岐にわたるが、脳実質の血管を侵す疾患はまれで、ほとんどはクモ膜血管、末梢神経系、頭蓋外の血管に広がる。

高安病（Takayasu's arteritis）は主要な動脈が分岐する大動脈弓から下行大動脈にみられ、そのために頸動脈は好発部位である（Ferro 1998）。リンパ球、形質細胞を主体とする肉芽腫性炎症が内膜を侵し、弾性板を破壊する。異物型巨細胞（図 1-2-29A）、ときにラングハンス型巨細胞（Langhans' giant cells）（図 1-2-29B）の出現をみる。二次的に線維化が生じ、内腔が狭窄する。

巨細胞性動脈炎（giant cell arteritis）も肉芽腫性炎症で、頭部と頸部の頭蓋外動脈が侵される。浅側頭動脈や眼動脈も好発部位で、臨床的には**側頭動脈炎（temporal arteritis）**と呼ばれる。主な臨床症状は頭痛で、最も重篤な後遺症は眼動脈が侵されることによる高度の視覚障害である。

その他、クモ膜血管や皮質などの細い動脈を侵す**中枢神経系の原発性血管炎（primary angiitis of central nervous system：PACNS）**がある。これは Cravioto と Feigin が記載したもので(1959)、かつては中枢神経系の肉芽腫性血管炎と呼ばれていたが、最近は原発性血管炎ともいわれている。30〜50 歳の女性に多く、臨床的には再発性の頭痛、多発性の神経症状、錯乱や記憶障害を伴うびまん性脳症などである。動脈は静脈よりはるかに侵されやすい。また、肉芽腫型と非肉芽腫型があり、両者が共存していることもある。炎症性浸潤は主にリンパ球で、組織球や形質細胞を伴うが、

ラングハンス型や異物型巨細胞は散在する程度である。

参考文献

Adams HP Jr, Kassell NF, Torner JC, et al.：Predicting cerebral ischemia after aneurysmal subarachnoid hemorrhage：influences of clinical condition, CT results, and antifibrinolytic therapy. A report of the Cooperative Aneurysm Study. Neurology 1987；37：1586-1591.

Auer RN, Siesjö BK：Biological differences between ischemia, hypoglycemia, and epilepsy. Ann Neurol 1988；24：699-707.

Azzarelli B, Roessmann U：Diffuse "anoxic" myelopathy. Neurology 1977；27：1049-1052.

Batjer H, Suss RA, Samson D：Intracranial arteriovenous malformations associated aneurysms. Neurosurgery 1986；18：29-35.

Blackwood W：Vascular disease of the central nervous system. In：Greenfield's Neuropathology, 2nd ed. Edward WH, Blackwood, Meyer A, Norman RM, et al.(eds), Edward Arnold(London), 1958/William & Wilkins(Baltimore), 1963, pp67-131.

Burger PC, Vogel FS：Hemorrhagic white matter infarction in three critically ill patients. Hum Pathol 1977；8：121-132.

Challa VR, Moody DM, Bell MA：The Charcôt-Bouchard aneurysm controversy：impact of a new histologic technique. J Neuropathol Exp Neurol 1992；51：264-271.

Cheshire WP, Santos CC, Massey EW, et al.：Spinal cord infarction：etiology and outcome. Neurology 1996；47：321-330.

Cravioto H, Feigin I：Noninfectious granulomatous angiitis with a predilection for the nervous system. Neurology 1959；9：599-609.

Esiri MM, Wilcock GK：Cerebral amyloid angiopathy in dementia and old age. J Neurol Neurosurg Psychiatry 1986；49：1221-1226.

Ferro JM：Vasculitis of the central nervous system. J Neurol 1998；245：766-776.

Fisher CM：The arterial lesions underlying lacunes. Acta Neuropathol 1968；12：1-15.

Gelabert-González M, Iglesias-Pais M, García-Allut A, et al.：Chronic subdural haematoma：surgical treatment and outcome in 1000 cases. Clin Neurol Neurosurg 2005；107：223-229.

Gorelick PB：Distribution of atherosclerotic cerebrovascular lesions. Effects of age, race, and sex. Stroke 1993；24 (Suppl 12)：16-19.

Graham DI, Mendelow AD, Tuor U, et al.：Neuropathologic consequences of internal carotid artery occlusion and hemorrhagic hypotension in baboons. Stroke 1990；21：428-434.

Hinton DR, Dolan E, Sima AA：The value of histopathological examination of surgically removed blood clot in determining the etiology of spontaneous intracerebral hemorrhage. Stroke 1984；15：517-520.

石神紀子, 水野敏樹, 近藤正樹 他：Lomerizine HCl 投与により認知機能と脳血流の改善を3年間認めた cerebral autosomal dominant arteriopathy with subcortical infarcts and leukoencephalopathy の1例. 神経治療学 2009；26：167-172.

Jackson C, Sudlow C：Comparing risks of death and recurrent vascular events between lacunar and non-lacunar infarction. Brain 2005；128：2507-2517.

Janzer RC, Friede RL：Hypotensive brain stem necrosis or cardiac arrest encephalopathy? Acta Neuropathol 1980；50：53-56.

Joutel A, Favrole P, Labauge P, et al.：Skin biopsy immunostaining with Notch3 monoclonal antibody for CADASIL diagnosis. Lancet 2001；358：2049-2051.

Kartsounis LD, Rudge P, Stevens JM：Bilateral lesions of CA1 and CA2 fields of the hippocampus are sufficient to cause a severe amnestic syndrome in humans. J Neurol Neurosurg Psychiatry 1995；59：95-98.

König SA, Schick U, Döhnert J, et al.：Coagulopathy and outcome in patients with chronic subdural haematoma. Acta Neurol Scand 2003；107：110-116.

Kotapka MJ, Graham DI, Adams JH, et al.：Hippocampal pathology in fatal human head injury without high intracranial pressure. J Neurotrauma 1994；11：317-324.

Lorente de Nó R：Studies on the structure of the cerebral cortex II. Continuation of the study of the ammonic system. J Psychol Neurol 1934；46：113-177.

Love S, Nicoll JA, Hughes A, Wilcock GK：APOE and cerebral amyloid angiopathy in the elderly. Neuroreport 2003；14：1535-1536.

Maeda S, Nakayama H, Isaka K, et al.：Familial unusual encephalopathy of Binswanger's type without hypertension. Folia Psychiatr Neurol Jpn 1976；30：165-177.

Mandybur TI：Cerebral amyloid angiopathy：the vascular pathology and complications. J Neuropathol Exp Neurol 1986；45：79-90.

Marie P：Des foyers lacunaires de désintégration de différents autres états cavitaires du cerveau. Rev Neurol 1901；21：281-298.

Miyamoto O, Auer RN：Hypoxia, hyperoxia, ischemia, and brain necrosis. Neurology 2000；54：362-371.

水谷俊雄：血管周囲腔の病理形態学. 脳神経 2000；52：661-669.

水谷俊雄ら：未発表.

Révész T, Geddes JF：Symmetrical columnar necrosis of the basal ganglia and brain stem in an adult following cardiac arrest. Clin Neuropathol 1988；7：294-298.

Rinkel GJ, Wijdicks EF, Vermeulen M, et al.：Nonaneurysmal perimesencephalic subarachnoid hemorrhages：CT and MR patterns that differ from aneurysmal rupture. Am J Neuroradiol 1991；12：829-834.

Rinkel GJ, Wijdicks EF, Vermeulen M, et al.：The clinical course of perimesencephalic nonaneurysmal subarachnoid hemorrhage. Ann Neurol 1991；29：463-468.

Rosenblum WI：Miliary aneurysms and 'fibrinoid' degeneration of cerebral blood vessels. Hum Pathol 1977；8：133-139.

Ruchoux MM, Maurage CA：CADASIL：cerebral autosomal dominant arteriopathy with subcortical infarcts and leukoencephalopathy. J Neuropathol Exp Neurol 1997；56：947-964.

Rutecki PA, Grossman RG, Armstrong D, et al.：Electrophysiological connections between the hippocampus and entorhinal cortex in patients with complex partical seizures. J Neurosurg 1989；70：667-675.

Soto C：Unfolding the role of protein misfolding in neurodegenerative diseases. Nat Rev Neurosci 2003, 4：49-60.

Takebayashi S, Kaneko M：Electron microscopic studies of ruptured arteries in hypertensive intracerebral hemorrhage. Stroke 1983；14：28-36.

武谷止孝：『神経病理組織学入門』医学書院(東京), 1970.

Tournier-Lasserve E, Joutel A, Melki J, et al.：Cerebral autosomal dominant arteriopathy with subcortical infarcts and

leukoencephalopathy maps to chromosome 19q12. Nat Genet 1993；3：256-259.
Van Bogaert L：Encephalopathie sous-corticale progressive (Binswanger) à évolution rapide chez deux soeurs. Med Hellen 1955；24：961-972.
Wolf HK, Anthony DC, Fuller GN：Arterial border zone necrosis of the spinal cord. Clin Neuropathol 1990；9：60-65.
Yamazaki M, Nakano I, Morimatsu Y, et al.：Collagen-encapsulated coagulation necrosis in cerebral infarcts：a pathological study. Acta Neuropathol 1996；91：47-52.
Zola-Morgan S, Squire LR, Rempel NL, et al.：Enduring memory impairment in monkeys after ischemic damage to the hippocampus. J Neurosci 1992；12：2582-2596.
Zülch KJ：Hemorrhage, thrombosis, embolism. In：Pathology of the nervous system, Vol. 2. Minckler J（ed）, McGraw-Hill（New York）, 1968, pp1499-1536.

Ⅲ. 炎 症

炎症（inflammation）は局所的な障害に対する組織の反応で、循環障害、細胞や液体成分の滲出、細胞の修復（増殖性変化）などからなる複雑な病変である。ほとんどの炎症はこれら3つの変化を伴うが、病変のステージによって急性炎症や慢性炎症、また炎症の中心にある変化によって、滲出性炎、変質性炎、増殖性炎などに分類される。

1. 炎症の構成要素

1) 循環障害

炎症病変ではとかく循環障害のことが忘れられがちであるが、これは非炎症性の循環障害に炎症所見が加わったもので、特殊な病態ではない。また、炎症に伴う周辺の浮腫や病巣内の血管に生じる血栓などによって二次的な循環障害も加わる。

2) 滲 出

血液の液体成分や細胞（図 1-2-27）が血管外に出る現象である（exudation）（図 1-2-28）。小静脈周囲が最も多い。液体成分の滲出はHE染色では血管周囲にエオシンに淡く染まる無構造の領域としてみられ、そのなかにバラバラになった血管外膜の細胞などが浮遊している。さらに、フィブリンが析出することもある。このような、液体成分の滲出は脳梗塞のような強い組織破壊でも比較的まれであり、これが観察される場合には、原因は何であれ、血管の損傷が非常に激しいことを示している。

脳では滲出といわず浸潤（infiltration）という言葉がよく使われる。

■ リンパ球

脳で観察される浸潤細胞のうち、最も遭遇するチャンスの多い細胞はリンパ球（lymphocytes）である（図 1-2-27D）。HE染色ではヘマトキシリンに濃染する小型、円形の核としてみえ、細胞質はわずかである。オリゴデンドログリアとほぼ同じ大きさである。核質は均質であるが、芽細胞化すると大型化し、核質が胞状となり、核小体が明瞭になる。典型的な疾患は**単純ヘルペス脳炎（herpes simplex encephalitis）**（図 2-1-52）、**急性脊髄前角炎（acute anterior poliomyelitis）**（図 2-4-20 参照）などのウイルス感染症、静脈周囲性脱髄炎の形態をとる**感染後（post-infectious）**または**ワクチン接種後脳炎（post-vaccinal encephalitis）**などであるが、その他にも**多発性硬化症（multiple sclerosis：MS）**（図 1-2-37、図 2-4-30）、**副腎白質ジストロフィー（adrenoleukodystrophy：ALD）**（図 1-2-40）などのミエリンを侵す疾患でもみられる。さらに、腫瘍、梗塞巣、変性疾患のような組織の破壊や萎縮が非常に強いところでも軽い浸潤をみることがある。

■ 単球

単球（monocytes）あるいは組織球（histiocytes）は好中球よりやや大きくて、中性に染まる細胞質に腎臓形の核がみえる。組織内に浸潤した単球は一般に大型化し、マクロファージ（macrophages）と総称する（図 1-2-27E）。マクロファージはリンパ球とともに脳ではよくみられる細胞で、貪食能をもち、清掃を担当する。凍結切片でオイル・レッドO（oil red O）やズダンⅢ（Sudan Ⅲ）染色を施すと中性脂肪顆粒がみられる。そのため、脂肪顆粒細胞（fat granule cells）ということがあ

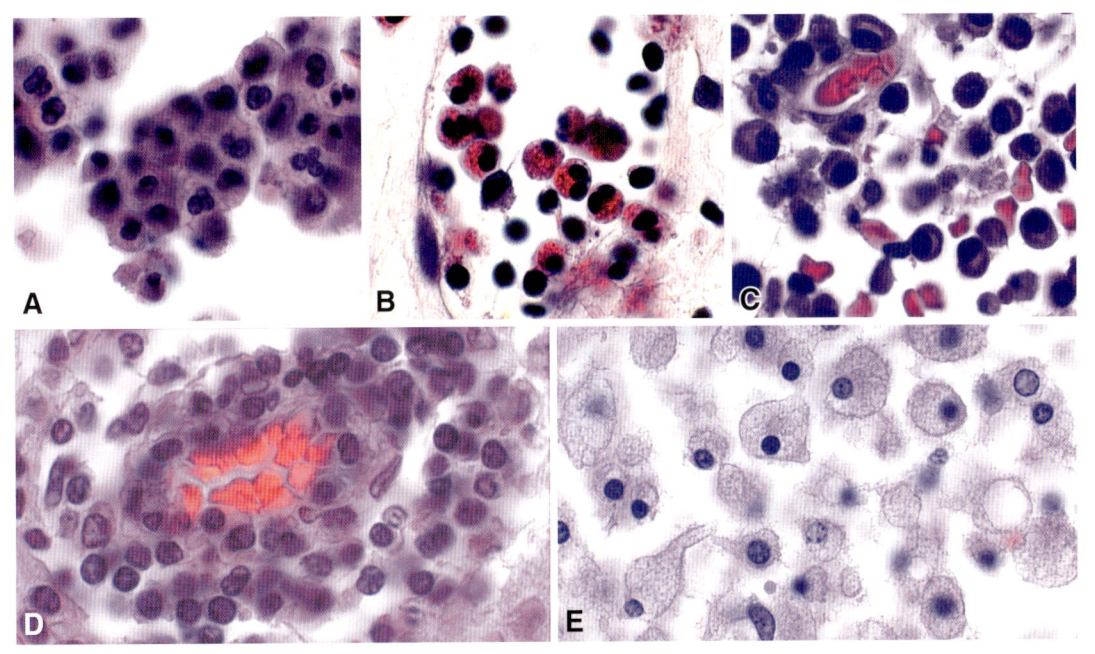

図 1-2-27　浸潤細胞　A：好中球、B：好酸球、C：形質細胞、D：リンパ球、E：マクロファージ．すべてHE染色．

る．しかし、パラフィン包埋切片による染色では脂肪顆粒が染色過程で使う有機溶媒に溶けてしまうため、HE染色標本では胞体が泡沫状にみえる．そのため泡沫細胞（foamy cells）ともいわれる．免疫染色ではCD68に陽性であるが、この免疫染色はミクログリアを検出するので、従来の方法で染色したマクロファージよりも多くのものが染め出されることがある．マクロファージの核は小型でヘマトキシリンに濃染する．ときに多核のことがある．この細胞は炎症のみならず、梗塞巣や出血巣、あるいはその二次変性（ワーラー変性）の部位にはほとんど常に観察される．

マクロファージの動きには動的清掃（mobiler Abbau）と固定清掃（fixer Abbau）という2つのパターンがある．前者は多数のマクロファージが血管周囲へ集まっている像で、血管・循環障害例ではしばしば遭遇する像である．後者は血管周囲には集まらず、少量のマクロファージが組織内に留まっているもので、変性疾患などでみられる．いずれもドイツ語圏の術語で、今日ではほとんど使われないが、この見方はマクロファージの活動性を示唆するもので、例えば、本来は活発に動的清掃をするはずが現実には固定清掃であるとすれ

ば、マクロファージの動きを悪くするような機転が働いている可能性も考えられるのである．

変性疾患の**多系統萎縮症（MSA）**や**筋萎縮性側索硬化症（ALS）**などではマクロファージをみる機会が多い．マクロファージの動員を伴うような組織変化は変性疾患としては進行が速いと考えられる．

■ 形質細胞

形質細胞（plasma cells）はリンパ球に比べて遭遇するチャンスが圧倒的に低い（図1-2-27C）．核は大きな顆粒が核膜の内側に並ぶいわゆる車軸状と呼ばれる特徴的な形態を示す．細胞質は楕円形で、好塩基性が強いためHE染色では赤紫に染まる．また、核周囲は染色性が低く明るくみえる（核周囲明庭）．**結核（tuberculosis）**（図1-2-28）、**梅毒（syphilis）**、サルコイドーシス（sarcoidosis）など慢性肉芽腫性炎症で出現するが、多発性硬化症の静脈周囲にも観察される．

■ 多核白血球

多核白血球（polymorphonuclear leukocytes）が組織に浸潤する場合は非常に限られており、これ

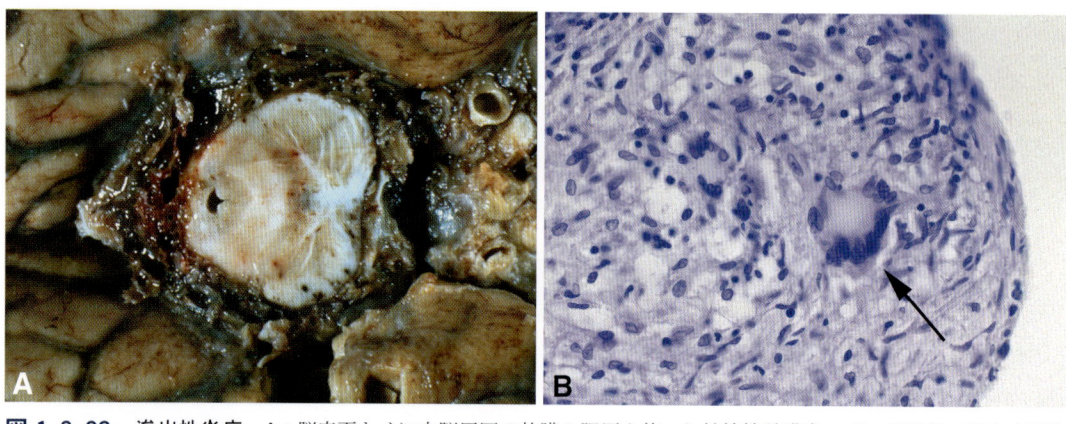

図1-2-28　滲出性炎症　A：脳底面とくに中脳周囲の軟膜の肥厚を伴った結核性髄膜炎．B：同部位の類上皮細胞とラングハンス型巨細胞（矢印）からなる結核結節．KB染色．

らの細胞が観察される場合には，脳梗塞の初期か何らかの細菌感染が疑われる（図1-2-16）．多核白血球のなかでも遭遇するチャンスの高い細胞は好中球（neutrophilic leukocytes）である（図1-2-27A）．直径10～15μmの円形細胞で，細胞質には好中性の顆粒が含まれているが，HE染色ではエオシンに淡くほぼ均質に染まる．核は分葉している．好中球に対して，好酸球（Kikuchiら 2001）（図1-2-27B），好塩基球をみることは非常に少ない．

3）増殖

滲出性変化に引き続いて起こる病巣の修復が増殖（proliferation）である．毛細血管の内皮細胞の核は明るく腫大し，病巣辺縁から中心部に向かって血管が伸びていく（血管新生 neovascularization）（図1-2-8B）．それに伴って，血管外膜に由来する線維芽細胞が増殖する．このような組織を肉芽組織（granulation tissue）と呼び，最終的には線維化（fibrosis）される．そして，この一連のプロセスを器質化（organization）という．しかし，神経系では線維芽細胞よりも病巣周辺のアストログリアが肥大・増殖（図1-1-34）し，線維性グリオーシス（図1-1-35）を形成する．

肉芽腫（granuloma）は結核，梅毒などの感染症や異物に反応する結節状のマクロファージの集簇巣で，肉芽腫形成を伴う炎症を肉芽腫性炎（granulomatous inflammation）という．肉芽腫は炎症における増殖プロセスであるが，増殖性炎の特殊型とされることも多い．**結核**や**梅毒**ではマクロファージが類上皮細胞（epithelioid cells）化しているために，類上皮細胞結節とも呼ばれる（図1-2-28）．結核結節は中心部の肉眼的にチーズ状の乾酪壊死巣とそれを取り囲む類上皮細胞，ラングハンス型巨細胞，リンパ球，形質細胞，線維芽細胞などからなる肉芽腫である．ラングハンス型巨細胞は類上皮細胞が融合したもので，不整形の非常に大きな胞体と複数の核からなり，とくに核の配列が特徴的で，細胞質の辺縁部に馬蹄形に並んでいる（図1-2-29B）．それに対して，手術の縫合糸や誤嚥した食物に対する異物反応として出現する異物型巨細胞（foreign body giant cells）には，核が細胞質の中心に集まっているもの，あるいは散らばっているもの，などがある（図1-2-29A）．

4）血管周囲腔

脳には一般臓器における炎症の場である間質がない．それに相当する場所が血管周囲腔（perivascular space）で，そこに炎症細胞浸潤がみられることが炎症の重要な形態学的証拠となっている．炎症細胞はかなりの程度まで血管周囲腔に留まっており，ボディアン（Bodian）染色など鍍銀染色やGFAP（神経膠線維酸性蛋白 glial fibrillary acidic protein）染色標本をみると，1枚の嗜銀性の膜によって実質と隔てられていることが分かる

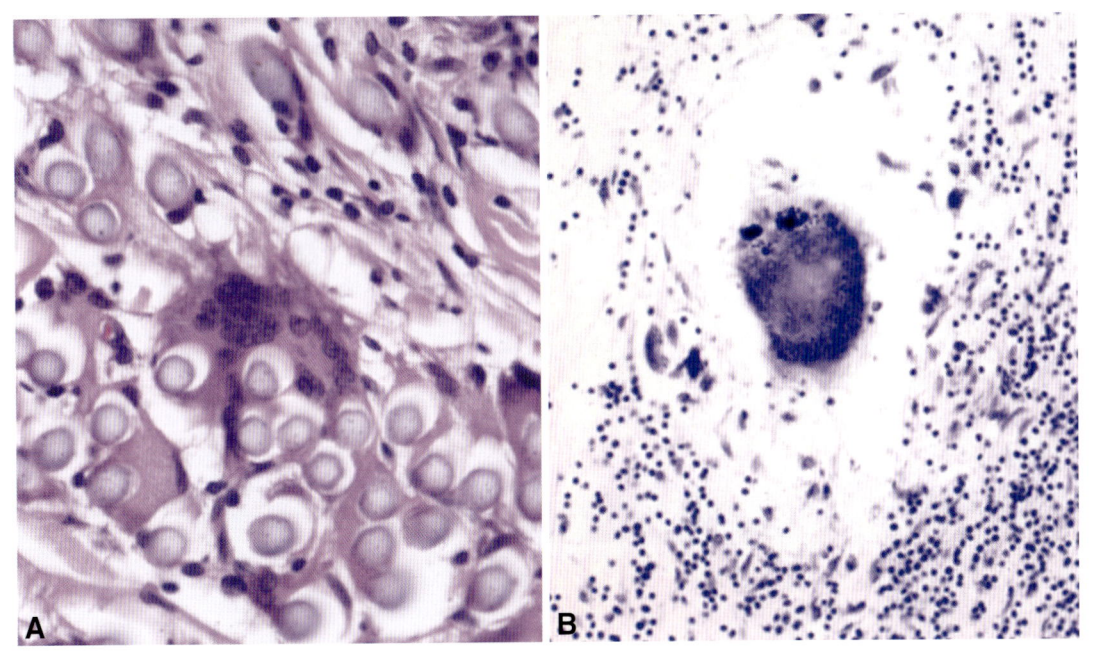

図 1-2-29 異物型巨細胞とラングハンス型巨細胞 A：手術用の縫合糸に異物型巨細胞が巻きついている．細胞は多核であるが、ラングハンス型巨細胞のように細胞の辺縁に並ぶことはない． B：数えきれないほどの核が細胞の辺縁に集まり、馬蹄形の配列をしている．この細胞は結核結節に特徴的であるが特異的に出現するわけではなく、他の疾患でも観察される．結核性髄膜炎． A、BともにHE染色．

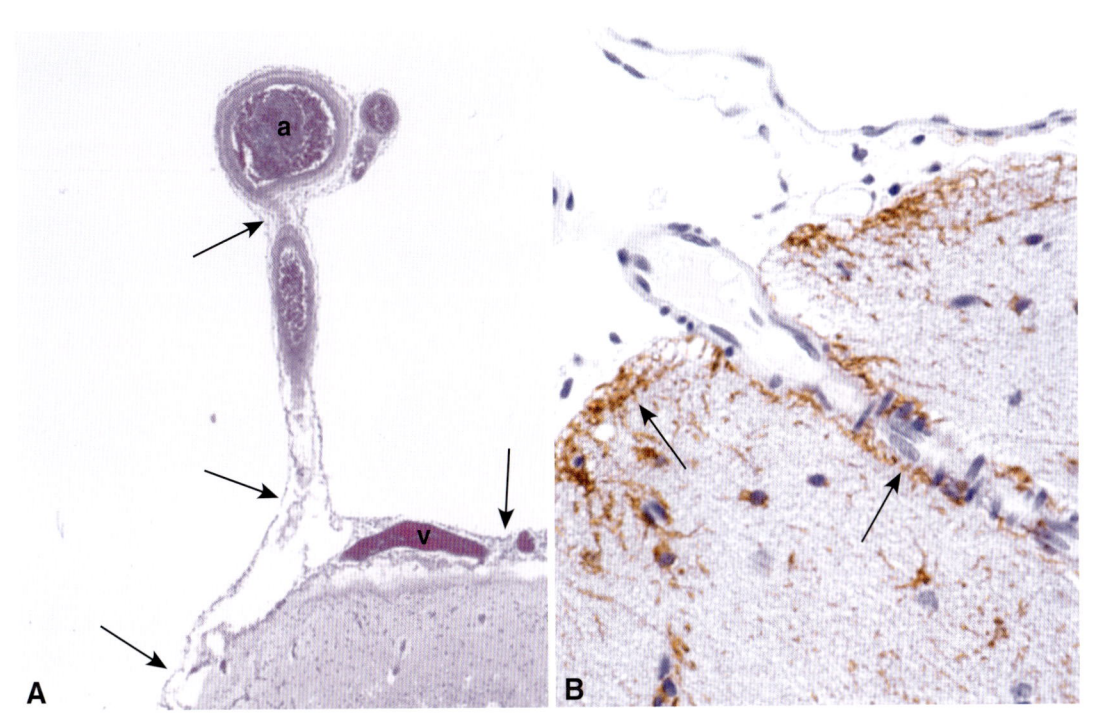

図 1-2-30 血管周囲腔 A：脳表面を覆う軟膜（矢印）はクモ膜下腔にある細い動脈（a）を完全に取り囲んでいるが、細い静脈（v）は軟膜と脳表面の限界膜の間に挟まれているだけである．HE染色． B：脳表面にあるアストログリアの限界膜（矢印）が細い静脈を取り囲んでいる．非神経疾患例．GFAP染色．

（図1-2-30）。しかし、血管周囲腔は病的な状態で初めてそれとわかるような構造でもあり、解剖学的実態としての知見もはなはだ乏しい。

脳にはリンパ管システムがないため、かつてはクモ膜下腔と神経細胞周囲腔（perineural space）は連続していると考えられていた。しかし、神経細胞の周囲にできる空隙は標本作成過程で生じる収縮によるもので、今日では血管周囲腔-神経細胞周囲腔という連絡は否定されている。それに対して、クモ膜下腔と血管周囲腔は連続しているとされているが、最近ではこの交通も否定的である（水谷 2000）。

Wellerらの研究によると（HutchingsとWeller 1986）、脳表面をじかに覆う軟膜はクモ膜下腔を走る血管を包み込んでいる（図1-2-31）。そして、動脈ではそれを覆う軟膜が血管に伴走して脳実質に深く入るが、静脈には伴走しない。一方、脳実質の血管に接する面は脳表面と連続しており、そこはグリア限界膜（glial limiting membrane）によって隔てられている（後藤 1992）。さらに、この膜と軟膜の間には軟膜下腔があるが、正常ではみえない（HutchingsとWeller 1986）。しかし、脳実質内に転移した腫瘍細胞が血管周囲腔を通って軟膜下腔に広がっている像をみることがある。したがって、動脈では伴走してきた軟膜とグリア限界膜の間、静脈では血管とグリア膜の間が血管周囲腔ということになり、それは軟膜下腔と連続する。この説に立てば（図1-2-31）、膜に破綻がない限りクモ膜下腔に出血した赤血球は脳実質の血管周囲腔には入らないことになり、脳実質の血管周囲腔に浸潤した髄膜炎の炎症細胞は、クモ膜下腔を走る血管の周囲腔に出た細胞に由来することになる。

2. 感染症

1）細菌感染症

脳の細菌感染（bacterial infections）には、①頭部外傷によって直接的に脳内に波及する場合、②耳炎、乳様突起炎、副鼻腔炎などから直接的あるいは血栓性静脈炎を介して波及するルート（敗血

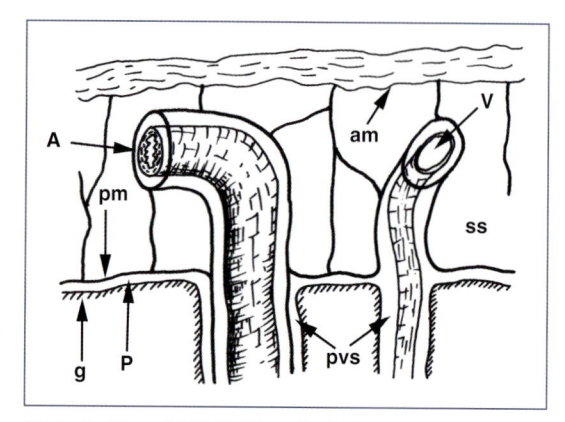

図1-2-31 血管周囲腔の模式図 説明は本文参照。
略号　A:動脈、V:静脈、am:クモ膜、pm:軟膜、g:グリア限界膜、P:軟膜下腔、pvs:血管周囲腔、ss:クモ膜下腔.（図版：AdamsとDuchen 1992.を参照して自作）

症 sepsis)、そして、③脳以外の臓器の炎症が血液を介して生じるルート、がある。敗血症はどの年齢でも起こりうるが、小児、老人に多い。とくに老人では呼吸器や泌尿器の重篤な感染症に起因する**敗血症**がある場合、血液脳関門が破綻した脳梗塞の病巣から髄膜炎が生じることがある。

■化膿性髄膜炎

急性期の化膿性髄膜炎の脳は腫大し静脈は著しく怒張している。ときにはヘルニアが死因になることがある。多少時間が経った例では軟膜が肥厚し、脳溝に一致する部分、とくにシルビウス溝（Sylvian fissure）のような深い脳溝には膿が貯留している（図1-2-32）。健常脳の軟膜は比較的容易に脳実質から剥離できるが、髄膜炎があると癒着して剥がしにくい（癌性髄膜炎も同様）。大脳割面では大小さまざまな新しい梗塞や出血が生じているために、色調や硬度にムラがある。炎症が脳室に波及していると、上衣が混濁して汚らしく（脳室炎 ventriculitis）、重症例では膿が溜っていることがある。

組織学的には、軟膜に大量の多核白血球にマクロファージやリンパ球などを混じた炎症細胞が浸潤している。血管周囲には血漿の漏出やフィブリンの滲出がみられることもある。炎症細胞は皮質から皮質下白質の血管周囲腔に入り込み、ところによっては組織内に広がっている。このような病

2章 組織の変化と疾病

Notice ❸ 疫痢

筆者を含め現在60歳代以上の人たちならば、子供時代に我が国固有の疫痢という恐ろしい病気を知っている。すでに過去の病気と思われるが、50歳代の重症心身障害者のなかには今でもこの病気の後遺症に苦しんでいる人たちがいる。現在では赤痢菌によることが広く受け入れられているが、そのメカニズムは未だ十分に詳らかにされているわけではない。また、赤痢菌感染を証明できないが、臨床症状や病理所見が赤痢菌によるものと区別がつかない病態も知られている（Shiraki 1971）。

好発年齢は2～10歳だが、とくに2～6歳に多い。急性期は突発的で、発熱、高度な易疲労性、水様性または粘液性の下痢などが出現する。一般臓器の病理は、①肝臓の脂肪変性、②下行結腸とS状結腸の固有層を中心にしたマクロファージと形質細胞の浸潤、である。多核白血球は少ない。また、結腸のリンパろ胞胚中心には滲出を伴う破壊性病変がある。脳病変は浮腫が主体で、顕微鏡的には大脳皮質と線条体の細胞構築の崩壊、浮腫性変化、虚血性変化（図1-1-2C）、同質化などと白質のオリゴデンドログリアの急性腫脹（図1-1-31）が左右大脳半球にみられる。赤痢菌が証明できない症例では大腸には病変が認められないが、脳病変は前述の変化と同じである。

亜急性期ないし亜慢性期では限局性の神経症状が出現するようになり、病理学的にも一側半球の浮腫が高度になる。組織学的にはニューロノファギアが大脳皮質と線条体に出現し、ミクログリア（図1-1-41）が活性化している。

慢性期は子供時代の初期に疫痢の既往がある。臨床的には精神発育遅滞、半身麻痺が現れる。けいれん発作は急性期から3～10歳に始まり、2～15歳まで続くが、前述のようにさらに長く続く症例もある。病理学的には脳葉硬化が現れる。前頭葉あるいは一側大脳半球全体が侵される。また、運動野が強く侵されると錐体路変性が反対側に出現する。大脳皮質は瘢痕回（図2-1-5）とは異なる高度なイソモルフィック・グリオーシス（図1-1-35B）で置換される。

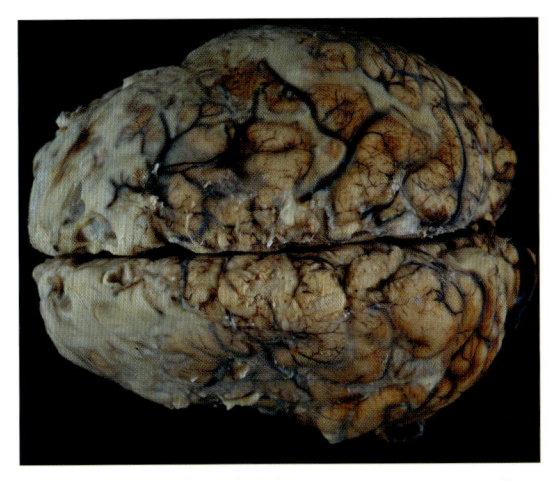

図1-2-32 化膿性髄膜炎　やや青みがかった白色の膿が前頭葉表面にべっとりと付着している。大脳は腫大して表面が緊張している。左半球表面にみえる陥凹は人工的なもの。

巣のなかにある血管の壁はフィブリノイド変性（図1-2-25）をきたし、内腔には血栓が形成されていることがある。しかし、実質内の炎症はクモ膜下腔のそれに比べて軽いことが多く、実質の病変は炎症に伴う浮腫に起因する循環障害が主である。起因菌として肺炎球菌、髄膜炎菌、インフルエンザ桿菌が最も多い。

■ 脳膿瘍

脳膿瘍（brain abscess）は顕微鏡下で初めて発見されるような小さな微小膿瘍（microabscess）から、空間占拠性病巣として作用するほどの数cmのものまである（図1-2-33A）。肉眼的な脳膿瘍は大まかに3つの層からなるが、組織学的には、①マクロファージの侵入を伴う中心部の壊死巣、②線維芽細胞や毛細血管の増殖および長い放射状の血管を伴う肉芽組織、③肉芽組織内のリンパ球、形質細胞からなる帯、④アストログリアを伴った厚い結合織（被膜）（図1-2-33B）、⑤グリオーシスを呈する浮腫領域、に区別できる（WellerとSteart 1984）。被包（encapsulation）は感染後7～10日には確認できる。また、感染巣がうまく被包されると2週間程度で膿瘍は縮小する。膿瘍内に出血することは非常にまれである。

微小膿瘍は注意深く検鏡しないと見落とすことがある。弱拡大では細胞が密集した領域として観察される。強拡大にすると、マクロファージを混じた多核白血球が多数みられ、その周囲を反応性のアストログリアが取り囲んでいる。病巣には血

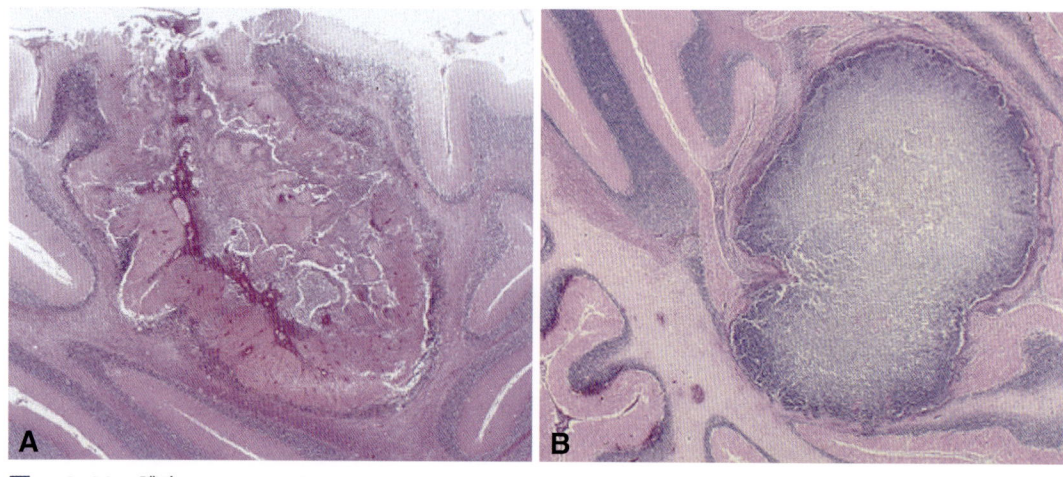

図 1-2-33　膿瘍　**A**：小さな膿瘍になりかかっているが、まだ、被包化されていない．**B**：カプセルに囲まれた（被包化された）膿瘍．AとBは別の症例．小脳皮質．A、BともHE染色．

管がみえることが多い．微小膿瘍は老人脳では比較的発見する機会が多い．

　血液を介して生じる塞栓性膿瘍は前・中大脳動脈領域の前頭葉に観察されることが多い．また、小さな膿瘍は多発性で、転移性腫瘍と同じように皮質と白質の境界部に好発する．側頭葉の膿瘍は骨、骨洞、軟部組織などの感染が直接的に波及した場合に多い．先天性心疾患や肺感染症はしばしば感染性塞栓症の原因になる．起炎菌は嫌気性細菌で、黄色ブドウ球菌、連鎖球菌とくに溶血性連鎖球菌、大腸菌などである．また、慢性疾患や免疫抑制剤の投与中では真菌をみることもある．ミエリンを染めるクリューバー・バレラ（Klüver-Barrera：KB）染色は真菌を染め出すので、比較的発見しやすい．

■ 結核性髄膜炎

　結核菌の感染は肺、泌尿生殖器、大腸などの原発巣から血行性に波及する．**結核性髄膜炎**（tuberculous meningitis）はサルコイドーシスなどとともに肉芽腫性炎症に分類されるが、脳底面をとくに強く侵す点も共通している（**脳底部髄膜炎 basilar meningitis**）．肉眼的には脳幹、とくに中脳周囲から視神経交叉などがある大脳底面の軟膜が著しく肥厚・混濁し、うっ血、充血、出血などを伴っている（図 1-2-28A）．脳実質の変化は脳表面の血管病変による虚血性障害が主体で、大脳割面にはさまざまな梗塞が認められる．剖検では、滲出の盛んな時期の結核結節（図 1-2-28B）はまれで、クモ膜下腔にリンパ球、形質細胞の浸潤、蛋白性の滲出液の貯留、線維芽細胞の増殖が著しい像をみることが多い．なお、このような病巣をチール・ニールセン（Ziehl-Neelsen）染色すると赤く染まるグラム陽性桿菌を発見することがある．軟膜の血管も著しく変化し、血管壁への炎症細胞浸潤やそれに伴う内膜の肥厚をきたす閉塞性動脈炎をみる．実質の梗塞はこのような血管病変に由来する場合が多い．

■ サルコイドーシス

　サルコイドーシス（sarcoidosis）は多臓器を侵す原因不明の肉芽腫性炎症で、その引き金をひく免疫複合体が沈着する疾患である（ThomasとHunninghake 1987）．最も罹患しやすい臓器は肺で、骨格筋や末梢神経もしばしば認められる．それに対して、中枢神経系は全症例の5％程度といわれている（Sternら 1985）．脳では、脳幹、大脳底面の構造を侵す脳底部髄膜炎の形態をとることが多い．サルコイド肉芽腫は類上皮細胞と多核巨細胞からなる中心部とそれを取り囲むリンパ球、単球、線維芽細胞からできている．中心部分が壊死に陥ることはまれである．酸性粘液多糖体にカルシウムと鉄が沈着したシャウマン体（Schaumann bodies）がみられる．

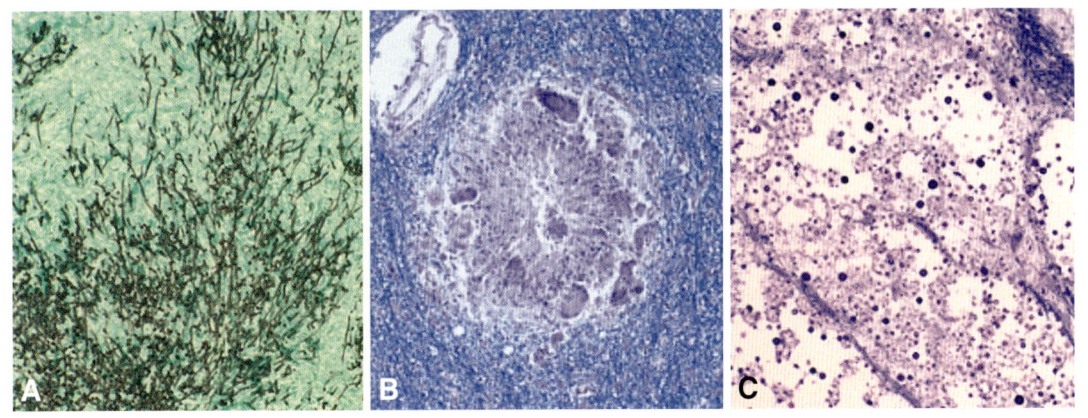

図 1-2-34　真菌症　A：アスペルギルス症．竹ぼうきのように分枝し，隔壁をもつ．急性白血病に合併することが多い．Grocott 染色．　B：カンジダ症．楕円形の出芽性真菌で，分枝状の偽菌糸を出す．中隔はない．病巣内には多核の巨細胞が多数みられる．　C：クリプトコッカス症．髄膜炎に多い．小さな囊胞が多発し，固定脳ではスイスチーズ様にみえる．酵母菌の一種で，中空の丸いカプセル．炎症反応は軽度で，肉芽腫もまれ．B、C は KB 染色．

■ 梅毒

梅毒（syphilis）はトレポネーマ・パリドゥム（*Treponema pallidum*）の感染によるもので、髄膜血管梅毒と実質性神経梅毒などに分ける。

髄膜血管梅毒（meningovascular syphilis） では肥厚した軟膜にリンパ球と少量の形質細胞の浸潤と結合織細胞の増殖が認められる。髄膜血管梅毒の血管成分をホイブナー（Heubner）動脈炎という。これは内膜が膠原線維によって同心円状に肥厚し（閉塞性終動脈炎）、それに対応するかのように中膜が菲薄化する変化である。弾力板は保たれている。ゴム腫（gumma）は壊死をきたした中心部とそれを取り巻く類上皮細胞、多核の異物型巨細胞、線維芽細胞などからなる肉芽腫である。髄膜血管梅毒ではまれである。大脳穹隆部が好発部位であるが、視床下部、大脳脚、脊髄にもみられる。

実質性神経梅毒（parenchymatous neurosyphilis） はさらに脊髄癆と進行麻痺に分類される。**脊髄癆（tabes dorsalis）** は脊髄後根が選択的に変性するもので、後根神経節も巻き込まれ、後索が左右対称性にワーラー（Waller）変性する。腰仙部が好発部位である。軟膜の肥厚や炎症細胞浸潤をみるが、病原体は証明できない。**進行麻痺（general paresis）** は髄膜血管梅毒と脳炎型の合併である。今日では遭遇するチャンスはないが、痴呆が5、6年経過した昔の症例では、クモ膜が不透明で、非常に厚くなり、前頭葉が著しく萎縮し、硬い。組織学的には皮質の細胞構築が失われ、神経細胞もところどころ脱落している。また、ミクログリアの動員が活発である。しかし、脊髄癆とともに剖検で遭遇することはほとんどない。

2）真菌感染症

真菌感染（fungal infections）は骨折を伴う**頭部外傷**など以外では、呼吸器や消化管などの**感染**に由来する。また、**抗生物質**や**ステロイド**の長期投与、白血病や悪性腫瘍に対する**抗腫瘍剤**投与、臓器移植に伴う**免疫抑制剤**投与、**後天性免疫不全症候群（acquired immunodeficiency syndrome：AIDS）** や結核のような慢性消耗性疾患などが背景にある。真菌を組織内に発見することが重要であるが、幸いにして KB 染色やボディアン染色は真菌をよく染め出す。組織学的にはアスペルギルス症（aspergillosis）（図 1-2-34A）やカンジダ症（candidiasis）は実質内に膿瘍や肉芽腫性炎症の形をとるが（図 1-2-34B）、クリプトコッカス症（cryptococcosis）のように髄膜炎を引き起こすものもある（図 1-2-34C）。なお、アスペルギルスは太い脳動脈の内弾力板を選択的に侵して動脈瘤をつくることがある。

3）ウイルス感染症

ウイルス感染症（viral infections）では、急性期

の脳は腫大しているだけで、最終的な診断は免疫細胞化学的方法でウイルスを検出しなければならないことが多い。そのため、臨床的にウイルス感染が疑われているときには、未固定組織を採取しておくとよい。それに関連して、封入体の存在はウイルス感染の組織診断にとって極めて重要である。神経細胞、アストログリア、オリゴデンドログリアにみられる（図 1-1-13、図 1-1-32A, B）。狂犬病（rabies）の封入体は細胞質にあるが、その他は核内にある。

組織学的には、髄膜や脳実質の炎症細胞浸潤がみられ、とくに実質の血管周囲腔への浸潤は重要である。細胞はリンパ球、形質細胞、大型単核細胞で、多核白血球は極めてまれである。細胞浸潤は血管周囲腔に限定されるが、組織に壊死が生じると実質内に広がる。血管内皮細胞の核は明るく大きい。発症後数日を経た例ではミクログリアの肥大と増殖がみられるようになる。また、死滅した神経細胞の周囲にミクログリアのニューロノファギア（神経食作用 neuronophagia）（図 1-1-4）がみられる。ミクログリアの集簇は白質にも観察されることがある。一般的には病変部位にニューロノファギアが出現している場合にはウイルス感染が疑われるが、急性の虚血性障害、頭部外傷のびまん性軸索損傷、筋萎縮性側索硬化症（ALS）、また老人脳では偶発的に青斑核などで認められることがあるので注意が必要である。

亜急性硬化性全脳炎（subacute sclerosing panencephalitis：SSPE）のオリゴデンドログリア核には好酸性封入体がみられる（図 1-1-32A、図 2-1-90B）。また、びまん性に線維性グリオーシスが生じるものがある（図 2-1-90A）。**進行性多巣性白質脳症**（progressive multifocal leukoencephalitis：PML）（図 1-1-32B）では異型性の強いアストログリアが出現し、病巣辺縁部では均質な物質で満たされた大型のオリゴデンドログリア核がみられ（図 1-1-32B）、電顕的にはウイルス粒子が認められる。

ウイルス感染症では、種類によってある程度の好発部位がある。**急性脊髄前角炎**（ポリオ）では脊髄と延髄が最も障害されやすく（図 2-4-20 参照）、**日本脳炎**（Japanese B encephalitis）は黒質と視床を最も強く侵す。**単純ヘルペス脳炎**は側頭葉内側部、帯状回など大脳辺縁系に壊死傾向の強い病変をつくる（図 2-1-52）。また**巨細胞性封入体病**（cytomegalic inclusion disease）はグリア、上衣細胞、脈絡膜上皮細胞、血管内皮細胞、髄膜細胞、神経細胞などに封入体がみられる（図 1-1-13）。

参考文献

Adams JH, Duchen LW（eds）：Greenfield's Neuropathology, 5th ed. Edward Arnold（London），1992.
後藤　昇：間葉系組織．『神経病理学カラーアトラス』朝長正徳，桶田理喜（編），朝倉書店（東京），1992, p12.
Hutchings M, Weller RO：Anatomical relationships of the pia mater to cerebral blood vessels in man. J Neurosurg 1986；65：316-325.
Kikuchi H, Osoegawa M, Ochi H et al.：Spinal cord lesions of myelitis with hyperIgEemia and mite antigen specific IgE (atopic myelitis) manifest eosinophilic inflammation. J Neurol Sci 2001；183：73-78.
水谷俊雄：脳の血管周囲腔．I．血管周囲腔の病理形態学．脳神経 2000；52：661-669.
Shiraki H：The neuropathology of Ekiri and Ekiri-like disorders. In：Pathology of the Nervous System. Minckler J (ed), McGraw-Hill（New York），1971, pp1073-1089.
Stern BJ, Kromkolz A, Johns C, et al.：Sarcoidosis and its neurological manifestations. Arch Neurol 1985；42：909-917.
Thomas PD, Hunninghake GW：Current concepts of the pathogenesis of sarcoidosis. Am Rev Resp Dis 1987；135：747-760.
Weller RO, Steart P：Cytology of cerebral abscess. An immunocytochemical and ultrastructural study. Neuropathol Appl Neurobiol 1984；10：305-306.

IV. 脱髄とミエリン形成異常

1. 脱髄

1）ミエリンの淡明化

「ミエリン（髄鞘）の淡明化（myelin pallor）」という表現は、神経病理学の領域で非常によく使われる。これはミエリン染色標本でミエリンが正常よりも薄く染まっている状態を指しており、ときには脱髄と同義語で使われていることさえある。例えば、ワーラー変性に陥った白質の神経線維が減少して、染まるべきミエリンが少ない場合も淡

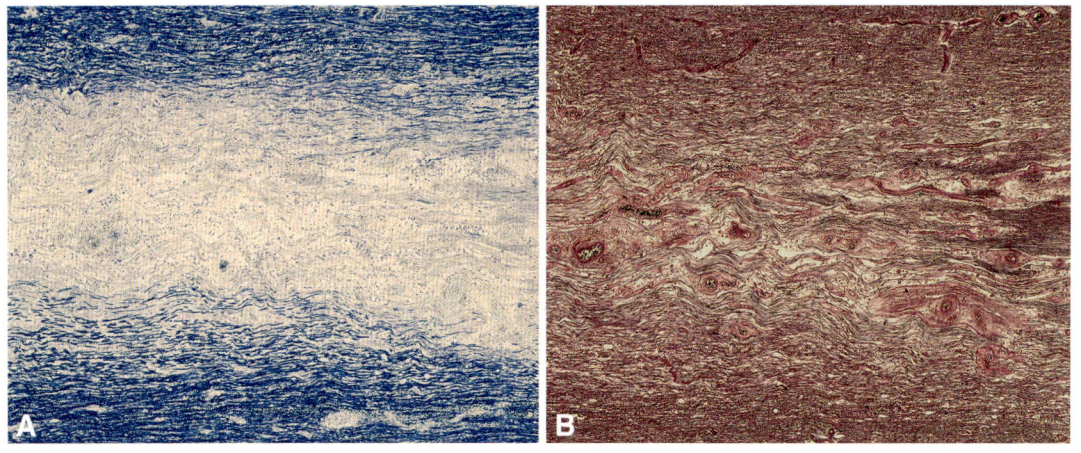

図 1-2-35　脱髄　A：神経線維の方向に縦切りにした脊髄断面．KB 染色．B：その連続切片を Bodian 染色したもの．A の白い部分ではミエリンがなくなっている．しかし，B では多少くねくねした軸索が染まっている．なお B では，軸索の他に細くてより黒っぽい膠原線維も染まっている．ドゥヴィック病．

明化であるが，それは脱髄ではなくて変性の一過程である．その他にも，淡明化を呈する状態にはさまざまな原因があり，脳浮腫で固定液の浸透が悪い場合，大脳の半卵円中心などが淡明化していることがある．さらに，ミエリンを染める染色では最もよく使われるクリューバー・バレラ Klüver–Barrera（KB）染色はむしろ不安定な染色で，必ずしも染色結果が実態を表しているとは限らない．このように病的状態から人工的なものまで原因は多岐にわたるため，淡明化という言葉だけでは誤解を招きやすく，あくまでも白質の染まり方を表す言葉として使うべきであろう．そのため，疑わしい場合にはヘマトキシリン・エオシン（HE）染色やボディアン（Bodian）染色などと比較検討する必要がある．また，パラフィン包埋標本ではウェルケ（Wörcke）染色やズダン・ブラック B（Sudan black B）染色を試みるのもよいし，ホルマリン固定材料から新たに切り出して凍結標本をつくり，ズダン Ⅲ，オイル・レッド O（oil red O）などの染色を施す方法もある．また，ミエリン塩基性蛋白（myelin basic protein）を使う免疫染色もある．

2）脱髄とは

脱髄（demyelination）という術語は有髄神経線維のミエリンが選択的に脱落している状態を指す．しかし実際には，脱髄巣内の軸索がまったく正常ということはありえず，本数が減少し，残存している軸索が正常より太くなっていることが多い．したがって，脱髄とはミエリンの脱落に比べて軸索が"相対的に"よく残っている状態であり，染色標本上では KB 染色などのミエリン染色におけるミエリンの消失に比べてボディアン染色などの軸索染色でみえる軸索が保たれている状態を指している（図 1-2-35）．

脱髄の基本病巣は中心静脈の周りに境界が比較的はっきりした円形の脱髄巣で，これを脱髄斑（demyelinated plaque）という（図 1-2-36）．

しかし，最近，脱髄斑の軸索障害が注目されている．従来，多発性硬化症（multiple sclerosis：MS）では，軸索が相対的に残っていることが，臨床的に必ずしも一方的に増悪せず寛解期があることと関係があると考えられてきた．しかし，最近では，軸索障害とそれに付随する神経機能の障害は脱髄に続いて起こる二次的な変化ではなくて，脱髄の本質的な変化として最初から始まっていると考えられるようになった（Kuhlmann ら 2002）．脱髄斑ではしばしば正常よりも太く腫大した軸索がみられることは以前から知られていたが，途中で切れて退縮球（retraction bulbs）（図 1-1-20）ができることもある．さらに形態計測によると，急性期では軸索の減少が激しく，その減少は慢性期でも続くという（Trapp ら 1998）．このよ

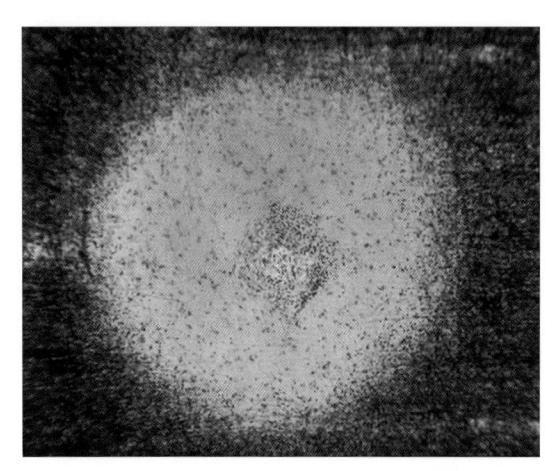

図 1-2-36　脱髄斑　白くぬけた脱髄巣が静脈を中心にして円形に広がっている．静脈には軽いリンパ球を主体とした細胞浸潤がある．我が国ではこのような脱髄斑をみることはほとんどない．Wörcke 染色．モノクローム写真．
（図版：恩師故白木博次先生より提供）

うに，軸索の障害は臨床的には症状の進展や後遺症と密接な関係があるらしい．

3）分類

　脱髄は中毒，代謝障害，循環障害，感染，アレルギー性機序など，さまざまな原因によって生じ（**表 1-2-1**），一次性脱髄と二次性脱髄に分けられる．

　一次性脱髄（primary demyelination）は原因が不明であるが何らかの免疫学的異常を基礎とする脱髄をいい，それを主体とする疾患を脱髄性疾患（demyelinating diseases）と称している．オリゴデンドログリアの異常や障害によってミエリンが破壊される病態で，軸索の変化は相対的に軽い．その代表的な疾患は病理学的には MS と静脈周囲性脊髄炎（perivenous encephalomyelitis）に分けられる．両者とも小円形細胞浸潤を伴う．MS はその初期には静脈周囲に脱髄が広がる静脈周囲性脱髄の分布をとるが（**図 2-1-88B**），最終的には血管との関係が不明瞭になる（**図 1-2-37，図 2-1-88A**）．

　しかし，脱髄を前景としていても，その病変がウイルス感染，中毒・代謝性障害，循環障害などに基づいている場合には二次性脱髄（secondary demyelination）に分類される．これは神経細胞あるいは軸索の変性に伴うミエリンの二次的変化である．なお，ワーラー変性でも軸索よりミエリンが高度に障害されている状態が初期にみられる．二次性脱髄には進行性多巣性白質脳症（progressive multifocal leukoencephalopathy：PML）（**図 2-1-88D**），亜急性硬化性全脳炎（subacute sclerosing panencephalitis：SSPE）（**図 2-1-88C，図 2-1-90**），白質ジストロフィー（leukodystrophies）（**図 1-2-40**），橋中心ミエリン（髄鞘）崩壊症（central pontine myelinolysis：CPM）（**図 2-3-33，図 2-3-34**）などが含まれ，その病巣は静脈に依存した病巣分布を示さない．ただし，虚血性白質脳症（**図 2-3-35** 参照）や悪性リンパ腫などでは血管周囲の不全壊死巣（**図 2-1-98**）を脱髄と見誤ることがあるので注意が必要である．

　なお，我が国では白質ジストロフィーは脱髄性疾患に入れられることが多いが，その基本的なプロセスはミエリンの形成あるいは維持に異常がある dysmyelination で，一度完成したミエリンが崩壊する変化 demyelination とは区別される．

■ 多発性硬化症

　本症の白質をミエリン染色標本で観察すると，脱髄斑（demyelinating plaques）は境界が明瞭な淡明化巣としてみえる（**図 1-2-36**）．脱髄斑は炎症細胞浸潤を伴う静脈（中心静脈という）を中心に，あたかもインクが吸い取り紙にしみわたるように広がり，病巣の辺縁はアストログリアの壁で取り囲まれている．脱髄斑は中枢神経系の灰白質と白質のどこにでもみられるが，脳室上衣下の白質や皮質と白質の境界部は好発部位である（**図 1-2-37**）．しかし，多発性脳梗塞のように脳室が変形したり，大脳半球の形が歪むことは少ない．脱髄斑は既存の組織構造とは無関係に生じるため，1 つの病巣が白質と灰白質にまたがることはあるが，灰白質内では神経細胞は比較的よく保たれている．病巣は互いに融合するため大きさはさまざまであるが，大きな病巣ほど中心静脈との関係は希薄になる．各病巣はミエリンが崩壊しマクロファージの動員が盛んな新しい病巣と，アストログリアによる線維性グリオーシスが完成した古い病巣におおよそ区別することができる．また，ミエリンの再生が起こっている病巣では線維性グリ

表 1-2-1 ミエリンを侵す疾患

Ⅰ．ウイルス感染症
1. 進行性多巣性白質脳症（progressive multifocal leukoencephalopathy：PML）
2. 亜急性硬化性全脳炎（subacute sclerosing panencephalitis：SSPE）
3. HIV 脳症（HIV encephalopathy）
4. 空胞化脊髄症（HIV vacuolar myelopathy）
5. ヒトTリンパ球向性ウイルス脊髄症（HTLV-I associated myelopathy：HAM）

Ⅱ．遺伝性疾患
1. 副腎白質ジストロフィー（adrenoleukodystrophy）
2. 副腎脊髄ニューロパチー（adrenomyeloneuropathy）
3. 異染性白質ジストロフィー（metachromatic leukodystrophy）
4. グロボイド細胞白質ジストロフィー（globoid cell leukodystrophy）
5. ペリツェウス・メルツバッハー病（Pelizaeus-Merzbacher disease）
6. カナヴァン病（Canavan disease）
7. アレキサンダー病（Alexander disease）
8. 那須－ハコーラ病（膜性脂肪ジストロフィー）（Nasu-Hakola disease, membranous lipodystrophy）
9. フェニールケトン尿症（phenylketonuria）
10. 神経軸索ジストロフィー（neuroaxonal dystrophy）

Ⅲ．自己免疫性疾患
1. 多発性硬化症（multiple sclerosis：MS）：急性，慢性
2. 急性散在性脳脊髄炎（acute disseminated encephalomyelitis：ADEM）
3. 狂犬病予防ワクチン接種後脳脊髄炎（rabies post-vaccinal encephalomyelitis）
4. 急性出血性白質脳炎（ハースト病）（acute hemorrhagic leukoencephalitis, Hurst disease）

Ⅳ．中毒・代謝性疾患
1. マルキアファーヴァ・ビニャミ病（Marchiafava-Bignami disease）
2. 亜急性脊髄連合索変性症（subacute combined degeneration of the spinal cord）
3. 橋中心ミエリン（髄鞘）崩壊症（central pontine myelinolysis：CPM）と橋外ミエリン（髄鞘）崩壊症（extrapontine myelinolysis）
4. ヘキサクロロフェン中毒（hexachlorophen intoxication）
5. 抗がん剤（5-fluorouracil，amphotericin B など）
6. 放射線照射後の白質脳症（post-radiation leukoencephalopathy）
7. 一酸化炭素中毒（carbon monoxide poisoning）

Ⅴ．その他
1. 遷延性脳浮腫（prolonged brain edema）
2. 低酸素性/虚血性白質脳症（hypoxic/ischemic leukoencephalopathy）

オーシスに比べてミエリンの脱落が軽い傾向が認められ、これを陰影斑（shadow plaques）と呼ぶ。しかし、最近では、一度ミエリンの再生が起こった場所に限局的な脱髄が再度発生したという考え方も現れている（Prineas ら 1993）。

バロー（Baló）型（concentric sclerosis）（Baló 1928）は健常な白質と脱髄巣が交互に同心円状に配列する特殊な疾患である（図 2-1-89）。

■ ドゥヴィック病

我が国では、欧米の教科書に記述されているような典型的な MS はむしろ少なく、ドゥヴィック（Devic）病（視神経脊髄炎 neuromyelitis optica）が非常に多いといわれている。病理学的には壊死傾向が強く（図 1-2-38）、脱髄斑が囊胞状を呈し、空洞化していることもまれではない。そのため、梗塞巣との鑑別が難しいことがある。しかし、特有な病変分布に加えて、軟化のようにみえる病巣でも、かなりの数の軸索が一定の方向に走っている像（図 1-2-35）や、病巣内に神経細胞が浮かぶように残っている像は梗塞巣では観察されない。炎症細胞浸潤は脱髄性疾患の特徴であるが、病期やステロイド剤投与などによって非常に軽くなっている場合がある。

以前からドゥヴィック病の疾病分類学上の位置づけ、すなわち、MS の一亜型か、独立した臨床

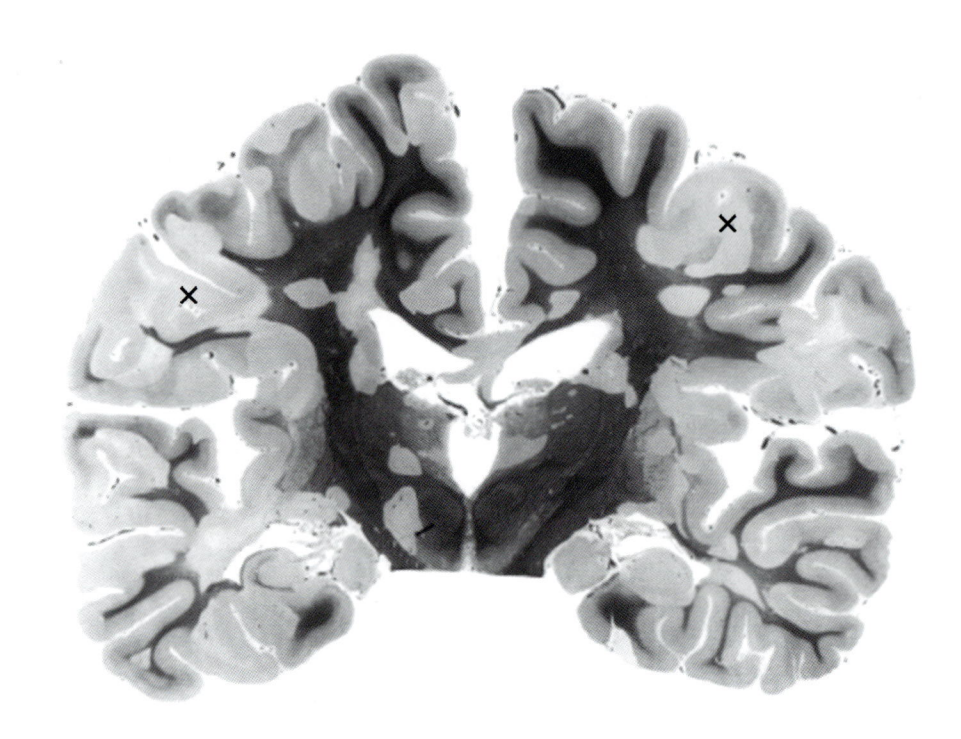

図 1-2-37　多発性硬化症　丸い脱髄斑（**図 1-2-36**）が融合するため、さまざまな形をした脱髄病巣が側脳室壁に沿って多発．それだけでなく灰白質である視床にも生じている．さらに皮質下白質から大脳皮質にかけて不規則な形をした病巣（×印）がさまざまな場所にみられる．我が国で典型的な多発性硬化症として剖検された、おそらく唯一の症例．Wörcke 染色．モノクローム写真．（図版：恩師故白木博次先生より提供）

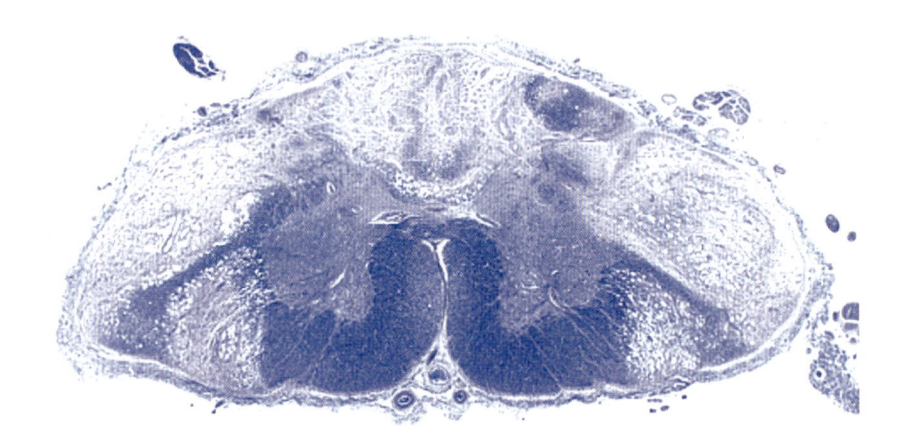

図 1-2-38　ドゥヴィック病　病変はほぼ左右対称的だが、右側（図に向かって左側）の方が広い．後索、側索はいずれも壊死が非常に強い．病巣部では血管の断面が多い．両側の前側索には脊髄網様体路など上行路が通る部位に病巣がみえる．前索は二次変性．右がやや高度．第 3 頸髄．KB 染色．（**図 2-4-28** および**図 2-4-29** 参照）

> **Notice ④　アクアポリン**
>
> アクアポリン（aquaporin：AQP）は体内水分バランスに関与する膜蛋白質で、水分子のみを通過させるポアをもっている（Prestonら 1992）。現在までに哺乳類では13種類のAQPが確認されている。
>
> 脳では主にAQP4が発現している。この蛋白質はもっぱらアストログリアの突起にあり、神経細胞ではない。その他、脳室壁の上衣細胞や脳表面にある限界膜のアストログリアにも認められる。
>
> 神経疾患との関連ではAQPの性質から明らかなように、脳浮腫のメカニズムに大きな役割を果たしていると考えられている。また、AQP4は多発性硬化症やドゥヴィック（Devic）病などの脱髄性疾患の解明にも期待されている（図2-4-29）。その他、AQP2と先天性尿崩症、AQP0と先天性白内障、AQP5とシェーグレン（Sjögren）症候群との関連が注目されている。

病理学的疾患単位か、あるいは種々の疾患で現れる臨床的な症候群か、について論じられてきた。とくに我が国ではMSの脱髄病巣がドゥヴィック病と同様に嚢胞状になることが多く、同一症例にMSとドゥヴィック病が合併すると考えられることから、本症をMSの一型とみなす傾向が強かった（Kuroiwa 1985）。しかし、アクアポリン4（「Notice ④」参照）を使った研究によると、本症では初期からアクアポリン4とGFAP（glial fibrillary acidic protein 神経膠線維酸性蛋白）の免疫活性が失われているという結果（Misuら 2007）もあり、本症がMSとは異なる疾患である可能性が大きい。

一方、視神経症（炎）と脊髄症の共存は感染症、内分泌疾患、結合組織病（De Seze 2003）、グルテン（gluten）過敏症（Jacobら 2005）などで出現することが知られている。しかし、ほとんどのドゥヴィック病の症例では全身疾患の徴候は認められない。

また、大半の症例は視神経と脊髄にのみ病巣がみられるが、MSの脱髄斑が散在している症例や急性散在性脳脊髄炎に類似した病巣をもつ症例が知られており（Allen 1984）、本症の疾病分類学上の位置づけはいまだ確定していない。なお、最近、ドゥヴィック病に自己免疫性チャネロパチー（autoimmune channelopathy）という考え方が現れている（Lucchinettiら 2002）。

■ 急性散在性脳脊髄炎

急性散在性脳脊髄炎（acute disseminated encephalomyelitis：ADEM）は感染後、ワクチン接種後、あるいは特発性に発症する脳脊髄炎の臨床上の総称である。

普通、単相性であるが、まれに再発することがある。脳は著しく腫大し、ヘルニアをきたすことがある。発病後、数日で死亡した症例では、ミエリンの変化はほとんどわからない。肉眼的にも新しい病巣が主体で、MSのような新旧の病巣はみられない。病変は白質にあるが、皮質深層にできることもある。病巣はうっ血した小静脈の周囲にできた小さな脱髄巣で、マクロファージが取り囲んでいる。ウィルヒョー・ロバン（Virchow-Robin）腔は浮腫とミエリンの崩壊のために広がっており、そこにリンパ球、ときに多核白血球が浸潤している。この病巣は融合することがある。

4）二次性脱髄

橋中心ミエリン（髄鞘）崩壊症（central pontine myelinolysis：CPM）（図2-3-33、図2-3-34）、肝性脳症、亜急性連合索変性症、一般名メトトレキサート（methotrexate）や5-フルオロウラシル（5-fluorouracil）の抗がん剤投与例のような中毒・代謝障害、遅発性放射線障害（図1-2-50）、一酸化炭素（CO）中毒（図2-1-97）、血管・循環障害では、海綿状態という形態で脱髄が観察されることがある。病巣を形成する孔の内側は正常より薄いミエリンで覆われ、巻かれていたミエリンが解けていることを疑わせる。個々の孔は中空のこともあるが、正常あるいは腫大した軸索、さらにはマクロファージなどがみえる。アストログリアの反応もみられるが、概して軽い。

肝性脳症（hepatic encephalopathy）の海綿状病巣は被殻の他に大脳の皮質下白質に観察され

（図2-1-36A）、アルツハイマーII型グリアが出現する（図1-1-37C）。抗がん剤投与例とくに髄注例では、側脳室外側角に接する白質が扇状に侵されることが多い（図1-2-39）。脱髄としての形態は病巣辺縁部にみられ、中心部は血液脳関門の破綻を示す血液の漏出や血管壊死などが主体である。このような病変では異型グリアの出現（図1-1-37B）やアストログリアの器質化不全（☞第1部1章「アストログリアの機能不全」；p31）がみられることがある。

亜急性連合索変性症（subacute combined degeneration of the spinal cord）の病巣は脊髄白質に散在しているが、脊髄縦断面でみると各病巣は上下方向に長いカプセル状である。しかし病巣の多発と融合、さらに一次病巣に対する二次変性などが加味されると、解剖学的な神経路に一致した索変性のようになる（図2-4-25）。

血管・循環障害では、**梗塞**の周辺部に浮腫によると考えられる海綿状態が観察される。血液粘稠度が高い**多血症**（polycythemia）では、組織全体の壊死には至らず、限局性に海綿状態を呈することがある（図2-4-27）。薄いミエリンで裏打ちされた孔はしばしば腫大した軸索やマクロファージで占拠されている。これに似た病変が**全身性エリテマトーデス**（systemic lupus erythematosus：SLE）で観察される（長嶋と太田 1972；Nakano ら 1989）。分布に特徴があり、脊髄から中脳までのレベルで軟膜に接する白質に点在する（図2-3-16A、図2-3-48、図2-4-26）。多血症やSLEにみられる病変は動脈の閉塞による梗塞とは違って組織破壊が軽いことから、徐々に進行した血流低下、あるいは静脈の灌流障害が想定されている。これらの病巣より遠位の白質はワーラー（Waller）変性を示す。

最後に、臨床的、病理学的に膠原病とくにSLEが疑われた若い女性例では、大脳半球に急性出血性白質脳炎（acute hemorrhagic leukoencephalitis）に似た微小出血を伴うフィブリノイド変性と静脈周囲性脱髄が1つの血管に沿ってみられ、SLEと脱髄に共通した何らかの免疫異常が疑われる（Mizutani ら 1977）。

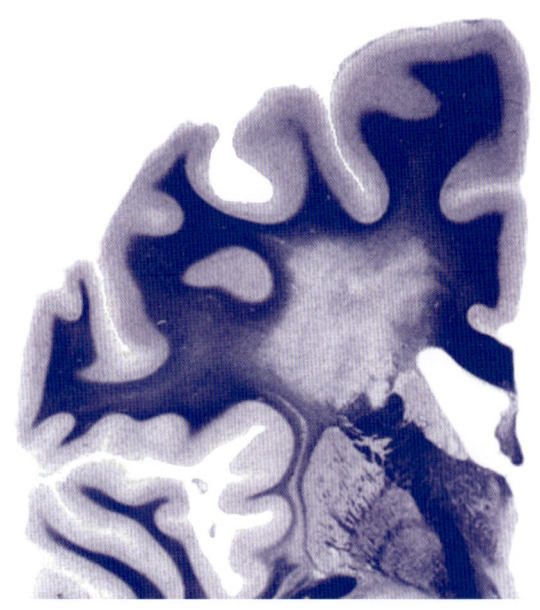

図1-2-39 抗がん剤の髄注例 側脳室外側角に近い半卵円中心に、境界が不明瞭なもやもやした淡明化巣．場所によって淡明化の程度がやや異なるようにもみえる．5-フルオロウラシル投与例．KB染色．

2．ミエリン形成異常

1）白質ジストロフィー

白質ジストロフィー（leukodystrophies）は遺伝的な要因を背景にミエリンの形成と維持を障害する疾患群の総称で、ミエリン形成異常症（dysmyelinating disease）と呼ばれることがある。歴史的には、器質化した硬化巣（脱髄巣）が多発する多発性硬化症（multiple sclerosis：MS）と大脳白質がびまん性に硬化する汎発性硬化症（diffuse sclerosis）に分けられていたが、後者が白質ジストロフィーと呼ばれるようになった。

白質ジストロフィーは従来、MSに代表される「脱髄（demyelination）」に対する「ミエリン形成異常（dysmyelination）」に位置づけられ、同じ項で扱われてきた。今日では生化学的異常が明らかにされつつあるため、代謝性疾患に分類されている。

細胞のなかにはATPを産生してエネルギーをつくるミトコンドリア（mitochondria）、蛋白や脂質をつくる小胞体、それらを分解するリソソーム（lysosome）、ペルオキシソーム（peroxisome）な

どが知られるようになった。ちなみに異染性白質ジストロフィーや特殊な細胞が出現するグロボイド細胞白質ジストロフィーはこれらの細胞内器官の異常によって、さまざまな細胞内代謝異常が起こることが明らかになりつつあり、白質ジストロフィーは代謝疾患として分類されるようになってきた。ペルオキシソーム異常症やリソソーム異常症もその1つである。神経病理学書のなかには、すでに代謝性疾患に移行しているものもあるが、本書では現在に至る経緯を明らかにするために、過去との関係を残して述べることにする。

■ 病理

病巣の形は不規則なこともあるが、ほとんど大脳両半球に左右対称性に分布し、小脳、脳幹、ときに脊髄まで広がる。大脳ではU-線維は逃れることが多い。マクロファージの反応は普通軽度で、ミエリンの消失から期待されるほどではない。著しい軸索の崩壊と消失（図1-2-40）は緩解と増悪の二相性を示さず一方的に悪化する臨床像と関係がある。

病変が進行した白質深部では軸索はほとんど完全に消失している。細長い突起を伸ばした線維形成型のアストログリアが神経線維の走行に沿って多数認められ、イソモルフィック・グリオーシス（図1-1-35B）が明らかになる。このグリオーシスはミエリンの淡明化の範囲より広いことが多い（図2-1-93B）。病巣辺縁部ではミエリンの消失に比べて軸索は比較的保たれているが、軸索の腫大、空胞化などが多く観察される。崩壊産物の除去はマクロファージが担当し、病巣内に点在するとともに血管周囲に集合している。マクロファージに取り込まれた物質は多くの場合、中性脂肪で、凍結切片によるズダンⅢ染色やオイル・レッドO染色で陽性に染まる。

白質ジストロフィーではびまん性病変と別に、内包、錐体路、視索（図1-2-40）など神経線維が一定の方向に走っている領域に限局性の比較的粗大な海綿状態が生じることがある（図1-2-41）。これは立体的にはカプセル状と考えられ、肉眼的にもその部分だけ腫張していることがわかる。多くの孔はその由来を確認できないが、薄いミエリンで裏打ちされた孔に細い軸索や腫大した軸索を

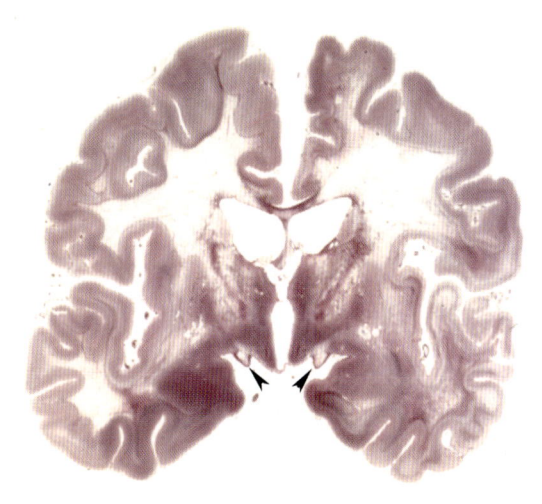

図1-2-40　副腎白質ジストロフィー　半卵円中心、側頭葉白質など広汎に軸索が消失し、白質全体が萎縮．皮質は萎縮から逃れているようにみえるが、形態計測学的には白質の萎縮とほぼ同程度に萎縮している．両側の視索が腫大（矢頭）．扁桃体を通る前額断．Bodian染色．

みることがある。マクロファージの動員も盛んで、海綿状態の一部はこの細胞で占められ、海綿状病巣の下部ではワーラー変性が生じている。疾患特異性は認められず、クロイツフェルト・ヤコブ病（Creutzfeldt-Jakob disease：CJD）の全脳型にもみられる（図2-3-16B）。神経線維が一定の方向に走っている長経路に生じることから、何らかの組織の特異性が関与していることも考えられる。

炎症細胞反応は白質ジストロフィーではまれであるが、例外的に副腎白質ジストロフィーにみられる（図1-2-43A）。またグロボイド細胞白質ジストロフィーでは多核巨細胞が出現する。

■ 分類

白質ジストロフィーはズダン好性と異染性に分けられる。**異染性白質ジストロフィー（metachromatic leukodystrophy：MLD）**の異染性（metachromasia）とは、例えばトルイジン・ブルー（toluidine blue）で染めると本来の色素の青紫色とは異なる褐色調に染まることである（図1-2-42）。本症はarylsulfatase Aの欠損によるもので、sulfatideは中枢神経のみならず肝臓、胆嚢、腎臓などにも蓄積する。それに対して、異染性を示さないほとんどの白質ジストロフィーでは崩壊産物がズ

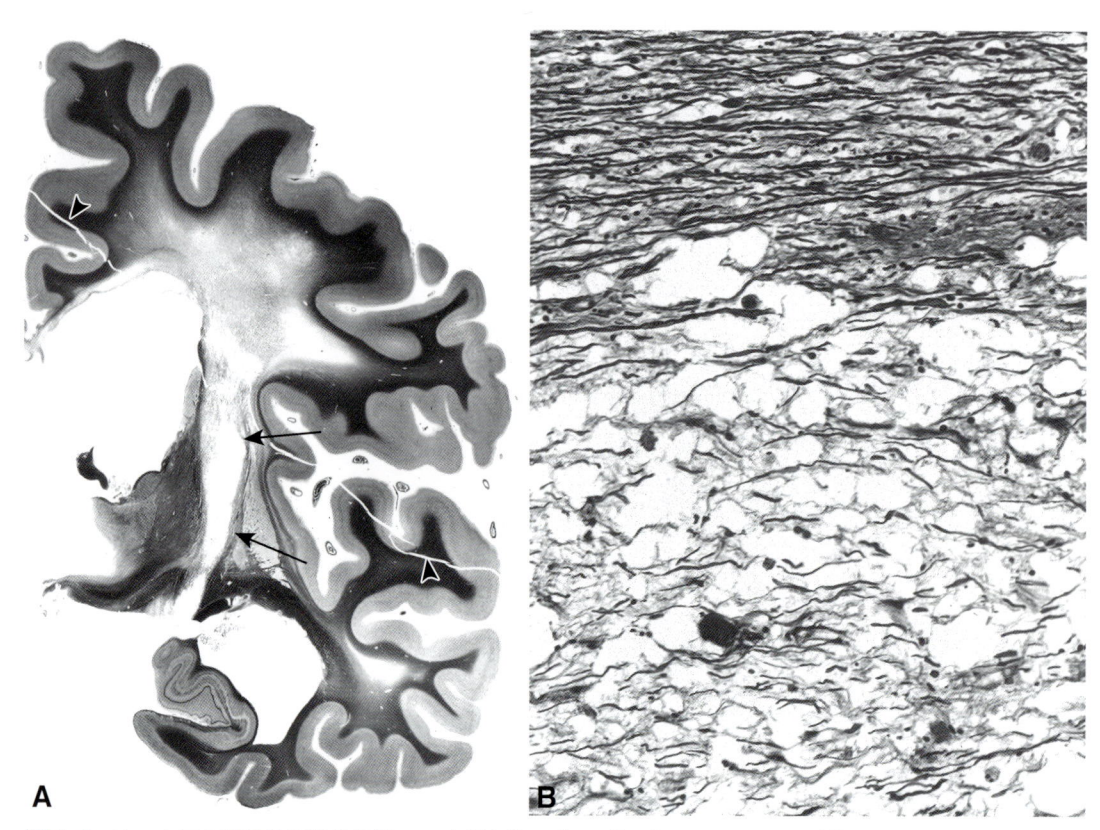

図 1-2-41　内包の限局性海綿状病巣　A：大脳白質がびまん性、広汎にミエリンが脱落しているが、よくみると病変に強弱がある．内包が最も淡明化が強く、正常よりも膨らんでみえる（矢印）．視床内側核を通る前額断標本．ズダン好性白質ジストロフィー．KB 染色．　B：内包では大小さまざまな孔が密集し、軸索が高度に減少している．A と同一例．Bodian 染色．　A、B ともモノクローム写真．矢頭は標本作成上の亀裂．

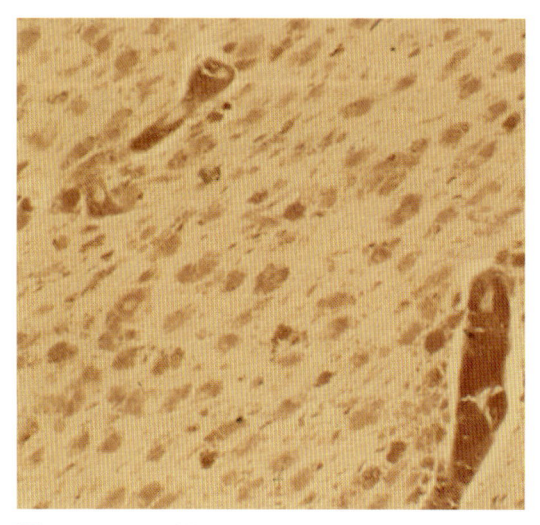

図 1-2-42　異染性白質ジストロフィー　崩壊産物が黄褐色に染まっている．Hirsch–Peiffer 染色．

matic〕leukodystrophies：SLD）として一括されている。

ダンⅢに赤く染まるため**ズダン好性**（または**正染性**）**白質ジストロフィー**（sudanophilic〔orthochro-

2）副腎白質ジストロフィー

　副腎白質ジストロフィー（adrenoleukodystrophy：ALD）は白質ジストロフィーのなかでは剖検の機会も少なくない疾患である。白質は肉眼的にゼラチン状で、白くみえる皮質下白質とは対照的である。また、病変は両半球にまたがり、左右対称的である。しばしば後頭葉白質が最も強烈で、前頭葉に向かって軽くなり、病巣最先端部では健常な白質と病変部の間が不明瞭で、漸次健常部へ移行している（図 2-1-93）。ミエリン染色標本では皮質深層を残して、ほとんどミエリンは染まらない。病変は血管とは無関係に広がる。

　白質ジストロフィーでは一般に炎症細胞浸潤を

伴うことはないが、ALD では静脈周囲性に大量のリンパ球が出現する（図 1-2-43A）。また、偽石灰沈着が古い病巣に多くみられることも特徴である（図 1-2-43B）。本症では、副腎皮質束状帯に松葉模様の線状封入体がみられる（図 1-2-43C）。

さらに、大脳白質のびまん性病巣に加えて、小脳、脳幹にオリーブ橋小脳萎縮症（olivopontocerebellar atrophy：OPCA）によく似た病変分布を示すことがあり（Kuroda ら 1983）、臨床的にも OPCA が強く疑われることがある（Marsden ら 1982）。

3）その他の白質ジストロフィー

ペリツェウス・メルツバッハー（Pelizaeus-Merzbacher）病では、びまん性病巣のなかに血管周囲の白質だけ島状にミエリンがよく保たれている（ミエリン〔髄鞘〕島 myelinated islands）ために（図 2-2-20）、虎斑状（tigroid）にみえることがある。プロテオリピド（脂質蛋白複合体 proteolipid）の変異が知られている（Inoue 2005）。同様のミエリン島は**コケイン（Cockayne）症候群**でも観察される。

特徴的な細胞が出現する疾患として**グロボイド細胞白質ジストロフィー**（globoid cell leukodystrophy：GLD）が知られている。間葉系由来とされるグロボイド細胞（globoid cell）は直径が 100 μm にも達する多核巨細胞で、脱髄が活発な場所や血管周囲にみられる。本症はリソソーム異常症（lysosomal disorder）に分類されている。常染色体劣性遺伝で、galactosylceramidase の欠乏による。生後 4～6 ヵ月に発症する乳児型、3～10 歳の若年型、成人型がある。クラッベ（Krabbe）病ともいう。

アレキサンダー（Alexander）病（Alexander 1949）は生後 1 ヵ月くらいから症状が出現し、まれに成人に発症することがある（Seil ら 1968）。病理学的には、びまん性ないし巣状の脱髄とアストログリアの封入体であるローゼンタール（Rosenthal）線維が出現する（図 2-2-21）。乳幼児期には肉眼的にも巨大脳症（megalencephaly）を呈するが、その後、時が経って剖検時には萎縮していると考えられている。若年期では、とくに前頭葉白質がゼ

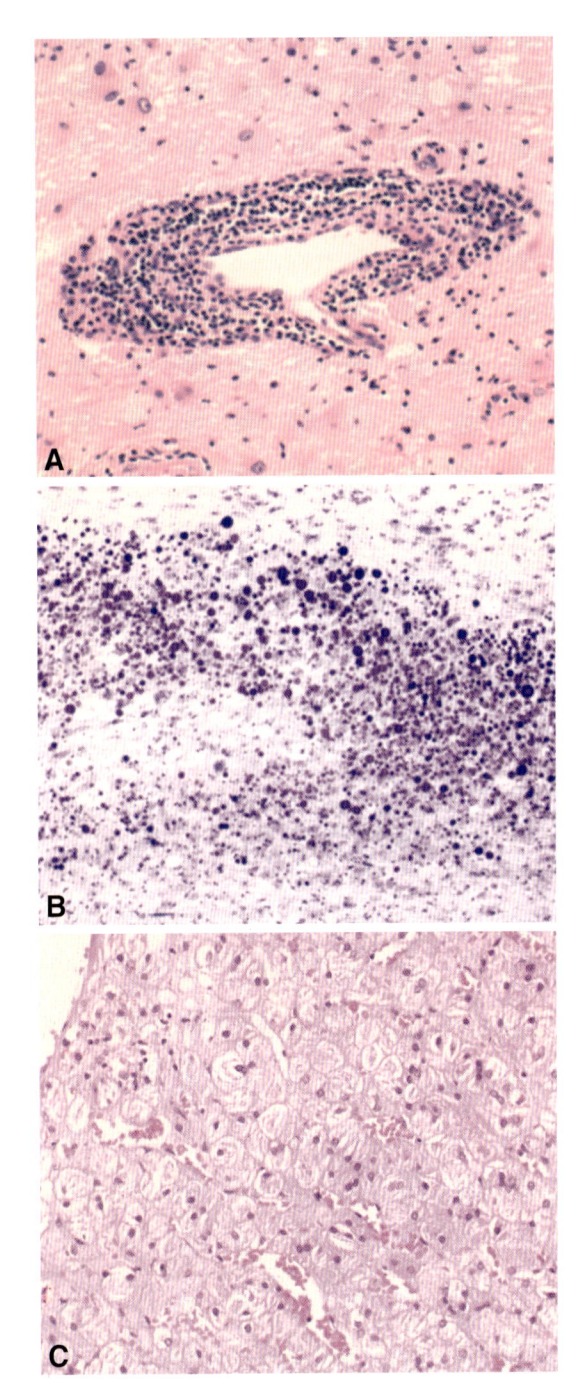

図 1-2-43　副腎白質ジストロフィーの副次所見
A：本症では、リンパ球浸潤が目立つため、シルダー（Schilder）病との異同が問題にされたことがあった．HE 染色．B：病巣への偽石灰沈着が顕著．KB 染色．C：副腎皮質の束状帯細胞にみられる松葉模様の線状封入体．HE 染色．なお、Poser（1986）はシルダー病をミエリン（髄鞘）破壊性突発性汎発性硬化症（myelinoelastic diffuse sclerosis）と呼び、白質ジストロフィーとは区別している。

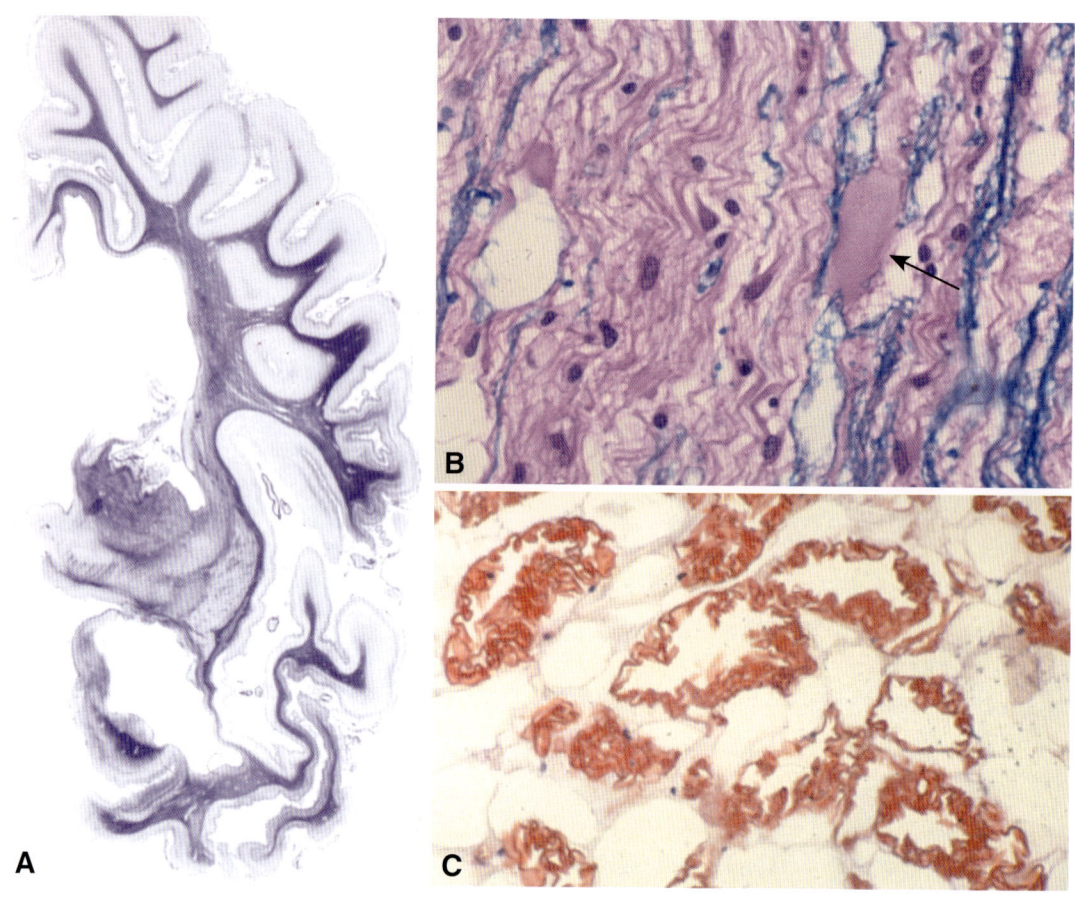

図 1-2-44　那須-ハコーラ病　A：大脳白質の広汎な萎縮と線維性グリオーシスが極めて高度．グリオーシスは視床にもある．高度な脳室の拡大．Holzer 染色．　B：深部白質には軸索腫大（矢印）が多く，そのほとんどはミエリンを被っていない．また，軸索があったと思われる空胞もみられる．LFB-HE 染色．　C：心外膜の脂肪組織にみられる唐草模様の膜性嚢胞性病変．SudanⅢ染色．

ラチン状あるいはゼリー状に溶解して空洞をつくることがある．脱髄は時期によって異なるが，幼児期に最も範囲が広く，ローゼンタール線維の量とほぼ比例している．この線維は上衣下，軟膜下，血管周囲などに加えて，大脳白質，視床，基底核などに大量に出現するが，大脳皮質にはみられない．また，脳幹，小脳白質，歯状核などには大量に蓄積するが，小脳皮質にはない．電顕的には，無構造のオスミウム好性の顆粒状物質を 10 nm のフィラメントが取り囲んでいる．免疫細胞化学的には，電顕的構造の周辺部が GFAP，アルファ-B-クリスタリン（α-B-crystallin），27kD 熱ショック蛋白（heat shock protein），ユビキチン（ubiquitin）に陽性であるが，中心部は染まらない（Loweら 1993）．

那須-ハコーラ（Nasu-Hakola）病（膜性脂肪ジストロフィー membranous lipodystrophy）（Nasu ら 1973；Hakola ら 1970）は常染色体劣性遺伝する疾患で，繰り返す病的骨折に加えて遅れて出現する白質変性や基底核の石灰化などにより進行性の前頭葉型痴呆と錐体外路性の筋強剛をきたすようになる（Miyazu ら 1991）．白質ではとくに軸索腫大が多い（図 1-2-44B）．そのため，本症を神経軸索ジストロフィー（neuroaxonal dystrophy）と考える見解もある（Minagawa ら 1981）．しかしその一方で，白質のミエリン脱落に比べて線維性グリオーシスが強いという白質ジストロフィーとしての性格も指摘されている（Hakola ら 1970）（図 1-2-44A）．大腿骨のような長管骨の皮質が極端に菲薄化する．また，骨髄の脂肪組織には唐草模様の膜性嚢胞性病変が観察される（図 1-2-44C）．

カナヴァン（Canavan）病はびまん性のミエリ

> **Notice 5　ペルオキシソーム異常症**
>
> ペルオキシソーム（peroxisome）異常症の病変は、①神経細胞の移動、分化に関する異常、（とくに）ツェルウェーガー（Zellweger）症候群（Powers ら 1989）、②中枢神経系の白質の形成障害あるいは維持障害、③発達完成後の神経細胞の変性、とくに副腎脊髄ニューロパチー（adrenomyeloneuropathy：AMN）、ペルオキシソーム生合成障害（peroxisome biogenesis disorders）、レフスム（Refsum）病、である。しかし、典型的なペルオキシソーム生合成障害や ALD/AMN などを除くと、その他はほとんど形態学的データが乏しく、この分類はあくまでも暫定的である（Powers 1995）。なお、従来の分類では、①ツェルウェーガー症候群－奇形・発達障害、②ALD/AMN－副腎白質ジストロフィー／副腎脊髄ニューロパチー、③レフスム病－多発神経炎性遺伝性小脳性運動失調またはフィタン酸蓄積症（フィタン酸酸化酵素欠乏症）に対応する。

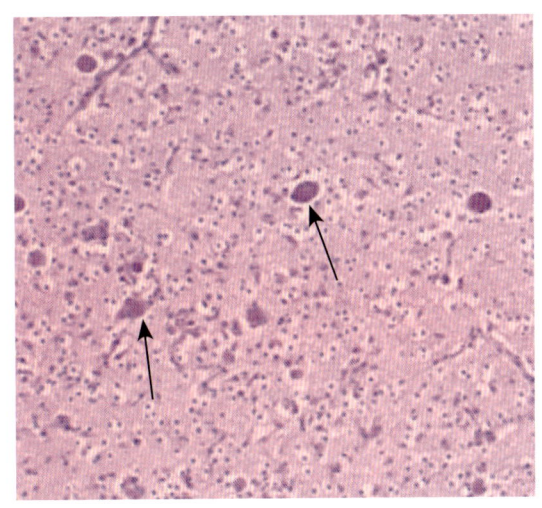

図 1-2-45　ゴーシェ病　PAS 反応に陽性のゴーシェ細胞（矢印）．

> **Notice 6　リソソーム異常症**
>
> リソソーム（lysosome）異常症にはテイ・サックス（Tay-Sachs）病（図 2-1-3C）、ハンター（Hunter）症候群、サンフィリッポ（Sanfilippo）症候群（図 2-1-3B）、グロボイド細胞白質ジストロフィー、異染性白質ジストロフィー（図 1-2-42）、ニーマン・ピック（Niemann-Pick）病、GM_1-ガングリオシドーシス（GM_1-gangliosidosis）、ゴーシェ（Gaucher）病（図 1-2-45）、などが知られている。

ン脱落に加えて海綿状態が認められる。海綿状白質ジストロフィー（spongy leukodystrophy）とも呼ばれ、常染色体劣性遺伝である。aspartoacylase の欠乏によって起こるが、白質病変の機序は不明である（Shaag ら 1995）。病理学的には、約 200 μm までの孔が大脳白質にできる。個々の孔はほとんど空で、ズダンⅢ染色に染まるものはほとんどない。軸索はよく保たれているが、軸索腫大の報告もある（Kamoshita ら 1967）。灰白質にはしばしばアルツハイマーⅠ、Ⅱ型グリア（図 1-1-37A, C）が出現する。

その他、海綿状態は**フェニールケトン尿症（phenylketonuria）**、**かえでシロップ（尿）症（maple syrup urine disease）**（Kamei ら 1992）、糖原病（**glycogen storage disease**）などの代謝性疾患でも観察されることがある。

現在適切な代謝性疾患に分類できない疾患として、ペリツェウス・メルツバッハー（Pelizaeus-Merzbacher）病、カナヴァン病、那須-ハコーラ病などがある。

参考文献

Alexander WS：Progressive fibrinoid degeneration of fibrillary astrocytes associated mental retardation in a hydrocephalic infant. Brain 1949；72：373-381.

Allen IV：Demyelinating diseases. In：Greenfield's Neuro pathology, 4th ed. Adams JH, Corsellis J, Duchen LW (eds), Edward Arnold (London), 1984, pp338-384.

Baló J：Encephalitis periaxialis concentrica. Arch Neurol Psychiatry 1928；19：242-246.

De Seze J：Neuromyelitis optica. Arch Neurol 2003；60：1336-1338.

Hakola HPA, Järvi OH, Sourander P：Osteodystrophia polycystica hereditaria combined with sclerosing leukodystrophy. A new entity of dementia presenile group. Acta Neurol Scand 1970；Suppl 43：78-79.

Inoue K：PLP1-related inherited dysmyelinating disorders：Pelizaeus-Merzbacher disease and spastic paraplegia type 2. Neurogenetics 2005；6：1-16.

Jacob S, Zarei M, Kenton A, et al.：Gluten sensitivity and neuromyelitis optica：two case reports. J Neurol Neurosurg Psychiatry 2005；76：1028-1030.

Kamei A, Takashima S, Chan F, et al.：Abnormal dendritic development in maple syrup urine disease. Pediatr Neurol 1992；8：145-147.

Kamoshita S, Neustein HB, Landing BH：Infantile neuroaxonal dystrophy with neonatal onset. Neurology 1967；17：895-898.

Kuhlmann T, Lingfeld G, Bitsch A, et al.：Acute axonal damage in multiple sclerosis is most extensive in early disease

Kuroda S, Hirano A, Yuasa S：Adrenoleukodystrophy-cerebello-brainstem dominant case. Acta Neuropathol 1983；60：149-152.

Kuroiwa Y：Neuromyelitis optica（Devic's Disease, Devic's Syndrome）. In：Handbook of Clinical Neurology, vol. 3. Vinken PJ, Bruyn GW, Klawans HL（eds）, Elsevier（Amsterdam）, 1985, p397.

Lowe J, Mayer RJ, Landon M：Ubiquitin in neurodegenerative diseases. Brain Pathol 1993；3：55-65.

Lucchinetti C, Mandler RN, McGavern D, et al.：A role for humoral mechanisms in the pathogenesis of Devic's neuromyelitis optica. Brain 2002；125（Part 7）：1450-1461.

Marsden CD, Obeso JA, Lang AE：Adrenoleukomyeloneuropathy presenting as spinocerebellar degeneration. Neurology 1982；32：1031-1032.

Minagawa M, Maeshiro H, Kato K, et al.：A rare case of leucodystrophy-neuroaxonal leucodystrophy（Seitelberger）. Psychiat Neurol Jap 1981；82：488-503.

Misu T, Fujihara K, Kakita A, et al.：Loss of aquaporin 4 in lesions of neuromyelitis optica：distinction from multiple sclerosis. Brain 2007；130：1224-1234.

Miyazu K, Kobayashi K, Fukutani Y, et al.：Membranous lipodystrophy（Nasu-Hakola disease）with thalamic degeneration：report of an autopsy case. Acta Neuropathol 1991；82：414-419.

Mizutani T, Oda M, Tsuganezawa M, et al.：A case of demyelinating encephalomyelitis with some resemblance to collagen disease. J Neurol 1977；217：43-52.

長嶋和朗, 太田邦夫：連続剖検例における脊髄，後根神経節および末梢神経病変について．神経進歩 1972；16：483-490.

Nakano I, Mannen T, Mizutani T, et al.：Peripheral white matter lesions of the spinal cord with changes in small arachnoid arteries in systemic lupus erythematosus. Clin Neuropathol 1989；8：102-108.

Nasu T, Tsukahara Y, Terayama K：A lipid metabolic disease—"membranous lipodystrophy"—an autopsy case demonstrating numerous peculiar membrane—structures composed of compound lipid in bone and bone marrow and various adipose tissues. Acta Path Jpn 1973；23：530-558.

Poser CM, Goutières F, Carpentier MA, et al.：Schilder's myelinoclastic diffuse sclerosis. Pediatrics 1986；77：107-112.

Powers JM：The pathology of pereoxisomal disorders with pathogenetic considerations. J Neuropathol Exp Neurol 1995；54：710-719.

Powers JM, Tummons RC, Caviness VS Jr, et al.：Structural and chemical alterations in the cerebral maldevelopment of fetal cerebro-hepato-renal（Zellweger）syndrome. J Neuropathol Exp Neurol 1989；48：270-289.

Preston GM, Carroll TP, Guggino WB, et al.：Appearance of water channels in Xenopus oocytes expressing red cell CHIP28 protein. Science 1992；256：385-387.

Prineas JW, Barnard RO, Revese T, et al.：Multiple sclerosis. Pathology of recurrent lesions. Brain 1993；116：681-693.

Seil FJ, Schochet SS Jr, Earle KM：Alexander's disease in an adult. Arch Neurol 1968；19：494-502.

Shaag A, Anikster Y, Christensen E, et al.：The molecular basis of Canavan（aspartoacylase deficiency）disease in European non-Jewish patients. Am J Hum Genet 1995；57：572-580.

Trapp BD, Peterson J, Ransohoff RM, et al.：Axonal transection in the lesions of multiple sclerosis. N Engl J Med 1998；338：278-285.

V. 変 性

1．変性とは

1）定 義

　神経病理学における「変性（degeneration）」は、①病理学総論の"変性"と同じ意味で使われる場合と、②ニューロンの一次性病変、すなわち神経細胞体、樹状突起、軸索からなるニューロンが何らかの原因によって生じる死に至る変化を指す場合（一次変性）、がある。このように、神経病理学に特有な変性とはニューロンが死滅するプロセスであり、変性疾患とはニューロンの病気である。したがって、その変化がニューロンにあると形態学的に判断するためには、それ以外の可能性である奇形・発達障害、血管・循環障害、炎症、脱髄、腫瘍が否定されなければならない。

　しかし、ピック（Pick）病やアルツハイマー型痴呆（Alzheimer-type dementia：ATD）にみられる軽い皮質病変は皮質第Ⅱ～Ⅲ層に帯状に分布するために軽い虚血性病変と非常によく似ているだけでなく、分布も脳溝に強調される点で循環障害と共通している（図 1-2-8A）。また、線条体黒質変性症（striatonigral degeneration：SND）における被殻内の病変分布は心停止脳症/虚血性脳症のそれと区別がつかないことがある（図 1-2-10）。このように、ある部分だけを取り上げてみると、循環障害と変性は形態学的に非常に近い関係にある（表 1-2-2）。さらにいうならば、変性と老化も想像以上に近い関係かもしれない。

　また「二次変性」という言葉もよく使われる。その代表例がワーラー変性（wallerian degeneration）である。軸索が切断されると、その部位から遠ざかる方向に向かって軸索が壊れていくプロセスである（図 1-1-18、図 1-1-19）。

2）臨床病理学的疾患単位

　変性疾患の多くは未だ原因が不明である。そこで特徴的な臨床症状あるいはいくつかの症状の出

表 1-2-2 血管・循環障害と変性

	血管・循環障害	変性
神経細胞	断血性変化、病巣内の神経細胞は一様な変化を示す。	健常な神経細胞から消滅しそうな神経細胞まで、変性のさまざまな過程がみられる。核内または細胞質内封入体を伴うことがある。
組織	病巣全体が壊死に陥る。	組織全体が壊死になることはない。
マクロファージ	活発かつ多数出現、血管周囲に集まる（動的清掃）。	光顕レベルでマクロファージをみることはまれ、多系統萎縮症や筋萎縮性側索硬化症では例外的に組織内に点在することがある（静的清掃）。
アストログリア	肥胖グリア → 線維形成型グリア	裸核グリアや双子グリア → 細長い突起をもったグリア → 線維形成型グリア
グリオーシス	アニソモルフィック・グリオーシス、組織破壊が強い病巣では結合組織線維が参加することがある。	イソモルフィック・グリオーシス
その他	白質では空洞化、皮質では空洞ができても潰れてしまうことが多い。	神経線維連絡がある神経核に変性が及ぶことがある。

現順序や経過に特徴があり、病理学的にもこれらの臨床像を説明しうる一定の所見がある症例群は、将来的に1つの疾患である可能性があるという意味から、これを臨床病理学的疾患単位（clinicopathological disease entity）といい、それぞれ固有の名称がつけられてきた。現在我々が使っている原因不明の変性疾患の多くは、そのようなステップを踏んできたものである。臨床像と病理所見の関係を重視した考え方である。

3）系統変性

変性疾患では、しばしば機能的、解剖学的に関連がある複数の部位が同時に、あるいは連鎖的に侵される。例えば、筋萎縮性側索硬化症（amyotrophic lateral sclerosis：ALS）で障害される部位は中心前回皮質、錐体路、脳幹運動神経核、脊髄前角、骨格筋、多系統萎縮症（multiple system atrophy：MSA）では病変が橋核、橋横走線維、小脳白質、小脳皮質、下オリーブ核というように、神経線維によって連絡されている場所に分布し、梗塞や出血とはまったく異なる病変の広がりを示す。このように、解剖学的連絡のある複数の構造が連鎖反応的に変性する疾患を系統変性症（system degeneration）と呼ぶ（Greenfield 1967）。

2．分子病理学の興隆

20世紀後半から始まった分子生物学の目覚ましい発達は、分子病理学の確立を必然的に促した。疾患における原因遺伝子とその蛋白質が次々と解明されて、その流れは一層活発化している。物質の同定は疾患のメカニズムの解明や治療薬の開発につながる。一方、形態学においては、免疫細胞化学的方法により発見された蛋白質の局在を可視化できるようになり、形態学的アプローチに限界があった分野にも光が射込むようになった。

神経疾患においても、特定の三塩基配列（とくにシトシン・アデニン・グアニン）が繰り返す部分が伸長することが疾患と密接な関係にあることが明らかにされた。ハンチントン（Huntington）病、歯状核赤核淡蒼球ルイ体萎縮症（dentato-rubro-pallido-luysian atrophy：DRPLA）、マシャド・ジョセフ（Machado-Joseph）病などが代表的疾患で、**トリプレット・リピート病**（triplet repeat disease）という名称で括られている（☞「Notice ⑫」、表 2-2-3；p269）。この疾患群ではリピートの長さと病理学的所見にはある程度の相関がみられる。一方、タウ蛋白が細胞内に異常に蓄積する疾患の総称として**タウオパチー**（tauopathy）という言葉も生まれている（Spillantini ら 1997）（☞「Notice ⑧」；p170）。このなかにはアルツハイマー型痴呆（ATD）、進行性核上性麻痺（progressive supranuclear palsy：PSP）、大脳皮質基底核変性症（corticobasal degeneration：CBD）など10個以上の疾患が含まれていることから明らかなように、特定の免疫染色で陽性になる構造を臨床症状や経過、病理学的所見とは無関係に括った分類である。その後、「ある物質＋パチー」という名称が増えてきている。

　DRPLAは我が国の内藤らの地道な、しかし卓越した臨床的観察と小柳らの詳細な神経病理学的研究によって打ち立てられた疾患である（内藤ら1972；小柳新策ら1976；辻ら（編）1997）。これはまさに神経解剖学、臨床神経学、分子遺伝学などが結集してなしえたものであり、古典的な系統変性症の様相やその方法論などが大きく変わりつつある。また、神経生理学の進歩と相まって脊髄小脳変性症に眼球運動に関連したシステムの病変が明らかにされたのもその一例である（Mizutaniら1988）。

　一方、治療の進歩に比例して罹病期間が長くなるにつれて、病変が従来の分布を超えた広がりを示す症例が報告されるようになった。例えば多系統萎縮症（multiple system atrophy：MSA）の中心前回に生じる病変はGrahamらがMSAという名称を提唱した頃には知られていなかったものである（GrahamとOppenheimer 1969）。これは、解剖学、とくに線維連絡に関する知見がMSAの病変を拡大したもので、まったく別の性質の病変が加わったわけではない。ところがALSの拡大病変（Katoら 1993）は、罹病期間の延長によって、本来は病変部位ではない場所にも変性が侵入したのか、あるいは元来病変部位であるが罹病期間が短い症例では病変がそこまで広がらなかったのか、また別の観点から、経シナプス変性によって病変が広がっているのか、など、さまざまな可能性が持ち上がっている（☞第2部4章「ⅰ）広汎な変性を示すALS」；p331）。

3．臨床神経病理学と分子病理学

　しかし、前述のトリプレット・リピート病やタウオパチーという言葉からは肝心の臨床症状や臨床経過などは浮かび上がってこない。しかも治療に結びつきにくい。また、最近目覚ましい発展を遂げている脊髄小脳変性症の遺伝学的成果についても、少なくとも今までのところは、一家系のなかに複数の遺伝子変異型がある場合もあり、臨床病理学的な疾病分類に似たような複雑な状況に陥っている。

　臨床症状はある原因によって破壊された部位によるものだけではない。その病巣から二次的に他の部位に病変が進展することもある。あるいは多巣性かもしれない。さらに一過性の虚血のような偶発的障害が重なっているかもしれない。このことはシャルコー（☞「Notice ⑬」；p327）の時代から脈々と受け継がれてきた神経学を学んだ者なら誰でも知っているが、時代が下ってトリプレット・リピート病やタウオパチーという思考や発想に慣れた目は現在以上の臨床神経学のレベルに到達しているだろうか。

参考文献

Graham JG, Oppenheimer DR：Orthostatic hypotension and nicotine sensitivity in a case of multiple system atrophy. J Neurol Neurosurg Psychiatry 1969；32：28-34.
Greenfield JG：System degenerations of the cerebellum, brain stem and spinal cord. In：Greenfield's Neuropathology, 2nd ed. Blackwood W, McMenemey WH, Meyer A et al. (eds), Williams & Wilkins (Baltimore), 1967, pp581-601.
Kato S, Oda M, Hayashi H：Neuropathology in amyotrophic lateral sclerosis patients on respirators：uniformity and diversity in 13 cases. Neuropathology 1993；13：229-236.
小柳新策、田中政春、内藤明彦 他：変形型ミオクローヌスてんかんの8剖検例―とくに淡蒼球-視床下核系の変性の合併について．神経進歩 1976；20：410-424
Mizutani T, Satoh J, Morimatsu Y：Neuropathological background of oculomotor disturbances in olivopontocerebellar atrophy. With special reference to slow saccade. Clin Neuropathol 1988；7：53-61.
内藤明彦、伊沢 清、黒崎孝則 他：優性遺伝型進行性ミオクローヌスてんかんの2家系．精神経誌 1972；871-897.
Spillantini MG, Goedert M, Crowther RA, et al.：Familial multiple system tauopathy with presenile dementia：a disease with abundant neuronal and glial tau filaments. Proc Natl Acad Sci USA 1997；94：4113-4118.
辻 省次、内藤明彦、小柳新策（編）：『DRPLA 臨床神経学から分子医学まで』医学書院（東京），1997.

Ⅵ．老化

第1部3章「老化の病理学」を参照。

VII. 物理的損傷

1. 外傷

1) 外傷性頭蓋内出血

■ **硬膜外血腫**

硬膜外血腫（extradural hematoma）は硬膜外腔に血液が貯留するもので、致死的な頭部外傷の15%程度を占める（Freytag 1963）。大半は側頭骨鱗部の骨折によって中硬膜動脈や中硬膜静脈が損傷を受けた出血である。また、10～40%は静脈由来といわれ（Yilmazlarら 2005）、最も多いものが硬膜の静脈洞である。

急性硬膜外血腫は意識清明期（lucid interval）があることで有名である。しかし、Adams によると半数にしかみられない。またこの意識清明期は急性硬膜下血腫や脳内血腫にも認められるという（1984）。

■ **硬膜下血腫**

本章、p38 を参照。

■ **外傷性クモ膜下出血**

クモ膜下腔への出血（traumatic subarachnoid hemorrhage）で、出血そのものの臨床的意義は小さいが、脳挫傷や裂傷、あるいは頭蓋内の動脈や架線静脈（bridging veins）の破裂などと合併している場合には重大である。また、硬膜下血腫と脳挫傷、あるいクモ膜下出血と同様なメカニズムによる血管のスパスムや虚血（Tanedaら 1996）などとの合併が予後に影響する。

外傷性頭蓋底クモ膜下出血（traumatic basal subarachnoid hemorrhage）は致死性の非動脈瘤性の大量出血である。ごく軽度の頸部の外傷を受けた若いアルコール中毒者で報告されたのが最初で（Simonsen 1963）、症例の半数は椎骨動脈の破裂であった。

■ **外傷性脳内出血**

重篤な頭部外傷の15%程度にみられ、血腫は脳実質内に起こり、脳表面には接していない（Adams 1992）。側頭葉、前頭葉などに葉性出血が起こる。また、出血巣が複数みられることもある。

外傷性基底核血腫（traumatic basal ganglia hematoma）は受傷時の加速性あるいは減速性の剪力（tearing force）よってレンズ核/線条体動脈や前脈絡叢動脈が破裂するために起こる（Mosbergと Lindenberg 1959）。

2) 閉鎖性頭部外傷

閉鎖性頭部外傷 closed head injury（non-missile head injury）は脳を取り囲む頭蓋骨や髄膜には外傷がないタイプで、挫傷（contusion）とびまん性軸索損傷がこれに含まれる（Adamsら 1989）。

■ **びまん性軸索損傷**

頭蓋骨の骨折、脳挫傷（cerebral contusion）、頭蓋内出血、脳圧亢進などの頻度が低いにもかかわらず、広汎に軸索を損傷し、臨床的には重篤な意識障害を引き起こす臨床病理学的症候群をびまん性軸索損傷（diffuse axonal injury：DAI）という。

病変はマクロ的およびミクロ的病変からなる。すなわち、①脳梁内出血と壊死（図 1-2-46）、②脳幹吻側部の背側 1/4 の出血および壊死（図 1-2-47）（Mizutaniら 1990）、③組織学的変化として、a) 退縮球（retraction balls）の出現（図 1-1-20）。b) 受傷から数週間後にみられるミクログリアの集簇（Adamsら 1982）、c) 長い神経路の変性、である。

神経線維群の方向に対して外力が直角に働く場所、例えば上前頭回のような傍矢状方向（parasagittal）の皮質下白質（図 1-2-49）、脳梁（図 1-2-46）、脳弓、小脳脚（図 2-2-27）、小脳歯状核周囲の白質、脳幹の神経路が好発部位である（Ngら 1994）。病変の程度は一定せず、場所によって違いがある。また、左右対称性にはならない。

DAI は3つのステージに分けられている（Adamsら 1989）。第1ステージは脳梁、大脳白質、脳幹などの広範な軸索損傷、第2ステージは第1ステージの所見に加えて、脳梁の小出血、第3ステージは以上の所見に加えて、脳幹吻側部の限局性病巣、である。

A   B

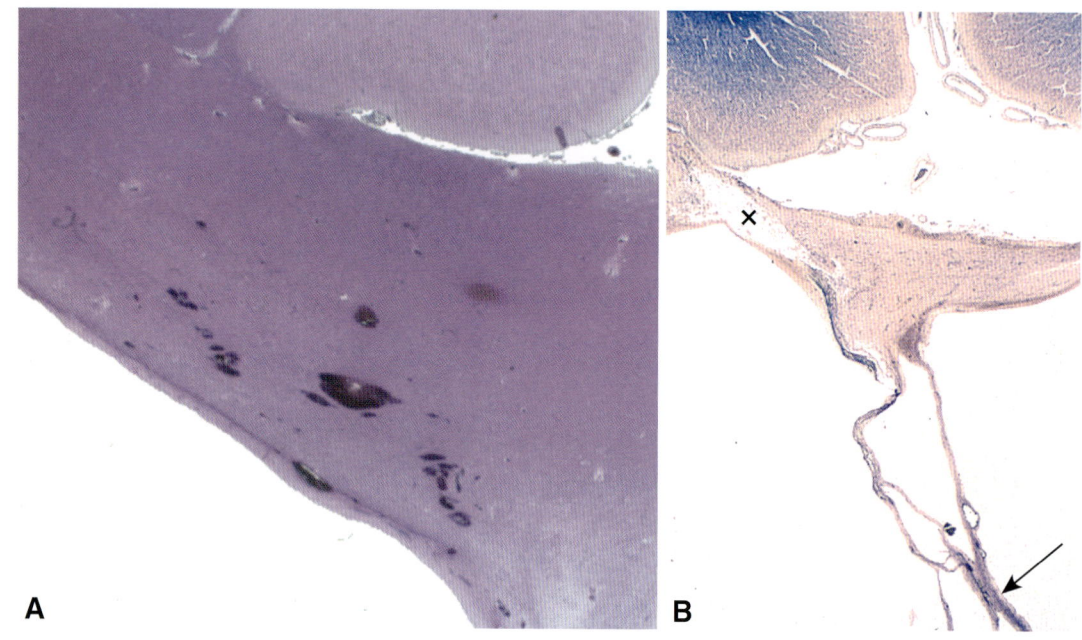

図 1-2-46　びまん性軸索損傷(1)　A：脳梁正中部からやや左側の点状出血．出血は正中線上ではなくて、一側に偏っている．HE 染色．　B：脳梁の神経線維がほぼ完全に消失し、一部空洞化しているところがある（×印）．脳弓にわずかに神経線維が残っている（矢印）．本例は交通事故の後（助手席に乗車）、6.5 年遷延性昏睡の状態にあった．KB 染色．（図 2-1-83 と同一症例）

なお、DAI 患者の 14～30％は受傷後、直ちに昏睡になるわけではなく、意識が比較的清明な時期がある（Blumberg ら 1989）。

■ 脳挫傷
a）病理

脳挫傷（cerebral contusion）は物理的な力が脳実質に加わることによって、毛細血管、静脈あるいは動脈、神経細胞、神経線維、グリアなどの組織成分が破壊される局所的な損傷である（**図 1-2-48**）。

脳挫傷は脳表面、とくに脳回頂部の皮質に生じる。そのため皮質表層が傷害され、クモ膜下出血を合併しやすい。まれに皮質深層にあるために外側から見えないこともある。

陳旧病巣では挫傷による直接的な損傷に加えて、皮質病巣の二次変性が皮質下白質に広がる。この白質病巣は欠損した皮質の大きさから想像できないほど広い場合がある。病巣には軟膜に由来する結合織の増殖がみられるが、アストログリアによる器質化は概して乏しい。

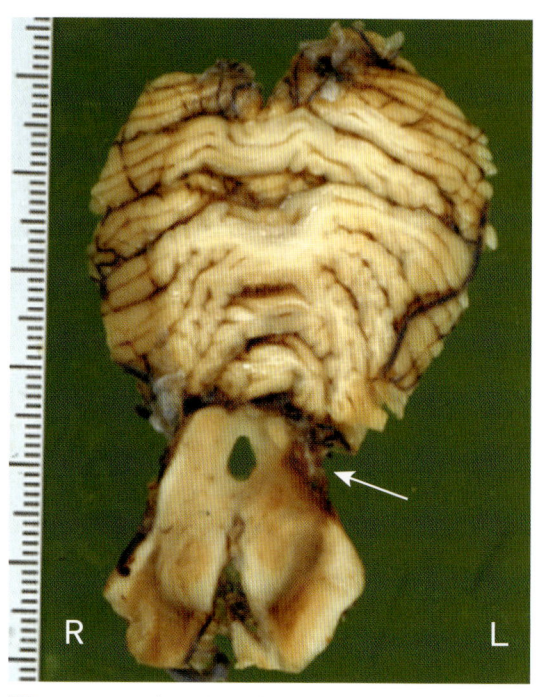

図 1-2-47　びまん性軸索損傷(2)　中脳左側の背側部（矢印）が出血性壊死に陥り、対側の被蓋と大脳脚が萎縮．小脳は外見では明らかな病変はない．（図 1-2-46、図 2-1-83 と同一症例）

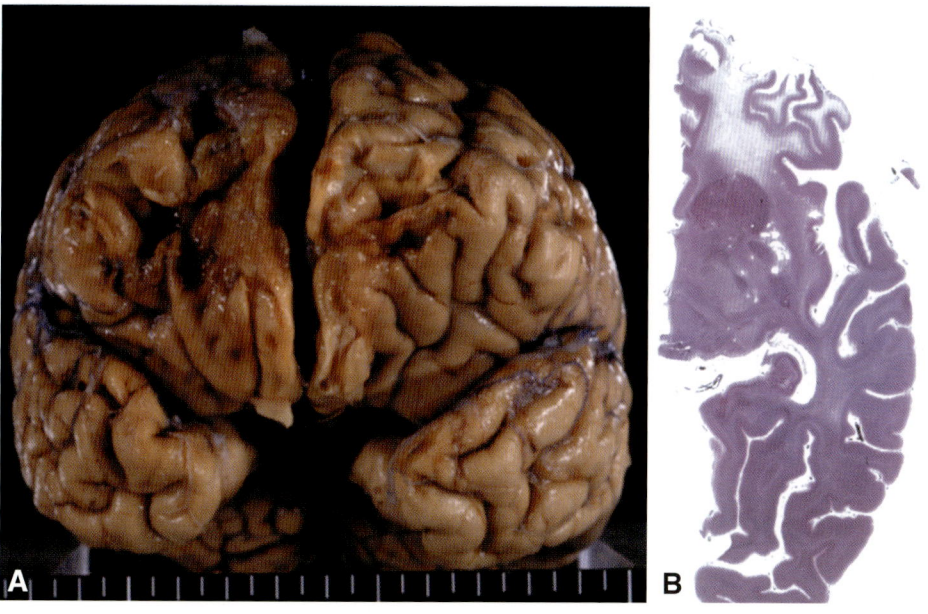

図 1-2-48 対側挫傷 **A**：左右の前頭極の脳回が壊れ、組織が一部欠損．とくに右側が高度． **B**：同一症例の水平断染色標本．線条体頭部より前の前頭葉が著しく萎縮し、軸索が消失．病変は圧倒的に白質に強い．Bodian 染色．

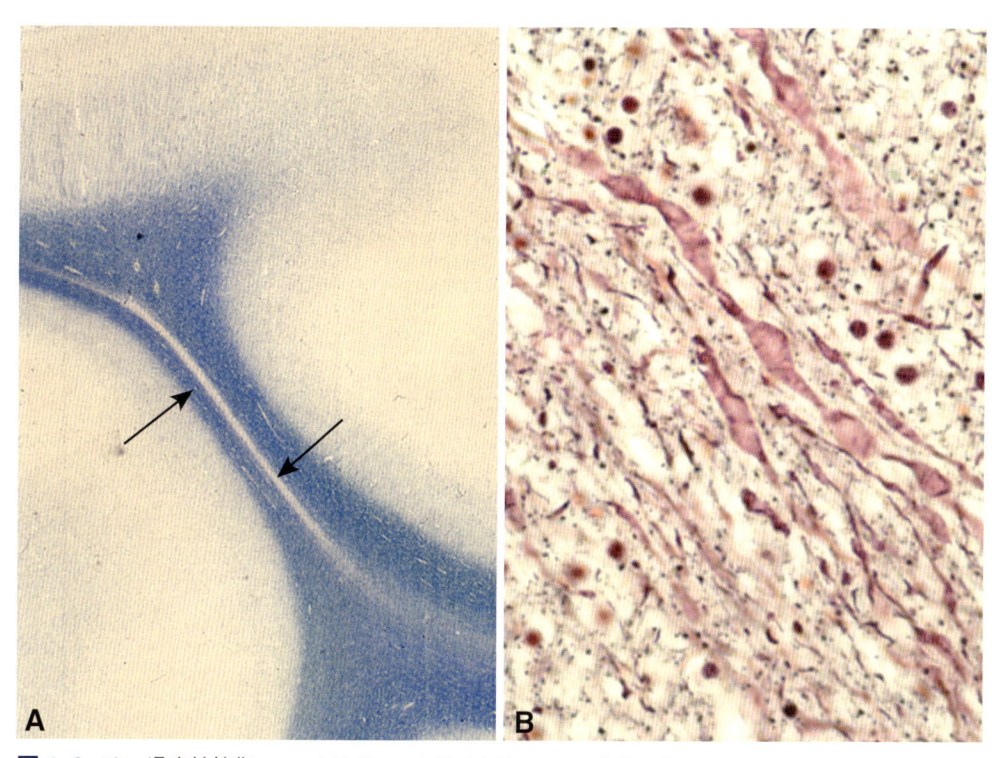

図 1-2-49 滑走性挫傷 **A**：上前頭回の皮質下白質にできた線状の病巣（矢印）．KB 染色． **B**：同部位の Bodian 染色標本．この標本は大脳の前額断面からつくられているので、標本に対して直角に走る軸索は点や小さな円としてみえる．しかし、病巣内では軸索の断面が非常に少ない．一方、標本に平行に走る軸索は不規則に膨化したものが多くみられる．

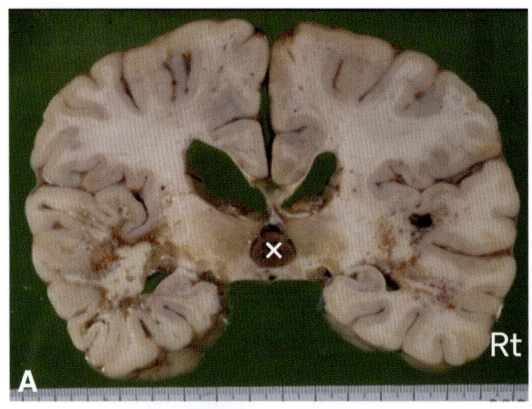

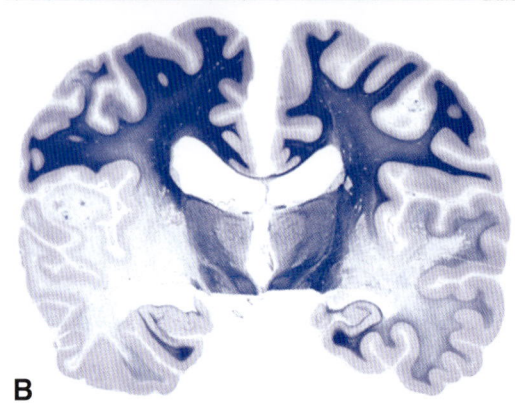

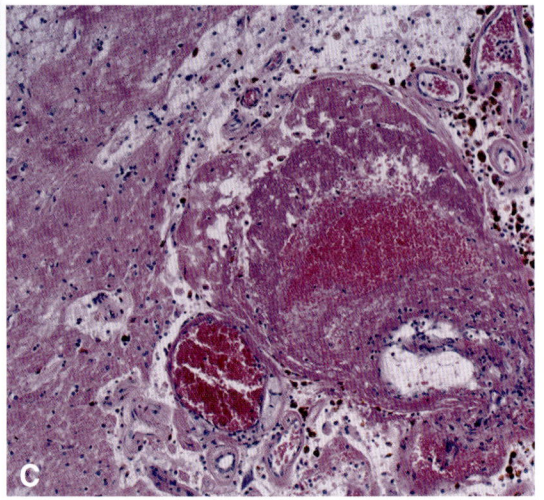

図1-2-50　遅発性放射線障害　**A**：第三脳室の上衣腫（×印）に対して、水平方向に放射線が照射されてから数ヵ月後に側頭葉が出血を伴った壊死に陥っている（右＞左）．前頭・頭頂葉は照射野からは外れているが、脳梁が著しく薄くなり、側脳室が拡大している．脳梁の菲薄化の一部は交連線維の変性による．**B**：病変は側頭葉白質が主体で、視床や海馬などは逃れているが、レンズ核は病巣に含まれている．KB染色．**C**：病巣部の血管も壊死性で、血栓が形成されている．周囲の黒い顆粒はヘモジデリン．HE染色．

b）挫傷のタイプ

i）直撃挫傷

直撃挫傷（coup contusions）は衝撃が加わった部位の直下に生じる病変で、骨折を伴わない．接触損傷のタイプで（GennarelliとThibault 1985）、頭蓋骨の凹凸に直接押しつけられたり、瞬間的に引き延ばされた頭蓋骨が急にもとに戻ったときに生じる陰圧による張力などによるものである．動いている頭部が急に止まる場合よりも停止している頭部が強打されたときの方が、障害は強いといわれている（Lindenberg 1971）．

ii）対側挫傷

対側挫傷（contrecoup contusions）は衝撃を受けた部位の反対側にできるもので、転倒して後頭部を打撃したときに前頭極や側頭極に生じる挫傷である（図1-2-48）．

iii）滑走性挫傷

滑走性挫傷（gliding contusion）は大脳の傍正中域に起こる挫傷で、物理的な力が吻側-尾側方向に回転性に加わった場合に生じると考えられている（LindenbergとFreytag 1960）．上前頭回（図1-2-49）、上頭頂小葉にできやすい．病変は皮質表層部ではなくて、皮質下白質に起こる．両側性に起こることが多い．しかし、これらの部位はクモ膜顆粒がある場所であり、高齢者では軟膜が肥厚・癒着しているため、可動性が乏しいことも関係しているかもしれない．しばしばDAIと連動し（Adamsら 1986）、予後不良と考えられている．

c）慢性外傷性脳損傷

ボクシングによる慢性外傷性脳損傷（chronic traumatic brain injury）は、何度もノックアウトを受けた長いキャリアをもつボクサーにみられるも

ので、殴打酩酊症候群（punch-drunk syndrome）、ボクサーの慢性進行性外傷性脳症（chronic progressive traumatic encephalopathy of boxers）、ボクサー痴呆（dementia pugilistica）など、いくつかの名称が付けられている。殴打酩酊症候群は脳萎縮、脳室の拡大、中隔の裂傷によると考えられる有窓性の大きな透明中隔（Corsellisら 1973）などがみられる。

組織学的には、黒質神経細胞の脱落、小脳扁桃領域の小葉硬化、小脳下面のプルキンエ細胞の脱落などが知られている。また、海馬や脳幹部にタングルがびまん性に出現することでも有名である。このタングルのタウはアルツハイマー型痴呆（Alzheimer-type dementia：ATD）のものと同じであるが、本症では皮質Ⅱ～Ⅲ層に出現する傾向がある。老人斑は出現しないといわれているが（Corsellisら 1973）、びまん性のAβ斑を記載しているものもある（Robertsら 1990）。

2．放射線障害

放射線照射開始後から数週間以内に、急速に症状が出現する急性型、照射から1～4ヵ月後に現れる早期遅発型（図1-2-50）、数ヵ月～数年後に出現する晩期遅発型に分類される（Sheline 1977）。その他、一過性放射線照射脊髄症（transient radiotherapy myelopathy）、放射線神経叢症（radiation plexopathy）などが知られている。

病理学的には、血管の変化が最も顕著であり（図1-2-50A, B）、病巣形成において主役を果たしている。血管内皮細胞はとくに放射線感受性が高く、急性型や早期遅発型にみられる浮腫は血液-脳関門の破綻によるものである。より永続的な血管変化には晩期遅発型にみられる血管の凝固壊死、狭窄、硝子化、線維化、石灰化、血栓形成などがある（図1-2-50C）。

また、放射線照射による細胞の異型性やがん細胞に類似した細胞の出現は腫瘍細胞そのものの変化とともに、血管内皮細胞や反応性のアストログリア、ときには神経細胞にもみられる。

参考文献

Adams JH：Head injury. In：Greenfield's Neuropathology, 5th ed. Duchen LM (ed), Edward Arnold (London), 1992, pp106-152.

Adams JH, Doyle D, Ford I, et al.：Diffuse axonal injury in head injury：definition, diagnosis and grading. Histopathology 1989；15：49-59.

Adams JH, Doyle D, Graham DI, et al.：Gliding contusions in non-missile head injury in humans. Arch Pathol Lab Med 1986；110：485-488.

Adams JH：Head injury. In：Greenfield's Neuropathology, 4th ed. Adams JH, Corsellis J, Duchan LW (eds), Edward Arnold (Oxford), 1984, pp85-124.

Adams JH, Graham DI, Murray LS, et al.：Diffuse axonal injury due to nonmissile head injury in humans：an analysis of 45 cases. Ann Neurol 1982；12：557-563.

Blumbergs PC, Jones NR, North JB：Diffuse axonal injury in head trauma. J Neurol Neurosug Psychiatry 1989；52：838-841.

Corsellis JA, Bruton CJ, Freemann-Browne D：The aftermath of boxing. Psychol Med 1973；3：270-303.

Freytag E：Autopsy findings in head injuries from blunt forces. Statistical evaluation of 1,367 cases. Arch Pathol 1963；75：402-413.

Gennarelli TA, Thibault LE：Biomechanics of head injury. In：Neurosurgery. Wilkins RH, Rengachary SS (eds), McGraw-Hill (New York), 1985：pp1531-1535.

Lindenberg R：Trauma of meninges and brain. In：Pathology of the nervous system. Minckler J (ed), McGraw-Hill (New York), 1971：pp1705-1765.

Lindenberg R, Freytag E：The mechanism of cerebral contusions. A pathologic-anatomic study. Arch Pathol 1960；69：440-469.

Mizutani T, Hayakawa K, Takizawa T, et al.：Non-missile head injury：report of a patient surviving for six years. Neuropathol Appl Neurobiol 1990；16：431-435.

Mosberg WH, Lindenberg R：Traumatic hemorrhage from the anterior choroidal artery. J Neurosurg 1959；16：209-221.

Ng HK, Mahaliyana RD, Poon WS：The pathological spectrum of diffuse axonal injury in blunt head trauma：assessment with axon and myelin stains. Clin Neurol Neurosurg 1994；96：24-31.

Roberts GW, Allsop D, Bruton C：The occult aftermath of boxing. J Neurol Neurosurg Psychiatry 1990；53：373-378.

Sheline GE：Radiation therapy of brain tumors. Cancer 1977；39 (Suppl 2)：873-881.

Simonsen J：Traumatic subarachnoid hemorrhage in alcohol intoxication. J Forensic Sci 1963；8：97-116.

Taneda M, Kataoka K, Akai F, et al.：Traumatic subarachnoid hemorrhage as a predictable indicator of delayed ischemic symptoms. J Neurosurg 1996；84：762-768.

Yilmazlar S, Kocaeli H, Dogan S, et al.：Traumatic epidural haematomas of nonarterial origin：analysis of 30 consecutive cases. Arch Neurochir (Wien) 2005；147：1241-1248.

3章 老化の病理学

I. 加齢と老化

1. 老化の定義

　老年期では加齢と老化を同義語として使われることが多いが、加齢（ageing）とは受精から個体の死に至る全生涯の時間経過に伴う生体の変化と定義できる。一方、老化（senescence）について、Comfortは「老化とは年齢とともに生存に対する期待を減少させる一群の効果である」といい（1979）、Goldsteinは「生活力の減弱と死に対する脆弱性の増大に対する生存への期待の低下と適応力の喪失」であるという（1971）。ところが、鈴木によれば、老化は個体発生時からすでにプログラムされており、時間経過とともにそのプログラムが進行していると考えられることから（2002）、これは広義の老化であり、加齢現象という用語があてはまるとしている。一方、Strehlerは4つの老化の原則をつくった。それによると、①すべての生物に普遍的に生じる過程である、②遺伝的に決定された生体に内在するものである、③徐々に進行し、その変化は不可逆的である、④生体にとって有害であり、脆弱化をきたす、からなっている（1962）。このように加齢と老化は個体の一生涯をどのように定義するかにかかっており、厳密に区別することは難しい。しかし、Strehlerのつくった原則のなかで注目すべき点は、老化が加齢と異なる点として、老化は生体にとって「有害」であるという1項目が加えられていることであろう。

2. 老化研究小史

　20世紀初頭、老化の問題に初めて系統的に取り組んだ研究者はCritchleyである（1931）。彼が*Lancet*に発表した一連の論文は老人脳のマクロ的、ミクロ的変化、痴呆の臨床像、神経学的検査に重点を置いたもので、研究対象は脳に限らず、老人の生理的機能全般に及び、まさに老年学の道筋をつくった。

　20世紀後半になると、Tomlinsonらが発表した2つの論文が研究の新たな方向性を指し示した（1968/1970）。彼らは痴呆のない健常老人28名と痴呆老人50名を同一の方法で比較しているが、そのなかでとくに注目されることは、老人斑が出現している人も痴呆がなければ健常者に入れていることである。もっとも、彼らが痴呆例では老人斑が1視野に18個以上出現していると述べてから、次第に単位面積あたりの数を基準にする研究が増えたことも事実である（Khachaturian 1985；Mirraら 1991）。それとともに、老人斑やアルツハイマー神経原線維変化（Alzheimer's neurofibrillary tangle：NFT、以下「タングル」と略称）は存在そのものが病的であるとする見解が次第に強くなってきた。例えば、Braakらのアルツハイマー型痴呆（Alzheimer-type dementia：ATD）に関連した病理学的変化のステージングはそのような考え方に立った代表的な例であろう（BraakとBraak 1991）。

　65歳を過ぎても仕事に就きたいと考えている人たちや100歳を超える人たちが年々増えるにつれて、脳の機能は一方的に低下するものではないことが次第に認識されるようになった。そして100歳代の脳の形態学が明らかになり（MizutaniとShimada 1992）、世界的規模で社会問題化しているATDは単に老化が極端に進んだ状態あるいは老

化の終末像とはいえなくなってきた。

ところで、アルツハイマー病（Alzheimer's disease：AD）に関する名称には、アルツハイマー型痴呆（ATD）、アルツハイマー型老年痴呆（senile dementia of Alzheimer type：SDAT）などがある。このなかでSDATという名称は1970年代末にアメリカで開催されたアルツハイマー病とその類縁疾患に関する会議で提案されたもので（Katzmanら1978）、初老期に発症するアルツハイマー病と老年期にみられる原因不明の痴呆には老人斑やタングルが共通している、という考え方による。その後、次第にADとSDATの区別が曖昧になり、ATDという言葉が使われるようになり、さらにADという名称に取って替わられることになった。しかし、高齢者の臨床、病理学的知見が蓄積され、遺伝子解析によってATDが単一ではないことが明らかになってきた現在では（Selkoe 1999）、若年発症から高齢発症までを1つの名称で括ってしまうことは不適当であろう。しかし、AD、ATDという名称は広く一般に通用しているので、本書では本章に限らず他の項目でもATDとは狭義のADと狭義のSDATを合わせた言葉として用い、ADやSDATという名称はそれぞれ狭義の意味として使うことにする。また、本章のみならず他の章における海馬体、海馬、アンモン角などの解剖学名の使い方については、第2部1章の「II．大脳辺縁系」で述べられている（p187参照）。

本章で述べる脳の加齢性変化と疾病は、東京都老人医療センター（現 東京都健康長寿医療センター）において、1988〜1998年に脳を含む全身解剖された連続1,753剖検例とそれ以前に解剖された100歳代19例、計1,772を集計したデータに基づいている。

例数が最も多い年代は80歳代で、全体の43.2％を占める。次いで70歳代の31.4％、90歳代の14.3％、60歳代の9.7％で、100歳代は1.4％である（1988年以前の100歳例を除く）。全剖検例の男女比は0.95で、やや女性が多い。年代別にみると、60歳代では1.54と男性が多いが、80歳代で0.92に逆転し、100歳代では0.23と圧倒的に女性が占めている。臨床的に痴呆が認められた症例は全体の32.6％で、ほぼ3人に1人の割合である。年代別では、60歳代では20.6％、70歳代が23.5％、80歳代が35％とわずかずつ増加し、90歳代になると54.8％と半数を超えている。100歳代ではやや低下して47.6％である。

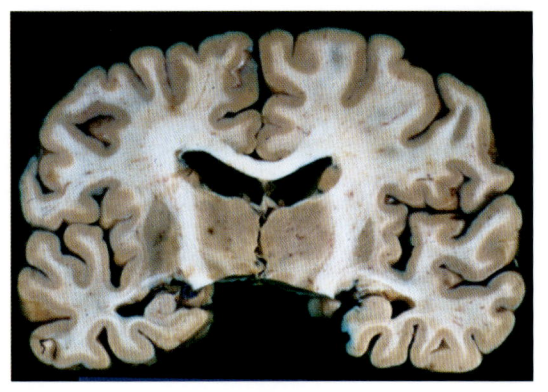

図1-3-1　スーパーノーマル・センテナリアン　マクロ的にはほとんど所見のない脳．側頭葉が他の脳葉に比べてやや小さいが、これはアルツハイマー型痴呆に限らず健常な高齢者にも共通してみられる変化である．側脳室が軽度拡大しているが、高齢者でしばしばみられる脳梁の菲薄化がない．

II．センテナリアン

1．スーパーノーマル・センテナリアン

20世紀末ぐらい世界中の研究者が100歳代（centenarian）の脳に関心を寄せた時代はない。大方の研究者は脳も歳をとるごとに老化し、ついにはアルツハイマー型痴呆に至ると考えていたからである。

筆者が1998年までに調べた100歳代の人たち（19人）のなかで最高齢（106歳）の方の脳重量は1,140g（図1-3-1）。アンモン角に少量のタングルはみられるが、新皮質には老人斑もタングルも発見できず、微細な梗塞巣が視床と橋底部にみられるだけである。

痴呆は認められず、老年性変化や梗塞巣がほとんどない100歳脳は当時本例を含めて3例あり、筆者はこの人たちを「スーパーノーマル・センテナリアン」と名付けた。しかし、歳をとれば老年性変化が増加する、あるいはATDになると思っている大方の人たちにとっては、スーパーノーマル100歳は理解の外にあったかもしれない。

この106歳の老人は菊池 寛の高弟の一人で、彼の父とともにわが国最初の百科事典の編纂に携

わった人である。75歳のとき、妻を失ってから無為に過ごしていたが、98歳のときに書いた本がベストセラーになり、その後、数冊を物にした。テレビにも出演するようになり、一躍マスコミの寵児になったのである。実際、サインを求める人たちが持ってきた色紙は山のようにあった。しかも、夏目漱石、野上弥生子など、みな友人、知人であり、そのため現代の国文学研究者が彼の元に日参するような盛況ぶりであった。彼はまさに生きた国文学史事典であったのである。104歳頃から尿失禁が出現し、ホームヘルパーの訪問を受けていたが、転倒を契機に東京都老人医療センターに入院した。他の能力に比べてやや記銘力の低下が認められ、話題を急に変えたり、好きな話題をくり返したり、興味のないことはやろうとしない、などはあったが、知的レベルは非常に高く、孫のような主治医を相手に、話題は高尚なものから果ては通俗的なものまで自由自在で尽きることがなかった。退院後は特別養護老人ホームに入寮していたが、次第に気力が低下し、傾眠傾向や脱水が認められたため再入院したが、薬石効なく永眠された。

このように、彼の知的レベルはもともと非常に高く、彼をもって100歳代の平均とすることはできないが、脳に生じるあらゆる形態学的変化が最小限にある場合にはその知的レベルを最期まで維持しうるということの例証である。

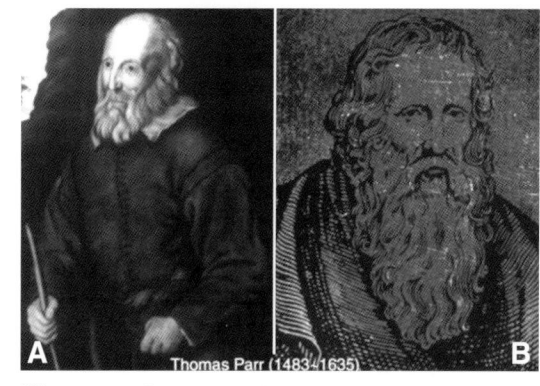

図 1-3-2 オールド・パー　A：ロンドン市のナショナル・ポートレート・ギャラリーに収蔵されているトーマス・パーの肖像画（実際は色彩画）．ウェルズ人である彼は1483年（?）に生まれ1635年に亡くなった．実に153歳だが、文献等を調べてみると1635年当時40歳代の人であったらしい．しかし、見世物として連れてこられたロンドンでは時の人であった．彼は死後、王の命令により、ロンドン市のセント・バーソロミュー病院で（血液循環を発見した）ウィリアム・ハーヴェイによって剖検され、その所見は当病院紀要に載せられている（水谷俊雄：オールディスト・オールド．現代のエスプリ349号、p116）．
B：「オールド・パー」という名前のウイスキーを入れる箱の絵．肖像画に比べて大変恰幅が良い．

2．これからのセンテナリアン

ボストン大学のPerlsは100歳前後の人たちについて興味ある論文を発表している（1995）．それによると彼は、集団としてみると、90歳以上の男性は同年代の女性より精神活動や身体活動が高いという．絶対数でいえば95歳まで生きる女性の方が多いが、精神・身体活動では男性の方が優位に立っているというのである．これについて、彼はある種の適者生存というような現象が「選ばれた人々」にはあるのかもしれない、と考えている．そしてPerlsはこのような「選ばれた人々」の調査から、長寿の理由が解明されれば、全人類がその恩恵に浴することができるかもしれないと述べている。また、スタンフォード大学のFriesは生活の向上と医学の進歩によって、心臓病、がん、脳卒中だけでなく、ATDのような加齢に関連した疾患も発病が遅くなるだろうと予測している（1995）．

21世紀初頭（2001年9月11日）、厚生労働省が発表したところによれば、我が国の100歳以上の人たちは15,475人に達した。しかも、日本一の長寿者は114歳（女性）になり、今後、この記録はさらに更新されるであろうと新聞には書かれていた。1963年の100歳以上の人たちは153人であったから、100倍にも増加したことになる。さらに2011年9月の厚生労働省の発表では100歳以上の人たちが47,756人になり、ここ10年間で3倍に増加している。とくに最近の増加率が高い。このような人口動態をみると、もはや百寿者がとくに選ばれた人たちではなくなりつつある。しかしその一方で、最近では満100歳になる対象者本人の所在を確認できないという深刻な事態やそれに関連して老人の孤独死が大きな社会問題になっている（田中ら2009）。

100歳に特別な形態学的特徴を期待する人たちもいるが、前述のスーパーノーマルを含めて、特

有なものは何ひとつない。あくまでも加齢性変化の延長である。したがって、長寿者の年齢がさらに延びたとしても形態学的には現在我々がみている100歳脳の形態が120歳でも、そして140歳でもみられるのではないかと推測している（図1-3-2）。

しかし、病理解剖の面では、最近、新たに加わる100歳脳を観察すると、1992年までの27例に比べて、その後の100歳代の人たちはやや様相が変化してきたように思われる。すなわち、以前の人たちの一般臓器はまさに一世紀経ったと納得できるような変化があっても、脳にはそれほどの加齢性変化がみられず、一般臓器と脳の間に大きなギャップがみられた。ところが、最近の剖検脳をみると、スーパーノーマルと称されるような脳が存在する一方で、一般臓器の影響を受けたと思われるさまざまな病理所見をもつ脳に遭遇するようになったのである。

参考文献

Braak H, Braak E：Neuropathological stageing of Alzheimer-related changes. Acta Neuropathol 1991；82：239–259.
Comfort A：The biology of senescence, 3rd ed. Elsevier（New York）, 1979.
Critchley M：The neurology of old age. Lancet 1931；1119, 1221, 1331.
Fries JF：下記のPerls 1995.からの引用.
Goldstein S：The biology of aging. N Engl J Med 1971；285：1120-1129.
Katzman R, Terry RD, Bick KL (eds)：Alzheimer's disease：Senile dementia and related disorders. Aging Series, Vol. 7. Raven Press（New York）, 1978, p1.
Khachaturian ZS：Diagnosis of Alzheimer's disease. Arch Neurol 1985；42：1097-1105.
Mirra SS, Heyman A, McKeel D, et al.：The consortium to establish a registry for Alzheimer's disease（CERAD）. Part Ⅱ. Standardization of the neuropathologic assessment of Alzheimer's disease. Neurology 1991；41：479-486.
Mizutani T, Shimada H：Neuropathological background of the twenty-seven centenarian brains. J Neurol Sci 1992；108：168-177.
Perls TT：The oldest old. Scientific American January 1995；272：70-75.
Selkoe DJ：Translating cell biology into therapeutic advances in Alzheimer's disease. Nature 1999；399：23-31.
Strehler BL：Time, cells, and aging. Academic Press（New York）, 1962.
鈴木隆雄：ヒトの老化はどのように起こるのか―高齢期の健康を科学する―.『老化研究の最前線』石川冬木（編），シュプリンガー・フェアラーク東京（東京）, 2002, pp1-11.
田中マキ子, 松永智子, 田口誠也, 他：百歳研究の動向と課題. 山口県立大学学術情報 第2号, 2009.
Tomlinson BE, Blessed G, Roth M：Observations on the brains of demented old people. J Neurol Sci 1970；11：205-242.
Tomlinson BE, Blessed G, Roth M：Observations on the brains of non-demented old people. J Neurol Sci 1968；7：331-356.

Ⅲ．老年期の特徴

1．個人差とその増大

老年性変化を個々にみると、どの数量も100歳で最大になっているわけではない。それは老年性変化の種類や出現部位によって違うからでもあるが、それ以上に大きな要因は個人差である。

脳重量や老年性変化の多寡が脳の老化の個人差の一面を表しているとすれば、老年期は個人差が非常に大きくなる年代である。60歳代はほとんど個人差がなく、50歳代と大きな違いはないが、70歳を過ぎると急に老年性変化の多い人たちが現れ、まったくない人たちとの差が最大になる。もちろん老年性変化の多寡が直ちに痴呆に結びつくわけではないが、この期間には老人斑やタングルのような老年期以前にはなかった新たな構造が出現するため、脳の内部が大きく変化する時期であるといえる。このことが疾病の発症や増悪と関係があるのかもしれない。個人差はその後ほとんど変わらず、100歳代になると個人差の幅がやや狭くなる。このように、個人差は曲線的な変化であり（図1-3-3）、年齢に比例して直線的に増大する

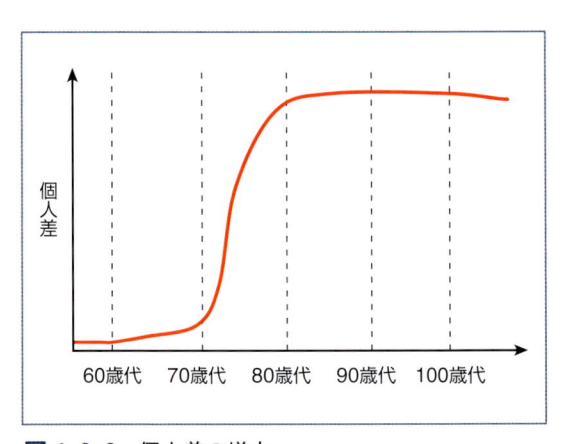

図1-3-3　個人差の増大
本文参照.

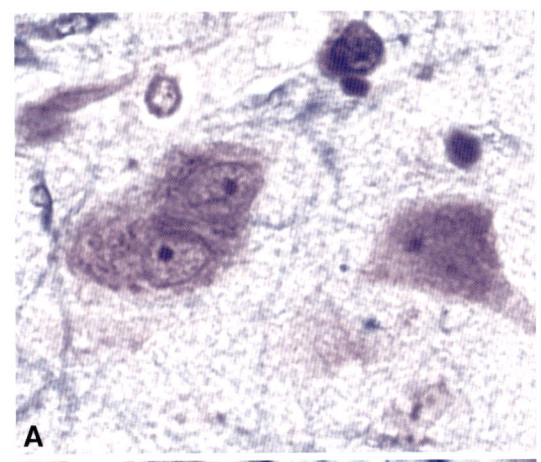

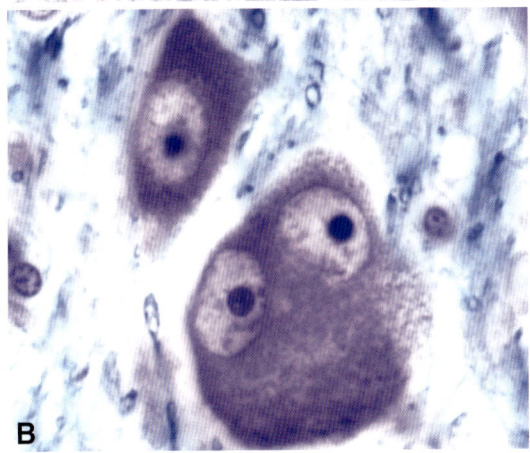

図 1-3-4　二核神経細胞　A：ベッツ巨細胞．B：マイネルト基底核．いずれも非神経疾患の老人脳．KB染色．

表 1-3-1　老年性変化

1. 生理的脳萎縮（図 1-3-5，図 1-3-6）
2. 神経細胞の萎縮と減少
3. 大脳皮質第Ⅱ層を中心とした海綿状態（図 1-2-8A）
4. 神経細胞のリポフスチン貯留（図 1-1-2B）
5. 脊髄前角、下オリーブ核、前庭神経内側核、脳幹縫線核、中脳中心灰白質、大脳皮質軟膜下などの線維性グリオーシス
6. 黒質メラニン含有細胞の核内にみられるマリネスコ（Marinesco）小体（図 2-3-10）
7. 類球体（スフェロイド spheroid、延髄薄束核、延髄前角、胸髄クラーク柱など）（図 1-1-24）
8. 泡沫状類球体（泡沫状スフェロイド foamy spheroid、大脳脚最内側部、淡蒼球など）（図 1-1-25）
9. アミロイド小体（corpora amylacea）（図 1-1-38）
10. 軸索内アミロイド小体（脊髄前角、黒質、視床など）（図 2-1-80）
11. アルツハイマー神経原線維変化（Alzheimer's neurofibrillary change、タングル）（図 1-1-8）
12. 老人斑（senile plaques）（図 1-1-27）
13. 顆粒空胞変性（granulovacuolar degeneration）（図 1-1-9）
14. レヴィ（Lewy）小体（図 1-1-6）
15. 平野小体（図 1-1-12）
16. 小脳歯状核のグルモース変性（図 1-1-26）
17. 小脳プルキンエ細胞のトルペード（torpedo）（図 1-1-23）
18. ニューロノファギア（神経食作用 neuronophagia）（図 1-1-4）
19. 二核神経細胞（binucleated neuron）（図 1-3-4）

ものではない。

2．老化と疾病

　老人脳の組織標本をみると、そこにはさまざまな疾患の断片が散らばっている。パーキンソン病（Parkinson's disease：PD）を疑わせるレヴィ（Lewy）小体（図 1-1-6）、アルツハイマー型痴呆（Alzheimer-type dementia：ATD）を暗示する老人斑（図 1-1-27）やタングル（図 1-1-8）、ウイルス感染症で観察されるニューロノファギア（神経食作用 neuronophagia）（図 1-1-4）、結節性硬化症や神経節腫でみられる二核神経細胞（binucleated neuron）（図 1-3-4）、あるいは単に膨化した神経細胞（図 2-3-11A）など、実に多種多様である。しかし、いずれの所見もある疾患の病理の一部にしか過ぎず、疑いをもって検鏡してみても、その他の病理所見が見つからないことが圧倒的に多い。それは、その疾病が完成する前に他の死因によって中断されたものかもしれないが、老化とはそのような一面をもっているものかもしれない。

　このような変化は老年性変化と総称され、疾病と同時に健常脳にも出現するが（表 1-3-1）、一般的には加齢性変化のなかでも病的老化現象と理解され、それが健常脳で観察しうる数量を超えて出現している場合や健常脳では出現が非常にまれな部位に現れている場合などに何らかの疾病の疑いをもつことになる。すべての老年性変化が同じ意味をもつものかどうかは今後の課題であるが、少なくとも現象面をみる限り、老化現象と疾病は神経細胞死に至るプロセスを共有している部分がある。

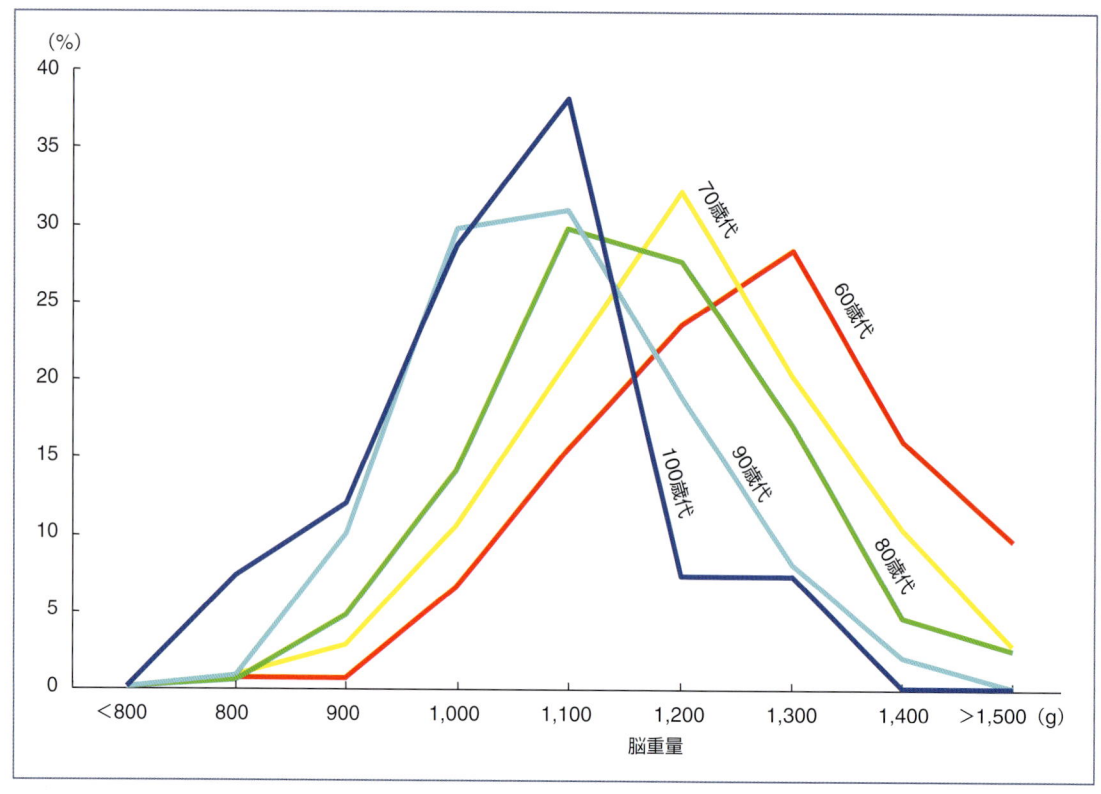

図 1-3-5　脳重量の年代別推移　グラフは横軸に脳重量、縦軸にある重量の症例の数がその年代の全剖検例数に占める割合をパーセントで表したヒストグラム．各年代のピークをみると，60歳代に比べて70歳代は低下しているが，80歳代から100歳代ではほとんど年間代の差がない．しかも，どの年代も重量の最大値と最小値の幅がほとんど変わらない．加齢による脳重量の減少は各年代を集団としてみたときに分かるものである．非神経疾患例．

3．臨床像と病理所見

老年期では臨床症状の重篤さに比べて病理学的変化が軽いことが少なくない．その好例が筋萎縮性側索硬化症（amyotrophic lateral sclerosis：ALS）で，その前角細胞の変化は加齢に伴う変化と共通するところがあるために，臨床情報を伏せて脊髄標本をみると同一年代の健常老人との区別が難しい（小林ら 1992）．しかし，臨床的には明確にALSと診断できるだけの症状をもっているのである．この傾向は90歳代のような超高齢のALS例ほど顕著で，40歳代のような年代では見間違うことはない．これはALSに留まらず他の変性疾患にも指摘できる特徴である．

4．バランスとアンバランス

100歳脳のなかには，あたかも若い脳の写真を縮小したような非常にバランスのとれた脳が存在する（図 1-3-1）．脳葉の大きさは相互にバランスがとれ，割面においても灰白質，白質，そして側脳室の割合が若い脳とさして変わらない．このことはミクロレベルでも同様で，大脳皮質の6層構造が整然と保たれ，異なる細胞種間や相互に神経線維連絡をもつ部位間などに若い脳と同じ比率を確認することができるのである（図 1-3-8、図 1-3-16、図 2-1-49）．このように，加齢性変化では数や容積の減少が生じても，基本的な解剖学的構造はバランスよく維持されている（図 1-3-5、図 1-3-6）．しかも，老人斑やタングルが組織の解剖学的骨格には影響を及ぼしていないことも注目されるべきである．これこそが脳の老化に伴う萎縮の本質であろう．言葉を替えれば生理的萎縮であ

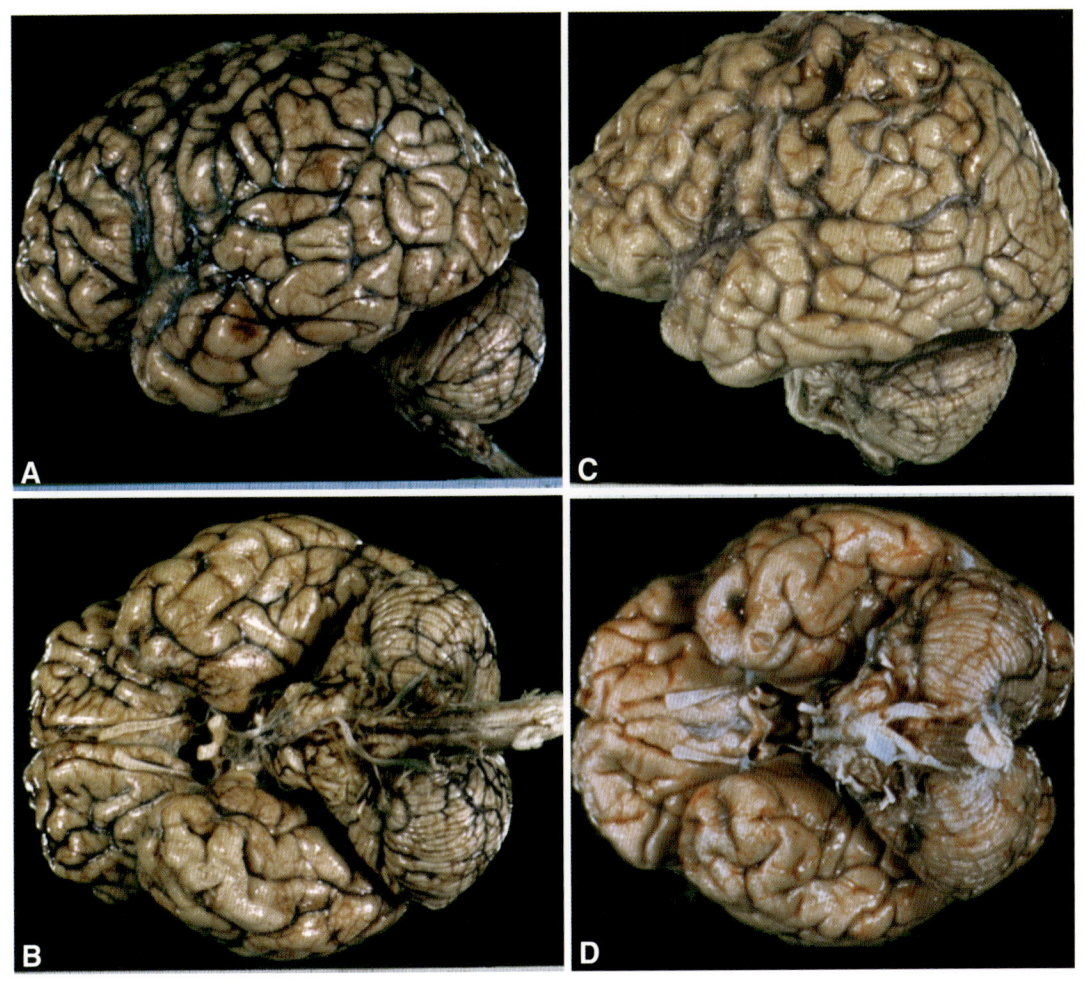

図1-3-6 健常脳のマクロ像 A, B：31歳男性．脳重量 1,400 g． C, D：91歳男性．1,080 g．91歳の重量は31歳の重量より23％減少しているが、それ以上に目につくところは前頭葉の脳回が細く、丸みを帯びている点である．脳底面ではAに比べて小さいが、局所的に萎縮している部位はない．なお、Aは死戦期に脳が多少腫大した可能性はあるが、ヘルニアが生じるほどではない．図1-3-14 と比較せよ．いずれも非神経疾患例．

る。

それに対して、ATDでは後述のように皮質の細胞構築が壊れたり、乱れている部分がある。すなわち、アンバランスな萎縮であり、生理的萎縮に対して病的萎縮といえる。これはATDをはじめとするさまざまな疾病により生理的萎縮が妨げられた状態である。

参考文献

小林康孝，水谷俊雄，高崎 優，他：筋萎縮性側索硬化症の神経病理学的研究―加齢と病変の関係について．日老医誌 1992；29：644-651．

Ⅳ．加齢に伴う脳の変化

加齢に伴う変化を厳密に考えれば、受精卵あるいはそれ以前の変化をも含めることになるが、脳の加齢性変化という場合は50～60歳以降の加齢に伴って出現する脳の形態学的変化のことを指していることが多い。

健常な老人脳にみられる形態学的変化には、脳の既存の構造が変化するものと新たに出現してくるものがある。前者では、例えば神経細胞のリポフスチンの貯留や萎縮、変性、消失であり、後者

は老人斑やタングルである。脳の加齢にとって本質的なプロセスはどちらかという議論は古くからあり、前者が本質的であると一般には考えられてきた。

1．マクロ的変化

1）脳の重量と容積

集団としてみると、脳の重さは20歳代をピークにしてその後減少するが、一生の間にいくつかの変曲点をもった曲線的な変動を示し、初老期からほぼ直線的に減少するわけではない。すなわち、20～50歳の減少は非常にわずかであるが、50歳代から80歳代にかけて重量が大きく低下する。しかし、その後100歳代まで再び減少が小さくなる（図1-3-5）。

脳重量の減少のもう1つの特徴は、健常例では大脳の重さの減少によるところが大きく、小脳と脳幹はそれに比べてわずかである。すなわち、20歳代のそれぞれの平均重量を100とすると、100歳代では大脳は20～25％減少しているが、小脳・脳幹はわずかに10～15％である。生命維持に必要な構造は減少が小さいということであろう。

高齢者脳の重さや大きさについて、しばしば簡単に「年齢相当の脳」とか「年齢不相応に小さい脳」という。しかし、個々の脳については、まったく意味のない言葉である（図1-3-6）。我々は高齢ほど脳の重量が低下すると、固く信じてきたからである。実際には同一年代でも最小値と最大値の差が大きく、しかも年齢が高くなるに従って、一層大きくなる。さらに脳重量や容積は必ずしも機能と相関しない。例えば、初老期以前では脳重量が1,000 g以下であると数値だけで病的な萎縮の疑いをもつが、老年期では臨床的に痴呆のない1,000 g以下の脳が60歳代の1.5％から100歳代では23％にも達する。我々は重量が軽い場合には病的な状態を考えがちであるが、高齢者、超高齢者では必ずしもそうではない。

しかし、剖検時の重量や容積は減少した結果なのか、あるいはどの程度減少したのかということについて何も教えてくれない。そのことについ

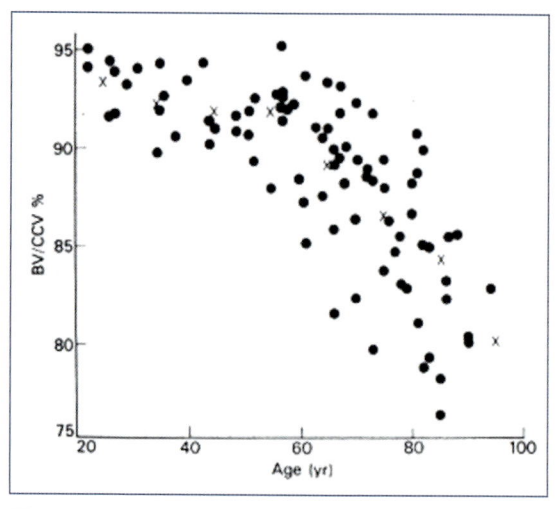

図1-3-7 頭蓋内容積に占める脳容積 横軸は年齢、縦軸は頭蓋内容積（CCV）に占める脳容積（BV）をパーセントで表したもの．黒丸は計測した症例、×印は各年代の平均値．（DavisとWright 1977. の図6を引用）

て、英国のDavisらは頭蓋内容積が成人期以降ほとんど変化しないことに着目して、剖検時に頭蓋内容積と脳容積を計り、比率（脳容積／頭蓋内容積）によって減少の割合を示した（DavisとWright 1977）（図1-3-7）。それによると、50歳代以前では脳容積は頭蓋内容積の92％程度を占めているが、それ以降では次第に減少するという。HubbardらもDavisらと同じ方法により健常例を調べて、同様の結果を得ている（1981）。この方法は個々の脳について、どの程度萎縮したかを知るには大変よい方法である。ただし、脳は死戦期の状態によっては腫大することもあるため、必ずしも生前を反映しないことがある。

2）灰白質と白質

脳重量の減少を灰白質と白質という2つの要素に分けてみると、脳萎縮をきたす要因は皮質よりも白質の減少にあるという研究が多い（Doubleら1996）。例えばMillerらによると、50歳代以前では主に灰白質が減少し、50歳代以後には白質が減少するという（1980）。これは、最初に大脳皮質の神経細胞が消失するために灰白質の容積が減少し、それに次いで神経線維が二次変性を起こす。そのために、白質容積の減少は時間的に遅れると

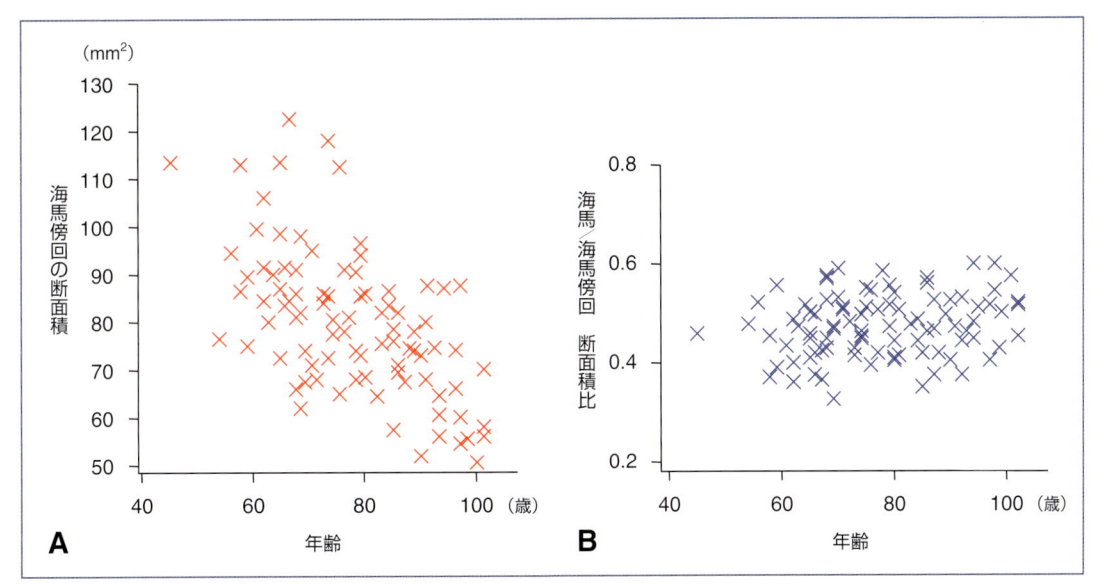

図 1-3-8　海馬傍回と海馬体　A：非神経疾患例では、外側膝状体を通る割面では、海馬傍回の断面積は60歳代以後減少する．　B：外側膝状体を通る割面において、内嗅領皮質に対する海馬体の断面積比は年齢に関係なく一定（0.5）である．しかし、アルツハイマー型痴呆では海馬傍回の萎縮が海馬体のそれを上回るため、断面積比が0.5以上になる．

考えられる．

しかし、我々の計測結果では、皮質と白質の比率（3：2）は50歳前後でまったく変化がなかった（水谷と藤澤 1980；水谷ら 1983）．

なお、白質の萎縮は側脳室を拡大させると考えるのが普通であるが、数年間にわたってCT画像で追跡し、その後剖検になった症例を4例調べたところ、側脳室の拡大は進行していなかっただけでなく、脳の萎縮に伴って側脳室も縮小していた．脳実質の萎縮に伴って脳室も萎縮する場合があるのかもしれない（山田ら 未発表）．

3）脳葉の萎縮

前頭葉、側頭葉、頭頂葉＋後頭葉の皮質容積を計測して、脳葉間の比率を求めると2：1：2となる．ここで注目される点は、健常例では年齢に関係なくこの比率が一定していることである．健常な100歳脳が若い脳を縮小したような形を示すのは、まさしくそのためである（頭頂葉と後頭葉を一括して計測しているのは両者を分ける脳溝が大脳側面にはないためである）（山田ら 未発表）．このことから、互いに神経線維によって密接な連絡をもっている2つの脳葉では、両者の間に加齢の影響を受けない一定の皮質容積比があると考えられる．

さらに、脳葉とはいいがたいが海馬体と海馬傍回にも同様な関係がある．外側膝状体を通る割面でその断面積を測定すると、100歳代のそれは50歳代の1/3程度に小さくなっている．そのため海馬体の萎縮がことさら注目されるが、隣にある海馬傍回の断面積を計測すると海馬体とほぼ同じ割合で萎縮している（**図 1-3-8A**）．筆者が16〜102歳の健常例94例について調べたところによると、年齢には関係なく海馬体：海馬傍回の断面積比は1：2（海馬体／海馬傍回＝0.502±0.062）である（**図 1-3-8B**）（水谷 1998）．これは海馬体と海馬傍回が連動して一定の割合で萎縮している、と考えざるをえない．すなわち、海馬体の神経細胞の消失が海馬傍回への投射線維数を減少させ、その神経線維が終止している海馬傍回の容積を減少させる．そして、それとまったく同じ現象が海馬傍回から海馬体に向かう投射線維にも生じ、それが海馬体の容積を減少させていると考えられる．アルツハイマー型痴呆（Alzheimer-type dementia：ATD）では海馬体に主病変があると考えられているが（Ballら 1985）、一次性病変は感覚情報が集まる海馬傍回の内嗅領皮質にあるのであって、海馬

体にあるのではない（MizutaniとKasahara 1997）。

同様のことは第一次運動野と第一次感覚野でも指摘できる。すなわち、健常例における両者の単位面積当たりの神経細胞数は年齢に関係なくほぼ1：1になっている。しかも興味深いことは、筋萎縮性側索硬化症（amyotrophic lateral sclerosis：ALS）という病的状態でも両者の神経細胞がほぼ1：1の割合で減少しているのである（Mochizukiら2011）（図2-4-12）。

2．ミクロ的変化

1）神経細胞数の変化

■ 加齢とともに減少する部位

大脳皮質（Brody 1955）、アンモン角（West 1993）、小脳皮質のプルキンエ細胞（Hallら 1975）などは加齢とともに減少していたとする研究が多い。しかし、Pakkenbergらによると、一生の間に消失する大脳皮質神経細胞は10％程度であるという（1997）。また、方法によって結果が異なることもある。例えば、design-based counting technique（West 2002）という方法による測定では、驚くほどに中枢神経系の神経細胞は保持されているという。方法論の違いが結果に影響を及ぼしているかもしれないが、長い一生のことを考えると、神経細胞の減少は非常に少ないともいえる。

神経細胞の減少は計測部位によってかなり異なることが知られている。例えばBrodyの研究によると（1955）、最も減少幅が大きい皮質は上側頭回で、およそ57％も減少しているという。確かに上側頭回の吻側部は健常例でも萎縮が強く、逆にヘシュル（Heschl）回を含む尾側はあまり萎縮しない。したがって、計測した場所が問題であろう。次いで順に中心前回で約34％、線条野皮質が約31％、下側頭回ではおよそ18％であった。そして中心後回では有意な減少が認められなかったという。全体として、個体発生学的に古い皮質ほど加齢に伴う減少が小さい傾向がうかがえる（図2-1-85、図2-1-86）。

加齢に伴う減少は、各層の神経細胞が等しく減少するのではなくて、特定の層にある神経細胞がより選択的に減少するという研究がある。それには第Ⅱ、Ⅳ層にある顆粒層細胞とする説（Brody 1970）と、第Ⅲ層下部以下とする説（Colon 1971）が代表的である。この点については後述の「2）大脳皮質の萎縮」の項を参照されたい。

■ 減少する神経核と減少しない神経核

神経核では、被殻（Bugianiら 1978）、マイネルト基底核（McGeerら 1984）、中脳黒質（PakkenbergとBrody 1965）、橋青斑核（VijayashankarとBrody 1979）、脊髄前角細胞（TomlinsonとIrving 1977）など、皮質同様に加齢に伴って神経細胞数が減少するという研究結果が多い。ただし、前述の文献とは結果が食い違っているものもある。例えば、被殻（Bottcher 1975）、マイネルト基底核（Chiuら 1984）などがある。

一方、脳幹の神経核では、神経細胞の萎縮は生じるが、有意な減少は認められないという研究がある。例えば、顔面神経核（Van Buskirk 1945）、蝸牛神経核、外転神経核（VijayashankarとBrody 1977）、滑車神経核（VijayashankarとBrody 1977）、下オリーブ核（MonagleとBrody 1974）である。

脳幹の神経核では推計学を使わずに1つの神経核全体を計測することも可能であるが、大脳皮質では全部を数えることは所詮無理であり、2,000 cm^{2}以上にも達する広大な皮質からネコの額ほどの面積の神経細胞数から全体を推定した数値を同列に論ずることはできない。

■ 神経核のなかのバランス

神経核は、普通、2種類以上の神経細胞が一定の割合で存在している。例えば、被殻では、大型と小型の神経細胞数比はほぼ1：140である。加齢に伴って両者とも数は減少するが、この比率はほとんど変化しない（Bugianiら 1978）。もう1つの場所は黒質で、神経メラニン色素顆粒をもった神経細胞と非色素神経細胞の比率は1：5である。黒質も被殻と同様に、高齢ほど数の減少が2種類の神経細胞に生じるが、この比率は年齢と無関係に一定している（大野ら 1991）。そこで、その対極としてパーキンソン病（Parkinson's disease：PD）を調べてみると、比率は1：1に近い値になる。老化では非色素神経細胞1個の消失に対して色素神経細胞5個が消失するというような、疾病とは

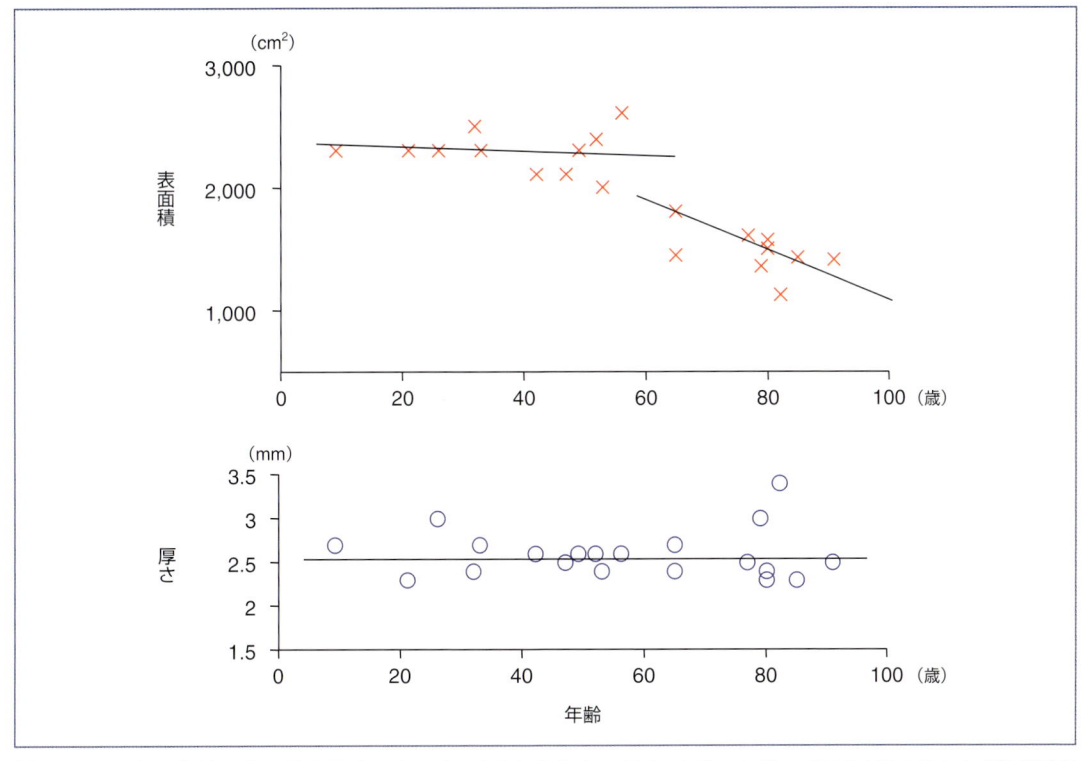

図 1-3-9　大脳皮質の表面積と厚さ　表面積は立体学的方法で計測した値．皮質の厚さは大脳容積から形態計測学的に求めた皮質容積を表面積で除した値．大脳皮質の脳回頂は厚く脳溝壁や谷では薄い．したがって，皮質厚の値は全皮質の平均値を表している．ちなみに，皮質の厚さを大脳割面で実測しても，年齢には関係なく一定している．

2）大脳皮質の萎縮

　立体学的方法によると，20歳代の大脳皮質表面積は 2,300 cm²～2,400 cm² であるが，50 歳代を境にして 80 歳代では 1,700 cm²～2,000 cm² にまで縮小する（水谷と藤澤 1980；Parent 1996）．容積もそれに比例して減少しているが，驚くべきことに厚さは減少しない（**図 1-3-9**）（Brody 1970；水谷と藤澤 1980；Yamada ら 1998）．

　前述のように，皮質の神経細胞は加齢とともに減少すること，特定の層にある神経細胞がより脱落すること，などから，大脳皮質は高齢ほど薄くなり，皮質の萎縮はもっぱら厚さの減少によると考えられてきた．ところが，筆者らは，表面積は減少するが皮質の厚さは年齢に関係なく一定していることを明らかにした．すなわち，皮質容積の減少は厚さの減少ではなくて，表面積の減少が非常に大きな要因なのである．この結果は皮質の特定の層にある神経細胞が減少するという従来の研究結果とは違う．

　その点について，大脳皮質は生理学的，機能的にみると，さまざまな広さの円柱（ネコでは底面積 200～500 μm²）が一面に敷き詰められていると考えられている（Hubel と Wiesel 1963）．この 6 階建ての茶筒のような円柱ビルは機能円柱（functional column）と呼ばれ，その円柱の底面積や円柱の位置は目的に応じてダイナミックに変化する．しかし，円柱の高さはあまり変化しない．機能円柱は皮質機能の最小単位であり（Noback 1981），この円柱を維持することが，皮質の機能を遂行する上で必要不可欠であることを示している（**図 1-3-10**）．加齢に伴う皮質神経細胞の減少が ATD やピック病のように特定の層に生じるようなメカニズムでは機能円柱が崩壊してしまうのである．

　しかし，一定の比率の下に神経細胞が減少する

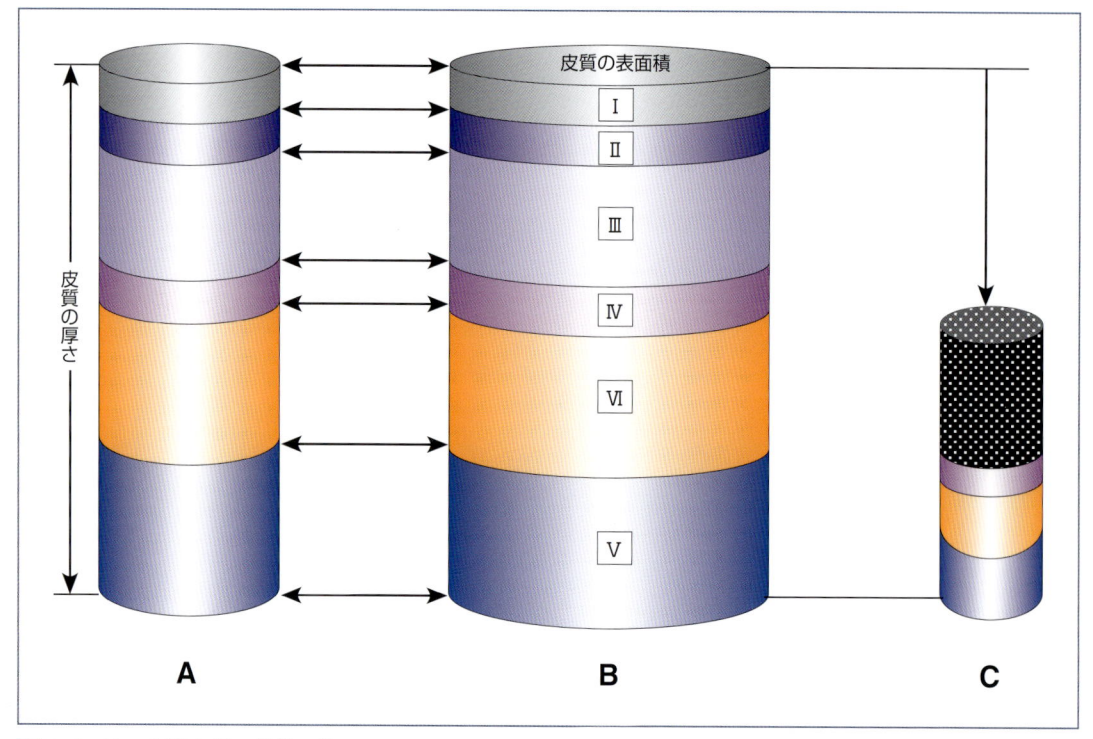

図 1-3-10 大脳皮質の機能円柱 視覚野の研究から機能円柱（A と B）は大脳の機能に応じて底面積が変化すると考えられている（A↔B）．加齢による表面積の減少は B から A へ変化するが，アルツハイマー型痴呆やピック病のような変性疾患（C）では，第Ⅱ～Ⅲ層が高度な神経細胞脱落のために萎縮し，第Ⅳ層から下にある層も変性・萎縮するため，厚さが減少すると考えられる（**図 1-3-7**，**図 2-1-22** 参照）．

としても，それだけで厚さが変わらないとは考えにくい．その点について Scheibel らのゴルジ（Golgi）染色法による皮質錐体細胞の樹状突起の加齢に伴う変化に関する研究が興味ある結果を提供してくれる（Scheibel ら 1975/1976/1977）．すなわち，錐体細胞の樹状突起は加齢に伴って短縮するが，脳表面に平行に伸びる水平樹状突起と皮質表面に向かう先端樹状突起を比較すると，水平樹状突起の短縮は先端樹状突起よりも著しいという．水平樹状突起は細胞体から四方に伸びて細胞周囲に一定の広がりを形成しているので，それが皮質の表面積に比例するとし，同様に先端樹状突起が厚さに比例するとすれば，表面積の減少が大きい理由は水平樹状突起の短縮にあるのかもしれない．

3）老年性変化

■ 統計学的特性

脳重量，ある部位の神経細胞数などは数学や国語のテスト成績のように，平均をピークとして両側に裾野をもつ山型の正規分布をとる．ところが，老人斑とタングルは正規分布にはならない．単位面積当たりの数を横軸に，その階級に属するサンプルの数（症例数）を縦軸にとると，最もサンプル数が多いところは単位面積当たりの数がゼロの場所になるのである．そして，単位面積当たりの数が増加するにつれて，サンプル数が減少していくために，そのヒストグラムは右肩下がりのポアソン分布に似たような形を示す（**図 1-3-11**）．この分布は少なくとも老人斑とタングルで認められ，年齢や計測部位とは無関係に同じ形になる．

このように，神経細胞数と老人斑やタングルでは，統計学的な性質が異なっている．例えば，神経細胞数では平均値が有効であるが，老人斑やタングルなどでは平均値がその部位の状態を表現していない．実際，老人斑やタングルの平均値はほとんどの場合，ゼロになってしまうのである．

そこで，平均値の代わりに中央値や 95 パーセ

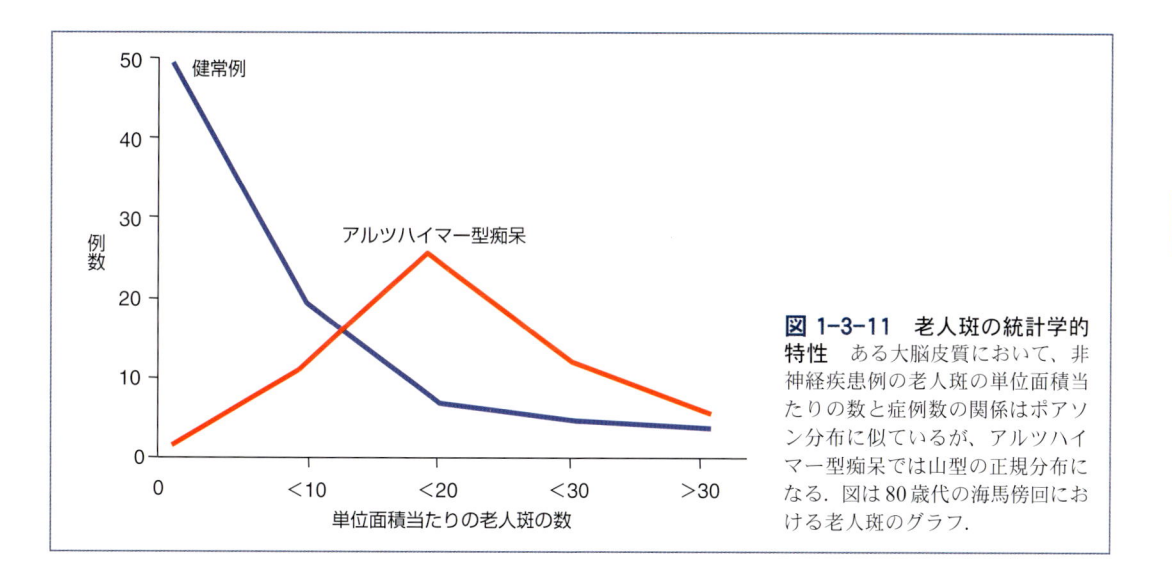

図 1-3-11 老人斑の統計学的特性 ある大脳皮質において、非神経疾患例の老人斑の単位面積当たりの数と症例数の関係はポアソン分布に似ているが、アルツハイマー型痴呆では山型の正規分布になる。図は80歳代の海馬傍回における老人斑のグラフ。

ンタイル値（percentile）などを使うことになる。本書では95パーセンタイル値を生理的上限とし、それ以上の数値は統計学的に病的と判断している。ATDと健常老人脳の比較研究で、非常に大きな有意差が生じる場合と差がない場合があるのは、たまたまコントロール群がヒストグラムで左に位置するような症例であったとすると、ATDとの差が大きくなるが、反対に、右に位置するような症例であれば、ATDとの間に差がなくなってしまうからである。また、脳重量や神経細胞数ではサンプル数を増やすことによって症例間のバラツキが小さくなるが、老人斑やタングルでは必ずしもそうはならず、かえって大きくなることもある。有意差検定などでは、統計計算する前にヒストグラムをつくってみる必要があろう。

■ 年齢と分布
a）老人斑

老人斑（図 1-1-27）は大脳皮質のみならず、皮質下灰白質（図 2-1-53）、脳幹、小脳（図 2-2-3）などに広く分布しうるが、健常脳ではほとんど大脳に限局している。アルツハイマー型老年痴呆（senile dementia of Alzheimer type：SDAT）もその分布は健常老人脳と同じであるが、アルツハイマー病（Alzheimer's disease：AD）では大脳の皮質下白質、小脳皮質や脳幹など広範囲に観察される。

Thalらによると、大脳皮質で最初に出現する場所は新皮質の連合野で、次いで辺縁系、基底核、間脳、そして最後は小脳と脳幹であるという（2000）。

大脳皮質に1個以上の老人斑が発見される脳が同一年代の全剖検脳に占める割合は、60歳代から100歳代までほぼ年齢に比例して上昇する。しかし、60歳代（28％）から90歳代（71％）までは比較的急速に高くなるのに対して、90歳代から100歳代（77％）は平坦化している。また、健常例と痴呆例に分けて年代的な推移をみると、健常例はどの年代でも痴呆例に比べて低い。

単位面積当たりの老人斑数を前述の95パーセンタイル値でみると（水谷ら 1993）、皮質部位によって違いがあることが分かる。例えば、60歳代の中・下側頭回、内側後頭側頭回、海馬傍回などの側頭葉内側部では5～7個であるが、同年代の前頭葉や頭頂葉では0.1～2個である。もちろん、これらの皮質では高齢ほど数は増えるが、部位による違いは100歳代まで大きく変わることはない。次に、後頭葉線条野皮質を除く大脳皮質では、60歳代から80歳代に向かって上昇する傾向がみられ、80歳代で最大値を示す部位が多い。そして、90歳代以後ではやや低下している。それに対して、線条野皮質は60歳代以後、ほぼ横ばいの状態で、高齢ほど数値が上昇する傾向がみられない。

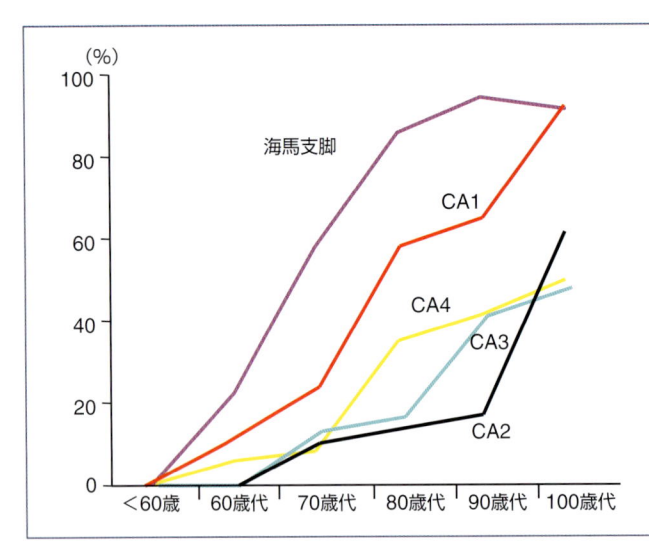

図 1-3-12　アンモン角におけるタングルの出現頻度　出現頻度は各部位の神経細胞100個中タングルをもった神経細胞数をパーセントで表している．加齢とともに海馬支脚からCA4に向かってタングルが出現し増加していくが，CA2だけは他の部位と違っていることに注意（**図 1-3-23**参照）．非神経疾患例．

　皮質下諸核の老人斑は大脳皮質のそれにほぼ並行しており，老人斑が皮質下核にあって大脳皮質にはないという状態はない．しかし，皮質下核の老人斑は大脳皮質のそれが95パーセンタイル値またはそれ以上出現している場合に観察されることが多い．この関係は老人斑のスクリーニングに利用可能で，乳頭体内側核に老人斑が出現している症例の80％は大脳皮質に95パーセンタイル値を超える老人斑が認められる．皮質下核では乳頭体内側核（**図 2-1-53**）の他に，被殻，前障，扁桃体，視床，マイネルト基底核（**図 2-1-62D**）などが好発部位である．しかし，淡蒼球に老人斑が出現した健常例やATDに遭遇したことはない．

b）アルツハイマー神経原線維変化（タングル）

　脳幹では中脳の背側被蓋核，脚橋被蓋核，橋の青斑核，上中心核などが好発部位である．しかし，黒質，橋核，下オリーブ核，迷走神経背側神経核，小脳歯状核などにタングルをみることはまれで，これらの部位に発見されたときはAD，進行性核上性麻痺（progressive supranuclear palsy：PSP）などが疑われる．

　大脳では，側頭葉新皮質と海馬傍回の内嗅領皮質に挟まれた経内嗅領皮質（transentorhinal cortex）から内嗅領皮質が最も早期に観察される部位であるとともに，年齢との相関が最も強い．60歳代ではすでにこの部位に出現していることが多いが，アンモン角にはほとんどタングルはみられない．次いでタングルは海馬支脚，さらにアンモン角のCA1へ進む（**図 1-3-12**）．数には個人差がみられるが，80歳代では内嗅領皮質からアンモン角CA1までびまん性に認められる．CA3〜4にも高齢ほどタングルが増加するが，出現する量はCA1に比べて非常に少ない．一方，CA2はやや特殊な場所で，60〜90歳代ではほとんど増加せず，統計学的にはアンモン角のなかで唯一加齢と相関しない部位である．そのため，CA2に多数のタングルが集簇性に出現している場合にはATDが疑われる（MizutaniとShimada 1991）．ところが，90〜100歳代になると健常脳のCA2にも急速に増加し，アンモン角全体にタングルが観察されるようになる．CA1〜2では神経細胞の外にあるゴースト・タングル（ghost tangle）が多くなる（**図 1-1-8**）．なお，これに関連して，アンモン角CA2から内嗅領皮質にかけて，ほとんどの神経細胞にタングルが出現しているにも関わらず，その他の大脳皮質にはまったく出現していないか生理的範囲内のことがある．かつてこの状態を原発性海馬変性，ATDの特殊型，ATDに似て非なる非ATDなどと捉えるさまざまな見解があったが，100歳脳の研究から正常な老化現象であることが明らかになった（**図 1-3-12**）．

　一方，大脳皮質のタングルは側頭葉内側部，前頭葉眼窩面などで加齢に伴って増加するが，健常脳では1 mm^{2}に1個程度であり，最も多くみられ

る内側後頭側頭回でも100歳代で1 mm²に3〜4個である。このように、内嗅領皮質からアンモン角に至る領域と新皮質には量的に大きな差があり、新皮質でタングルが比較的容易に発見できるような状態は病的が疑われる。なお、ATDの新皮質では鳥距溝皮質のような第一次視覚野や中心後回にはタングルが少なく連合野は多いという高次皮質ほど出現しやすい傾向が指摘されているが（次項の「老年性変化の階級（層）的分布」参照）、健常脳ではタングルの数が圧倒的に少ないために明らかにしがたい。

皮質下核では、老人斑と同様に扁桃体にタングルがしばしばみられ、とくに皮質核内側核群に多い。その他にマイネルト基底核、対角回核などに出現するが、乳頭体、視床、淡蒼球、視床下核などで観察されることは極めてまれである。SDATでも、その分布は健常脳とほとんど差がない。ところが、ADでは、量的に多いだけでなく分布も広がり、視床の網様体核、髄板内核、正中核などにも出現する。筋強直性ジストロフィー（myotonic dystrophy）では乳頭体内側核に大量出現することがあり（図2-1-51参照）、PSPでは淡蒼球、視床下核などにみられるが、健常脳ではこれらの神経核にタングルをみることはほとんどない。

■ 老年性変化の階級（層）的分布

ArnoldらはAD脳の皮質細胞構築から39ヵ所を選び、それらにおける老人斑とタングルの数を調べ、変化に階級的な分布（hierarchical distribution）を見出した（1991）。階級（層）的分布とは例えば、視覚野では第一次視覚野のタングルが最も少なく、第二次、第三次という順に、より高次野になるほどタングルが多くなっている現象をいう（Levineら 1993）。階級（層）的な分布は老人斑よりタングルで明確にみられる。老人斑では、海馬やその他の側頭葉内側部は新皮質より少なく、連合野は第一次運動野や感覚野に比べて多い傾向はある。しかし、タングルよりは脳内に均等に分布しており、部位による数量的な差が小さい。

参考文献

Arnold SE, Hyman BT, Flory J, et al.: The topographical and neuroanatomical distribution of neurofibrillary tangles and neuritic plaques in the cerebral cortex of patients with Alzheimer's disease. Cereb Cortex 1991；1：103-116.

Ball MJ, Fisman M, Hachinski V, et al.: A new definition of Alzheimer's disease : a hippocampal dementia. Lancet 1985；1：14-16.

Bottcher J: Morphology of the basal ganglia in Parkinson's disease. Acta Neurol Scand 1975；5 (Suppl 62)：1-87

Brody H: Structural changes in the aging nervous system. In : The regulatory role of the nervous system in aging (Interdisciplinary topics in gerontology, vol. 7). Blumenthal HT(ed), Karger(Munich), 1970, pp9-21.

Brody H: Organization of the cerebral cortex. Ⅲ. A study of aging in the human cerebral cortex. J Comp Neurol 1955；102：511-516.

Bugiani O, Salvarani S, Perdelli F, et al.: Nerve cell loss with aging in the putamen. Euro Neurol 1978；17：286-291.

Chiu HC, Bondareff W, Zarow C, et al.: Stability of neuronal number in human nucleus basalis of Meynert with age. Neurobiol Aging 1984；5：83-88.

Colon EJ: The elderly brain. A quantitative cytoarchitectonics of the human cerebral cortex. Psychiat Neurol Neurochir 1971；74：291-302.

Davis PJM, Wright EA: A new method for measuring cranial cavity volume and its application to the assessment of cerebral atrophy at autopsy. Neuropathol Appl Neurobiol 1977；3：341-358.

Double KL, Halliday GM, Kril JJ, et al.: Topography of brain atrophy during normal aging and Alzheimer's disease. Neurobiol Aging 1996；17：513-521.

Hall TC, Miller AKH, Corsellis JAN: Variations in the human Purkinje cell population according to age and sex. Neuropathol Appl Neurobiol 1975；1：267-292.

Hubbard BM, Anderson JM: A quantitative study of cerebral atrophy in old age and senile dementia. J Neurol Sci 1981；50：135-145.

Hubel DH, Wiesel TN: Shape and arrangement of columns in cat's striate cortex. J Physiol (Lond.) 1963；165：559-568.

Levine DN, Lee JM, Fisher CM: The visual variant of Alzheimer's disease : A clinicopathologic case study. Neurology 1993；43：305-313.

McGeer PL, McGeer EG, Suzuki J, et al.: Aging, Alzheimer's disease and cholinergic system of the basal forebrain. Neurology 1984；34：741-745.

Miller AKH, Alston RL, Corsellis JAN: Variation with age in the volumes of grey and white matter in the cerebral hemispheres of man : measurements with an image analyser. Neuropathol Appl Neurobiol 1980；6：119-132.

水谷俊雄：系統変性としてのPerforant pathway変性—Alzheimer型痴呆における海馬の2次性萎縮. 脳神経 1998；50：895-905.

Mizutani T, Kasahara M: Hippocampal atrophy secondary to entorhinal cortical degeneration in Alzheimer-type dementia. Neurosci Lett 1997；222：119-122.

水谷俊雄，笠原麻里，山田滋樹 他：アルツハイマー型老年痴呆の神経病理学的診断に関する研究. 脳神経 1993；5：333-342.

Mizutani T, Shimada H: Quantitative study of neurofibrillary tangles in subdivisions of the hippocampus. CA2 as a special area in normal aging and senile dementia of the Alzheimer type. Acta Pathol Jpn 1991；41：597-603.

水谷俊雄，藤澤浩四郎，森松義雄 他：正常加令脳の定量形態学的研究. 厚生省神経疾患研究委託費「老年期脳障害の臨床・発生機序・治療に関する研究. 昭和57年度研究成果報告書」1983, pp91-97.

水谷俊雄, 藤澤浩四郎：脳肉眼所見検索に際して有用且つ簡便な形態計測法について. 神経病理学 1980；1：133-144.
Mochizuki Y, Mizutani T, Shimizu T, et al.：Proportional neuronal loss between the primary motor and sensory cortex in amyotrophic lateral sclerosis. Neurosci Lett 2011；503：73-75.
Monagle RD, Brody H：The effects of age upon the main nucleus of the inferior olive in the human. J Comp Neurol 1974；155：61-66.
Noback CR：The Human Nervous System, 3rd ed. McGraw-Hill (New York), 1981, p591.
大野大二, 水谷俊雄, 嶋田裕之 他：黒質の色素神経細胞と非色素神経細胞の比率―正常加齢と錐体外路系疾患における検討. 日老医誌 1991；28：351-357.
Pakkenberg H, Gundersen HJ：Neocortical neuron number in human：effect of sex and age. J Comp Neurol 1997；384：312-320.
Pakkenberg H, Brody H：The number of nerve cells in the substantia nigra in paralysis agitans. Acta Neuropathol 1965；5：320-324.
Parent A：Carpenter's Human Neuroanatomy, 9th ed. Williams & Wilkins (Baltimore), 1996, p864.
Scheibel ME, Tomiyasu U, Scheibel AB：The aging human Betz cell. Exp Neurol 1977；56：598-609.
Scheibel ME, Lindsay RD, Tomiyasu U：Progressive dendritic changes in the human limbic system. Exp Neurol 1976；53：420-430.
Scheibel ME, Lindsay RD, Tomiyasu U, et al.：Progressive dendritic changes in aging human cortex. Exp Neurol 1975；47：392-403.
Thal DR, Rüb U, Schultz C, et al.：Sequence of Aβ-protein deposition in the human medial temporal lobe. J Neuropathol Exp Neurol 2000；59：733-748.
Tomlinson BE, Irving D：The numbers of limb motor neurons in the human lumbosacral cord throughout life. J Neurol Sci 1977；34：213-219.
Van Buskirk C：The seventh nerve complex. J Comp Neurol 1945；82：303-333.
Vijayashankar N, Brody H：A quantitative study of the pigmented neurons in the nuclei locus coeruleus and subcoeruleus in man as related to aging. J Neuropath Exp Neurol 1979；38：490-497.
Vijayashankar N, Brody H：A study of aging in the human abducens nucleus. J Comp Neurol 1977；173：433-438.
Vijayashankar N, Brody H：Aging in the human brain stem. A study of the nucleus of the trochlear nerve. Acta Anat 1977；99：169-172.
West MJ：Design-based stereological methods for counting neurons. Prog Brain Res 2002；135：43-51.
West MJ：Regionally specific loss of neurons in the aging human hippocampus. Neurobiol Aging 1993；14：287-293.
Yamada S, Mizutani T, Asano T, et al.：Age-related brain atrophy with a constant cortical thickness in the normal elderly. Neuropathology 1998；18：276-283.
山田滋雄, 水谷俊雄 他：未発表

V. 老年期の疾病

疾病構造（1988〜1998）

21世紀直前の10年間に剖検された約1,800例の集計である。その結果を述べる前にその時代背景を簡単に述べておきたい。

この時代は少子高齢化が話題になり、高齢者が同じ高齢の配偶者を介護するということが現実になった時代であった。

100歳代の人たちについては以前から新聞やテレビで報道されていたが、戸籍台帳が整備され正確に年齢が算出できるようになったのは明治20年前後生まれからである。年々100歳代の人たちが増えているが、脳にさしたる変化のない人たちがいる一方、全身疾患の影響を被った人たちも確実に増えており、かつていわれた「選ばれた人」という百寿者は減少してきた。そして、多くの人たちがアルツハイマー病は脳の老化の終末像であると信じていた。

1990年代には生活習慣病という言葉も現れた。しかし、疾病構造をみれば明らかなように、若い頃からの高血圧、糖尿病などの疾病が老年期に脳障害をつくり上げていることは明白であった。

1）老人の全身状態

前述のスーパーノーマル100歳の一般臓器には未破裂の腹部大動脈瘤、高度の大動脈硬化、早期胃がん、全身臓器の萎縮（心臓270g、肝臓550gなど）という具合に、どれ1つとっても死因になりうるものばかりであった。しかし、これは例外ではなくて、老人では脳とその他の臓器の間には著しい差があることが多い。病理学的にみると、老人は疾病を複数抱えて微妙なバランスをとりながら生活している状態にあり、どのようなハプニングが生じても不思議ではない状況に置かれている。そのため、脳自体にそれほどの老化現象がみられなくても病的状態に陥る危険性を常に秘めている。年齢に比例して増加する大脳皮質や白質の小さな梗塞（**図2-1-6**）は脳内の動脈硬化もさる

ことながら、心房細動（atrial fibrillation：Af）や慢性的な播種性血管内凝固症候群（disseminated intravascular coagulation：DIC）が原因になっていることが少なくない。また、頭部外傷も無視できない。とくに剖検で初めて明らかになるような硬膜下血腫はほとんどの場合、薄い偽膜が形成されている（図1-2-1A）。臨床的にはこのような症例の半数は転倒の既往が不明である。いかに転倒が日常的な出来事であるかということであろう。このように、本来バランスのとれた萎縮過程はアルツハイマー型痴呆（Alzheimer-type dementia：ATD）やパーキンソン病（Parkinson's disease：PD）のような脳固有の疾患のみならず脳以外のさまざまな要因によって崩され、少しずつアンバランスな萎縮へと変化していくと考えられる。

2）老人脳の主病変

老人脳では、性質の異なる病変が共存することはまれではない。そこで、1988年から1998年までの全身解剖例について、臨床経過を考慮してその脳を左右した主病変を出血性疾患、虚血性疾患、変性疾患、中毒・代謝性疾患、感染症、腫瘍、外傷、その他、著変なし、の9つのカテゴリーに分類し集計した結果を述べる。

虚血性疾患が最も多く、全剖検例の50.6％を占める。次いで変性疾患16.9％、出血性疾患9.4％、腫瘍5.2％の順である。年代別にみると、出血性疾患はどの年代でも9％前後でほぼ一定しているが、虚血性疾患は60歳代（36％）から次第に増加して、100歳代では67％に達する。変性疾患も同様に増加傾向を示し、60歳代では9％であるが、90歳代では25％になる。ただし、100歳代ではやや低下している（17％）。それに対して、減少傾向を示す疾患は腫瘍で、60歳代の15％から100歳代の2％に低下している。また、老年性変化を除いて、組織学的にも著変がない脳は60歳代では15％を占めているが、100歳代では2％にまで下がっている。このように、高齢ほど疾患の種類が減少していくなかで、虚血性疾患と変性疾患が増加している。

一方、健常（非痴呆）群と痴呆群を比較すると、出血性疾患は健常群9％、痴呆群10％、虚血性疾患も健常群52％、痴呆群47％とほとんど差がみられないが、変性疾患に大きな違いがあり、痴呆群では34％を占めるのに対して、健常群では9％に過ぎない。反対に、著変のない脳は健常群では13％であるが、痴呆群では2％である。

年代別では、健常群、痴呆群とも出血性疾患はほぼ横ばいである。虚血性疾患は健常群では高齢ほど増加し、60歳代の35％から100歳代ではその2倍以上の77％にまで達するが、痴呆群の60歳代から90歳代はほぼ40～50％と一定している。変性疾患は痴呆群では高年代ほど確実に増加し、それとは逆に他のカテゴリーの疾患は70歳代になると極端に減少する。とくに痴呆群の腫瘍は60歳代では23％であるが、70歳代では6％にまで減り、80歳代以降は1％以下である。痴呆群で著変のない脳は60歳代ですでに3％と健常群の1/5以下であるが、さらに高齢ほど減少し、100歳代では組織学的異常のない脳はない。

3）病変別にみた老年期の脳

前項は主病変をもとにした集計であるが、ひとつの脳に2つ以上の異なる病理学的変化を合併していることが老年期では多いので、本項では1つひとつの病理所見を集計した結果を述べる。

■ 出血性病変

出血性疾患の病理所見を有する脳のなかで、その44.5％は微小動脈瘤（microaneurysm）（図1-2-24）である（シャルコー・ブシャール Charcot-Bouchard動脈瘤）。その多くは組織学的にヘモジデリン顆粒を貪食したマクロファージが血管周囲に集まっているため、肉眼的には褐色の点としてみえる。60歳代では同年代の全剖検例の4.7％にみられるが、100歳代では14.3％になる。健常群、痴呆群でほとんど差がない。高血圧の既往がある脳ではほぼ必発であるが、既往のない脳でも観察される。また、必ずしも大出血例に多いわけではなくて、微細な出血を伴う微小動脈瘤の多発以外にまったく病変を見出せない脳も少なくない。被殻（図2-1-65）、視床（図2-1-81）、橋底部（図2-3-30）が好発部位であるが、老人脳ではさらに小脳歯状核付近（図2-2-24）、海馬体、大脳皮質

微小動脈瘤を除く55.5%が肉眼的にも確認できるような大きな非外傷性脳内出血である。そのなかで最も多いものが外側型出血（15.7%）（図1-2-4）、次いで硬膜下出血（12.2%）（図1-2-1）、内側型出血（6.5%）（図1-2-5）、高血圧性白質出血（5.8%）（図1-2-7B）、脳アミロイド血管症（cerebral amyloid angiopathy：CAA）を伴う出血（3.7%）（図1-2-7A）、小脳出血（3.7%）である。硬膜下出血（血腫）の数値は頭部外傷に伴う出血を除外してあるが、老年期では転倒の既往がはっきりしないことが多く、健常群と痴呆群に差は認められない。痴呆群のCAAを伴う出血は健常群の2倍以上の5.6%を占める。しかし、CAAそのものは60歳代では全剖検例の23.5%、90歳代では52.7%に達していることを考慮すると、出血例の割合はむしろ小さく、病理学的にはCAAに動脈硬化性変化などが加わる必要があるのかもしれない。その他の疾患では両群に差はほとんどない。年代別では、大脳出血（内・外側型の合計）は60歳代では60%であるが、80歳代からほぼ30%で変動していない。それに対して微小動脈瘤は90歳代まで増加しており、100歳代ではやや低下して31%になっている。硬膜下出血、クモ膜下出血、小脳・脳幹出血は60歳代からほとんど変化しない。

■ 虚血性病変

　虚血性病変を伴う脳は全剖検例の約60%に達する。その約97%は梗塞で、約3%が心停止脳症（cardiac arrest encephalopathy）である。梗塞の部位を大脳皮質・白質、皮質下諸核、脳幹・小脳の3つに分けてみると、約半数の52%は大脳皮質・白質で、皮質下諸核と脳幹・小脳は各々およそ1/4に相当する25.9%、22.1%である。この割合は60歳代以降、健常群、痴呆群ともほとんど変化していない。

　大脳の虚血性病変の内訳をみると、多発性皮質梗塞が36.3%と最も多く、多発性白質梗塞（27.7%）と合わせて全体の約6割を占めることになり、多発性小梗塞が老年期では非常に重要であることを示している。

　1つ以上の脳回を巻き込む大梗塞についてみると、単発性梗塞が大脳の虚血性病変例の21.2%、多発性梗塞が11.4%である。単発性梗塞は中大脳動脈領域が最も多く、単発性梗塞の64%を占める。次いで後大脳動脈領域の21%である。また、単発性梗塞はやや健常群に多いのに対して、多発性梗塞は痴呆群に多い。

　多発性皮質梗塞は米粒大のものから顕微鏡で確認できるような梗塞が皮質内に多発している状態である（図2-1-6）。とくに注目されることは、このような皮質梗塞と同時に軟膜に血栓が観察されることで、臨床的、病理学的に播種性血管内凝固症候群が認められる症例が39%、微小動脈瘤が共存する症例が10%、心房細動などの心疾患が8%にある。しかし、健常群と痴呆群で著しい差はない。

　多発性白質梗塞は病巣が白質に限局する小さな梗塞で、組織学的に確認できるようなレベルまで含む。これも両群に著しい差はないが、ビンスワンガー（Binswanger）病（図1-3-33、図1-3-34）を境界不鮮明な虚血性白質病巣の多発としてみると、多発性白質梗塞の15%がそれに相当し、大脳の虚血性病変全体の4%を占めている。痴呆群に多いが（8%）、健常群でも1%程度に認められる。

　それぞれについて年代別にみると、単発性梗塞が高齢ほど低下するのに対して、多発性皮質・白質梗塞が増加する傾向がある。多発性大脳梗塞や心停止脳症または虚血性脳症はほとんど変動がない。

　皮質下諸核の梗塞では、2つ以上の異なる神経核に生じた多発性梗塞がそのほぼ半数を占めており（45%）、被殻とそれ以外の灰白質の組み合わせが最も多い。単発例でも被殻が最も多く（33%）、次いで視床（18%）である。これらの梗塞は健常群、痴呆群で明らかな差はない。脳幹・小脳の梗塞では、小脳の単独梗塞が38%と最も多く、次いで橋底部34%、小脳と脳幹にまたがる多発性梗塞が22%の順である。

■ 変性病変

　原因不明の変性疾患を部位別に皮質性、錐体外路性、錐体路性、脊髄・小脳性の4つのカテゴリーに分類してみると、アルツハイマー型痴呆（ATD）（図1-3-13〜15）などの皮質性疾患（49%）

とパーキンソン病（PD）など（図1-3-25〜31）の錐体外路性疾患（45%）でほぼ全体を占める。錐体路性と脊髄・小脳性がそれぞれ3%弱である。健常群で最も多い疾患はPDで、変性疾患全体の78%になる。その他、筋萎縮性側索硬化症（amyotrophic lateral sclerosis：ALS）（図2-4-10〜14）が9%、多系統萎縮症（multiple system atrophy：MSA）（図2-1-67、図2-1-68、図2-2-14）などの脊髄小脳変性症が8%の順である。なお、健常群の4%に皮質性の病的所見を伴っているのは、臨床的に痴呆の中核症状は認められず周辺症状としての精神症状のみで推移した症例が含まれているためである。一方、痴呆群では、皮質性疾患が67%、錐体外路疾患が32%で、ほぼ2：1の比率になっている。皮質性疾患では圧倒的にATDであり、それに次いで分類困難な症例が多い。ピック病（図2-1-21、図2-1-22）やクロイツフェルト・ヤコブ病（Creutzfeldt-Jakob disease：CJD）（図2-1-30〜図2-1-34）などはない。錐体外路性はPDが最も多く、進行性核上性麻痺（PSP）（図2-1-26、図2-1-76A, B）や大脳皮質基底核変性症（corticobasal degeneration：CBD）（図2-1-27、図2-1-28）などは極めて少ない。なお、錐体路性疾患は0.3%、脊髄・小脳変性症が0.7%であった。

4つのカテゴリーの推移を年代別にみると、錐体路、脊髄・小脳性の疾患は60歳代から減少し、80歳代を最後に90歳代にはまったくなくなってしまう。それに対して、反比例するかのように皮質性疾患は60歳代の30%から90〜100歳代では約60%にまで増加する。皮質性疾患ではすべてATDとその類縁疾患で、アルツハイマー病（Alzheimer's desease：AD）は60歳代以降、減少傾向にあるが、アルツハイマー型老年痴呆（senile dementia of Alzheimer type：SDAT）は90歳代にピークがある。しかしその一方で、既知の疾病分類には当てはまらない症例、既知の疾患の部分的な病理所見を示すような非定型例などが高齢ほど増加している。このように、100歳代に向かって変性の中心が脊髄・小脳から皮質、錐体外路に移動しているが、脳の発達という視点からみると、ミエリンが最後に完成する大脳皮質が疾病の最後の場所になっている点は興味深い。一方、分類困難な症例や非定型例の増加は全身臓器との関係で病変の進行が中絶された可能性も考えられるが、生理的な老化の形態と区別しにくいという一面もある。変性というプロセスと老化のそれが高齢ほど接近しているようにもみえるが、元来そういうものであるかどうかという問題が老年期の疾病を考える重大な鍵を握っているように思われる。

■ その他の病変

腫瘍は合併を含めて全剖検例の3.5%であるが、60歳代では11.5%を占めており、高齢ほど減少し100歳代では1%にまで低下している。転移性腫瘍が腫瘍例全体の83%と圧倒的に多く、その傾向は60歳代から100歳代まで変わらない。転移性腫瘍では肝細胞がんが最も多く、44%を占める。次いで悪性リンパ腫（11%）、胃がん（10%）、白血病（9%）、大腸がん（5%）、食道がん（4%）などである。脳原発性腫瘍で最も多いものは星状細胞腫（astrocytoma）（45%）であるが、脳原発と考えられる悪性リンパ腫（malignant lymphoma）（図2-1-98）も9%にみられる。

感染症は全剖検例の2%弱で、健常群、痴呆群に大きな違いはない。また、年代ともあまり相関しない。感染症の45%は脳膿瘍で、その大半は米粒大以下の小さな膿瘍である（図1-2-33）。次いで細菌性髄膜炎（図1-2-32）が43%と多い。頭部外傷や耳鼻科領域の炎症の波及というタイプは認められず、もっぱら全身的な敗血症を背景にした中枢神経系の感染で、梗塞に合併していることが多い。ウイルス性髄膜炎や脳炎、さらに後天性免疫不全症候群（aquired immunodeficiency syndrome：AIDS）は1例もなかったが、ATDに合併した進行性多巣性白質脳症（progressive multifocal leukoencephalitis：PML）（図1-1-32B、図2-1-88D）があった。

中毒・代謝性疾患は全剖検例の1%にみられ、高齢ほど減少しているが、60歳代では痴呆例の6%弱を占めていることが注目される。疾患別では、橋中心ミエリン（髄鞘）崩壊症（central pontine myelinolysis：CPM）（図2-3-33）が中毒・代謝性疾患例の30%と最も多く、次いでウェルニッケ（Wernicke）脳症（23%）（図2-1-54）、亜急性連合索変性症（13%）（図2-4-25）、肝性

脳症（9％）（図 2-1-36A）、ペラグラ脳症（7％）（図 2-3-38）である。

頭部外傷は全剖検例の5％弱に認められたが、健常群、痴呆群でまったく差はない。また、年代とも相関しない。種類別では、脳挫傷（図 1-2-48、図 1-2-49）が73％と圧倒的に多く、次いで外傷性硬膜下血腫（18％）である。しかし、ほとんどの硬膜下血腫例では転倒などの既往が不明であるため、実際には最も頻度が高いものと考えられる。その他、びまん性軸索損傷（diffuse axonal injury：DAI）（14％）（図 1-2-46、図 1-2-47）、外傷性脳出血（8％）である。なお、頸椎の変形による頸髄の圧迫所見は老人ではしばしば見受けられるが、圧迫による脊髄変形だけでなくて、脊髄内部に組織損傷を伴う例は非常に少なく、全剖検例の5％程度である。

VI. 老年期痴呆の三大疾患

アルツハイマー型痴呆、レヴィ小体型痴呆、血管性痴呆が老年期に最も多い疾患である。

1. アルツハイマー型痴呆

1）はじめに

かつて原発性老年痴呆と呼ばれていた疾患は、長い論議を経て初老期のアルツハイマー病（Alzheimer's disease：AD）と同じスペクトル上にある疾患と考えられるようになり、アルツハイマー型老年痴呆（senile dementia of Alzheimer type：SDAT）と名称が改められた（Katzmanら 1978）。その後、両者を合わせてアルツハイマー型痴呆（Alzheimer-type dementia：ATD）と呼ばれていたが、現在では二者とも AD と称されることが多い。しかし、発病年齢、脳萎縮や老年性変化の分布や程度に違いがあり、本書では AD と SDAT を病理学的に区別し、ATD とは病変が両者に共通している場合に狭義の AD と狭義の SDAT を合わせた総称名として使用する。

本症の発症機序について、これまでアミロイドβ蛋白（amyloid β-protein：Aβ）説が最も多くの研究者に支持されていた。ところが、17番染色体上の遺伝子と連鎖する前頭側頭型痴呆（frontotemporal dementia：FTD）の家系において、タウ蛋白の変化によって痴呆になりうることが示唆されてから（Huntonら 1998）、タウ仮説も有力視されている。なぜならば、ATDの発症機序について、これまで、アミロイド前駆体蛋白（amyloid precursor protein：APP）から切り離されたAβが組織内に病的に蓄積することが、ひいては神経細胞が死滅するとした考え方が有力で、神経細胞内にできるアルツハイマー神経原線維変化（Alzheimer's neurofibrillary change、以下「タングル」と略称）が痴呆の発現に関与するとは考えられていなかったからであった。

ほとんどのATD例は発症が遅い孤発性であるが、家族性アルツハイマー病（familial Alzheimer's disease）として常染色体優性遺伝する遺伝子型が3つ知られている。すなわち、①染色体14qの上にあるプレセニリン（presenilin）1、②染色体1q上にあるプレセニリン2（Levy-Lahadら 1995；Kennedyら 1995）、そして非常に少数であるが、③染色体21q上にあるAPPによるもの（Peacockら 1994）、である。

一方、血清リポ蛋白の代謝とコレステロールの恒常性に関与する蛋白質であるアポリポ蛋白E（apolipoprotein E：ApoE）は現在知られている最も重要な遺伝的リスクファクターである（Strittmatterら 1993）。ApoE遺伝子にはε2、ε3、ε4の対立遺伝子があり、家族性および孤発性ATD患者ではε4をもつものが多い。ApoEは老人斑の構成成分であるAβと結合してその凝集を促進する可能性も示唆されており（Balesら 1997）、老人斑の形成と関係が深い（Gómez-Islaら 1996）。

2）神経病理（表 1-3-2；p117）

■ 全体像

a）アルツハイマー病とアルツハイマー型老年痴呆

ADは大脳の萎縮が高度で、かつ広汎である。

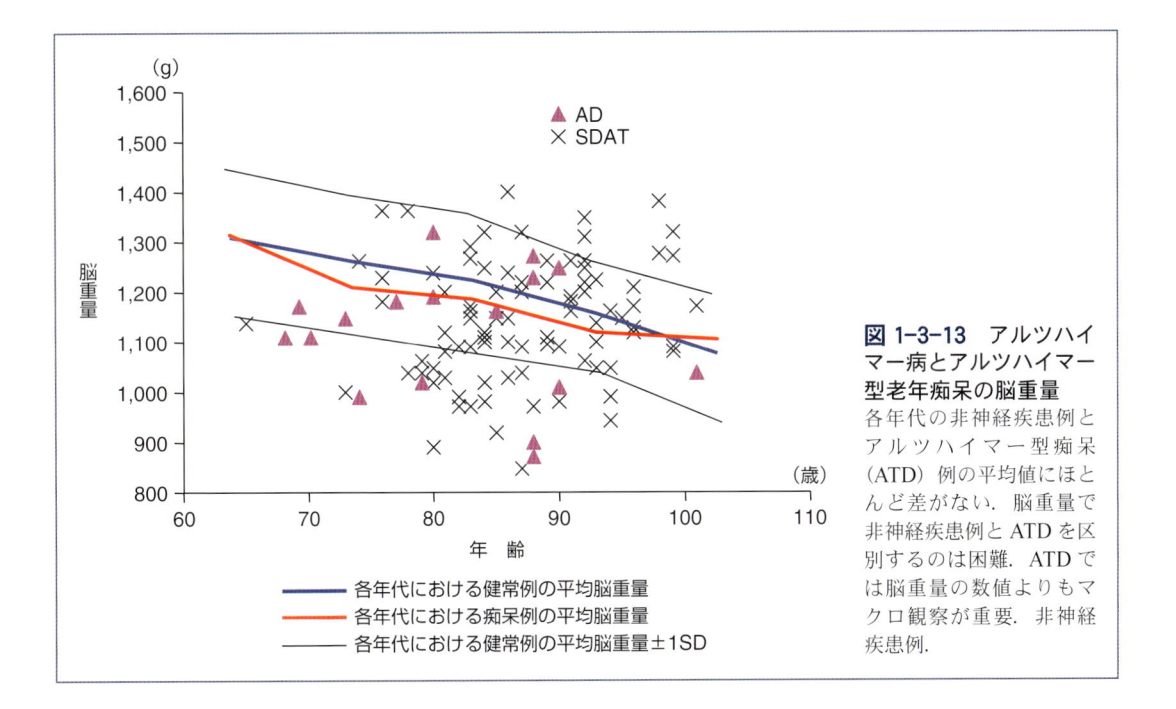

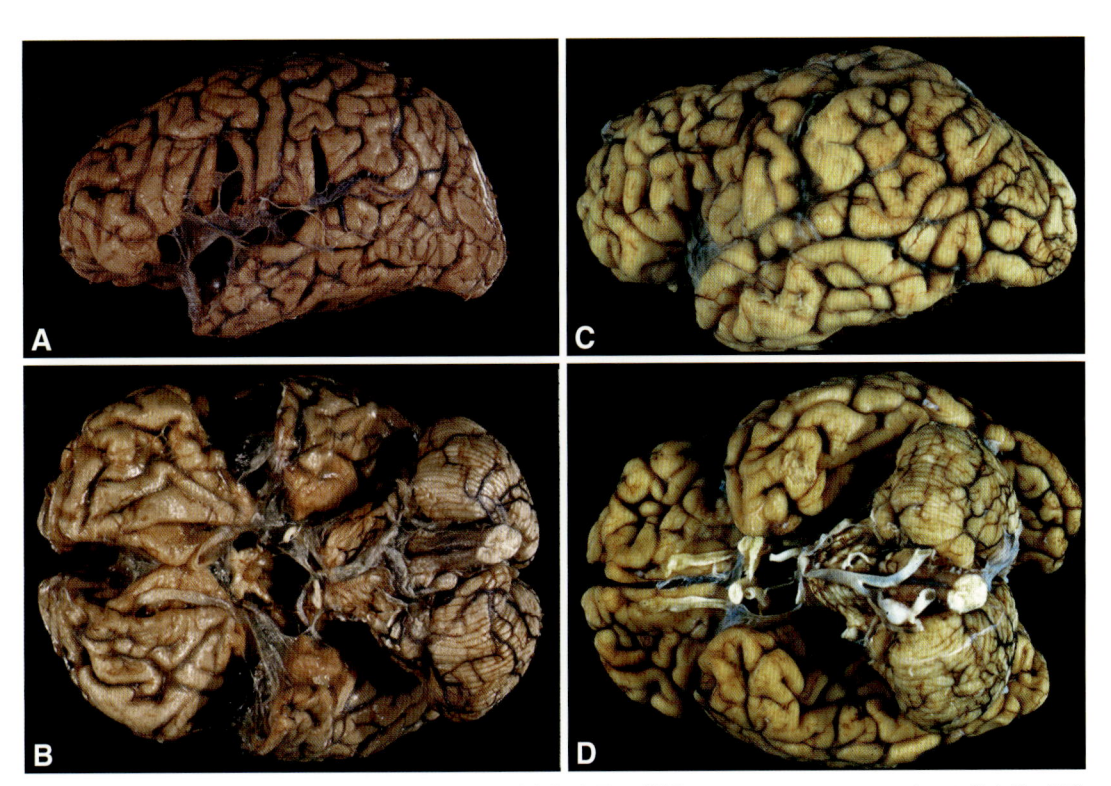

図 1-3-13 アルツハイマー病とアルツハイマー型老年痴呆の脳重量 各年代の非神経疾患例とアルツハイマー型痴呆（ATD）例の平均値にほとんど差がない．脳重量で非神経疾患例と ATD を区別するのは困難．ATD では脳重量の数値よりもマクロ観察が重要．非神経疾患例．

図 1-3-14 アルツハイマー病とアルツハイマー型老年痴呆の外観　A, B：アルツハイマー病．88歳女性．脳重量 900 g．側頭葉の著しい萎縮のために小脳との間が大きく開いている．また，前頭葉内側面も萎縮が強く，大脳縦裂が開いている．　C, D：アルツハイマー型老年痴呆．91歳男性．脳重量 1,080 g．大脳縦裂は閉鎖しているが，側頭葉の萎縮パターンは A に似ている．図 1-3-6C, D と比較せよ．

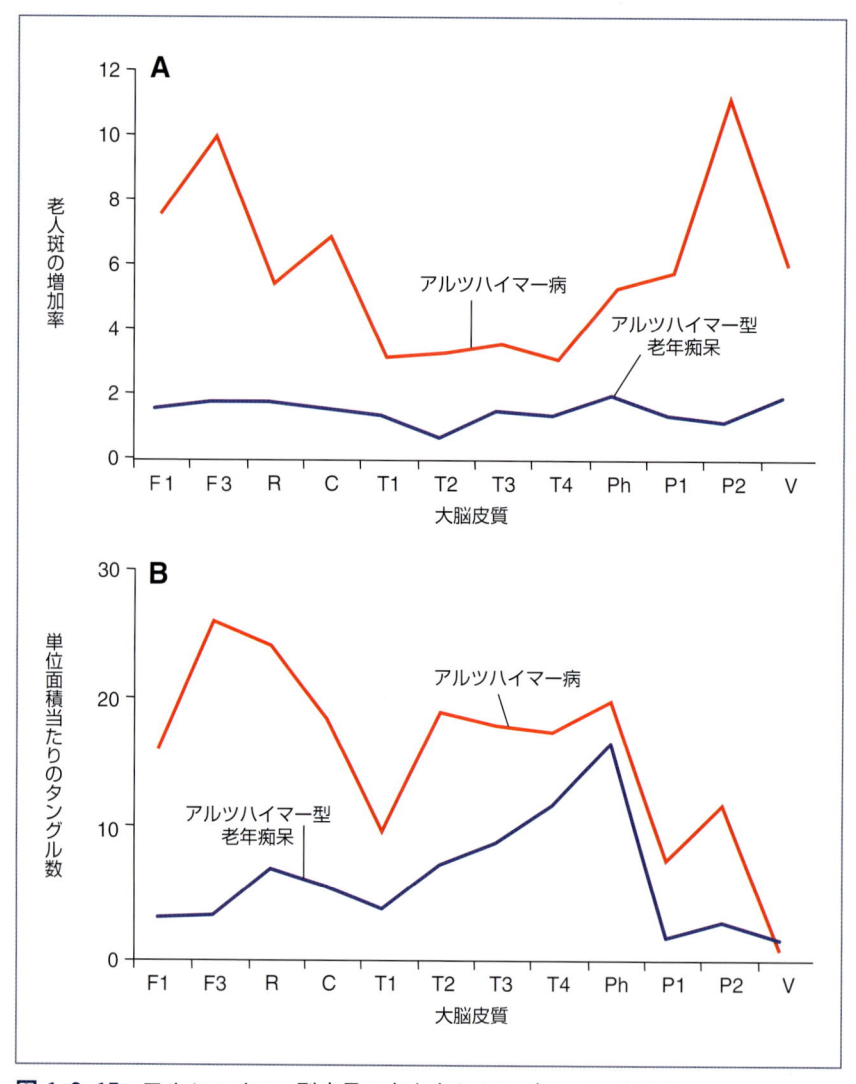

図 1-3-15 アルツハイマー型痴呆の老人斑とタングル　A：老人斑．アルツハイマー病（AD）では前頭葉極と下頭頂小葉に多く出現しているが，アルツハイマー型老年痴呆（SDAT）ではとくに多く出現している脳葉はみられない．増加率＝単位面積当たりの老人斑数/対照年代の 95 パーセンタイル値．　B：単位面積当たりのタングルの数は AD では前頭葉内側面と側頭葉に多いが，SDAT では側頭葉内側部に多い．　略号　F1：上前頭回，F3：下前頭回，R：直回，C：帯状回前部，T1：上側頭回，T2：中側頭回，T3：下側頭回，T4：内側後頭側頭回，Ph：海馬傍回，P1：上頭頂小葉，P2：下頭頂小葉，V：鳥距溝皮質．

脳重量は対照年代の健常脳（図 1-3-13）に比べて軽い．それに対して，SDAT は穹隆面や側面からだけでは必ずしも病的には見えないことがあり，脳重も健常対照群と統計学的な有意差がない症例が多い．しかし，両者ともに脳底面をみると，側頭葉と小脳，脳幹の間に広い隙間ができて，側頭葉内側部の萎縮が歴然とする（図 1-3-14）．

SDAT では内嗅領皮質（entorhinal cortex）から経内嗅領皮質（transentorhinal cortex）に最も高度な病的萎縮がある（図 1-3-14、図 2-1-50）．その意味で大脳新皮質に広汎な病的萎縮をきたす AD の限局型といえなくもないが，全経過が 10 年にもおよぶ症例でさえ，萎縮が内嗅領皮質に留まっている事実は単に AD の局所病変とはいえない．しかも，老人斑やタングルの出現分布が生理的な老化の延長線上にある SDAT に対して，AD はそれとはまったく別の分布を示す（図 1-3-15）．さらに，AD は 70 歳代以前の発症が圧倒的に多く，

100歳代でも遭遇するが、60歳代以降には明瞭なピークは認められない。それに対して、SDATは70歳代以後に多く、80〜90歳代にピークをもつ山型の年齢分布を示す。

側頭葉の萎縮は内側に向かって病変が高度になるが、とくにADではピック病の葉性萎縮（lobar atrophy）との鑑別が肉眼的に難しいこともある（**図 2-1-21**）。内嗅領皮質の病巣はアンモン角（Ammon's horn）に向かうと同時に、海馬傍回と内側後頭側頭回の間にある側副溝（collateral sulcus）を開大させる（**図 2-1-48B**, **図 2-1-50**）。これは頭部MRI画像によって臨床的にも捉えることができる。なお、かつて、健常例ではタングルや老人斑が側副溝を越えて側頭葉新皮質に広がることはない、といわれていたが、現在は否定されている。

側脳室下角も拡大するが、下角吻部にある扁桃体（amygdala）の萎縮が高度になると一層拡大する。このような側頭葉内側部の萎縮は扁桃体がある吻側ほど強く、後方ほど軽い傾向がある。左右で萎縮の程度が異なることも多い。

外側に向かって、ADでは上側頭回の腹側面まで広がる。しかし、聴覚皮質があるヘシュル（Heschl）回（横側頭回）を含む背側面は比較的ボリュームを保っている。SDATでは中側頭回付近まで萎縮が進むが、上側頭回に至ることはまれである。

前頭葉萎縮は側頭葉に次いでADに多いパターンである。とくに内側部（上前頭回内側面、帯状回吻部など）と眼窩面の萎縮が著しく、大脳縦裂（fissura longitudinalis cerebri）が大きく開いていることがある（**図 1-3-14A, B**）。それに対して、SDATの前頭葉は健常脳のそれと区別しがたいことが多い（**図 1-3-14C, D**）。

中心前回や中心後回の病変は軽度、または逃れることが多い（Jagustら 1990）。また、頭頂葉や後頭葉の萎縮は大脳前半部に比べて軽いが、まれにこれらの領域に強調されていることもある（Hofら 1993；Levineら 1993）。

脳幹は肉眼的に小さい。被蓋部は健常例でも高齢ほど小さいが、AD、SDATではさらに小さい。しかし、老人斑やタングルの出現を別とすれば、AD、SDATに関連した組織学的変化を見出せない。

小脳も小さい。ADでは小脳皮質や皮質下白質に老人斑をみることが多いが（**図 2-2-3**）、SDATではまれである。プルキンエ細胞や顆粒層細胞の脱落などは臨床経過中に生じた虚血性障害によることが多い。歯状核が変化することは少ないが、褐色調に萎縮していれば、進行性核上性麻痺（progressive supranuclear palsy：PSP）などが疑われる。

b）老年性変化

ADとSDATの老人斑やタングルは量的には各年代の生理的上限（95パーセンタイル値）を超えているが、健常老人脳に出現するものと形態学的な違いはない。しかし、その分布はADとSDATでは大きな違いがある（水谷 1993）。すなわち、SDATでは大脳皮質のどの部位でもその症例の年代における95パーセンタイル値の1.5〜2倍程度の老人斑が出現している。それに対して、ADの老人斑の分布は健常脳とはまったく異なり、側頭葉では同年代の95パーセンタイル値の3〜4倍であるのに対して、前頭葉や頭頂葉では6〜10倍に達する（**図 1-3-15A**）。また、ADでは小脳皮質にも老人斑が発見されることが多い。分子層、顆粒層に出現するが（**図 2-2-3**）、ときに皮質下白質にみられることもある。しかし、SDATでは小脳に老人斑をみる機会は少ない。タングルについても老人斑と同様の傾向がみられ、SDATでは健常老人脳でも多い側頭葉内側部に多く出現しているが、ADでは量的に多い場所が側頭葉内側部から外側部に移っている（**図 1-3-15B**）。

このように、老年性変化からみると、SDATでは老化のプロセスが加速されているようにみえるのに対して、ADのそれは単に加速されているのではなくて、生理的な老化とは一線を画する別の状態にあると考えられる。AD/SDATの病変は単に老人斑やタングルの存在だけで組織学的変化を説明するのは難しく、同時に皮質層状変性という変性疾患としてのプロセスが重要な役割をしていることに注意を向ける必要がある。

一方、PriceとMorrisは、新皮質にびまん性斑がまだら状に分布することは健常脳でみられるが、タングルとともにびまん性斑（**図 1-1-27F**）

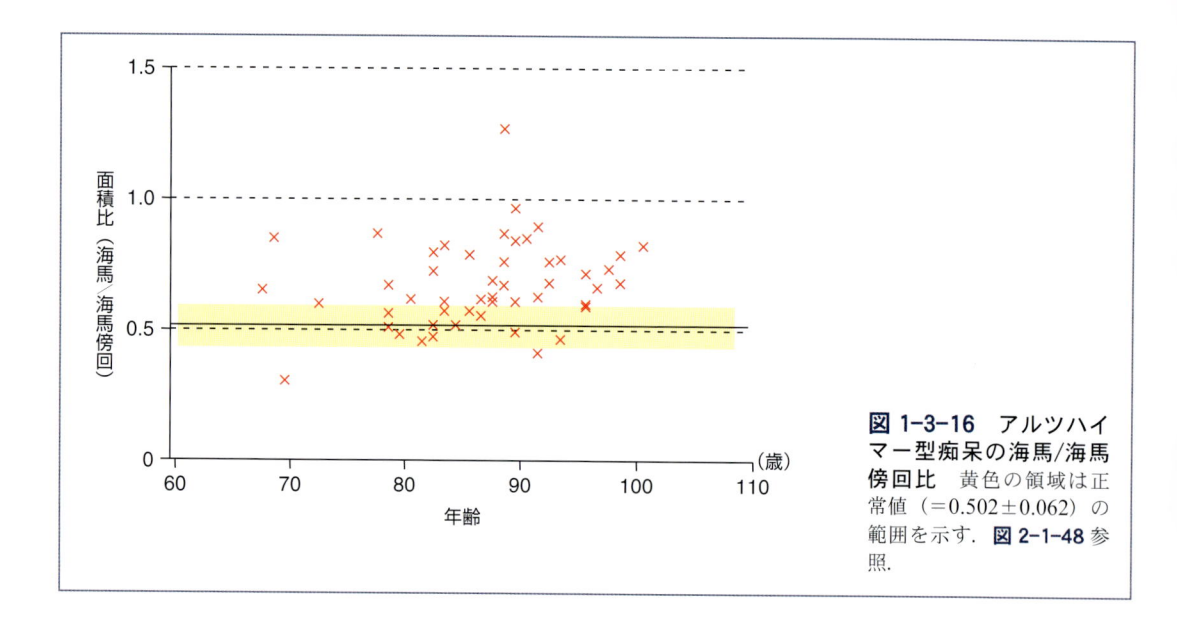

図 1-3-16　アルツハイマー型痴呆の海馬/海馬傍回比　黄色の領域は正常値（＝0.502±0.062）の範囲を示す．図 2-1-48 参照．

と神経突起斑（neuritic plaques）（図 1-1-27D）が広汎に分布しているのは AD 前駆期であるといい（1999），Morris らは AD の初期である軽度の認知障害（mild cognitive impairment：MCI）の形態学的背景として注目している（1996）．

■ 内嗅領皮質の層状変性とアンモン角

海馬体と内嗅領皮質を含む側頭葉内側部の病的な萎縮は ATD を特徴づける変化であるが，病変の主座は内嗅領皮質にあり海馬ではない．すなわち，健常例の外側膝状体を通る前額断割面では，海馬体の断面積/海馬傍回の断面積は年齢や老年性変化の多寡などに一切関係なく 0.5 になるが（Mizutani と Kasahara 1995）（図 1-3-8），ATD では，海馬傍回が海馬体よりも高度に萎縮するために，断面積比が 0.5 より大きくなる（図 1-3-16）．海馬傍回の萎縮は内嗅領皮質から経内嗅領皮質に生じる層状変性（laminar degeneration）によるためである（Mizutani ら 1990；Senut ら 1991；Gómez-Isla ら 1996；Mizutani 1996）．

ATD の病理の中核をなす層状変性は軽い場合には第Ⅱ～Ⅲ層上部に留まるが（図 1-3-17A），高度になると第Ⅴ～Ⅵ層まで広がり，皮質は著しく菲薄化する．神経細胞の脱落は表層に比べて深層は軽いが，タングルはむしろ深層に多いことがある（Gómez-Isla ら 1997）（図 1-3-17B）．組織学的にはニューロピルの変化が強く，細かな網目状か

ら海綿状態（図 1-3-17A），さらには細かい亀裂までみられる．そこに分布する老人斑は概してその形態を保っており，ニューロピルの病変とは無関係のようにみえる（図 1-3-17B）．アストログリアは増殖しているが，クロイツフェルト・ヤコブ病（Creutzfeldt-Jakob disease：CJD）でみられるような肥胖グリアではなくて，細い突起を長く伸ばした線維形成型である．しかし，その程度はピック病に比べてはるかに軽い．アストログリアはニューロピルの変性に一致して帯状に増殖している（図 1-3-18）．

層状変性は上述の組織学的所見から明らかなように ATD に特有な組織学的変化ではない．**心停止脳症/虚血性脳症**にみられる大脳皮質の層状壊死（図 1-2-8），変性疾患の**ピック病**（図 2-1-22），プリオン病の**全脳型クロイツフェルト・ヤコブ病**（図 2-1-32A）など，異なるカテゴリーの疾患にみられる病理像である．層状変性が認められる部位は疾患によって異なり，ATD では内嗅領皮質/経内嗅領皮質に生じる．しかし，決して健常老人脳には認められない．

この部位に生じる層状変性が重視される理由は内嗅領皮質から海馬体に至る 2 つの神経回路（Squire ら 1994）の出発点を直撃しているからである．その神経回路の 1 つはエピソード記憶や空間的な記憶に関与するもので，内嗅領皮質第Ⅱ層に由来し，海馬支脚を貫いて（貫通路 perforant path-

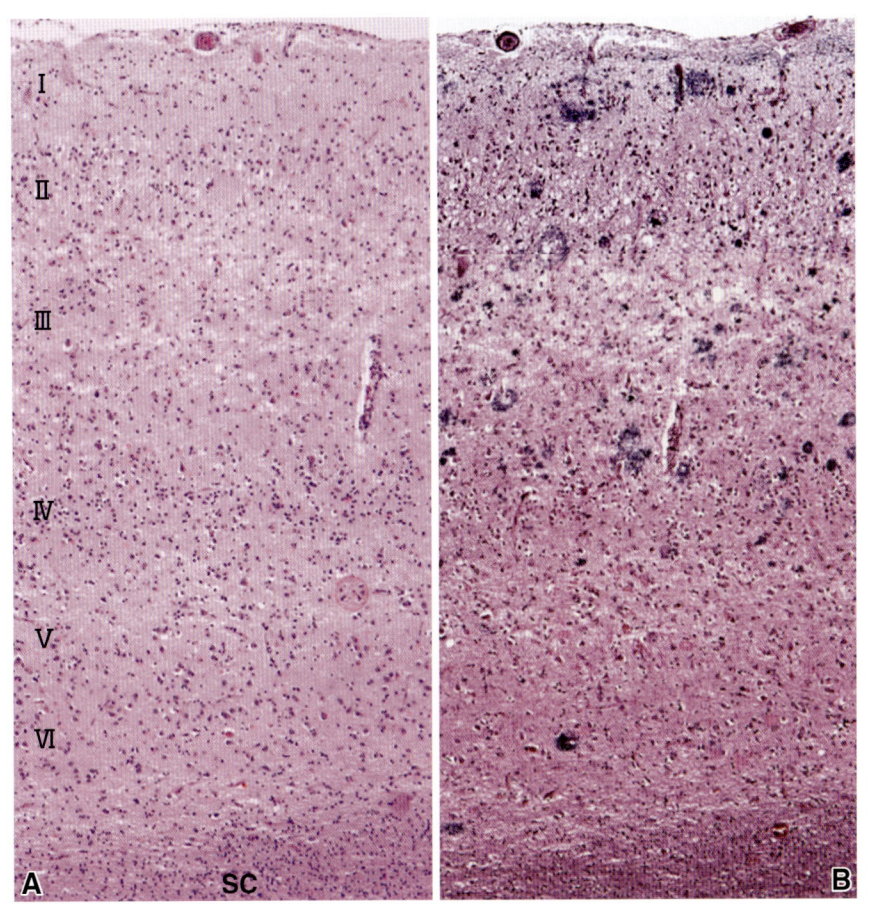

図 1-3-17　経内嗅領皮質の層状変性　アルツハイマー型老年痴呆．A と B は連続切片標本．A の左端にあるローマ数字は皮質層を表す．　**A**：神経細胞脱落は第Ⅱ層から第Ⅲ層上部にかけて高度．それにほぼ一致したニューロピルの粗鬆化ないし海綿状態．第Ⅲ層下部から深層ではニューロピルの変化は軽いが，第Ⅴ層以下ではびまん性に神経細胞が脱落．残存神経細胞が小さい．アストログリアの増殖は軽度．血管には特別な変化はみられない．病変は内嗅領皮質に続く．HE 染色．　**B**：老人斑は定形斑，びまん性斑などが混在．第Ⅴ，Ⅵ層ではタングルが多発．　SC：皮質下白質．methenamine-Bodian 染色．

way) 歯状回に達する (Cajal〔Swanson と Swanson 訳〕1995 から引用；Mizutani と Kasahara 1995) 多シナプス経路 (polysynaptic pathway) である．第 2 の回路は内嗅領皮質の第Ⅲ層から発する直接路 (direct pathway) で (図 2-1-44)，意味性記憶に関係したヒトでは最も重要なルートである．

このように，内嗅領皮質/経内嗅領皮質の層状変性は海馬体に向かう神経線維系を変性させ，ひいては海馬体を萎縮させている．すなわち，ATD では海馬体の萎縮は原発病変ではなくて，二次変性である．

層状変性は臨床的に AD または SDAT と診断された症例すべてに認められるわけではないが，我

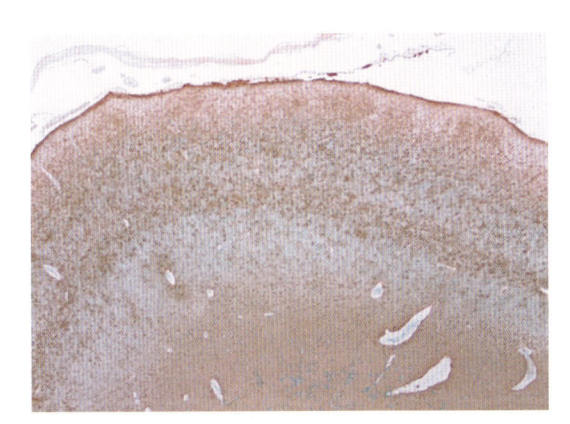

図 1-3-18　アストログリアからみた層状変性　アストログリアは老人斑を丸く取り囲むが，それとは別に第Ⅱ層から第Ⅲ層上部，第Ⅴ層に GFAP に陽性のアストログリアが増殖している．血管の周りが開いているのは組織が萎縮したためと考えられる．アルツハイマー型老年痴呆．

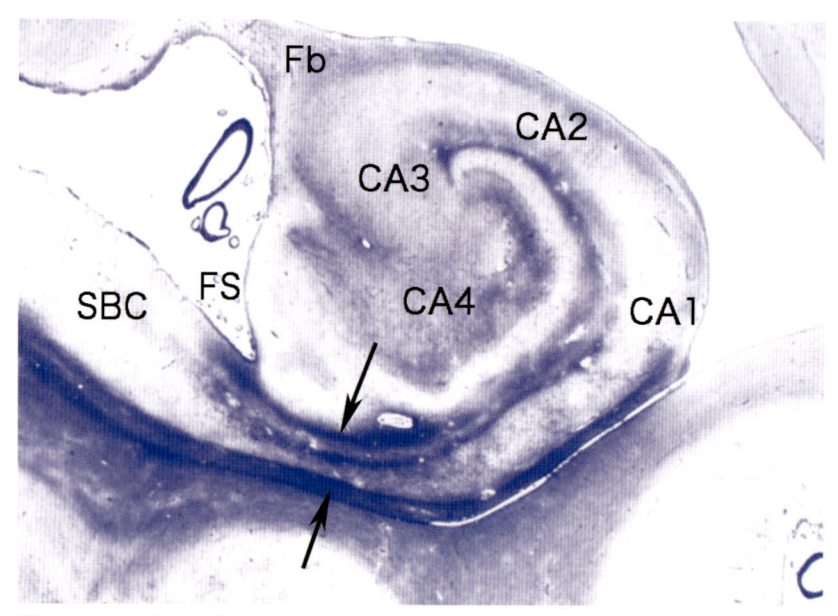

図 1-3-19　海馬支脚　矢印で挟まれた領域（前海馬支脚 prosubiculum）が極端に狭くなり、線維性グリオーシスが著しい．アンモン角ではごく軽いグリオーシスのみ．　略号　CA1〜4：アンモン角、Fb：海馬采、FS：海馬溝、SBC：海馬支脚．アルツハイマー型老年痴呆．Holzer 染色．

が国では比較的しばしば遭遇するタイプである．

■ 海馬体

アンモン角の神経細胞脱落はADとSDATではかなり異なっている．ADではCA1の神経細胞脱落は例外なく高度で、アストログリアの増殖も強い．タングルもCA2からCA1、海馬支脚へと大量に出現している．それに対して、SDATの神経細胞脱落とタングルの出現量はADより軽く、ほとんど健常例と区別できない場合すらある（図2-1-43B）．

アンモン角にある網状層（stratum lacunosum）の変化は内嗅領皮質の変性と密接に関係する．この層は分子層のすぐ内側にある幅の狭い有髄線維の束で、海馬傍回に限局した梗塞例をマルキー（Marchi）法で染色すると変性顆粒がこの層に現れることからも（MizutaniとKasahara 1997）（図2-1-43B, C）、内嗅領皮質から来る貫通線維が通ると考えられている（Duvernoy 2005）．内嗅領皮質の層状変性に連動して、網状層が変性・萎縮し、アストログリアが増殖する．この病変はADとSDATに大きな違いはない．

内嗅領皮質の病変が側頭葉前部から後部にまで進展すると、白板（alveus）や海馬采（fimbria）も萎縮し、線維性グリオーシスで置換されるようになる．これもアンモン角錐体細胞層の変化とは相関しない．なぜならば、海馬采を形成する神経線維の大部分はアンモン角ではなくて、海馬支脚に由来するためである（SwansonとCowan 1977）．

■ 海馬支脚

海馬支脚（subiculum）が萎縮して細くなると、海馬溝が開く（図1-3-19）．

正常では海馬支脚（図2-1-46）とアンモン角CA1の移行部では両者が先細りして、前者が後者の下に入り込む．この両者が重なり合っている場所を前海馬支脚（prosubiculum）と呼ぶことがある（Duvernoy 2005）．ATDでは前海馬支脚が肉眼的にも分かるほどに幅が狭くなり、萎縮が強いと褐色を帯びるようになる（Mizutaniら 1990）．組織学的には、神経細胞どうしが接近し、アストログリアが増殖しているために、細胞密度が高くみえる．しかし、神経細胞の脱落そのものはアストログリアの増殖に比べて軽い．貫通路は海馬支脚を通過する際にそこの神経細胞にシナプスするが、アストログリアは神経細胞脱落に対して増殖する

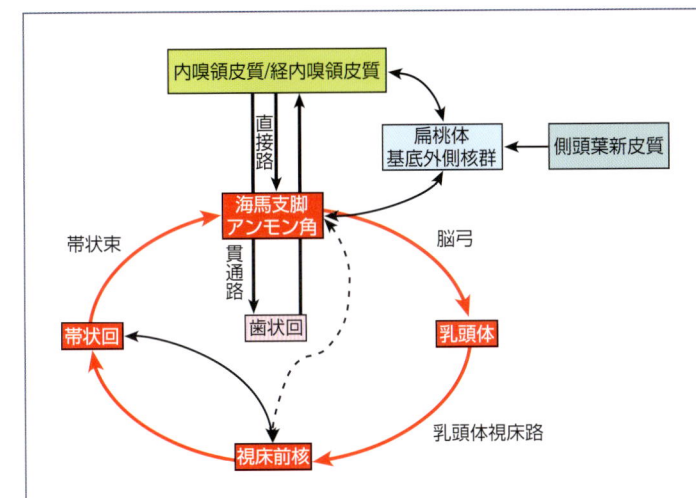

図 1-3-20 パペッツの回路 この回路を構成する部位は赤地に白抜きの文字で、太く赤い曲線はパペッツの回路の線維連絡を示す．内嗅領皮質〜経内嗅領皮質と海馬体を結ぶ線維系には直接路（図 2-1-44）と貫通路があり，歯状回からは内嗅領皮質〜経内嗅領皮質に出力線維を出す．乳頭体へ向かう神経線維はアンモン角 CA1 からも入るが、大部分は海馬支脚から発する．その他、視床前核に入力する神経線維系には乳頭体視床路の他に、脳弓から直接入る海馬支脚由来の神経線維と帯状回から来る線維があるらしい．視床前核と海馬支脚は双方向性．

だけでなく、貫通路の変性に対しても反応するので、結果として海馬支脚の神経細胞脱落の程度に比べてグリオーシスが強く見える（図 1-3-19）。

なお、前海馬支脚の菲薄化は ATD に特有な変化ではなくて、痴呆を伴う筋萎縮性側索硬化症（amyotrophic lateral sclerosis：ALS）にも記載されている（Nakano 2000）。

■ パペッツの回路と皮質下諸核の変化

海馬体–海馬傍回に連絡する神経回路では、パペッツ（Papez）の回路（図 1-3-20）の一部である脳弓（fornix）と乳頭体（mamillary body）がとくに萎縮する（図 1-3-21）。扁桃体はパペッツの回路の構成員ではないが、AD では萎縮はほぼ例外なく高度である。

a）乳頭体

海馬支脚の変性は海馬采、脳弓を介して乳頭体内側核（以下「乳頭体」と略す）に二次的な萎縮をもたらす。肉眼でも正常の半分ほどに乳頭体が萎縮することもあるが、組織学的には神経細胞の脱落はむしろ軽度で、神経細胞の萎縮とアストログリアの増殖を伴うニューロピルの萎縮が主体である（図 1-3-22）。

しかし、乳頭体から出力する乳頭体視床路（mamillothalamic tract）や視床前核（Krayniak ら 1979）には、明らかな病変は認められない。また、帯状回にも層状変性が生じるが、その出力路である帯状束（cingulum）は側脳室下角周囲になると

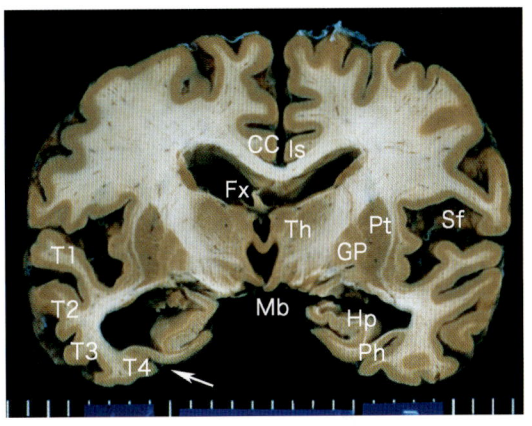

図 1-3-21 アルツハイマー病にみるパペッツの回路 乳頭体（Mb）は非常に小さく、褐色調が強い．脳弓（Fx）が非常に細い．海馬体（Hp）も小さいが、それ以上に海馬傍回（Ph）の萎縮が強く、副側溝（矢印）が開いている．シルビウス溝（Sf）が開き、島回（Is）、側頭葉内側部の萎縮が強い．側脳室下角の拡大がある．しかし、被殻（Pt）、淡蒼球（GP）、視床（Th）などの皮質下核の萎縮はほとんどない．帯状回の萎縮は軽いが、側頭葉では内側部ほど強い（T1：上側頭回、T2：中側頭回、T3：下側頭回、T4：内側後頭側頭回）．側頭葉の萎縮は強いが脳梁（CC）の厚さは比較的保たれている．アルツハイマー病．

位置の特定が難しく、病変の有無ははっきりしない。

老人斑は内側核のどこにでも出現するが、主乳頭体束の近くに認められることが多く、種類では原始斑をみることが多い。しかし、タングルは極めてまれである。なお、乳頭体に老人斑が出現している症例の 80％以上は大脳皮質に生理的上限を超えた量の老人斑が出現しているため、ここは

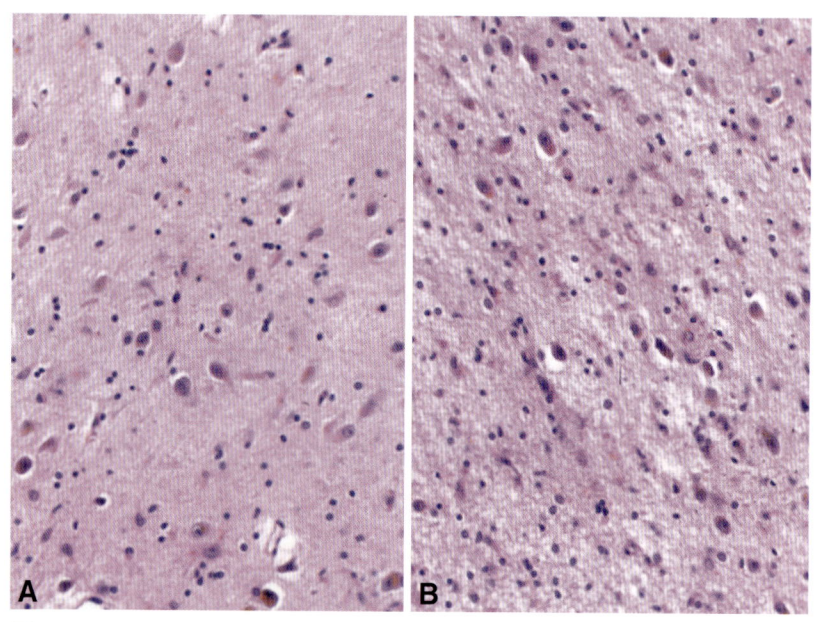

図 1-3-22　乳頭体の二次変性　A：右側の神経細胞はやや萎縮しているが、神経細胞どうしの間隔は正常．B：左側の乳頭体では主に海馬支脚の変性や梗塞の影響が及んでいる．萎縮した神経細胞間の距離が縮まり、アストログリアが増殖しているために、全体として細胞密度が高く、ニューロピルが乱れている．左海馬支脚の梗塞例．A、BともにHE染色．

スクリーニングとして最適である．

b）扁桃体

扁桃体は、あらゆる感覚刺激や海馬体より受ける環境状況などに関する情報が収斂する場所である（**図 2-1-56**）．扁桃体の出力系には、基底外側核群から起こる扁桃体腹側遠心路と皮質内側核群から発する分界条（stria terminalis）がある．前者は同定が難しいが、分界条は尾状核と伴走しているだけに分かりやすい（**図 2-1-57**）．

ADでは扁桃体にも著しい萎縮をみることがある．SDATは症例によりさまざまだが、ADに比べて萎縮は軽い．臨床病理学的には扁桃体の萎縮が海馬体のそれより高度な症例は性格変化など精神症状が強い傾向がある．

タングルと老人斑は皮質内側核群（corticomedial nuclear group）と基底外側核群（basolateral nuclear group）のどちらにも出現しているが、とくに前者に多い．従来、このような分布パターンが発生学的に古いアンモン角の分布と共通するために重視されてきたが、量的には少ないものの健常老人脳でもみられる．また、AD/SDATにおける神経細胞の脱落と老年性変化の多寡には明らかな比例関係を認めがたい．

一方、基底外側核群とくに副基底核（nucleus basalis accessorius）では、神経細胞脱落の程度を上回るアストログリアの増殖がみられる（Mukaiら 1994）（**図 2-1-60**）．解剖学的には、大脳新皮質の出力線維は主に基底外側核群に入るといわれているが、病変はこのような入力線維を含むニューロピルに対する反応と考えられる．扁桃体病変はSDATよりADの方が高度であるが、ADがSDATより圧倒的に広い領域が侵されていることと無関係ではないかもしれない．

c）その他の神経核

マイネルト基底核（nucleus basalis of Meynert）を含む無名質（substantia innominata）、対角回核（nucleus gyri diagonalis）など、いわゆる前脳基底部、視床下部、脳幹の背側被蓋核、脚橋被蓋核、青斑核、縫線核などは健常老人脳でもタングルをみる部位であるが、ADでは生理的な上限をはるかに超えるタングルが出現している．とくにマイネルト基底核の神経細胞脱落はADの本質的な変

表 1-3-2 アルツハイマー型痴呆の病理学的分類

		狭義のアルツハイマー病	狭義のアルツハイマー型老年痴呆	老人斑優位型痴呆
脳重量		対照年代より著しく減少.	減少〜対照年代と有意差なし.	対照年代と有意差なし.
萎縮パターン		びまん性病的萎縮（側頭葉内側部、側頭葉外側部、前頭葉眼窩面、前頭葉内側面、前頭葉極）.	側頭葉内側部の病的萎縮（側頭葉外側部、前頭葉などは生理的萎縮）.	明らかな病的萎縮なし.
層状変性		あり（高度）	あり（中程度〜軽度）	なし
断面積比（海馬/海馬傍回）		>0.5	>0.5	=0.5
アンモン角	アンモン角神経細胞	高度脱落 CA1〜CA2 がとくに高度.	軽度脱落〜脱落なし.	脱落なし.
	網状層	著しい菲薄化（内嗅領皮質の変性に比例）.	内嗅領皮質の変性に比例.	著変なし.
	タングル	多数〜無数（とくに CA1〜CA2）.	多数〜生理的範囲内、CA2 は症例によりさまざま.	数はさまざま、CA2 に出現することはまれ.
大脳皮質	老人斑の分布パターン	すべての脳葉に出現、とくに前頭葉、頭頂葉は無数.	すべての脳葉に出現、生理的上限の 1.5〜2 倍.	狭義のアルツハイマー型老年痴呆の分布と同じ、レヴィ小体の出現あり.
	タングルの分布パターン	すべての脳葉に出現、とくに前頭葉、側頭葉は高度、階層的分布.	側頭葉＞前頭葉眼窩面、量的には狭義のアルツハイマー病より少ない.	対照年代の健常例と差がない.
パーキンソン病		合併例が多い.	狭義のアルツハイマー病より少ない.	レヴィ小体型痴呆との異同.
脳アミロイド血管症		高度、血管中膜の変性による二重壁の形成、皮質の小梗塞.	軽度からコンゴ・レッド染色と偏光顕微鏡によって確認できる程度、皮質小梗塞はまれ.	対照年代と有意差なし.
発症年齢		100 歳代にもあるが、多くは 70 歳代以前.	70 歳代以降.	高齢ほど増加.

化として注目されたことがある（Whitehouse ら 1981）。それに対して、SDAT では健常脳と比較してもタングルが増加しているとはいいがたい（図 2-1-62C）。しかし、どちらの場合でも視床下核、橋核、小脳歯状核、下オリーブ核などに出現することは極めてまれで、これらの部位にみられる場合にはむしろ進行性核上性麻痺（PSP）などが疑われる。

AD では、マイネルト基底核や対角回核などでは神経細胞脱落の程度を上回る線維性グリオーシスが起こることがある。しかし、例えばマイネルト基底核は解剖学的に脚ワナや腹側扁桃体遠心路線維などが通過している場所でもあり、これがマイネルト基底核そのものの病変を反映しているかどうかは分からない。

■ 大脳白質

深部白質に及ぶ広汎な変性をみることは普通まれである。しかし、大脳白質に血管障害性の小梗塞、境界不明瞭な神経線維の脱落などを伴うことがある。Brun らによれば、ATD の 60％には選択的に大脳白質に不完全な梗塞が認められるという（1986）。原因として局所的な灌流低下が想定されている。

3）合併症

ATD には病理学的にもさまざまな合併症が認められ、自験例で ATD 病変以外に著変のない症例は AD では 29％、SDAT では 11％に過ぎない。

■ 血管・循環障害

合併所見の60％程度は血管・循環障害で、とくに虚血性病変が圧倒的に多い。梗塞は皮質内に限局する小さなものが主体で（図2-1-6）、SDATでは合併する割合が高い。脳アミロイド血管症（図1-2-26）はADに強いが、それに起因すると推定される梗塞は意外に少なく、動脈硬化性変化や塞栓などによる血管の狭窄や閉塞が大きな要因である。とくに発病年齢がADに比べて高いSDATでは、一般臓器のさまざまな疾患が脳に加算されているために小さな梗塞の合併が多く、主たる病変ではないとしてもSDATにおける血管・循環障害は無視しがたい。

■ パーキンソン病

パーキンソン病（Parkinson's disease：PD）の病理所見はATD自験例全体の14％の症例に観察される。60〜106歳までの全自験剖検例（1,772例）では7％程度、痴呆例に限るとその9.2％にみられる。したがってATDにおけるPDの合併率は高いといえる。しかも、ADではその35.3％に観察されるが、SDATでは10％である。

皮質型レヴィ小体はATDに合併したPDすべての症例に認められ、その量や分布はPD単独例と明らかな差異はない。このような症例をAD/SDATとレヴィ小体型痴呆の合併と考えるか、あるいはひとつの疾患とみなすかという問題には論議のあるところである。

層状変性とは別に細かい海綿状態が内嗅領皮質に観察されることがある（図1-3-29）（Hansenら1989）。これはPD単独例でも認められることから、ATDに連動した病変ではなくてPDに伴う変化と考えられている。また、ADに著しい海綿状態がある場合はレヴィ小体を伴っている可能性があるという研究もある（FujinoとDickson 2003）。

4）病理診断基準

■ 従来の基準

これまでの病理診断基準は、老年性変化と加齢性変化が神経細胞を消滅させ、ひいては皮質を萎縮させる、という仮説に立って、老年性変化の出現を神経細胞脱落と等価にみなしていることである。実際、CERAD（The consortium to establish a registry for Alzheimer's disease）やBraakらのアルツハイマー病に関連した変化のステージなどはその代表的なものである（1991）。

しかし、本症の病理診断に関する報告を調べてみると、臨床診断との一致率は59〜100％と非常に幅が広く、高齢者ほど臨床診断との一致率が低下している（DeKoskyら1992；Smithら1966；Coblentzら1973；Bowenら1982；Foxら1985；Nearyら1986）。その理由として、単位面積当たりの老人斑やタングルの数は健常脳とアルツハイマー型痴呆脳が連続的であり、高齢ほど個人差が大きくなるために、60歳以降では各年代の基準値をつくらなければならないのである（☞本章「1. 個人差とその増大」；p92）。しかし最も大きな問題は、Braakらのステージングのように、「老人斑やタングルはあくまでも"病的な"変化であり、それらが増加することは最終的にアルツハイマー型痴呆になる」という根強い考え方にある。しかし、100歳脳の研究では老年性変化が多く出現していても臨床的には痴呆のない健常な人たちもいることが明らかにされている（MizutaniとShimada 1992）。

■ 水谷らの病理診断基準（1997）

筆者らの診断基準は、痴呆という症状が臨床用語であるため、臨床的にアルツハイマー型痴呆であったか否かを推定するためのものである（Mizutani 1994；水谷 1994）。次の3つの項目からなる。①既知の痴呆をきたす疾患を除外する、②老人斑やアルツハイマー神経原線維変化（タングル）が対照年代の生理的上限（95パーセンタイル値）を超える、③内嗅領皮質〜経内嗅領皮質に層状変性がある。この3つの項目をすべて満たす症例がSDAT中核群である。

この診断基準の第1の特徴は、臨床診断による先入観を排除するために臨床データを伏せることである。

第2の特徴は、第3項目に内嗅領皮質に生じる層状変性を加えてあることである。従来の診断基準に使われる老年性変化は健常脳との重なり合いが大きい。それに対して、層状変性は加齢に伴う変化とはまったく異なるものであり、加齢や老化とは一切関係がない。ちなみにこの第3項目を含

めると、3つの項目すべてを満たす症例の90%以上は臨床的にアルツハイマー型痴呆と診断されており、本診断基準の精度は従来のものと比較にならない。

第3の特徴は初老期から100歳代に至るまで広くこの診断基準を適用できることにある。これは、第3項目が老化とは無関係な変化であるためである。

5）アルツハイマー型老年痴呆 中核群の周辺

■ 層状変性を伴わないアルツハイマー型老年痴呆

a）老人斑のみ出現しているアルツハイマー型老年痴呆

この一群は老人斑優位型（plaque-dominant type）とも呼ばれる（Hansenら 1993）。連続1,772剖検例では、90歳代まではSDAT中核群よりも頻度が低く、60歳代が3%、90歳代では12%である。ところが100歳代ではSDAT中核群が5%であるのに対してこのタイプは20%を占めている。病理学的には、海馬体と海馬傍回を除けば老人斑（びまん性斑、定型斑）だけが大脳皮質に対照年代の生理的上限以上に出現している。筆者らの診断基準によれば、内嗅領皮質の層状変性を欠くためにアルツハイマー型痴呆の中核群とはいえない。臨床的にアルツハイマー型痴呆と診断されていれば、CERAD（1991）では病理学的にもアルツハイマー型痴呆とされる可能性が高いが、タングルは内嗅領皮質からアンモン角にほぼ限局しているため、Braakらのアルツハイマー病に関連した変化のステージング（1991）では低いステージになる。

前述のように、これをアルツハイマー型痴呆の初期像と捉える見方（Morrisら 1996）やレヴィ小体型痴呆との関連（Hansenら 1993）に注目する見解もある。

しかし、欧米のアルツハイマー型痴呆研究では皮質、白質、皮質下灰白質などに共存する米粒大以下の新旧さまざまな梗塞の散在を軽視する傾向がある。自験例のほとんどに悪性腫瘍やその再発、肺炎、心疾患などがあり、痴呆の期間は10年から数ヵ月までであるが、3〜4年の症例が最も多い。大脳軟膜の小動脈には新鮮なものから器質化した古い血栓が多数みられ、病理学的には、慢性的なDICが長期間続いた結果と考えられ、老人斑の多発とともに、小さな梗塞の多発が痴呆の形成に関与している可能性を看過できない。

b）超高齢者における海馬体に限局したタングルの集簇

タングル（大半はアストログリアの突起が絡まったゴースト・タングル）がアンモン角CA2〜CA1、海馬支脚、内嗅領皮質に大量出現しているが、その他の領域にはまったく認められない状態である。海馬傍回と海馬体はほぼ同等に萎縮しているために両者の断面積比は健常例と同じで、両者はバランスよく萎縮している（図1-3-23A）。組織学的に、アンモン角と海馬傍回における層構造は維持され、ATDにみられるような線維性グリオーシスを伴った有髄線維層の萎縮や錐体細胞層における神経細胞数の減少はない。したがって、この状態は病的状態ではなくて、タングルという老化現象が最高度に達した状態である（図1-3-12、図1-3-23B）。かつて筆者はこの状態を原発性海馬変性と名付けたが（水谷 2003）、100歳代の研究が進むにつれて、特殊な状態あるいは疾病ではなくて、上記のように改めた。なお、これをアルツハイマー型痴呆の特殊な病態と考える研究者もいる（Ulrichら 1992；BancherとJellinger 1994；Yamadaら 1996）。

c）超高齢者のアルツハイマー型痴呆

90歳代以後の超高齢者では、老人斑がほとんど認められず、タングルの出現と内嗅領皮質の層状変性のみの症例が現れることにも注目していく必要がある（榎本ら 1998）。

■ ダウン症候群

ダウン症候群（Down's syndrome）は第21染色体のトリソミーによる疾患であるが、高齢ほどアルツハイマー型痴呆の病変が強くなる。痴呆は40〜70歳代に出現するといわれているが（Laiら 1999）、アルツハイマー型痴呆の病理学的変化は中年からで、加齢とともに重症になる。病理学的にはアルツハイマー型痴呆のそれと相違はない

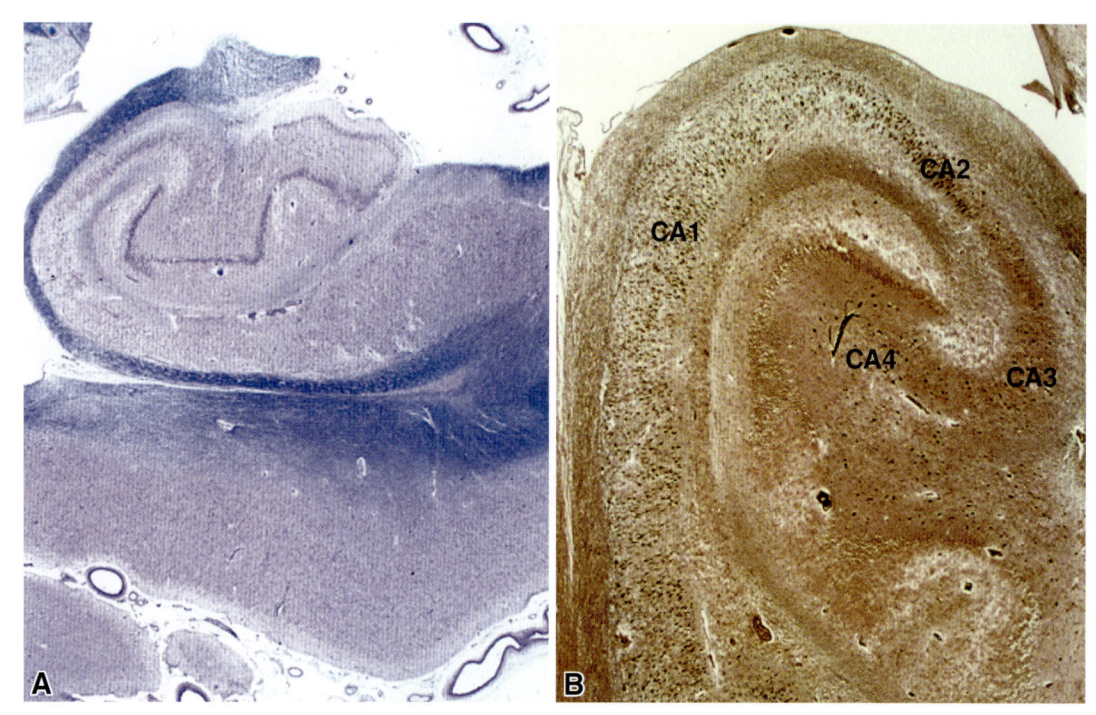

図1-3-23　海馬体に限局したタングルの集簇　A：海馬体と海馬傍回の断面積比は0.5で、正常である（図1-1-8A参照）．肉眼的にも限局性に萎縮しているところはない．KB染色．　B：アンモン角CA1とCA2ではほとんどの神経細胞のタングルはゴーストになっているが、その他の領域にはタングルを見つけられない．96歳の非神経疾患例．methenamine-Bodian染色．

が、いくつかの点が注目されている．すなわち、本症候群の半数では、上側頭回の幅が肉眼的にも狭く、しばしば両側性である．また、30歳以前の本症候群9例を病理学的に検討した報告では、最初期に起こる変化はAβが神経細胞やアストログリアの細胞内に蓄積することであり、続いて細胞外に沈着し、びまん性斑、そして神経突起斑やタングルをつくるという（Gyureら2001）．

■ 皮質下白質の広汎な線維性グリオーシスを呈する老年痴呆特殊型

この一群は生理的上限程度の老人斑が大脳皮質全体に広がり、生理的上限を超えるタングルが主に側頭葉に出現し（図1-3-24A）、内嗅領皮質と海馬支脚にATDと同じ変性がみられるため、タングルの分布が中核群に比べて狭い点を除けば、ATDの範疇に入る．しかし、側頭葉のみならず島回から前頭葉皮質に及ぶ皮質下白質の広汎な線維性グリオーシスはATDとして異質である（Mizutaniら1990；水谷2000）（図1-3-24B）．ATDの線維性グリオーシスは層状変性の強い皮質下白質にみられるが、その程度が皮質病変による白質の二次変性を超えることはまれである．しかし、本群では神経細胞の脱落は認められず、皮質下白質の線維性グリオーシスが不相応に強い．さらに、このグリオーシスは扁桃体にもおよび、とくに基底核外側核群に強調されている．こうした症例は連続1,772剖検例の0.8％にみられ、80歳代に多い．

この病態はかつてADとピック（Pick）病の特徴を合わせもった"ダブル病（double disease）"として報告されたことがある（Berlin 1949；McMenemey 1963；三好と神谷1975）．これは臨床症状よりもむしろ病理所見に重点を置いたもので、側頭葉の萎縮はピック病的であるが、いずれの症例でもピック球やピック細胞はまったく発見されず、大脳皮質の組織像は老人斑やタングルの多発というアルツハイマー病的変化である．本群では肉眼的な萎縮は側頭葉最内側部の内嗅領皮質、海馬支脚、扁桃体にみられるだけで、側頭葉新皮質はよく保たれており、ピック病的な変化は皮質下白質のグリ

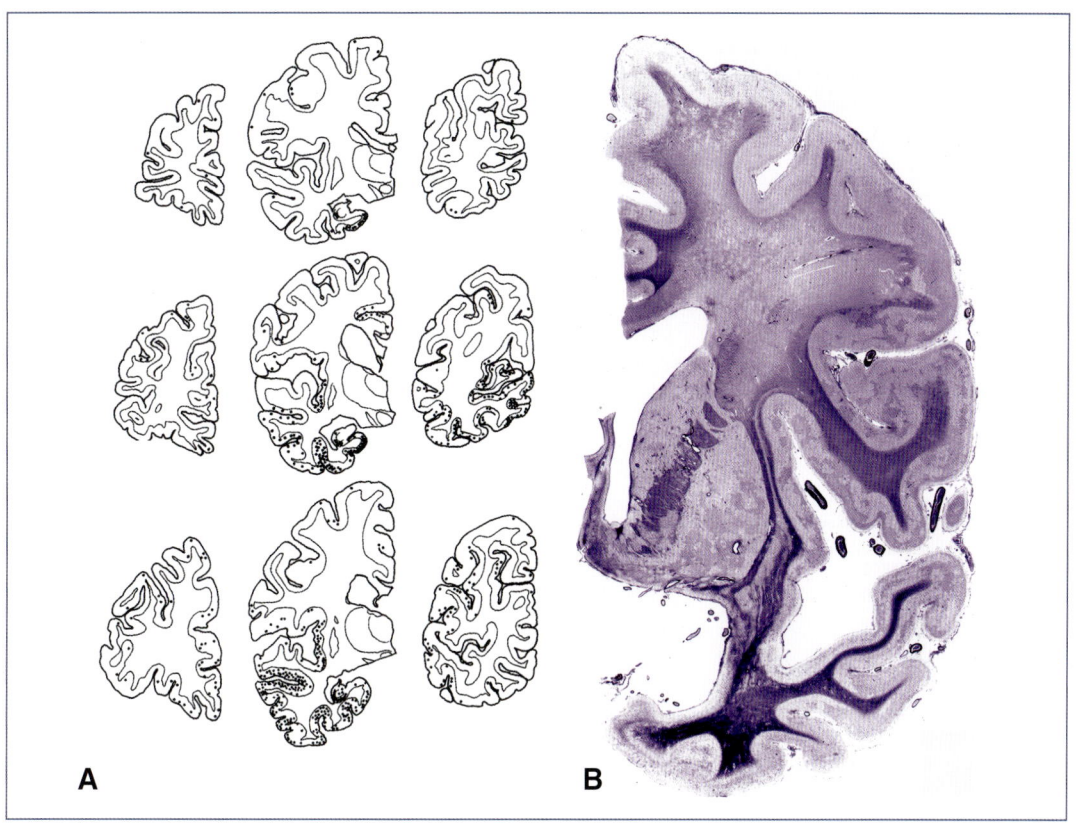

図 1-3-24 皮質下白質の広汎な線維性グリオーシスを呈する老年痴呆特殊型　**A**：アルツハイマー神経原線維変化（タングル）の分布．側頭葉内側部に集中し，頭頂葉に散在しているが，前頭葉にはみられない．　**B**：皮質下白質を中心に線維性グリオーシスが広がっている．とくに萎縮の強い側頭葉が高度．皮質神経細胞の脱落はほとんどみられず，タングルの分布とグリオーシスには明らかな関係は認められない．Holzer 染色

オーシスのみである。したがって、その意味ではむしろ進行性皮質下神経膠症（progressive subcortical gliosis, Neumann）に類似しているかもしれない（NeumannとCohn 1967；VerityとWechsler 1987）。

臨床的にも典型的なアルツハイマー病とは若干異なり、病初期から健忘、記憶障害などは観察されるが、前景に立っている症状は落ち着きがない、怒りっぽい、喧嘩早い、嫉妬妄想、物盗られ妄想などのような情動性の変化である。しかもこのような症状が年余にわたり、多幸的で無分別な傾向は末期になって出現するため、周囲からみると非常に接しにくい。ピック病を疑わせる症状はないが、口唇傾向や性欲の亢進が認められることがある。このような症状のために、臨床的には血管性痴呆あるいは混合型痴呆なども疑われることがある。画像診断では、病初期から側頭葉の萎縮、とくに側脳室下角前方の拡大がみられるが、多発性梗塞やビンスワンガー病を疑わせる所見はない。

参考文献

Bales KR, Verina T, Dodel RC, et al.：Lack of apolipoprotein E dramatically reduces amyloid β-peptide deposition. Nat Genet 1997；17：263-264.

Bancher C, Jellinger KA：Neurofibrillary tangle predominant form of senile dementia of Alzheimer type：a rare subtype in very old subjects. Acta Neuropathol 1994；88：565-570.

Berlin L：Presenile sclerosis (Alzheimer's disease) with features resembling Pick's disease. Arch Neurol Psychiatry 1949；61：369-384.

Bowen DM, Denton JS, Spillane JA, et al.：Choline acetyl-transferase activity and histopathology of frontal neocortex from biopsies of demented patients. J Neurol Sci 1982；57：191-202.

Braak H, Braak E：Neuropathological stageing of Alzheimer-related changes. Acta Neuropathol 1991；82：239-259.

Brun A, Englund E：A white matter disorder in dementia of the Alzheimer type：a pathoanatomical study. Ann Neurol 1986；19：253-262.

Cajal SR：Histology of the nervous system of man and verte

brates (translated by Swanson N, Swanson LW), Oxford Unversity Press (London), 1995, pp 628-657.

Coblentz JM, Mattis S, Zingesser LH, et al.: Presenile dementia. Clinical aspects and evaluation of cerebrospinal fluid dynamics. Arch Neurol 1973；29：299-308.

DeKosky ST, Harbaugh RE, Schmitt FA, et al.: Cortical biopsy in Alzheimer's disease：diagnostic accuracy and neurochemical, neuropathological, and cognitive correlations. Ann Neurol 1992；32：625-632.

Duvernoy HM：The human hippocampus, 3rd ed. Springer (Berlin), 2005, pp18-25.

榎本睦郎，水谷俊雄，高崎 優 他：超高齢者における変性型痴呆の神経病理学的研究．日老医誌 1998；35：374-381.

Fox JH, Penn R, Clasen R, et al.: Pathological diagnosis in clinically typical Alzheimer's disease. N Engl J Med 1985；313：1419-1420.

Fujino Y, Dickson DW: Spongiosis in Alzheimer's disease not due to concurrent Lewy body disease. J Neuropathol Exp Neurol 2003；62：553.

Gómez-Isla T, Hollister R, West H, et al.: Neuronal loss correlates with but exceeds neurofibrillary tangles in Alzheimer's disease. Ann Neurol 1997；41：17-24.

Gómez-Isla T, Price JL, McKeel DW Jr, et al.: Profound loss of layer II entorhinal cortex neurons occurs in very mild Alzheimer's disease. J Neurosci 1996；16：4491-4500.

Gómez-Isla T, West HL, Rebeck GW, et al.: Clinical and pathological correlates of apolipoprotein Eε4 in Alzheimer's disease. Ann Neurol 1996；39：62-70.

Gyure KA, Durham R, Stewart WF, et al.: Intraneuronal Aβ-amyloid precedes development of amyloid plaques in Down syndrome. Arch Pathol Lab Med 2001；125：489-492.

Hansen LA, Masliah E, Galasko D, et al.: Plaque-only Alzheimer disease is usually the Lewy body variant, and vice versa. J Neuropathol Exp Neurol 1993；52：648-654.

Hansen LA, Masliah E, Terry RD, et al.: A neuropathological subset of Alzheimer's disease with concomitant Lewy body disease and spongiform change. Acta Neuropathol 1989；78：194-201.

Hof PR, Archin N, Osmand AP, et al.: Posterior cortical atrophy in Alzheimer's disease：analysis of a new case and re-evaluation of a historical report. Acta Neuropathol 1993；86：215-223.

Hunton M, Lendon CL, Rizzu P, et al.: Association of missense and 5'-splice-site mutations in tau with the inherited dementia FTDP-17. Nature 1998；393：702-705.

Jagust WJ, Davies P, Tiller-Borcich JK, et al.: Focal Alzheimer's disease. Neurology 1990；40：14-19.

Katzman R, Terry RD, Bick KL (eds): Alzheimer's disease：senile dementia and related disorders. Aging Series, Vol. 7. Raven Press (New York), 1978, p1.

Kennedy AM, Newman SK, Frackowiak RS, et al.: Chromosome 14 linked familial Alzheimer's disease. A clinicopathological study of a single pedigree. Brain 1995；118 (Part 1)：185-205.

Krayniak PF, Siegel A, Meibach RC, et al.: Origin of the fornix system in the squirrel monkey. Brain Res 1979；160：401-411.

Lai F, Kammann E, Rebeck GW, et al: APOE genotype and gender effects on Alzheimer disease in 100 adults with Down syndrome. Neurology 1999；53：331-336.

Levine DN, Lee JM, Fisher CM: The visual variant of Alzheimer's disease：a clinicopathologic case study. Neurology 1993；43：305-313.

Levy-Lahad E, Wijsman EM, Nemens E, et al.: A familial Alzheimer's disease locus on chromosome 1. Science 1995；269：970-973.

McMenemey WH: The dementias and progressive diseases of the basal ganglia. In：Greenfield's Neuropathology, 2nd ed. Blackwood W, McMenemey WH, Meyer A, et al (eds), Edward Arnold (London), 1963, pp520-580.

Mirra SS, Heyman A, McKeel Jr DW, CERAD neuropathologists, et al.: The consortium to establish a registry for Alzheimer's disease (CERAD). Part II. Standardization of the neuropathologic assessment of Alzheimer's disease. Neurology 1991；41：479-486.

三好功峰，神谷重徳：多数の神経原線維変化と Pick 病様の限局性脳萎縮をみた初老期痴呆の1例．臨床神経 1975；15：827-833.

水谷俊雄：『神経病理形態学：ミクロの世界へのガイドブック』新興医学出版（東京），2003, p102.

水谷俊雄：特異な病変を示すアルツハイマー型痴呆．『アルツハイマー病』〈臨床精神医学講座（松下正明総編集）第 S9 巻〉，中山書店（東京），2000, pp69-77.

水谷俊雄，天野直二，向井雅美 他：Alzheimer 型痴呆の病理診断学的研究—新たな病理診断基準の設定．神経進歩 1997；41：141-153.

Mizutani T, Kasahara M：Hippocampal atrophy secondary to entorhinal cortical degeneration in Alzheimer-type dementia. Neurosci Lett 1997；222：119-122.

Mizutani T: Pathological diagnosis of Alzheimer-type dementia for old-old and oldest-old patients. Pathol Int 1996；46：842-854.

Mizutani T, Kasahara M: Degeneration of the intrahippocampal routes of the perforant and alvear pathways in senile dementia of Alzheimer type. Neurosci Lett 1995；184：141-144.

水谷俊雄：Alzheimer 型老年痴呆の病理診断—その可能性と研究会活動について．精神医学 1994；36：1307-1314.

Mizutani T: Neuropathological diagnosis of senile dementia of the Alzheimer type (SDAT)-Proposal of diagnostic criteria and report of the Japanese research meeting on neuropathological diagnosis of SDAT. Neuropathology 1994；14：91-103.

水谷俊雄，笠原麻里，山田滋雄 他：アルツハイマー型老年痴呆の神経病理学的診断に関する研究．脳神経 1993；5：333-342.

Mizutani T, Shimada H: Neuropathological background of 27 centenarian brains. J Neurol Sci 1992；108：168-177.

Mizutani T, Amano N, Sasaki H, et al.: Senile dementia of Alzheimer type characterized by laminar neuronal loss exclusively in the hippocampus, parahippocampus and medial occipitotemporal cortex. Acta Neuropathol (Berl.) 1990；80：575-580.

Morris JC, Storandt M, McKeel DW Jr, et al.: Cerebral amyloid deposition and diffuse plaques in 'normal' aging：evidence for presymptomatic and very mild Alzheimer's disease. Neurology 1996；46：707-719.

Mukai M, Mizutani T, Yamada S: Neuropathological study of the amygdaloid subnuclei in senile dementia of the Alzheimer type：Special reference to the basolateral group. Neuropathology 1994；14：139-147.

Nakano I: Frontotemporal dementia with motor neuron disease (amyotrophic lateral sclerosis with dementia). Neuropathology 2000；20：68-75.

Neary D, Snowden JS, Mann DM, et al.: Alzheimer's disease：a correlative study. J Neurol Neurosurg Psychiatry 1986；49：229-237.

Neumann MA, Cohn R: Progressive subcortical gliosis, a rare form of presenile dementia. Brain 1967 ; 90 : 405-418.

Peacock ML, Murman DL, Sima AA, et al.: Novel amyloid precursor protein gene mutation (codon 665 Asp) in a patient with late-onset Alzheimer's disease. Ann Neurol 1994 ; 35 : 432-438.

Price JL, Morris JC: Tangles and plaques in nondemented aging and 'preclinical' Alzheimer's disease. Ann Neurol 1999 ; 45 : 358-368.

Senut MC, Roundier M, Davous P, et al.: Senile dementia of the Alzheimer type : is there a correlation between entorhinal cortex and dentate gyrus lesions? Acta Neuropathol 1991 ; 82 : 306-315.

Smith WT, Turner E, Sim M: Cerebral biopsy in the investigation of presenile dementia. Ⅱ. Pathological aspects. Br J Psychiatry 1966 ; 112 : 127-133.

Squire LR, Zola-Morgan S, Alvarez P: Functional distinctions within the medial temporal memory system : what is the evidence. Behav Brain Sci 1994 ; 17 : 495-496.

Strittmatter WJ, Saunders AM, Schmechel D, et al.: Apolipoprotein E : high-avidity binding to beta-amyloid and increased frequency of type 4 allele in late-onset familial Alzheimer disease. Proc Natl Acad Sci USA 1993 ; 90 : 1977-1981.

Swanson LW, Cowan WM: An autoradiographic study of the organization of the efferent connections of the hippocampal formation in the rat. J Comp Neurol 1977 ; 172 : 49-84.

Ulrich J, Spillantini MG, Goedert M, et al.: Abundant neurofibrillary tangles without senile plaques in a subset of patients with senile dementia. Neurodegeneration 1992 ; 1 : 257-264.

Verity MA, Wechsler AF: Progressive subcortical gliosis of Neumann : a clinicopathologic study of two cases with review. Arch Gerontol Geriatr 1987 ; 6 : 245-261.

Whitehouse PJ, Price DL, Clark AW et al.: Alzheimer disease : evidence for selective loss of cholinergic neurons in the nucleus basalis. Ann Neurol 1981 ; 10 : 122-126.

Yamada M, Itoh Y, Otomo E, et al.: Dementia of the Alzheimer type and related dementias in the aged ; DAT subgroups and senile dementia of the neurofibrillary tangle type. Neuropathology 1996 ; 16 : 89-98.

2．レヴィ小体型痴呆

1）はじめに

かつて、パーキンソン病（Parkinson's disease：PD）は痴呆にはならないとされていたが、現在では一部の患者に痴呆が現れることが知られている。ここで取り上げるレヴィ小体型痴呆（dementia with Lewy body：DLB）は我が国では痴呆を伴うPDとして非常によく知られた疾患で、アルツハイマー型痴呆（ATD）、血管性痴呆（vascular dementia：VD）に次いで第2、第3の痴呆といわれている。

本症の患者は65歳以上の男性に多く、罹病期間は認知機能の障害から数えて平均7.7±3.0年といわれている（Alaら 1997）。純粋なDLB（アルツハイマー型痴呆の病理を欠くか、あっても非常に限られている）も存在するが、ほとんどの症例はアミロイド斑や老人斑が共存しており、ATDのレヴィ小体型（Lewy body variant）と名付ける研究者もいる（Hansenら 1990）。純粋型は年齢が若く、痴呆が比較的早く出現する傾向がある。しかし、例数が少ない。

本症の確立に貢献した小阪らはレヴィ小体を伴うあらゆる疾患をレヴィ小体病（Lewy body disease）と定義し（1980）、脳幹型、移行型、びまん型（後に汎発性レヴィ小体病 diffuse Lewy body disease：DLBDと呼ばれたもの）（1984）に分けた。1990年には、DLBDを通常型（common form）と純粋型（pure form）に分け、さらに大脳型を付け加えた（Kosakaら 1996）。彼らの考え方はレヴィ小体の形成を脳幹から大脳まで1つのスペクトルとして理解しようとするもので、BraakらによるPDの病理学的ステージング（pathological staging）に発想が似ている（Braakら 2003）。

ワークショップで提案された「dementia with Lewy body」という名称（1995）は「レヴィ小体を伴う痴呆」が日本語訳として近いが、「レヴィ小体型痴呆」という名称が我が国では診断名として実際によく使われているので、本項ではそれを使用し、その略号をDLBとする。

2）これまでの経緯

痴呆と皮質型レヴィ小体（cortical Lewy body）を結びつけた最初の論文はOkazakiらのそれである（1961）。症例は臨床・病理が非常によく似た69歳と70歳の白人男性で、臨床的には痴呆、幻覚、それに論文のタイトルにあるようにPDらしくない屈曲性四肢麻痺に至る重篤な運動障害があった。病理学的には今日我々が知っている皮質型レヴィ小体が記載されているが、その分布はユニークで、すべての脳葉に出現していた。しかも、皮質内では第Ⅰ層を除く全層に分布していた。

Kosakaらは、しかし、この論文には言及せず、1978年以来、皮質型レヴィ小体に関する論文を

発表していたが、前述のように1980年にレヴィ小体を伴う疾患すべてを指す総称名として「レヴィ小体病（Lewy body disease）」という名称を提唱した（小阪ら 1980）。この論文はレヴィ小体病の総括ともいうべきものであったが、日本語で書かれていたためか欧米諸国にはあまり浸透しなかったようである。我が国では小阪らが提唱した「汎発性（びまん性）レヴィ小体病（DLBD）」という名称が比較的早くから臨床現場に広まったが、ワークショップ後はレヴィ小体型痴呆という名称も普及した。

欧米では、Okazakiらの論文以後、同様の症例報告は途絶えてしまったが、1980年代後半になってDLBに関心が持たれるようになった（Eggertson と Sima 1986；Gibb ら 1987）。とくに、我が国では当初、臨床像は"分類困難"あるいは"非典型的"とされ、曖昧さが残っていたが、英国のByrne ら（1989）やPerry ら（1990）を中心に多数例の解析が行われ、本症の臨床像が次第に明らかになってきた。それらによると、痴呆、パーキンソニズム、精神症状の3主徴に加えて、反復発作性錯乱を伴う意識レベルの動揺（Gibb ら 1987；Byrne ら 1989）、説明不可能な頻回の転倒（Byrne ら 1989；McKeith ら 1992）、向精神薬の副作用に対する感受性の亢進（McKeith ら 1992）、一過性の意識喪失を伴う失神（McKeith ら 1992）などが新たに加わった。そして1991年、Byrne らは診断基準を提案した。

欧米のこのような動きは1995年10月、英国のニューキャッスル・アポン・タインで開催された本症に関するワークショップに発展し、それまでさまざまな名称で呼ばれてきた疾患名を「Dementia with Lewy body（DLB）」と称することになった。同時に英国学派の業績をもとに新たな診断基準が作成された（McKeith ら 1996）。さらに、これまでDLBはPDの延長線上で理解されてきたが、この診断基準ではPDはレヴィ小体病というより上位概念のなかの脳幹型として位置づけられるようになった。また、1年以上経過したPDに痴呆が出現する場合には「痴呆を伴うパーキンソン病（Parkinson's disease with dementia：PDD）」と診断することが決まった。しかし、高齢者の場合、PDの発症時に記憶障害を伴っていることが一般

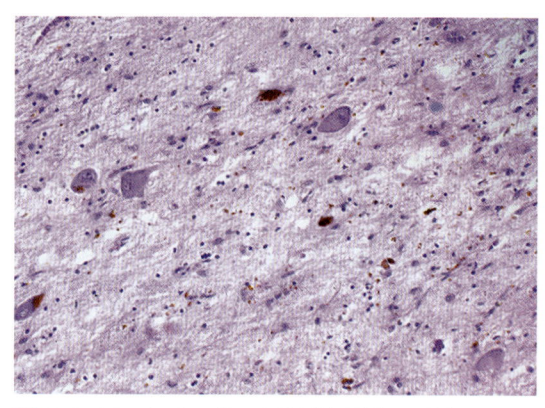

図 1-3-25　あるレヴィ小体型痴呆例の黒質　ほとんどのレヴィ小体型痴呆の黒質は通常のパーキンソン病（PD）と区別できないが、色素神経細胞の脱落、有髄神経線維の減少、ニューロピルの粗鬆化など、PDとしては組織の変化が強い症例があることに注意．HE 染色．

的であるとして、1年という期間に臨床的な意味はない、という反論もある。

ワークショップは1998年、2003年と引き続き開催され、2003年の第3回では、DLBとPDDはほとんど差がないと指摘され、DLBに対する考え方に若干の変化がみられるようになった（Noe ら 2004；Cummings 2004）。続いて、横浜で開かれた第4回のワークショップ（2008）では、レヴィ小体病は病理学的な概念であり、PDというより一般的な言葉を用いることによって命名に起因する混乱を終結させることができるのではないか、という意見が出された。多くの研究者の頭の片隅にあったこの問題が議論の対象になり、今後DLBに対する見方・考え方が変わるかもしれない。

3）神経病理

■ アルツハイマー型痴呆の病理

DLBの病理は、①PDの病理（図 2-3-11、図 2-3-12）、②大脳皮質に広汎に出現する皮質型レヴィ小体（図 1-1-6D〜F、図 1-3-25、図 1-3-26）、③アンモン角CA2/3に出現する抗アルファ-シヌクレイン（α-synuclein）抗体や抗ユビキチン（ubiquitin）抗体に染まる変性神経突起（図 1-3-30）、④内嗅領皮質から側頭葉新皮質、さらに島回、扁桃体にまで広がる海綿状変性（図 1-3-29）、⑤内嗅領皮質にみられる無数のユビキチン

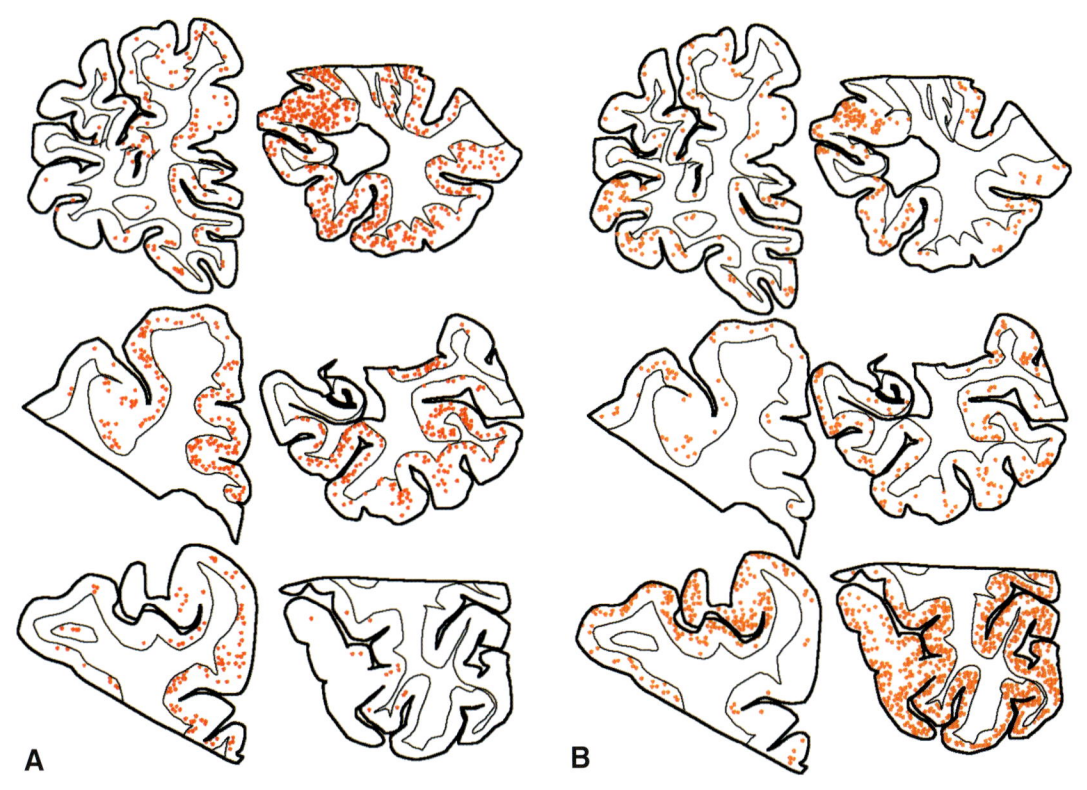

図 1-3-26　レヴィ小体型痴呆の皮質型レヴィ小体と老人斑の分布　**A**：皮質型レヴィ小体．側頭葉内側部が最も多く、次いで前頭葉に分布する．しかし、頭頂後頭葉では非常に少ない．　**B**：老人斑．ほぼ全皮質に分布しているが、とくに頭頂後頭葉に多く出現している．点1つがレヴィ小体または老人斑1個．

免疫反応性顆粒（ubiquitin-immunoreactive granules）（図 1-3-31），などが挙げられている．とくにアンモン角の変性神経突起，海綿状変性，ユビキチン陽性顆粒を重視する立場がある．

しかし，臨床的に DLB と診断された症例が常に上記の所見をすべてもっているとは限らず，臨床的には健常であることもある．例えば，皮質型レヴィ小体は自験例では痴呆の有無とは無関係に出現している（自験例 52 例，内訳：痴呆を伴う PD 28 例，伴わない PD 24 例）（図 1-3-27）．一方，Samuel らはレヴィ小体と痴呆が相関するという（1996）．結果の食い違いは，多分，アルツハイマー病の病理をもっている症例とレヴィ小体病の純粋型を比較することに問題があるのかもしれない．ユビキチン陽性顆粒は健常老人脳にも出現するもので，DLB に特異的とはいえない．なお，病理所見に限ってみると，皮質型レヴィ小体と老人斑の間には非常に強い相関がみられる（図 1-3-26）．

このように，DLB は病理所見に限っても未解決な課題が少なくないが，最も重要な鍵はしばしば共存する **ATD** の病理に対する解釈である（**表 1-3-3**）．それについては，ATD に注目する立場（Hakim と Mathieson 1979；Boller ら 1980）がある一方，皮質型レヴィ小体を重視する立場（Heston 1980；Mann と Yates 1983）もあり，定説がない状況である．しかも，アルファーシヌクレインとアミロイドベータ蛋白は相互に関連し合う蛋白で，皮質型レヴィ小体と老人斑は数的にもよく相関することが知られている（Hurtig ら 2000）．

Perry らは彼らが提唱した「**レヴィ小体型老年痴呆**」（"senile dementia of Lewy body type：SDLB"）（1990）にみられる ATD 的な病理所見の特徴を次のようにまとめている．①臨床的には ATD としても，また PD としても典型的ではない，②病理学的には PD の病理所見に加えて皮質型レヴィ小体が出現しているが，びまん（汎発）性レヴィ小体病（DLBD）ほどではない，③大脳

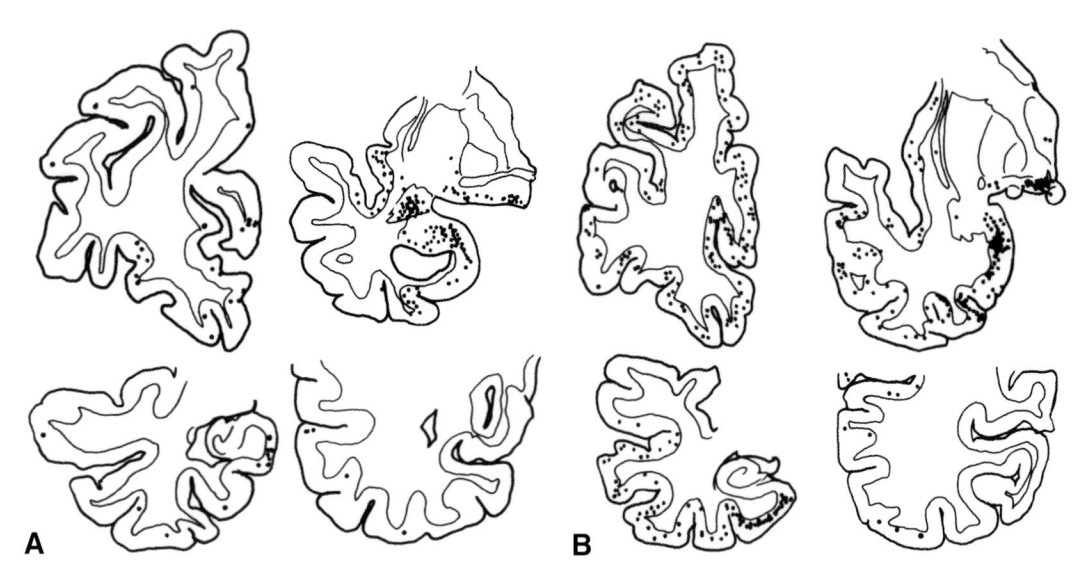

図 1-3-27　パーキンソン病における皮質型レヴィ小体　A：痴呆のないパーキンソン病．老人斑は対照年代の生理的上限．73歳女性．　B：痴呆のないパーキンソン病．74歳女性．老人斑なし．無名質や視床下部では脳幹型レヴィ小体が多い．量的には図 1-3-24 より少ないが，出現部位はよく似ている．点1つがレヴィ小体1個．

表 1-3-3　アルツハイマー型痴呆とレヴィ小体型痴呆

	アルツハイマー型痴呆	レヴィ小体型痴呆
病的萎縮	側頭葉尾側内側部の高度の萎縮．	明らかに病的な萎縮はない．
大脳皮質病変	層状変性（経内嗅領皮質から内嗅領皮質と側頭葉新皮質に向かって進む）．SDATでは中側頭回付近まで，ADでは上側頭回腹側面まで．	海綿状変性が経内嗅領皮質から側頭葉新皮質に広がる．帯状回，島回，前頭葉，扁桃体にも出現．
海馬病変	ADではアンモン角神経細胞の高度脱落，SDATでは軽度脱落または正常．AD，SDATの海馬支脚の萎縮とグリオーシス，貫通路の変性．	アンモン角神経細胞の脱落なし．ときにCA2～3に抗ユビキチン抗体に反応する変性神経突起が出現．同時に抗タウ抗体にも陽性のことがある．海馬支脚に変化が来ることはまれ．
老人斑とタングル	ADでは生理的範囲をはるかに超える量が広範囲に出現．SDATでは生理的範囲上限の1.5～2倍程度が広汎に出現．	定形老人斑が生理的範囲を超える程度に出現．タングルは生理的にも出現する神経核（青斑核，内嗅領皮質，アンモン角など）に生理的範囲で出現．
パペッツの回路	海馬支脚が変性するために，海馬采，脳弓，乳頭体が変性する．	著変なし．
黒質病変	ADの35%，SDATの10%に脳幹型レヴィ小体を伴う色素神経細胞脱落．	中等度以上の色素神経細胞の脱落．

皮質にはアミロイド芯をもつ「定形老人斑」が出現しているが，タングルは非常に少ない，④黒質病変はPDとして中等度である．これから分かることはATDの病理といっても定形老人斑が出現しているだけである．さらに，2000年代のLoveらの研究によると（2008），DLB例の80%は「びまん性老人斑」が多発していたが，神経突起斑はほんのわずかであったという．また，DLBの60%は内嗅領皮質に中等度から高度のタングルが出現していたが，新皮質にはタングルは認められなかった．そして，進行したATDの病理がみられたのは30%だったという．PerryらとLoveらの研究の違いは，おそらくLoveらのDLB例に比較的若い症例が含まれていた可能性があり，本質的

表 1-3-4 レヴィ小体型老年痴呆

疾患名	臨床像	レヴィ小体
パーキンソン病	本病の古典的運動障害（振戦、筋強剛、無動症）がさまざまな年齢で出現．痴呆は少数（特に老人）	皮質下諸核、脳幹に出現．辺縁系では年齢や痴呆と連動して増加することがあるが、大脳皮質では出現しても少量．
レヴィ小体型老年痴呆	65歳以上の老人．動揺性意識不鮮明/痴呆、しばしば幻視または軽度の錐体外路徴候、またはこれらの症状すべて．	脳幹と皮質下核に出現．辺縁系皮質では中等度、新皮質では罹病期間にもよるが量は少ない．
中間型または複数の疾患の組み合わせ	すべての臨床症状が出揃うことはない．	量や部位はさまざま．PDまたはSDLBにADあるいは脳血管障害が合併．

Perry ら 1990. の Table 5 を改変して引用．Perry らはこの論文では汎発性レヴィ小体病を1つの独立した疾患として扱っている．

には Perry らと同じ一群と考えられる。このように DLB に共存する ATD 病変は老人斑が主体で、タングルは症例の年齢（年代）の生理的範囲に留まっている。しかも Perry らの研究も Love らのそれも ATD の本質的な病変である内嗅領皮質の層状変性がない（図 1-3-17）。さらに、Hansen らは ATD のなかに病理学的に老人斑だけしか出現していない一群（1993）は ATD のレヴィ小体型（Lewy body variant）であると述べている（表 1-3-2）。

このようにみると、DLB に共存する ATD の病理は老人斑が主体で、その点に関する限り ATD としては非定型的な病理像が多い。Perry らが提案した SDLB は最近ほとんど顧みられなくなっているが、現実をよく反映しており、DLB あるいは痴呆を伴う PD の病理として再度検討してみる価値があろう（表 1-3-4）。

なお、Love らによると脳幹型と皮質型レヴィ小体のみで ATD の病理所見はまったくない症例がわずかにあったという。これは、Kosaka の純粋型（pure form）（1990）に相当するものと思われる。

■ 脳幹型と皮質型レヴィ小体

同心円状の構造をもついわゆる脳幹型（古典型）レヴィ小体は PD に出現するだけでなく、黒質、青斑核などが正常に保たれている脳に観察されることがある（ここでは偶発的脳幹型レヴィ小体と称する）。構造的には PD でみられるものとまったく違いはない（図 1-1-6A〜C）。青斑核は発見す

る機会が最も多い場所の1つであるが、黒質、迷走神経背側核、エディンガー・ウェストファール（Edinger-Westphal）核、楔状核、乳頭体外側核、視床下部、マイネルト基底核など、その出現部位が PD における好発部位とまったく同じ場合もある。

偶発的脳幹型レヴィ小体は60歳代では全剖検例の3％程度で、PD の割合とほとんど変わらない。この関係は70歳代でもほぼ6％と同じであるが、80歳代以後になると PD は増加して90歳代でピークに達するのに対して、レヴィ小体は70歳以後あまり増加しない（図 1-3-28、図 2-3-22）。偶発的脳幹型レヴィ小体は一般に PD の予備軍あるいは最初期と考えられているが、このデータからは予備軍とは考えにくい。

一方、皮質型レヴィ小体は Hughes らによれば PD 例のほとんどで観察されるという（1993）。我々は健常例でも皮質型レヴィ小体を観察している。しかも、統計学的には痴呆の有無とレヴィ小体には有意な相関はない。また、非痴呆例、痴呆例とも高齢ほどレヴィ小体の数が増加する傾向は明らかではない。

Stern らによれば（2001）、剖検で確認された ATD において、レヴィ小体と関係があると思われたものは何1つなかったという。また、Hansen らは認知機能が低下した ATD と ATD の病理を併せもった DLB では前頭葉皮質のシナプトフィジン（synaptophysin）の低下と相関していたが、DLB の純粋型では相関しなかったという（1998）。この純粋型は ATD の病理が非常に軽いか欠如したタ

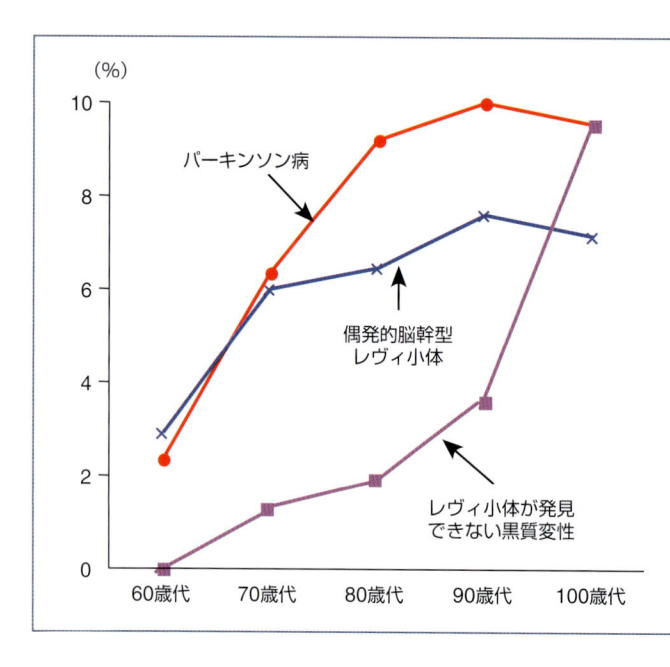

図 1-3-28　青斑核の偶発的脳幹型レヴィ小体　各数値は各年代の全剖検例に占める青斑核の偶発的レヴィ小体がある症例の割合（%）．70歳代以降ではパーキンソン病は増加するが，偶発的レヴィ小体は頭打ちになっている．レヴィ小体が発見できないが黒質に虚血性変化とは明らかに異なる変性的変化をみる症例が90歳代から急速に増加している．

イプで，Okazakiらの症例，Ikedaらの臨床的にパーキンソニズムのない痴呆例（1980）などは皮質型レヴィ小体と痴呆の関係を考える上で重要な症例であろう．

病理学的にみて，皮質型レヴィ小体をもった神経細胞の核はよく保たれており，死の方向に向かっている細胞とは考えにくいという見解もある．それに関連して，最近，レヴィ小体は細胞障害性に作用する物質を無害化するためにつくられるという仮説も出されている（Terry 2000）．

さらに，DLBは痴呆をきたすさまざまな疾患のなかでは非常に病変が軽いだけに，その臨床を単に痴呆と表現してよいものかどうか，十分検討しなければならない．その意味では，皮質の海綿状変性はシナプスを壊すので，症状の発現に関係があるかもしれない．

■ 海綿状変性

DLBの皮質でみられる海綿状変性は神経細胞の周囲が開いたものではなくて，ニューロピルにできた小型ないし中型で正円形の孔である（図1-3-29）．皮質を侵す痴呆疾患では，ピック病や前頭側頭型痴呆などでは細かい海綿状態が皮質第Ⅱ層から第Ⅲ層上部にみられるが（☞第2部1章「前頭側頭葉変性症」；p161），DLBは比較的大きさの揃った正円形の孔が皮質全層に広がることも多い．さらに皮質だけでなく扁桃体にも現れることがある．DLBの海綿状変性はクロイツフェルト・ヤコブ病（とくに亜急性海綿状脳症 subacute spongiform encephalopathy：SSE，図2-1-31）に似ているが（Hansenら 1989），肥胖グリアの増殖はない．また，抗プリオン（prion）抗体（図2-1-35）も陰性である．

DLBの海綿状変性は内嗅領皮質から側頭葉新皮質に進展していく．しかし，アンモン角に向かって広がることはない．この点がATDと違うところである．ATDではアンモン角に向かうとともに，側頭葉新皮質にも広がっていく．

海綿状変性と痴呆との間には統計学的に有意な相関は認められない．それに対して，皮質型レヴィ小体，海綿状変性，老人斑の三者間には統計学的に相関がある．FujinoとDicksonによると，著しい海綿状変化がATDにみられるときには，レヴィ小体を伴っているという（2003）．

■ レヴィ型神経突起

皮質型レヴィ小体が免疫細胞化学的に染色される場所では，しばしば神経突起あるいは軸索と思われる構造が同時に染め出されることがある（Dicksonら 1991/1994）．とくにアンモン角のCA

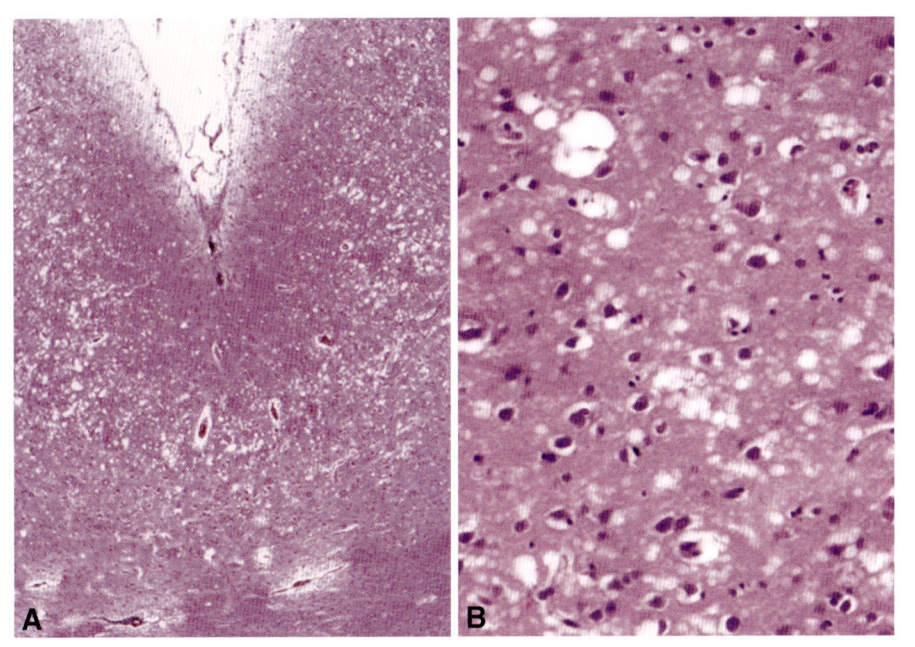

図 1-3-29 レヴィ小体型痴呆の海綿状変性 A：内嗅領皮質に層状に広がる海綿状変性．B：個々の孔は孤立性で，クロイツフェルト・ヤコブ病（CJD）のような融合傾向はみられない．神経細胞は萎縮性で，中等度の脱落．アストログリアの核は増加しているが肥胖グリアはみられず，CJDとは大分様相が違う（図 2-1-31、図 2-1-32 参照）．

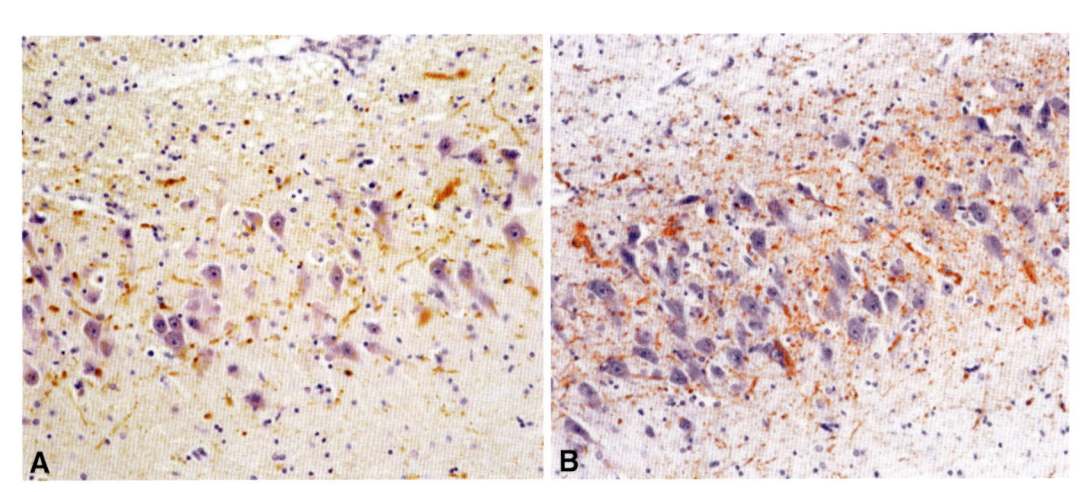

図 1-3-30 レヴィ小体型痴呆のアンモン角 CA2 同一症例の A は抗ユビキチン抗体、B は抗リン酸化タウ抗体による免疫染色．本例では A に比べて B では変性突起が多数染まっているが、この傾向は多くの症例で認められる．A、B ともアンモン角の錐体細胞自体は染まっていない．

2～3 では数珠状の神経突起やその断片と思われる構造がみられる（図 1-3-30）。ATD でも抗タウ抗体に染まる同様な構造をみることがあるので、PD と ATD では免疫細胞化学的性質が異なるにしても、異常な神経突起がみられるのは CA2～3 という部位とも関係があるのかもしれない。

さらに、PD では抗アルファーシヌクレイン抗体と抗タウ抗体の両方が陽性になる症例もある。しかし、臨床との関係は不明である。なお、CA2 に出現するタングルは 90 歳代までは年齢とまったく相関せず、90 歳代から急激にタングルが増加する場所である（図 1-3-12、図 1-3-23）。しかし、

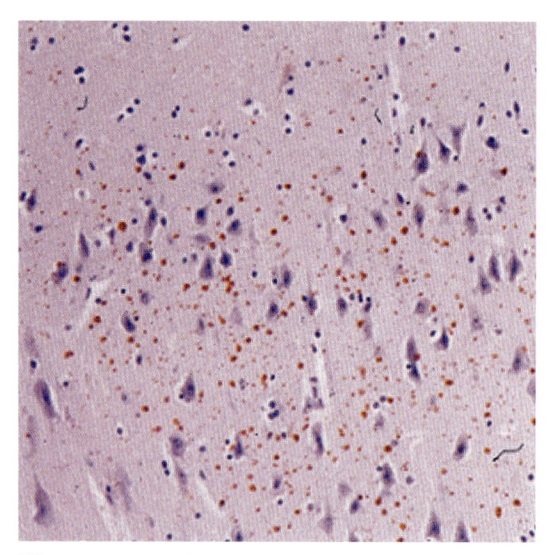

図 1-3-31　ユビキチン陽性顆粒　内嗅領皮質から経内嗅領皮質にかけて，ほぼ全層に出現する細かい顆粒．疾患特異性はなく，レヴィ小体型痴呆だけでなく，さまざまな疾患で遭遇する．健常例にもみられるが，その意義は不明．レヴィ小体型痴呆．抗 ubiquitin 抗体による免疫染色．

これとレヴィ型神経突起（Lewy neurites）が関係しているかどうかわからない．この神経突起がどの神経細胞に由来するのか不明であるが，CA3 の神経細胞は海馬釆を通ってアンモン角外へいく線維とともにシェファー側枝（Schaffer collaterals）として CA1 の錐体細胞にシナプスするため，変性神経突起の同定は難しいかもしれない．

なおレヴィ神経突起はその他，黒質，脚橋被蓋核（図 2-3-7A），基底核などでもみられる．

■ ユビキチン-免疫反応性顆粒（ubiquitin-immunoreactive granules）

これは内嗅領皮質に出現する抗ユビキチン（ubiquitin）抗体陽性の顆粒で，プレーアルファ・ニューロン（pre-α neuron）（図 2-1-51）の集団付近にみられるが，皮質全層に分布していることも多い（図 1-3-31）．HE 染色では判らない．電顕的にはミエリンが顆粒状に壊れたものやミエリンの層構造などがオリゴデンドログリアと考えられる細胞のなかに観察されている．この顆粒が海綿状態の孔に入っていることは極めてまれであるが，電顕所見からは海綿状変性と無関係ではないかもしれない．現在のところ疾患特異性は認められず，一種の老年性変化と考えられている（Dickson ら 1990）．プレーアルファ・ニューロンにタングルが出現する年齢が 60 歳代とすると，この顆粒は 10 歳程度早く出現するようである．

参考文献

Ala TA, Yang KH, Sung JH, et al.：Hallucination and signs of parkinsonism help distinguish patients with dementia an cortical Lewy bodies from patients with Alzheimer's disease at presentation：a clinicopathological study. J Neurol Neurosurg Psychiatry 1997；62：16-21.

Boller F, Mizutani T, Rossemann U, et al.：Parkinson disease, dementia, and Alzheimer disease：clinicopathological correlations. Ann Neurol 1980；7：329-335.

Braak H, Del Tredici K, Rüb U, et al.：Staging of brain pathology related to sporadic Parkinson's disease. Neurobiol Aging 2003；24：197-211.

Byrne EJ, Lennox G, Godwin-Austen RB：Dementia associated with cortical Lewy bodies. Proposed diagnostic criteria. Dementia 1991；2：283-284.

Byrne EJ, Lennox G, Lowe J, et al.：Diffuse Lewy body disease：clinical features in 15 cases. J Neurol Neurosurg Psychiatry 1989；52：709-717.

Cummings JL：Reconsidering diagnostic criteria for dementia with Lewy bodies. Meeting review. Rev Neurol Dis 2004；1：31-34.

Dickson DW, Schmit ML, Lee VM, et al.：Immunoreactivity profile of hippocampal CA2/3 neurites in diffuse Lewy body disease. Acta Neuropathol 1994；87：269-276.

Dickson DW, Ruan D, Crystal H, et al.：Hippocampal degeneration differentiates diffuse Lewy body disease (DLBD) from Alzheimer's disease：light and electron microscopic immunocytochemistry of CA2-3 neurites specific to DLBD. Neurology 1991；41：1402-1409.

Dickson DW, Wertkin A, Kress Y, et al.：Ubiquitin immunoreactive structures in normal human brains. Distribution and developmental aspects. Lab Invest 1990；63：87-99.

Eggertson DE, Sima AA：Dementia with cerebral Lewy bodies. A mesocortical dopaminergic defect？ Arch Neurol 1986；43：524-527.

Fujino Y, Dickson DW：Spongiosis in Alzheimer's disease not due to concurrent Lewy body disease. J Neuropathol Exp Neurol 2003；62：553.

Gibb WR, Esiri MM, Lees AJ：Clinical and pathological features of diffuse cortical Lewy body disease (Lewy body dementia). Brain 1987；110：1131-1153.

Hakim AM, Mathieson G：Dementia in Parkinson disease：a neuropathologic study. Neurology 1979；29：1209-1214.

Hansen LA, Daniel SE, Wilcock GK, et al.：Frontal cortical synaptophysin in Lewy body disease：relation to Alzheimer's disease and dementia. J Neurol Neurosurg Psychiatry 1998；64：653-656.

Hansen LA, Masliah E, Galasko D, et al.：Plaque-only Alzheimer disease is usually the Lewy body variant, and vice versa. J Neuropathol Exp Neurol 1993；52：648-654.

Hansen LA, Salmon D, Galasko D, et al.：The Lewy body variant of Alzheimer's disease：a clinical and pathologic entity. Neurology 1990；40：1-8.

Hansen LA, Masliah E, Terry RD, et al.：A neuropathological subset of Alzheimer's disease with concomitant Lewy body disease and spongiform change. Acta Neuropathol 1989；

78 : 194-201.
Heston LL : Dementia associated with Parkinson's disease : a genetic study. J Neurol Neurosurg Psychiatry 1980 ; 43 : 846-848.
Hughes AJ, Daniel SE, Blankson S, et al. : A clinicopathologic study of 100 cases of Parkinson's disease. Arch Neurol 1993 ; 50 : 140-148.
Hurtig HI, Trojanowski JQ, Galvin J, et al. : Alpha-synuclein cortical Lewy bodies correlate with dementia in Parkinson's disease. Neurology 2000 ; 54 : 1916-1921.
Ikeda K, Hori A, Bode G : Progressive dementia with "diffuse Lewy-type inclusions" in cerebral cortex. A case report. Arch Psychiatr Nervenkr 1980 ; 228 : 243-248.
Kosaka K, Iseki E, Odawara T, et al. : Cerebral type of Lewy body disease. Neuropathology 1996 ; 16 : 32-35.
Kosaka K : Diffuse type of Lewy body disease in Japan. J Neurol 1990 ; 237 : 197-207.
Kosaka K, Yoshimura M, Ikeda K, et al. : Diffuse type of Lewy body disease : progressive dementia with abundant cortical Lewy bodies and senile changes of varying degree—a new disease? Clin Neuropathol 1984 ; 3 : 185-192.
小阪憲司, 松下正明, 小柳新策 他 : Lewy 小体病の臨床神経病理学的研究. 精神経誌 1980 ; 82 : 292-311.
Kosaka K : Lewy bodies in cerebral cortex. Report of three cases. Acta Neuropathol 1978 ; 42 : 127-134.
Love J, Mirra SS, Hyman BT, et al. : Ageing and dementia. In : Greenfield's Neuropathology, 8th ed, Vol. 1. Love J, Louis DN, Elloson DW (eds), Hodder Arnold (London), 2008, pp1074-1078
Mann DM, Yates PO : Pathological basis for neurotransmitter changes in Parkinson's disease. Neuropathol Appl Neurobiol 1983 ; 9 : 3-19.
McKeith IG, Galasko D, Kosaka K, et al. : Consensus guidelines for the clinical and pathologic diagnosis of dementia with Lewy bodies (DLB) : report of the consortium on DLB international workshop. Neurology 1996 ; 47 : 1113-1124.
McKeith IG, Perry RH, Fairbairn AF, et al. : Operational criteria for senile dementia of Lewy body type (SDLT). Psychol Med 1992 ; 22 : 911-922.
Noe E, Marder K, Bell KL, et al. : Comparison of dementia with Lewy bodies to Alzheimer's disease and Parkinson's disease with dementia. Movt Disord 2004 ; 19 : 60-67.
Okazaki H, Lipkin LE, Aronson SM : Diffuse intracytoplasmic ganglionic inclusions (Lewy type) associated with progressive dementia and quadriparesis in flexion. J Neuropathol Exp Neurol 1961 ; 20 : 237-244.
Perry RH, Irving D, Blessed G, et al. : Senile dementia of Lewy body type. A clinically and neuropathologically distinct form of Lewy body dementia in the elderly. J Neurol Sci 1990 ; 95 : 119-139.
Samuel W, Galasko D, Masliah E, et al. : Neocortical Lewy body counts correlate with dementia in the Lewy body variant of Alzheimer's disease. J Neuropathol Exp Neurol 1996 ; 55 : 44-52.
Stern Y, Jacobs D, Goldman J, et al. : An investigation of clinical correlates of Lewy bodies in autopsy-proven Alzheimer disease. Arch Neurol 2001 ; 58 : 460-465.
Terry RD : Do neuronal inclusions kill the cell? J Neural Transm 2000 ; 59 (Suppl) : 91-93.

3. 血管性痴呆

1) はじめに

1970年に発表されたTomlinsonらの論文(1970)は老化や老年痴呆における形態学の先駆けをなすものであった。とくに血管性痴呆では、彼らは軟化巣の大きさを容積で表し、痴呆群と健常群の容積の平均値には差はないが、20 ml以上の軟化巣は統計学的にも痴呆群に多く、100 ml以上の大きい軟化巣は痴呆と関係があると結論した。これは当時としては斬新な方法、表現であり、我が国においてもこれらの数値はさまざまな場面に引用された。しかし、この研究に対する批判もあり、例えば、彼らの観察はもっぱら梗塞の存在そのものに向けられており、痴呆の特徴にとってとくに重要な虚血性病変の障害領域については考慮していなかったことは、当時一般的に支持されていた神経系の機能局在説と相容れないところであった。

しかしTomlinsonらの研究は、血液循環が徐々に低下するために神経細胞が脱落して痴呆になるのではなくて、脳実質が局所的に破壊されることが原因であるという事実を明らかにした。しかも、この見解は多発梗塞性痴呆（multi-infarct dementia : MID）という言葉が導入されて一層注目された（Hachinskiら 1974）。しかし、MID以外にも多数の脳血管障害が痴呆を起こしうることがまもなく明らかになり、MIDは認知機能の低下や痴呆の原因になる血管障害を幅広くカバーする包括的な血管性痴呆（vascular dementia : VaD）という言葉に取って替わられた（Románら 1993）（図1-3-32）。最近、VaDは予防可能な疾患であり、軽度の血管性認知機能低下の段階をできるだけ早期に発見すべきであるといわれている(Bowler 1997)。

なお、NINDS-AIREN International workshopでは、VaD研究のための診断基準として6つの項目を挙げている（Románら 1993）。それによると、①多発梗塞性痴呆（multi-infarct dementia）、②診断・治療上重要な単一の梗塞による痴呆(strategic single infarct dementia)、③小血管病 (small vessel disease)、④血液灌流の低下 (hypoperfusion)、⑤出血性痴呆 (hemorrhagic dementia)、⑥その他、

表 1-3-5　血管性痴呆の分類

タイプ	メカニズム	障害される構造
1．太い血管の血栓性塞栓性（多発性梗塞性痴呆）	脳の基幹動脈または中くらいの動脈の血栓症または塞栓．	前・中・後大脳動脈の灌流域あるいは分水嶺にある大脳皮質．
2．単一の診断・治療上重要な梗塞	行動に関係する皮質野の単一な虚血性病巣．	視床，尾状核，左角回，帯状回前部/前脳基底部または内包膝部．
3．多発性皮質下性ラクネ梗塞（ラクネ）	深部の穿通性終末細動脈の動脈硬化．	前頭葉-皮質下回路の関与または症状を伴った基底核と視床．
4．広範な白質病巣またはビンスワンガー（Binswanger）病	深部穿通終末細動脈の動脈硬化．	前頭葉-皮質下回路の関与または症状を伴った脳室周囲または深部の白質．
5．虚血後痴呆	血圧の低下と臨界閾値以下の脳血流量．	前頭葉とその他の皮質の層状壊死，とくに基幹動脈の分水嶺，線条体，海馬（おそらく動脈硬化性），小脳プルキンエ細胞の神経細胞脱落．
6．出血性痴呆	悪性高血圧，アミロイド血管症，血管奇形．	出血の部位によって障害される構造はさまざま．
7．遺伝性脳血管障害	CADASIL，ファブリ（Fabry）病など．	深部白質と皮質下核が侵されやすい．
8．血管性-アルツハイマー型痴呆（混合型痴呆）	脳血管性疾患とアルツハイマー型痴呆の病理の組み合わせ．	前頭葉-皮質下回路の関与または症状と海馬記憶障害とその他のATDを示唆する臨床像．
9．血管炎とその他の雑多な原因	メカニズム，部位はさまざま．	

MendezとCummings 2003，p122．よりTable 5-1を一部改変して引用．

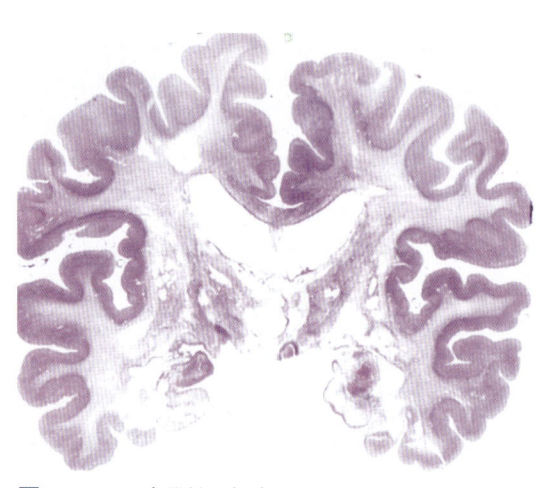

図 1-3-32　多発性脳梗塞　梗塞は主に皮質下核と白質にみられるが，皮質にも所々小さな梗塞が肉眼的にも分かる．それらに加えてびまん性に白質が淡明化しているのは，梗塞の二次変性があることに加えてビンスワンガー病的な変化があり，本例をビンスワンガー病と診断する立場もありうる．HE染色．

である．最初の3つのカテゴリーは最も重要なもので，血管のさまざまな状態（アテローム性動脈硬化症，細動脈硬化症，塞栓性または血栓性閉塞，特殊な血管炎や血管症）によって惹起される低酸素-虚血状態である．④の低灌流は心停止や低血圧などによる全体的な脳虚血によって引き起こされる痴呆，⑤は慢性硬膜下血腫，クモ膜下出血，脳内出血などによる痴呆である．

2）混合型痴呆

■ アルツハイマー型痴呆と血管病変

　混合型痴呆（mixed dementia）は血管性病変と神経変性病変（通常はATD）の双方が痴呆に関係している場合に使われる．混合型痴呆は高齢者にとくに多く，その臨床像はATDよりも血管性痴呆のそれに似ている（Bowlerら 1997）．筆者の研究ではATDには病理学的にもさまざまな合併症が認められ，ADでは71％，SDATでは89％に達する．しかも，合併所見全体の60％程度は血管・循環障害である（☞本章「1．アルツハイマー型痴呆」；p108）．CERADによる研究でもアルツハイ

マー型痴呆と臨床的、神経病理学的に診断されている症例の1/3に梗塞または出血あるいはその両方が認められている（Gearingら 1995）。

臨床病理学的研究によると、ATD患者の認知機能に血管性疾患が影響を与えると考えられており（Esiriら 1999）、例えば、血管病巣のないATDに比べて、血管病変をもっている症例の大脳新皮質における老人斑の密度は低いという（Nagyら 1997）。

一方、皮質下核や大脳皮質にみられる周囲組織の希薄化を伴わないラクネ様の微細な空洞は偶発的なものとして、臨床像に与える影響は非常に少ないものと考えられる（図1-2-18）。

脳アミロイド血管症は当該項を参照されたい（図1-2-26）（☞第1部2章；p56）。

■ 混合型痴呆の診断

RománはNINDS-AIRENの基準を満足する3つの主要な臨床像を挙げている（2002）。それによると、1)痴呆の急激な出現、記憶力の減退に加えて、見当識、習慣、遂行機能などのうち2つの症状が認められる、2)画像所見に関連のある病巣がある、3)脳卒中と認知機能の喪失の間に時間的関係がある。確定診断は病理学的に、①脳血管障害の病巣があること、②加齢現象の範囲を超えるアルツハイマー神経原線維変化や神経突起斑がないこと、③痴呆に関連したその他の状態がないこと、が証明される必要がある。

3）ビンスワンガー病

■ 概観

1893年、Otto Binswangerは梅毒反応が陰性であるにも関わらず進行性の痴呆を呈する8症例を発表した。彼がこれを1つの疾患にまとめようと考えていたかどうかは不明であるが、結果的にはマクロ所見のみの報告であった。あるいは、当時の医学的レベルでは進行性痴呆は梅毒しか考えられなかったが、梅毒ではない症例でも進行性に痴呆になる症例が存在するということを知らしめる目的だったかもしれない。いずれにしても病理学的な記載も簡単で、彼の発表後に、Alzheimerが白質のラクネ、ミエリンの消失、白質や皮質下核の多数の小梗塞巣などの組織所見を追加した（1902）。また、Olszewskiは、病巣にある細小動脈の狭小化や硝子化、平滑筋細胞の消失にとくに注目したが、特異的な病変ではないとして、"いわゆる"ビンスワンガー病（so-called Binswanger disease）と呼んでいる（1962）。このように長い年月の間に散発的に少しずつ所見が足されていったためか、今日まで疾患単位か否かをめぐって混乱している。

なかでもHachinskiは否定論者の最たる人で、この曖昧な病態を使用すべきではないとさえ述べている（1991）。PantoniとGarciaはより記述的な名称である皮質下白質脳症（subcortical leukoencephalopathy）を推奨している（1995）。Caplanはビンスワンガー病を1つの明確な疾患単位としては見なしていないが、否定論者ではない。彼によれば、ビンスワンガー病はさまざまな原因と病態生理による小血管障害の雑多な集合であり、高血圧が最も多い原因であるといい、本病を慢性微細血管性白質脳症（chronic microvascular leukoencephalopathy）と呼んだ（1995）。本邦では、石井らがビンスワンガー病と多発梗塞性痴呆の臨床病理学的な比較検討を行い、両者を臨床的、病理学的に区別することは不可能であるとした。さらに高血圧を有する症例とそれのない症例を検討し、高血圧の有無や程度に関係なく脳の血管病変がみられたこと、脳の細小動脈の線維化や硝子化は血管壊死とは異なり加齢に伴う変化と考えられること、そして腎血管の硬化病変も強いために血圧が高くなっているのであり、高血圧が本病の原因ではないと結論している（石井ら 1979）。

■ 病理

現在、ビンスワンガー病は前述の小血管病（small vessel disease）（☞第1部2章；p54）という範疇に入れられることが多く、病理学的にはラクネと深部白質のびまん性病変に対応すると考えられている（図1-3-33）。

びまん性の白質病巣は初め脳室周辺に現れるが、その後、より重篤な段階になると半卵円中心に向かって広がる。しかし、皮質下白質は比較的よく保たれている（図1-3-34）。

ビンスワンガー病は虚血性脳障害であり、それには2つの主な経路が考えられている。その1つ

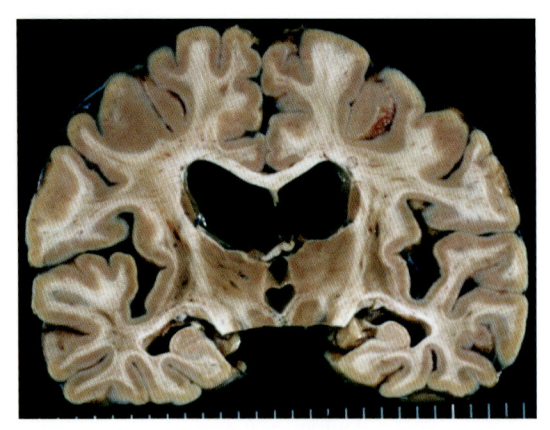

図 1-3-33　ビンスワンガー病のマクロ像　側脳室が中等度に拡大し、大脳白質が狭い．本例では小さな梗塞が被殻と視床にみられるが、大脳白質には明らかな梗塞はない．しかし、白質の色が均一ではなくて、色ムラがあることに注意．65歳男性．

は細動脈硬化による変化で、微細なアテローム斑（図 1-2-23B〜D）、脂肪硝子変性（図 1-2-23F）、フィブリノイド壊死（図 1-2-25）などの血管病変が細動脈を閉塞させラクネをつくる．第2は髄質の細い動脈が狭窄し灌流低下をきたして、深部葉白質に広汎な不完全梗塞（incomplete infarct）を引き起こす（Englundら 1987）．

これを血管支配と神経線維の分布からみると、軟膜の動脈から脳室周囲領域までは距離的に長く、それだけに血管は変性的な変化を受けやすい．したがって、そこを走っている左右の大脳皮質を連絡する脳梁、前交連などの交連線維（commissural fibers）も影響を受けると考えられる．次いで内包とU線維の中間付近を長連合線維（long association fibers）が走っているため、半卵円中心の病巣に巻き込まれる可能性がある．以上の神経線維群に対して、U線維は最も浅いところを通る短連合線維群で、血管変化の影響を最も受けにくいところと考えられる（☞第2部1章「交連線維」「連合線維」；p235）．このように、神経線維の分布の違いは遂行機能や精神運動のスピードの低下に関連していると考えられている（PantoniとGarcia 1995；De Grootら 2000；O'Sullivanら 2002）．

ビンスワンガー病で注目される組織像は境界不明瞭な梗塞で（図 1-3-34）、時が経っても空洞化することはあまりない．梗塞巣の内部も完全な壊死に至っていないことがあり（神経病理学の世界

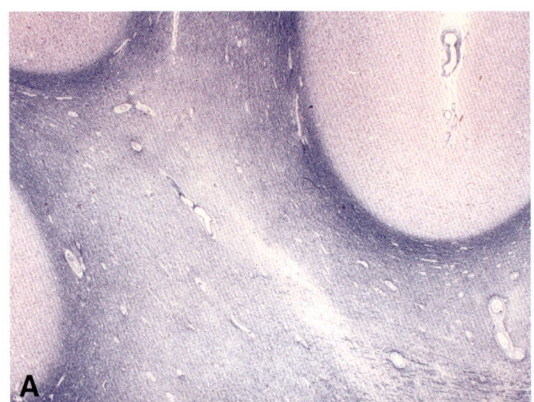

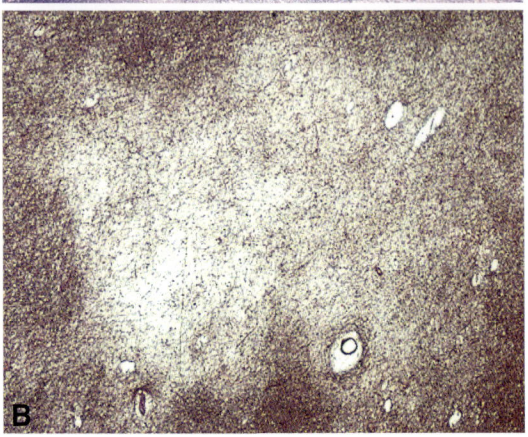

図 1-3-34　ビンスワンガー病のミクロ像　A：広汎なミエリンの淡明化巣のなかにやや境界明瞭でより淡明化が強い病巣がみえる．皮髄境界部のミエリンはよく残っている．病巣内の血管周囲が拡大．本例では皮質には明らかな病巣は認められない．KB染色．**B**：Bodian染色でみると、病巣内では軸索が著明に減少．しかしよくみると、完全に軸索が消失しているわけではなくて、少量ながら軸索が認められる．梗塞巣ではこのような組織像はまれ．AとBは別の症例．

ではこのような組織像を不全壊死ということがある）、梗塞巣の大きさに比してマクロファージの動員が少ない．肥胖グリアの増殖もあまり活発ではない（図 1-1-36）．とくに肥胖グリアの突起が断裂していたり、細胞体に空胞が多数みられたり、アメーバのような形をしたアストログリアがみられることがある．このような形態はアストログリアの機能不全あるいは退行性変化が疑われ、空洞化しないことと関係があるかもしれない．また、この形態は浮腫性壊死に類似しており（図 2-1-91）、いわゆるビンスワンガー病といわれる病態のなかに、浮腫をきたすような機転があるのか、あるいは二次的に生じたものか、検討が必要

であろう。

参考文献

Alzheimer A：Die Seelenströrungen auf arteriosclerotischer Grundlage. Alleg Z Psychiat 1902；59：695-711.

Binswanger O：Die Abgrenzung der allgemeinen progressiven Paralyse. Berl Klin Wochenschri 1893；31：1103, 1137, 1180.

Bowler JV, Eliasziw M, Steenhuis R, et al.：Comparative evolution of Alzheimer disease, vascular dementia, and mixed dementia. Arch Neurol 1997：54：697-703.

Caplan LR：Binswanger's disease—revisited. Neurology 1995；45：626-633.

De Groot JC, De Leeuw FE, Oudkerk M, et al.：Cerebral white matter lesions and cognitive function：the Rotterdam Scan Study. Ann Neurol 2000；47：145-151.

Englund E, Brun A, Persson B：Correlations between histopathologic white matter changes and proton MR relaxation times in dementia. Alzheimer Dis Assoc Disord 1987；1：156-170.

Esiri MM, Nagy Z, Smith MZ, et al.：Cerebrovascular disease and threshold for dementia in the early stages of Alzheimer's disease. Lancet 1999；354：919-920.

Gearing M, Mirra SS, Hedreen JC, et al.：The Consortium to Establish a Registry for Alzheimer's Disease (CERAD). Part X：Neuropathology confirmation of the clinical diagnosis of Alzheimer's Disease. Neurology 1995；45：461-466.

Hachinski V：Binswanger's disease：neither Binswanger's nor a disease. J Neurol Sci 1991；103：1.

Hachinski VC, Lassen NA, Marshall J：Multi-infarct dementia. A cause of mental deterioration in the elderly. Lancet 1974；2：207-210.

石井惟友，菊池昌弘，倉光正之 他：Multi-infarct dementia に関する臨床病理学的検討—Binswanger 病との関連について—. 神経内科 1979；11：353-362.

Mendez MF, Cummings JL：Dementia：a clinical approach, 3rd ed. Butterworth-Heinemann (Philadelphia), 2003.

Nagy Z, Esiri MM, Jobst KA, et al.：The effects of additional pathology on the cognitive deficit in Alzheimer disease. J Neuropathol Exp Neurol 1997；56：165-170.

Olszewski J：Subcortical arteriosclerotic encephalopathy. Review of the literature on the so-called Binswanger's disease and presentation of two cases. World Neurol 1962；3：359-375.

O'Sullivan M, Lythgoe DJ, Pereira AC, et al.：Patterns of cerebral blood flow reduction in patients with ischemic leukoaraiosis. Neurology 2002；59：321-326.

Pantoni L, Garcia JH：The significance of cerebral white matter abnormalities 100 years after Binswanger's report. A review. Stroke 1995；26：1293-1301.

Román GC：Vascular dementia may be the most common form of dementia in the elderly. J Neurol Sci 2002；203-204：7-10.

Román FCA, Tatemichi TK, Erkinjuntti T, et al.：Vascular dementia：diagnostic criteria for research studies. Report of the NINDS-AIREN International Workshop. Neurology 1993；43：250-260.

Tomlinson BE, Blessed G, Roth M：Observations on the brains of demented old people. J Neurol Sci 1970；11：205-242.

第2部

神経病理学各論
―領域別にみた病変と疾患―

- **1章　大　脳** ……… 139
- **2章　小　脳** ……… 253
- **3章　脳　幹** ……… 279
- **4章　脊　髄** ……… 321

1章 大　脳

■■■ I．大脳皮質 ■■■

大脳皮質（cerebral cortex）は両半球の表面積が 2,400 cm^2、容積は 600 cm^2 にも達する広大な領域である（水谷と藤澤 1980；Parent と Carpenter 1996）。そのため、特殊な状態を除けば、皮質神経細胞の減少や脱落を直ちに判断できるとは限らない。しかし、大脳皮質の病変には ①皮質の構造に一致したものと、②一致しないものに大別できる（図2-1-2）。よって、大脳皮質の解剖学的構造を熟知していれば病変の有無や場所を特定できる。

私たちは大脳白質の萎縮を大脳皮質とその投射線維の変化に原因を求めがちである。しかし、150〜200億個あるという皮質神経細胞の巨大な数に比べて、皮質下核、脳幹、小脳など皮質以外の場所に向かう神経線維は驚くほど少ない（Parent と Carpenter 1996）。白質に萎縮をきたす大半の原因は皮質間を結ぶ神経細胞とその神経線維の減少にあるということを思い出すべきであろう。

また、組織標本として採取されるものはほんのわずかな部分に過ぎない。しかし、そこで観察された変化が脳葉全体あるいは大脳皮質全体を代表することになるので、十分なマクロ観察に基づいた適切なサンプリングをしなければならない。

1．解剖学的事項

大脳皮質はその表面に平行に並ぶ層構造と垂直方向に配列した細胞柱（図1-3-10）という構造からなっている。この2種類の配列は皮質内の有髄線維の走行によって規定されており、水平構造は皮質表面に平行に走る接線線維（tangential fibers）の分布によって、垂直構造は前・後交連、脳梁など両半球の皮質を結び、すべての層に終わる交連線維（commissural fibers）の放射状配列による。細胞柱は側頭葉皮質で最もよく観察できる。これは生理学的に皮質機能の最小単位と考えられている機能円柱（functional column）（Hubel と Wiesel 1963；Goldman-Rakic 1988）の大きさにほぼ一致する（図1-3-10 参照）。したがって、機能という観点からみると皮質は6層構造という垂直方向の配列が極めて重要であることがわかる。

1）皮質構築と線維連絡

大脳皮質の90％は個体発生学的に最も新しい新皮質（neocortex）と呼ばれる構造で、6つの層からなる。神経細胞はその形態から錐体細胞、顆粒細胞、紡錘細胞などに分けられるが、1種類の神経細胞からなっているところは第II、III、IV層のみで、その他の層では錐体細胞や紡錘細胞などが混在している。

①脳表面を覆い、わずかに神経細胞がある第I層（分子層 molecular layer）
②顆粒細胞からなる第II層（外顆粒細胞層 external granular layer）
③中型と大型の錐体細胞が多い第III層（外錐体細胞層 external pyramidal layer）
④顆粒細胞の第IV層（内顆粒細胞層 internal granular layer）
⑤小型と大型の錐体細胞、顆粒細胞などからなる第V層（内錐体細胞層 internal pyramidal layer）
⑥錐体細胞や紡錘細胞が混在している第VI層（多形細胞層 multiform layer、紡錘細胞層 fusiform layer ともいう）

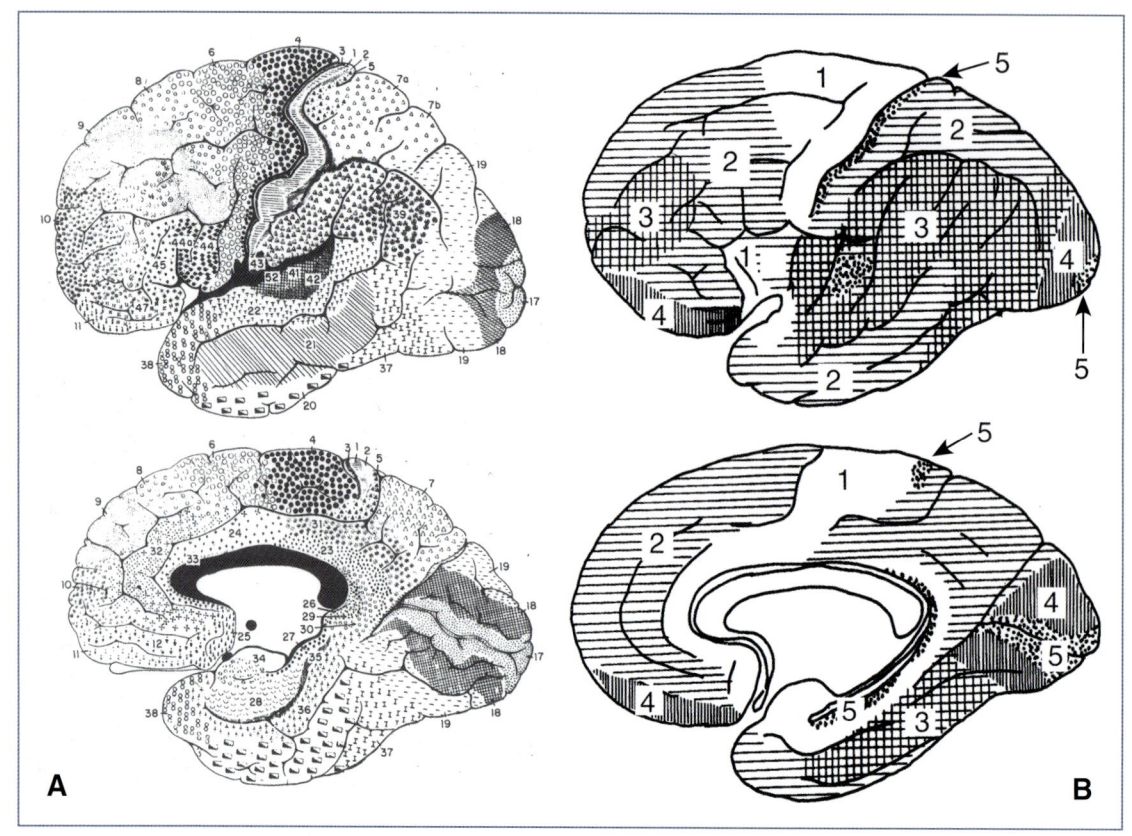

図 2-1-1 皮質の分類 A：ブロードマンの細胞構築による大脳皮質の区分．B：エコノモの皮質構築による分類．
（図A：Garey 1999.より引用）

である．

　第Ⅱ層と第Ⅳ層は主に皮質に入ってくる神経線維を受ける場所で，第一次感覚野である後頭葉線条野皮質や第一次聴覚野がある横側頭回（ヘシュル回 gyri temporales transversi, Heschl）では第Ⅳ層がとくに発達している．

　同側の皮質間を結ぶ連合線維（association fibers）は第Ⅱ層の一部と第Ⅲ層の表層から起こり，その終末は主に第Ⅲ，Ⅳ層に分布している．交連線維も第Ⅲ層から起こり，放射状線維（radiating fibers）としてすべての層に終わる．第Ⅴ，Ⅵ層は皮質以外の部位に出力し，線条体に向かう神経線維は第Ⅴ層の上半分にある小型錐体細胞に由来する．そして，第Ⅵ層は視床に多くの神経線維を送る．

　皮質内部を走る有髄線維は皮質表面に対して平行に走る有髄線維と表面に対して垂直に走るものの2種類に大別される．それらは細胞構築に一致して，第Ⅰ層は接線層，第Ⅱ層は無線維層，第Ⅲ層は上線条層，第Ⅳ層は外バイヤルジェー（Baillarger）帯，第Ⅴ層は内バイヤルジェー帯，第Ⅵ層は下線条層に区分され，その下は白質である．一般的に深層ほど有髄線維が豊富で，状態に応じてそれが変化する．剖検材料ではこれらの有髄線維をすべて染め出すことは難しいが，有髄線維の減少が皮質病変を気づかせることがあるので見落とさないようにしたい．

2）皮質の分類

　皮質は場所によって層構造が少しずつ異なるので代表的な部位の構築を知っておくとよい（von Economo と Koskinas 1929；Garey 1999）．歴史的には Campbell（1905）が皮質領野を20ヵ所に区分したのが最初であるが，Brodmann（1909）は47ヵ所に，さらに von Economo は109ヵ所に増やした．

しかし、現在でも領野の特定には Brodmann の区分が使われている（**図 2-1-1A**）。

von Economo によると、すべての大脳皮質は顆粒細胞と錐体細胞の相対的な発達の程度によって以下のように5つの基本型にまとめられるという（**図 2-1-1B**）。

■ 無顆粒型皮質

中心前回を含む前頭葉後部、帯状回前部、島回前部の皮質は無顆粒型皮質（agranular type cortex）と呼ばれる。この皮質は非常に厚いが、第IV層の内顆粒細胞層はほとんどないか非常に狭い。しかも、皮質下白質から深部皮質にかけて有髄線維が豊富にあるために、他の場所に比べて皮質と白質の境界が不明瞭である。中心前回ではさらに第V層を中心にして長軸が 60～120 μm の巨大なベッツ（Betz）細胞が点在している。この細胞は中心前回の中心溝に面する皮質に多く、個々の細胞は傍中心葉で最も大きく、下方の弁蓋部で最も小さい。ベッツ細胞の密度は部位によって異なり、全体の75%が足部で、上腕部は18%、顔面部では7%といわれている。

■ 顆粒型皮質

それに対して、中心後回の前壁、後頭葉線条野、横側頭回（Nakahara ら 2000）は顆粒型皮質（granular type cortex）に分類される。このタイプの皮質は幅が薄い。しかし神経細胞の密度は高く、とくに第IV層の内顆粒細胞層が非常によく発達している。錐体細胞は少ない。有髄線維も豊富で、とくに線条野皮質の第IV層は皮質表面に平行に走るジェンナリ（Gennari）線条という有髄線維束が特徴的である。この線条は未固定脳でも白い線として明瞭に区別できる。

健常脳ではヘシュル回は後頭葉線条野（視覚）皮質と同様にアルツハイマー神経原線維変化（神経原線維タングル neurofibrillary tangle またはタングル）や老人斑の出現は非常に少ない（水谷ら 1993）（**図 1-3-15**）。しかし、アルツハイマー病ではタングルの階層的分布（hierarchical distribution）（☞第1部3章「老年性変化の階級（層）的分布」；p103）がみられる（Lewis ら 1987）。

■ 前頭型皮質

前頭型皮質（frontal type cortex）は比較的幅が厚く6層が明瞭に見分けられ、錐体細胞や紡錘細胞がよく発達している。前頭葉前部、前頭葉弁蓋部、上頭頂小葉、中・下側頭回などがそれにあたる。

■ 頭頂型皮質

頭頂型皮質（parietal type cortex）は顆粒細胞層が厚く、神経細胞の密度は高いが、錐体細胞層は薄く神経細胞も小型である。下頭頂小葉、内側後頭側頭回などである。

■ 極型皮質

前頭極や後頭極の近傍で、皮質が薄く比較的顆粒細胞層が厚い領域を極型皮質（polar type cortex）という。

参考文献

Brodmann K：Vergleichende Lokalisationslehre der Grosshirnrinde in ihren Prinzipien dargestellt auf Grund des Zellenbaues. Barth JA（ed），Verlag von Johann Ambrosius Barth（Leipzig），1909，p324.

Campbell AW：Histological studies on the localization of cerebral function. Cambridge University Press（New York），1905，p360.

Garey LJ（translated and edited）：Brodmann's 'Localisation in the Cerebral Cortex', Imperial College Press（London），1999.

Goldman-Rakic PS：Topography of cognition：parallel distributed networks in primate association cortex. Annu Rev Neurosci 1988；11：137-156.

Hubel DH, Wiesel TN：Shape and arrangement of columns in cat's striate cortex. J Physiol 1963；165：559-568.

Lewis DA, Campbell MJ, Terry RD, et al.：Laminar and regional distribution of neurofibrillary tangles and neuritic plaques in Alzheimer's disease：a quantitative study of visual and auditory cortices. J Neurosci 1987；7：1799-1808.

水谷俊雄，笠原麻里，山田滋雄 他：アルツハイマー型老年痴呆の神経病理学的診断に関する研究．脳神経 1993；45：333-342.

水谷俊雄，藤澤浩四郎：脳肉眼所見検索に際して有用且つ簡便な形態計測法について．神経病理学 1980；1：133-144.

Nakahara H, Yamada S, Mizutani T, et al.：Identification of the primay auditory field in archival human brain tissue via immunocytochemistry of parvalbumin. Neurosci Lett 2000；286：29-32.

Parent A, Carpenter MB：Carpenter's Human Neuroanatomy, 9th ed. Williams & Wilkins（Baltimore），1996，p864.

von Economo CF, Koskinas G：The Cytoarchitectonics of the Human Cerebral Cortex. Oxford Medical Publications（London），1929，p186.

表 2-1-1 大脳皮質の層構築に一致した変性や壊死を呈する疾患

疾患名	マクロ所見	顆粒上層	顆粒下層
前頭側頭葉変性症（明瞭な組織所見を欠く痴呆）	前頭葉、側頭葉に軽度の萎縮をみることがある．	第Ⅱ～Ⅲ層の軽い海綿状態、神経細胞脱落はごく軽度または脱落なし、ユビキチン陽性、タウ陰性封入体．	皮随境界部に軽度の線維性グリオーシスをみることがある．
レヴィ小体型痴呆	肉眼的萎縮はさまざま．	海馬傍回から側頭葉吻側に第Ⅱ～Ⅲ層、ときに皮質全層に広がる海綿状態、神経細胞の軽度脱落、アストログリアの増殖．	皮質型レヴィ小体、アストログリアの増殖（肥胖グリアは軽度）．
アルツハイマー型痴呆	側頭葉内側部に強い萎縮．	第Ⅱ～Ⅲ層神経細胞脱落と海綿状態、老人斑とくに定型斑、ニューロピル・スレッド、ニューロピルの粗鬆化、アストログリアの増殖．	タングル（下層に多い）、老人斑、神経細胞の脱落、放射状線維の減少、アストログリアの増殖．
クロイツフェルト・ヤコブ病	亜急性海綿状脳症では肉眼的萎縮は軽度または腫大．全脳型では高度な大・小脳萎縮．	後頭葉を含む大脳全体の病変、第Ⅱ層から皮質深層に広がる海綿状態（正円、大小さまざま、多房性）、肥胖グリアの高度増殖、抗プリオン抗体による染色．全脳型では典型的な海綿状態はまれ．	膨化（風船様ニューロン）神経胞、肥胖グリアの高度増殖．
ピック病	大脳全体の萎縮と前頭葉吻側部の強い萎縮．	第Ⅱ層から第Ⅲ層上部の神経細胞脱落高度、線維形成型アストログリアの増殖．	ピック嗜銀球、ピック細胞、線維性グリオーシス（皮質深部から皮質下白質）．
大脳皮質基底核変性症	臨床症状と反対側の中心前回を中心にした萎縮．	第Ⅱ層から第Ⅲ層の海綿状態、神経細胞脱落、ときに膨化神経細胞、アストログリアの増殖、星状細胞斑．	膨化（風船様ニューロン）神経胞、放射状線維の減少．
進行性核上性麻痺	ときに中心溝領域の萎縮、橋被蓋の萎縮など．	皮質表層の海綿状態、神経細胞の脱落、房付き星状細胞、コイルド・ボディ．	神経細胞の脱落、放射状線維の著しい減少、房付き星状細胞、コイルド・ボディ．
心停止脳症/虚血性脳症	軽度な場合では、脳溝の菲薄化または軽度の壊死、高度な場合には皮質に線状の壊死病巣が肉眼でもみえる．	軽度な場合には第Ⅱ層から第Ⅲ層上部に海綿状態と神経細胞の脱落、高度な場合には第Ⅳ層を除いて壊死に陥る．	前頭葉では神経細胞に密度が高くなり、後頭葉では壊死、軟化が目立つ傾向がある．
有機水銀中毒（水俣病）		海綿状態．	後頭葉線条野皮質や中心後回の内顆粒細胞層が選択的に脱落する．

2．層状病変と非層状病変

皮質に生じる病変は、①本来ある層構造におおよそ一致する場合（層状病変）（**表 2-1-1**）、②層構造には一致しない病変（非層状病変）（**図 2-1-2**）、③正常とは異なる細胞構築を示す病変（皮質形成異常）、に分けられる．典型的な層状病変は心停止脳症（cardiac arrest encephalopathy）や虚血性脳症（ischemic encephalopathy）にみられるが、さまざまな皮質変性疾患でも観察される変化である．非層状病変は出血や梗塞など血管を舞台にした障害や頭部外傷のような物理的損傷、脳腫瘍、などが多い．また、皮質形成異常は神経芽細胞の遊走異常（migration disorders）によるものである．

2）層状病変

内顆粒細胞層（第Ⅳ層）を境にして皮質を顆粒上層（supragranular layer）と顆粒下層（infragranular layer）に分けると病理学的変化の違いが明らかになる。顆粒上層は神経細胞の脱落、ニューロピルの海綿状態が変化の主体をなしているが、顆粒下層では神経細胞の封入体、皮質に出入する神経線維の減少、線維性グリオーシスなどが中心になる。第Ⅳ層は第Ⅱ層とは違って心停止脳症や虚血性脳症でも比較的残存していることが多い。それに対して、第Ⅱ層はさまざまな病態で変化を受けやすい。発生学的には顆粒上層は最も新しい領域で、ヒトで最も発達しており、かつ広大である。しかし、旧外套、古外套には存在しない。顆粒下層（第Ⅴ～Ⅵ層）はすべての哺乳類で発達している。

■ 顆粒上層の変化

この層は顆粒下層に比べて神経細胞の密度が低く、有髄線維も少ないため、細胞間のニューロピルが広くみえる。剖検標本のニューロピルは正常な状態でも必ずしも無構造ではなくて、ヘマトキシリン・エオシン（HE）染色標本を強拡大で観察すると非常に細かい網目状または細顆粒状で、ボディアン（Bodian）染色標本では細い神経線維が格子状に走っている。アストログリアはその核がみえるだけで、光学顕微鏡では細胞質や突起はみえない（図 1-1-34 参照）。

顆粒上層で最も遭遇するチャンスの高い変化が第Ⅱ層から第Ⅲ層上部のニューロピルに生じる海綿状態または海綿状変性（spongy state, spongy degeneration）（図 1-1-29）である。最も軽い場合では、第Ⅱ層の顆粒細胞周囲に間隙が生じる程度であるが、解剖学的には神経細胞の周りに腔は存在せず、この空間は神経細胞を囲むアストログリアの突起が腫大したもの、あるいは標本作成によってそれが一層誇張されたもの、さらには人工産物が考えられる。顆粒細胞とほぼ同じ大きさの無染色の円形の孔がニューロピルに散在していることもある。このような海綿状態はごく軽い虚血性障害や浮腫の際に最もよく観察され、組織の壊死には至らない程度の軽い変化である。アストロ

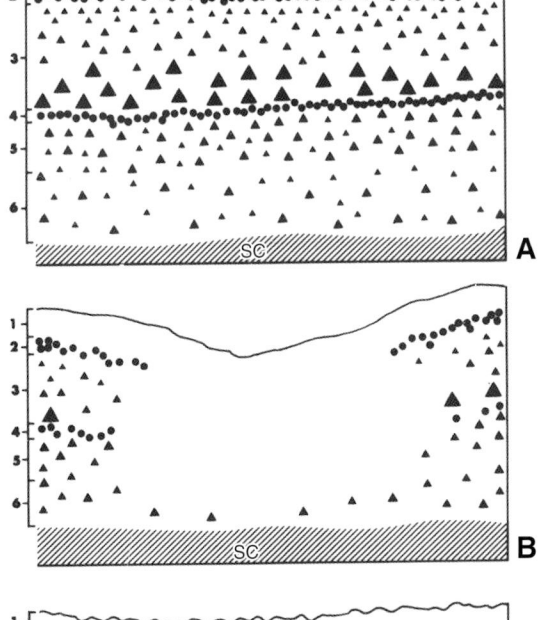

図 2-1-2 皮質病変のパターン　A：正常な6層構造．B：血管障害による病変．皮質の層構築と一致しない．C：皮質の層構築に一致した病変．第Ⅱ～Ⅲ層上部の神経細胞脱落とニューロピルの変化．高度になると全層に及ぶが第Ⅳ層は変化が軽い傾向がある．大脳皮質を巻き込む変性疾患でみることが多い．　SC：皮質下白質．

1）分子層の病変

層状、非層状病変に関係なく病的状態にある大脳皮質を反映する場合が多い（図 1-2-8B）。軟膜に接する部位には正常でもアストログリアからなるグリア膜が存在するが、高齢者では線維性グリオーシス（軟膜下グリオーシス subpial gliosis）が目立ってくる。しかも、皮質に何らかの病変がある場合にはグリオーシスがとくに強くなるので（図 2-1-22A）、皮質病巣を探す上でひとつの手がかりになる。

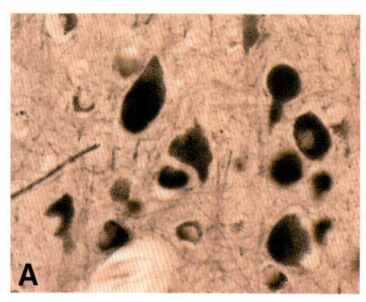

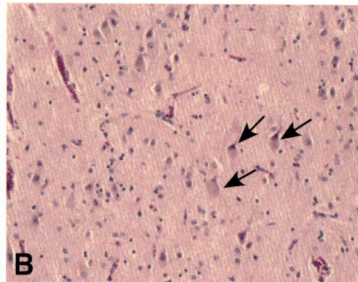

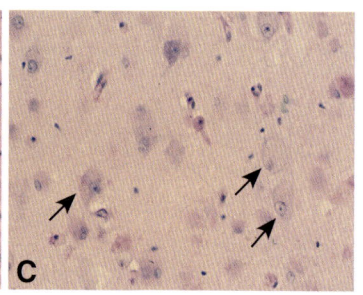

図2-1-3　神経細胞に物質が蓄積する疾患　A：神経細胞内セロイドリポフスチン沈着症．Sudan Black B 染色．B：ムコ多糖類症タイプⅢ（サンフィリッポ病）．HE 染色．C：GM$_2$ガングリオシドーシス（テイ・サックス病）．HE 染色．

グリアの核は明るく腫大するが（図1-1-34A）、肥大や増殖を伴うことがなくて、神経細胞の脱落はない。しかし、病勢が強い場合には神経細胞脱落（図2-1-22）、さらに最も高度な状態は組織の層状壊死（図1-2-8D）である。

ピック病（図2-1-22）、全脳型クロイツフェルト・ヤコブ病（図2-1-32A）、前頭側頭葉変性症など、痴呆を呈する変性疾患では、第Ⅱ層から第Ⅲ層上部の神経細胞が脱落する。とくにピック病のそれは非常に高度である。

■ 顆粒下層の変化

この層は顆粒上層や白質の病変の影響を受けやすい。その主な変化は有髄線維の減少とアストログリアの増加である。神経細胞の脱落やニューロピルの変化は軽い。しかし、明らかな脱落がない場合でも神経細胞の向き（極性）が乱れたり、神経細胞が萎縮していることが多い。ただし、顆粒下層の神経細胞密度は正常でも高いために軽度の脱落を認めにくい。

a) 神経細胞の膨化と封入体

風船のような神経細胞の膨化（inflated neurons, ballooned neurons）（図1-1-5）、細胞質内封入体（図1-1-6〜図1-1-8）の形成という、上層では比較的少ない現象が下層ではみられやすく、それが組織診断や原因追求において重要な手がかりになることがある。

神経細胞の膨化は脱落が比較的軽い皮質でよく見つかり、脱落が全層に及ぶような高度な病巣では発見しにくい。その細胞質は好酸性でエオシンに赤く染まるが、さらに封入体がある場合には周囲よりややエオシンが濃く染まっていることが多い。ただし、タングルは好塩基性を示すために（図1-1-8A）、赤紫色を呈する。核は比較的よく保たれていることが多い。また、変性過程を示していると考えられる空胞が細胞質にみえることがある（図1-1-2D）。なお、神経細胞の胞体に物質が沈着する疾患ではしばしば第Ⅲ層の錐体細胞が膨化している（図2-1-3）。

膨化細胞はさまざまな病態で観察される。日常的に遭遇するものは梗塞や脱髄に対する軸索反応と考えられるものである。例えば、皮質下白質にある梗塞巣や進行性多巣性白質脳症（progressive multifocal leukoencephalitis：PML）（図1-1-32B、2-1-88D）の病巣の直上にある神経細胞である。

ピック病のピック球（図1-1-7）、クロイツフェルト・ヤコブ病（Creutzfeldt-Jakob disease：CJD）（図1-1-5A）、大脳皮質基底核変性症（corticobasal degeneration：CBD）（図1-1-5B）、パーキンソン病（Parkinson's disease：PD）（図1-1-6D〜F）などのように、変性疾患では特徴的な膨化細胞や封入体細胞がみられる疾患が多い。しかも、①形態学的にもよく似ているだけでなく（Dicksonら 1986）、②膨化細胞や封入体細胞の核はよく保たれていることが多く、通常の変性過程にある神経細胞とはやや異なる、さらに③帯状回、島回、下前頭回、内側後頭側頭回、海馬傍回のように辺縁系に多い、という共通の側面がある。そのため、それぞれの疾患に特有な形成メカニズムとともに、これらの顆粒下層の組織、あるいは神経細胞にある固有の性質が膨化や封入体形成に関

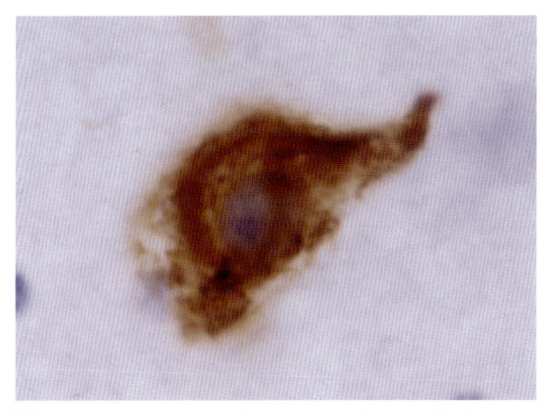

図2-1-4 プレタングル 抗リン酸化タウ抗体による免疫染色．本文参照．

与している可能性も否定できない．

進行性核上性麻痺（**progressive supranuclear palsy：PSP**）では脳幹などの渦巻き型（globose type）、大脳皮質の主に火炎あるいは穂先型（flame type）（図1-1-8B）のタングルに加えて、プレタングル（pre-tangle）（Aronicaら 1998；Tolnay と Probst 1999）をもった神経細胞が認められる．プレタングルとは神経細胞体内部、とくに細胞辺縁部が抗タウ抗体で顆粒状または一様に染まり、タングルとしての構造が認められないものをいう（図2-1-4）．

大脳皮質基底核変性症（**CBD**）の膨化した神経細胞は、免疫細胞化学的にはピック球に類似して抗リン酸化ニューロフィラメント蛋白や抗アルファB-クリスタリン（antiαB-crystallin）に反応する．しかし、抗タウ抗体に反応する封入体は少なく、皮質表層に点在する程度である．

b）神経細胞の脱落

CBDやPSPの一部と同様に、**多系統萎縮症**（**multiple system atrophy：MSA**）や**筋萎縮性側索硬化症**（**amyotrophic lateral sclerosis：ALS**）の中心溝領域の大脳皮質では放射状線維の著明な減少とアストログリアの増殖が認められる．MSAの皮質神経細胞の脱落については、ベッツ細胞が選択的に脱落するという研究もあるが（Tsuchiyaら 2000）、筆者らの計測学的研究ではベッツ細胞を含む第Ⅴ，Ⅵ層の神経細胞が脱落することを明らかにした（図2-4-12）（Mochizukiら 2008）．

ALSにおける皮質神経細胞の脱落について、中心前回と中心後回に関する筆者らの計測学的研究では中心前回だけが脱落するのではなく、中心後回とも連動して脱落しており、両者の神経細胞脱落は1：1の関係にあることを明らかにした（Mochizukiら 2011）．両者の神経細胞数が減少しても生理的な比率が維持されていることになる．これは変性疾患としては異例で（☞第2部3章「7）黒質」；p285）、むしろ加齢現象にみられる神経細胞の脱落に似ている．

c）グリアの嗜銀性構造物

CBDではガリアス（Gallyas）染色で染め出されるグリア線維性タングル（glial fibrillary tangles）や嗜銀性糸様物（argyrophilic threads）というグリアの嗜銀性構造がみられ、抗タウ抗体で陽性を示す．これらのなかで、花冠状の配列を示すものを老人斑に例えて星状細胞斑（astrocytic plaques）（図1-1-40A）と呼ぶことがある．グリア嗜銀性構造物の多くはアストログリアに由来するが、コイルド・ボディ（図1-1-33）のようにオリゴデンドログリアのものもある．これらの構造はHE染色標本でわかる病巣に分布するだけでなく、正常にみえる部位にも広く出現する．また、皮質のみならず白質にも観察され、とくに嗜銀性糸状物は皮質表層から深部白質、内包に至るまで出現する．さらに、程度を別にすれば線条体、淡蒼球、ルイ体、視床、黒質、中脳および橋被蓋など、中枢神経のほぼ全域でみられる．

進行性核上性麻痺（**PSP**）のグリアの変化では、房付き星状細胞（tufted astrocytes）が本症に特異的といわれている（Feanyら 1996；Komori 1999）（図1-1-40B）．しかし、PSPでは量的にCBDほどには出現しない．それに対して、タングルの出現範囲はCBDに比べて広い．大脳皮質では、全例ではないが、中心前回、運動前野（premotor area）が病変の中心で、白質側から皮質深層に入る放射状線維の減少とアストログリアの増加がみられることがあり、CBDと共通するところがある．また、嗜銀顆粒性痴呆（argyrophilic grain disease）もしばしば共存する（☞本章「前頭側頭葉変性症」；p161）．

なお、CBDが臨床的、神経病理学的にピック

病、PSPとオーバーラップするという論文は我が国に多い（Jendroskaら 1995；Moriら 1994；Wakabayashiら 1994）。

多系統萎縮症（MSA ☞第2部2章；p265）ではオリゴデンドログリアの胞体にガリアス染色陽性の封入体が出現する（神経膠細胞質封入体 glial cytoplasmic inclusions：GCI）（図1-1-32C 参照）。灰白質、白質ともにみられるが、皮質ではとくに第一次運動皮質、運動前皮質に多い。これは、被殻と中心前・後回には部位対応があることと関係がある（Nieuwenhuys 1977）。

d）線維性グリオーシス

神経線維の減少は皮質表面に対して垂直に出入する放射状線維が著しく、無顆粒型皮質のような有髄線維が豊富な部位ではとくに目立つ。CBDやPSP例の一部では、あたかも白質から皮質深層に病変が進んでいるかのように有髄線維が減少していることがある。それに伴って生じるアストログリアの増殖はときに顆粒上層よりも高度で、正常でも細胞密度の高い顆粒下層がより一層高くみえる。さらに、この増殖は皮質内に留まらず皮質下白質に広がることがある。これはグリア線維を形成し、ホルツァー（Holzer）染色で染め出される**線維性グリオーシス（fibrillary gliosis）**である（図1-1-35）。なお、同様の変化は広汎な白質の梗塞や白質ジストロフィーなどの皮質でも観察される。

皮質下白質の線維性グリオーシスが最も強く認められる変性疾患は**ピック病**である（図2-1-25）。一般に皮質病変に伴う皮質下白質のグリオーシスは皮質病変の程度と比例するが、**進行性皮質下グリオーシス（神経膠症）（progressive subcortical gliosis）**（NeumannとCohn 1967）では、皮質病変が軽いにも関わらずグリオーシスが強い傾向がある。同様の変化は**非定型的アルツハイマー型痴呆**（水谷 2000）でも観察される（図1-3-24）。ピック病にみられる大脳白質のグリオーシスについて、ピック細胞は軸索変性に対する反応という考えが古くからあり（OnariとSpatz 1926）、大脳白質が最初に侵される部位であるという見解もある（Corsellis 1976）。

皮質下白質のグリオーシスは運動ニューロン疾患を伴う**前頭側頭葉変性症（frontotemporal lobar degeneration：FTLD）**などにもみられることがある。しかし、高齢健常脳でも皮質下白質に軽い線維性グリオーシスをみることがあるので注意が必要である。

クロイツフェルト・ヤコブ病（CJD）では肥大したアストログリアが皮質から皮質下白質にタイルを敷き詰めたように増殖している。ところが、ほぼ同じ罹病期間の心停止脳/虚血性脳症と比較するとグリア線維の形成は非常に悪い（図2-1-82）。なお、全脳型CJDでは、皮質下白質に海綿状病巣がみられることがある。しかし、この病巣は皮質病変とは形態学的には連続していない（図2-1-33、図2-1-34）。

アルツハイマー型痴呆（Alzheimer-type dementia：ATD）の顆粒下層はタングルや老人斑の多発が前景にあり、神経細胞の脱落が認められる場合は非常に高度な変性である。アストログリアの増殖は強いが、線維性グリオーシスが出現することはまれである（図1-3-18）。

参考文献

Aronica E, Dickson DW, Kress Y, et al.：Non-plaque dystrophic dendrites in Alzheimer hippocampus：a new pathological structure revealed by glutamate receptor immunocytochemistry. Neuroscience 1998；82：979-991.

Corsellis JAN（revised）：Ageing and the dementias. In：Greenfield's Neuropathology, 3rd ed. Blackwood W, Corsellis JAN（eds）, Arnold（London）, 1976, p 821.

Dickson DW, Yen SH, Suzuki KI, et al.：Ballooned neurons in select neurodegenerative diseases contain phosphorylated neurofilament epitopes. Acta Neuropathol 1986；71：216-223.

Feany MB, Mattiace LA, Dickson DW：Neuropathologic overlap of progressive supranuclear palsy, Pick's disease and corticobasal degeneration. J Neuropathol Exp Neurol 1996；55：53-67.

Jendroska K, Rossor MN, Mathias CJ, et al.：Morphological overlap between corticobasal degeneration and Pick's disease：a clinicopathological report. Mov Disord 1995；10：111-114.

Komori T：Tau-positive glial inclusions in progressive supranuclear palsy, corticobasal degeneration and Pick's disease. Brain Pathol 1999；9：663-679.

水谷俊雄：特異な病変を示すアルツハイマー型痴呆．『アルツハイマー病』〈臨床精神医学講座 第S9巻〉松下正明総編集，中山書店（東京），2000, pp69-77.

Mochizuki Y, Mizutani T, Shimizu T, et al.：Proportional neuronal loss between the primary motor and sensory cortex in amyotrophic lateral sclerosis. Neurosci Lett 2011；503：73-75.

Mochizuki Y, Mizutani T, Warabi Y, et al.：The somatosensory cortex in multiple system atrophy. J Neurol Sci 2008；271：

174-179.
Mori H, Nishimura N, Namba Y, et al.：Corticobasal degeneration：a disease with widespread appearance of abnormal tau and neurofibrillary tangles, and its relation to progressive supranuclear palsy. Acta Neuropathol 1994；88：113-121.
Neumann MA, Cohn R：Progressive subcortical gliosis, a rare form of presenile dementia. Brain 1967；90：405-418.
Nieuwenhuys R：Aspects of the morphology of the striatum. In：Psychobiology of the Striatum. Cools AR. et al(eds), North-Holland Pub Co(Amsterdam), 1977, pp1-19.
Onari K, Spatz H：Anatomische Beiträge zur Lehre von der Pickschen umschriebenen Grosshirnrinden-Atrophie (Picksche Krankheit). Z Ges Neurol Psychiat 1926；101：470-511.
Tolnay M, Probst A：REVIEW：tau protein pathology in Alzheimer's disease and related disorders. Neuropathol Appl Neurobiol 1999；25：171-187.
Tsuchiya K, Ozawa E, Haga C, et al.：Constant involvement of the Betz cells and pyramidal tract in multiple system atrophy：a clinicopathological study of seven autopsy cases. Acta Neuropathol 2000；99：628-636.
Wakabayashi K, Oyanagi K, Makifuchi T, et al.：Corticobasal degeneration：etiopathological significance of the cytoskeletal alterations. Acta Neuropathol 1994；87：545-553.

3）非層状病変

■ 血管障害

a）瘢痕回

瘢痕回（ulegyria）は虚血や低酸素，あるいは外傷などにより大脳皮質が障害され，のちにアストログリアまたは結合組織の増殖によって治癒した

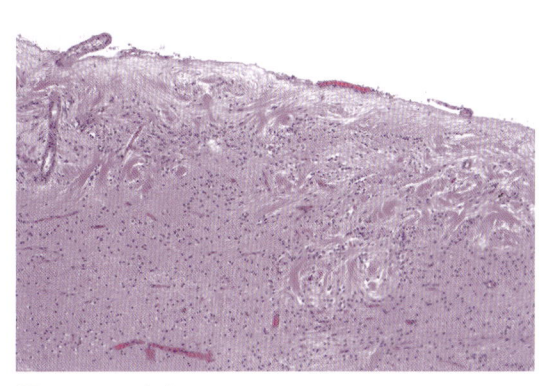

図 2-1-5　瘢痕回　エオシンに濃く染まったアストログリアの線維の束が方々にみえる瘢痕組織．大脳皮質の細胞構築は完全に破壊されている．周産期脳障害．HE染色．

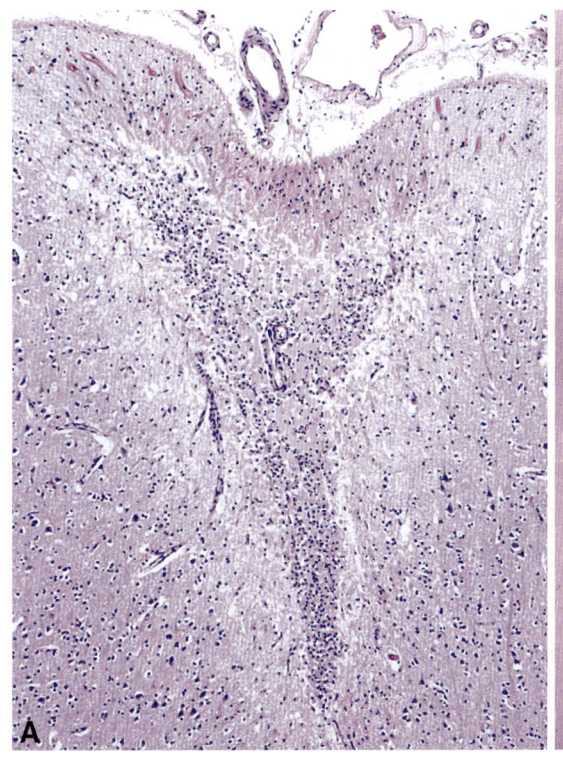

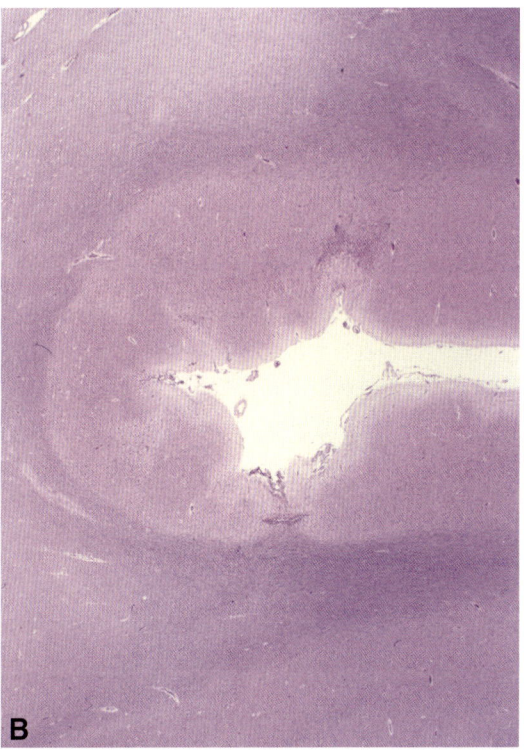

図 2-1-6　大脳皮質の小梗塞　**A**：皮質表面を底辺とした楔形の微細な梗塞．軟膜の血管には原因になるような血栓をもった血管は見当たらない．HE染色．**B**：器質化して陥凹した大脳皮質．注意してみると肉眼でも見当がつくことがある．皮質は一時的に空洞化することはあるが，多くの場合，変形して潰れてしまう．HE染色．

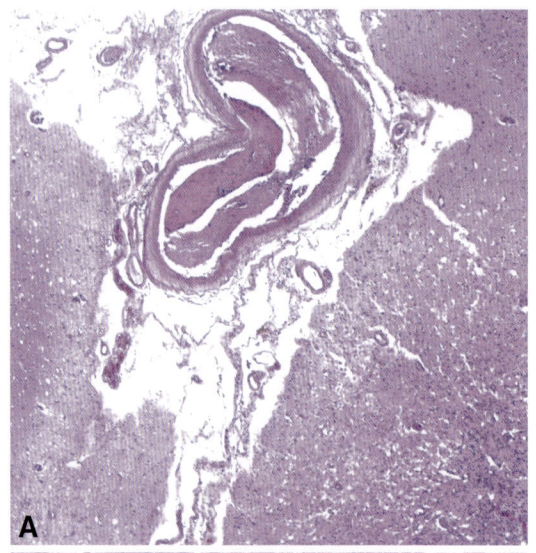

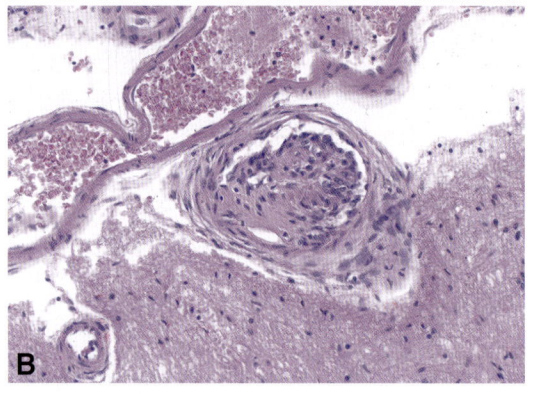

図 2-1-7 軟膜血管の小さな血栓 A：新しい血栓. 皮質が虚血性障害を受けて海綿状を呈している. B：器質化している古い血栓. その血管の左にある血管にも新しい血栓ができつつある. A、BともHE染色.

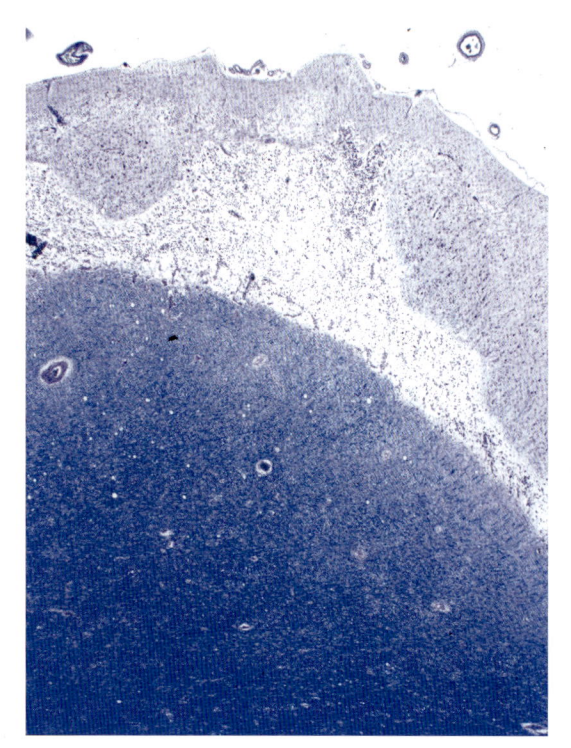

図 2-1-8 皮質壊死の一型 皮質深層から皮質と白質の境目（皮髄境界）まで壊死に陥っている. 層状壊死の皮質表面に近い部分は波打ったようになっているが、病巣は皮質下白質に達していない. （**図 2-1-9** 参照）

状態である（**図 2-1-5**）。ある程度成熟した胎児脳が虚血などに曝された場合にもみられることがある。瘢痕回は難治性てんかんの原因になることがある。

b）皮質内梗塞

皮質内に限局する米粒大以下の小さな出血や梗塞は、肉眼的にも判断できるような大きな病巣の近傍などに散在することもあるが、単独で多発することがある（**図 2-1-6**）。とくに高齢者ではそのような微細な病巣が唯一の病理所見であることもまれではない。皮質を弱拡大でみると、梗塞は円形または楕円形の神経細胞が消失している領域としてみえる。その内部の変化は基本的には前述の脳梗塞のそれと同じである。しかし、白質の梗塞とは違い、空洞化することはまれで、一時的に海綿状態を呈することはあるが、壊死組織の清掃・器質化が終了するとその部分の皮質が変形する。大脳割面の肉眼観察で、皮質表面がある部分だけでこぼこしてみえる場合には、この種の梗塞が皮質内部にあることがある。

小さな皮質梗塞がある場合には、その近くにある軟膜の小動脈や実質内の小動脈に血栓が発見されることがある（**図 2-1-7**）。血栓は新しいものから器質化しているもの、あるいは閉塞した血管に再疎通が起こって新しい内腔がみえるものなどさまざまである。このような微細な梗塞が大脳動脈の分水嶺に多発している場合、とくに3本の大脳動脈が境界を接する頭頂後頭溝にみられるときには**播種性血管内凝固症候群（DIC）**に伴う塞栓症が疑われる。

また、まれであるが、皮質深層だけ層状に壊死に陥ることがある（**図 2-1-8**）。軟膜から脳実質に入る動脈には4種類ある。すなわち、①皮質表層、

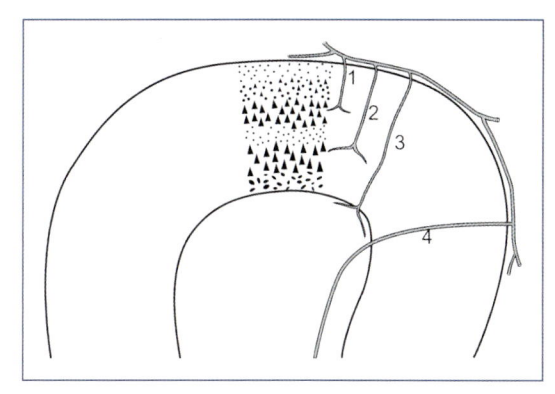

図 2-1-9　軟膜から皮質に入る動脈　図中の1と2は皮質内、3は皮髄境界から皮質下白質、4は髄質動脈．(Romanul 1970. より引用)

②皮質中層、③皮質深層から皮髄境界に向かう動脈域、④白質に向かう血管、であるが（図 2-1-9）、皮質深層の病変は皮質深層から皮髄境界に向かう動脈域の虚血がこの病巣をつくる。

　全身性エリテマトーデス（systemic lupus erythematosus）や**結節性多発動脈炎**（polyarteritis nodosa）などの膠原病では細動脈壁の硝子様変性（図 1-2-23F）、フィブリノイド壊死（図 1-2-25）、それらに伴う血栓の形成が認められることがある。**脳アミロイド血管症**は高齢ほど頻度が高くなるが（図 1-2-26）、アミロイドが動脈壁に沈着するだけでは梗塞や出血を引き起こすとは考えにくく、そこに動脈硬化による血管壁の変化を伴っている方が理解しやすい。

c）微小動脈瘤

　主にクモ膜下腔から皮質分子層に入る場所や分子層で発見されることが多い（図 1-2-24）。肉眼的には直径1mm程度の黒褐色の点としてみえる。ときにアミロイドの沈着が小動脈瘤にみられる。この血管は肉眼的には赤褐色の点としてみえる。微小動脈瘤が皮質に発見されるときには、好発部位である被殻（図 2-1-65）、視床（図 2-1-81）、小脳歯状核付近（図 2-2-24）などに同様の血管をみることが多い。高齢者では微小動脈瘤あるいは異常に拡張した細動脈の周囲に出血あるいはヘモジデリンを食ったマクロファージと肥大したアストログリア、それに軸索腫大や泡沫状類球体（図 1-1-25）などが散在していることがある。

■ 脳挫傷

　第1部2章、p84を参照。

■ その他

　癌腫のような転移性腫瘍は主に皮質深層から皮質下白質にみられる。外科的操作や放射線治療を施していない限り、腫瘍と正常組織の間は比較的明瞭である。周囲の組織は腫瘍の成長速度と関係があり、徐々に大きくなっている場合には周囲組織は概してよく保たれている。しかし、治療後あるいは腫瘍に壊死が生じている場合には、周囲組織に出血や梗塞がみられる。脳原発性腫瘍は白質から皮質に進展することが多く、周囲組織との境は不明瞭、連続的である。そのため、皮質を弱拡大で観察すると、ある部分だけ異常に細胞密度が高くみえる。

■ 皮質形成異常

　脳室側から神経芽細胞（neuroblast）が大脳表面に移動する過程で生じる病的状態である。このような組織学的な異常を呈する脳はマクロ的にも脳回の異常がみられる。

　けいれん損傷などによる瘢痕回（ulegyria）（図 2-1-5）や結節性硬化症（tuberous sclerosis）（図 2-1-17）などでは、病変は分子層に留まらず全層に及ぶ。HE染色のエオシンに濃染する箒や熊手のような形をした異様なアストログリアの突起の束がみられ、正常な層構築は認められないことが多い。

　一方、軟膜直下にはアミロイド小体がみられる（図 1-1-38）。これも加齢に伴って増加するが、古い皮質病巣や皮質形成不全（cortical dysplasia）ではその部分だけ多くみられることがある。

　分子層には水平細胞やゴルジ（Golgi）II型細胞がみられるが、大型の神経細胞が観察されることはない。しかし、巣状皮質形成不全（focal cortical dysplasia）や微小形成不全（microdysgenesis）などでは、神経細胞が点在していることがある。また、表面に平行に走る分子層の有髄線維は剖検材料ではわずかしか染め出されないが、これらの疾患では、しばしば多数の有髄線維をみることがある（ミエリン〔髄鞘〕過形成 hypermyelination）。

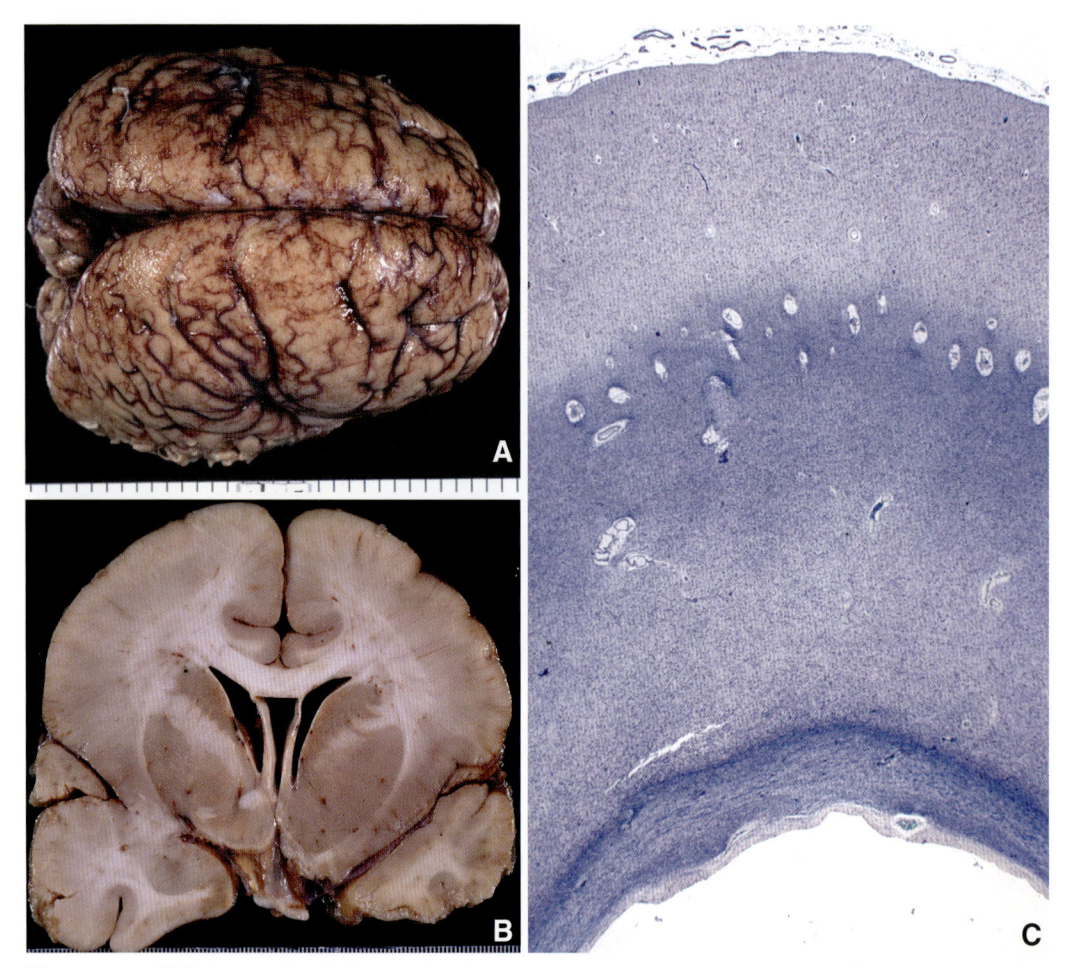

図 2-1-10 滑脳症 A：大脳縦裂に近い大脳穹隆面では脳回の幅が広い．B：線条体頭部を通る割面では皮質が異常に厚く，前頭葉では脳回と脳溝がほとんどないが，側頭葉極では皮質の幅も狭く，脳溝がみえる．C：滑脳症に特徴的な4層型皮質．本文参照．KB染色．

a）無脳回と厚脳回

脳回が乏しく滑らかにみえる大脳は，ほとんど完全に脳回がない場合を無脳回（agyria）あるいは**滑脳症（lissencephaly）**といい（図 2-1-10），脳回の数が少なく脳回の幅が広く大きい場合を大脳回（macrogyria）あるいは厚脳回（pachygyria）という．無脳回と厚脳回は程度の違いである．臨床的には，無脳回と厚脳回を含めて滑脳症と呼ぶことがある．

これらの厚い皮質は組織学的には4つの層に区別できる（4層型皮質 four-layered cortex）（Crome 1956）．第Ⅰ層が分子層で，次いで本来の第Ⅲ，Ⅴ，Ⅵ層に相当する薄い第2層がある（外側神経細胞層）．その下にある第3層は脳表面に平行に走る有髄線維層で，ここは神経細胞が少なく，本来の第Ⅱ，Ⅳ層にあたる．第4層は非常に厚い層で（内側神経細胞層），ときに縦方向に分断されて円柱状に配列していることがある．無脳回または厚脳回を呈する脳では，異所性下オリーブ核や錐体路の低形成を合併することがある．代表的な疾患として，**ミラー・ディーカー（Miller-Dieker）症候群**がある（DaubeとChou 1966；Reinerら 1993）．

無脳回または厚脳回を特徴とするもうひとつの疾患群に脳眼形成異常（cerebro-ocular dysplasias）がある．このグループの代表的疾患である**ウォーカー・ワールブルク（Walker-Warburg）症候群**は水頭症，無脳回，網膜形成異常，脳瘤からなる（Walker 1942；Dambskaら 1983）．軟膜は異所性のグリア・神経細胞（glioneuronal heterotopia）を伴う血管・結合織の増殖が著しく，クモ膜

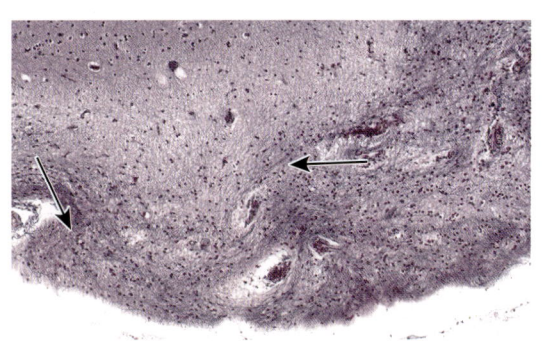

図 2-1-12 福山型筋ジストロフィー(2) 大脳のグリア限界膜が破綻し（矢印），グリア，神経細胞，間葉系組織が軟膜腔へ入り込んでいる．Bodian 染色．
（玉川公子先生原図）

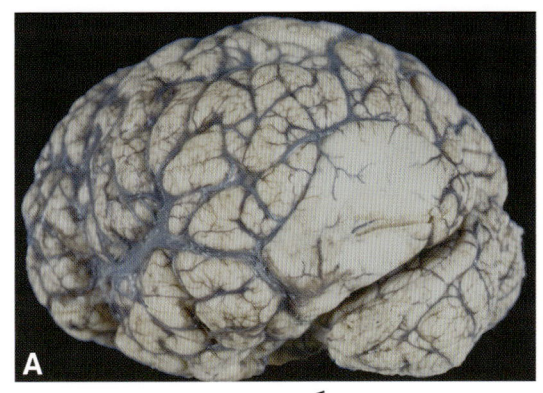

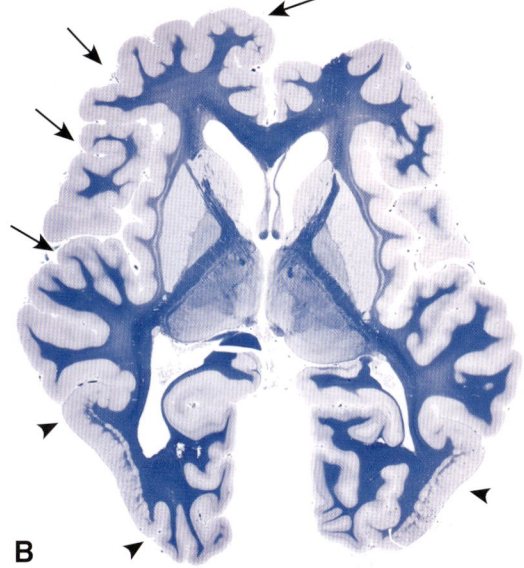

図 2-1-11 福山型筋ジストロフィー(1) A：前頭葉と側頭葉の一部で細かい脳回が敷石状に集まっている．一方，後頭葉では幅広い平坦な脳回がみえる．B：前頭葉と上側頭葉では多小脳回（矢印）がみられ，後頭葉の平坦な脳回では4層構造になっている（矢頭）．
（玉川公子先生原図）

下腔が閉塞している．大脳皮質の細胞層は全体として波打つように厚さが場所によって異なり，一見，多小脳回に似ている．有髄線維層はみられず，前述のような4層型皮質をなさない．なお，4層型皮質を示す無脳回または厚脳回を滑脳症Ⅰ型，ウォーカー・ワールブルク症候群のように多小脳回に似ているが4層型皮質を示さないタイプを滑脳症Ⅱ型ということがある．

さらに，脳眼形成異常では，筋病変を伴うことがある．**福山型筋ジストロフィー**（**Fukuyama congenital muscular dystrophy**）は常染色体劣性遺伝する疾患で，福山らにより提唱された．我が国に多い疾患で，新生児期から乳幼児期から筋緊張低下，筋力低下で発症する．原因遺伝子は染色体9q31にある．本症の大脳皮質はまったく正常の層構築を示す部位から多小脳回，滑脳症Ⅱ型を呈する部位などが観察される（**図 2-1-11**）．そのうち，滑脳症Ⅱ型は後頭葉，側頭葉によくみられるという．異所性のグリアと神経細胞は大脳（**図 2-1-12**）だけでなくて，小脳，脳幹，脊髄まで広く分布する（Fukuyama ら 1981）．

b）多小脳回

多小脳回（polymicrogyria）は幅の狭い脳回が多数みられるもので，しばしば隣り合う脳回が癒着している（**図 2-1-13**）．最も多く遭遇するタイプは4層構造を示さない．肉眼的に厚くみえる皮質は組織学的には細胞層が細かく波打ち，細胞成分の乏しい領域で細かく分かれている．そこには血管の断面が並んでいることがあり，互いに面する皮質の分子層が癒着したものと考えられている．多小脳回はしばしば中大脳動脈の灌流域にみられる．そのため，子宮内の虚血性変化が疑われているが，サイトメガロウイルス（Bignami と Appicciutoli 1964），トキソプラズマ症（De León 1972），水痘-帯状疱疹ウイルス（Harding と Baumer 1988）などの子宮内感染，外傷，中毒などで生じるといわれている．しかし，多小脳回は孤発性だけでなく家族性に発症することもあり，皮質の層構造のない多小脳回と皮質下の異所性が顕著な**アイカルディ**（**Aicardi**）**症候群**は有名である（Aicardi ら 1965）．

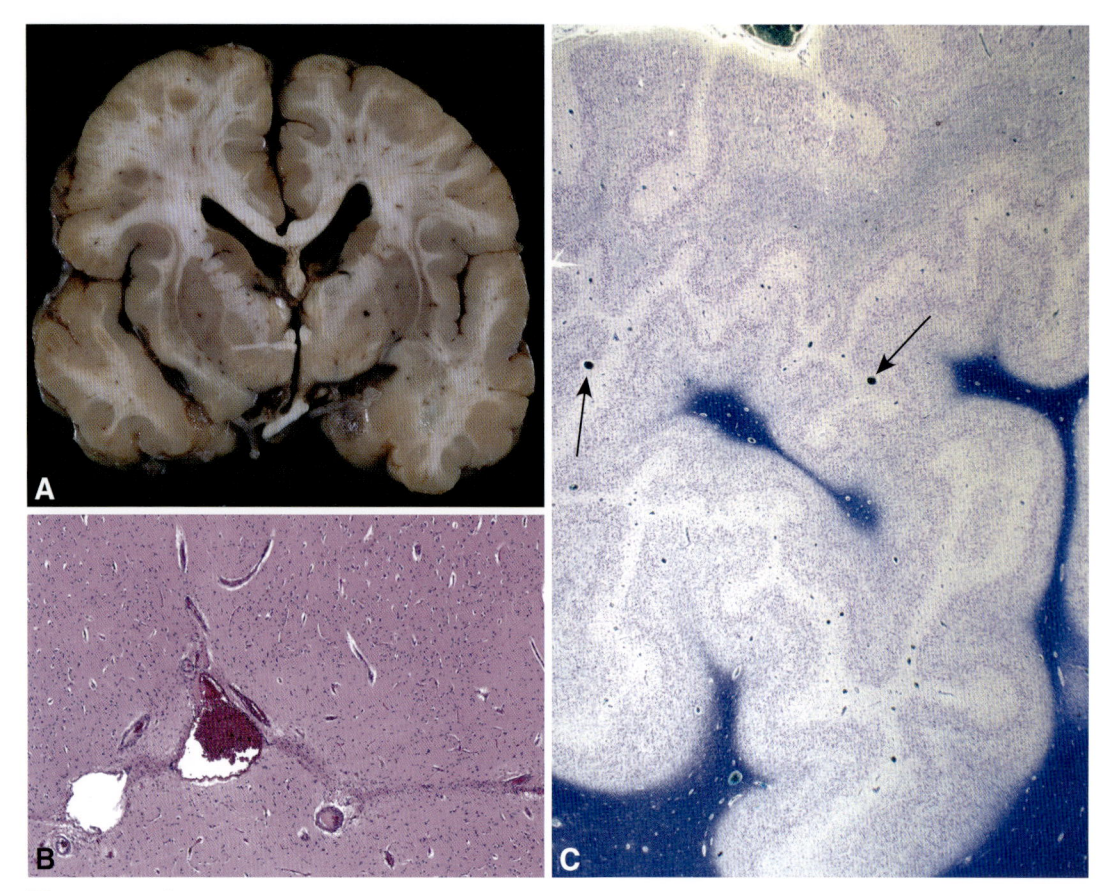

図 2-1-13　多小脳回　**A**：前交連を通る前額断面．前頭葉では脳溝が浅く，数も少ない．側頭極では皮質の幅が厚い．　**B**：血管の付近を拡大すると，向かい合う皮質分子層どうしが癒着している．HE 染色．　**C**：所々にうっ血した血管がみえる（矢印）．細胞成分が少ない部分（図 B を参照）が細かく波打ち，入り組んでいる．KB 染色．

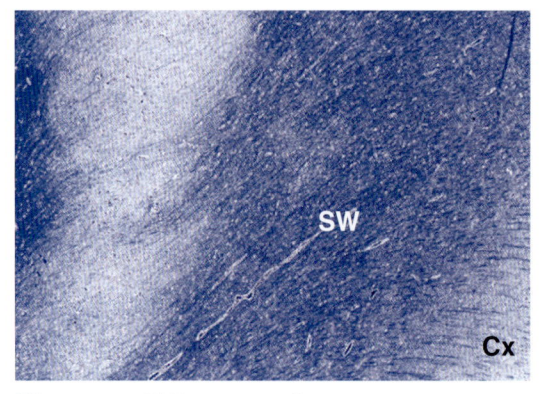

図 2-1-14　層状ヘテロトピア　大脳皮質（Cx）と平行に並んだ層状のヘテロトピア．両者の間に皮質下白質（SW）がある．ヘテロトピアの部位では神経細胞が一定の配列をしていない．てんかん．KB 染色．

多小脳回はペリツェウス・メルツバッハー（Pelizaeus–Merzbacher）病（Norman ら 1966）（**図 2-2-20**）、かえでシロップ（尿）症（**maple syrup urine disease**）（Martin と Norman 1967）などの白質ジストロフィーやペルオキシソーム異常症（☞「Notice⑤」；p79）のツェルウェーガー（Zellweger）症候群（Agamanolis と Patre 1979）などで認められることがある。

c）ヘテロトピア

ヘテロトピア（異所性 heterotopia）には層状ヘテロトピアと結節性ヘテロトピアの 2 種類が区別されている。層状ヘテロトピア（laminar heterotopia）はまれなタイプで、脳室と皮質の間にある白質に層状、円柱状に灰白質が位置する（**図 2-1-14**）。しかし、大脳皮質は正常の細胞構築を示す。結節性ヘテロトピア（nodular heterotopia）は剖検

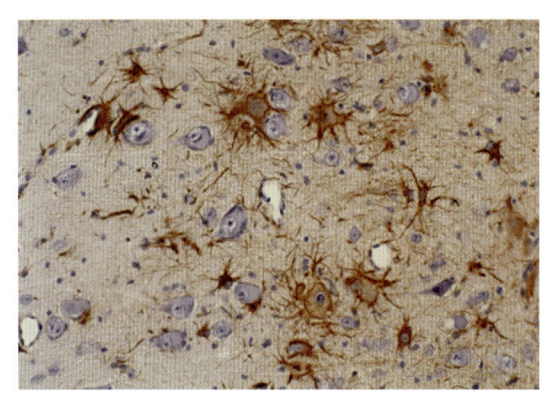

図 2-1-15 巣状皮質形成不全 抗 GFAP 抗体に陽性の突起を伸ばした大型の細胞と、GFAP には染まらない神経細胞に似た大型の細胞が混在. 側頭葉てんかん.

で偶然発見することもある変化である。異所性の神経細胞からなるさまざまな大きさの結節は側脳室壁に位置していることが多いが、白質内に存在することもある。

d) 巣状皮質形成不全

巣状皮質形成不全 (focal cortical dysplasia または cortical dysplasia with neuronal cytomegaly) は**てんかん (epilepsy)** の外科材料で観察されることが多い (Taylorら 1971)。皮質の層構造がほとんど失われ、大型の奇妙な形をした神経細胞がほぼ全層にわたって散在する。ときに皮質下白質にもみられる。この神経細胞のニッスル小体は粗大で、その分布も正常とは異なり核周囲に集まっていることがある。樹状突起も異常な形や張り出し方をして、極性が著しく乱れている。さらに、風船のように異常に膨らんだ細胞質をもつアストログリアに似た細胞 (balloon cells) が前述の神経細胞の間に分布している。この細胞は GFAP 陽性のものもあるが、陰性のこともある (Vitalら 1994)(図 2-1-15)。また免疫細胞化学的には神経細胞の性格を示すものもある。この組織像によく似た疾患として**結節性硬化症**がある (図 2-1-17)。

微小皮質形成不全 (microdysgenesis) はてんかんで記載されている皮質構造の軽い変化で (図 2-1-16)、小さな異所性灰白質、神経細胞周囲のオリゴデンドログリアの増加 (neuronal satellitosis)、血管周囲のオリゴデンドログリアの増加、二重になった歯状回顆粒細胞層 (図 2-1-42)、グ

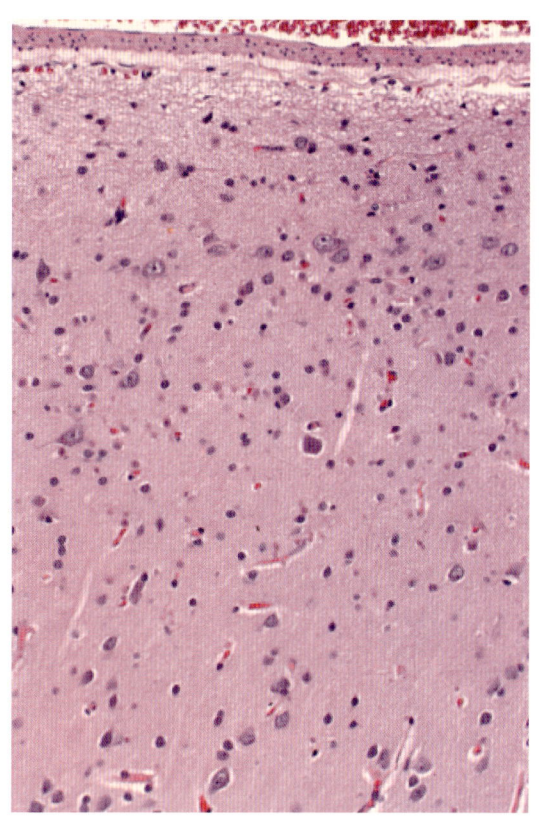

図 2-1-16 微小皮質形成不全 分子層に神経細胞が点在し、第Ⅱ層には大型の神経細胞が混在している。第Ⅲ層では小型神経細胞が多い．深層ほど大型の錐体細胞が分布するパターンがみられない．側頭葉てんかん. HE 染色.

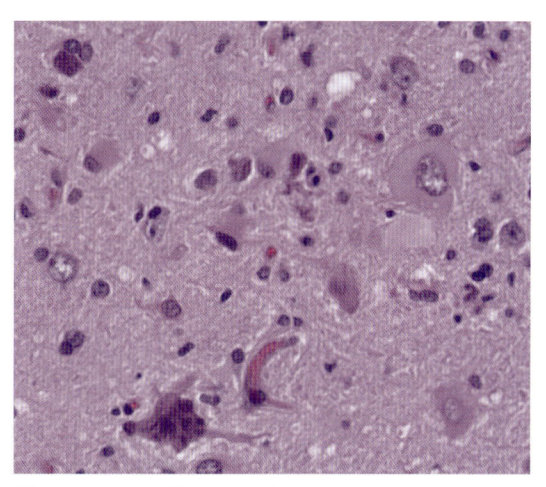

図 2-1-17 結節性硬化症 大きな核と豊かな細胞質をもった神経細胞に似た細胞がみえる．図の左下には核崩壊あるいは核分裂を思わせる核の変化がみられる．また、細胞質がみえない裸核の細胞も混在している．HE 染色.

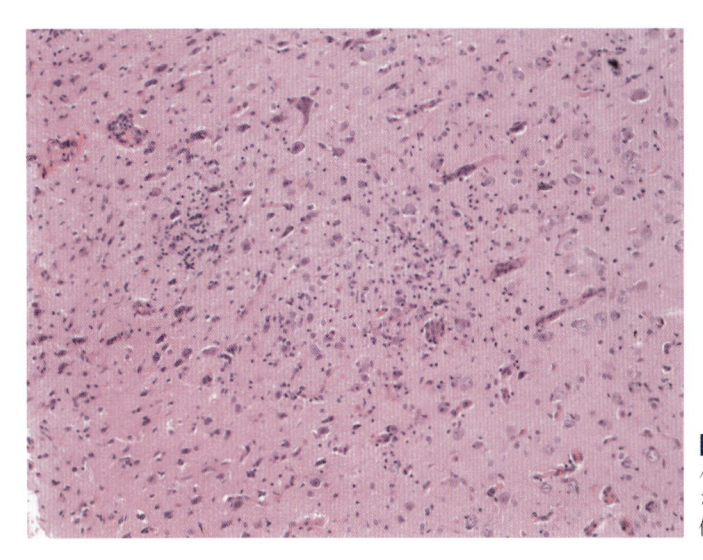

図 2-1-18　ラスムッセン脳炎　小型のリンパ球や棍棒状のミクログリアの集簇からなる小さな結節状病巣が側頭葉皮質に散在している．側頭葉てんかん．HE 染色．

リアと神経細胞の区別をつけがたい細胞集団（glioneuronal hamartia）などが皮質に認められる．また，神経細胞が皮質内で均等に分布せず，いくつかの神経細胞が集簇していることがある．

e）結節性硬化症

本症（tuberous sclerosis）は幼児以後に現れる顔面の血管線維腫，主に点頭てんかん，精神遅滞を3主徴とする疾患で，遺伝子座から2種類が知られている．脳には結節が多発し，とくに脳室内に突出した結節はいわゆるろうそく溝形成（candle guttering）と称される．病理学的には神経細胞またはグリアあるいは両方の免疫染色性をもった大型の細胞がみられる（図 2-1-17）．

f）ラスムッセン脳炎

ラスムッセン脳炎（Rasmussen's encephalitis）は小児期（平均6歳）の難治性発作で，進行性で一側性の大脳半球萎縮と神経学的な障害を残す原因不明の疾患である（Pardo ら 2004）．病理学的には主に T-リンパ球の浸潤からなる慢性炎症であるが（図 2-1-18），急性期ではとくにそれが活発で，血管周囲や神経細胞周囲にリンパ球，マクロファージが集まり，ミクログリア結節が皮質，白質，ときに基底核などにみられる．またニューロノファギアもよくみられる．初期では斑状の神経細胞脱落がみられる．後期になると，次第に瘢痕化し，皮質の細胞構築が乱れて皮質形成不全に似てくる（図 2-1-15，図 2-1-16 参照）．瘢痕巣は小さなものから1つの脳回全体に及ぶものまである．

原因は不明であるが，エプスタイン・バー（Epstein-Barr）ウイルスやサイトメガロウイルスなどの感染説（Walter と Renella 1989）の他に最近では自己免疫疾患などが想定されている（Rogers ら 1994）．

参考文献

Agamanolis DP, Patre S：Glycogen accumulation in the central nervous system in cerebro-hepato-renal syndrome. Report of a case with ultrastructural studies. J Neurol Sci 1979；41：325-342.

Aicardi J, Lefebvre J, Lerique-Koechlin A：A new syndrome：spasms in flexion, callosal agenesis, ocular abnormalities. Electroencephalogr Clin Neurophysiol 1965；19：609-610.

Bignami A, Appicciutoli L：Micropolygyria and cerebral calcification in cytomegalic inclusion disease. Acta Neuropathologica 1964；4：127-137.

Crome L：Pachygyria. J Pathol Bacteriol 1956；71：335-352.

Dambska M, Wisniewski K, Sher JH：Lissencephaly：two distinct clinico-pathological types. Brain Dev 1983；5：302-310.

Daube JR, Chou SM：Lissencephaly：two cases. Neurology 1966；16：179-191.

De León G：Observations on cerebral and cerebellar microgyria. Acta Neuropathol 1972；20：278-287.

Fukuyama Y, Osawa M, Suzuki H：Congenital progressive muscular dystrophy of the Fukuyama type—clinical, genetic and pathological considerations. Brain Dev 1981；3：1-29.

Harding BN, Baumer JA：Congenital varicella-zoster. A serologically proven case with necrotizing encephalitis and malformation. Acta Neuropathol 1988；76：311-315.

Martin JK, Norman RM：Maple syrup urine disease in an

infant with microgyria. Dev Med Child Neurol 1967；9：152-159.

Norman RM, Tingey AH, Harvey PW, et al.: Pelizaeus-Merzbacher disease: a form of sudanophil leukodystrophy. J Neurol Neurosurg Psychiatry 1966；29：521-529.

Pardo CA, Vining EP, Guo L, et al.: Rasmussen syndrome: stages of cortical involvement and neuropathological studies in 45 hemispherectomies. Epilepsia 2004；45：516-526.

Reiner O, Carrozzo R, Shen Y, et al.: Isolation of a Miller-Dieker lissencephaly gene containing G protein beta-subunit-like repeats. Nature 1993；364：717-721.

Rogers SW, Andrews PI, Gahring LC, et al.: Autoantibodies to glutamate receptor GluR3 in Rasmussen's encephalitis. Science 1994；265：648-651.

Romanul ECA: Examination of the brain and spinal cord. In: Neuropathology: methods and diagnosis. Tedeschi CG (ed), Little, Brown & Co (Boston), 1970, pp131-214.

Taylor DC, Falconer MA, Bruton CJ, et al.: Focal dysplasia of the cerebral cortex in epilepsy. J Neurol Neurosurg Psychiatry 1971；34：369-387.

Vital A, Marchal C, Loiseau H, et al.: Glial and neuroglial malformative lesions associated with medically intractable epilepsy. Acta Neuropathol 1994；87：196-201.

Walker AE: Lissencephaly. Arch Neurol Psychiat 1942；48：13-29.

Walter GF, Renella RR: Epstein-Barr virus in brain and Rasmussen's encephalitis. Lancet 1989；1：279-280.

3．痴呆の形態学

1）痴呆

■病理学における痴呆という用語について

「痴呆」という術語は臨床症状に基づいて診断される臨床用語である。それ故に、病理学の立場からその診断を覆すことはできない。しかし、その症例が痴呆を引き起こすだけの形態学的背景をもっているかどうか（**表 2-1-2**）、という判断をすることはできる。すなわち痴呆の有無を"推定"することは不可能ではない（☞第1部3章、ATDの病理診断基準；p118）。ところが、病理医が臨床診断に追従する場合（臨床が痴呆と診断しているので病理はそれに従う）や反対に臨床医が痴呆の判断を病理所見に求めてくる場合も少なからずある。しかし、このような事態がまれならず起こるということは痴呆の臨床や病理が如何に難しいかということである。痴呆の臨床に精通し、常日頃から痴呆を引き起こしている病巣の性格と部位（責任病巣）に関心を払うと同時に、臨床、病理とともにその限界を知っておくべきではないだろうか。

■痴呆の定義

数多い痴呆（dementia）の定義のなかで長く使われてきたものは、「一度正常に発達した知的機能が脳の器質性障害のために正常以下にまで低下

表 2-1-2　痴呆の原因

Ⅰ．変性疾患
　アルツハイマー型痴呆
　レヴィ小体型痴呆
　前頭側頭葉型痴呆パーキンソニズム
　ピック病
　前頭葉痴呆
　明瞭な組織学所見を欠く痴呆
　進行性皮質下神経膠症
　海馬硬化
　嗜銀顆粒性痴呆
　ニューロセルピン変異に関連した家族性痴呆
　パーキンソン病
　進行性核上性麻痺
　大脳皮質基底核変性症
　ハンチントン病

Ⅱ．血管性疾患
　多発梗塞性痴呆
　ビンスワンガー病
　非アミロイド性血管症（CADASIL, CARASIL）
　遺伝性または家族性アミロイド血管症
　血管炎

Ⅲ．感染症、炎症、免疫不全症
　肉芽腫性感染症（結核性髄膜炎、クリプトコッカス症）
　神経梅毒
　ウイルス感染症（後天性免疫不全症候群、進行性多巣性白質脳症、ウイルス脳炎）
　プリオン病（クロイツフェルト・ヤコブ病、変異型クロイツフェルト・ヤコブ病、ゲルストマン・シュトロイスラー・シャインカー症候群、クールー）
　辺縁系脳炎
　多発性硬化症

Ⅳ．中毒・代謝性疾患
　アルコール中毒
　慢性薬物中毒
　ビタミン B_{12} 欠乏症
　葉酸欠乏症
　ペラグラ
　慢性尿毒症、透析
　慢性肝性脳症
　甲状腺機能低下症

Ⅴ．その他
　腫瘍
　正常圧水頭症
　頭部外傷

した状態」であろう。それに対して、神経科学の進歩によって知的機能の内容が明らかにされ、最近ではそれに伴って項目も細分化されてきた。MendezとCummingsは「"痴呆"とは知的機能のさまざまな側面に生じる後天的かつ永続的な喪失を指す。しかし、せん妄によるものではない。実際的には、精神活動の9つの機能（①記憶、②言語、③知覚〔perception〕とくに視空間知覚、④習慣、⑤計算力、⑥概念的〔conceptual〕または意味論的〔semantic〕理解、⑦遂行機能、⑧人格〔パーソナリティ〕と社会的態度、⑨感情的な認識または表出）のうち3つ以上の項目に異常が認められるときに痴呆と判断する」としている（2003）。一方、WHOのICD-10では痴呆を「症候群」と捉える（1992）。また、アメリカ精神医学会（American Psychiatric Association）によるDSM-IVでは痴呆の定義そのものを削除して、痴呆性疾患を病因別に並べている。しかもその障害は少なくとも6ヵ月以上続くことが要件として加えられている。さらに、痴呆は不可逆的とされてきたが、正常圧水頭症（normal pressure hydrocephalus）が回復可能な疾患として注目を浴びてから、「治療可能な痴呆（treatable dementia）」という概念が生まれた（2000）。

以上のように、痴呆の概念は医学、周辺科学の進歩に加えて、痴呆に対する社会的認識の変化によって変わりうるものである。

現在、「痴呆」という術語に対して、「認知症」が使われている。確かに痴呆という言葉は一般的には適切であるとは言いがたい。しかし、学術的には認知症という言葉が痴呆の1つである認知障害だけを指しているようにも受け取れ、痴呆の全容を表しているわけではない。「痴呆」という言葉は少なくとも学術用語として残しておきたい。本書ではこのような理由から「痴呆」という言葉を使用する。

2）痴呆の臨床病理

■ 前方型痴呆と後方型痴呆

前方型痴呆とは、ピック病（図2-1-21〜図2-1-25）を原型とし、その痴呆を機能解剖学や線維連絡からみた1つの解釈である。同様に後方型痴呆はアルツハイマー型痴呆（ATD）（図1-3-13〜図1-3-18）をプロトタイプとしたものである（Nearyら 1998；田邉 2000）。

ATDでは最初に経内嗅領皮質を含む側頭葉に病変が生じ、それに対応して記憶・記銘力障害が現れ、続いて側頭葉・頭頂葉・後頭葉に順次病変が拡大して、語健忘、視空間性障害、失行などの後方症状が出現する。さらに前頭葉も侵され、病識の欠如や自発性の低下が起こってくる。ATDでは行為そのものが解体するために、構成失行や着衣失行など種々の失行症状が現れると考えられている。一方、ピック病の症状は前方連合野が障害された結果、後方連合野への抑制がはずれ、後方連合野が本来もっている状況依存性が解放され、「反社会的」行動にでると解釈されている。同様に前方連合野から大脳基底核への抑制が取れた状態が常同症状（stereotypy）である（田邉 2000）。

■ 大脳におけるさまざまな階層構造

脳の神経回路には階層（ヒエラルキー hierarchy）構造があると考えられている。それについては視覚野が最も詳しく研究されており、後頭葉線条野皮質にある第一次視覚野では外界から入ってきたある物体の視覚情報についてその位置や輪郭に関する情報を検出している。ついで第二次、第三次視覚野へ伝えられていくにつれて、特定の線分の組み合わせからなる図形を認識するようになる。しかし、視覚情報はこれで終わりではなく、次々と別の領域に伝わり、より具体的なヒトの顔や建物などが認識されるようになる。このように、脳の各領域間の連絡関係を単純な情報を処理する領域から複雑な情報を表現する領域へという階層構造として理解することができる。

このような階層構造は老年性変化の代表格であるタングルの分布にもあることが明らかにされているが（☞第1部3章「老年性変化の階級（層）的分布」；p103）、白木はピック病を例にとって臨床症状にヒエラルキーがあることを指摘している。

「Pick病には、側頭葉優位型、前頭葉優位型、合併型の3主型がある。………渋滞言語（stehende Ausreden）が末期まで続いた場合の脳は、側頭葉優位型であり、前頭葉の本質病変は、これを欠くか、軽度にすぎない。一方、渋滞言語が臨床経過

中に消退するか、非典型的となり、不関、寡動などの人格解体に発展した場合には、前頭葉にも、側頭葉ほどでないにしても、かなり強烈病変が見出される。一方、最初から最後まで、渋滞言語を欠くか、きわめて不明瞭であった症例では、Pick病の本質病変は、前頭葉・側頭両葉に、ほぼ同一である。従って、個体発生学的にみて、側頭葉よりも、さらに高次の精神機能を担う前頭葉損傷によって、側頭葉損傷による症状が抑圧され、消去されるという連合野同士のヒエラルキーの存在の可能性が、少なくとも筆者に関する限り、抵抗なく受け入れられる。」（点線部分は筆者が割愛した）と述べている（1985）。

■ 病巣と臨床症状

例外はあるが、病変部位と疾患あるいは症状にある程度の相関がある（**表2-1-3**）。

1） 非常に軽い病変でも、大脳半球全体に広がる程度の場合にはさまざまな程度の意識障害になる場合が多い。
2） 視床は大脳皮質と双方向性に線維連絡があるため、大脳皮質が広汎に障害されると（全脳型クロイツフェルト・ヤコブ病、白質ジストロフィーなど）、とくにその亜核である内側核などに線維性グリオーシスがくることがある。しかし、視床原発の疾患は少ない（家族性および孤発性致死性不眠症、ステルン・ガルサン型クロイツフェルト・ヤコブ病など）。

一方、一側の内包膝部下部の梗塞によって前頭葉機能障害が現れることがある（Tatemichiら 1992）。それは、大脳皮質と視床を相互に連絡する線維路が通る4つの視床脚（thalamic peduncles）（**図2-1-84**）のうち、下視床脚は前頭葉眼窩回皮質、島回皮質、側頭葉皮質、前脳基底部と連絡し、内包後脚の内方で視床の腹内側部に達するため、梗塞によってその線維連絡が遮断されるためと考えられている。

両側性に視床が侵されると意識障害を引き起こすことがある。視床は意識障害の特殊型である無言無動症の責任病巣の1つでもある。

3） 小さな梗塞のように病巣が限局している場合には局所的な症状になりやすい。また、同じ大きさの病巣であれば、皮質よりも白質にある場合の方が障害は大きくなりやすい。大脳白質は深部ほど多方面に向かう神経線維が密集しているために、小さな病巣が広範囲に二次変性を引き起こしやすいためである。

4） 多くの変性型痴呆は主病変が大脳皮質にあり、その意味では意識障害を呈する病変と巣症状を引き起こす病変の中間に位置するといえる。変性型痴呆では皮質の神経細胞が層状に脱落するが、さまざまな細胞内封入体も知られており、それに痴呆の原因を求める傾向が強い。しかし、レヴィ小体型痴呆（☞第1部3章；p123）のように封入体との関係が明瞭でないものもあり、どのようなタイプの疾患であっても痴呆と形態学的変化との関係には慎重でありたい。

5） 現在の方法・手段によって捉えきれない病変もある。臨床的には明らかでも病理形態学的には発見できない場合で、おそらく形態学的変化を起こさない機能障害の段階にあると

表2-1-3 病変部位別にみた痴呆性疾患

I. 大脳皮質性
アルツハイマー型痴呆、ピック病、前頭側頭葉型痴呆、非対称性大脳皮質萎縮症（臨床的には、進行性失語症、後方皮質萎縮症 posterior cortical atrophy）、大脳皮質基底核変性症、クロイツフェルト・ヤコブ病、脳挫傷、ペラグラ脳症、低血糖脳症、虚血性脳症（無酸素脳症）、単純ヘルペス脳炎など

II. 大脳白質性
進行性皮質下グリオーシス（神経膠症）、多発性硬化症、進行性多巣性白質脳症、エイズ脳症、虚血性脳症、ビンスワンガー病、カモフール、テガフール（5-FU誘導体）やメトトレキサートなどの抗悪性腫瘍剤による脳症、一酸化炭素中毒、脳腫瘍など

III. 皮質下性
パーキンソン病、ウェルニッケ脳症、歯状核赤核淡蒼球ルイ体萎縮症、進行性核上性麻痺、脊髄小脳変性症、ハンチントン病、ウィルソン病、ハーラーフォルデン・シュパッツ病（進行性淡蒼球変性症）、一酸化炭素中毒など

IV. 皮質-皮質下性
大脳皮質基底核変性症、レヴィ小体型痴呆、虚血性脳症、感染症、肝性脳症、糖尿病、低血糖、低栄養などの代謝性脳症、アルコール、重金属類などによる中毒性脳症、頭部外傷後脳症、血管性痴呆など

天野 1998、pp222-243. の表14を参照.

考えられる。

■ 痴呆に関係した神経回路

痴呆疾患における認知機能の障害は機能解剖学的には、多くの場合、皮質性（cortical）と前頭葉-皮質下性（frontal-subcortical）あるいは皮質下性（Albertら 1974）に分類することができる。皮質性痴呆は大脳の連合野皮質と側頭葉内側部の辺縁系が関与している。

a）前頭葉-皮質下回路

前頭葉-皮質下回路と呼ばれている閉鎖回路のなかで、認知、行動の制御に関係する回路が3つある（Cummings 1993）。

①背外側前頭前野→尾状核（背外側部）→淡蒼球（外背内側部）→視床（前腹側核、内側核）→背外側前頭前野……遂行機能
②前頭葉眼窩回外側部→尾状核（腹内側部）→淡蒼球（内側背内側部）→視床（前腹側核、内側核）→前頭葉眼窩回外側部……行動の制御
③帯状回前部→側坐核→淡蒼球（尾側外側部）→視床（前腹側核、内側核）→帯状回前部……発動性

b）パペッツの回路

パペッツ（Papez 1937）の回路は、海馬支脚（一部はアンモン角CA1）→白板→海馬采→脳弓→乳頭体内側核→視床前核→帯状回→帯状束→内嗅領皮質→海馬支脚という回路で、Papezは論文のタイトルにもあるように情動に関係した回路と考えていたが、種々の動物実験などから、現在は記憶に関係していると考えられている（図1-3-20、図1-3-21）。また、この回路について異論も出されている。DagiとPolettiによると帯状回はその投射系からみて大脳辺縁系というよりも新皮質の一部と考えるべきであり、しかもパペッツの回路の構成部位から乳頭体を除くべきであるという（1983）。

c）ヤコブレフの回路

扁桃体→視床内側核→前頭葉眼窩回→鈎状束→側頭葉前部→扁桃体はヤコブレフ（Yakovlev）の回路と呼ばれており、情動記憶に関与していると考えられている。

参考文献

Albert ML, Feldman RG, Willis AL：The 'subcortical dementia' of progressive supranuclear palsy. J Neurol Neurosurg Psychiatry 1974；37：121-130.
American Psychiatric Association. Diagnostic and statistical manual of mental disorders, 4th ed. Text revision. American Psychiatric Association（Washington, DC），2000.
天野直二：その他の原因による痴呆．『老年期精神障害』〈臨床精神医学講座12〉本間 昭、武田雅俊（編）、中山書店（東京），1998, pp222-243.
Cummings JL：Frontal-subcortical circuits and human behavior. Arch Neurol 1993；50：873-880.
Dagi TF, Poletti CE：Reformation of the Papez circuit：absence of hippocampal influence on cingulate cortex unit activity in the primate. Brain Res 1983；259：229-236.
Mendez MF, Cummings JL：Dementia：a clinical approach, 3rd ed. Butterworth/Heinemann（Philadelphia），2003.
Neary D, Snowden JS, Gustafson L, et al.：Frontotemporal lobar degeneration：a consensus on clinical diagnostic criteria. Neurology 1998；51：1546-1554.
白木博次：痴呆の神経病理学（失外套症候群）―脳の個体発生学と関連して―．神経進歩 1981；21：655-673.
田邊敬貴：『痴呆の症候学』医学書院（東京），2000.
田邊敬貴：前頭側頭型痴呆の臨床概念．老年精神医学雑誌2000；11：1263-1266.
Tatemichi TK, Desmond DW, Prohovnik I, et al.：Confusion and memory loss from capsular genu infarction：a thalamo-cortical disconnection syndrome？ Neurology 1992；42：1966-1979.
Papez JW：A proposed mechanism of emotion. Arch Neurol Psychiatry 1937；38：725-743.
World Health Organization（WHO）：International Classification of Diseases and Related Health Problems, 10th revision（ICD-10）．World Health Organization（Geneva），1992.

3）痴呆の形態学的背景

■ アルツハイマー型痴呆

本症は後方型痴呆の代表例である（☞第1部3章「1．アルツハイマー型痴呆」；p108）。老化が密接に関係する疾患とされるATD（ATDの定義☞第1部3章；p108）では、大量のタングルや老人斑の出現だけが注目され、本症の本質的な変化のひとつが皮質の層状変性であることは見逃されがちである（図1-3-17）。しかし、老年性変化がATDだけではなく健常脳にも出現するのに対して、層状変性は健常脳には決して出現しない。その一点だけで、ATDの病巣形成を単純に老化だけに求められないことは明白である。

皮質の萎縮はピック病ほど高度ではなくて、典型的な場合には肉眼でも区別できる。アルツハイ

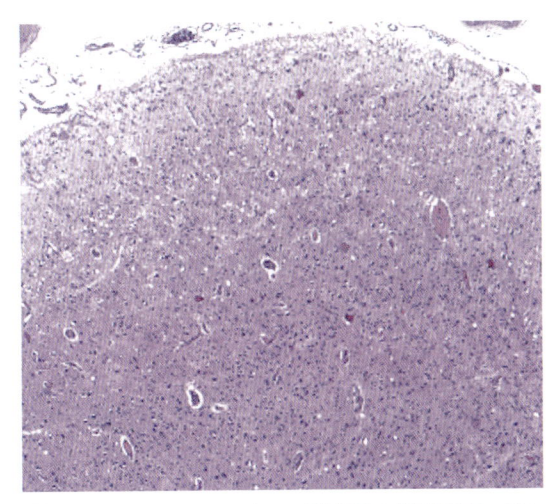

図 2-1-19　アルツハイマー型痴呆の初期病変　経内嗅領皮質の第Ⅱ層の神経細胞が脱落し、軽い海綿状態が出現．内嗅領皮質ではプレ-アルファ・ニューロンの集団がみえない．全体にアストログリアが増殖．家族など周囲に痴呆が気づかれてから1年後に他の疾患で死亡した症例．HE染色．

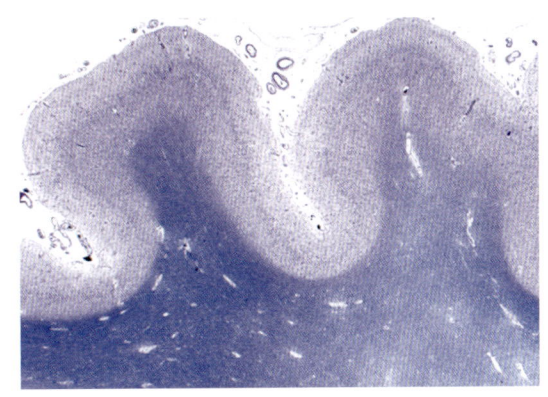

図 2-1-20　アルツハイマー病の側頭葉新皮質　顆粒上層（第Ⅳ層より上の皮質層）の神経細胞が高度に脱落．中・下側頭回．KB染色．

マー病（Alzheimer's disease：AD）脳は対照年代の平均脳重量より軽い場合が多く、ときどきピック病の葉性萎縮のような分布と脳回の鋭い狭小化を伴う症例がある。アルツハイマー型老年痴呆（senile dementia of Alzheimer type：SDAT）ではコントロールと差のない症例が多く（**図 1-3-13**）、数値と臨床症状は必ずしも相関しない。

　AD、SDATとも本質的な病的萎縮は側頭葉内側部にみられる点で共通している（**図 1-3-14**）。病変はほぼ左右対称性であるが、右側が強いこともある。組織学的には、海馬傍回の経内嗅領皮質（trans-entorhinal cortex）から内嗅領皮質（entorhinal cortex）の表層にある神経細胞が脱落する（**図 2-1-19**）。内嗅領皮質には、その表層に比較的大型のプレ-アルファ・ニューロン（pre-α neurons）の集団が並んでおり、健常高齢脳、ATDともに老人斑やタングル、ニューロピル・スレッド（neuropil threads）（**図 1-1-30**）などが多く観察されるが、健常脳ではニューロピルはよく保たれ、層状変性は決してみられない。層状変性が高度な場合には神経細胞脱落が全層に及ぶとともに、ニューロピルの粗鬆化が著しい。アストログリアの増殖も強いが、虚血による層状壊死とは異なり、間葉系の反応は乏しく、新生毛細血管は通常認められ

ない。しかし、ADでは脳アミロイド血管症が高度な場合（**図 1-2-26**）、それによる虚血性変化が加わっていることもある。

　内側では、海馬支脚の萎縮（**図 1-3-16**、**図 1-3-19**、**図 2-1-48**）は海馬体より高度である（Mizutaniと Kasahara 1997；水谷 1998）。これはAD、SDATに共通している。それに対して、アンモン角の萎縮と神経細胞脱落はADでは強いが、SDATでは健常脳と大差ない症例もある。

　病変は側頭葉内側部から側頭葉新皮質に向かって進展する。ADでは内側後頭側頭回、下側頭回というように外側に向かって広がるが（**図 2-1-20**）、上側頭回、とくにヘシュル回がある背面はよく保たれている。さらに側頭葉以外では帯状回前部、前頭葉極穹隆面、島回などに広がり、大脳全体に及ぶことが多い。しかし、SDATでは中側頭回に至ることは少ない。側頭葉外では帯状回前部、島回などに層状病変がみられる。ただし、加齢に伴う生理的な萎縮とSDATとしての病的萎縮を明確に区別できない部位も少なくない（☞第1部3章；p108）。

　なお、ATDの皮質にピック病を疑わせる葉性萎縮がみられることがあり、そのような症例がかつてダブル病（double disease）というタイトルで報告されたことがある。(Berlin 1949；McMenemey 1963；三好と神谷 1975)。これまで報告されている症例はATDの側頭葉萎縮が一見ピック病に似ていることが主な理由になっている。しかし、ピック病特有の鋭い脳回の萎縮や組織学的にピック球

が認められるわけではない。

筆者らが作成したATDの病理診断基準はCERAD（Mirraら1991）とは異なり、皮質の層状変性という老化とは質的にまったく異なる項目に重点を置いている（Mizutani 1996；水谷ら 1997）。すなわち、1) 既知の痴呆をきたす疾患を除外する、2) 老人斑やタングルが対照年代の生理的上限を超える、3) 内嗅領皮質（とくに経内嗅領皮質）に層状変性がある、である（☞第1部3章「内嗅領皮質の層状変性とアンモン角」；p112）。

参考文献

- **Berlin L**：Presenile sclerosis (Alzheimer's disease) with features resembling Pick's disease. Arch Neurol Psychiatry 1949；61：369-384.
- **McMenemey WH**：The dementias and progressive diseases of the basal ganglia. In：Greenfield's Neuropathology, 2nd ed. Blackwood W, McMenemey WH, Meyer A, et al(eds), Edward Arnold(London), 1963, pp520-580.
- **Mirra SS, Heyman A, McKeel D, et al.**：The Consortium to Establish a Registry for Alzheimer's Disease (CERAD). Part Ⅱ. Standardization of the neuropathologic assessment of Alzheimer's disease. Neurology 1991；41：479-486.
- **三好功峰, 神谷重徳**：多数の神経原線維変化とピック病様の限局性脳萎縮をみた初老期痴呆の1例. 臨床神経 1975；15：827-833.
- **水谷俊雄**：系統変性としてのPerforant pathway変性─Alzheimer型痴呆における海馬の2次性萎縮. 脳と神経 1998；50：895-905.
- **水谷俊雄, 天野直二, 向井雅美 他**：Alzheimer型痴呆の病理診断学的研究─新たな病理診断基準の設定─. 神経進歩 1997；41：141-153.
- **Mizutani T, Kasahara M**：Hippocampal atrophy secondary to entorhinal cortical degeneration in Alzheimer-type dementia. Neuroscience Lett 1997；222：119-122.
- **Mizutani T**：Pathological diagnosis of Alzheimer-type dementia for old-old and oldest-old patients. Pathol Int 1996；46：842-854.

■ レヴィ小体型痴呆

クロイツフェルト・ヤコブ病の海綿状態に似た形態がレヴィ小体型痴呆（dementia with Lewy body：DLB）の吻側海馬傍回の皮質にみられることがある（Hansenら 1989）（図1-3-29）。この病変は経内嗅領皮質から側頭葉新皮質に進展するが、逆に側副溝を超えてアンモン角に向かうことはほとんどない。海綿状態に比べて神経細胞の脱落は軽いが、ときに高度なこともあり、アストログリアも増加している。しかし、皮質構築に一致するような層状変性はまれである。海綿状態、皮質型レヴィ小体、定型型老人斑の三者は統計学的にもよく相関するが、これらの病理学的変化と痴呆は相関しない。本症ではレヴィ小体だけが出現している純粋型も知られているが報告例が非常に少なく、老人斑が大量かつ広汎に出現している症例が多い（図1-3-26）。しかし、そのような症例でもATDとは異なり、内嗅領皮質には層状変性はみられず、タングルは生理的に出現する部位に分布するだけである。このように、本症にATDの本質的な病変が加わっているとは言いがたい。

参考文献

- **Hansen LA, Masliah E, Rerry RD, et al.**：A neuropathological subset of Alzheimer's disease with concomitant Lewy body disease and spongiform change. Acta Neuropathol 1989；78：194-201.

■ ハンチントン病

ハンチントン病（Huntington's disease）は常染色体優性遺伝で、原因遺伝子huntingtinが同定されている。その変異はCAGリピートの伸長によることが判明しており、本症ではリピート数が多い（表2-2-3）。発症年齢は40歳以降が多い。臨床的には舞踏病運動という運動過多、晩期になって現れる認知機能の低下に加えて口や舌の舞踏病運動、ジストニアなどによって意思疎通が悪くなる。

神経病理学的に、大脳萎縮は軽度から高度までさまざまであるが、晩期ほど萎縮は高度になり、脳重が1,000gを下回る（図2-1-69A）。大脳皮質の体積は20〜30％減少している（Mannら 1993）。組織学的には、明らかな層状脱落などは認められないが、神経細胞の密度が高く、大脳新皮質、不等皮質、海馬などでは大型の錐体細胞が減少している（図2-1-69B）。しかし、アストログリアの増殖は軽く、ニューロピルの粗鬆化も軽い。全体として大脳萎縮は非常に高度である点はピック病に似ているが、本症ではそれを十分説明しうる形態学的所見に乏しく、形態計測に頼る部分が大きい。なお、抗ユビキチン抗体に陽性の神経細胞の細胞質封入体が広汎に出現する（図2-1-69C）。

📖 **参考文献**

Mann DM, Oliver R, Snowden JS：The topographic distribution of brain atrophy in Huntington's disease and progressive supranuclear palsy. Acta Neuropathol 1993；85：553-559.

■ 前頭側頭葉変性症
a）経緯

　前頭側頭葉変性（frontotemporal lobar degeneration：FTLD）は前頭葉、側頭葉、それに皮質下諸核を選択的に侵す"非"アルツハイマー型変性の総称である。しかし、FTLDは従来の意味での臨床病理学的疾患単位（clinicopatholoigical disease entity、☞第1部2章；p80）ではない。現時点では、臨床的、病理学的にATDではないこと、主に前頭葉、側頭葉が萎縮すること、それに最近急速に進歩した免疫細胞化学的所見を軸にして組み立てられたものであるために、臨床的、病理学的には不均一で、今後、修正あるいは変更などがありうる一群である。

　FTLDの根底にはピック病（Pick's disease）がある。1892年、プラハにいたArnold Pick（1851～1924）は'Über die Beziehungen der senilen Hirnatrophie zur Aphasie.'（1892）という論文を発表した。これがピック病の端緒であるが、この論文で彼はもっぱら特異な脳萎縮と失語症に興味を向けていたようで、有名なピック（嗜銀）球は20年後のアルツハイマーによって記載されている。このような経緯のためか、これまでピック病の病理診断は葉性萎縮（lobar atrophy）に重点が置かれるようになり、病理学的にもピック病と診断された症例の1/2あるいは1/3にはピック球がないといわれている。このような歴史のもとで、Pickの論文から1世紀以上経った今日では、ピック球があるピック病（Pick's disease with Pick body）を中核として、その周辺にピック球がないピック病例（Pick's disease without Pick body）があり、さらに臨床や病理にはさまざまなバリエーションが蓄積されてきた。アルツハイマー型痴呆（ATD）に比べて、ピック病はしばしば系統変性的な合併病変がみられるため、それらを疾病分類学的にどのように位置づけるかということが難問だったのかもしれない。

　今日の大きな医学的、社会的問題であるATDの研究は米国を中心に進められ、大きな成果を上げてきたが、その点についてヨーロッパは遅れをとっていた。しかもパーキンソン病と痴呆からなるレヴィ小体型痴呆（dementia with Lewy bodies：DLB）は日本から発信した疾患であった。そのような状況のなかで、アメリカではないヨーロッパにおいて1つの流れができ始めていた。その契機となった研究がConstantinidisらのそれだったと思われる（1974）。彼らはピック病の病理診断にあたってピック球が大きな役割を果たすという考え方を出発点としたのである。ちなみに彼らは、ピック球とピック細胞がある症例群（グループA）、ピック細胞と前頭葉萎縮が前景にある症例群（グループB）、それにピック球もピック細胞もない症例群（グループC）、に分けているが、これは今日のFTLDを構成する疾患とほぼ同じである。

　1980年代後半になると、CTやMRI画像や病理学的には限局性萎縮もピック球も認められないが、ピック病に似た症例の報告が蓄積されるに及んで（Gustafson 1987；Nearyら 1988）、ピック病の疾病概念の再考へと向かった。スウェーデンLund大学のBrunらが非アルツハイマー型前頭葉変性症を報告（1987）、次いで1988年に英国マンチェスターのNearyらが前頭葉型痴呆（dementia of frontal lobe type）を発表して、これがATDとは異なる疾患であることを強調した。そして1994年、Lund大学とマンチェスターの両グループは前頭側頭型痴呆（frontotemporal dementia：FTD）を提唱することになり、同時に臨床・病理診断基準も作成された。ところがこの概念では従来側頭葉優位型ピック病といわれていた疾患が含まれないために、2年後、1996年にマンチェスターグループは単独で前頭側頭葉変性症（frontotemporal lobar degeneration：FTLD）という概念を発表し、さらに臨床診断基準もつくったのである（Nearyら 1998）。FTDとFTLDという術語は混乱しかねないが、臨床的なFTDはパーソナリティーや態度の動揺や変化が顕著な一群を指している（MendezとCummings 2003）。

　FTLDはATD、DLBに次いで3番目に多い変性型痴呆とされているが（MendezとCummings

表 2-1-4 前頭側頭葉変性症の分類

臨床像	人格変化・行動異常がある FTLD（bvFTD）.	意味性痴呆（SD）多様式な概念知識の障害.		進行性非流暢性失語症（PNFA）喚語困難、文法の誤り、失構音、書字障害など.	
	パーキンソニズム、ALS に類似した運動障害と関連することがある.				
病変部位	前頭前野と側頭葉吻部の萎縮.	側頭葉の病変.		優位半球の前頭側頭葉の病変.	
組織像	第Ⅱ層の神経細胞脱落を皮質表層の海綿状態とアストログリアの増殖．さらに皮質下核、大脳白質にもアストログリアの増殖．腫大した神経細胞を伴うことがある．神経細胞脱落の程度はさまざま．症例により運動神経細胞の脱落.				
封入体の免疫組織化学的特徴	FTLD-TDP	FTLD-FUS	FTLD-UPS	FTLD-ni	FTLD-tau
	最もよくみる亜型、TDP-43 の免疫反応性封入体が特徴.	FUS 免疫反応性封入体が特徴.	tau、TDP-43、FUS には陰性、p62/ユビキチンには免疫反応陽性.	UPS、tau、TDP-43、FUS のいずれとも陽性反応せず、封入体がない.	2 番目によくみる病理学的亜型、神経細胞、グリアに tau 陽性.
亜型	封入体の分布とタイプ（変性神経突起、神経細胞質内封入体、神経細胞核内封入体など）によって 4 型に分類.	神経細胞中間型フィラメント病、非典型的な FTLD、好塩基性封入体病.	以前 FTLD-U とされていたものの多くは今では FTLD-TDP.	まれな疾患と考えられていたが、今日では"明瞭な組織所見を欠く痴呆（DLDH）"に位置づけられている.	病巣の主たる tau のアイソフォルムは 3R（ピック病）と 4R（PSP、CBD、AGD）の 2 つがある.
遺伝学的側面	1）FTLD-TDP は孤発性と家族例．後者にはプログラニュリン、ヴァロシンを含む蛋白（VCP）、TARDBP 遺伝子の変異（TDP-43）．第 9 染色体にリンクしている場合もある． 2）家族性 ALS10 に関連した TARFBP の変異.	1）非典型的な FTLD-U（aFTLD）とニューロン性中間径フィラメント封入体病（NIFID）は明らかな家族歴がない． 2）好塩基性封入体病（BIBD）では FUS 遺伝子の変異が報告されている． 3）家族性 ALS6 に関連した第 16 染色体における FUS/TLS の変異.	CHMP2B 遺伝子の変異によって引きこされた第 3 染色体にリンクする FTD.	かつて"明瞭な組織所見を欠く痴呆"と記載されていた症例の大半は FTLD-TDP グループに入る.	MAPT の変異と第 17 染色体にリンクした家族例．MAPT の遺伝子的亜型（H1 ハプロタイプ）に関連した孤発例.

表中の略号
AGD：argyrophilic grain disease, BIBD：basophilic inclusion body disease, DLDH：dementia lacking distinctive histopathology, FTD：frontotemporal dementia, FTLD：frontotemporal lobar degeneration, FUS：fused in sarcoma, MAPT：microtubule-associated protein tau, ni：no inclusion, PSP：progressive supranuclear palsy, TDP-43：transactivation responsive region DNA-binding protein of 43 kDa, TLS：translocated in sarcoma, TRFBP：transactive response DNA binding protein gene, UPS：ubiquitin proteasome system.
（Love 2011, p390. より Table 40.1 を改変して引用）

2003）、FTLD の定義そのものが必ずしも明確ではなくて、これに含まれる疾患がかなり多くあるため、今後に含みを持たせているようなところがある．なお、ピック病そのものはまれな疾患であり、ある研究によると 2％以下であるという（Boller ら 1989）．

b）分類（表 2-1-4）

臨床的には FTLD は 3 つの症候群に分類される．すなわち、1）態度・振る舞いをコントロール

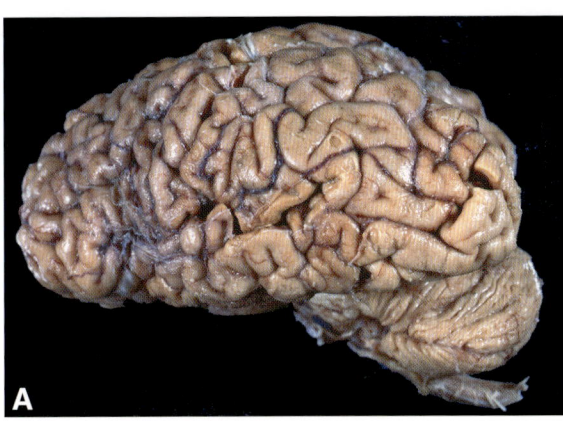

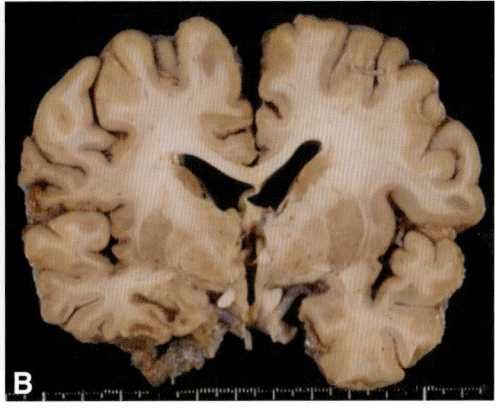

図 2-1-21　ピック病のマクロ像　A：死亡時69歳男性．脳重1,068 g．頭頂後頭葉に比べて前頭側頭葉の脳回が非常に細い．とくに前頭葉の吻部ほど萎縮が強い．小脳が相対的に大きくみえる．　B：視床下部と漏斗部を通る前額断割面．左側頭葉は萎縮が非常に強い（解剖時に一部壊れた）．また、左下前頭回も高度に萎縮している．本例では尾状核の萎縮はないが、やや右側の方が大きくみえる．

するのが難しく、対社会的行動や対人関係の変化が前景にでる症候群、2）進行性非流暢性失語症（progressive non-fluent aphasia）、3）意味性痴呆（semantic dementia）、である．しかし、前述のようにこれは臨床病理学的分類とは言いがたい．また新たな遺伝子変異や蛋白質などにより今後、修正あるいは改良されるべきものであろう．

病理学的には、1）FTLD-tau　このタイプには以下の疾患が含まれている．①ピック病（**図2-1-21～図2-1-25**）、②進行性核上性麻痺（progressive supranuclear palsy：PSP）（**図2-1-26、図2-1-76A, B**）、③大脳皮質基底核変性症（corticobasal degeneration：CBD）（**図2-1-27、図2-1-28**）、④嗜銀顆粒性痴呆（argyrophilic grain disease：AGD）、⑤初老期痴呆を伴う多系統タウオパチー（multiple system tauopathy with presenile dementia）、2）タウ陰性でユビキチン陽性封入体をもつFTLD（FTLD with ubiquitin-positive tau-negative inclusions：FTLD-U）と運動ニューロン疾患を伴うFTLD（FTLD with motor neuron disease）、3）FTLD-UPS（ユビキチン・プロテオソーム・システム ubiquitin proteosome system）、4）FTLD-IF（中間型フィラメント intermediate filament）、5）明瞭な組織所見を欠く痴呆（dementia lacking distinctive histology：DLDH）、6）好塩基性封入体病（basophilic inclusion body disease：BIBD）（☞「Notice⑦」；p169）、が含まれている（Mackenzie ら 2009）．

なお、FTLD-tauに含まれている疾患は、タウ蛋白が細胞内に異常蓄積する疾患の総称であるタウオパチー（tauopathy）にも分類されている．同様に、運動ニューロン疾患を伴うFTLDはTDP-43プロテイノパチー（proteinopathy）に入っている．

c）FTLDの主なタイプ（表2-1-4）

i）FTLD-tau

①ピック病

肉眼所見

マクロ的には前頭葉と側頭葉がとくに萎縮する（**図2-1-21A**）．大脳の萎縮は左右不対称になることがあり、その場合、優位半球（通常は左）の萎縮が強い．脳回の萎縮は既知の変性疾患のなかでは最も高度で、しばしば"knife-blade appearance（ナイフのように鋭利で細長い外観）"と表現される．脳重量の減少も激しく、小阪らによると、自検60例中約70％が900～1,000 gであり（1982）、前頭優位型、側頭優位型、側頭・前頭混合型に分けると、側頭優位型と側頭・前頭混合型で82.7％を占めるのに対して、前頭優位型は17.3％であった．一方、MendezとCummingsによると側頭優位型と前頭優位型がそれぞれ25％、混合型が40～50％であり（2003）、我が国では欧米に比べて前頭優位型が少ないという（小阪ら 1982）．

部位別にみると、側頭葉では上側頭回の前部1/3の萎縮が高度で、後部2/3は萎縮から逃れる。海馬領域の萎縮は側頭葉新皮質に比べて軽い傾向がある。前頭葉では前頭極に強く、中心前・後回などは軽いか萎縮から逃れる。前頭葉前部では弓窿面、眼窩面ともに萎縮することが多いが、どちらかがより萎縮が目立つ場合もある。帯状回は前方ほど萎縮が強い。海馬領域も萎縮するが、側頭葉などに比べて軽い。

割面では（図2-1-21B）、大脳白質の萎縮も強く、正常より硬いことがある。側脳室が拡大している。皮質下核では、尾状核がハンチントン病のように扁平化していることがある。被殻が萎縮する。淡蒼球は二次的に萎縮するが、一次性という説もある（Lange 1976）。扁桃体は高度の萎縮を示し、とくに基底外側核群の変性が強い（図2-1-59）。脳幹、小脳、脊髄には見るべき変化は通常ないが、脳幹は細く痩せている。ただし、脳幹の萎縮はピック病が最も高度であるが、大脳が高度に萎縮する疾患、例えばCJDとくに全脳型（pan-encephalopathic type）、ATDなどでも認められ、必ずしも本病に特有な所見ではない。ピック病はATDに比べて系統変性的な副次所見を伴うことがまれならずあり、黒質変性や錐体路変性を伴うことがある。

本病における脳萎縮について注目すべき見解が2つある。1つめは、Pick自身の論文で述べられていることで(1892)、「単純な進行性脳萎縮でも、このびまん性過程の局所的強調により局所障害の徴候を呈しうる」（藤澤 1993）と述べていることである。藤澤はこのPickの見解について、「現在Pick病は大脳新皮質を限局性に侵す系統変性症の一型と考えられているが、当時Pickは本病の病機をよりびまん性のものと考えていた、ということはなかなか意味深い事実である」と評価している。2つめは、Gansがピック病では系統発生学的に新しく、しかもミエリン（髄鞘）形成が遅い部位に萎縮がくることに着目し(1923)（図2-1-85、図2-1-86)、OnariとSpatzも同様の考えに立って系統変性的性格を鮮明にしたことである(1926)。ちなみに、ピック病と命名したのはOnari, K（大成 潔）とSpatz, Hである。この発生学的視点について藤澤は「すなわち、Pick病は大脳皮質中の系統発生的にも個体発生的にも最も新しい部位を選択的に侵す傾向を顕著に読みとることができる（図2-1-1）。ただし、ここで注意しておくべきことは、大脳新皮質のこの選択的侵襲性が絶対的なものではなく、より軽いが侵襲はより広く、しかも病初期より大脳新皮質全般におよんでいることが古くより観察され記載されてきている」ことであるという(1993)。

ミクロ所見

肉眼所見に対応して、組織学的に最も強い病変は皮質第Ⅱ層から第Ⅲ層上部にあり（図2-1-22)、第Ⅱ層の神経細胞がまったく消失してしまう疾患はピック病をおいて他に類をみない。増殖しているアストログリアはグリア線維形成型で、肥胖グリアの増殖はない（図2-1-23）。また、変化の軽い部位では皮質第Ⅱ層には海綿状変性がみられることがある。

本病の最も特徴的なピック球は楕円形ないし球形で、HE染色ではやや好塩基性を示す。嗜銀性があるため、ボディアン（Bodian）染色（図2-1-24A）、ビールショウスキー（Bielschowsky）染色などによく染まる。免疫染色では抗タウ抗体（図2-1-24B）、リン酸化タウ、リン酸化ニューロフィラメントなどに陽性で、タングルの染色性に似ている。

ピック球は小型の神経細胞に好発し、皮質第Ⅱ、Ⅲ層の神経細胞に多くみられ、次いで深層の神経細胞である。また、歯状回顆粒細胞（図2-1-24)、アンモン角CA1の錐体細胞にもしばしば認められる。電顕的には直径100〜150Åの異常な直細管の不規則な集合である。異常な直細管の細胞質内出現という点においてはタングルと共通しているが、タングルが他の細胞内器官に対して排他的で混じり合うことがないのに対して、ピック球は混在することが多い（小柳新策 1992）。また、タングルはそれを入れた神経細胞が死滅しても組織に残りうるが（ゴースト・タングル）（図1-1-8A)、ピック球は細胞外に取り残された像をみることはない。さらに、タングルは代表的な老年性変化に挙げられているように、いくつかの疾患にも出現するとともに、健常老人脳に出現し高齢ほど数が増す。それに対して、ピック球はピック病以外の疾患では知られておらず、老年性変化とは

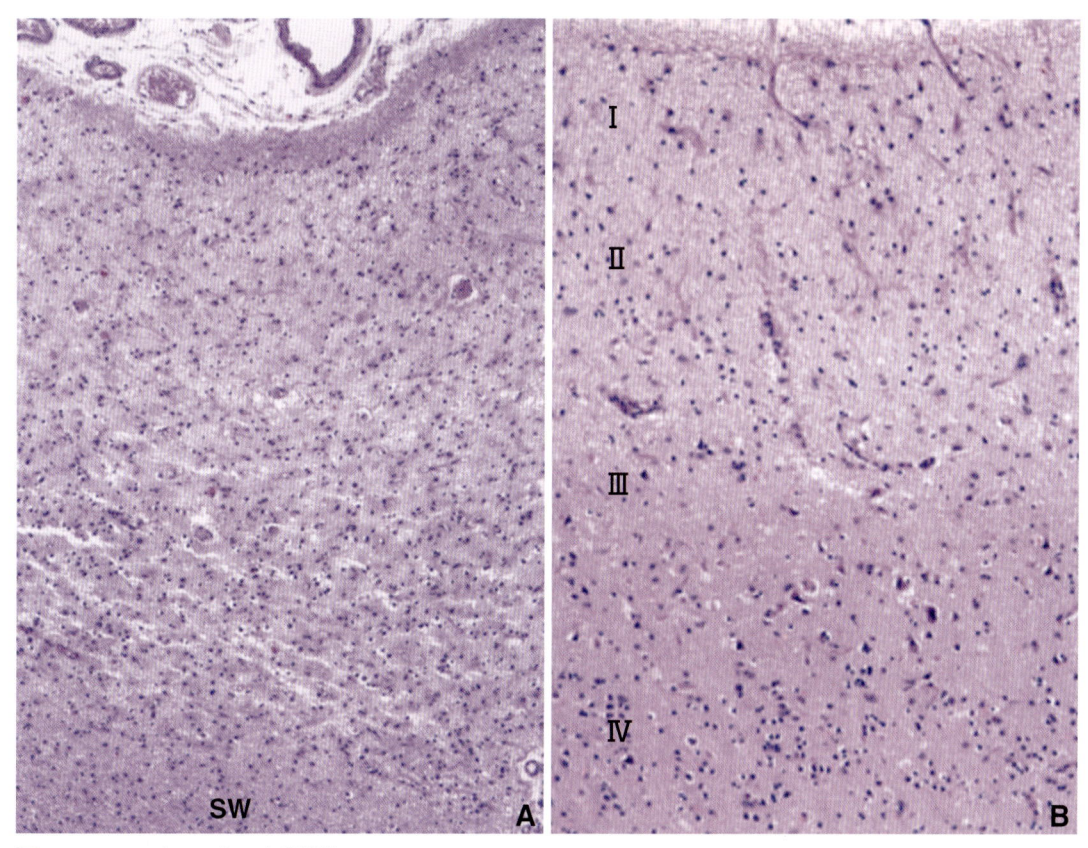

図2-1-22 ピック病の皮質構築 **A**：上側頭回吻側部．皮質全層の神経細胞が脱落し、深層ではニューロピルに亀裂が走っている．分子層のグリア限界膜が非常に厚い．軟膜の血管に異常はみられない．SW：皮質下白質．HE染色．**B**：図左のローマ数字は皮質層を示す．第Ⅰ層ではアストログリアが増殖．第Ⅱ層から第Ⅲ層の上半分では完全に神経細胞が脱落し、ニューロピルが粗鬆化．アストログリアは増加しているが、肥胖グリアではない．第Ⅳ層の神経細胞も中等度以上に脱落．中側頭回吻側部の皮質．HE染色．

まったく異なるカテゴリーの構造である。さらに高齢発症のピック病例では大量の老人斑がATDを疑わせるほどに広汎に出現していることがある。また、顆粒空胞変性（図1-1-9）や平野小体（図1-1-12）などATDでみられる構造も認められる。しかし、タングルはまず発見できない。

ピック細胞は膨化した神経細胞で（図1-1-7）、ニッスル（Nissl）が原発刺激（primäre Reizung）と呼んだものである。疾患特異性はない（Dicksonら1986）。現在はセントラル・クロマトリーシス（中心染色質溶解 central chromatolysis）（図1-1-3）を含めて、軸索切断に伴う神経細胞の核周部の変化を広く軸索反応（axonal reaction）と呼んでおり（小柳新策 1992）、原発刺激という言葉も現在は使われていない。

本病は皮質から始まるのか、あるいは白質から始まるのか、という問題について議論されている

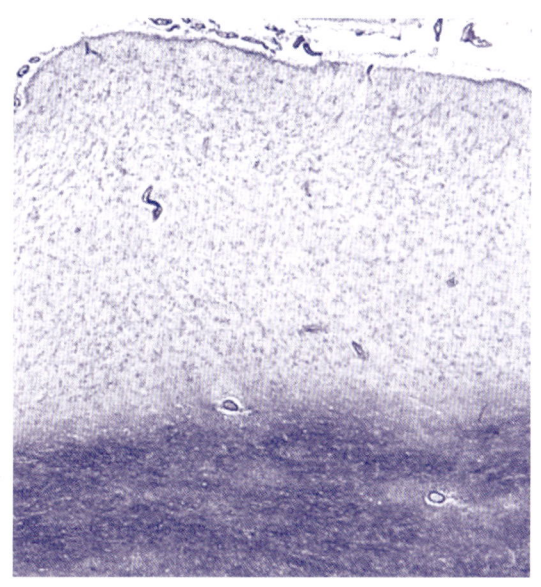

図2-1-23 ピック病のグリオーシス 増殖しているアストログリアは線維形成型．皮質下白質では高度な線維性グリオーシス．皮質神経細胞の脱落は高度だが、それ以上にグリオーシスが強いかもしれない．側頭葉極．Holzer染色．

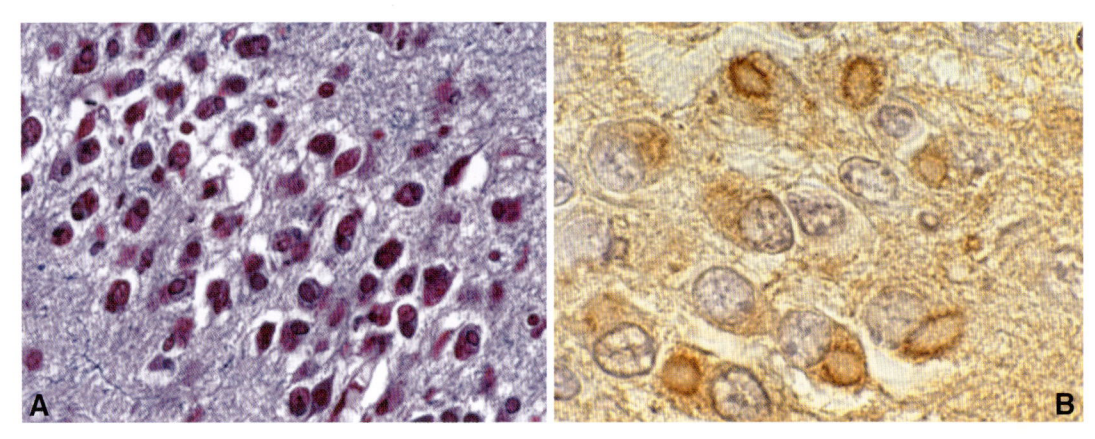

図 2-1-24　ピック球　A：歯状回顆粒細胞層．Bodian 染色．　B：同部位．抗タウ抗体による免疫染色．

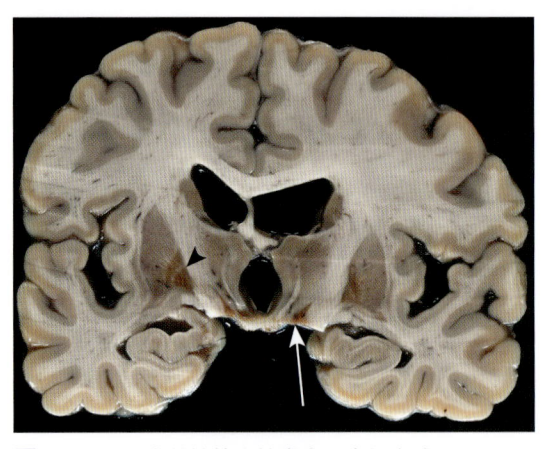

図 2-1-26　進行性核上性麻痺の大脳半球　視床下核（矢印）が細く，濃褐色調．淡蒼球（矢頭）も小さく，褐色調が強い．やや左半球が小さいが，すべての割面をみる限り，左右差はない．側脳室は中等度に，第三脳室は高度に拡大．第三脳室の壁に沿って乳頭体視床路がみえる．

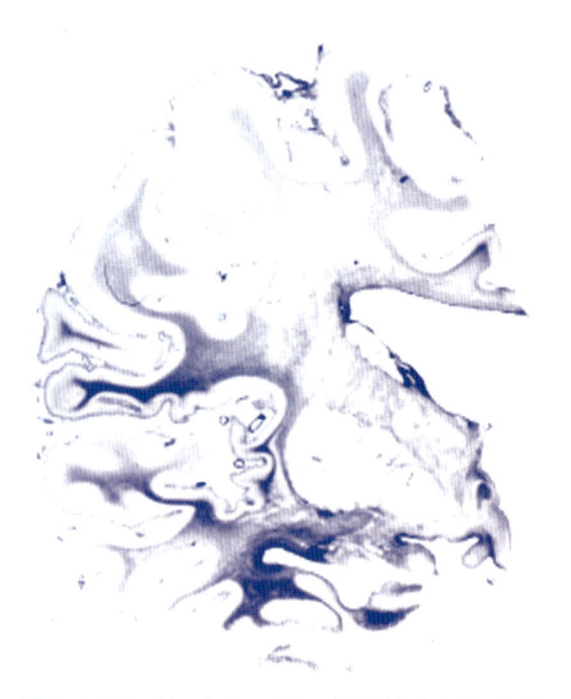

図 2-1-25　ピック病の白質　視床前核群を通る前額断割面．シルビウス溝周囲や側頭葉の白質では線維性グリオーシスがとくに強い．次いで上前頭回内側面や帯状回にみられるが，放線冠では明らかなグリオーシスはない．図 2-1-21 と同一症例．Holzer 染色．

(Jakob 1961；Wisniewski ら 1972)．膨化したピック細胞は軸索障害の二次的反応であるとする見解は古くからある（Luers と Spatz 1957）．しかし，経験的には皮質神経細胞の脱落が高度でも白質にこれほど強い線維性グリオーシスが現れることはまれである（図 2-1-23，図 2-1-25）．その意味で，白質に問題があるのかもしれない．あるいはニューロン全体が障害されている可能性もある．

②進行性核上性麻痺（PSP）

　神経病理学的には，マクロでも視床下核が褐色の線のように萎縮する（図 2-1-26）(Steele ら 1964)．淡蒼球も小さく，明るい黄褐色から濃褐色に変化している．小脳では歯状核が萎縮し，濃い褐色調を呈している．脳幹は全体的に萎縮して細い．黒質の幅が狭く，脱色素が高度である．橋では被蓋部の萎縮が高度で（健常脳では橋正中線上の長さを測ると被蓋：底部は 1：2）（佐藤ら 1987），上小脳脚が細い．青斑核は黒質ほどではないが，色が薄い．中脳水道とその先の第三脳室が拡大してい

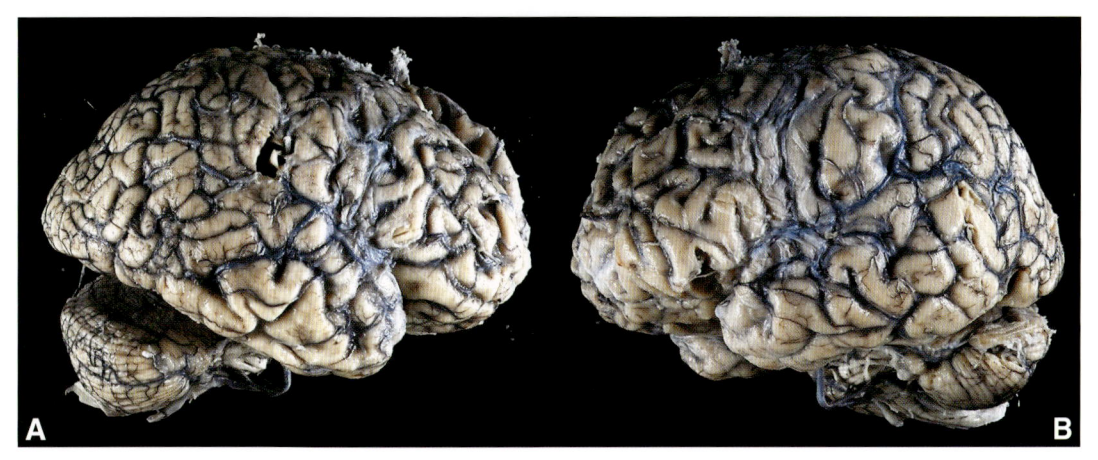

図 2-1-27 大脳皮質基底核変性症のマクロ像 脳重 940 g（大脳 805 g，小脳 110 g，脳幹 25 g）．小脳の重量は正常範囲だが，大脳は異常に軽い．脳幹はやや軽い．左半球（**B**）では頭頂後頭葉に比べて前頭極の脳回が狭くみえるが，右（**A**）は前頭葉から後頭葉まで全体が細い．しかし，左右とも脳溝の開大は軽度．うっ血が高度．

ることがある．大脳皮質は総じて変化が軽微であるが，中心溝領域では肉眼的にも萎縮していることがある．

組織学的には，大脳皮質とくに中心溝付近の皮質が萎縮し，顆粒上層の神経細胞脱落と軽い海綿状態，顆粒下層の放射状線維の著しい減少に加えて，アストログリアの増殖がみられることがある．生理的な加齢現象としてみられる範囲を超えて動眼神経核，黒質，淡蒼球，視床下核（ルイ体），小脳歯状核，下オリーブ核などにタングルが出現し，加齢あるいは老化の延長線上にある疾患ではない．例えば，健常脳の視床下核は100歳代まで調べてもタングルは認められない．皮質下核に出現するタングルは渦巻き型（globose type）が多く，大脳皮質では筆の穂先型（flame type）（**図 1-1-8B**）やコイル型が多い．また，アストログリアやオリゴデンドログリアにガリアス（Gallyas）染色で陽性に染まる構造物が現れ（**図 1-1-33、図 1-1-40B**），リン酸化タウ蛋白が神経細胞やグリアに蓄積している．

家族性PSPの症例の一部や非典型的なPSPは現在では前頭側頭葉型痴呆パーキンソニズム（frontotemporal dementia parkinsonism linked to chromosome 17：FTDP-17）の亜型に分類されている．

しかしその一方，典型的な病理所見があっても典型的な臨床所見がない症例，パーキンソン病の臨床はあるが眼球運動障害がない症例などがある．また，赤核内を通過する動眼神経根にできた小さな梗塞によって眼球運動障害が出現したために臨床的にPSPと誤診された典型的なパーキンソン病例もある．病理学的にPSPの所見をもっている症例の臨床はバリエーションがみられ，欧米では，専門医によるとパーキンソン病の2〜6%が本症であるという（Litvan 2003）．

臨床的なPSPは典型的なPSP以外に，**FTDP-17，ユビキチン陽性封入体をもつ前頭側頭葉変性，レヴィ小体型痴呆，大脳皮質基底核変性症，クロイツフェルト・ヤコブ病**（Josephsら 2004）、**進行性皮質下グリオーシス**（Fosterら 1992），多系統萎縮症などとのオーバーラップがある．

③**大脳皮質基底核変性症（CBD）**

原因不明の孤発性変性疾患である．初発時にはしばしば麻痺を伴わない運動の不器用さが左右不対称に出現する．発病から2〜3年の間に項部のジストニー，リズミカルなミオクローヌス，姿勢保持障害，無動症など多彩な症状が現れる．また，多くの症例で，手足が自分の意思とは無関係に勝手に動いたり，身体から分離してしまっているような感覚を経験する（alien limb phenomenon）．さらに運動失行，観念失行，構成失行などの頭頂葉症状がみられる．認知機能障害が現れることがあり（Paulusら 1990），本症の診断上重要視されて

いる（Boeveら 2003）．病理学的に CBD が証明された症例の臨床は PSP や前頭側頭葉変性などと重なり合うところが少なくない．

　本症は非対称性萎縮が特徴的である（**図 2-1-27**）．肉眼的萎縮が中心溝周辺を中心に，前頭葉後部，中心前回および中心後回，上頭頂小葉などにみられ，しばしば臨床症状の強い身体側の反対側半球に萎縮が強い．その他に，前頭葉に強い症例，弁蓋部に強い症例などが知られており，他の疾患よりもバリエーションが多い（Ikeda 1997）．しかし，側頭葉と後頭葉は侵されないという報告が多い（Gibbら 1990；Arimaら 1994）．割面では黒質の脱色素と淡蒼球の萎縮がある．

　組織学的には，顆粒上層では第Ⅱ層から第Ⅲ層に軽度ないし中等度の海綿状態を呈することがある．しかし，クロイツフェルト・ヤコブ病（CJD）のような肥胖グリアの増殖はみられない．さらに萎縮の進んだ皮質では第Ⅱ層下部から第Ⅲ層の神経細胞が脱落し，アストログリアが増殖している（**図 2-1-28**）．ニッスル小体が消失し，細胞体が膨化した神経細胞，いわゆる風船様ニューロン（ballooned neurons）（**図 1-1-5B**）は顆粒下層に多いが，第Ⅲ層の錐体細胞にもみられる．この細胞はリン酸化ニューロフィラメント蛋白，アルファB-クリスタリンなどと反応する．

　皮質下核では黒質，淡蒼球，線条体，視床下核，視床，赤核などにも神経細胞脱落とアストログリアの増殖がある．黒質では，外側部に神経細胞脱落とアストログリアの増殖が強い（Rileyら 1990）．

　本症では，黒質神経細胞に抗タウ抗体陽性の封入体がみられると同時に，アストログリアにもタウの蓄積が認められる．とくにグリアの嗜銀性構造物は HE 染色標本ではみえないが，ガリアス・ブラーク（Gallyas-Braak）変法によって可視化される．とくに灰白質の星状細胞斑（astrocytic plaques）は本症に特徴的な構造とされている（**図 1-1-40A**）．アストログリアの突起の遠位部が花冠状に並んだ形態が老人斑の変性神経突起に似ていることから，そのように呼ばれている．運動前野，前頭前野，前頭葉眼窩回などの皮質でよくみられるが，皮質下核では線条体以外ではまれである．その他，抗タウ抗体陽性で，ガリアス染色に染まるグリアの構造として，房付き星状細胞

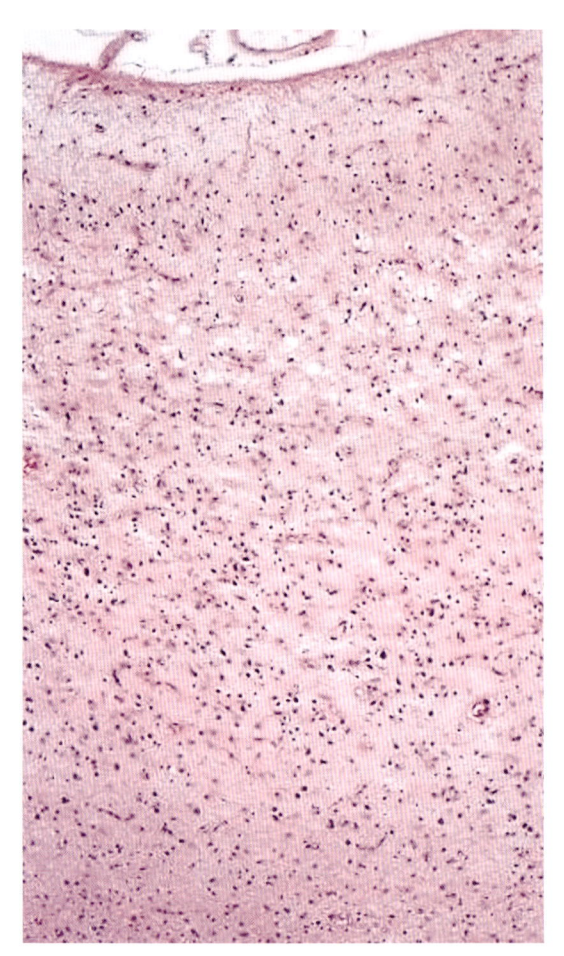

図 2-1-28　大脳皮質基底核変性症の大脳皮質　上前頭回．ここは 6 層が明瞭に区別できる場所であるが，神経細胞の脱落とニューロピルの粗鬆化が全層に及んでいるため，層構築が分かりにくい．とくに第Ⅱ層の下部から第Ⅲ層の上半分の神経細胞脱落が強く，海綿状態を呈している．アストログリアの増殖もあるが，ピック病ほどではない．この図では風船様ニューロンはない．HE 染色．（本間 琢先生原図）

（tufted astrocytes，tuft-shaped astrocytes）（**図 1-1-40B**），オリゴデンドログリアのコイルド・ボディ（coiled bodies）（**図 1-1-33**），嗜銀性糸状構造（argyrophilic threads）などが皮質にみられる．これらの構造物はある程度，病変と比例する．

　本症の病理診断基準案によると，①CBD は神経細胞とグリア双方のタウオパチー（tauopathy）であり，大脳皮質における星状細胞斑の出現は診断価値が高い，②大脳皮質と皮質下核（とくに黒質）に神経細胞脱落がある，③大脳皮質に風船様ニューロンが出現する，である（Dicksonら 2002）．

　なお，**進行性核上性麻痺（PSP）**の症例のなか

> **Notice 7　好塩基性封入体病**
>
> 1984年にMunoz-Garciaらが典型的なピック病に対して、若年性で基底核や脳幹部の変化が強く、ピック嗜銀球とは分布や形態学的特徴が異なる好塩基性の細胞質封入体がみられる症例をGeneralized variant of Pick's diseaseとして報告したが(Munoz-GarciaとLudwin 1984)、その後、類似の好塩基性封入体を伴う疾患を好塩基性封入体病(basophilic inclusion body disease)と名づけた(Munoz-Garcia 1998)。本疾患には、痴呆を呈するグループと運動ニューロン障害を示すグループ(Odaら1978；Matsumotoら1992)が知られている。
>
> 一方、Bäumaerらは4例の好塩基性封入体(BI)を伴う若年性孤発性ALSにFUS(fused in sarcoma) protein染色で陽性所見を見出した(2010)。その2例にP525L mutationが、1例に新しい欠失があり、彼はこれらをALS-FUSとして分類することを提唱した。なお、第3例には遺伝子変異がなかった。この症例は病理学的には前頭側頭葉変性症(FTLD)-FUS with BIに類似しているが、これにはFUS mutationがない。
>
> 現在、好塩基性神経細胞質封入体とFUSはFUS遺伝子変異に関連したALSの特徴の1つになっている。

回、島回、前障などの辺縁系に風船様ニューロンが出現する。なお、嗜銀顆粒はPSP、CBDなどの4Rタウオパチーでも観察される。

AGDは**ATD**とよく共存するが、タウの性状がATDでは3Rまたは4Rであるのに対して、AGDは4Rであるため、ATDとは偶然の合併と考えられている。

嗜銀顆粒はATDのタングルには進展しない。また、共存するATDの病理もアミロイド斑は少なく、びまん性老人斑が圧倒的に多い(Tolnayら1999)。このような所見から、嗜銀顆粒は認知機能を下げ、ATDにおける痴呆の増悪に寄与しているかもしれないという(Thalら2005)。

⑤初老期痴呆を伴う多系統タウオパチー(multiple system tauopathy with presenile dementia)

ⅱ) ユビキチン陽性、タウ陰性の封入体をもつ前頭側頭葉変性症(FTLD-U)(表2-1-4)

最も多いFTDの病理とされていた「明瞭な組織所見を欠く痴呆(dementia lacking distinctive histopathology：DLDH)」のかなりの症例はユビキチン陽性、タウ陰性の封入体をもつ前頭側頭葉変性症(FTLD-U)であることが明らかになった(Josephsら2004)。この名称を付けたのはKnopmanらであるが、当時は痴呆剖検例の3％程度であったという(1990)。このうち、TDP-43陽性のグループはFTLD-TDPと総称され、TDP-43プロテイノパチー(proteinopathy)と同じである。

組織学的には虚血性変化と区別しがたい第Ⅱ〜Ⅲ層の軽い海綿状態が唯一の所見であることがある。神経細胞は萎縮性であるが、脱落に至ることはまれである。アストログリアの肥大はないが、皮質と白質の境界に軽い線維性グリオーシスをみることがある。しかし、高齢者の生理的な皮髄境界部の線維性グリオーシスと区別しがたいことも少なくない。

このタイプには運動ニューロン疾患を伴うものと伴わないものが知られている。運動ニューロン疾患を伴う前頭側頭葉変性症には、ユビキチン陽性の封入体を伴う場合と伴わない場合がある(Samら1991)。核内封入体は家族例にみられるが、孤発例でも報告されている(Woulfeら2001)。しか

には、中心前回を含む中心溝領域の萎縮、海綿状態、神経細胞の脱落などを伴うものがある。とくに、大脳皮質に入力する放射状線維の減少は神経細胞の脱落とともにCBDに似たところがある。ガリアス染色では、コイルド・ボディ、房付き星状細胞、嗜銀性糸状構造なども出現する。房付き星状細胞はPSPの病理診断の指標の1つである(Arimaら1997)(☞第2部3章；p291)。

④嗜銀顆粒性痴呆

本症(argyrophilic grain disease：AGD)はBraakとBraakが症例報告したことに端を発するもので(1987)、臨床的には痴呆がある場合とない場合が報告されている(Tolnayら1997)。

神経病理学的には主に4Rタウをもった紡錘状あるいはカンマのようなビーズ状の小さな粒(grains)が内嗅領皮質、アンモン角(とくにCA2)、扁桃体を含む側頭葉内側部に比較的限局して出現する。その他、側坐核や視床下部などにもみられる。また、これらの部位に加えて、帯状

> **Notice 8 タウオパチー**
>
> タウオパチー (tauopathy) は微小管関連蛋白 (microtubule-associated proteins) の1つであるタウ蛋白が細胞内に異常に蓄積する疾患の総称である。これは家族性痴呆家系の1つに Spillantini らが "familial multiple system tauopathy with presenile dementia" と命名したことに始まる (1997)。本症はタウ蛋白をコードする遺伝子変異によって引き起され、前頭側頭葉型痴呆パーキンソニズム "frontotemporal dementia and parkinsonism linked to chromosome 17 (FTDP-17)" として分類されている。
>
> タウオパチーに属する疾患で遺伝性疾患以外のものとして、FTLD、ATD、大脳皮質基底核変性症 (corticobasal degeneration: CBD)、進行性核上性麻痺 (progressive supranuclear palsy: PSP)、嗜銀顆粒性痴呆 (argyrophilic grain disease: AGD)、ニーマン・ピック (Niemann-Pick) 病、ボクサー痴呆などがある。
>
> 現在、タウオパチーの他にシヌクレオパチー (synucleopathy)、TDP-43 プロテイノパチー (proteinopathy) などが提唱されている (**表 2-1-4**)。
>
> 臨床的、病理学的にさまざまな様相を呈する疾患のなかで、ある蛋白質の異常蓄積を軸にして整理、分類することは原因の追及にとって1つの有効な方法であることは確かである。しかし、ここで肝心なことは、ピックが指摘しているように (1892)、ピック病では葉性萎縮より以前に脳全体が非常に萎縮していることが重要であり、それはタウ蛋白の異常蓄積だけでは到底説明できない。封入体の性状や分布もさることながら脳全体にみられるさまざまな病巣の分布が疾患の確立にとって如何に重要であるかを物語っている。また、Mackenzie らは aFTLD、BIBD、NIFID について3種類の病理所見 (中間径フィラメント陽性の神経細胞質内封入体、好塩基性封入体、FUS 陽性構造) を調べ、これらの疾患は、レヴィ小体型痴呆とパーキンソン病のような連続的な関係とは違って、大脳皮質基底核変性症と進行性核上性麻痺のように互いに重なり合いはあるにしてもそれぞれ異なった臨床病理学的疾患単位として区別すべきであると述べている (2010)。○○パチーと臨床病理学的疾患単位の研究方法、思考方法などの違いをしっかりと理解することが今後一層重要になるであろう。

し、筋萎縮性側索硬化症 (ALS) と痴呆を呈する症例では、前頭側頭葉に広汎に分布するような封入体はみられず、歯状回の顆粒細胞に出現する程度である。それに対して、FTLD-U では尾状核や前頭側頭葉皮質に多数の封入体や神経突起が出現し、歯状回には三日月型やリング状の神経細胞内封入体がみられる。

痴呆を伴う ALS では側頭葉吻側内側部、扁桃体に近い迂回回の皮質表層の神経細胞が脱落し、ニューロピルの粗鬆化、アストログリアの増殖が認められる症例がある (Nakano ら 1992)。側頭葉外側部は比較的よく保たれ、臨床と病理の間に解離があると考えられる症例もある。また、海馬支脚と CA1 の移行部の幅が減少し、アストログリアの増殖は、タングルや老人斑を除けば、アルツハイマー型痴呆 (ATD) と同じである。しかし、とくに海馬支脚と CA1 の移行部の萎縮は痴呆のない症例にも認められることがあり、これらが ALS の痴呆の病理学的背景であるかどうかは不明である。また、痴呆のない ALS でも海馬の歯状回顆粒細胞にユビキチン陽性の封入体がみられる。

iii) FTLD-UPS (ユビキチン・プロテオソーム・システム ubiquitin proteosome system) (表 2-1-4)

FTLD-U のうち、TDP-43 陰性のもの。atypical frontotemporal lobar degeneration with ubiquitin-positive inclusions (aFTLD-U)、FTLD linked to chromosome-3 (FTD-3) などがある。

iv) 前頭側頭葉型痴呆パーキンソニズム

多くの FTLD 家族例が第17染色体に連鎖していることから、1997年、それまでさまざまに呼ばれていた疾患名 (前頭側頭葉変性症、パーキンソニズムを伴う前頭側頭葉型痴呆、前頭側頭葉変性症、初老期痴呆を伴う多系統タウオパチー、ピック病など) は前頭側頭葉型痴呆パーキンソニズム (frontotemporal dementia parkinsonism linked to chromosome 17：FTDP-17) という名称に統一され (Foster ら 1997)、翌1998年にはタウ蛋白の遺伝子 (microtubule-associated protein tau：MAPT) 変異が明らかにされた (Hutton ら 1998)。

FTDP-17 に属する家系の一部に (6〜18%)、タウ蛋白の変化によって痴呆になりうることが示

唆されてから（Huttonら 1998）、痴呆発現のメカニズムにタウ仮説が有力視されるようになった（☞第1部3章「1.アルツハイマー型痴呆」；p108）。

マクロ所見ではピック病のような前頭葉、側頭葉に強い脳萎縮をみることがある一方、PSP、CBDなどに似ているものある。また、側頭葉内側部の萎縮のみの症例も報告されている（Reedら 1998/2001）。

組織学的には神経細胞にプレタングル（pretangle）（図2-1-4）が多数みえる。ときにATDでみられるようなタングルが認められることもある。しかし、アミロイドの蓄積はない。さらにタウ遺伝子の変異によって、CBDの風船様ニューロン（図1-1-5B）、ピック病のピック球などが症例によってみられる。また、抗タウ抗体陽性のアストログリアも多く、PSPの房付き星状細胞（図1-1-40B）、CBDの星状細胞斑（図1-1-40A）、AGDの枝分かれしたアストログリア（ramified astrocytes）などが散見される。オリゴデンドログリアのコイルド・ボディ（図1-1-33）も多くの症例でみられる。

第17染色体に連鎖するFTLDには前述のタウ蛋白の遺伝子であるMAPTの他に、プログラニュリン（progranulin）の遺伝子（Bakerら 2006）が知られている。この遺伝子に関係する疾患はユビキチンにのみ陽性の封入体を伴うFTLD（frontotemporal lobar degeneration with ubiquitin-only inclusions：FTLD-U）である。プログラニュリンは発達、炎症、傷の修復などに関係している（Heら 2003）。

v）その他

黒質、線条体-淡蒼球、頭頂葉皮質、視床などの変性を伴うものがある（Nearyら 1993）。

参考文献

Arima K, Nakamura M, Sunohara N, et al.：Ultrastructural characterization of the tau-immunoreactive tubules in the oligodendroglial perikarya and their inner loop processes in progressive supranuclear palsy. Acta Neuropathol 1997；93：558-566.

Arima K, Uesugi H, Fujita I, et al.：Corticobasal degeneration with neuronal achromasia presenting with primary progressive aphasia：ultrastructural and immnocytochemical studies. J Neurol Sci 1994；127：186-197.

Baker M, Mackenzie IR, Pickering-Brown SM, et al.：Mutations in progranulin cause tau-negative frontotemporal dementia linked to chromosome 17. Nature 2006；442：916-919.

Bäumaer D, Hilton D, Paine SM, et al.：Juvenile ALS with basophilic inclusions is a FUS proteinopathy with FUS mutations. Neurology 2010；75：611-618.

Boeve BF, Lang AE, Litvan I：Corticobasal degeneration and its relationship to progressive supranuclear palsy and frontotemporal dementia. Ann Neurol 2003；54（Suppl 5）：S15-S19.

Boller F, Lopez OL, Moossy J：Diagnosis of dementia：clinicopathologic correlations. Neurology 1989；39：76-79.

Braak H, Braak E：Argyrophilic grains：characteristic pathology of cerebral cortex in cases of adult onset dementia without Alzheimer changes. Neurosci Lett 1987；76：124-127.

Brun A：Frontal lobe degeneration of non-Alzheimer type. 1. Neuropathology. Arch Gerontol Geriat 1987；6：193-208.

Constantinidis J, Richard J, Tissot R：Pick's disease. Histological and clinical correlations. Eur Neurol 1974；11：208-217.

Dickson DW, Bergeron C, Chin SS, et al.：Office of Rare Diseases neuropathologic criteria for corticobasal degeneration. J Neuropathol Exp Neurol 2002；61：935-946.

Dickson DW, Yen SH, Suzuki KI, et al.：Ballooned neurons in select neurodegenerative diseases contain phosphorylated neurofilament epitopes. Acta Neuropathol 1986；71：216-223.

Foster NL, Wilhelmsen K, Sima AA, et al.：Frontotemporal dementia and parkinsonism linked to chromosome 17：a consensus conference. Conference Participants. Ann Neurol 1997；41：706-715.

Foster NL, Gilman S, Berent S, et al.：Progressive subcortical gliosis and progressive supranuclear palsy can have similar clinical and PET abnormalities. J Neurol Neurosurg Psychiatry 1992；55：707-713.

藤澤浩四郎：痴呆.『現代病理学大系 第23巻B 神経疾患II』飯島宗一 他（編）, 中山書店（東京）, 1993, pp249-284.

Gans A：Betrachtungen über Art und Ausbreitung des krankhaften Prozesses in einem Fall von Pickscher Atrophie des Stirnhirns. Z Ges Neurol Psychiat 1923；80：10-28.

Gibb WR, Luthert PJ, Marsden CD：Clinical and pathological features of corticobasal degeneration. Adv Neurol 1990；53：51-54.

Gibb WR, Luthert PJ, Marsden CD：Corticobasal degeneration. Brain 1989；112：1171-1192.

Gustafson L：Frontal lobe degeneration of non-Alzheimer type. II. Clinical picture and differential diagnosis. Arch Gerontol Geriatr 1987；6：209-223.

He Z, Ong CH, Halper J, et al.：Progranulin is a mediator or the wound response. Nat Med 2003；9：225-229.

Hutton M, Lendon CL, Rizzu P, et al.：Association of missense and 5'-slice-site mutations in tau with the inherited dementia FTDP-17. Nature 1998；393：702-705.

Ikeda K：Basic pathology of corticobasal degeneration. Neuropathology 1997；17：127-133.

Jakob H：Zur pathologischen Anatomie der Pickschen Krankheit. Arch Psychiat Nervenkarnkh 1961；202：540-568.

Josephs KA, Holton JL, Rossir MN, et al.：Frontotemporal lobar degeneration and ubiquitin immunohistochemistry. Neuropathol Appl Neurobiol 2004；30：369-373.

Josephs KA, Tsuboi Y, Dickson DW：Creutzfeldt-Jakob disease presenting as progressive supranuclear palsy. Eur J Neurol 2004；11：343-346.

Knopman DS, Mastri AR, Frey WH 2nd, et al.: Dementia lacking distinctive histologic features : a common non-Alzheimer degenerative dementia. Neurology 1990；40：251-256.

小阪憲司，松下正明，小柳新策 他：Pick病の臨床病理学的研究―自検索例60剖検例を中心にして．精神経誌 1982；84：101

Lange H, Thörner G, Hopf A, et al.: Morphometric studies of the neuropathological chages in choreatic diseases. J Neuro Sci 1976；28：401-425.

Litvan I : Update on epidemiological aspects of progressive supranuclear palsy. Mov Disord 2003；18(Suppl 6)：S43-S50.

Love J : Introduction-Frontotemporal lobar degeneration and amyotrophic lateral sclerosis/motor neuron disease. In : Dickson DW, Weller RO(eds): Neurodegeneration: the molecular pathology of dementia and movement disorders, 2nd ed, Wiley-Blackwell(Oxford), 2011.

Luers T, Spatz H : Picksche Krankheit. In : Handbuch der speziellen pathologischen Anatomie und Histologie. Vol. XIII 1A, Lubarsch O, et al.(eds), Springer(Berlin), 1957, pp 614-716.

The Lund and Manchester groups : Clinical and neuropathological criteria for frontotemporal dementia. J Neurol Neurosurg Psychiatry 1994；57：416-418.

Mackenzie IR, Munoz DG, Kusaka H, et al.: Distinct pathological subtypes of FTLD-FUS. Acta Neuropathol 2010；121：207-218.

Mackenzie IR, Neumann M, Bigio EH, et al.: Nomenclature for neuropathologic subtypes of frontotemporal lobar degeneration : consensus recommendations. Acta Neuropathol 2009；117：15-18.

Matsumoto S, Kusaka H, Murakami N, et al.: Basophilic inclusions in sporadic juvenile amyotrophic lateral sclerosis : an immunocytochemical and ultrastructural study. Acta Neuropathol 1992；83：579-583.

Mendez MF, Cummings JL : Dementia : A Clinical Approach, 3rd ed. Butterworth/Heinemann (Philadelphia), 2003, p180, 195.

Munoz-Garcia D : The pathology of Pick complex. In : Pick's Disease and Pick Complex. Kertesz A, Munoz-Garcia D (eds). Wiley-Liss(New York), 1998, pp 211-241.

Munoz-Garcia D, Ludwin SK : Classic and generalized variants of Pick's disease : a clinicopathological, ultrastructural, and immnocytochemical comparative study. Ann Neurol 1984；16：467-480.

Nakano I, Iwatsubo T, Hashizume Y, et al.: Amyotrophic lateral sclerosis with dementia—Lesions in the apical cortex and some deeper structures of the temporal lobes. Neuropathol 1992；12：69-77.

Neary D, Snowden JS, Gustafson L, et al.: Frontotemporal lobar degeneration : a consensus on clinical diagnosis criteria. Neurology 1998；51：1546-1554.

Neary D, Snowden JS, Mann DM : Familial progressive aphasia : its relationship to other forms of lobar atrophy. J Neurol Neurosurg Psychiatry 1993；56：1122-1125.

Neary D, Snowden JS, Northen B, et al.: Dementia of frontal lobe type. J Neurol Neurosirg Psychiatry 1988；51：353-361.

Oda M, Akagawa N, Tabuchi Y, et al.: A sporadic juvenile case of the amyotrophic lateral sclerosis with neuronal intracytoplasmic inclusions. Acta Neuropathol 1978；44：211-216.

Onari K, Spatz H : Anatomische Beiträge zur Lehre von der Pickschen umschriebenen Grosshirnrinden-Atrophie (Pick sche Krankheit). Z Ges Neurol Psychiat 1926；101：470-511.

小柳新策：『電子顕微鏡による神経病理学のすすめ』医学書院(東京)，1992，pp165-170.

Paulus W, Selim M : Corticonigral degeneration with neuronal achromasia and basal neurofibrillary tangles. Acta Neuropathol 1990；81：89-94.

Pick A : Über die Beziehungen der senilen Hirnatrophie zur Aphasie. Prager Med Wochenschr 1892；17：165-167.

Reed LA, Wszolek ZK, Hutton M : Phenotypic correlations in FTDP-17. Neurobiol Aging 2001；22：89-107.

Reed LA, Schmidt ML, Wszolek ZK, et al.: The neuropathology of a chromosome 17-linked autosomal dominant parkinsonism and dementia ("pallido-ponto-nigral degeneration"). J Neuropathol Exp Neurol 1998；57：588-601.

Riley DE, Lang AE, Lewis A, et al.: Cortical-basal ganglionic degeneration. Neurology 1990；40：1203-1212.

Sam M, Gutmann L, Schochet SS Jr, et al.: Pick's disease : a case clinically resembling amyotrophic lateral sclerosis. Neurology 1991；41：1831-1833.

佐藤順一，水谷俊雄，森松義雄：脳幹の形態計測学的試み――橋上部での計測法の開発と応用．脳神経 1987；39：163-168.

Spillantini MG, Goedert M, Crowther RA, et al.: Familial multiple system tauopathy with presenile dementia : a disease with abundant neuronal and glial tau filaments. Proc Natl Acad Sci USA 1997；94：4113-4118.

Steele JC, Richardson JC, Olszewski J : Progressive supranuclear palsy. A heterogenous degeneration involving the brain stem, basal ganglia and cerebellum with vertical gaze and pseudobulbar palsy, nuchal dystonia and dementia. Arch Neurol 1964；10：333-359.

Thal DR, Schultz C, Botez G, et al.: The impact of argyrophilic grain disease on the development of dementia and its relationship to concurrent Alzheimer's disease-related pathology. Neuropathol Appl Neurobiol 2005；31：270-279.

Tolnay M, Calhoun M, Pham HC, et al.: Low amyloid (A beta) plaques load and relative predominance of diffuse plaques distinguish argyrophilic grain disease from Alzheimer's disease. Neuropathol Exp Neurobiol 1999；25：295-305.

Tolnay M, Schwietert M, Monsch AU, et al.: Argyrophilic grain disease : distribution of grains in patients with and without dementia. Acta Neuropathol 1997；94：353-358.

Wisniewski HM, Coblentz JM, Terry RD : Pick's disease. A clinical and ultrastrucural study. Arch Neurol 1972；26：97-108.

Woulfe J, Kertesz A, Munoz DG : Frontotemporal dementia with ubiquitinated cytoplasmic and intranuclear inclusions. Acta Neuropathol 2001；102：94-102.

■ クロイツフェルト・ヤコブ病（CJD）

a）CJD小史（表2-1-5）

ⅰ）クロイツフェルトとヤコブの症例

　クロイツフェルト・ヤコブ病（CJD）最初の報告であるクロイツフェルト（Creutzfeldt）とヤコブ（Jakob）の症例には、これらが同じ疾患とは考えにくいいくつかの問題点があった。

1920年、Creutzfeldtが発表した23歳の女性例は、幼少時代には拒食症、児戯的性格、不機嫌発作などがみられた。また、早くに母親を失い、精神障害の姉がいた。臨床は全経過1年半の間に、錐体路徴候、顔面や前腕の不随意運動、全身の感覚過敏、運動性興奮状態、カタレプシー様症状、けいれん、反響言語など、皮質刺激症状と思われる症状とともに、多発性硬化症を疑わせるものがあり、症状に寛解と増悪がみられた。しかし、急速に進行し、てんかん発作の重積により死亡した。病理学的には、大脳皮質第Ⅲ層を中心に神経細胞の脱落と残存神経細胞の膨化（原発刺激primäre Reizung）、ニューロノファギア（神経食作用 neuronophagia）（図1-1-4）、グリアロゼット（glial rosette、神経細胞が壊れて、神経細胞自体を認めにくくなり、それを取り囲むグリア群の形が花の冠のようにみえる。ニューロノファギアと同類の変化）などが認められた。病巣は層状ではなく斑状に分布していた。しかし、海綿状態の記述はなかった。

　その翌年に発表したJakobの症例は3例（52歳女性、34歳女性、42歳男性）あり、罹病期間は1年、6週間、9ヵ月であった（後に2例追加され、計5例が報告されている）。臨床的には、球麻痺症状、アテトーゼ様不随意運動、痙性歩行、運動失調などの神経症状に、驚愕反応、無欲状態、錯乱、記憶・記銘力障害、痴呆、などが観察された。病理学的には、皮質神経細胞の変性・脱落に加えて神経細胞の膨化（図2-1-29）、肥胖グリアの増殖、ニューロノファギア、グリアロゼットなど、3例ともよく似た病理を示していた。第5例には海綿状態が記載されていた。これに関連して、当時の染色法のなかにHE染色は使われていなかったらしく、ドイツではニッスル（Nissl）染色が常用されていた。そのために、海綿状態がよく見えなかったのではないかという話がある。MastersとGajdusekはJakobが報告した症例の染色標本にエオシンをかけて検鏡し、海綿状変性があることを確かめている（1982）。

　このように、JakobとCreutzfeldtの症例は年齢だけでなく、臨床像が非常に異なっていた。Jakobは最初の論文のタイトルにもしているように、自験例をWestphal-Strümpellの仮性硬化症

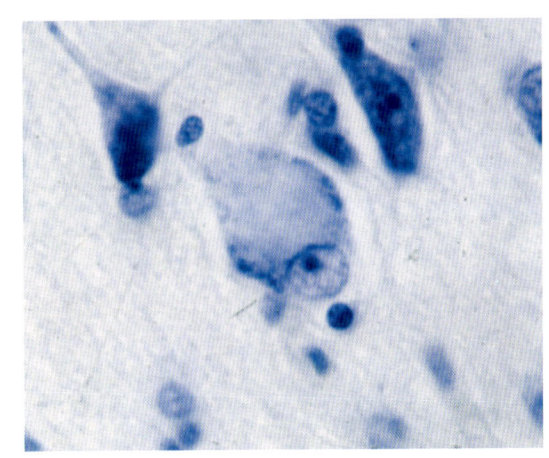

図2-1-29　亜急性海綿状脳症の膨化神経細胞　帯状回の顆粒下層．Nissl染色．

（現在のウィルソン Wilson病）と筋萎縮性側索硬化症の中間に位置づけられる疾患（痙性仮性硬化症 spastische Pseudosklerose と命名）と考えた。このことから推測すると、臨床症状が大脳皮質、錐体路系、錐体外路系と、中枢神経系の主要領域にまたがっているという点で2人の症例の臨床は共通しているともいえる。しかも、病理所見がよく似ていた。実際、JakobはCreutzfeldtから送られてきた標本をみて、自身の症例とよく似ていると実感したそうである。そして早くも1922年にはSpielmeyer（1879～1935）がこの2つの症例を一緒にして「Jakob-Creutzfeldt disease」と命名した。当時、彼はヨーロッパにおける神経病理学の重鎮であり、その影響力は想像以上であったらしい。しかし、この2症例について、Heidenhainはすでに1928年の症例報告のなかで、両者は異なるものと考えていた。

　それ以後、Jakobの痙性仮性硬化症とHeidenhainが記載した海綿状態を特徴とする症例（後に亜急性海綿状脳症と呼ばれる疾患につながる）の違いに関する論争が始まり、いつの間にかCreutzfeldtの症例は忘れ去られ、疾患名に彼の名前だけが残ることになってしまった。

ii）痙性仮性硬化症と亜急性海綿状脳症

　1928年、Heidenhainは発表した症例報告のなかで、CJDの研究史で初めて自験例とJakobの痙性仮性硬化症の違いを論じた。その要点は、①好

表 2-1-5　クロイツフェルト・ヤコブ病からプリオン病へ

西暦	発表者	内　容
1920	Creutzfeldt	寛解と増悪を繰り返す多発性の皮質刺激症状を呈し、急速に進行したてんかん重積により 1 年半で死亡した 23 歳の女性例．斑状の神経細胞脱落，原発刺激（primäre Reizung），神経食作用，グリアロゼットなど．
1921	Jakob	52 歳女性，34 歳女性，42 歳男性の 3 例，罹病期間は 6 週間～1 年．球麻痺症状，アテトーゼ様不随意運動，痙性歩行，運動失調などの神経症状に，驚愕反応，無欲状態，錯乱，記憶・記銘力障害，痴呆など．病理学的には，Creutzfeldt の症例に一部似ていた．痙性仮性硬化症と命名．
1922	Spielmeyer	Jakob-Creutzfeldt disease と命名．
1924	Kirschbaum	家族性 CJD を報告（Backer 家）．
1929	Heidenhain	のちにハイデンハイン（Heidenhain）症候群とよばれる症例を報告し，Jakob の痙性仮性硬化症との違いを論じる．
1936	Gerstmann	Gerstmann-Sträussler-Scheinker 病の発端者を報告．
1939	Stern	視床変性を伴う痴呆を報告．のちに Stern-Garcin 型と呼ばれる．
1954	Sigurdson ら	羊のスクレーピーについて「遅発性感染症」という概念を発表．
1958	Jacob, H ら	'subakute presenile spongiöse Atrophie mit dyskinetischem Endstadium' を発表．本格的な海綿状変性の研究始まる．
1959	Klazo ら	クールーの剖検所見を報告．CJD との類似性に注目．
1960	Nevin ら	亜急性海面状脳症（subacute spongiform encephalopathy：SSE）を発表．Jakob の痙性仮性硬化症との違いを強調．
1961	王丸ら	古典型 CJD の我が国第 1 例を報告．
1963	白木ら	SSE の我が国第 1 例を報告．
1965	Brownell ら	失調型 CJD を発表．
	Gonatas ら	生検材料でアストログリアの腫大を電顕で観察．
		ベネチアで「初老期海綿状脳症についてのシンポジウム」開催．亜急性海綿状脳症として理解する方向になる．
1966	Gajdusek ら	クールー剖検脳をチンパンジーに接種し，海綿状態の作成に成功．
1968	Gibbs ら	CJD 剖検脳をチンパンジーに接種し，類似の致死性脳症の作成に成功．
1971	Chou	クールー斑を伴う CJD 第 1 例を報告．
1973		第 14 回日本神経病理学会で「Creutzfeldt-Jakob 病とその類縁疾患」のシンポジウム開催．
1974	Duffy ら	角膜移植患者の CJD 発症を報告．ヒトからヒトへの伝達第 1 例．
1977	水谷	CJD における白質病変を報告．
1978	立石ら	CJD をラット，マウスへ伝達．
1981	Mizutani ら	panencephalopathy 型 CJD を発表．
1982	Prusiner	スクレーピー感染ハムスター脳からプリオンという物質を抽出．
1986	Wells ら	牛海綿状脳症（bovine spongiform encephalopathy：BSE）を発見（1987）．
1987		硬膜移植による医原性 CJD の発生始まる．
1989	Prusiner	"prion disease" という名称を使う．
	Hsiao ら	Gerstmann-Sträussler-Scheinker 病家系でプリオン蛋白遺伝子変異を発見．
1996	Will ら	変異型 CJD を報告．
2001		我が国の BSE 第 1 例．

発部位は大脳皮質であるが、Jakob の症例より広汎であること、②中心前回はよく保たれている、③神経細胞は慢性的変化を呈し、萎縮がより高度である、④グリア結節やニューロノファギアがみられず、グリア反応の様式が異なる、⑤ミエリン（髄鞘）がよく保たれている、である。これは 1950 年代から始まる、ドイツの Jacob, H ら（1958）、英国の Jones と Nevin（1954）、Nevin ら（1960）の海綿状脳症の研究を刺激した先駆的な仕事であった。なお、線条野（鳥距溝皮質）にみられた海綿状変化は皮質盲（cortical blindness）の形態学的背景として知られ、Meyer がハイデンハイン（Heidenhain）症候群という名称を提唱した（1954）。

　Jones と Nevin もそれまでいわれてきた CJD（Jakob の痙性仮性硬化症）との相違点を列記して、それとは明らかに臨床病理学的に異なる一群があることを示し、亜急性海綿状脳症（subacute spongiform encephalopathy：SSE）と名づけた。その主な相違点を挙げると、Jakob の症例は、①側頭葉、中心溝領域に最も病変が強いが、SSE では後頭葉は好発部位であるが特定の部位に限定できない、②脳幹・脊髄の運動核が変性するが、SSE ではみられない、③グリアロゼットやニューロノファギアなどがみられるが、SSE にはない、④SSE で認められる大脳皮質や基底核の海綿状態の形態や広がりがない、などで、海綿状態とその分布、グリア反応の違い、などは Heidenhain の指摘と同じである。一方、彼らは論文に「vascular encephalopathy」という副題をつけ、病因として脳動脈硬化に基づく緩徐進行性の循環障害を想定していたが、血管機能不全説は客観的事実に乏しく、現在では忘れ去られている。

　彼らが指摘した相違点は Jakob の痙性仮性硬化症と Nevin らの SSE の特徴をよく表しており、次第に CJD の病理形態学的特徴は大脳皮質、線条体などに生じる海綿状態であることが定着していった。そのため、CJD の実体は SSE であると認識されるようになり、CJD という名称だけが今日まで使用されている。

　CJD は年間 100 万人に 1 人程度発病する非常にまれな原因不明の疾患である。それが世界の脚光を浴びたのは、1966 年以降、それまでの常識を覆す研究が Gajdusek 一派によって相次いで発表されたからであった。すなわち、1966 年にクールー（Kuru）剖検脳（Gajdusek ら）、次いでその 2 年後に CJD 剖検脳（Gibbs ら 1968）をチンパンジーに接種し、これらの疾患の重要な組織学的所見である海綿状態の作成に成功した。これらの成果は従来変性疾患と考えられていた CJD を伝達可能な疾患（transmissible disease）に変え、さらに感染症という、まさに 180 度の大転回を巻き起こしたのである。そして Prusiner らがプリオン（prion）学説を発表して以来（1982）、CJD はプリオン病（prion disease）の中心的な疾患になった。

b）CJD の臨床病理学

　今日では CJD を臨床病理学的にサブタイプに分けることはあまりされないが、分子病理学的分類によって分けられたサブタイプは臨床病理学的分類とは必ずしも一致しない。ここでは CJD を構成する主な病理学的サブタイプと主な臨床病理学的分類について述べる（赤井 1984）。

ⅰ）CJD を構成する 2 つの病理学的サブタイプ
①亜急性海綿状脳症（SSE）

　CJD の中核をなすタイプであり、最も報告が多い。我が国では後述の全脳型 CJD が多いため、本症も高度な脳萎縮を呈すると思いがちであるが、全脳型と対照的に本症はあまり萎縮しない（図 2-1-30A）。肉眼的に海綿状態を見分けることは難しいが、染色標本をみると見事な小孔の集簇が現れる（図 2-1-31）。

　海綿状態に関して注目される論文が 2 つある。Hans Jacob らと前述の Nevin らのそれである。Jacob らが「subakute praesenile spongiöse Atrophie（subacute presenile spongy atrophy）」という論文のなかで記載した海綿状態の形態は他のさまざまな状態で出現する海綿状態とは一線を画している。すなわち、ニューロピルに大小さまざまな正円形の孔が集簇性あるいは孤立性に分布する（ぶどうの房のような空洞 grape-like cavitation と形容される）（図 2-1-31A）。しかも海綿状態が高度に発達しても皮質幅の減少はわずかである（図 2-1-31A）。これは Nevin らの SSE にもある程度いえることであるが、Jacob らの海綿状態は典型的である。神経細胞の脱落は海綿状態に比べ

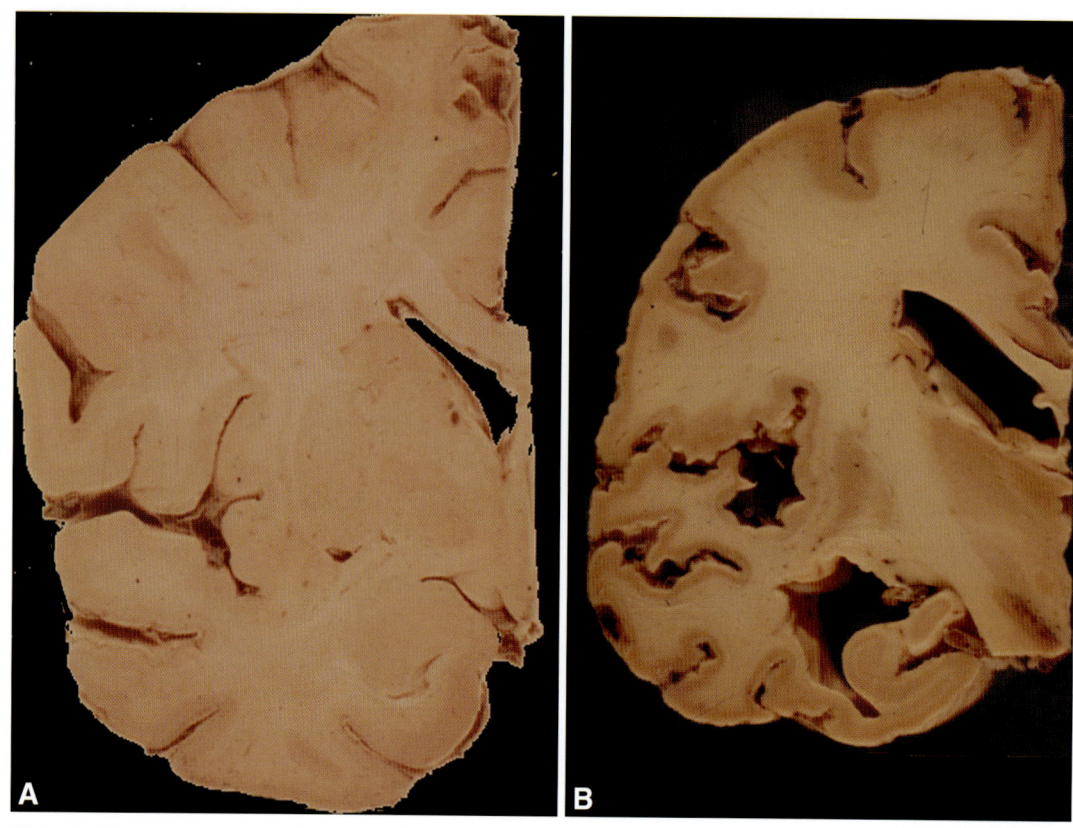

図 2-1-30　クロイツフェルト・ヤコブ病のマクロ像　A：亜急性海綿状脳症（SSE）．明らかな皮質や白質の萎縮はない．むしろ大脳は腫大している．　B：SSEとは対照的に全脳型の脳は非常に小さい．幅の狭い大脳皮質の稜線は滑らかな曲線ではなくて凹凸が多い．皮質内に梗塞が多発しているようにみえるが（図 2-1-6 参照），そのような病巣はない．萎縮が激しかったことを想像させる．

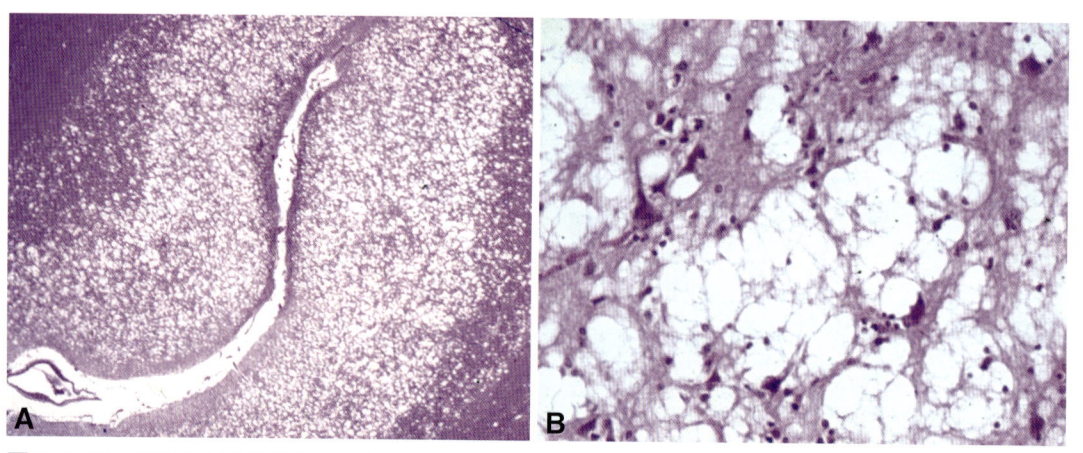

図 2-1-31　亜急性海綿状脳症　A：大小さまざまな正円形の孔が皮質全層に広がっている．しかし，皮質はわずかに薄くなっている程度．HE染色．　B：海綿状態の強拡大．高度に発達した海綿状態にもかかわらず，萎縮した神経細胞が小孔の縁などに残存．HE染色．

て軽く、しばしば小孔に挟まれた狭い領域に神経細胞が残存している（**図2-1-31B**）。アストログリアの増殖はあまり目立たない。

SSEの海綿状態はJacob, HらとNevinらの研究によりほぼ尽くされているが、付け加えるとすれば、皮質全層にわたって著しいアストログリアの肥大と増殖が起こるが、微細な海綿状態では肥胖グリアの増殖が著しく、逆に粗大な海綿状態を呈するものほどアストログリアの変化は軽い傾向がある。アストログリアの増殖は1年以上経過してもほとんど線維性グリオーシスに至らないことも特徴的である（**図2-1-82A, B**）。

海綿状態を指す形態は原因や記述の仕方によってさまざまであるが、1978年、MastersらはCJDの海綿状態をstatus spongiosus（海綿状態）とspongiform change（海綿状変化）に分けて、意味づけを試みた。前者は密なグリア線維間に生じた空胞を指し、後者は円形ないし卵円形の融合傾向を示すニューロピルの小さな空胞で、いかなる細胞の胞体内にもみられないものを指し、これをSSEの重要な変化であるとした。さらに、彼らによると、痴呆、ミオクローヌスが出現するまでの期間が5ヵ月未満の症例ではspongiform changeが圧倒的であるが、それ以上に遷延した症例ではstatus spongiosusがみられるという（MastersとRichardson 1978）。

②全脳型CJD

筆者らは一次性に大脳白質が侵されるCJDの全脳型（panencephalopathic type）を提唱した（Mizutaniら 1981）。これは非常に脳萎縮が強く（**図2-1-30B**）、これが本型の第1の特徴である。欧米の教科書では全脳型の特徴を一次性白質病変よりも脳萎縮が高度であることを強調しているくらいである（EllisonとLove 1998；Ironsideら 2008；MendezとCummings 2003）。本型では海綿状変化が共存することもあるが、ほとんどの皮質では層状壊死あるいは崩壊と表現した方が現実に近い（**図2-1-32A**）。本型における肥胖グリア、ミクログリア、マクロファージの出現は他の臨床病理学的亜型よりも高度である（**図2-1-32B, C**）。またCJDではどのサブタイプでも神経細胞の膨化がみられるが、全脳型が最も多く出現する（**図1-1-5A**）。

第2の特徴は大脳白質、とくに脳回頂の皮質下白質に、皮質病巣とは連続しない限局性の海綿状壊死巣が出現する（**図2-1-33**、**図2-1-34**）。これが大脳白質病変を一次性とする最大の根拠である。同様の病巣は皮質脊髄路内、とくに内包、脊髄側索に散在性に出現することがある。

第3の特徴は、顆粒層細胞の脱落がプルキンエ細胞の脱落をはるかに上回るタイプの小脳皮質変性である（**図2-2-16**）。さらに、この病変に橋核と下オリーブ核の変性を伴い、一見オリーブ橋小脳萎縮症のような系統変性的な病変分布を示すことがある（Mizutani 1981）。

CJDの小脳病変は痙性仮性硬化症として報告されている症例ではほとんど記載されておらず、それに言及したのはFoleyとDenny-Brownの3症例の報告が最初である(1955/1957)。約1年の経過で構音障害、律動的な不随意運動、小脳性の運動失調、筋強剛、昏睡などが出現した。病理学的にはSSEであるが、小脳に前述のような特異な病変が認められた。顆粒細胞層が脱落する疾患は非常に少なく、有機水銀中毒（水俣病）（**図2-2-17**）、顆粒細胞型小脳低形成が知られている程度である。その後、1965年にBrownellとOppenheimerが自験例と文献例から小脳はCJDの好発部位であることを強調して"失調型CJD"を提唱した。このタイプの小脳皮質変性はSSEにみられることもあるが、全脳型では例外なく存在する。ただし、一般にCJDの小脳病変はこのタイプの病変に限らず、プルキンエ細胞の脱落、主に小脳分子層に出現するクールー斑あるいはそれに類似した斑（プラーク）（**図2-2-5**）など、さまざまである。

本型は臨床的にはSSEと本質的に異なることはないが、発病から無言無動状態に至る期間がどの症例でも紋切り型に2～3ヵ月であること、ミオクローヌス、脳波の周期性同期性放電（periodic synchronous discharge：PSD）の出現頻度が非常に高いことなどが特徴的である。

本型は欧米でも報告されているが、最も多いのは我が国である。しかし、その理由はいまだわからない。外国例ではParkら（1980）、Monrealら（1981）、Macchiら（1984）が少数例ながら報告している。また、Jacobら（1958）の症例の1つ（57

第 2 部　神経病理学各論

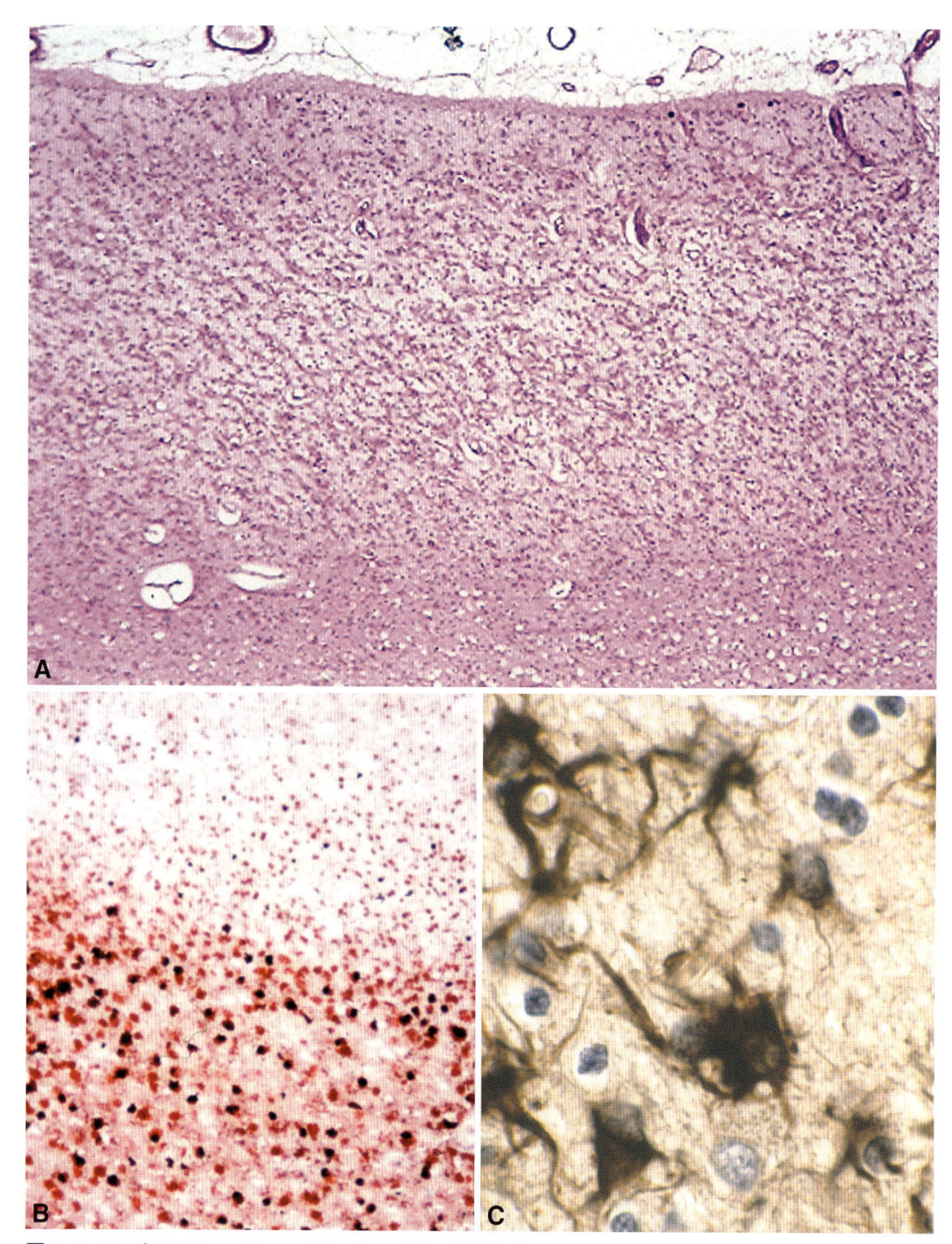

図 2-1-32　全脳型クロイツフェルト・ヤコブ病の大脳皮質　A：全層性にニューロピルが破壊され、組織の構築をたどれない．エオシンに濃染している短い索状の構造は肥胖グリアの集簇．皮質下白質に散在している小孔は限局性壊死性海綿状病巣の辺縁部（**図 2-1-33** 参照）．HE 染色．　B：皮質、白質ともにマクロファージの動員が活発．しかし、血管周囲に集まる傾向はない．凍結切片による Sudan Ⅲ 染色．　C：豊かな胞体と太い突起を伸ばした肥胖グリアが増殖．GFAP 染色．

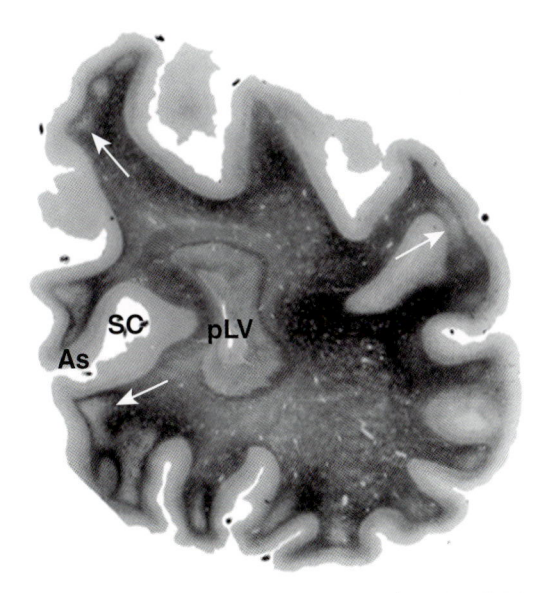

図 2-1-33　皮質下白質の限局性海綿状壊死巣 (1)
全脳型クロイツフェルト・ヤコブ病を特徴づける病巣．脳回頂の皮質下白質に分布するが（矢印），病巣が大きくなると脳溝壁や谷の方へ広がる．どの病巣も皮質病巣との間に比較的健常な白質があり，皮質病巣が進展したものではない．図は後頭葉であるが，ここに好発するという意味ではない．どの脳葉にも出現する．As：線条野，pLV：側脳室後角，SC：鳥距溝．　KB 染色．モノクローム写真．

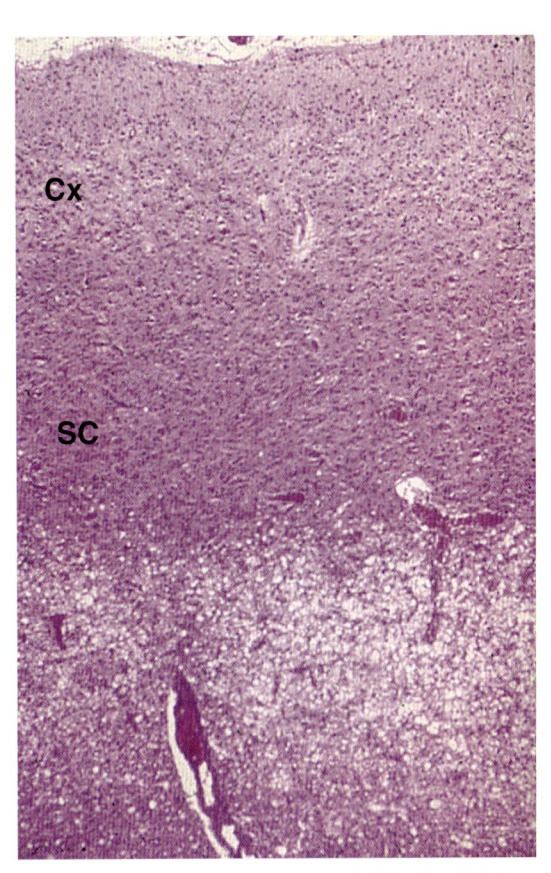

図 2-1-34　皮質下白質の限局性海綿状壊死巣 (2)
皮質（Cx）と海綿状病巣との間には皮質下白質（SC）があり，皮質下白質の病巣と皮質病巣には連続性がない．海綿状病巣の周囲には肥胖グリアが増殖している．病巣内の血管がうっ血しているが，この病巣に特徴的な変化ではない．全脳型クロイツフェルト・ヤコブ病．HE 染色．

歳女性）に大脳皮質の脂肪性分解，大脳白質，小脳脚，内側毛帯，内側縦束，錐体路，後索などにミエリン（髄鞘）の淡明化が記載されている．さらに Kirschbaum の単行本 (1968) に載っている症例（Selected Case XVII）のなかに，大脳皮質の壊死性崩壊，嗜銀性の封入体様構造をもった膨化した神経細胞，皮質下白質の限局性壊死巣，視床変性，顆粒細胞型小脳皮質変性など，全脳型の病理像を彷彿とさせる所見がある．

ii）主な臨床病理学的分類

①白木・水谷の分類（Mizutani 1981）

CJD を①simple poliodystrophy 型 CJD、②亜急性海綿状脳症、③失調型 CJD、④panencephalopathy 型 CJD、からなる症候群と考えている。このなかで、①は SSE が現れる以前には CJD の病理の基本型とされていたもので、古典型 CJD、痙性仮性硬化症（spastische Pseudosklerose）(Jakob 1921)、あるいは simple poliodystrophy 型と呼ばれているタイプである（松岡と三好 1964）。また、初期の頃はペラグラとの異同が問題になり、Stadler は CJD のあるものはペラグラとして理解可能であることを指摘した (1936)。しかし、現在のところ simple poliodystrophy 型に合致する剖検例はない。

②van Rossum の分類（1968）

1．皮質（海綿状）型
2．視覚型
3．古典型
4．視床型
5．黒質型
6．筋萎縮型

視覚型は Heidenhain 型。視床型は Stern が 1939 年に 41 歳の重篤な痴呆を呈した男性に両側対称性の視床変性を見出したものである (1939)。大脳

皮質や線条体の変化は軽いため、CJDの非定型型とも言いがたいとした。のちにGarcinが急速に進行する痴呆と不随意運動があり、全経過9ヵ月であった56歳の男性の病理所見（1950）を報告し、Sternのそれと非常によく似ていた。そのため、Stern-Garcin型ともいう。黒質型はvan Rossumが初めて設けたタイプ。黒質に海綿状態がみられる。一般に海綿状態は大脳皮質から脳幹の黒質まで進展するが、橋、延髄に達するのは極めてまれである。筋萎縮はJakobの第1例から記載があるが、1962年にMyrianthopoulosとSmithがCJDの変化を伴うALS例を報告してから、amyotrophic form of CJDとして注目された。それは、伝達実験が失敗した症例は経過が長く、下位運動ニューロン症状を伴っていたからであった（Roosら1973）。

我が国では、痴呆を伴う筋萎縮性側索硬化症について、湯浅が初めて報告し（1964）、三山らが1つの疾患として提唱した（いわゆる三山型）（Mitsuyama 1984）。このタイプには臨床症状に比して病理学的変化が軽い症例が少なくない。肉眼的には生理的萎縮と区別しがたい前頭葉、側頭葉の軽い萎縮がみられ、組織学的に大脳皮質第Ⅱ層の軽い海綿状態と神経細胞の脱落、皮髄境界部の軽いアストログリアの増加などが認められる。したがって、大脳病変に関して、CJDとともに、前頭側頭葉変性症（frontotemporal lobar degeneration：FTLD）に属する明瞭な組織所見を欠く前頭側頭葉型痴呆（FTLD-ldh）との関連性が問題になることがあるかもしれない。最近、ALS10とFTLDに出現するタウ陰性ユビキチン陽性封入体の主要成分としてTDP-43（図2-1-40B、2-4-14B）が同定され、両疾患が同一の基盤をもっていることが明らかにされた。

③Siedler & Malamudの分類（1963）
　1．皮質型
　2．皮質線条体型
　3．皮質脊髄型
　4．皮質線条体脊髄型

Siedlerは海綿状態を1つの特徴としてそれ以上分けることができないという考えのもとに、上記のような病変部位を亜型の名称とした。CJDの亜型分類はここに挙げた3種類に留まらないが、その他の分類では症状名、解剖学名などが混在しているのに対して、彼らの分類は解剖学名で統一されている。

c）プリオン病
ⅰ）プリオン病とは
　羊のスクレーピー（scrapie）は、1986年、世界で初めて英国で発見されたいわゆる狂牛病（牛海綿状脳症、bovine spongiform encephalopathy：BSE）（Wellsら1987）と同類である。ヒトのクロイツフェルト・ヤコブ病（CJD）はそれと同じ病原体（異常プリオン蛋白）によって引き起こされるため、プリオン病（prion disease）と呼ばれている（表2-1-6）。プリオンは蛋白性感染性粒子の欧文表記 proteinaceous infectious particles からつくられた造語である。なお、プリオン病やアルツハイマー病と同じように、健康な状態では存在しないはずの異常型蛋白質が病気の進行とともに蓄積する疾患をコンフォメーション（conformation）病という（表2-1-7）。蛋白質の立体構造の変化が関与する疾患群である。

　経口的に感染すると考えられているが、草食動物の牛が罹患したのは、羊や牛の死体からつくられた人工飼料、いわゆる肉骨粉を強制的に食べさせられたからとされている。この病原体は通常のウイルスや細菌であれば簡単に死んでしまうような加熱処理に対しても生き残り、さらに殺菌剤、放射線照射、蛋白分解酵素 proteinase K などに対しても抵抗性を示す。また、宿主側に免疫反応が起きないことも特徴的である。病原体は宿主体内に入ると、まずBリンパ球が多い唾液腺、扁桃、回腸、脾臓などで増殖し、ついでリンパ組織に分布する神経線維末端と接触して神経線維に乗り移り、そこを頼りに脊髄、脳幹というように逆行性に上行して大脳皮質に至ると考えられている。

　プリオン蛋白には正常型と異常型があり、正常型プリオン蛋白はヒトを含む健康な動物には存在している。プルシナー（Prusiner）らによると、正常型と異常型の差はその立体構造の違いにある。すなわち、正常型はαらせん構造であるのに対して、異常型はβシート構造であるという（1982）。異常型が不溶性であるのはその構造にあ

表 2-1-6 主なヒトプリオン病

疾患名	臨床	主な病理学的所見
孤発性 (sporadic) CJD	痴呆、ミオクローヌス、運動失調.	灰白質の空胞化/海綿状変化、グリオーシス、さまざまなアミロイド斑(症例の10%).
医原性 (iatrogenic) CJD	孤発性CJDに似ているが、汚染の種類、経路などによって潜伏期や罹病期間が異なる. 例えばヒト下垂体ホルモンを注射した場合、進行性の運動失調症状が出現するが、認知機能の低下は遅れて現れる (Markusら1992).	硬膜移植では、移植された硬膜に覆われた脳の領域に重篤な変化が現れる. また、大脳皮質や基底核に綿花または雛菊様斑 (florid plaque) が出現することがある (Shimizuら1999). しかし、変異型CJDほど多くはない.
家族性 (familial) CJD	痴呆、ミオクローヌス、運動失調.	灰白質の空胞化、グリオーシス、アミロイド斑.
変異型 (variant) CJD	発症年齢が若く (16〜39歳、Willら1996)、態度・行動の変化、異常感覚、運動失調. 遅れて痴呆出現.	綿花または雛菊様 (florid) アミロイド斑とびまん性の海綿状態.
クールー (kuru)	1950年代、パプアニューギニアの東部高地に住むフォア族にみられた致死性疾患. カニバリズムが原因と言われている. 運動失調、振戦、痴呆、ニューロパチー.	アミロイド"クールー"斑.
ゲルストマン・シュトロイスラー・シャインカー病 (Gerstmann-Sträussler-Scheinker disease)	運動失調、遅れて痴呆. 罹病期間4〜11年、平均発症48歳 (40〜70歳代).	PrP-アミロイド"GSS"斑が広汎に出現するが、皮質下諸核、小脳で顕著. タングルの出現. グリオーシス.
家族性致死性不眠症 (FFI)	不眠症、自律神経異常症、運動失調、ミオクローヌス、遅れて軽度の痴呆.	プラークなし. ごく軽度の血管増殖、視床、下オリーブ核の巣状グリオーシス.
孤発性致死性不眠症	FFIと同じだが、家族歴がないか、あるいはPRNPの突然変異を確認できない.	

表 2-1-7 コンフォメーション (conformation) 病

疾患名	沈着蛋白質	感染性
アルツハイマー病	アミロイドβ蛋白質	なし
家族性アミロイドーシス	トランスサイレチン	なし
	免疫グロブリン軽鎖	なし
	$β_2$ミクログロブリン	なし
	シスタチンC	なし
	アポリポ蛋白質AI	なし
	リゾチーム	なし
鎌状赤血球貧血症	ヘモグロビン	なし
肺気腫、肝硬変	$α_1$アンチトリプシン	なし
血小板塞栓症	アンチトロンビン	なし
血管浮腫	C_1-インヒビター	なし
プリオン病	プリオン蛋白質	あり?

福岡 2005. より表2-2を一部改変して引用.

表 2-1-8　孤発性 CJD の分子病理学的分類

PRNP Codon129 多型	MM1/MV1	VV2	MM2	VV1	孤発性致死性不眠症
頻度、臨床症状	孤発性 CJD の 70％、従来の古典型 CJD に相当、罹病期間 4 ヵ月、痴呆に続いて myoclonus、失調を含む多彩な神経症状.	孤発性 CJD の 16％、60～65 歳、罹病期間 6 ヵ月、小脳失調症に続いて認知機能低下、視覚障害、myoclonus はまれ.	孤発性 CJD の 2％、平均 52 歳、罹病期間 17 ヵ月、認知機能低下に続いて myoclonus、錐体路徴候、しかし失調症状は少ない.	孤発性 CJD で最もまれ（0％）、痴呆で発症、続いて myoclonus、錐体路徴候、小脳性失調や視覚障害は少ない.	50 歳前後、失調、視覚障害、痴呆、そして不眠症.
海綿状態	融合傾向のある microvacuolar spongiform change、大脳皮質.	microvacuolar spongiform change、小脳、基底核、視床、海馬、小脳皮質に kuru 斑.	大脳皮質の confluent spongiform change、小脳皮質はごく軽度.	大脳皮質の広汎な microvacuolar spongiform change.	視床の著しい神経細胞脱落とグリオーシス、spongiform change は通常視床にはない.
抗 PrP 染色態度	diffuse, synaptic type	diffuse pattern	perivacuolar coarse deposits	diffuse pattern	陰性のこともある.

Ironside JW ら 2008．の pp1228-1233 および山口と古川 2006．を参照．

るらしい．異常型プリオン蛋白が正常型に結合すると、異常型が正常型を変換してしまう．これが連鎖反応的に進むと脳内の異常型が増加し、神経細胞を障害すると考えられている．

しかし、異常プリオン蛋白には感染性があるという証拠は現在までのところ全くない．また、Prusiner が推定したものとは全く違い、正常プリオン蛋白は α らせん構造の他に β シート構造もあることが明らかになり、正常型から異常型への構造変換というプリオン仮説の最も重要なプロセスが十分に説明されていない．このように、いまだプリオン学説ですべて説明が可能になったわけではない．

ii) 孤発性 CJD の分子病理学的分類

Parchi ら（1996）や Collinge ら（1996）は孤発性 CJD の分子病理学的分類を提唱している．彼らは、孤発性 CJD には Western blot 法の分子量の違いにより type 1 と type 2 という 2 つの株があること、PRNP（ヒトプリオン蛋白をコードする遺伝子）の Codon 129 の多型に注目して、MM1、MM2、MV1、MV2、VV1、VV2 の 6 つに分けている（表 2-1-8）．

変異型 CJD（表 2-1-6）の死亡例約 150 名の英国人はすべて MM 型であったことから、この型は狂牛病に罹患しやすいタイプとされた．MM 型は全英国人の約 40％を占めるが、日本人では 90％程度と圧倒的に多いことから日本人はとくに狂牛病に罹りやすいという説が流布されたことがあるが、現在までのところそのような事実はない．

分子病理学的な視点による散発性 CJD の分類はとくに頻度の点において本邦例とはやや異なるところがあり、この分類との整合性を検討する余地が残っている．また、遺伝子解析などの新しい方法が導入されてから、CJD の臨床病理学的相関に関する考察が疎かになってきている．Prusiner 説はあくまでも仮説であり、これをもってして CJD のさまざまな病変のメカニズムを説明することは難しい．その 1 点だけをみても、従来のさまざまな臨床病理学的分類にも目を注ぐ必要がある．

d) 臨床・病理診断

臨床的には脳波の周期性同期性放電、髄液の 14-3-3 蛋白、MRI 画像所見が有用とされている．とくに 14-3-3 蛋白は孤発性 CJD の 90％以上に（Zerr ら 2000）、医原性 CJD の 50％に（Will ら 1996）陽性といわれている．

本症の最終的な病理診断は抗プリオン抗体（protease-resistant prion protein：PrP^{CJD}）による染色性の有無をみる（図 2-1-35）．PrP^{CJD} の染色パターンには点状の陽性構造物が神経細胞体の周

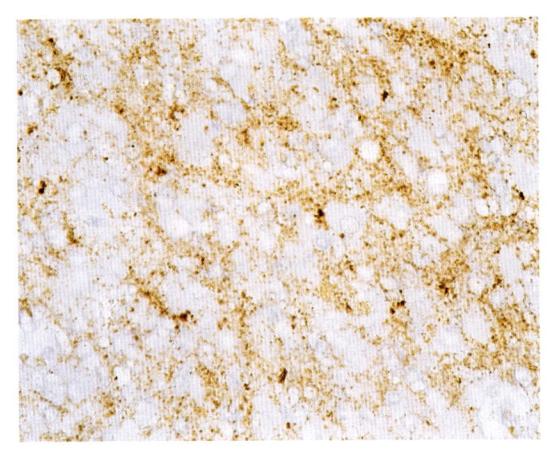

図 2-1-35 クロイツフェルト・ヤコブ病の免疫染色所見 抗PrP^{CJD}抗体による免疫染色．顆粒状またはシナプス様パターンを示している．全脳型クロイツフェルト・ヤコブ病．

囲やその他のニューロピルに散在する場合と，粗大顆粒状あるいは斑状の陽性構造物が小穴の周囲に染まる場合がある．

参考文献

赤井淳一郎：『クロイツフェルトヤコブ病』星和書店（東京），1984．
Brownell B, Oppenheimer DR：An ataxic form of subacute presenile polioencephalopathy（Creutzfeldt-Jakob disease）. J Neurol Neurosurg Psychiatry 1965；28：350-361.
Collinge J, Sidle KC, Meads J, et al.：Molecular analysis of prion strain variation and the aetiology of 'new variant' CJD. Nature 1996；383：685-690.
Creutzfeldt HG：Über eine eigenartige herdförmige Erkrankung des Zentralnervensystems. Z Ges Neurol Psychiat 1920；57：1-19.
Ellison D, Love S(eds)：Neuropathology：a reference text of CNS pathology. Mosby(London), 1998, p 32.12.
Foley JM, Denny-Brown D：Subacute progressive encephalopathy with bulbar myoclonus. J Neuropathol Exp Neurol 1957；16：133-136.
Foley JM, Denny-Brown D：Subacute progressive encephalopathy with bulbar myoclonus. Excerpta med 1955；Sect. VIII, 782-784.
福岡伸一：『プリオン説はほんとうか？タンパク質病原体説をめぐるミステリー』〈ブルーバックス〉講談社（東京），2005．
Gajdusek DC, Gibbs CJ, Alpers M：Experimental transmission of a Kuru-like syndrome to chimpanzees. Nature 1966；209：794-796.
Garcin R, Bertrand J, van Bogaert L, et al.：Special nosological type of extropyramidal syndrome with peculiar involuntary movements, variable psychic component, with rapidly fetal evolution；anatomo-clinical study. Rev Neurol 1950；83：161-179.
Gibbs CJ Jr, Gajdusek DC, Asher DM, et al.：Creutzfeldt-Jakob disease（spongiform encephalopathy）：transmission to the chimpanzee. Science 1968；161：388-389.
Heidenhain A：Klinische und anatomische Untersuchungen über eine eigenartige organische Erkrankung des Zentralnervensystems im Praesenium. Z Ges Neurol Psychiat 1929；118：49-114.
Ironside JW, Ghetti B, Head MW, et al.：Prion disease. In：Greenfield's Neuropathology, 8th ed. Love S, David N, Louis DN, et al (eds), Hodder Arnold(London), 2008, pp1228-1233.
Jacob H, Eicke W, Orthner H：Zur Klinik und Neuropathologie der subakuten praesenilen spongiösen Atrophien mit dyskinetischem Endstadium. Dtsch Z Nervenheilk 1958；178：330-357.
Jakob A：Über eigenartige Erkrankungen des Zentralnervensystems mit bemerkenswertem anatomische Befunde.（Spastische Pseudosklerose—Encephalomuelopathie mit disseminierten Degenerationsherden.）Z Ges Nervenhailk 1921；64：147-228.
Jones DP, Nevin S：Rapidly progressive cerebral degeneration（subacute vascular encephalopathy）with mental disorder, focal disturbances and myoclonic epilepsy. J Neurol Neurosurg Psychiatry 1954；17：148-159.
Kirschbaum WR：Jakob-Creutzfedlt Disease. Elsevier (New York), 1968.
Macchi G, Abbamondi AL, Di Trapani G, et al.：On the white matter lesions of the Creutzfeldt-Jakob disease. Can a new subentity be recognized in man? J Neurol Sci 1984；63：197-206.
Markus HS, Duchen LW, Parkin EM, et al.：Creutzfeldt-Jakob disease in recipients of human growth hormone in the United Kingdom：a clinical and radiographic study. Q J Med 1992；82：43-51.
Masters CL, Gajdusek DC：The spectrum of Creutzfeldt-Jakob disease and the virus-induceed subacute spongiform encephalopathy. In：Recent Advances in Neuropathology 2. Smith WT, Cavanagh JB(eds), Churchill Livingstone(Edinburgh), 1982, pp139-163.
Masters CL, Richardson EP Jr：Subacute spongiform encephalopathy（Creutzfeldt-Jakob disease）. Brain 1978；101：333-344.
松岡龍典，三好功峰：Creutzfeldt-Jakob病の1剖検例―初老期―退行期亜急性脳萎縮の理解への一寄与．神経進歩 1964；8：427-438．
Mendez MF, Cummings JL：Dementia A Clinical Approach. 3rd ed, Butterworth-Heinemann (Philadelphia), 2003, p 390.
Meyer A, Leigh D, Bagg CE：A rare presenile dementia associated with cortical blindness（Heidenain's syndrome）. J Neurol Neurosurg Psychiatry 1954；17：129-133.
Mitsuyama Y：Presenile dementia with motor neuron disease in Japan: clinico-pathological review of 26 cases. J Neurol Neurosurg Psychiatry 1984; 47: 953-959.
Mizutani T：Neuropathology of Creutzfeldt-Jakob disease in Japan. With special reference to the panencephalopathic type. Acta Pathol Jpn 1981；31：903-922.
Mizutani T, Okumura A, Oda M, et al.：Panencephalopathic type of Creutzfeldt-Jakob disease：primary involvement of the cerebral white matter. J Neurol Neurosurg Psychiatry 1981；44：103-115.
Monreal J, Collins GH, Masters CL, et al.：Creutzfeldt-Jakob disease in adolescent. J Neurol Sci 1981；52：341-350.
Myrianthopoulos NC, Smith JK：Amyotrophic lateral sclerosis with progressive dementia and with pathologic findings of the Creutzfeldt-Jakob syndrome. Neurology 1962；12：603-610.
Nevin S, McMenemey WH, Behrman S, et al.：Subacute spon-

giform encephalopathy—a subacute form encephalopathy attributable to vascular dysfunction (spongiform cerebral atrophy). Brain 1960 ; 83 : 519-564.
Parchi P, Castellani R, Capellari S, et al.：Molecular basis of phenotypic variability in sporadic Creutzfeldt-Jakob disease. Ann Neurol 1996 ; 39 : 767-778.
Park TS, Kleinman GM Richardson EP：Creutzfeldt-Jakob disease with extensive degeneration of white matter. Acta Neuropathol 1980 ; 52 : 239-242.
Prusiner SB：Novel proteinaceous infectious particles cases scrapie. Science 1982 ; 216 : 136-144.
Roos R, Gajdusek DC, Gibbs CJ Jr：The clinical characteristics of transmissible Creutzfeldt-Jakob disease. Brain 1973 ; 96 : 1-20.
Shimizu S, Hoshi KI, Muramoto T, et al.：Creutzfeldt-Jakob disease with florid-type plaques after cadaveric dura mater grafting. Arch Neurol 1999 ; 56 : 357-362.
Siedler H, Malamud N：Creutzfeldt-Jakob disease. Clinicopathologic report of 15 cases and review of the literature (with special reference to a related disorder designated as subacute spongiform encephalopathy). J Neuropathol Exp Neurol 1963 ; 22 : 381-402.
Stadler H：Über Beziehungen zwischen Creutzfeldt-Jakobsche Krankhait (spastische Pseudosklerose) und Pellagra. Z ges Neurol Psychiat 1936 ; 165 : 326-332.
Stern K：Severe dcementia associated with bilateral symmetrical degeneration of the thalamus. Brain 1939 ; 62 : 157-171.
van Rossum AV：Spastic pseudosclerosis (Creutzfeldt-Jakob disease). In：Handbook of Clinical Neurology. Vol. 6, Vinken PJ, Bruyn GW (eds), North-Holland Publishing Co (Amsterdam), 1968, pp726-760.
Wells GA, Scott AC, Johnson CT, et al.：A novel progressive spongiform encephalopathy in cattle. Vet Rec 1987 ; 121 : 419-420.
Will RG, Zeidler M, Brown P, et al.：Cerebrospinal-fluid test for new-variant Creutzfeldt-Jakob disease. Lancet 1996 ; 348 : 955.
Will RG, Ironside JW, Zeidler M, et al.：A new variant Creutzfeldt-Jakob disease in the UK. Lancet 1996 ; 347 : 921-925.
山口尚宏，古川ひさ子：CJDのphenotypeとgenotype・異常型プリオン蛋白タイプ．Clin Neurosci 2006 ; 24 : 286-290.
湯浅亮一：痴呆を伴う筋萎縮性側索硬化症について．臨床神経 1964; 4: 529-534.
Zerr I, Pocchiari M, Collins S, et al.：Analysis of EEG and CSF 14-3-3 proteins as aids to the diagnosis of Creutzfeldt-Jakob disease. Neurology 2000 ; 55 : 811-815.

iii）ゲルストマン・シュトロイスラー・シャインカー病（GSSD）

①GSSD小史

　ゲルストマン・シュトロイスラー・シャインカー病（Gerstmann-Sträussler-Scheinker disease：GSSD）はプリオン蛋白遺伝子の変異に関連した進行性神経変性疾患である．本症は1913年にオーストリアのH家系に属する2症例の臨床・病理報告に始まる（Dimitz）．罹病期間が非常に長く，10年以上に及ぶ．臨床的には小脳性失調，歩行不能，嚥下障害，言語障害などと性格変化，抑制困難な態度・行動の異常，痴呆に至る知的機能の低下からなっている．GSSDの臨床はその他にもさまざまな症状が知られており，同一の変異をもった家族内や家族間でも症状に多様性がみられる．神経病理学的には1928年，Gerstmannが，ついで1936年，臨床家のGerstmannとSträussler，病理学者のScheinkerによって，大脳半球，小脳虫部の萎縮，それに小脳皮質，大脳皮質，基底核，白質に老人斑に似た無定形の物質が沈着していることが明らかにされた（図2-2-5B参照）．しかし，海綿状変性は記載されていない．脊髄では後索と側索の変性がしばしばみられる．

　一方，オーストリアの家系とは別の家系で海綿状変性がある症例や罹病期間の短い症例などが報告された（BoellaardとSchlote 1980；Rosenthalら1976；Schummら1981）．1981年，SeiterbergerはHファミリーに属する症例を検討し，沈着物がクールー（Kuru）のそれによく似ていることを指摘した．また，この症例の病理標本を検鏡した白木は橋底部に軸索腫大をみているが（図2-3-37），同様の所見は我が国最初のGSSD例を報告した葛原らも確認している（1983）．1981年，MastersらはHファミリーに類似した症例で，動物に海綿状脳症が再現されたことを報告し，GSSDがクロイツフェルト・ヤコブ病（CJD）のような伝達可能な海綿状脳症との関連が明らかにされた（伝達できない症例もある）．次第にGSSDの臨床病理学の詳細が明らかになるとともに概念が拡大し，ゲルストマン・シュトロイスラー・シャインカー症候群（GSS症候群）という名称も使われるようになった．1987年にはGSSDのアミロイド斑がプリオン蛋白に対する抗体に反応することが判明し（Kitamotoら1987），プリオン蛋白遺伝子のコドン102における変異があることが明らかにされた．そして，同じ変異がHファミリーに属する症例で発見された（Hsiaoら1989）．

②臨床像とハプロタイプ特異的パターン

　GSSDに関連したプリオン蛋白遺伝子変異が多数発見され，臨床像に関してハプロタイプに特異的なパターン（haplotype-specific pattern）がある

ことが明らかにされた。

現在、17種類近くが知られており、その中で最も普通のハプロタイプがP102-129Mである。これはプリオン蛋白遺伝子の102番コドンの1塩基置換（proline→leucine）によるものである。発症は中年から初老期で、罹病期間は数ヵ月から6年近くまである。失調症、構音障害、急速眼球運動の協同運動障害などの進行性小脳症状に仮性球麻痺が加わり、ときに筋萎縮や筋電図上でdenervationがみられる。態度・行動異常、認知障害が進行し、しばしば痴呆あるいは無言無動状態に至る。また、CJDに特徴的とされるミオクローヌスや脳波上でpseudoperiodic sharp dischargeが記録されることがある。このような症例では5～9ヵ月と非常に急速な経過をとることがあり、CJDとの鑑別が難しい（Ghettiら 1995）。

P102-129Mは神経病理学的に典型的なGSSDの病理を呈する症例と、GSSDの病理にCJDの特徴である海綿状変性が共存する症例の2種類がある。しかし、Ghettiらによると、海綿状変性は26種類あるプリオン蛋白遺伝子の変異例のうち、所見の記載がない症例を除くと25例中7例（28％）に認められている。したがって、海綿状変性はGSS症候群では主たる病変とは言いがたいが、P102-129MはGSSD、CJDとのつながりを示唆する重要なタイプといえる（Ghettiら 2011）。単発性あるいは多発性のプリオン斑は小脳分子層に最も多くみられるが、大脳皮質にも分布する。アストログリアの増殖はプリオン蛋白の沈着が高度な場所にみられる。また、海綿状変性を伴う症例では神経細胞の脱落が著しい。

③我が国の「失調症状とアミロイド斑を伴う海綿状脳症」について

このspongiform encephalopathy with ataxia and amyloid plaque（SEA）の特徴は、①非常に長い罹病期間（3～11年、平均6年）、②特徴的な臨床経過（平均6年の症例を例にとると、緩徐進行性の小脳失調症状を呈する期間が5年程度と全罹病期間の大部分を占め、親や同胞に同じような症状の患者がいるために遺伝性脊髄小脳変性症という診断が下されることが多く、最後の1年に比較的急速な痴呆または無言無動症となる）（水谷 1987）。

その他、歩行障害、振戦、筋萎縮、ミオクローヌス、脳波上の周期性同期性放電、などがみられている。死亡時年齢は30歳前後から70歳前後である。また、このような症例は文献例でみる限り、西日本に多いようである。

その神経病理所見をGSSD、CJDと比較してみると、①GSSDのそれによく似たアミロイド斑（図2-2-5A）が小脳皮質、大脳皮質、基底核など広汎に出現する、②GSSDと同様にプルキンエ細胞と顆粒細胞がともに脱落する小脳皮質変性がある（全脳型CJDでは顆粒細胞の脱落がプルキンエ細胞のそれを凌駕する特徴的なパターンを示す）、③橋底部に多数の軸索腫大が認められる（図2-2-5B）、④GSSDと同様に脊髄小脳路、後索、皮質脊髄路の変性がある（全脳型CJDでもしばしば索変性がみられる）、⑤GSSDの原著（1936）にはない白質のびまん性変性はある（しかし、全脳型CJDを特徴づける皮質下白質の限局性海綿状壊死巣がない）、⑥マクロファージの動員はGSSDや皮質、白質ともにみられない（全脳型CJDでは活発な清掃機転がある）、である。

以上のことから明らかなように、SEAは臨床病理学的にGSSDに非常によく似た類縁疾患といえる。しかし、大脳皮質の海綿状変性はGSS症候群にしばしば認められているがHファミリーにはない。したがって、現在までに蓄積された知見によればSEAはGSS症候群に含まれる1群である。

④GSSDの位置づけ

かつてGerstmannとSträussler、Scheinkerによって報告されたオーストリアのHファミリーからプリオン蛋白遺伝子のコドン102における変異が発見されたことにより（Hsiaoら 1989）、GSSDはプリオン病に組み入れられ、GSSD、GSS症候群、クールーは臨床病理学的ならびに分子病理学的に非常に近い関係にある疾患である。しかも、この3者はプリオン病のなかでも臨床病理学的に類似性が非常に高い。すなわち、遺伝性脊髄小脳変性症を思わせる緩徐進行性の小脳・失調症状が全罹病期間の大半を占め、最末期に痴呆や無言無動症に至る臨床経過、独特な形態を示すプリオン斑、小脳皮質変性、脊髄索変性などはプリオン病

の中核をなす．CJDよりもはるかに臨床的，病理学的にまとまりのあるグループである．

参考文献

- **Boellaard JW, Schlote W**：Subakute spongiforme Encephalopathie mit multiformer Plaquebildung. Acta Neuropathol 1980；49：205-212.
- **Dimitz L**：Bericht des Vereines für Psychiatrie und Neurologie in Wien(Vereinsjahr 1912/13). Sitzung vom 11. Juni 1912. Jahrb Psychiatr Neurol 1913；34：384.
- **Gerstmann J, Sträussler E, Scheinker I**：Über eine eigenartige hereditär-familiäre Erkrankung des Zentralnervensystems. Zugleich ein Beitrag zur Frage des vorzeitigen lokalen Alterns. Z Ges Neurol Psychiat 1936；154：736-762.
- **Gerstmann J**：Über ein noch nicht beschriebenes Reflexphänomen beieiner Erkrankung des zerebellären Systems. Wien Med Wochenschr 1928；78：906-908.
- **Ghetti B, Tagliavini F, Kovacs G, et al.**：Gerstmann-Sträussler-Scheinker disease. In：Neurodegeneration：the molecular pathology of dementia and movement disorders, 2nd ed.Dickson DW, Weller RO(eds), Wiley-Blackwell (Oxford), 2011, pp364-377.
- **Ghetti B, Dlouhy SR, Giaccone G, et al.**：Gerstmann-Sträussler-Scheinker disease and the Indiana kindred. Brain Pathol 1995；5：61-75.
- **Hsiao K Baker HF, Crow TJ, et al.**：Linkage of a prion protein missense variant to Gerstmann-Sträussler syndrome. Nature 1989；338：342-345.
- **Kitamoto T, Ogomori K, Tateishi J, et al.**：Formic acid pretreatment enhances immunostaining of cerebral and systemic amyloids. Lab Invest 1987；57：230-236.
- 葛原茂樹，森定 謐，立石潤 他：Gertmann-Sträussler-Scheinker病（Spinocerebellar ataxia with dementia and plaque like deposits）の1剖検例．臨床神経 1983；23：53-62.
- **Masters CL, Gajdusek DC, Gibbs CJ Jr**：Creutzfeldt-Jakob disease virus isolations from the Gerstmann-Sträussler syndrome with an analysis of the various forms of amyloid plaque deposition in the virus induced spongiform encephalopathies. Brain 1981；104：559-588.
- 水谷俊雄：Creutzfeldt-Jakob病の神経病理―失調症状とアミロイド斑を伴う海綿状脳症を中心にして―．神経進歩 1987；31：53-64.
- **Rosenthal NP, Keesey J, Crandall B, et al.**：Familial neurological disease associated with spongiform encephalopathy. Arch Neurol 1976；33：252-259.
- **Schumm F, Boellaard JW, Schlote W, et al.**：Morbus Gerstmann-Sträussler-Schienker. Familie Sch.–Ein Bericht uber drei Kranke. Arch Psychiatr Nervenkr 1981；230：179-196.
- **Seiterberger F**：Sträussler's disease. Acta Neuropathol Suppl. 1981；7：341-343.

■ 中毒・代謝性疾患

肝性脳症（hepatic encephalopathy）や有機水銀中毒（organic mercury poisoning）など中毒・代謝性疾患にも皮質の層状壊死がみられる．肝性

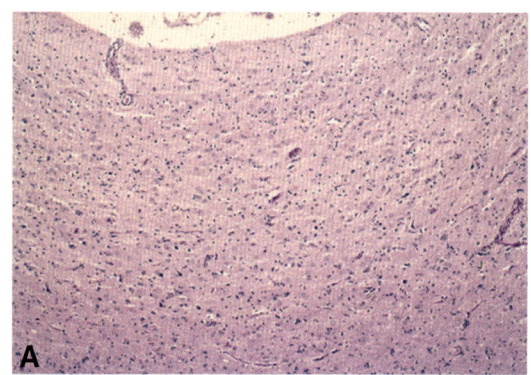

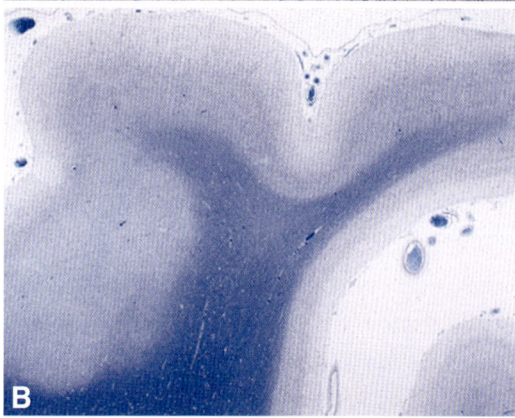

図 2-1-36　中毒・代謝性疾患の大脳皮質　A：肝性脳症．皮質が菲薄化し，第Ⅱ層以下，全層にわたって神経細胞の脱落が著明．アルツハイマーⅡ型グリアが出現（図1-1-37C参照）．通常のアストログリアの増殖は軽度．門脈大循環性脳症．左中側頭回．HE染色．B：有機水銀中毒（水俣病）．後頭葉線条野皮質．この拡大で確認できるはずのジェンナリ線条がほとんどみえない．第Ⅳ層の神経細胞脱落がある．KB染色．（図2-2-17参照）

脳症では側頭葉皮質が侵されやすい（図2-1-36A）．皮質には核膜が厚く，核質が明るいアルツハイマーⅡ型グリアが出現する．このアストログリアの核内にグリコーゲン顆粒が証明されることがある（図1-1-37C）．有機水銀中毒では大脳皮質全体が海綿状態を呈するが，とくに後頭葉線条野皮質（図2-1-36B）や中心後回では第Ⅳ層にある顆粒細胞が選択的に脱落する（HunterとRussell 1954；Shiraki 1979；TakeuchiとEto 1990）．メンキーズ（Menkes）病（図2-2-9A）では広汎な皮質神経細胞の脱落があり，ときに層状のパターンを示すことがある．また，残存細胞にはしばしば鉄とカルシウム塩の沈着（ferrugination）がみられる．

低血糖症（hypoglycemia）の組織像は心停止脳症/虚血性脳症と基本的に変わらないといわれて

きたが、現在は病理学的にもいくつかの違いが指摘されている（AuerとSiesjö 1988）。それによると、①低血糖症では大脳皮質、海馬、尾状核が侵されるが（KalimoとOlsson 1980）、梗塞はまれである、②低血糖症ではプルキンエ（Purkinje）細胞が障害されることはまれであるが、全虚血ではプルキンエ細胞壊死が起きる、③低血糖症では表層が障害されるが、全虚血では大脳皮質の中層が侵されやすい、などである。

参考文献

- Auer RN, Siesjö BK：Biological differences between ischemia, hypoglycemia, and epilepsy. Ann Neurol 1988；24：699-707.
- Hunter D, Russell DS：Focal cerebral and cerebellar atrophy in a human subject due to organic mercury compounds. J Neurol Neurosurg Psychiatry 1954；17：235-241.
- Kalimo H, Olsson Y：Effect of severe hypoglycemia on the human brain. Neuropathological case reports. Acta Neurol Scand 1980；62：345-356.
- Shiraki H：Neuropathological aspects of organic mercury intoxication, including Minamata disease. In：Handbook of Clinical Neurology Vol. 36. Vinken PJ, Bruyn GW（eds）, North-Holland Publishing Co（Amsterdam）, 1979, pp83-145.
- Takeuchi T, Eto K：The Pathology of Minamata Disease. A Tragic Story of Water Pollution. Kyushu University Press（Fukuoka）, 1990.

■■■ II．大脳辺縁系 ■■■

かつては嗅脳（rhinencephalon）の一部と考えられていた大脳辺縁系（limbic system）は、フランスのBroca（1824～1880）が側脳室をリング状に取り巻く構造を新皮質と脳幹部の移行部として位置づけ、辺縁大葉（grand lobe limbique）と命名したことにより、新たな段階に入った（1878）。その後、Papezが情動行動に関与する神経ネットワークが辺縁系を形づくるという論文（1937）を発表して以来、辺縁系に対する関心が一挙に高まった。実験データも膨大なものになり、辺縁葉は嗅覚系、視床下部、視床、大脳皮質などと夥しい連絡があることが明らかになってきた。1952年、MacLeanはPapezが記載した辺縁系（図1-3-20、図1-3-21）をさらに広げて、視床下部、中隔、側坐核、前頭葉眼窩面、扁桃体などを含めて辺縁系と呼んだ。

現在では、ヒトのさまざまな状況と機能画像を組み合わせた研究が盛んに行なわれ、それに伴って大脳辺縁系の範囲も変化している。システムという捉え方あるいはその範囲には異論も少なくないが、ここでは我が国における大脳辺縁系研究の第一人者である小池上と佐野の分類を表2-1-9に、辺縁系に属する構造をマクロ写真で示す（図2-1-37）。

機能的には、恒常性の維持、闘争行動、性行動などが挙げられているが、大脳辺縁系の知見は動物から得られたものが多く（Wyssら 1977；SwansonとCowan 1977）、ヒトにも当てはまるという確証はまだないが、剖検例を検索するときの1つの手がかりになる。

1．海馬体

歯状回（dentate gyrus）、アンモン角（Ammon's horn）、海馬支脚（または海馬台 subiculum）を総称して海馬体（hippocampal formation）あるいは単に海馬（hippocampus）という。本書でも海馬体を総称名として用いるが、各部位についてはそれぞれの解剖学名を使う。

海馬体は側脳室壁と脳梁に沿って、C字形をした灰白質で、解剖学的には脳梁との位置関係から交連前海馬、交連上海馬、交連後海馬に分ける。一般に海馬体という言葉は側頭葉内側面にある交連後海馬を指し、最もよく発達している。交連前海馬は真性中隔のすぐ吻側の脳梁下野に、交連上海馬は脳梁の背面に位置するが、ヒトでは痕跡的である。ここでは交連後海馬について述べる。

海馬体はアンモン角が歯状回を内側に巻き込んだ構造であるが、海馬体全体が長軸方向にゆるくカーブしているために、大脳前額断でみえる各断面の構造は微妙に異なり、最もよく知られた渦巻き状の配列は外側膝状体を通る前額断面のみで（図2-1-38）、前方ほどCA1と呼ばれる部分が内外側方向に長く蛇行している。血流は主に後大脳動脈の外側後脈絡叢枝から、そして一部中大脳動

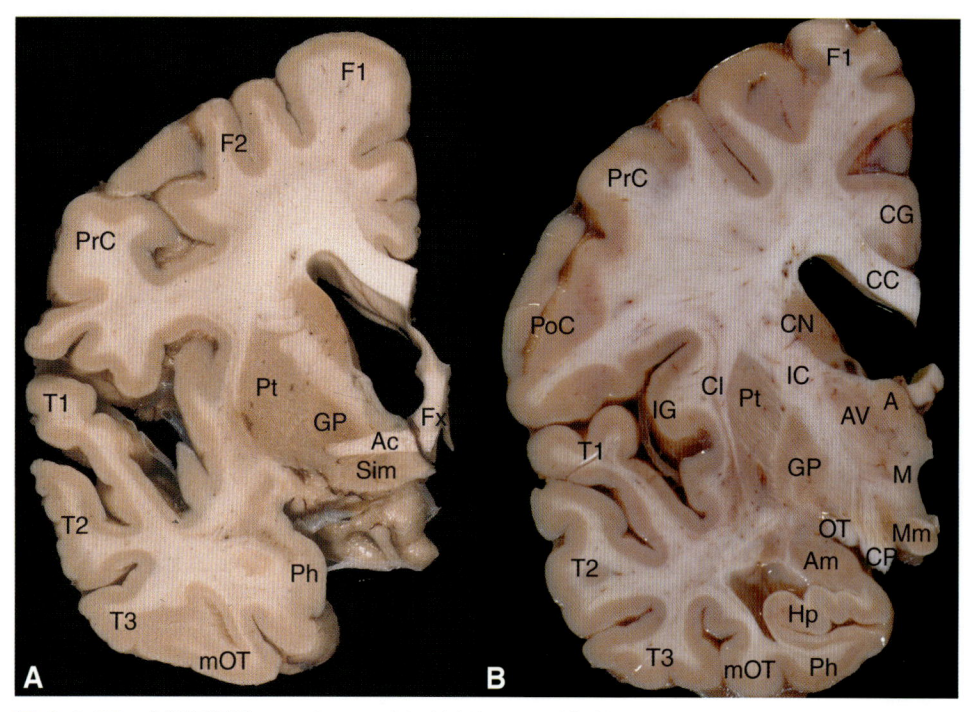

図 2-1-37　大脳辺縁系　コントロール例．前交連を通る前額断面（図 **A**）と乳頭体を通る前額断面（図 **B**）．　略号　A：視床前核，Ac：前交連，Am：扁桃体，AV：視床腹側前核，CC：脳梁，CG：帯状回，Cl：前障，CN：尾状核，CP：大脳脚，F1：上前頭回，F2：中前頭回，Fx：脳弓，GP：淡蒼球，Hp：海馬体，IC：内包，IG：島回，M：視床内側核，Mm：乳頭体，mOT：内側後頭側頭回，OT：視束，Ph：海馬傍回，Pt：被殻，PoC：中心後回，PrC：中心前回，Sim：無名質，T1：上側頭回，T2：中側頭回，T3：下側頭回．非神経疾患例だが，側脳室が拡大し，外側角が丸みを帯びている．

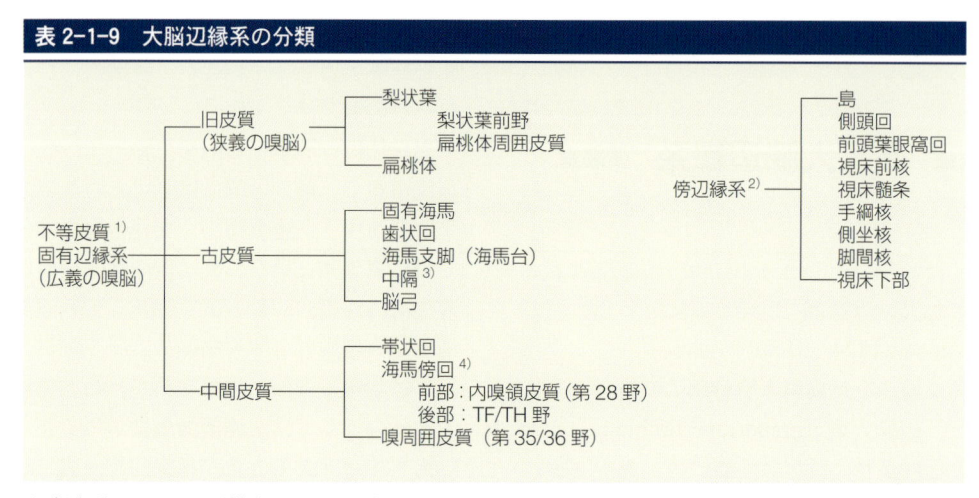

表 2-1-9　大脳辺縁系の分類

不等皮質[1] 固有辺縁系 （広義の嗅脳）	旧皮質 （狭義の嗅脳）	梨状葉 梨状葉前野 扁桃体周囲皮質 扁桃体
	古皮質	固有海馬 歯状回 海馬支脚（海馬台） 中隔[3] 脳弓
	中間皮質	帯状回 海馬傍回[4] 　前部：内嗅領皮質（第28野） 　後部：TF/TH野 嗅周囲皮質（第35/36野）
傍辺縁系[2]		島 側頭回 前頭葉眼窩回 視床前核 視床髄条 手綱核 側坐核 脚間核 視床下部

1）新皮質のような6層構造を示さない皮質を不等皮質または異皮質（allocortex）と呼ぶ．発生学的に新しい等皮質（isocortex）の第Ⅴ～Ⅵ層にある錐体細胞を主としている．　2）小池上と佐野は従来から知られている辺縁系を固有辺縁系とし，その他の新しく加わった辺縁系を傍辺縁系としてまとめた．　3）中隔野と中隔核からなる．　4）側副溝に近い海馬傍回の広い下面は等皮質に似た細胞構築をもち，等皮質と不等（異）皮質の移行部に当たっている．（小野 1994．より表3-1を改変して引用）

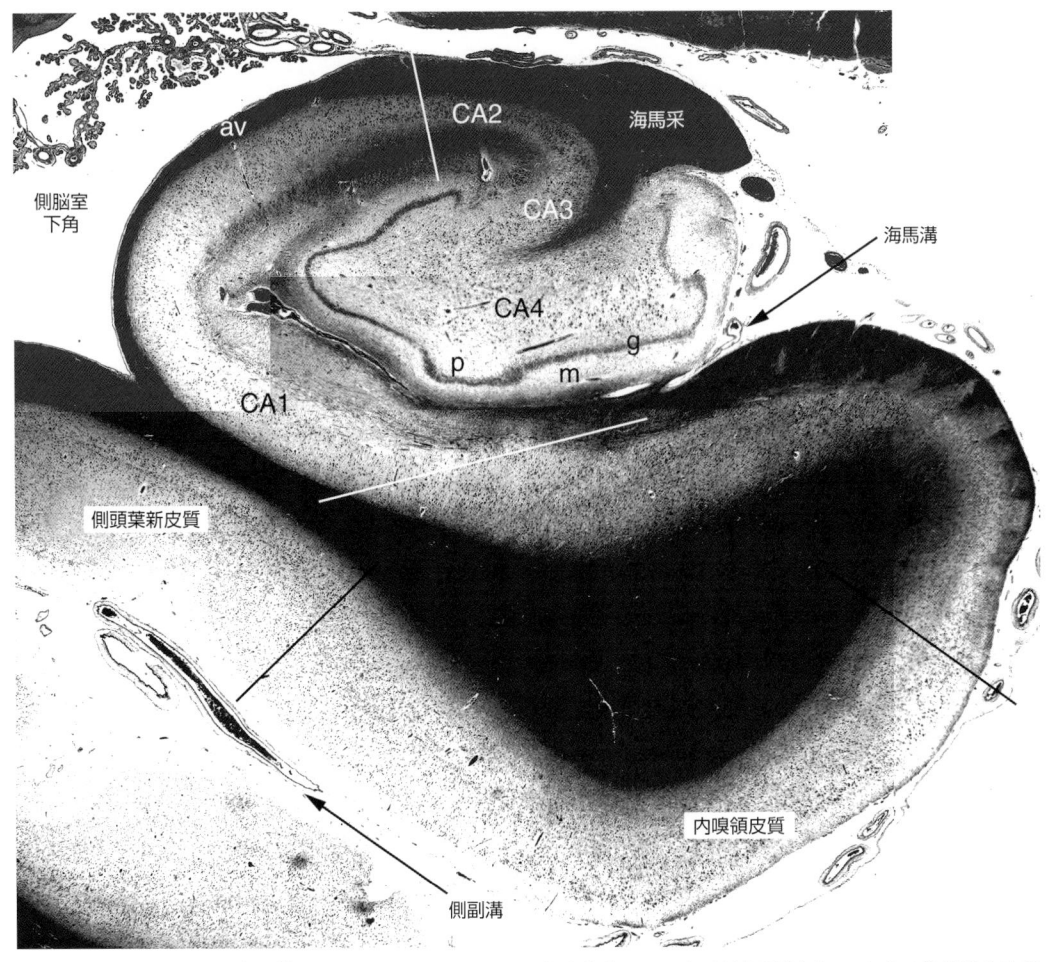

図 2-1-38　海馬体と海馬傍回　コントロール例．図は外膝状体を通る大脳前額断割面でみられる海馬体と海馬傍回．略号　av：白板、p：歯状回多形細胞層、g：歯状回顆粒細胞層、m：歯状回分子層．白線はアンモン角 CA2 と CA1 の境、CA1 と海馬支脚の境、黒線は海馬支脚と内嗅領皮質／経内嗅領皮質の境、を示す．非神経疾患例．KB 染色．モノクローム写真．

脈の前脈絡叢動脈から受けている。

1）歯状回

　歯状回（dentate gyrus または fascia dentata）は大脳前額断では C 字形をした皮質で、アンモン角側から分子層、顆粒細胞層、多形細胞層の 3 層に分ける（図 2-1-38）。分子層（molecular layer）はアンモン角の分子層と背中合わせに接しているため正常では区別しがたい。しかし、2 つの分子層の間に小さな孔や毛細血管の断面が 1 列に並んでみえることがある。また、病変としての線維性グリオーシスが歯状回分子層に限局して生じるとアンモン角の分子層と区別できる場合もある。な

お、この 2 つの分子層が相対している溝を痕跡的な海馬溝（vestigial hippocampal sulcus）という。顆粒細胞層（granule cell layer）は小型の丸い核をもった神経細胞が密に集まって層を形成している。多形細胞層（polymorphic layer）は顆粒細胞層の内側にある。アンモン角 CA4 と接しているが、その境界は不明瞭である。

　歯状回が選択的に変化することは極めてまれで、アンモン角の病変と連動していることが多い。**心停止脳症（cardiac arrest encephalopathy）／虚血性脳症（ischemic encephalopathy）**（図 1-2-8）、**核黄疸（kernicterus、ビリルビン脳症 bilirubin encephalopathy）**（図 2-1-39）、低血糖症のようなびまん性、広汎な障害では顆粒細胞の脱落

や歯状回とアンモン角終板（CA4）に線維性グリオーシスがみられる．しかし，アンモン角の神経細胞の脱落に比べて顆粒細胞が相対的に残っていることも多い．高齢者では明らかな神経細胞の脱落を伴わない線維性グリオーシスが多形細胞層からCA4にみられることがある．

顆粒細胞層はその細胞質に変性疾患の封入体がみられる部位である．**ピック病のピック（嗜銀）球**（図2-1-24）、アルツハイマー型痴呆（Alzheimer-type dementia：ATD）のタングル、**多系統萎縮症**（**multiple system atrophy：MSA**）（図2-1-40A）や**筋萎縮性側索硬化症**（**amyotrophic lateral sclerosis：ALS**）の抗ユビキチン（ubiquitin）抗体陽性封入体、抗TDP-43抗体陽性封入体（図2-1-40B）などが知られている．一方、てんかん、スタージ・ウェーバー（Sturge-Weber）症候群、神経節膠腫（図2-1-41A）、胚芽異形成性神経上皮腫瘍（**dysembryoplastic neuroepithelial tumor**）（図2-1-41B）などでは顆粒細胞が散らばったり、顆粒細胞層が重複することがある（dentate dispersion、duplication）（図2-1-42）．

2）アンモン角

■ 解剖学

外側膝状体を通る前額断標本を例にすると、アンモン角（Ammon's horn）は側脳室の下角側から歯状回に向かって6つの層に区別する（図2-1-43A）．

下角壁をつくる部分は白板（alveus）という有髄線維からなる白質で、海馬の上端にある海馬采（fimbria）につながり、さらにそれは脳弓（fornix）

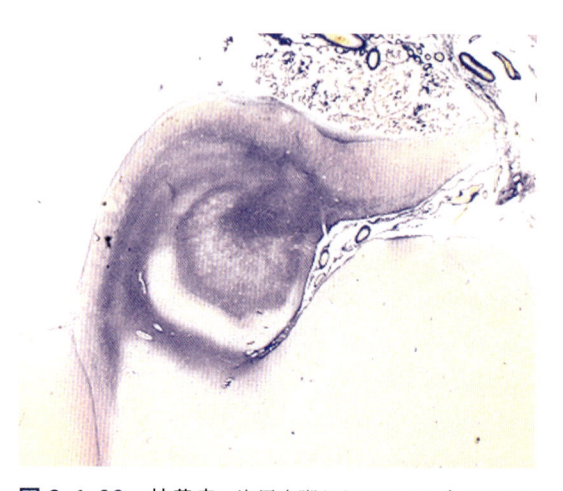

図2-1-39 核黄疸 海馬支脚からアンモン角CA1の一部には線維性グリオーシスがない．また白板と海馬采のグリオーシスは軽い．Holzer染色．（図2-1-75参照）

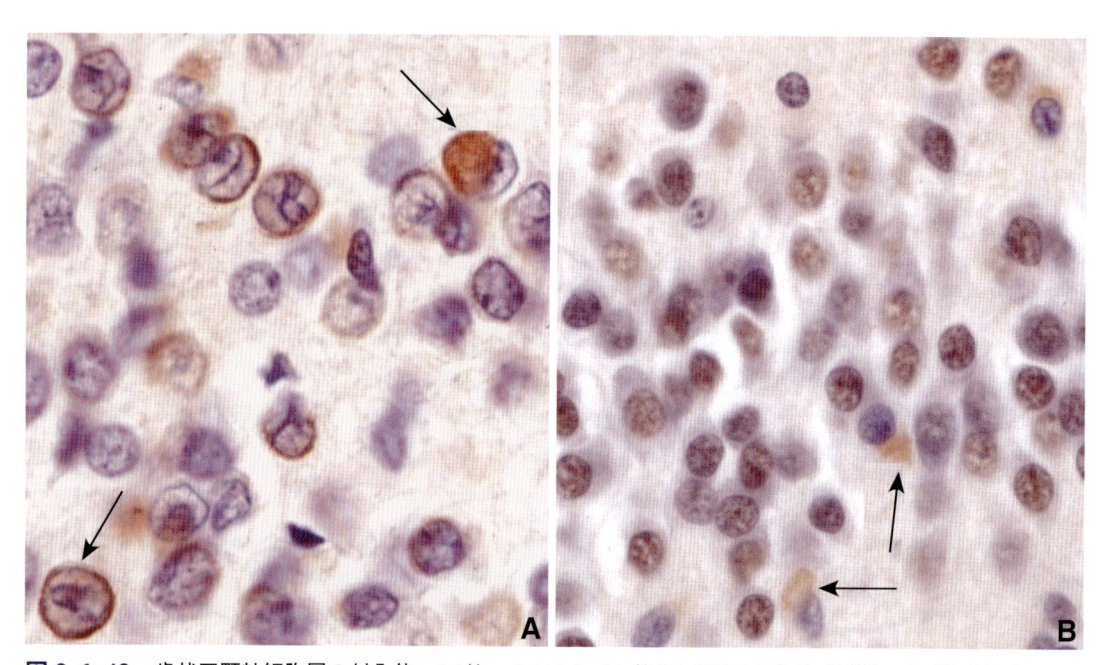

図2-1-40 歯状回顆粒細胞層の封入体 A：抗α-シヌクレイン抗体に陽性の封入体（矢印）．多系統萎縮症．B：抗TDP-43抗体に陽性の封入体（矢印）．筋萎縮性側索硬化症．（望月葉子先生原図）

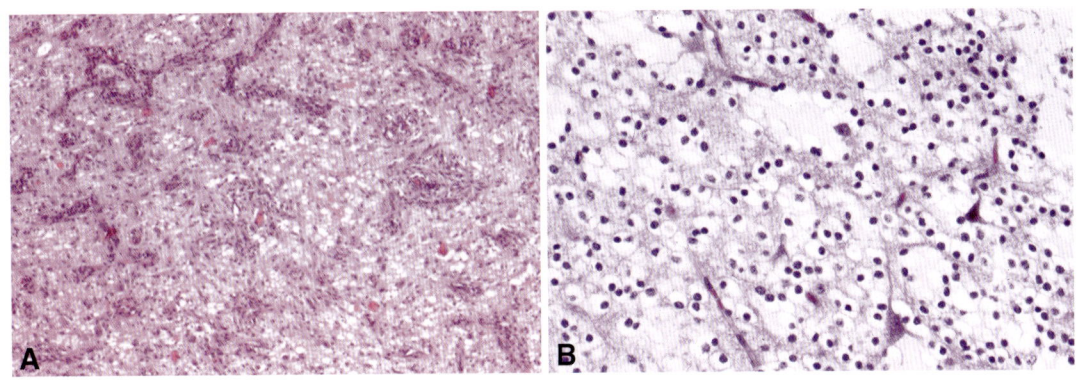

図 2-1-41　腫瘍　A：神経節膠腫．B：胚芽異形成性神経上皮腫．A、BともにHE染色．

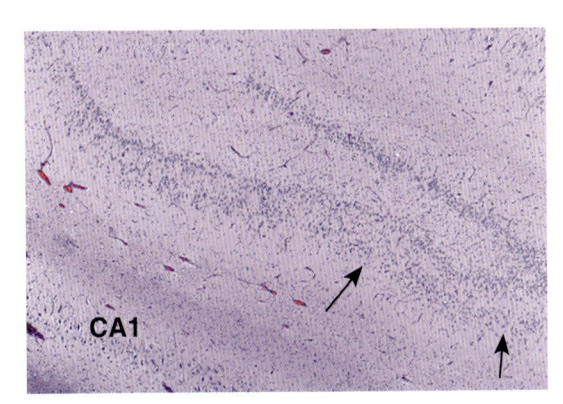

図 2-1-42　歯状回顆粒細胞層の変化　顆粒細胞層が拡散して広がり（矢印）、層が2つあるようにみえる．錐体細胞はアンモン角CA4に入り込んでいない．胚芽異形成性神経上皮腫（図 2-1-41B 参照）．HE染色．

に連続している．白板のすぐ内側には上行層（stratum oriens）という小さなかご細胞が散在する薄い層がある．錐体細胞の基底樹状突起もこの層にある．

上行層の内側には大型の錐体細胞からなる錐体細胞層（stratum pyramidale）があり、錐体細胞の先端樹状突起は分子層まで伸びている．錐体細胞層はアンモン角を構成する層のなかで最も厚い部分であるが、前額断標本ではどこでも一様の厚さではなくて、歯状回に向かうに従って薄くなる．

錐体細胞層の内側には透明層（stratum lucidum）を挟んで、有髄線維が豊富な放射状層と網状層がある．厚みのある放射状層（stratum radiatum）は前額断標本では主に有髄線維束の輪切りがみられ、中隔核（nuclei septi）からの神経線維や交連線維などからなる．網状層（stratum lacunosum）は放射状層と分子層の間にある比較的薄い層で、

前額断標本では放射状層とは対照的に長軸方向の有髄線維が多くみられる．主に貫通路線維（perforant pathway）やシェファー（Schaffer）の側枝が通っている．なお、錐体細胞層と放射状層の間、放射状層と分子層の間に透明層があるが、剖検材料ではよく分からない．

錐体細胞層は4つの部位（CA1～CA4）に区分されている（CAはCornu Ammonisの頭文字をとったもの）（図 2-1-38）．剖検標本では、CA1（ゾンマー〔Sommer〕開扇部はほぼCA1を指している）は海馬支脚に連続している．アンモン角のなかで層が最も厚いが、細胞の密度は低い．CA1を歯状回に向かっていくと細胞層の幅が急に狭くなるとともに細胞密度が高くなる場所がある．そこがCA1とCA2の境である．CA3は歯状回門前後の急カーブするところ、CA4は歯状回に囲まれた領域であるが、CA2とCA3、CA3とCA4の境界は剖検標本ではよく分からない．

白板にはCA1の錐体細胞の出力線維も含まれているが、主に海馬支脚の神経細胞から発する神経線維から構成されているため（SwansonとCowan 1977）、CA1の錐体細胞の脱落よりも海馬支脚の病変を反映しやすい（図 2-1-46）．海馬采は白板の神経線維を集めて脳弓につなげる構造であるが、吻側から発する白板の神経線維はより尾側の海馬采に入るために、1枚の染色標本にみえる海馬采の神経線維はそのレベルより吻側からきたものと考えられる．そのため、白板にはあまりアストログリアの増殖が顕著ではなくても高度の増殖を伴う海馬采の萎縮がみられることがある．

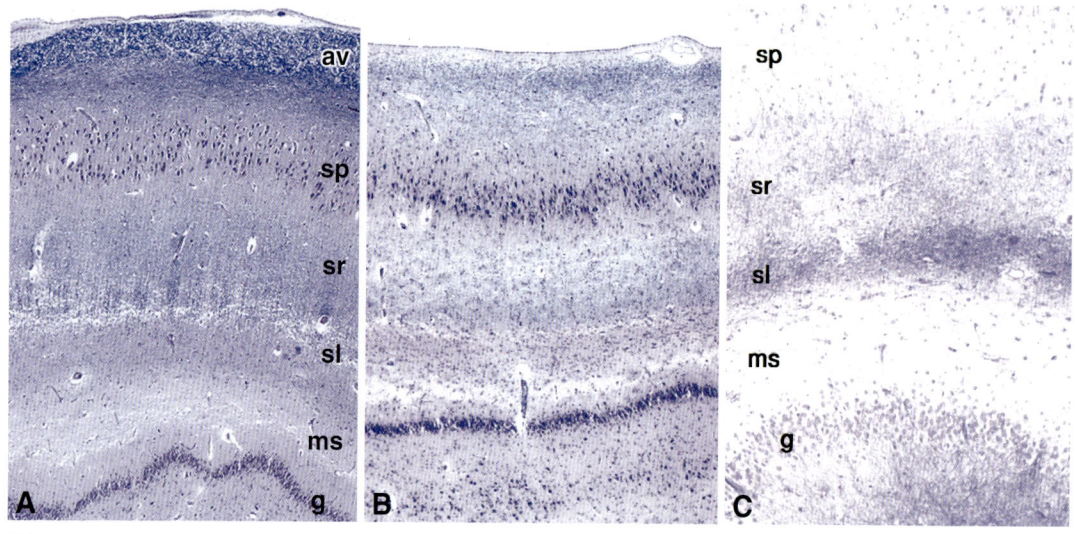

図 2-1-43　アンモン角の病変　A：コントロール例．　av：白板，sp：錐体細胞層、sr：放射状層、sl：網状層、ms：アンモン角と歯状回の分子層、g：歯状回顆粒細胞層．KB 染色．　**B**：アルツハイマー型老年痴呆．錐体細胞層はよく保たれているが、放射状層の幅がコントロール例の半分近くになり、ミエリンが淡明化．網状層ではミエリンがまったく染まらず、アストログリアの増殖が強い．アンモン角と歯状回の分子層も狭い．錐体細胞層の神経細胞は互いに接近しているが、脱落は認めにくい．A と同一倍率．KB 染色．（図 1-2-9 参照）　**C**：海馬傍回の梗塞による二次変性が放射状層と網状層に及んでいる．とくに後者に線維性グリオーシスが強い．終板（CA4）にもグリオーシスがある．Holzer 染色．

■ 線維連絡

海馬体と内嗅領皮質の線維連絡には 2 つの経路がある（Squire ら 1994）．

1）多シナプス路（polysynaptic intrahippocampal pathway）は内嗅領皮質の第 II 層から発し、海馬支脚を"貫通"して歯状回に達するルートである．貫通路を構成する神経線維の大半は歯状回の分子層に終わる．貫通路はグルタミン作動性線維からなり、歯状回に対して興奮作用を及ぼす．次に歯状回の分子層の外側 2/3 のところで歯状回の顆粒細胞にシナプスする．次に歯状回の顆粒細胞層は多形細胞層を横切り、苔状線維として CA4、CA3、とくに後者の樹状突起に至る．この苔状線維は他のシナプスと異なり、巨大な前終末構造（直径 5 μm 以上もある）をもっている．これは歯状回の顆粒細胞が送り出す情報が苔状線維の特殊なシナプス構造によって CA3 で整理され、ある入力情報は強調されることによって分離されていると考えられている．また、苔状線維は多量の銅を含んでいる（McLardy 1962；Frederickson ら 1983）．CA3、CA4 の神経線維は白板に入るが、その前にシェファーの側枝（Schaffer collateral）を出して他の多くの CA3 錐体細胞にシナプスする．そのため、CA3 の錐体細胞は出力系であると同時に入力系でもあり、全体としてフィードバックの働きをしていると考えられている．CA3 は対側の CA3 とも連絡があり、アンモン角の放射状層と網状層のなかで CA1 の樹状突起とシナプスする．多シナプス経路の出力は海馬采を経由して視床前核にいくが、直接向かう線維系と乳頭体から乳頭体視床路を介して視床前核に達するものがある．最も原始的な回路で、主にエピソードや空間的な記憶に関与している．

2）直接路（direct intrahippocampal pathway）はヒトには大変重要な回路で、意味記憶に関係がある（図 2-1-44）．このルートは、内嗅領皮質第 III 層の神経細胞が貫通路とは異なるルートを通って直接 CA1 に達し（Du ら 1993）、CA1 は海馬支脚に出力線維を送る．海馬支脚の神経細胞は内嗅領皮質の深層に神経線維を出す（Duvernoy 2005）．さらに直接路の線維は下側頭連合野、側頭極、前頭前野などに向かう．

■ 病理学

アンモン角では、網状層と放射状層からなる有髄線維の豊富な部分がアンモン角の厚さの半分以

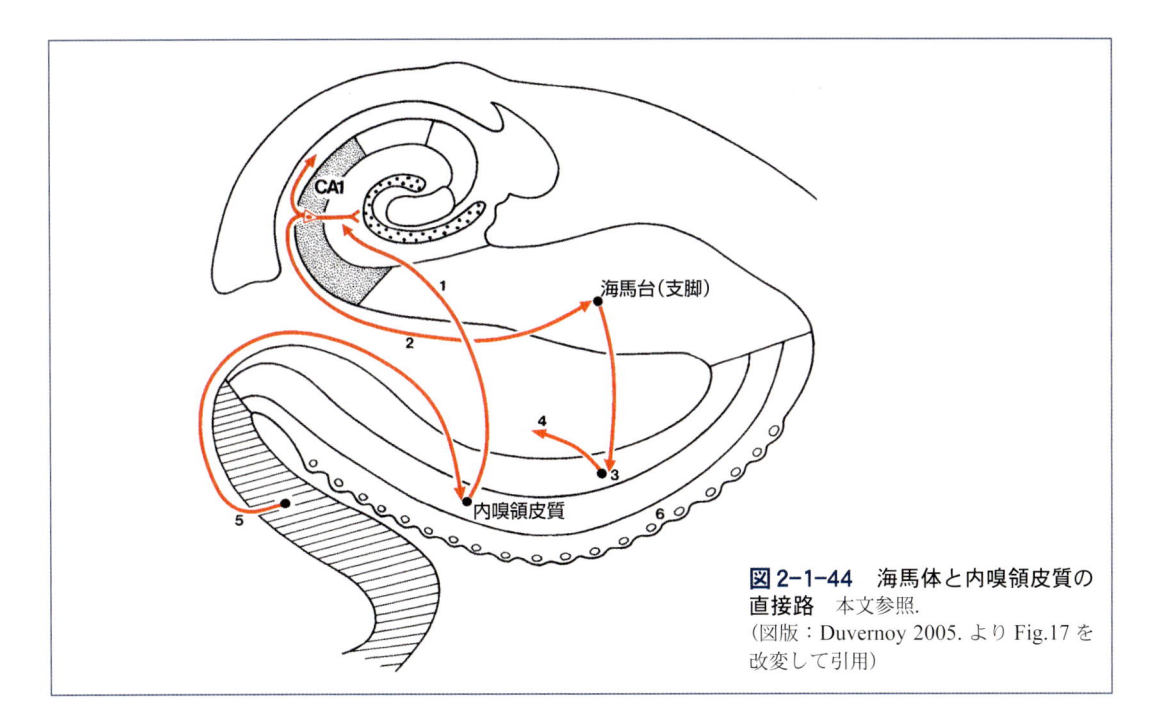

図 2-1-44　海馬体と内嗅領皮質の直接路　本文参照．
（図版：Duvernoy 2005. より Fig.17 を改変して引用）

上も占めている。しかし、有髄線維層と神経細胞層は必ずしも連動して変化しているわけではない。有髄線維層は錐体細胞層の影響も受けるが、伝導路を介して海馬支脚や海馬傍回（内嗅領皮質）の変化を強く反映するので注意が必要である（**図2-1-43B, C**）。ちなみに、100歳代の超高齢者ではCA1～2に大量のタングルが出現している症例でも（**図1-3-23**）、内嗅領皮質にまったく病変がなければ、有髄線維層はよく保たれている。

a）CA1

CA1における層状の変化は梗塞や出血によらないびまん性虚血性障害による変化やアルツハイマー型痴呆（ATD）などで観察される。前者には心停止脳症／虚血性脳症、低血糖症、側頭葉てんかん（temporal lobe epilepsy）、核黄疸（kernicterus）などがある。

心停止脳症／虚血性脳症では必ずしもアンモン角の全長にわたって病変が広がっているとは限らず、動脈の分布の違いや側副路の形成などによってほとんど病変がみられない割面もありうるので、複数の割面をみる方がよい。病変は細胞質がHE染色で橙色を呈する断血性変化から神経細胞の脱落、さらにニューロピルの壊死に至るものまである。清掃・器質化が進むと錐体細胞層は萎縮するためその幅が著しく狭くなる。しかし、有髄線維層はアンモン角以外の場所に由来する神経線維も多いために、錐体細胞の脱落によってその樹状突起の変性や消失が生じても、有髄線維層や白板のミエリン（髄鞘）はよく保たれていることが多い（**図1-2-9**）。

ATDの網状層は内嗅領皮質の層状変性の二次的変化を受けるが、錐体細胞層の変化とは連動しない（海馬傍回に限局した梗塞でも同様である（笠原と水谷 1997））。すなわち、内嗅領皮質の病変が網状層に入る貫通路や直接路線維を二次的に変性させ、その結果、海馬支脚とアンモン角の網状層が萎縮するのである。狭義のアルツハイマー病（AD）では錐体細胞層におけるタングルの出現と神経細胞の脱落は高度だが、狭義のアルツハイマー型老年痴呆（senile dementia of Alzheimer type：SDAT）のCA1はアルツハイマー病（Alzheimer disease：AD）に比べて軽く、ほとんど脱落がない場合も観察される。しかし、それにも関わらず網状層の萎縮は高度である（**図2-1-43B**）。このように、貫通路線維を含む網状層の変性・萎縮に錐体細胞のタングルはあまり関係していない。内嗅領皮質とアンモン角網状層の関係は

ピック病、クロイツフェルト・ヤコブ病（Creutzfeldt-Jakob disease：CJD）、筋萎縮性側索硬化症（ALS）などでも認められる。

ATDでは以上の変化に加えて、顆粒空胞変性（図1-1-9）、平野小体（図1-1-12）などがみられる。老人斑は、錐体細胞層は主に原始斑（図1-1-27D）、分子層ではびまん性斑（図1-1-27F）が多く、アミロイド芯をもつ定形斑は少ない。ピック病のCA1神経細胞はさまざまに脱落しており、残ったCA1神経細胞や顆粒細胞にはピック球をみることがある（図2-1-24）。CJDでは海綿状態がわずかに認められることがあるが、大脳新皮質に比べて非常に軽度である。

b）CA2

加齢性変化としてのタングルはCA1とは異なり、90歳代まではタングルが増加する傾向はみられないが、90歳代以後になると、臨床的な痴呆の有無とは無関係に、CA2～1および海馬支脚に大量に出現することがある（図1-3-23）。これをATDのタングル型というような特殊なグループとして捉える研究もあるが（Ulrichら1992；BancherとJellinger 1994；Yamadaら1996）、生理的な加齢現象である（図1-3-12）。

CA2の神経細胞が心停止脳症/虚血性脳症で脱落することがある。CA2は抵抗帯（resistant sector）といわれているが、虚血に対して強いという説（Ruteckiら1989；Kotapkaら1994）がある一方で、脆弱帯という見解もあり（Zola-Morganら1992；Kartsounisら1995）、定説がない。ATDではこの部位に生理的上限を超える大量のタングルが観察されることが多く、本症のスクリーニングとして有用である（図2-1-45）（MizutaniとShimada 1991）。また、筋強直性ジストロフィー（myotonic dystrophy）でも同様の変化をみることがある（図2-1-51）。パーキンソン（Parkinson）病（PD）やレヴィ小体型痴呆（dementia with Lewy bodies：DLB）では抗ユビキチン抗体や抗リン酸化タウ抗体で陽性に染まる変性神経突起（degenerative neurites）がCA2～3の神経細胞の間にみられることがある（図1-3-30）。しかし、普通、神経細胞の脱落はない。なお、同様の変性神経突起は迷走神経背側核やマイネルト（Meynert）基底核でも

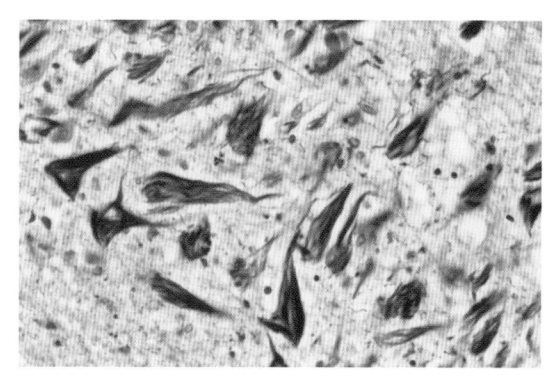

図2-1-45　アンモン角CA2のタングル　アルツハイマー型痴呆ではCA2に多量のタングルが出現することがあり、本症の診断の手がかりになる．ただし、90歳代以前（図1-3-23参照）に適用．本図では神経細胞の極性にやや乱れがあり、虚血性変化を被った可能性がある．Bodian染色．

みることがある。

層構造に一致しない病変として出血、梗塞、腫瘍などがある。小さな出血や梗塞を偶然発見することは高齢者脳では少なくないが、アンモン角全体が侵される場合はまれである。腫瘍では神経節細胞腫（gangliocytoma）、神経節膠腫（ganglioglioma）（図2-1-41A）、胚芽異形成性神経上皮腫（dysembryoplastic neuroepithelial tumor）（図2-1-41B）、星状細胞腫（astrocytoma）などがある。

3）海馬支脚

■ 解剖学

海馬支脚（海馬台 subiculum）はアンモン角と海馬傍回にある内嗅領皮質の間にある構造で、ミエリン（髄鞘）染色標本では白質と脳表面にある有髄線維層に挟まれた神経細胞層としてみえる。しかも、神経細胞層のなかを垂直方向に走る有髄線維束（貫通線維路）が多数みえる。

海馬支脚は狭義の海馬支脚（固有海馬支脚、subiculum proper）と内嗅領皮質の間を前海馬支脚（presubiculum）、傍海馬支脚（parasubiculum）に分ける。さらに、CA1との移行部をprosubiculumということもある。この部分は両者が重なり合っているために同定しにくいが病理学的には重要な場所で、CA1は海馬支脚に向かって幅が狭くなるとともに海馬支脚の細胞層の背側に乗るよう

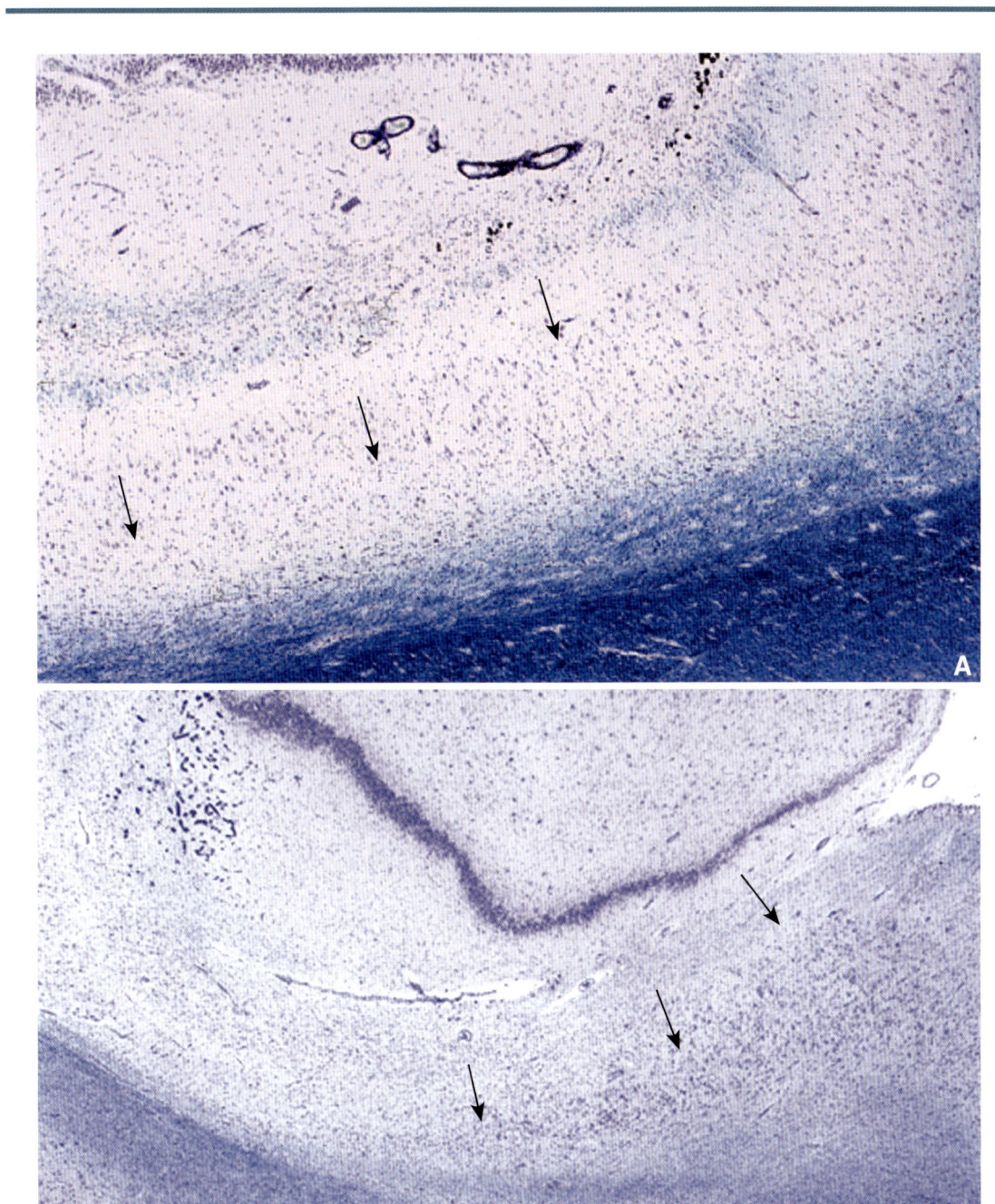

図 2-1-46　アンモン角と海馬支脚の移行部　A：矢印で示す海馬支脚の細胞層はアンモン角に向かって先細りして，アンモン角錐体細胞層の下に入る．コントロール例．移行部の背側の血管に石灰沈着がある．　B：アンモン角と海馬支脚が重なり合う領域は幅が狭くなり，アストログリアの増殖が著しい．コントロール例よりも病的例の方が分かりやすい．アルツハイマー型痴呆だけでなく，ピック病，筋萎縮性側索硬化症などでもみられ，疾患特異性はない．なお，本図の左側で歯状回顆粒細胞層の外側に偽石灰の沈着．　A，B ともに KB 染色．

に位置し、反対に海馬支脚は CA1 の腹側に入り込んでいる（図 2-1-46A）。

■ 病理学

海馬支脚のみ選択的に障害されることは非常にまれであるが、胎生 31 週から生後 2 ヵ月の間に発症し、虚血性、低酸素性脳症の 1 つである**橋・海馬支脚壊死（pontosubicular necrosis）**では海馬支脚を中心に CA1 と内嗅領皮質に急激な組織破壊がみられ、橋底部にも同じ変化が生じる。また、しばしば他の周産期障害と共存することがある。

アルツハイマー型痴呆（ATD）ではアンモン角と海馬支脚の移行部の幅が急に狭まり、限局性の萎縮を示す（図 2-1-46B）。神経細胞の脱落もあるが、それ以上に神経細胞どうしが非常に接近し、それに加えてアストログリアの著しい増殖があるために、細胞密度が異常に高くみえる。これは神経細胞の脱落より、通過線維の変性によるニューロピルの萎縮の方が強いためと考えられる。線維性グリオーシスも高度で、とくに錐体細胞層を挟む有髄線維層に著しい（図 1-3-19）。この病変はアンモン角の有髄線維層の変化と内嗅領皮質の層状変性に比例するが、アンモン角の錐体細胞層の病変とはあまり相関しない。同様の変化は**ピック病**や**クロイツフェルト・ヤコブ病（CJD）**にみられ、ときに**筋萎縮性側索硬化症（ALS）**でも観察されることがある。ただし、この病変と痴呆が必ずしも相関せず、とくに ALS では痴呆の責任病巣であるかどうかははっきりしない。

2. 海馬傍回

1) 解剖学

海馬傍回（parahippocampus）は海馬体と内側後頭側頭回（medial occipitotemporal gyrus）に挟まれた脳回で、海馬支脚（subiculum）、内嗅領皮質（entorhinal cortex）はここに含まれる（図 2-1-37、図 2-1-38）。とくに内嗅領皮質はアンモン角や歯状回に強力な出力線維を発する場所で（図 2-1-44）、病理学的にも海馬体と常にセットとして検討すべきである。

海馬傍回は海馬支脚、海馬支脚との移行部、側頭葉の新皮質に移行する部分、新皮質に分けることができる。海馬傍回の頂部から側副溝に向かって、皮質表層にプレ・アルファ・ニューロン（pre-α neuron）という比較的大きな錐体細胞の集団が並んでいる。この部分を内嗅領皮質という（図 2-1-47）。健常脳の大脳皮質でもタングルが最も若い年齢で観察される場所である。内嗅領皮質は側頭葉前方では広く後方ほど狭い。また、側頭葉新皮質につながる部分を外側部、海馬支脚に近い部分を内側部、に分ける。外側部は他の皮質領野からほとんどすべての感覚情報が入り、内側部は辺縁系に関係し、中隔、視床正中（線）核群、扁桃体などからの入力を受ける。このように、前者は外受容性感覚情報を集め、後者は個体の内部状況を反映しているものと考えられている（Witter ら 1986）（☞本章「4. 扁桃体」；p204）。プレ・アルファ・ニューロンは海馬傍回の外側に行くにつれて皮質表層から深部へ移動し側副溝付近で新皮質の第Ⅲ層以下に位置するようになる（図 2-1-47）。この移動している部分を経内嗅領皮質（trans-entorhinal cortex）と呼ぶ。その外側は側頭葉新皮質になる。

外側膝状体を通る前額断では海馬体と海馬傍回の断面積比は 1：2 となる（図 1-3-8、図 2-1-48）（Mizutani と Kasahara 1995）。この比率は年齢によって変化しないため、どちらがより萎縮しているかをみる上で参考になる。例えば心停止脳症/虚血性脳症では海馬体の萎縮が海馬傍回のそれを上回るために、比率は 1：4 にもなる（水谷 1998）。ところが、アルツハイマー型痴呆、ピック病、クロイツフェルト・ヤコブ病（CJD）などでは海馬傍回の萎縮が海馬体のそれより高度なために、比率が 1：1 に近づく（図 2-1-49）。

2) 老年性変化

海馬傍回は老年性変化の舞台で、とくにタングルはアンモン角 CA1 よりも年齢的に早くプレ・アルファ・ニューロンに観察される。さらに、ニューロピルにはガリアス（Gallyas）染色や抗タウ（tau）抗体染色で陽性になるニューロピル・ス

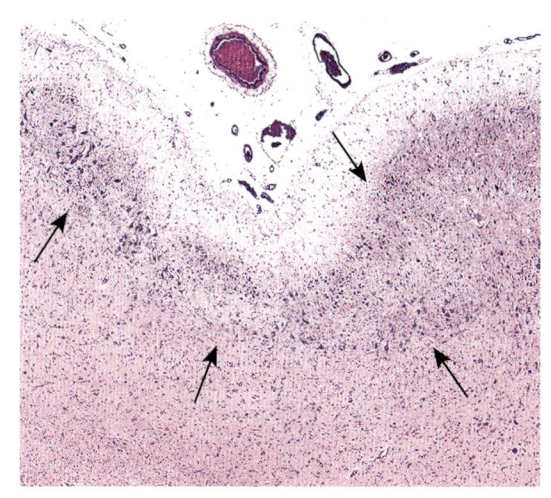

図 2-1-47　内嗅領皮質から経内嗅領皮質への移行部　矢印で示した Gallyas 染色陽性のタングルをもった神経細胞を目安にすると移行部の様子が分かりやすい．内嗅領皮質表層の神経細胞は経内嗅領皮質に入ると表層部と第Ⅲ層に分かれる．非神経疾患例．Gallyas-Braak 変法．

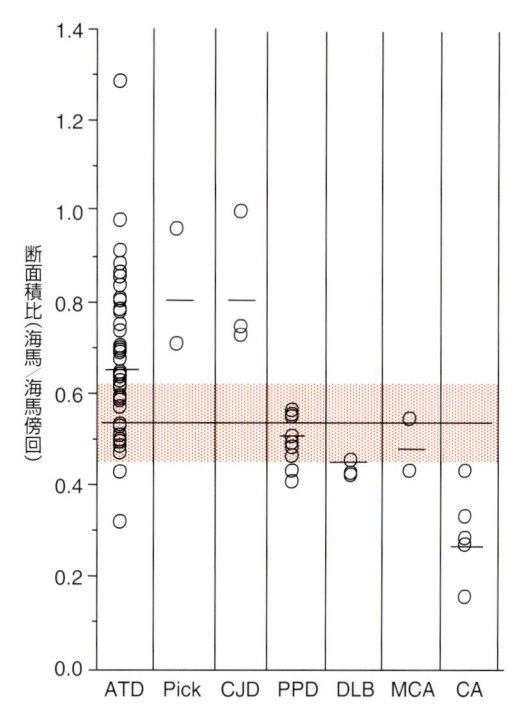

図 2-1-49　各種疾患における海馬傍回と海馬体の断面積比　ATD：アルツハイマー型痴呆 52 例、Pick：ピック病 2 例、CJD：クロイツフェルト・ヤコブ病 3 例、PPD：痴呆を伴うパーキンソン病 9 例、DLB：レヴィ小体型痴呆 3 例、MCA：中大脳動脈領域の梗塞 2 例、CA：心停止脳症 5 例．赤の網かけ部分は正常値（0.502±0.062）．（図 2-1-48 参照）．

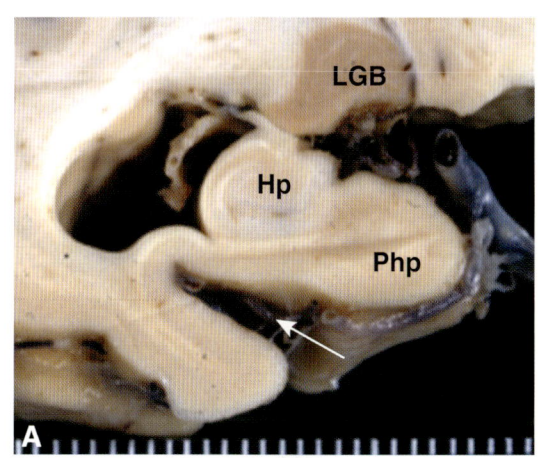

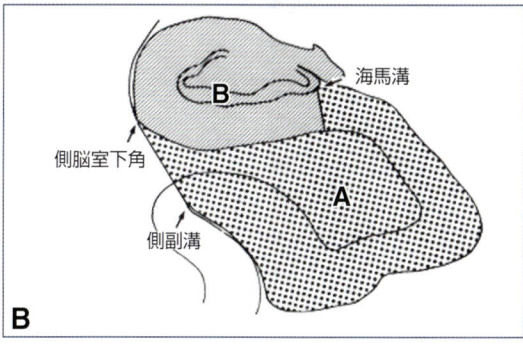

図 2-1-48　海馬傍回と海馬体の大きさ　A：アルツハイマー型痴呆では、外側膝状体（LGB）を通る大脳前額断割面で、海馬傍回（Php）と海馬体（Hp）の大きさを比べると海馬体の方が大きい．また、副側溝（矢印）が開いている．B：断面積の測定範囲．断面積比＝A/B．

レッド（neuropil threads）（図 1-1-30）や細胞外にタングルがみられる（図 1-1-8A、図 2-1-45）。タングルは前部ほど出現頻度が高く、健常高齢者ではアンモン角 CA1 を上回ることがある。

老人斑はむしろ下側頭回や内側後頭側頭回で早期に発見されることが多い。また、内嗅領皮質の表層部とくにプレ-アルファ・ニューロンの領域には抗ユビキチン抗体陽性の小さな円形の構造が砂をまいたようにみられることがある（ユビキチン-免疫反応性顆粒 ubiquitin-immunoreactive granules）（図 1-3-30）。電顕的にはニューロフィラメントに似た細い線維状構造や電子密度が高い顆粒などの集積で、変性神経突起と考えられている。

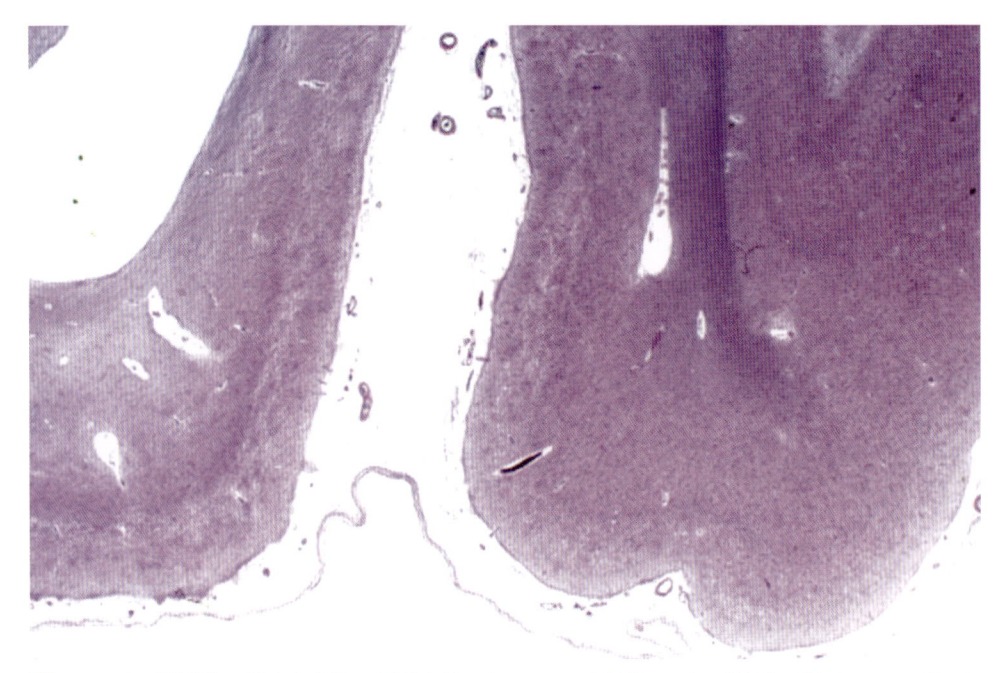

図2-1-50　側副溝の開大と皮質の層状変性　左の脳回は海馬傍回、右は外側後頭側頭回．その間にある側副溝が開いている．皮質の病変は海馬傍回が高度．アルツハイマー型老年痴呆．HE染色．

3）病理学
■ 層状病変
a）アルツハイマー型痴呆

　アルツハイマー型痴呆（☞第1部3章；p108）の主たる病変は海馬体（とくにアンモン角）にあると信じられているが、病理学的には萎縮の程度は海馬傍回の方が強い．外側膝状体を通る前額断では正常の海馬体の断面積は海馬傍回の半分であるが、本症では海馬傍回の萎縮が高度なために相対的に海馬が大きい（図2-1-48、図2-1-49）．これはアンモン角や海馬傍回の老年性変化の多寡、あるいはアンモン角の神経細胞脱落の程度などとは無関係で、内嗅領皮質の層状変性と比例関係にある．

　内嗅領皮質では分子層を除く表層のニューロピルが微細な海綿状態から亀裂を伴う組織崩壊を呈し（図1-3-17A、図2-1-50）、神経細胞の脱落とアストログリアの増殖がみられる．残存神経細胞のなかにはタングルをもつものもあるが、タングルはむしろ皮質深層に目立つ．

　老人斑（図1-3-17B）は分子層から深層に至るまで分布しているが、ニューロピルの変化からあたかも独立しているかのようにその形態が保たれている．健常例では老人斑に対してアストログリアが斑状に増殖するが、本症のアストログリアはニューロピルの変化に対応しても増殖するので層状に分布している（図1-3-18）．深層では神経細胞の脱落は軽度であるが、アストログリアの増殖が層状にみられ、ときに線維性グリオーシスが証明されることがある．ニューロピルの変化は表層より軽いが、高度な症例では表層とほとんど変わらない．病変は側頭葉前部ほど強い傾向があるため、軽度な症例では外側膝状体を通る前額断標本では病変がみられないことがある．また、この皮質病変は側副溝を超えて側頭葉新皮質にみられることがあり、とくに狭義のADでは上側頭回の腹側面まで広がる．皮質下白質は多少ともミエリン（髄鞘）の淡明化があり、ときに線維性グリオーシスがみられるが、ピック病に比べて圧倒的に軽い．

b）ピック病

　ピック病（図2-1-22）で萎縮の高度な例では層状変性が海馬傍回まで及んでいることがある．ピック球（図2-1-24）やピック細胞を除けば、ATDと同じように層状の変性がニューロピルに

みられる。しかし、ピック病ではプレ-アルファ・ニューロンは病変から逃れていることがある。

c）パーキンソン病

本症では臨床的な痴呆の有無に関わらず皮質型レヴィ小体がみられる（図1-1-6D〜F、図1-3-27）。また、パーキンソン病（PD）あるいはレヴィ小体型痴呆（DLB）の一部に海綿状態が顆粒上層にみられることがある（図1-3-29）(Hansenら1989)。この海綿状態はCJDに似て正円形であるが（図2-1-32参照）、細かい孔で、量的にも少ない。また、アストログリアが増殖しているが、肥大型ではない。抗プリオン抗体にも陰性である。ユビキチン陽性顆粒（図1-3-31）と孔の位置的な関係ははっきりしない。神経細胞の脱落は非常に軽い。顆粒下層ではより著しいアストログリアの増加がみられ、皮質型レヴィ小体が点在しているが、明らかな神経細胞の脱落は認められず、ニューロピルの変化もみられない。このような病変は側頭葉新皮質の移行部である経内嗅領皮質を中心に分布し、ときに内嗅領後頭側頭回、下側頭回に達することがある。この海綿状態を呈する皮質病変は単独でも観察されるが、ATDに共存することもある。その場合、内嗅領皮質にはATDの層状変性が、経内嗅領皮質にはDLBの海綿状態が広がり、両病変が互いに住み分けているようにみえることがある。

d）筋強直性ジストロフィー

筋強直性ジストロフィー（myotonic dystrophy：DM）は成人の筋ジストロフィーのなかで最も頻度が高い疾患である（有病率は10万人あたり5〜6人）。骨格筋のみならず心筋、中枢神経系など多臓器を侵す。常染色体優性遺伝で、遺伝学的にはDM1型とDM2型の2種類が知られている。トリプレット・リピート病の1つ（表2-2-3）で、DM1型では3'非翻訳領域にあるCTG三塩基リピートの伸長が、DM2型ではイントロンのあるCCTG四塩基の伸長がある。本症では内嗅領皮質や経内嗅領皮質（図2-1-51）、乳頭体などに年齢不相応な大量のタングルの出現をみることがある。

なお、臨床的には筋強直性ジストロフィーに似ているが、CTGリピートの延長がない疾患はproximal myotonic myopathyと呼ばれている。常染色体優性遺伝である。

■ 層構造に一致しない病変

単純ヘルペス脳炎、傍腫瘍症候群としての辺縁性脳炎など、壊死傾向の強い疾患では病巣の一部として海馬傍回が侵される。

a）単純ヘルペス脳炎

単純ヘルペス脳炎（herpes simplex encephalitis）は一側の側頭葉が腫大し、ときに帯状回ヘルニアをきたすほどである。病巣部は出血と壊死で、海馬傍回と下側頭回が最も高度であるが、その他の側頭回や島回まで広がることがある（図2-1-52）。被殻、海馬体、扁桃体、帯状回もしばしば侵される。組織学的には、壊死傾向の強い髄膜脳炎で、発症からの期間によるが、ミクログリアの活性化、マクロファージの動員、リンパ球や形質細胞の血管周囲腔や軟膜への浸潤が著しい。ときに血管壊死がみられることもある。神経細胞の核内に明暈で囲まれたエオシン好性の封入体が観察される。これをカウドリー（Cowdry）A型封入体という。同様の封入体はアストログリアやオリゴデンドログリアの核内にもみられる。形態学的な確定診断は免疫染色によるが、発症後3週間以上経った症例や抗ウイルス治療薬を長期使用した症例では証明できない場合がある。長期経過した症例では嚢胞が形成され、多嚢胞性脳症（polycystic encephalopathy）の像を呈することがある。なお、炎症細胞浸潤の程度は軽いが残ることがある。

b）辺縁系脳炎

初めて辺縁系の脳炎を記載したBrierleyら（1960）は脳炎と悪性腫瘍との関係には注目していなかった。がんの直接浸潤によらない辺縁系の脳炎の存在を指摘し、辺縁系脳炎（limbic encephalitis）という名称を使ったのはCorsellisらである（1968）。彼らはその論文のなかで、単純ヘルペス脳炎との相違について、単純ヘルペス脳炎は急性の経過をとり、病変が辺縁系に留まらないが、辺縁系脳炎は緩徐に進行し、病変が辺縁系に限局する傾向があると述べている。

辺縁系脳炎は短期記憶の減退、意識の変化、部

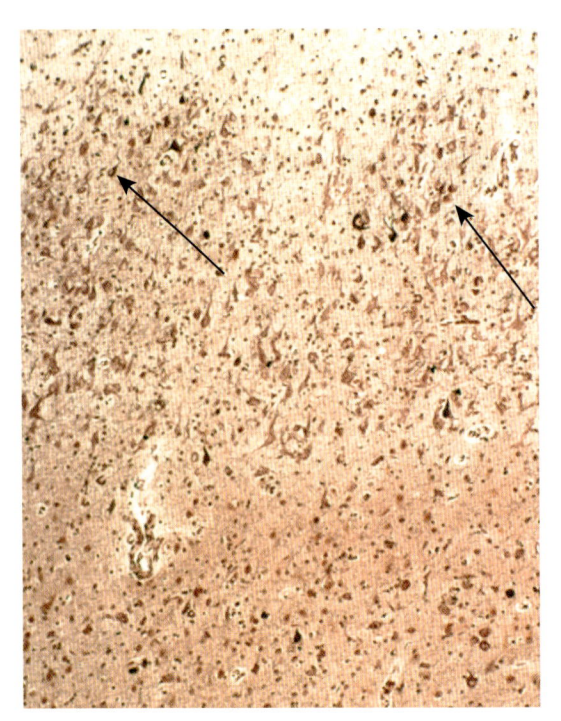

図 2-1-51　筋強直性ジストロフィー　内嗅領皮質のプレ-アルファ・ニューロン（矢印）を含み、ほぼ全層性にタングルが出現．この場所は非神経疾患例でも50〜60歳からタングルは出現するが、プレ-アルファ・ニューロンだけにタングルがみられるのが普通．59歳例．methenamine-Bodian染色

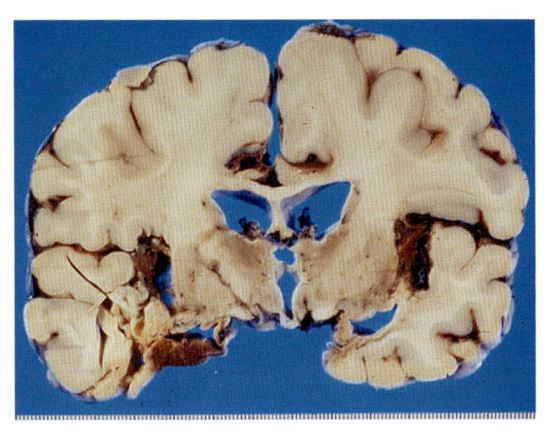

図 2-1-52　単純ヘルペス脳炎　両側海馬、両側の帯状溝に加えて、両側の島回に壊死巣がみえる．前頭・頭頂葉はやや浮腫性．（松下正明先生原図）

分側頭葉てんかん、精神症状などを呈する亜急性脳炎である．炎症細胞浸潤が側頭葉内側部、海馬体、扁桃体、視床下部などに著しい．原因は傍腫瘍性辺縁系脳炎（paraneoplastic limbic encepahlitis）としての辺縁性脳炎以外にもVGKC（voltage-gated potassium channels）抗体を伴う自己免疫性辺縁性脳炎、ステロイド反応性脳炎、特異性のある抗体が発見できない脳炎など、が知られている．しかし、最も遭遇する辺縁性脳炎は肺がんに伴うことが多いが、悪性腫瘍が発見されないこともある．傍腫瘍症候群では延髄、さらに脊髄にも病変が観察されることがある．

c）その他

後大脳動脈本幹の梗塞では海馬傍回全体が壊死に陥る．虚血性病変は主に側副溝に面する外側半分にみられ、海馬支脚を含む内背側部分は比較的軽い．脳圧亢進に伴うテント切痕ヘルニアでは海馬と海馬傍回が小脳テントに押しつけられる．ヘルニアの程度や持続期間などによって、単なる変形や軽い虚血性変化から出血、壊死、さらに線維性グリオーシスまでさまざまな変化がみられる．なお、海馬傍回の脳回頂部に**挫傷**（☞第1部2章「脳挫傷」；p84）が発見されることがある．

腫瘍は側頭葉てんかんで発見されることがあり、神経節細胞腫、神経節膠腫（**図 2-1-41A**）、胚芽異形成性神経上皮腫瘍（**図 2-1-41B**）、星状細胞腫（astrocytoma）、血管腫などがある．神経節細胞腫は比較的よく成熟した大型の神経細胞からなる腫瘍で、特定の配列を示さず、大小の細胞が集団をつくっていることがある．ニッスル顆粒は不明瞭で二核の細胞もみられる．過誤腫（hamartoma）としての性格が強い．神経節膠腫は神経節細胞腫の間質に腫瘍の性格を帯びた星状細胞が増殖しているもので、血管周囲にはリンパ球浸潤を伴う．しばしば嚢胞や石灰沈着がみられる．胚芽異形成性神経上皮腫瘍は脳表面に神経細胞とグリアが結節性に増殖している．結節の内部では乏突起膠細胞様細胞（oligodendroglia-like cell）と呼ばれる小型細胞が増殖し、その周囲には粘液様基質が豊富である．全体として一見肺胞に似ている．また皮質は異形成を示すことがある．これも過誤腫性腫瘍で、側頭葉や前頭葉にみられる．

> **Notice ⑨　非ヘルペス性辺縁系脳炎**
>
> 単純ヘルペスウイルスが陰性で、腫瘍も明らかでない一群を楠原らが非ヘルペス性辺縁系脳炎（non-herpetic acute limbic encephalitis：NHALE）として報告してから、我が国でにわかに注目されるようになった疾患である（1994）。なお、1964年に飯塚と小林が報告した症例は今日のNHALEに近いかもしれない。本症は単純ヘルペス脳炎、傍腫瘍性辺縁系脳炎などと重なり合い、多彩な成因や病態が報告され、それに伴って多くの疾患名がある（表2-1-10）。
> 　抗グルタミン酸受容体ε2サブユニット（GluRε2）抗体、抗N-メチル-D-アスパラギン酸（NMDA）受容体抗体、抗電位依存性カリウムチャネル（VGKC）抗体など、辺縁系脳炎（症）の中心的な病態に関連した抗神経抗体が見出され、自己免疫的な機序に関心が集まっている。
> 　神経病理学的には本質的に単純ヘルペス脳炎と異なるところはないが、リンパ球浸潤や組織壊死がNHALEでは軽い傾向がみられる。しかし、剖検例が自験例（Mochizukiら 2006）を含めて少数であることや、臨床的に意識障害やけいれん重積による虚血性変化が起こりやすい海馬体、扁桃体などに病巣が集中していることが本症の本質的病変の抽出を難しくしている。なお、前障はクロイツフェルト・ヤコブ病のように大脳皮質の病変としばしば連動するが、前障が海馬体や扁桃体とカップルで侵される疾患はまれである。

3．パペッツの回路とその病変

　情動に関する解剖学的構造としてパペッツまたはパペス（Papez）が提唱した回路（circuit of Papez）は海馬体-乳頭体-視床前核-帯状回-海馬体からなると考えられていたが、その後の研究によって新しい知見が加えられている。そのなかでも最大のものは、海馬体と乳頭体をつなぐ脳弓を通る神経線維は、ほぼ一世紀にわたって信じられていたアンモン角の神経細胞ではなくて、主に海馬支脚に由来するという事実である（SwansonとCowan 1977）。実際、アンモン角の梗塞では脳弓に二次変性がほとんどみられないが、海馬支脚のそれではみごとに証明される（図1-3-22）。また、海馬支脚の出力線維には乳頭体を経由して視床前核に入るものと、乳頭体を介さずに直接前核に入るものが知られており、本回路では後者を重視する立場もある。しかし、海馬支脚の梗塞や狭義のアルツハイマー病（AD）などでは乳頭体に脳弓の二次変性を反映するアストログリアの増殖はみられるが、視床前核には認められない。さらに、この回路では視床前核から帯状回に神経線維を送るが、その量はむしろ少なく、直接帯状束に入る神経線維の方が多いという研究もある。現在のところ本回路は海馬支脚-脳弓-乳頭体-乳頭体視床路-視床前核-帯状回-帯状束-海馬支脚という閉鎖回路と考えられているが（図1-3-20）、乳頭体を本回路から除くという見解もあり（DagiとPoletti 1983）、今後、神経科学の進歩によって回路が変更される可能性もある。

表2-1-10　非ヘルペス性辺縁系脳炎と周辺の疾患

単純ヘルペス脳炎、HHV-6などウイルス関連辺縁系脳炎
非ヘルペス性急性辺縁系脳炎（抗GluRε2抗体）
傍腫瘍性辺縁系脳炎（症）
卵巣奇形腫を伴う抗NMDA受容体脳炎
若年女性で好発する急性非ヘルペス性脳炎
抗VGKC抗体辺縁系脳炎
自己免疫疾患性辺縁系脳炎（症）
けいれん重積後
妊娠に関連した辺縁系脳炎（症）
非定型例

湯浅ら 2003. を改変して引用．

1）海馬支脚

　第1部3章「海馬支脚」；p114を参照。

2）乳頭体

■ 解剖学

　大脳底面において、視神経交叉と漏斗の後で大脳脚の前に正中線を挟んで並ぶ小さな隆起である。大脳を前額断にするとき最初に割を入れる場所でもある（図3-1-2）。乳頭体は視床下部の1つで、内側核、中間核、外側核に分けられる。肉眼的にみえる隆起は内側核（corpus mamillare, nucleus medialis）で、一般にいう乳頭体はこの神経核を指している。中間核は剖検脳ではよく分からないことがあるが、外側核は比較的大型の神経

細胞からなり、後方では中脳中心灰白質などに連続している。KB染色でみると乳頭体は厚い有髄線維に囲まれており、内部はさまざまな方向に走る有髄線維の間に小型の神経細胞が分布している。また、正中線に近いところにある有髄線維束は乳頭体の出力線維である主乳頭体束（principal mamillary fasciculus）で、乳頭体のすぐ背側で太い乳頭体視床路（mamillothalamic tract、ヴィック・ダジール Vicq d'Azyr 束ともいう）（図2-1-26）と細い乳頭体被蓋路（mamillotegmental tract）に分かれる。前者は視床前核（図2-1-79）へ、後者は中脳（グデン Gudden の背側被蓋核 nucleus tegmentalis dorsalis）と橋の被蓋（ベヒテレフ Bechterew の橋被蓋網様核 nucleus reticularis tegmenti pontis）に終わる。

一方、乳頭体の入力線維は脳弓（fornix）という脳梁から側脳室につり下がった一対の神経線維束である。白板から連続する海馬采は後方ほど入る神経線維が増加するために太くなり、海馬後端に達して脳梁膨大部の下で弓状に曲がって脳弓脚となる。2本の脳弓脚は並列して脳梁の下を前方に向かう。視床前方で再び左右に分かれ、脳室の室間孔の前で腹側に曲がり、視床下部を通過して乳頭体（主に内側核）に入る。脳弓は両方向性の神経線維からなり、海馬支脚から乳頭体に向かう神経線維と視床下部、中隔核、対角回核などから海馬体に向かう神経線維がある。

■ 老年性変化

老人斑の出現頻度が非常に高い場所である。定形斑は少なく原始斑が多い。乳頭体の老人斑の出現と生理的上限（単位面積あたりの95パーセンタイル値を統計学的に生理的上限と定義）を超える広汎な大脳皮質への出現は非常に相関が高く、老人斑のスクリーニングとして最適である（図2-1-53）。

■ 病理学

両側の前頭葉、頭頂葉にまたがる空間占拠性病巣、例えば慢性硬膜下血腫などではときに乳頭体の下後方に変位することがある（**中心性テント切痕ヘルニア central transtentorial herniation**）。乳頭体の梗塞や出血は比較的まれである。しか

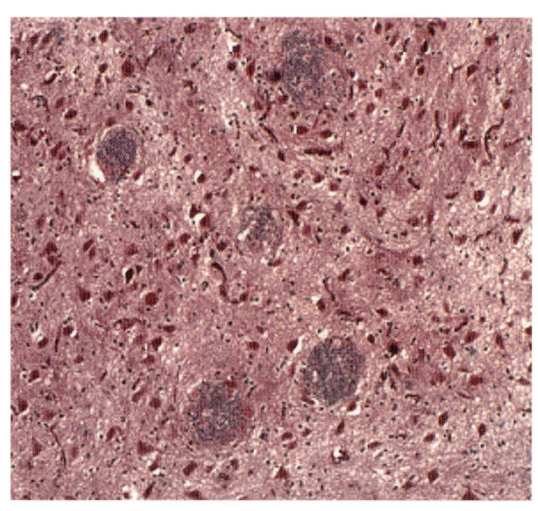

図 2-1-53　乳頭体の老人斑　定形斑はむしろまれで、原始斑のような太い神経突起の集合体がみられる。この神経核に老人斑がみつかる症例の80％以上は大脳皮質に生理的上限（対照年代の単位面積当たりの老人斑の95パーセンタイル値）を超える老人斑が出現している。痴呆の有無とは無関係．非神経疾患例．methenamine-Bodian染色．

し、海馬体などに梗塞があると、同側の乳頭体が二次的に萎縮することがある（図1-3-22）。神経細胞の脱落は明らかではないが、有髄線維の減少がみられる。萎縮した神経細胞どうしの距離が短縮し、さらにアストログリアの増殖が加わるために、全体として細胞の密度が高くみえる。なお、海馬支脚の神経線維は両側性に脳弓に入るので、組織学的には反対側にも軽度ながら変化をみることがある。しかし、視床前核に変化が及ぶことはまれで、同核にこのような病変が観察される場合には乳頭体視床路が梗塞などによって切断されている可能性も考慮する必要がある。

アルツハイマー型痴呆（ATD）では海馬支脚を含む海馬体の病変が高度になると前述の二次変性に似た変化がみられる（図1-3-21）。しかし、乳頭体の変化が海馬体のそれを上回ることはない。乳頭体内側核ではタングルや脳幹型レヴィ小体のような細胞内封入体は非常にまれであるが、外側核ではしばしば観察される。**筋強直性ジストロフィー**では乳頭体内側核にタングルやガリアス（Gallyas）染色陽性の糸屑様構造をみることがある。

乳頭体は**ウェルニッケ脳症（Wernicke encephalopathy）**の舞台として視床を含む第三脳室壁、中脳中心灰白質などとともに有名である（図2-1-

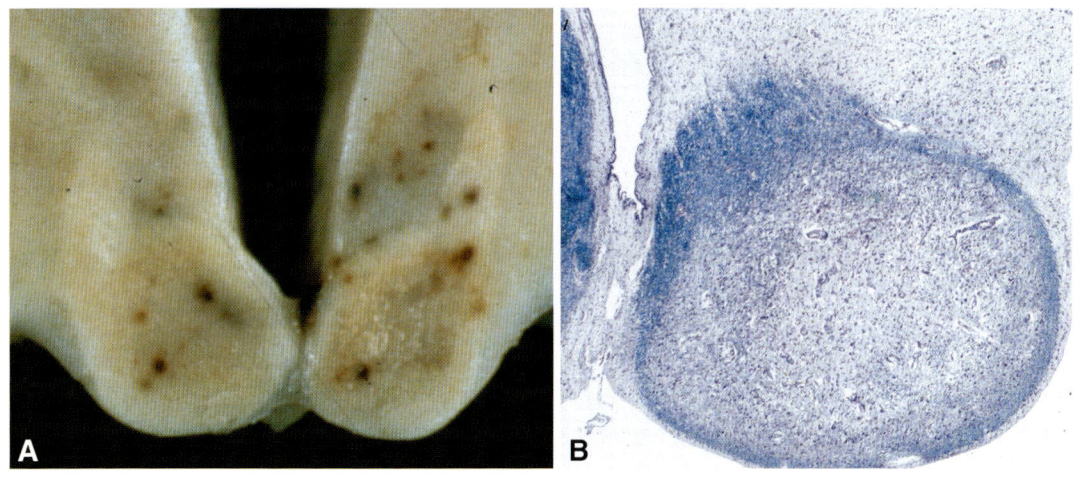

図 2-1-54　ウェルニッケ脳症　A：乳頭体とその背側にある視床下部に点状出血．乳頭体の割面はやや軟らかく，粗大顆粒状．平滑ではない．　B：毛細血管内皮の腫大と増加に加えて毛細血管そのものも増加するため，非常に細胞密度が高い．KB 染色．（図 2-3-2 参照）

54）．非常に新しい病巣では組織の浮腫と点状出血のみであるが，多少経過した症例では毛細血管内皮細胞の腫大や増加がみられ，さらに毛細血管そのものが増加している．ミエリン（髄鞘）や軸索の損傷がみられ，アストログリアが増殖しているが，通常の循環障害とはやや様相を異にし，神経細胞の脱落が相対的に軽度で，マクロファージの散在する変性したニューロピルに比較的よく保たれた神経細胞が浮かんでいる（図 2-3-2B, C 参照）．病変は脳室系に隣接した間脳，中脳，菱脳にほぼ左右対称性に分布する．上衣細胞の直下にある組織は病変から逃れるが，脳室系に接近している場所ほど病変が強い傾向も指摘されている（Victor ら 1989）．

毛細血管の増殖を伴う代謝性疾患として**リー（Leigh）脳症**がある．本症は中脳中心灰白質，延髄被蓋など脳幹部に多発する点でウェルニッケ脳症と共通するが，大脳では淡蒼球が好発部位で，乳頭体はまれである．

3）視床前核

視床前核（nucleus anterior thalami）は乳頭体を通る前額断では第三脳室側で，尾状核の腹内側に位置し，視床内髄板という厚い有髄線維層で縁取りされた楕円形の神経核としてみえる．切る角度によってはその腹側に乳頭体視床路の太い有髄線維束がみえることがある（図 2-1-79）．前核内部はさまざまな方向に走る有髄線維がほぼ均一にみられ，その間に中型ないし小型の円形または多角形の神経細胞が分散している．前核の外側にある腹側前核では有髄線維束の輪切りが多数みられるので神経核の同定は難しくない．しかし，同じ視床の亜核である背外側核も前核に似た有髄線維のパターンを示すので注意が必要である．前核に入力する神経線維は乳頭体視床路の他に，脳弓から直接入る海馬支脚由来の神経線維と帯状回から来るものがあるとされる．主な出力線維は帯状回に向かう．

乳頭体やその出力路である乳頭体視床路が梗塞で壊死に陥ると前核に二次変性が生じる（図 1-3-22）．系統変性疾患ではしばしば視床は侵されるが，前核だけ選択的に障害されることはまれである．視床はウェルニッケ脳症（図 2-1-54、図 2-3-2）の好発部位であるが，主に内側核のように第三脳室壁を形成する亜核に分布するため，前核に病変が及ぶことはまれである．

4）帯状回

帯状回（cingulate gyrus）は脳梁の直上にあり，側脳室の背側を囲むように位置する大脳皮質である（図 2-1-37）．細胞の構築は無顆粒層型皮質に属し（図 2-1-1）、第Ⅳ層の内顆粒層がほとんどな

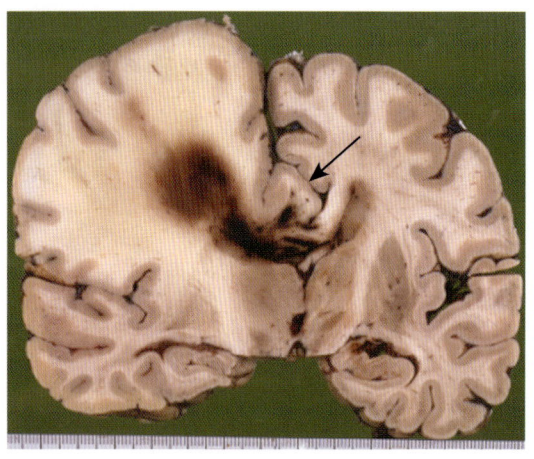

図 2-1-55 帯状回ヘルニア 左大脳白質出血とそれに伴う浮腫によって左帯状回（矢印）が右に陥入．出血は側脳室外側角から脳室に穿破．大脳割面の大きさが左右で著しく違うことに注意．

表 2-1-11 扁桃体の亜核一覧

核群	亜核
基底核外側核群 （深部核群）	外側核 基底核 副基底核 傍板状核
皮質核内側核群 （表層核群）	外側嗅索核 前皮質核 扁桃体周囲皮質 内側核 後皮質核 副嗅索床核
その他	扁桃体前野 中心核 海馬扁桃体移行部 介在核

石塚 2008．より「扁桃体の核区分」を改変して引用．

い．脳梁に接する皮質下白質に帯状回の出力路である帯状束（cingulum）がある．長短の連合線維群からできている．前額断標本でみると，標本面に対して平行な皮質下白質のなかに，輪切りとして帯状束がみえるので区別がつく場合もある．側頭葉では海馬傍回の中心部を通るが，剖検例では確認できない．入力系は視床前核の神経線維がある．出力系では視床前核と，帯状束を経由して海馬傍回の内嗅領皮質に向かう2種類がある．

帯状回を直撃する出血や梗塞はきわめてまれで，前大脳動脈領域に梗塞でもしばしば逃れる．一側大脳半球に生じた出血，梗塞，腫瘍などの空間占拠性病巣では，帯状回が大脳鎌の下から反対側へ陥入することがある（**帯状回ヘルニア cingulate herniation**）（**図 2-1-55**）．

単純ヘルペス脳炎や**辺縁系脳炎**では側頭葉内側部とともに病変がみられることがある．**ATD**，**ピック病**，**CJD** など皮質を侵す変性疾患ではしばしば島回とともに帯状回に層状変性が観察される．また，深層の小型，中型の神経細胞には腫大やピック嗜銀球，皮質型レヴィ小体などさまざまな細胞質内封入体がみられる．

4．扁桃体

1）解剖学

扁桃体（amygdala）は側頭葉前部内側にある大きな球形の神経核で6つの亜核からなる複合体である．その前面は側頭葉白質のなかに埋没し，後面と腹外側面は側脳室下角の天井をつくり，内側面は脳表面となり髄液に接する．扁桃体は皮質下諸核のなかでは有髄線維が非常に少なく，視床のようにミエリン（髄鞘）構築から亜核を同定するのは難しい．

扁桃体は解剖学的に皮質核内側核群（corticomedial nuclear group）と基底核外側核群（basolateral nuclear group）に分けられ（**表 2-1-11**），病理学的にも両者の変化がしばしば異なる．ただし，ヒトでは発生の過程で側頭葉が回転するために，各亜核の名称と実際の位置がずれているので注意を要する．内側核は背内側に位置し，外側核は腹外側にある．皮質核内側核群は皮質核，内側核およびいくつかの小細胞群からなり，扁桃体の背内側部に位置する．無名質のある大脳底面と扁桃体がつくる角にある内側にやや膨らんだ部分（半月回 semilunar gyrus）が皮質核である．この神経核は扁桃体のなかで唯一極性をもっており，脳表面に向かって神経細胞が並んでいるので分か

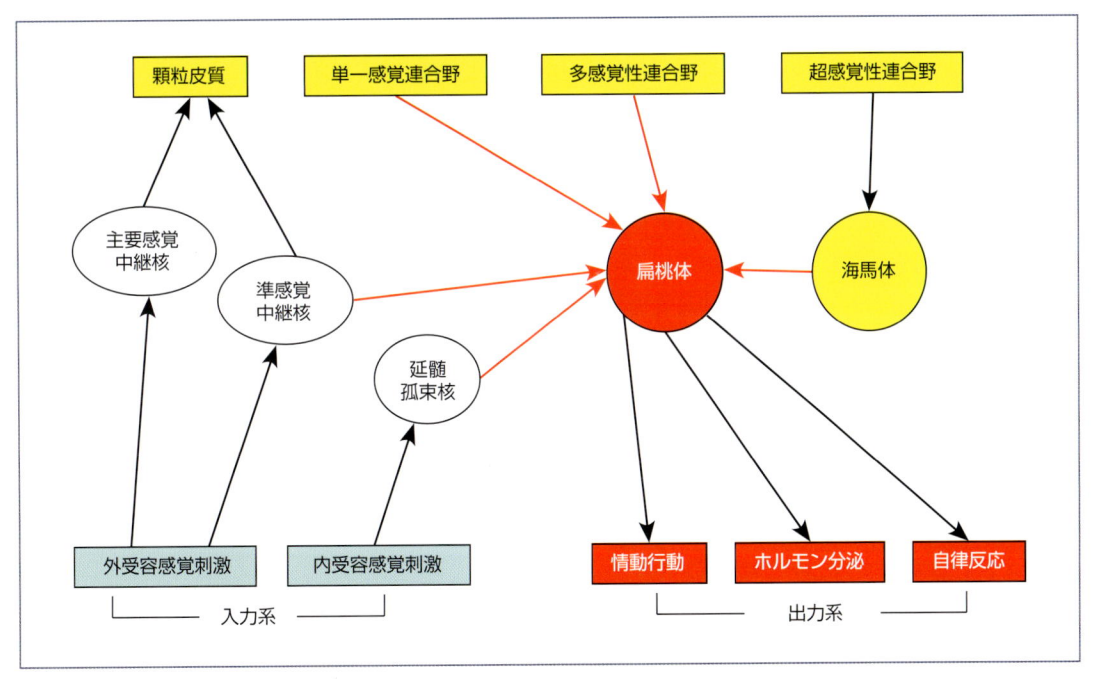

図 2-1-56 扁桃体への感覚投射系 赤い矢印は高度に処理された情報を示す．
（伊藤ら 1994. の図 3-11 を参照）

りやすい．内側核は皮質核のすぐ外側にある小さな神経核である．

　皮質核内側核群に比べて圧倒的に大きい基底核外側核群は基底核、副基底核、外側核からなる灰白質で、皮質核内側核群の腹外側にあり、側脳室下角の壁をつくっている．外側核は側脳室下角に接する大きな亜核で、それと皮質核の間に外側から基底核と内側核が位置する．副基底核は扁桃体の後半部分を占め、基底核と皮質核内側核群の間にある．中心核も後半部分にある小さな神経核で、副基底核の背側にある．すべての亜核を調べるためには少なくとも扁桃体を2～3枚の割面にする必要がある．

2）線維連絡

　扁桃体にはすべての感覚の入力線維が集まる（**図 2-1-56**）．一般内臓感覚は主に迷走神経から延髄の孤束核（nucleus solitarius）、橋結合腕傍核（nuclei parabrachiales）、視床下部を介して扁桃体の中心核に入る．視覚、聴覚、味覚、嗅覚、体性感覚の入力系には、視床から大脳皮質を経て扁桃体に行く系と大脳皮質を介さずに直接視床や脳幹

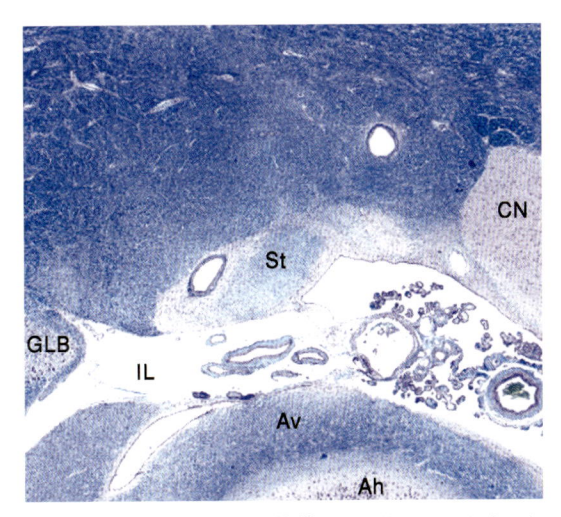

図 2-1-57 分界条と尾状核 扁桃体の出入力路である分界条と尾状核は側脳室背外側壁から下角壁に至るまで伴走する．図の分界条は同側の内包に起きた梗塞によって切断され、その二次変性が及んでいる．KB染色． 略号　Av: 白板、Ah: アンモン角、CN: 尾状核、GLB: 外側膝状体、IL: 側脳室下角、St: 分界条．

の諸核から扁桃体に至る2つの系がある．ただし、後者は霊長類では認められないものもある．扁桃体からの出力系では、皮質核内側核群は大脳皮質からの情報を基底核外側核群を介して受け、

それを主に情動や自律反応に関係の深い視床下部と脳幹に送る。この出力系には分界条（stria terminalis）、外側嗅条（stria olfactoria lateralis）、扁桃体腹側出力路（ventral amygdalofugal pathway）の3つがある。分界条は扁桃体の出入力線維が通る経路で、側脳室下角の天井に位置する尾状核と伴走している（図2-1-57）。また、中心核からは橋結合腕傍核、延髄の孤束核、迷走神経背側核に投射があり、これらの神経核では双方向性に投射があることになる。視床への出力としては、基底核外側核群から視床内側核に投射がある。また、中心核と内側核から視床正中中心核に線維が送られている。

扁桃体から大脳皮質への出力では、直接投射するシステムと無名質を経由した間接投射系がある。前者には基底核外側核群から帯状回前部、前頭葉眼窩回後部、側頭葉極部と嗅周囲皮質、島回前部などへの投射がある。間接投射系では、基底核外側核、基底核内側核、中心核から無名質を介して大脳皮質に投射している。

その他、ドパミン作動性ニューロンが脳幹腹側被蓋野から、セロトニン作動性ニューロンが青斑核から、そしてノルアドレナリン作動性ニューロンが縫線核から主に中心核と基底核に投射している。

3）海馬と扁桃体の関係

空間、場所、物体、文脈などの情報に基づいて、海馬体は情動を発現するために必要な「時間」、「場所」、「状況」などを認識し、記憶する重要な役割を担っていると考えられている。海馬体で処理された情報は海馬体—扁桃体間の直接経路によって扁桃体に送られる。一方、扁桃体には、あらゆる感覚情報が集められ、最終的な価値評価と意味の認知に関与していると考えられている（図2-1-56）。すなわち、視床や大脳皮質から扁桃体に入る経路は条件刺激に対する情動反応（例えば、特定の対象に対する恐れ）に関与し、海馬からの経路はある種の状況に対する情動反応（例えば、明確な対象のない不安）に関係している（小野 1994）。

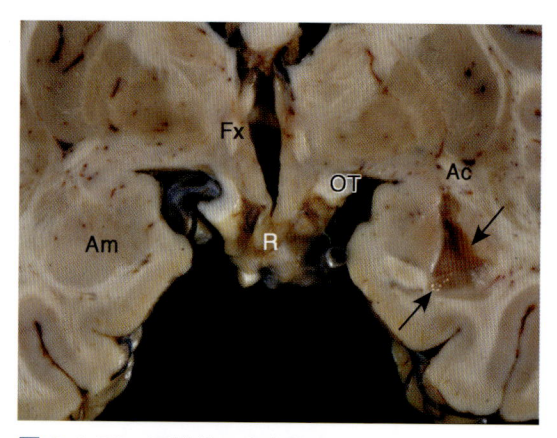

図2-1-58　扁桃体の虚血障害　右扁桃体の基底核外側核群を含む領域の梗塞（矢印）．同核は扁桃体のなかで最も虚血障害を受けやすい．　略号　Ac：前交連，Am：扁桃体，Fx：脳弓，OT：視索，R：漏斗．

4）病理学

剖検例で追跡可能な扁桃体の出入力路は分界条と外側嗅条であるが、疾病における変化の記載はほとんどない。分界条は非常に長い距離にわたって伸びる神経路であるが、尾状核とともに側脳室壁に沿って走っているために広汎な**脳梗塞**でも病変から逃れていることが多い。しかし、まれに中大脳動脈の大梗塞で分界条が切断されていることがあり、その二次変性を追うことができる場合がある。外側嗅条につながる嗅球や嗅索は**脳挫傷**で切断されることがある（図1-2-48A）。アルツハイマー型痴呆（ATD）ではタングルが観察されることがある。また、海馬病変の程度ともよく相関するという（岡本ら 1986）。

扁桃体だけに限局した病変はきわめてまれで、海馬体、海馬傍回などにも同じ病変がみられるのが普通である。**心停止脳症/虚血性脳症**のような広範囲の虚血性障害では亜核によって脆弱性に違いがあり、基底核外側核群がしばしば侵される（図2-1-58）。ニューロピルの微細な海綿状態、アストログリアの増殖などから組織の壊死までみられるが、とくに軽い変化は剖検例ではしばしば観察されるため、病変の意味づけには注意が必要である。**単純ヘルペス脳炎**（図2-1-52）や**辺縁系脳炎**なども海馬体、海馬傍回といっしょに障害される。**側頭葉てんかん**に対する外科的治療として、

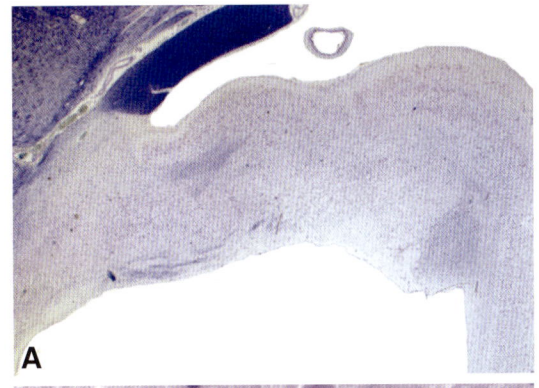

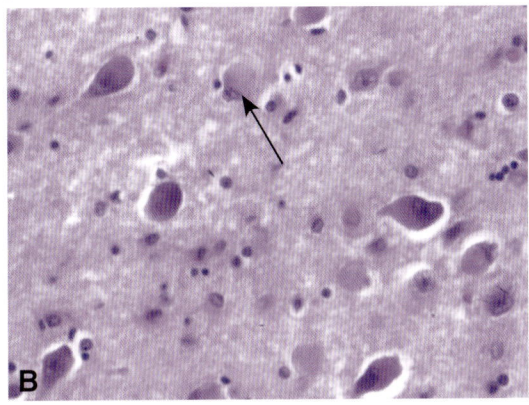

図2-1-59　ピック病の扁桃体　A：皮質核内側核群の形状は保たれているが，その腹側にある基底核外側核群の萎縮はとくに強い．扁桃体は有髄線維が少ない場所だが，ミエリンの淡明化は高度．KB染色．　B：ピック細胞（矢印）．エオシンに濃染した封入体様構造はピック球かもしれない．突起を出した線維形成型アストログリアが増殖．HE染色．

海馬体，海馬傍回とともに切除されることがある．病変を認めないこともあるが，ときに**腫瘍**（図2-1-41）などが発見されることもある．

壊死，出血，軟化などを伴わない扁桃体の萎縮は加齢，変性疾患などで観察される．側頭葉の萎縮といっしょにみられ，しばしば側脳室下角が拡大する大きな要因になる．その代表的な疾患が**ピック病**である．とくに基底核外側核群の線維性グリオーシスが著明で（図2-1-59A），神経細胞の脱落を凌駕しているようにみえる．残存した神経細胞の膨化やピック球が観察される（図2-1-59B）．線維性グリオーシスはさらにマイネルト基底核（図2-1-62B）を含む無名質に観察される．

アルツハイマー型痴呆（ATD）の扁桃体はピック病ほどではないが，狭義のADでは高度に萎縮し（TsuchiyaとKosaka 1990），とくに基底核外側核群の萎縮は強い傾向がある．本症では皮質核内側核群のタングルや老人斑が海馬体や海馬傍回における分布との関連で注目されている．しかし，神経細胞の脱落を伴う線維性グリオーシスは基底核外側核群とくに副基底核に強い（Mukaiら 1994）（図2-1-60）．なお，ピック病のように扁桃体背側部から無名質にかけて線維性グリオーシスが広がっていることがある．

パーキンソン病（PD）ではしばしば暈をもった脳幹型レヴィ小体や皮質型レヴィ小体，さらに封入体をもたない膨化した神経細胞が中心核，皮質核などに多くみられる（図2-1-61）．このような分布はタングルのそれによく似ており，細胞の変性に関して何らかの組織側の要因が想定される．PDでは扁桃体が肉眼的に萎縮することはまれであるが，基底核外側核群にアストログリアの増殖や線維性グリオーシスをみることがあり，精神症状との関連で注目されることがある．

クリューバー・ビューシー症候群は，KlüverとBucyが1937年（さらにその2年後にも）にサルの扁桃体，鉤回，海馬傍回を含む両側の側頭葉を切除したところ，視覚失認，口唇傾向，情動や性行動の変化，食行動の変化，などが観察された（1937）．彼らはのちに側頭葉症候群として発表したが（Klüver 1958），それが今日クリューバー・ビューシー症候群として知られているものである．ヒトではハンチントン病，単純ヘルペス脳炎，頭部外傷，てんかん，多発性硬化症などで報告されている（和田 1990）．本症候群の責任病巣の解析は十分進んでいないが，大脳辺縁系と関連した両側の側頭葉内側部が重要な部位と考えられている．

5．前脳基底部とマイネルト基底核

脳表面にあるにも関わらず特定の細胞構築を示さない複数の細胞集団が大脳半球の腹側面と内側面にある．これを前脳基底部（basal forebrain）といい，中隔部，嗅結節，扁桃体の一部，前交連の腹側部にある無名質などを含む．

無名質（substantia innominata）の境界は不明瞭で，淡蒼球の腹側に位置する領域である．前脳基底部には大型の神経細胞（magnocellular basal fore-

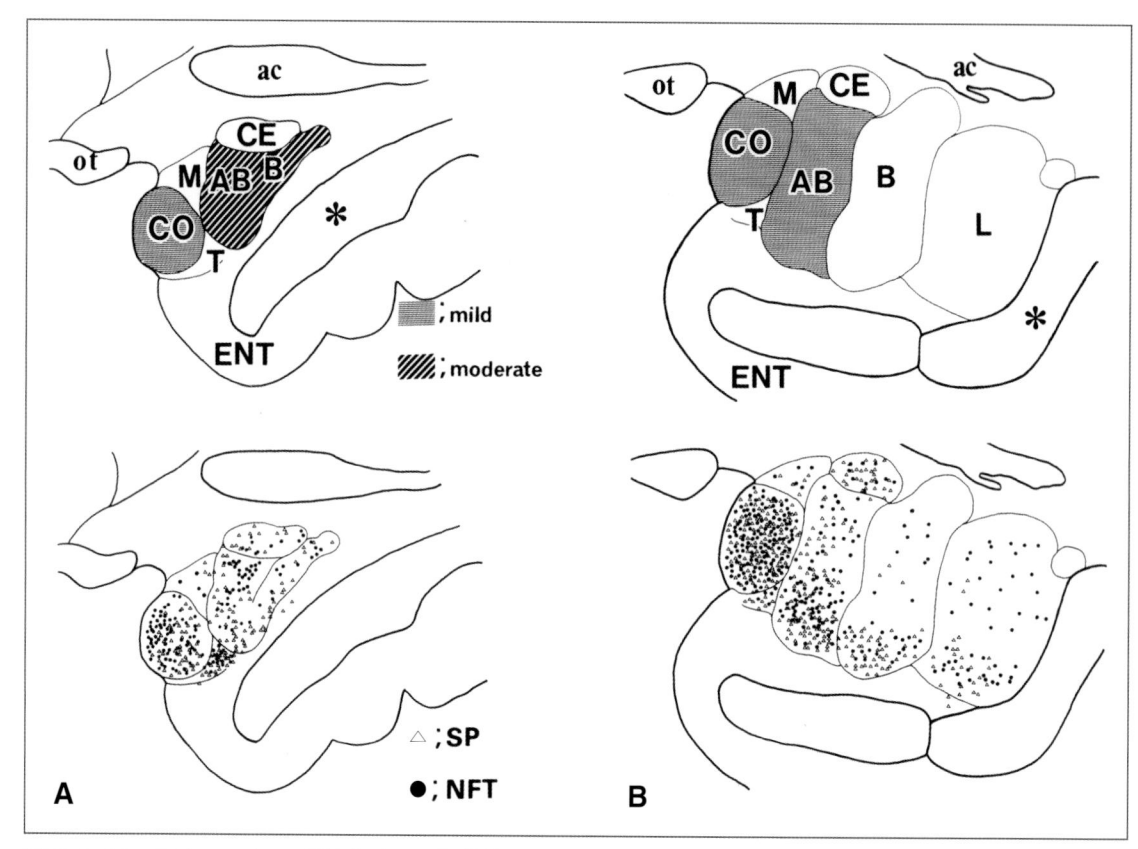

図 2-1-60　アルツハイマー型老年痴呆の扁桃体　**A**：吻側．　**B**：尾側．副基底核は神経細胞脱落と広汎なグリオーシスが最も高度．老人斑やタングルは皮質核と副基底核に多いが、神経細胞脱落の程度とは相関しない．皮質核内側核群は神経細胞脱落が最も軽い．　略号　AB：副基底核、ac：前交連、B：基底核、CE：中心核、CO：皮質核、ENT：内嗅領皮質、L：外側核、M：内側核、ot：視索、T：皮質と扁桃体の移行部、＊：側脳室．（図版：Mukai ら 1994．より Fig. 3 を引用）

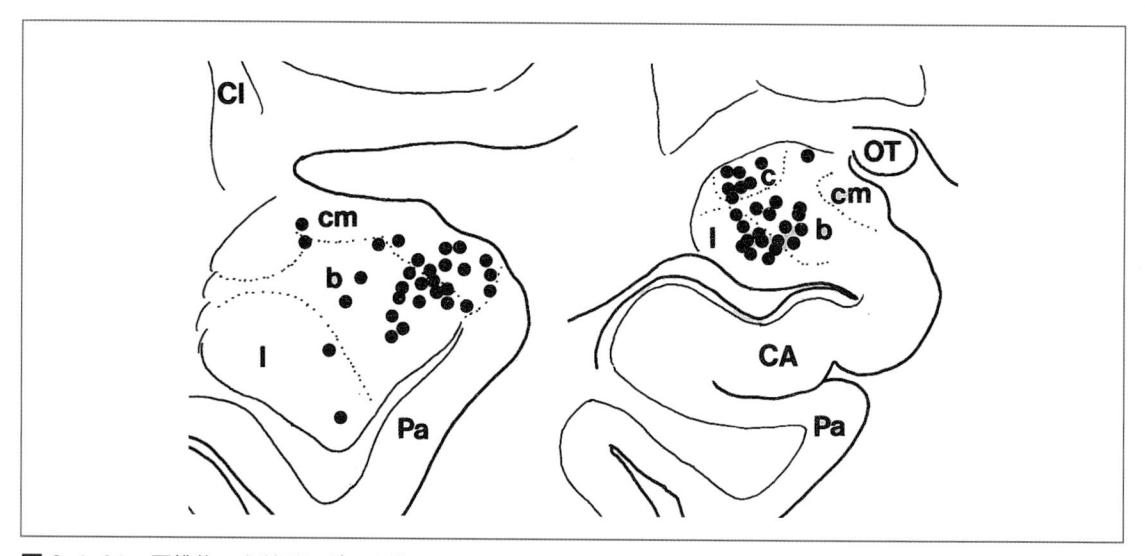

図 2-1-61　扁桃体の皮質型レヴィ小体　略号　b：基底核、c：皮質核、CA：アンモン角、Cl：前障、cm：皮質内側核群、l：外側核、OT：視索、Pa：内嗅領皮質．痴呆のないパーキンソン病例．

郵便はがき

1028790

108

（受取人）
千代田区富士見2-4-6

株式会社 **西村書店**

東京 出版編集部 行

|||||||||||||||||||||||

名前   年齢   歳

住所 〒

勤務先（在学学校名）部課名学科名もご記入ください

所在地

学会・協会名   専攻分野

購入店
                区・市・町   書店

お求めの日   平成   年   月   日

ご記入いただいた個人情報は、注文品の発送、新刊等のご案内以外は使用いたしません。

料金受取人払

麹町支店承認

9328

差出有効期限
平成27年4月
○日まで

ご愛読ありがとうございます。今後の出版の資料とさせていただきますので、お手数ですが、下記のアンケートにご協力くださいますようお願いいたします。

● 書名

● この本を何でお知りになりましたか。
1. 新聞広告（　　　　　　　新聞）　2. 雑誌広告（雑誌名
3. 書評・紹介記事（　　　　）　4. 弊社の案内　5. 書店にすすめられ
6. 実物を見て　7. その他（

● この本をお読みになってのご意見・ご感想、また、今後の小社の出版物につてのご希望などをお聞かせください。

● 定期的に購読されている新聞・雑誌名をお聞かせください。
新聞（　　　　　　　　　　　　　）　雑誌（

ありがとうござい

■ **注文書**　小社刊行物のお求めは、なるべく最寄りの書店をご利用ください。小社にご注文の場合は、本ハガキをご利用ください。宅配便にて代金引換えでおいたします。（送料実費）

お届け先の電話番号は必ずご記入ください。　自・勤 ☎

書名	
書名	
書名	
書名	
書名	

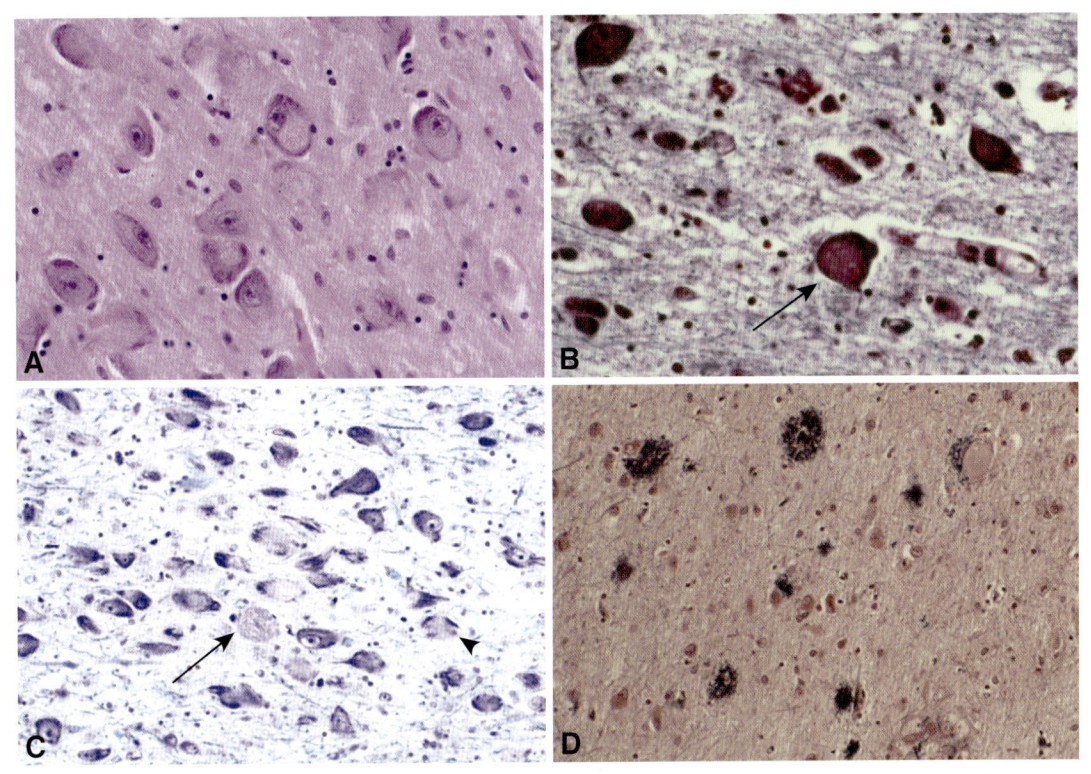

図 2-1-62　マイネルト基底核　**A**：59歳女性．非神経疾患例．HE 染色．　**B**：ピック球（矢印）．ピック病．Bodian 染色．　**C**：神経細胞の数は正常だが、タングル（矢印）と脳幹型レヴィ小体（矢頭）がみえる．83歳女性．アルツハイマー型老年痴呆．KB 染色．　**D**：定形老人斑、腫大した神経突起とアミロイドからなる老人斑がみえる．90歳女性　非神経疾患例．methenamine-Bodian 染色．

brain neurons）が内側中隔核、対角帯核の一部、淡蒼球の腹側、外側部などに分布している。マイネルト基底核（nucleus basalis of Meynert）も大型神経細胞の集団で、無名質の前交連の腹側に分布する。

マイネルト基底核に由来するコリン作動性ニューロンはほとんどの大脳皮質に投射する。ところが、入力線維は主に扁桃体、島回と側頭葉の一部、梨状葉皮質、内嗅領皮質などで、広範囲にわたる出力線維に比べて大脳皮質からの入力線維は非常に限られている。一方、皮質下からの入力線維は中隔核群、対角帯核群、側座核、腹側淡蒼球、扁桃体（とくに基底核群）、視床下部、大脳脚周囲核、黒質緻密帯、中脳縫線核、結合腕傍核、青斑核など、広汎である。

マイネルト基底核の神経細胞はリポフスチンの沈着が非常に目立つ（図2-1-62A）。そのため、膨化しているようにみえる場合があるので細胞質の状態をよく観察する必要がある。また、神経細胞周囲が開いて何らかの循環障害を疑わせることがある。一側大脳半球の出血や梗塞では、同側のマイネルト基底核に神経細胞の脱落をみることがある。初老期の**アルツハイマー病（AD）**では神経細胞の脱落とともにタングルが多数出現する（Whitehouseら 1982）。タングルはさらに中隔核、対角回核、側座核などにも分布している。しかし、**アルツハイマー型老年痴呆（SDAT）**では健常例と大差ないことが多いため、その量的評価は慎重にする必要がある（図2-1-62C）。なお、老人斑は健常老人脳でもときに出現するので、老人斑の存在だけで ATD とすることはできない（図2-1-62D）。**進行性核上性麻痺（PSP）**ではほとんどタングルは出現しない。**ピック病**では神経細胞の脱落はさまざまである（図2-1-62B）。

ピック病や ATD などの皮質性変性疾患やパーキンソン病（PD）では無名質、中隔核、対角回核などに著しい線維性グリオーシスをみることがある。とくに、それが神経細胞の減少に比して強く、

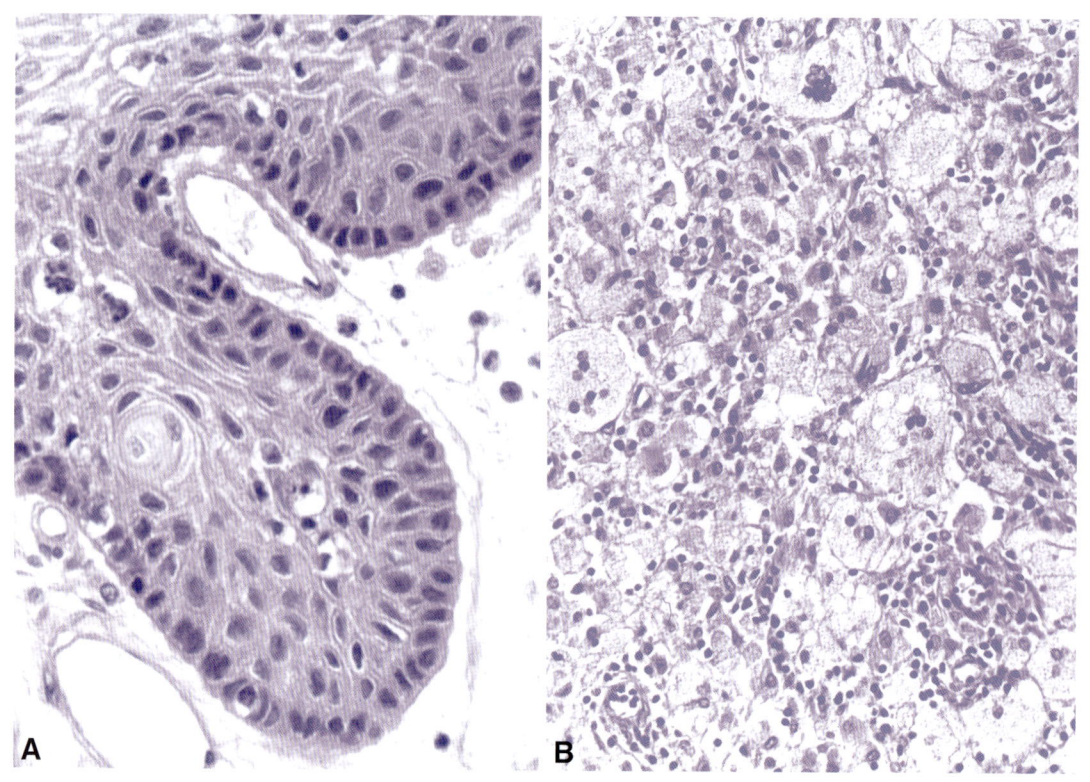

図 2-1-63　**A**：頭蓋咽頭腫．重層扁平上皮が乳頭状に発育する扁平上皮乳頭型．ケラチンボールや石灰化などがみられない．HE 染色．**B**：ランゲルハンス細胞組織球症．大型で多核の組織球、泡沫状のマクロファージにリンパ球が混じった肉芽腫．HE 染色．

単に神経細胞の脱落に対する反応を上回っていると考えられる場合である．同様の傾向は中隔核，対角回核などにも当てはまる．無名質は扁桃体腹側出力路、対角帯（ブローカ Broca）、脚ワナ、レンズ核ワナなど多くの有髄線維が通過する場所でもあるので、それらの変性に対する線維性グリオーシスという場合があることに一考する必要がある．PDでは脳幹型レヴィ小体がしばしば発見される．神経細胞内のこともあるが、細胞外にみられることもある．

6．視床下部

視床下部（hypothalamus）は視床の腹内側にあり、第三脳室壁にある視床下溝より下にある第三脳室の壁と底部を形成している．前後方向では前交連のやや後方から乳頭体までの領域である．視床下部は乳頭体を含むいくつかの亜核に分類されるが、有髄線維の少ない場所であるために亜核の境界を決めがたい．剖検標本で最も分かりやすい神経核は視索の両側にある視索上核（nucleus supraoptics）、第三脳室壁にある室傍核（nucleus paraventricularis）である．これらの神経核は血管が豊富でしばしばニューロピルが海綿状にみえる．前核は室傍核の腹外側にあり、内側核群は漏斗核の背側、後核は乳頭体の外側に位置するが、境界ははっきりしない．

視床下部と下垂体は蝶形骨の骨折を伴う**頭部外傷**でしばしば障害される．また、閉鎖性頭部外傷がこの領域を巻き込んでいることがあるので注意が必要である．視床下部に発生する梗塞はまれであるが、クモ膜下出血で視床下部が障害されることがある．また、**シーハン（Sheehan）症候群（postpartum pituitary necrosis）**でも下垂体に壊死が生じるとともに視床下部に虚血性病変が広がることがある．内頸動脈の海綿静脈洞部から生じた紡錘状の動脈瘤が視床下部を圧迫するために、

虚血性変化をみることがある。**下垂体卒中（pituitary apoplexy）**は下垂体腺腫の梗塞を伴う下垂体の大出血である。パーキンソン病（PD）をはじめとするレヴィ小体関連疾患の下垂体後葉には高率に抗アルファ－シヌクレイン（α-synuclein）抗体に陽性の構造がみられる（Hommaら2012）。レヴィ型変性突起が神経系のみならず副腎、消化管、心臓などにも認められ、全身的な分布を示している（Wakabayashiら1997；Orimoら2008）。**ウェルニッケ脳症**は前述の乳頭体のみならず第三脳室壁に地図状の病巣をつくるため、視床下部が巻き込まれる（図2-1-54、図2-3-2参照）。ウイルス性、細菌性脳炎や髄膜炎は視床下部を侵す。

腫瘍では頭蓋咽頭腫（craniopharyngioma）（**図2-1-63A**）、髄膜腫（meningioma）、星状細胞腫（astrocytoma）、転移性腫瘍とくに白血病やリンパ腫などがみられる。無脳症（anencephaly）ではしばしば視床下部と下垂体が欠損している。**ハンド・シューラー・クリスチャン（Hand-Schüller-Christian）病**は慢性炎症性肉芽腫で、ランゲルハンス（Langerhans）型の大きな組織球の増殖にリンパ球、好酸球、形質細胞の浸潤を伴う非腫瘍性の反応である。慢性期ではコレステロールを含む泡沫状のマクロファージが大量に観察される（**図2-1-63B**）。視床下部や第三脳室周囲は好発部位で、実質外の肉芽腫がここに進展することがある。また、肉芽腫巣とは離れた場所に地図状の脱髄性病変を伴うことがある。レテラー・ジーヴェ（Letterer-Siwe）病、好酸球性肉芽腫（eosinophilic granuloma）および本症は1953年、Lichtensteinによって組織球症X（histiocytosis X）と総称されたが、現在はランゲルハンス細胞組織球症（Langerhans cell histiocytosis）と呼ばれている（Hageら1993）。電顕的にはテニスのラケットに似たバーベック（Birbeck）顆粒が特徴的である（レテラー・ジーヴェ病でも認められる）。免疫染色ではCD1a、S-100蛋白に陽性である。

狭義の**AD**や**PSP**では視床下部後核などにタングルをみることがある。しかし、健常老人脳でも出現することがあるので注意が必要である。また、PSPでは後核を中心にして線維性グリオーシスが観察されることがある。脳幹型レヴィ小体や神経突起内レヴィ小体（neuritic Lewy body）はPDではほぼ必発である。

参考文献

Bancher C, Jellinger KA：Neurofibrillary predominant form of senile dementia of Alzheimer type：a rare subtype in very old subjects. Acta Neuropathol 1994；88：565-570.

Brierley JB, Corsellis JAN, Hierons R, et al.：Subacute encephalitis of later adult life. Mainly affecting the limbic areas. Brain 1960；83：357-368.

Broca P：Anatomie comparee des circonvolutions cerebales. Le grande lobe limbique et la scissre limbique dans la serie des mammiferes. Rev Anthropol 1878；1. Ser 2. 385-598. In：The Limbic Brain. Lautin A, Kluwer Academic/Plenum Publishers（New York），2001.

Corsellis JA, Goldberg GJ, Norton AR："Limbic encephalitis" and its association with carcinoma. Brain 1968；91：481-496.

Dagi TF, Poletti CE：Reformulation of the Papez circuit：absence of hippocampal influence on cingulate cortex unit activity in the primate. Brain Res 1983；259：229-236.

Du F, Whetsell WO, Abou-Khalil B, et al.：Preferential neuronal loss in layer III of the entorhinal cortex in patients with temporal lobe epilepsy. Epilepsy Res 1993；16：223-233.

Duvernoy HM：The Human Hippocampus, 3rd ed. Springer（Berlin），2005.

Frederickson CJ, Klitenick MA, Manton WI, et al.：Cytoarchitectonic distribution of zinc in the hippocampus of man and the rat. Brain Res 1983；273：335-339.

Hage C, Willman C, Favara B：Langerhans' cell histiocytosis（histiocytosis X）：immunophenotype and growth fraction. Hum Pathol 1993；24：320-324.

Hansen LA, Masliah E, Terry RD, et al.：A neuropathological subset of Alzheimer's disease with concomitant Lewy body disease and spongiform change. Acta Neuropathol 1989；78：194-201.

Homma T, Mochizuki Y, Mizutani T：Phosphorylated α-synuclein immunoreactivity in the posterior pituitary lobe. Neuropathology 2012；32：385-389.

飯塚禮二，小林義康：急性瀰漫性リンパ球髄膜炎および脳症の病理．神経進歩 1964；8：417-426.

石塚典生：扁桃体の細胞構築と線維結合．Clin Neurosci 2008；26：382.

伊藤正男 他：『岩波講座認知科学6 情動』岩波書店（東京），1994.

Kartsounis LD, Rudge P, Stevens JM：Bilateral lesions of CA1 and CA2 fields of the hippocampus are sufficient to cause a severe amnesic syndrome in humans. J Neurol Neurosurg Psychiatry 1995；59：95-98.

笠原麻里，水谷俊雄：アルツハイマー型老年痴呆における辺縁系病変の進展に関する神経病理学的研究．脳神経 1997；49：51-58.

Klüver H："The temporal lobe syndrome" produced by bilateral ablations. In：Neurological Basis of Behaviour. Wolstenholm GEW, O'Conner M（eds），J & A Churchhill（London），1958.

Klüver H, Bucy PC：Psychic blindness and other symptoms following bilateral lobectomy in rhesus monkeys. Am J Physiol 1937；119：352-353.

小池上春芳：『大脳辺縁系』第4版，中外医学社（東京），1981，pp15-23.

Kotapka MJ, Graham DI, Adams JH, et al.：Hippocampal pathology in fatal human head injury without high intracra-

nial pressure. J Neurotrauma 1994 ; 11 : 317-324.
楠原智彦, 庄司紘史, 加地正英 他. : 非ヘルペス性急性辺縁系脳炎の存在について. 臨床神経 1994 ; 34 : 1083-1088.
McLardy T : Zinc enzymes and the hippocampal mossy fiber system. Nature 1962 ; 194 : 300-302.
MacLean PD : Some psychiatric implications of physiological studies on frontotemporal portion of limbic system (visceral brain). Electroencephalogr Clin Neurophysiol 1952 ; 4 : 407-418.
水谷俊雄：系統変性としてのPerforant pathway変性―Alzheimer型痴呆における海馬の2次性萎縮. 脳神経 1998 ; 50 : 895-905.
Mizutani T, Kasahara M : Degeneration of the intrahippocampal routes of perforant and alvear pathways in senile dementia of Alzheimer type. Neurosci Lett 1995 ; 184 : 141-144.
Mizutani T, Shimada H : Quantitative study of neurofibrillary tangles in subdivisions of the hippocampus. CA2 as a special area in normal aging and senile dementia of the Alzheimer type. Acta Pathol Jpn 1991 ; 41 : 597-603.
Mukai M, Mizutani T, Yamada S : Neuropathological study of the amygdaloid subnuclei in senile dementia of the Alzheimer type, with special reference to the basolateral subnuclei. Neuropathology 1994 ; 14 : 139-147.
Mochizuki Y, Mizutani T, Isozaki E, et al. : Acute limbic encephalitis : a new entity? Neurosci Lett 2006 ; 394 : 5-8.
岡本幸市, 森松光紀, 東海林幹夫 他：ヒトの嗅球の老人性変化. 臨床神経 1986 ; 26 : 270.
小野武年：生物学的意味の価値評価と認知. 『岩波講座 認知科学6 情動』伊藤正男, 梅本 守, 山鳥 重 他（編）, 岩波書店（東京）, 1994, pp72-108.
Orimo S, Uchihara T, Nakamura A, et al. : Axonal α-synuclein aggregation herald centripetal degeneration of cardiac sympathetic nerve in Parkinson's disease. Brain 2008 ; 131 : 642-650.
Papez JW : A proposed mechanism of emotion. Arch Neurol Psychiatry 1937 ; 38 : 725-743.
Rutecki PA, Grossman RG, Armstrong D, et al. : Electrophysiological connections between the hippocampus and entorhinal cortex in patients with complex partial seizures. J Neurosurg 1989 ; 70 : 667-675.
庄司紘史：非ヘルペス性辺縁系脳炎. BRAIN and NERVE 2010 ; 62 : 853-860.
Sommer W : Erkrankung des Ammonshorns als aetiologisches Moment der Epilepsie. Arch Psychiatr 1880 ; 10 : 631-675.
Squire LR, Zola-Morgan S, Alvarez P : Functional distinctions within the medial temporal lobe memory system : What is the evidence? Behav Brain Sci 1994 ; 17 : 495-496.
Swanson LW, Cowan WM : An autoradiographic study of the organization of the efferent connections of the hippocampal formation in the rat. J Comp Neurol 1977 ; 172 : 49-84.
Tsuchiya K, Kosaka K : Neuropathological study of the amygdala in presenile Alzheimer's disease. J Neurol Sci 1990 ; 100 : 165-173.
Ulrich J, Spillantini MG, Goedert M, et al. : Abundant neurofibrillary tangles without senile plaques in a subset of patients with senile dementia. Neurodegeneration 1992 ; 1 : 257-264.
Victor M, Adams RD, Collins GH : The Wernicke-Korsakoff Syndrome and Related Neurologic Disorders Due to Alcoholism and Malnutrition, 2nd ed. FA Davis company (Philadelphia), 1989.
和田義明：Klüver-Bucy 症候群. 神経内科 1990 ; 33 : 547-553.
Wakabayashi K, Takahashi H : Neuropathology of autonomic nervous system in Parkinson's disease. Eur Neurol 1997 ; 38 (Suppl 2) : 2-7.
Whitehouse PJ, Price DL, Struble RG, et al. : Alzheimer's disease and senile dementia : loss of neurons in the basal forebrain. Science 1982 ; 215 : 1237-1239.
Witter MP, Room P, Groenwegen HJ, et al. : Connections of the parahippocampal cortex in the cat. V. Intrinsic connections ; comments on input/output connections with the hippocampus. J Com Neurol 1986 ; 252 : 78-94.
Wyss JM, Swanson LW, Cowan WM : Species differences in the projection of Ammon's horn to the ipsilateral and contralateral dentate gyrus. Anat Rec 1977 ; 187 : 753.
Yamada M, Itoh Y, Otomo E, et al. : Dementia of the Alzheimer type and related dementias of the aged : DAT subgroup and senile dementia of the neurofibrillary tangle type. Neuropathology 1996 ; 16 : 89-98.
湯浅龍彦, 根本英明, 木村暁夫：精神症状で発症, 比較的若年女性を冒し画像所見に乏しい急性可逆性辺縁系脳炎―4症例の報告と考察. 神経内科 2003 ; 59 : 45-50.
Zola-Morgan S, Squire LR, Rempel NL, et al. : Enduring memory impairment in monkeys after ischemic damage to the hippocampus. J Neurosci 1992 ; 12 : 2582-2596.

■■■ Ⅲ. 皮質下核 ■■■

　線条体、淡蒼球、視床下核（ルイ体）はそれぞれ単独で障害されることもあるが、多くの場合、血管・循環障害である。それに対して、変性疾患では進行性核上性麻痺（progressive supranuclear palsy：PSP）、歯状核赤核淡蒼球ルイ体萎縮症（dentato-rubro-pallido-luysian atrophy：DRPLA）などのように系統的に侵されることが多い。しかも、いずれも小脳や脊髄が変性に巻き込まれ、錐体外路系と脊髄小脳系は不可分な関係にある。

　しかし、これらの疾患で障害されている部位間の神経線維連絡は必ずしも明らかになっているわけではない。例えば、PSPやDRPLAなどにみられる黒質、淡蒼球、視床下核の病変では、解剖学的に知られている連絡と病変の分布は必ずしも一致しない。化学伝達物質という視点からみても同様である。その意味で、未解決な部分が少なくない。

　一方、視床は、血管障害などによって単独で侵されることもあるが、大脳皮質や白質の広汎な病変の二次変性的な見方をされてきた。それは、線条体、淡蒼球、視床下核などと連絡していても、視床そのものに形態学的な変化をみることがまれ

なことが挙げられる。しかし、最近、GuilleryとShermanが提唱する視床の神経回路モデルのように（2002）、視床の情報処理回路の研究が飛躍的に進んでおり、今後、病理学的な見方や解釈にも大きな影響を及ぼすかもしれない。

なお、乳頭体、扁桃体も皮質下核であるが、機能的、解剖学的な連絡からみると大脳辺縁系に属するため、その項で述べられている。

1．レンズ核

レンズ核（lenticular nucleus）とは被殻（putamen）と淡蒼球（globus pallidus）を合わせた名称である。それに対して、内包を挟んで対峙する尾状核（caudate nucleus）と被殻を合わせて線条体（striatum）という。また、被殻と尾状核を新線条体（neostriatum）、淡蒼球を古線条体（paleostriatum）と呼ぶこともある。

さらに、腹側線条体（ventral striatum）と腹側淡蒼球（ventral pallidum）という名称がある。前者は側坐核（nucleus accumbens）と嗅結節（tuberculum olfactorium）を指し、後者は無名質（substantia innominata）吻側部（淡蒼球の腹方への延長部）をいう。背側線条体と（背側）淡蒼球が大脳新皮質と連動して認知機能に基づいた運動開始に関与するのに対して、腹側線条体・淡蒼球系は嗅皮質、海馬体、扁桃体、対角帯、中隔核などの辺縁系と連絡し、感情や動機に対する反応としての運動開始に関わっていると考えられている。

1）線条体

■ 解剖学
a）構造

線条体の最先端部は脳梁膝部の直後に位置する尾状核で、側脳室前角の外側壁をつくる。その形は脳室内に張り出した凸レンズ型を呈する。尾状核は後方に向かって急に小さくなり、側脳室壁の背外側部を占めるようになる。被殻の最先端部は尾状核最先端部よりわずかに後方の腹外側に位置する。線条体頭部ではその腹側に側坐核があるが、両者の境は不明瞭である。被殻は乳頭体を通る割面から後方に向かって先細りし、その最後端は外側膝状体の割面から視床枕の割面でみられる小さな島状の灰白質である。一方、尾状核は側脳室背外側壁に沿って後方に進み、脳梁膨大部付近で下方に転じ、側脳室下角の天井に位置するようになる。なお、尾状核の腹側には扁桃体の出入力線維が通る分界条（stria terminalis）が伴走している（図 2-1-57）。

尾状核と被殻は組織学的には同じ構造である。視床とは対照的に白質成分が非常に少ない灰白質で、ところどころにある有髄線維の細い束（ペンシル・ファイバー pencil fiber と呼ばれる）が内側の淡蒼球に収斂するように走っている。肉眼的には淡い茶褐色の線条体のなかに白く光沢のある有髄線維束が線状にみえる。神経細胞は中型細胞と大型細胞の2種類からなる。中型細胞が圧倒的に多く存在し、ヒトでは大型細胞の160～170倍ある。そのため、100倍視野では大型細胞は7～8個程度しかみえない。

線条体を acetylcholine esterase で染色すると、モザイク模様のように染まる組織（マトリックス）の間に染色されない場所がパッチワークの当て布のように分布している。これをストリオソーム（striosome）という（GraybielとRagsdale 1978）。マトリックスはさまざまな化学伝達物質やその受容体によって区分されており、ストリオソームとともに線条体内でそれぞれ化学的に異なる区画を形成している（Brodal 2004）。

b）線維連絡

線条体は大脳新皮質の全域と双方向性に連絡するとともに、大脳皮質→線条体→淡蒼球→視床→大脳皮質という大きな回路をつくっている。一方、線条体から淡蒼球外節および内節、黒質網様帯に送る出力線維はそれぞれ別々の線条体ニューロンから起こり（OertelとMugnaini 1984）、1個の線条体ニューロンの軸索が枝分かれしてそれぞれの部位に行くのではない。その他の神経線維には黒質緻密帯、中脳背側縫線核、視床髄板内核などが知られている。

機能的にみると、大脳基底核には入力部である線条体と出力部である淡蒼球内節と黒質網様帯の間に直接路と間接路という2つの内的回路がある

と考えられている（DeLong 1990）。直接路は線条体と淡蒼球内節および黒質網様帯を直接つなぐルートである。これに関与する化学伝達物質はギャバ（GABA）、P物質（substance P）である。それに対して、間接路は線条体－淡蒼球内節・黒質網様帯の間に淡蒼球外節と視床下核が介在する経路である。被殻から淡蒼球外節への化学伝達物質はGABA、エンケファリン（enkephalin）、淡蒼球外節から視床下核へはGABA、視床下核から淡蒼球内節へはグルタミン酸である。なお、大脳皮質から線条体へ入力する線維系はグルタミン酸性興奮性であるが、黒質線条体ドパミン性入力線維は直接路に対しては興奮性、間接路には抑制性である。したがって、これらの神経路は大脳皮質や黒質に対して機能的に相反する作用を及ぼすと考えられている。

c）血管支配

線条体の大部分は中大脳動脈から分かれる外側中心枝によって養われている（図 3-1-5）。これはシャルコー（Charcot）の脳出血動脈とも呼ばれるように、出血、梗塞などが最も起こりやすい動脈である。尾状核頭部を灌流する動脈は前大脳動脈から分岐する前内側中心枝のなかの長枝（ホイブナー Heubnerの動脈）である。そのため、被殻の梗塞が尾状核にまで波及することはまれである。実際、被殻に比べて尾状核では梗塞の頻度が低い。

■ 老年性変化

健常老人脳で線条体に老人斑をみることは決してまれではない。大脳皮質に出現する老人斑の量とほぼ比例する。また、線条体に老人斑がみえる場合の大脳皮質には、対照年代の生理的範囲（95パーセンタイル値）を超えて大量に出現していることが多い。形態はびまん性斑が最も多いが、定形斑を混じることもある。しかし、タングルは**アルツハイマー型痴呆**（**Alzheimer-type dementia：ATD**）のような病的状態以外では極めてまれである。また、老人脳では泡沫状スフェロイド（foamy spheroid）がその他の神経核に比べて多く観察される（図 1-1-25）。しかも、スフェロイドに対してミクログリアと思われる細胞があたかもニューロノファギア（図 1-1-4）のように取り囲んでい

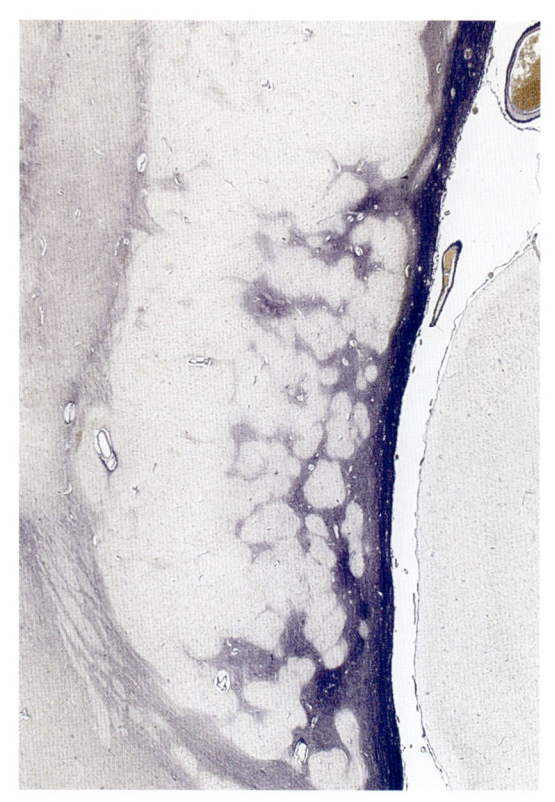

図2-1-64　大理石斑紋状態 被殻. Holzer染色で染まらない部分がまだら状にみえる. 脳性麻痺.
（玉川公子先生原図）

ることがある。このような組織像は老人の延髄薄束核でもしばしばみられる。

■ 病理学
a）血管・循環障害

大理石斑紋状態（status marmoratus）は大理石の模様に似た白色の斑や縞模様がみえる状態である（図 2-1-64）（FriedeとSchachenmayr 1977）。これは**周産期脳障害**（**perinatal brain damage**）の1つで、生後6～9ヵ月あるいはミエリン（髄鞘）形成期以前に低酸素や虚血によって障害を受け、その後に活発にミエリンがつくられた結果、その領域に過剰な有髄線維が生じたものと考えられている。しかし、有髄線維の部分的な過剰形成という説もある。しばしば神経細胞の脱落と残存神経細胞への石灰沈着が認められる。被殻、尾状核、視床でよく観察されるが、淡蒼球の頻度は低い。

大脳に起こる出血の多くは**外側型出血**で、被殻の外側部分が好発部位である（図 1-2-4）。大脳前

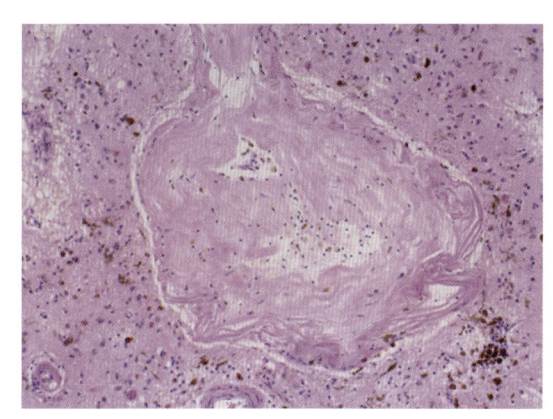

図2-1-65 線維化した微小動脈瘤 周囲にヘモジデリン顆粒が多数．左下には硝子化した血管．被殻．HE染色．

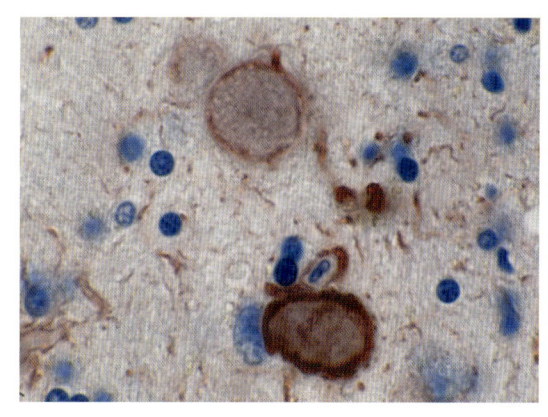

図2-1-66 老人性舞踏病 泡沫状類球体（フォーミー・スフェロイド）が被殻に多発．81歳男性．遺伝子解析によりハンチントン病は否定．抗GFAP抗体による免疫染色．

額断の割面でみると，古い出血は背腹方向に長いスリット状の空洞としてみえる．前後方向では，被殻の長さを超えることもある．出血の中心を同定することは容易ではないが，乳頭体を通る割面の前後であることが多い．しかし，外傷に伴う出血は高血圧性出血の部位より前方に生じやすいという．

被殻腹側部には動脈硬化性変化をみることが多い．とくに高齢者では動脈の拡張や蛇行，血管壁の硝子化などに加えて，微小動脈瘤（microaneurysm）が観察される（図2-1-65）．その周囲組織には小さな出血があったことをうかがわせるヘモジデリン顆粒がマクロファージ内に認められるため，肉眼的には割面上で小さな褐色の円としてみえる．また，しばしば肥大して太い突起を伸ばしたアストログリア（図1-1-34C），ローゼンタール線維（図1-1-39），泡沫状類球体（図1-1-25）などが散在している．微小動脈瘤はその他に視床（図2-1-81），橋底部（図2-3-30），小脳歯状核（図2-2-24），大脳皮質（図1-2-24）などにも分布する．

泡沫状類球体は淡蒼球に生理的に出現するが，被殻ではまれである．しかし，ハンチントン病とは異なり遺伝子異常のない老人性舞踏病（senile chorea）にこの類球体が多発していたという報告がある（図2-1-66）（Peter 1924；Alcock 1936；FreidmanとAmbler 1990；奥山ら 1996）．

被殻は**心停止脳症（cardiac arrest encephalopathy）/虚血性脳症（ischemic encephalopathy）**

（図1-2-10）でしばしば障害される．その分布は線条体黒質変性症（図2-1-67）のそれに非常によく似ており，外包に接する被殻外側部分がとくに強く侵される．ニューロピルは粗鬆化ないし海綿状態を示し，被殻内を走る有髄線維束（ペンシル・ファイバー）が消失する．アストログリアの増殖も病変分布に従って外側部ほど強く，淡蒼球に接する内側部ほど軽い．尾状核は病変から逃れることが多い．なお，被殻の**梗塞**はラクネ（ラクナ）と区別すべきである（図1-2-18）．

b）変性
i）線条体黒質変性症（striatonigral degeneration：SND）

本症は線条体とくに被殻（背外側部）と黒質の変性からなり（Adamsら 1964），多系統萎縮症の一部をなす（GrahamとOppenheimer 1969）．まれに単独例もみられるが，そのような場合でも脳幹・小脳にオリゴデンドログリアの細胞質封入体（glial cytoplasmic inclusions：GCI）を認めることが多い（図1-1-32C）．

典型的な例では被殻の外側部が肉眼観察でも容易に分かるほどに萎縮して黄褐色調を呈し（図2-1-67），割面が顆粒状にみえる．組織学的にはニューロピルに微細な海綿状態から小さな空洞形成までみられ，変性疾患としては非常に組織の破壊が強い（図2-1-68A）．被殻内を走る有髄線維束は減少または消失している．アストログリアは肥大し，太く長い突起を伸ばしているが，毛細血

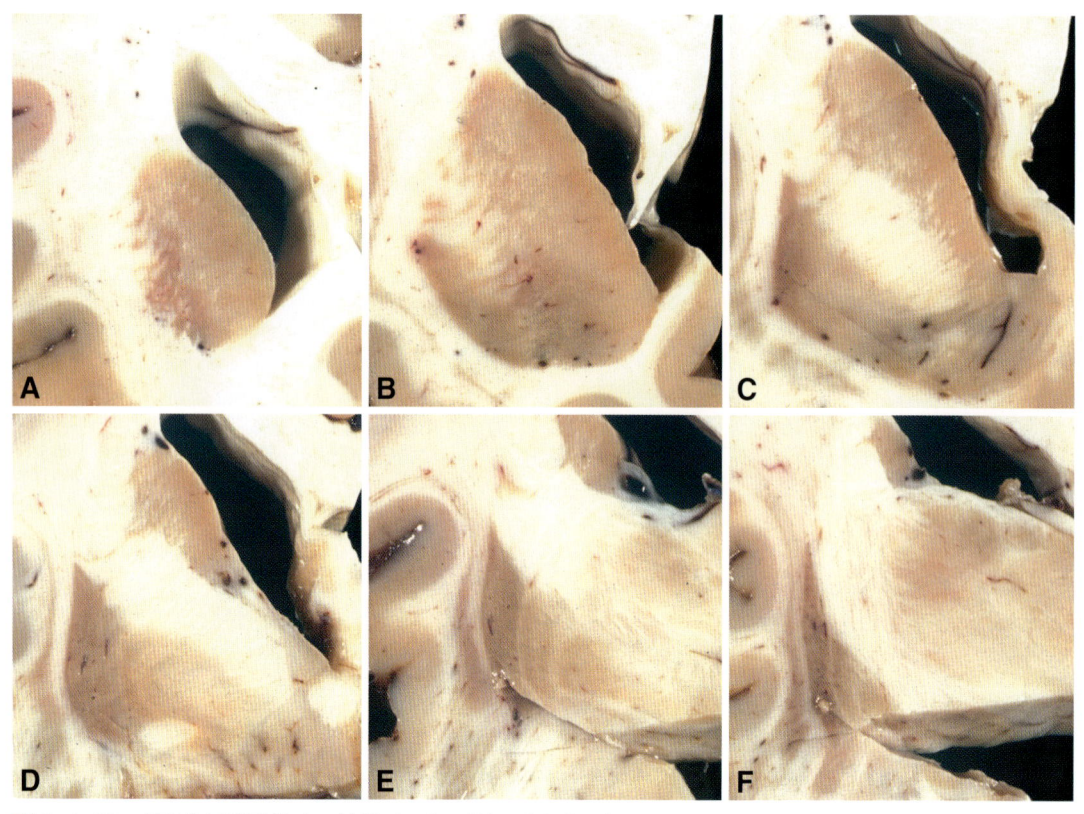

図 2-1-67　線条体黒質変性症の被殻（マクロ像）　線条体頭部（A）から尾側に向かって視床内側核と視床枕の割面（F）までの連続標本．尾状核と被殻の色を比べると後者の方が濃い．被殻吻側では背外側部がとくに濃いが，尾側では全体が濃い．被殻の萎縮は後方ほど強い．淡蒼球も正常より小さい．本例の病変は中程度．

管の増殖のような間葉系の細胞反応は乏しい．神経細胞の脱落も高度で，とくに大型細胞の変性，消失が著明である．また，強拡大でみると小さな黄褐色の丸い顆粒や細長い棒状の顆粒が残存した神経細胞の周りにみえることがある．肉眼的に黄褐色にみえるのはそのためである．組織化学的には単一物質ではなく，リポフスチン，鉄などを含んでいる．

病変は被殻外側部に強く，淡蒼球に接する内側部では軽い（**図 2-1-68**）．被殻病変の程度は症例によりさまざまで，左右の病変の程度が異なる場合からまったく病変を欠く場合まである．しかし，肉眼的に所見をつかめない症例でも，アストログリアの増殖の程度が内側部と外側部では違うので，必ず両者を比較するようにしたい．また，吻側より尾側ほど病変が強いため，肉眼的変化に乏しい例ではとくに2ヵ所を標本にすべきである．

淡蒼球ではとくに外節に被殻病変の二次的変化を受けてアストログリアの増殖がみられる．同様に，黒質網様帯にも線条体黒質路の変性に対する反応としてアストログリアが増殖している．被殻病変に左右差がある場合，網様帯にも左右差が認められるが，その程度は被殻に比べて小さい．しかし，黒質緻密帯の変性は被殻病変と比例しないことが多い．また，下オリーブ核，橋核，小脳の病変とも相関しない．

ⅱ）ハンチントン病

　ハンチントン（Huntington）病は常染色体優性遺伝する疾患で，原因遺伝子は常染色体4番の短腕にある．本症の原因はハンチンチン（huntingtin）という蛋白質をコードする遺伝子のコード領域にあるグルタミンを指定するコドンCAGの異常に長い伸長である（☞**表 2-2-3**，「Notice⑫」；p269）．臨床症状はCAGリピート数に相関するが，大多数の症例では40以上である（Kremerら

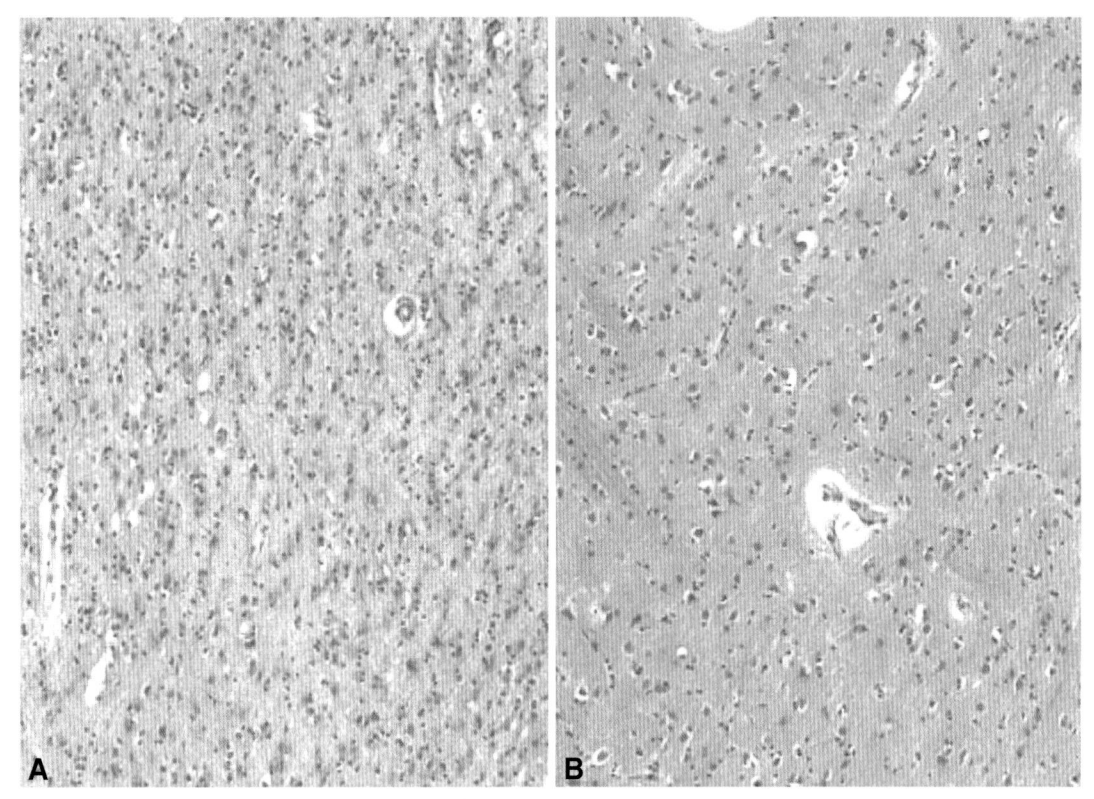

図 2-1-68　線条体黒質変性症の被殻（組織像）　A：被殻背外側部．アストログリアの増殖が強く、ニューロピルは粗鬆化している．　B：アストログリアの増殖は A に比べて軽い．A、B とも同一倍率．本例は**図 2-1-67** とは異なる症例．病変の程度は中程度．HE 染色．

1994)．

　線条体と淡蒼球の萎縮は高度である。とくに尾状核は紙のように薄くなり、側脳室前角が著明に拡大する。組織学的には中型神経細胞の脱落が圧倒的に高度である（**図 2-1-69A, B**）アストログリアの増殖も著しいが、組織の萎縮や神経細胞の脱落が高度である割には線維性グリオーシスが軽い症例や、その逆に非常に強い線維性グリオーシスを呈する症例もある。尾状核では背側部により変化が強く（**図 2-1-69D**）、被殻では背内側部に変化が強い。淡蒼球外節では被殻病変の影響を受けてアストログリアの増殖がみられ、ときに神経細胞の脱落を伴うことがある（Lange ら 1976）。しかし、内節の変化はそれに比べて軽い。

　形態計測学的には大型錐体細胞の脱落が大脳新皮質、内嗅領皮質、海馬などで報告されている（de la Monte ら 1988）。大脳皮質と白質は肉眼的にそれと分かるほどに萎縮するが、その程度にはかなりバリエーションがある。臨床経過の長い症例では、大脳皮質にはピック病のような前頭葉の萎縮と皮質第Ⅱ層から第Ⅲ層の神経細胞が脱落している（**図 2-1-69B**）。一方、層状変性は認められないが、神経細胞どうしの間隔が狭くなり、細胞密度が高くみえる症例、皮質の状態に比してアストログリアの増殖が乏しい症例など、もある。なお、Vonsattel らは線条体病変の程度を 5 段階に分類している（1985）（**表 2-1-12**）。

　異常なハンチンチン蛋白が凝集した封入体が神経細胞の核内にみられ、抗ハンチンチン抗体、抗ユビキチン（ubiquitin）抗体で陽性に染まる（**図 2-1-69C**）。この核内封入体は大脳皮質とくに側頭葉ヘシュル（Heschl）回（横側頭回）、海馬、線条体、扁桃体、小脳歯状核、赤核などで認められる（Gourfinkel-An ら 1997；Sapp ら 1997）。また、同様な染色態度を示す異常な神経突起が前頭葉内側部、線条体などでみられる。その他、視床の萎縮や黒質吻部の網様帯にアストログリアの増殖をみることがある。また、早期発症例では、小脳の萎

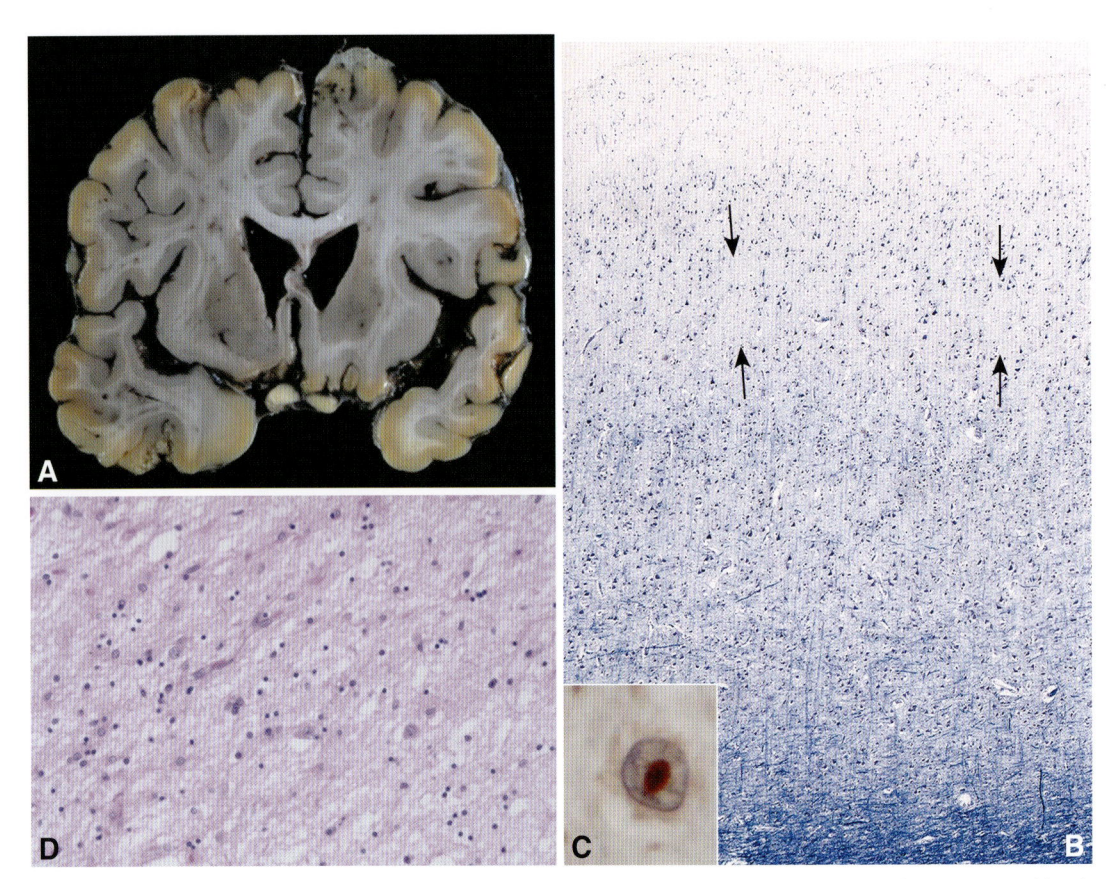

図 2-1-69　ハンチントン病　**A**：脳重 965 g（大脳：820 g，小脳：120 g，脳幹：25 g）．54 歳としては，脳幹と大脳は非常に軽いが小脳はやや軽い程度．尾状核が高度に萎縮．向かって右の上前頭回には死戦期に生じた点状出血．**B**：大脳皮質の神経細胞は全体的に減少．とくに顆粒上層では神経細胞のない領域が斑状に散在（矢印）．上前頭回．KB 染色．　**C**：抗ユビキチン抗体による免疫染色で陽性を示す核内封入体．　**D**：尾状核ではアストログリアの増殖が高度．ニューロピルも粗鬆化．HE 染色．（図 B～D は本間 琢先生の原図をもとに作成）

表 2-1-12　Vonsattel らによるハンチントン病線条体病変の分類

病変の程度	病理学的所見	
	マクロ所見	ミクロ所見
0	著変なし．	質的変化はないが，神経細胞が 30～40％減少，抗ユビキチン抗体陽性の核内封入体．
1	線条体頭部と尾部で軽度萎縮．	線条体内側部の神経細胞脱落とアストログリアの増殖，新線条体神経細胞は 50％以上脱落，抗ユビキチン抗体陽性の核内封入体．
2	線条体頭部は萎縮しているが，側脳室壁は内側に湾曲し，側脳室の拡大なし，淡蒼球は著変なし．	神経細胞脱落が尾状核腹外側に広がるが，被殻腹側部と側坐核は逃れる．ペンシル・ファイバーが細くなり，オリゴデンドログリアが増加．
3	中等度の線条体頭部の萎縮，尾状核の側脳室壁の内側への湾曲が消失して直線的，側脳室拡大，淡蒼球は軽度萎縮．	側坐核領域を除く線条体の明瞭な神経細胞脱落，淡蒼球の神経細胞脱落とアストログリアの増殖，側坐核はほとんど病変から逃れる．
4	線条体頭部の高度萎縮，尾状核の側脳室壁が外側に湾曲，淡蒼球の明らかな萎縮．	線条体の高度神経細胞脱落，側坐核は軽度．

判定用の組織サンプルは 1）尾状核，被殻，側坐核が 1 つの割面に現れるレベル，2）淡蒼球，3）尾状核尾部を採取する．
（Vonsattel ら 1985．より改変して引用）

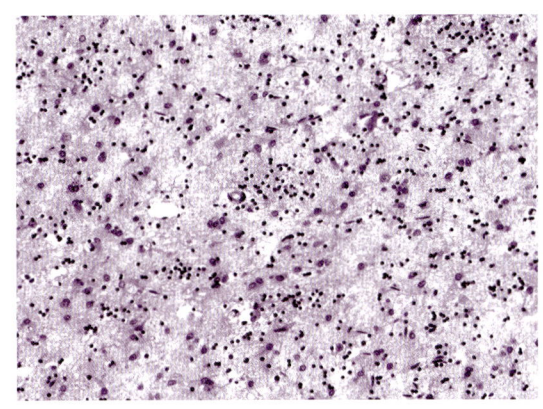

図2-1-70 有棘赤血球舞踏病 中・小型の神経細胞の脱落とアストログリアの増殖．ニューロピルの粗鬆化も強い．ハンチントン病の組織像に似ている．被殻．HE染色．

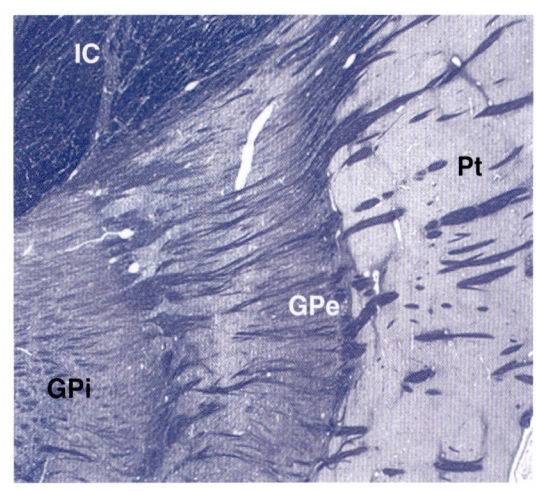

図2-1-71 レンズ核 コントロール例．GPe：淡蒼球外節，GPi：淡蒼球内節，IC：内包，Pt：被殻．非神経疾患例．KB染色．

縮とプルキンエ細胞の減少が認められることがある．

iii）有棘赤血球舞踏病

有棘赤血球舞踏病（chorea-acanthocytosis または神経有棘赤血球症 neuro-acanthocytosis）は，常染色体劣性遺伝する疾患で，第9常染色体にある CHAC 遺伝子の変異を伴うものが最も広く認められている．この遺伝子はコレイン（chorein）をコードしている（Rampoldiら 2001）．有棘赤血球の状態と病理学的変化は相関しない．病変はハンチントン病のそれとほとんど区別がつかないが，新線条体の萎縮，中型，小型神経細胞の脱落とアストログリアの増殖が認められる（**図2-1-70**）．また，淡蒼球の変化が強い．その他，視床，黒質，脊髄前角などの変化が知られている．大脳皮質，視床下核，小脳には変化がない点はハンチントン病との鑑別になる．

iv）ピック病

ピック病でも線条体の萎縮を伴うことがあるが全例ではない．とくに前頭葉の萎縮が強い症例では尾状核と視床の変化も高度で，神経細胞脱落とアストログリアの増殖が著しく，ピック球や腫大したピック細胞が分布することがある．

v）クロイツフェルト・ヤコブ病

本症の線条体は大脳皮質の組織像とほとんど同じで，皮質の海綿状態がそのまま再現されたようにみえる．そのため，全脳型（**図2-1-30B，図2-1-32**）では破壊性の強いニューロピルの変性が大脳皮質だけでなく被殻にもみられる．病変は尾状核に比べて被殻に強い傾向がある．外包を挟んで被殻の外側にある前障（claustrum）も同様の変化を示す（病変の強さはおおよそ，大脳皮質＞前障≧被殻＞尾状核＞視床の順である）．

vi）ウィルソン病

ウィルソン病では（Wilson 1912），線条体と淡蒼球が萎縮し，銅の沈着により褐色調を呈している．臨床的に急激な例では被殻に小さな空洞をみることがある．組織学的にはアルツハイマーⅡ型グリアの増殖が著しいために（**図1-1-37C**），弱拡大でみると被殻の細胞密度が非常に高くみえる．さらに，アルツハイマーⅠ型グリア（**図1-1-37A**）やオパルスキー（Opalski）細胞をみる（**図1-1-37D**）．神経細胞の脱落も大型，中型ともに認められ，ニューロピルはしばしば海綿状を呈する．空洞ではマクロファージの動員を認めるが，概して反応性アストログリアや結合織に乏しい．

vii）線条体壊死

両側性の線条体壊死は低酸素症（**図1-2-10**），低血糖症，一酸化炭素中毒（**図2-1-74**），メタノー

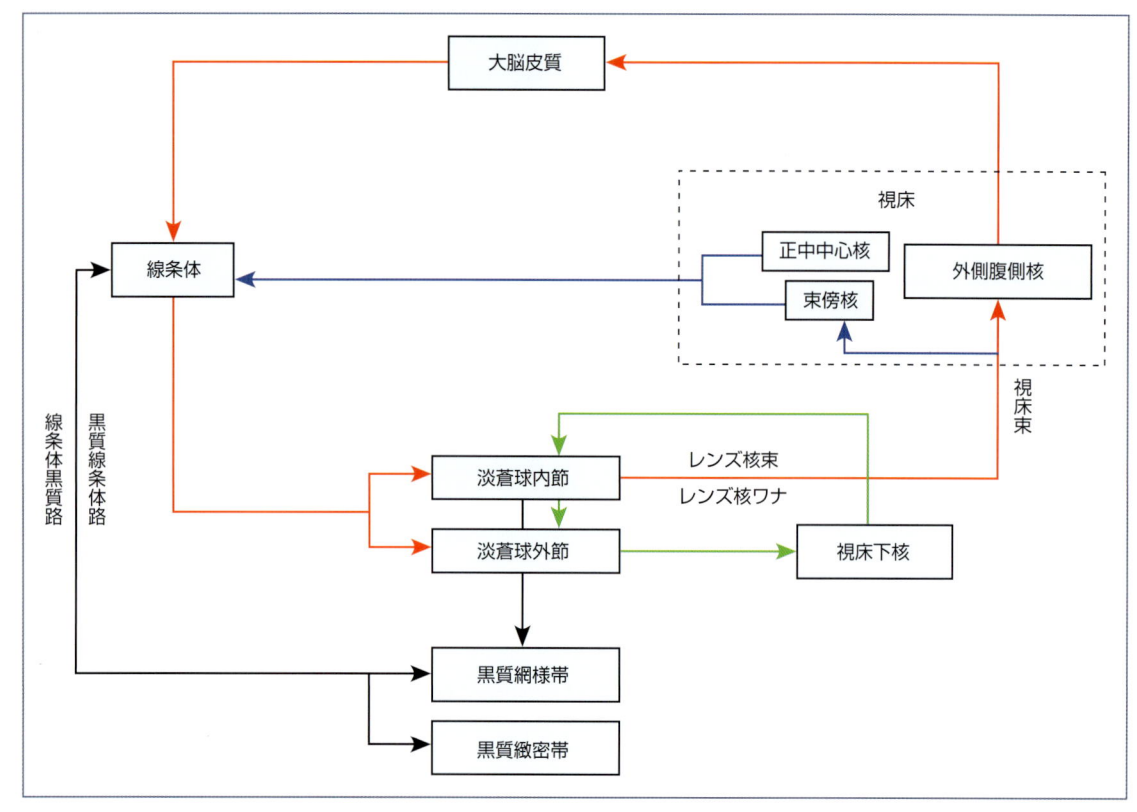

図 2-1-72　錐体外路系の神経線維連絡　大脳皮質—線条体—淡蒼球—視床—大脳皮質の回路を中心にして、それに連絡するいくつかの回路がある．詳細は神経解剖学書を参照のこと．

ル中毒（Pelletierら 1992）、新生児仮死、ミトコンドリア性細胞障害（Thyagarjanら 1995）、溶血性尿毒症、感染症など、さまざまな病態で認められる．

　家族性全域線条体壊死（familial holotopistic striatal necrosis）は乳児期から小児期の原因不明の疾患で、発熱を契機として歩行障害、筋トーヌスの変化、知能障害などが出現し、数日から20年余りの経過で死に至る．両側対称性に線条体が壊死または軟化に陥り、ときに淡蒼球や小脳歯状核に軽度の変化をみることがある（Verhaart 1938；Miyoshiら 1969）．

2）淡蒼球

■ 解剖学

　淡蒼球は被殻の内側に位置する円錐形の神経核で、立体的には淡蒼球の内側を除く外側、背側を線条体で取り囲まれている（図2-1-37）．淡蒼球は被殻とは対照的に有髄線維が非常に豊富な灰白質で（図2-1-71）、さらに内側髄板（medial medullary lamina）によって外節と内節に分けられる．内節を副髄板によって内節と最内節に分けることがある．

　神経細胞は大型細胞のみで、その数はおおよそ線条体の大型神経細胞と同じく少数であるため、有髄線維に埋没してみえにくい．

　線条体から淡蒼球外節および内節、黒質網様帯に達する神経線維は主としてそれぞれ別々の線条体ニューロンから起こる．レンズ核から出力する神経線維系のうち量的にみて最も重要なものは淡蒼球視床線維（pallidothalamic fibers）である（図2-1-72）．この線維系は淡蒼球内節から起こり、はじめレンズ核束（lenticular fasciculus）とレンズ核ワナ（ansa lenticularis）の2本の神経路を形成するが、視床下核付近のフォレル（Forel）のH野で1本の視床束（thalamic fasciculus）になり、視床の吻部へ向かって上行し、視床外側腹側核（VL核）に達する．淡蒼球視床線維には部位対応

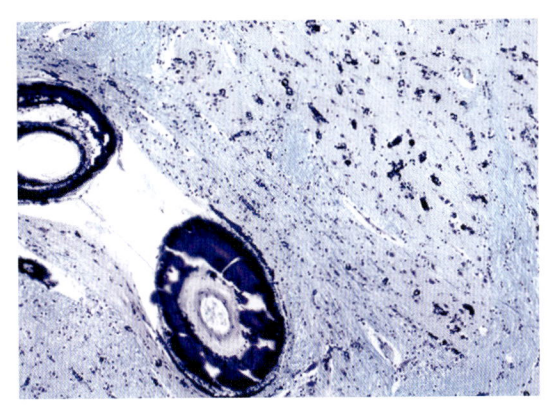

図 2-1-73　偽石灰沈着　淡蒼球を通過する動脈の中膜、外膜に偽石灰の沈着．内膜は肥厚しているが沈着はない．また、毛細血管にも偽石灰が褐色に染まっている．本例は副甲状腺機能低下症例だが、非神経疾患例でも遭遇することがある．KB染色．

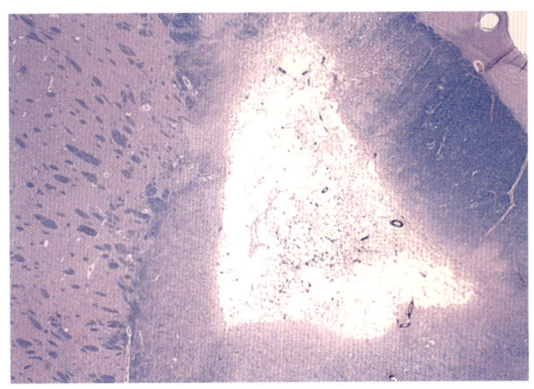

図 2-1-74　一酸化炭素中毒　淡蒼球の背外側部が空洞化している．病巣は一部、内包に及んでいる．空洞のなかに偽石灰が沈着した血管の断面がみえる．LFB-HE染色．

配列がある．さらに外側腹側核は大脳皮質の補足運動野を含む第6野に投射する．なお、視床束から分かれて視床正中中心核（CM核）と束傍核（Pf核）に終止する神経線維もあり、逆にこれらの視床亜核は線条体に投射線維を送る．一方、淡蒼球外節は視床下核にも投射線維を送る．それに対して視床下核は淡蒼球全域（内節と外節）に神経線維を出している．

淡蒼球は中大脳動脈の外側中心枝以外に前脈絡叢動脈から分岐する淡蒼球枝を受けている（図3-1-5）．高齢者では、淡蒼球を通過する動脈壁に偽石灰が沈着することがある（図2-1-73）．しかし、脈絡叢への沈着に比べて頻度は低い．剖検例で最も多くみられるパターンは細動脈の中膜への沈着であるが、高度な例では毛細血管壁や組織に沈着することもある（図2-1-73）．しかし、それに対する組織反応はみられない．沈着する領域は淡蒼球内部であるが、高度な場合では線条体、内包、前交連など淡蒼球周囲の構造にも広がることがある．高齢者では石灰沈着と動脈硬化によって内腔が著しく狭窄していることがあるが、それによると考えられる梗塞や出血は非常にまれである．

■ 老年性変化

老人斑は健常老人脳のみならずアルツハイマー型痴呆でもみることは非常にまれである．タングルも健常脳で観察することはないので、ここで発見されたときには進行性核上性麻痺（PSP）などを考えてその他の部位を検索すべきである．淡蒼球では類球体（スフェロイド）が生理的にも出現する．とくに泡沫状類球体は鉄成分の多い淡蒼球と黒質にみられる（図1-1-25）．

■ 病理学

a）血管・循環障害

被殻に比べて淡蒼球の**梗塞**は少ない．しかも、被殻のようなラクネをみることはまずない．成人期の**心停止脳症/虚血性脳症**では逃れることが多いが、小児では循環障害、虚血などに伴って淡蒼球が両側対称性に壊死に陥ることがある．このような両側対称性壊死は**一酸化炭素中毒**（carbon monoxide poisoning）でも観察され（図2-1-74）、本症では鉄成分が多い淡蒼球と黒質が選択的に侵される．淡蒼球では吻側背側部がとくに障害される．

b）代謝性疾患

i）ハーラーフォルデン・シュパッツ病

本病はハーラーフォルデン・シュパッツ（Hallervorden–Spatz）症候群または進行性淡蒼球変性症（progressive pallidal degeneration）とも呼ばれているが、現在は原発性神経軸索ジストロフィー（primary neuroaxonal dystrophy）の1つとして、脳内鉄蓄積を伴う神経変性症1型（neurodegeneration with brain iron accumulation type 1：

NBIA-1）（Gaytan-Garcia ら 1990）として位置づけられている。常染色体劣性遺伝で、原因遺伝子は pantothenate kinase 2（PANK2）の変異による（Zhou ら 2001）。発症時期によって、早期小児発症型、晩期小児発症型、成人発症型に分けられている。病理学的には、鉄を含む色素の蓄積と淡蒼球、黒質網様帯の破壊を伴うスフェロイド（類球体）の出現である。肉眼的にはこれらの部位が鉄錆色を呈している。色素は鉄の他にリポフスチン、神経メラニンを含んでいる。神経細胞内だけでなく、ときにはスフェロイド、アストログリア、ミクログリアにもみられ、組織に遊出していることもある。その他に、大脳皮質や脳幹の神経核などにも分布している。

また、レヴィ（Lewy）小体が出現することがあり、スフェロイドとともにアルファ-シヌクレイン（α-synuclein）に染まる（Arawaka ら 1998）。

原発性神経軸索ジストロフィーにはその他に、神経軸索白質ジストロフィー（neuroaxonal leukodystrophy）、那須-ハコーラ（Nasu-Hakola）病（図 1-2-44）、巨大軸索ニューロパチー（giant axonal neuropathy）がある。

ii）リー病

本病は Leigh が 1951 年に亜急性壊死性脳脊髄症（subacute necrotizing encephalomyelopathy）として乳児例を報告したことに始まる。壊死病巣が基底核、視床、第三脳室壁、中脳中心灰白質、小脳、黒質、橋被蓋、脊髄後索などに左右対称性に分布し、とくに淡蒼球は好発部位である。高度の心停止脳症/虚血性脳症の病巣分布と通ずるところがある。その組織像は特徴的で、ウェルニッケ脳症（図 2-1-54）のようにニューロピルが海綿状壊死を呈しているわりには神経細胞が比較的残存している。毛細血管の増殖も活発である点も似ている。しかし、病巣分布に違いがあり、ウェルニッケ脳症では淡蒼球が侵されることはない。本症は細胞核やミトコンドリアの RNA の変異を含むさまざまな生化学的、分子生物学的な欠陥により、発達途上の脳のミトコンドリア内部における酸化的代謝の不全が原因と考えられている（Rahman ら 1996）。

iii）コケイン症候群

コケイン（Cockayne）症候群は発育遅滞、異形成、太陽光線に対する皮膚の感受性亢進、さまざまな神経症状を呈する常染色体劣性遺伝の疾患で（Nance と Berry 1992）、レンズ核、大脳白質に広汎な石灰沈着をみる。本症では大脳白質に脱髄性病巣がみられ、しばしばミエリン（髄鞘）が保たれた領域が島のように点在している。

その他、淡蒼球のみならず、大・小脳の皮質および白質、小脳歯状核、アンモン角など広範囲に石灰沈着がみられる状態として**副甲状腺機能低下症**がある。**ファール（Fahr）病**は動脈硬化性ではない脳の石灰化である。基底核、小脳歯状核、大脳皮質、視床下核（この順で石灰化の程度が軽くなる）に沈着する。しかし、単一疾患とはいいがたい（Oliveira ら 2004）。

iv）核黄疸

核黄疸（kernicterus）は新生児の間接型ビリルビン血症による障害で、未固定脳では淡蒼球、視床下核、アンモン角（とくに CA2）が左右対称性に明るい黄色を呈している（Shapiro 2003）。さらに、視床、線条体、脳幹神経核、小脳歯状核、網様体、黒質、脊髄なども着色することがある。組織学的には黄色の色素が神経細胞の胞体に認められ、細胞の萎縮、ニッスル小体の消失、核濃縮、核崩壊などが観察される。慢性期では神経細胞の脱落と線維性グリオーシスがみられる（図 2-1-75）。成熟児では病変が黄染部位に限局する傾向がみられるが、未熟児では病変が広汎で低酸素性脳症あるいは虚血性脳症が重なっていることが多い。

c）原因不明の変性症

系統的な変性を示す錐体外路疾患では淡蒼球が重要な病変部位の1つで、ほとんど例外なく視床下核（ルイ体）に病変を伴う。疾患によって主たる病変が外節にある場合と内節にある場合がある。しかし、形態学的には内外節のどちらか一方が障害され、他方は正常ということはありえず、あくまでも相対的にみて一側がより病変が強いという意味である。いずれの場合でも、有髄線維の豊富なこの神経核ではミエリン（髄鞘）の淡明化

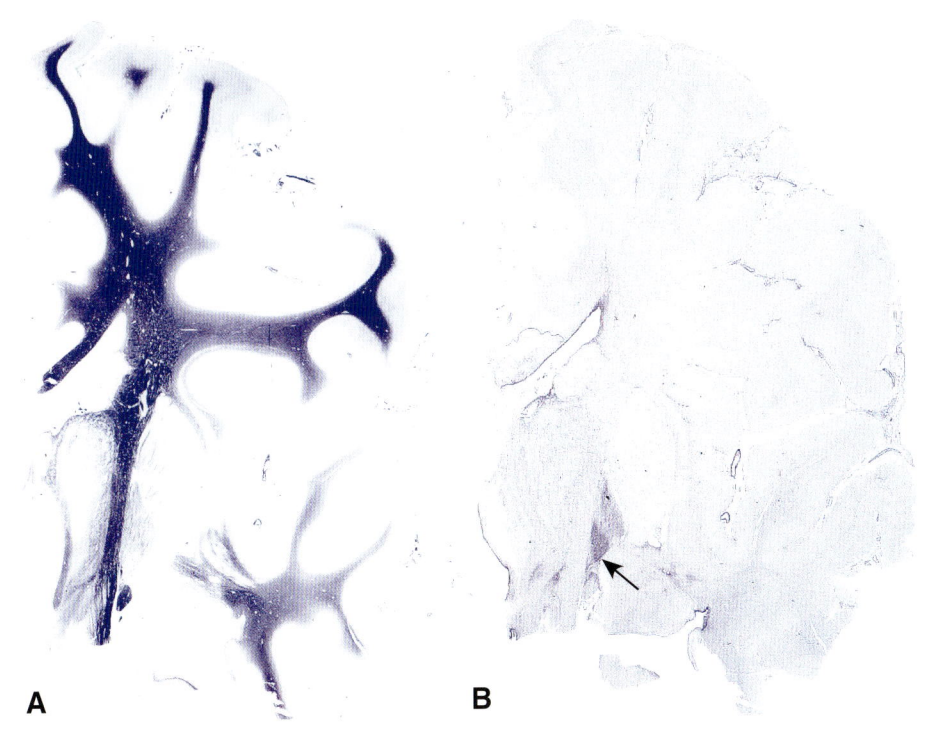

図 2-1-75　核黄疸　A：淡蒼球と視床はミエリン（髄鞘）が染まっていない．側頭葉白質はミエリンの形成があまりよくないが，その他の白質は KB 染色でよく染まっている．B：淡蒼球の線維性グリオーシス（矢印）．（**図 2-1-39** 参照）

を伴う神経線維の減少による萎縮がある．神経細胞の数は線条体に比べて圧倒的に少ないので，線維性グリオーシスは神経細胞脱落に対する反応よりも有髄線維の変性・消失に対するものと考えられる．さらに淡蒼球の病変を検索するうえで重要な点は，内節が障害されている場合には中脳黒質に明瞭な変性を伴っていることが多いのに対して，外節の変性では非常に軽微か欠如する傾向がみられることである．

　変性疾患における一次変性と二次変性の区別は難しい．例えば，線条体黒質変性症では淡蒼球にミエリンの淡明化と既存の有髄線維束に沿った線維性グリオーシスが観察され，被殻病変による二次変性として疑問の余地はない．それに対して，DRPLA や PSP では淡蒼球の神経細胞が脱落し，グリオーシスが生じるので，一次性病変と理解されている．しかし，神経細胞が脱落するだけでグリオーシスが起こるとは考えにくい．淡蒼球はほとんど線条体から入力線維を受けており，しかも，線条体黒質路線維はここを通過することを考慮すると，一次性病変が淡蒼球にある場合でも線条体について再検討する必要もあろう．なお，ミエリンの淡明化や線維性グリオーシスが淡蒼球腹側部や淡蒼球に接する内包に目立つことがあり，レンズ核束やレンズ核ワナの変性をみている可能性が考えられる．

　進行性核上性麻痺（**progressive supranuclear palsy：PSP**）は原著者の名前をとって Steele–Richardson–Olszewski 症候群とも呼ばれる（Steele ら 1964）．本症は臨床的には核上性眼球運動障害，無動症，項部のジストニア，仮性球麻痺，痴呆に進展しうる認知障害などが特徴である．病理学的には，淡蒼球内節と黒質に高度の変化が観察され，神経細胞の脱落と線維性グリオーシスは外節より強い（**図 2-1-76A, B**）．しかも，他の疾患と異なり，タングルやニューロピル・スレッド（neuropil threads）の出現やアストログリアに抗タウ（tau）抗体陽性の構造が出現する．とくに房付き星状細胞（tuft-shaped astrocytes）は本症に特異的とされている（**図 1-1-40B**）．タウ蛋白の蓄積パターンは 4 リピートタウのみである．

　Williams らは本症を臨床病理学的に 3 型に分類

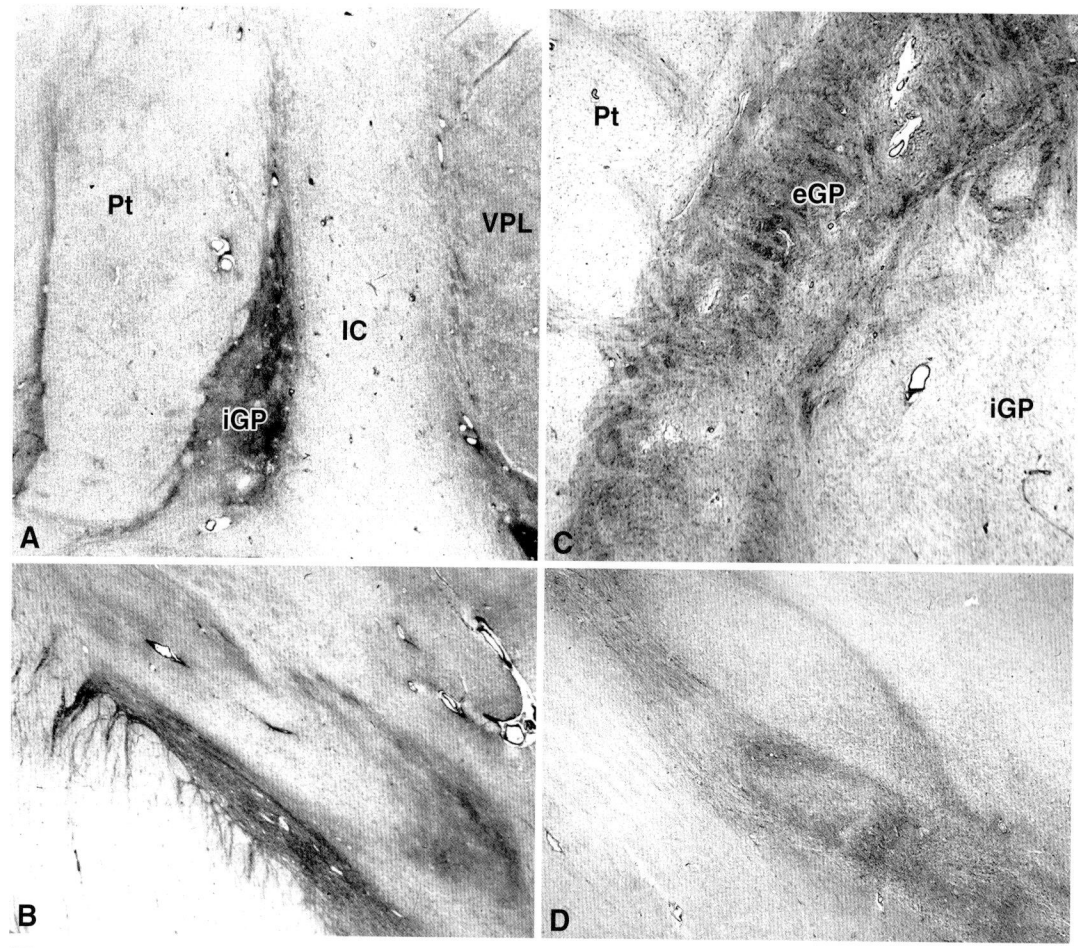

図 2-1-76 淡蒼球と視床下核を巻き込む変性疾患　A、B：進行性核上性麻痺．本症では淡蒼球内節（AのiGP）がとくに強く侵され、線維性グリオーシスも顕著．視床下核（B）は線状に萎縮し、強い線維性グリオーシスで置換．C、D：歯状核赤核淡蒼球ルイ体萎縮症．淡蒼球外節（CのeGP）が内節（iGP）より病変が高度で、線維性グリオーシスも強い．視床下核（D）では明らかな萎縮は軽度だが、核周囲に線維性グリオーシスが中等度にみられる．A〜Dに淡蒼球外節と内節の変化が極端に違う症例を掲げてあるが、あくまでも外節と内節との相対的な関係であることに留意．すべてHolzer染色．eGP：淡蒼球外節、IC：内包、iGP：淡蒼球内節、Pt：被殻、VPL：視床後外側腹側核．

している（2005/2007/2009）．すなわち、①リチャードソン（Richardson）症候群（早期から姿勢反射障害と易転倒性、垂直性眼球運動障害などを呈する一群）、②PSP-パーキンソニズム（病初期にはL-Dopaが有効な一群）、③すくみ足を主体とした純粋無動症の一群（pure akinesia with gait freezing）、である．Williamsらによるとリチャードソン症候群ではタウの沈着が高度であるという．

PSPに似たような所見が**皮質基底核変性症（corticobasal degeneration：CBD）**の淡蒼球に観察されることがある．しかし、淡蒼球の変化だけではPSPと鑑別することはほとんど不可能で、中心前回を含む前頭葉後部や頭頂葉前部の変化やタングルの分布を調べる必要がある．ガリアス（Gallyas）染色でみられる花冠状の星状細胞斑（astrocytic plaques）は本症に特異的に出現する（**図 1-1-40A**）．なお、淡蒼球内節-視床下核の変性は**マシャド・ジョセフ（Machado-Joseph）病（SCA3）**（**図 2-2-14A, B**）でも認められ、黒質の変性を伴う．

それに対して、**歯状核赤核淡蒼球ルイ体萎縮症（DRPLA）**では外節が障害され、神経細胞の脱落と線維性グリオーシスは内節より強い（**図 2-1-76C, D**）．小脳歯状核とその遠心系が変性するが、進行性核上性麻痺と異なり中脳黒質の変化は非常に軽い．**遺伝性脊髄小脳失調症**（SCA1、SCA2、

SCA3など)に同様な病変分布をみることがある。DRPLAの神経細胞、ときにアストログリアに核内封入体がみられることがあり、ユビキチン、アストロフィン1などに陽性を示す。なお、本症の臨床的な分類である若年発症型、早期成人型、遅発成人型の3型(内藤1990)と歯状核系、淡蒼球系の変性の程度に関連があり、①20歳以下に発症する若年型においてミオクローヌス、てんかん、痴呆を主徴とするタイプでは淡蒼球系の萎縮が強いが、②40歳以降に発症し小脳失調、舞踏病様運動を主徴とする遅発成人型では歯状核系の萎縮が優位になり、③早期成人型ではどちらの系も同等に変性する傾向がみられる。

歯状核系と淡蒼球系に変性がみられた自験例1例を含む4例を dentato–rubro–pallido–luysian atrophy(歯状核赤核淡蒼球ルイ体萎縮症)」として Smith が1975年に報告した。彼はこれを1つの疾患単位として確立しようとしたものではなく、また、実際、病理学的にも均質なものではなかった。今日、これを本邦で確立された DRPLA の上位疾患とする考え方はされていない(武田ら1992)。

2. 視床下核と不確帯

1) 視床下核

ルイ体(corpus luysi)とも呼ばれる視床下核(subthalamus)は凸レンズ型の神経核である。ほぼ乳頭体を通る割面から視床中央部までの間に現れる。小さな構造のために大脳前額断では切る角度によって微妙に形や厚さが変わる。視床下核のすぐ背側には不確帯(zona incerta)と視床があり、吻部の内側には乳頭体が位置する。染色標本では視床下核が現れる切片と中脳の切片が別々になることが多いために、非常に離れた構造のように思いがちであるが、腹側には黒質、また尾部の内側には赤核が接している。ミエリン(髄鞘)染色標本では視床下核を含む視床の腹側は有髄線維が非常に豊富にあるため同定しにくいが、周囲より有髄線維の密度が高いカプセルで囲まれているのでそれと分かる。視床下核内部も有髄線維で満たされ、小型の神経細胞がそのなかに分布している。この細胞はリポフスチンを多量にもっていることが多い。また、虚血性障害を比較的受けやすいために剖検脳ではしばしば萎縮した神経細胞の周囲が拡大している。

健常老人脳では視床下核に老人斑やタングルをみることはまずない。そのため、これらの構造をみたときにはアルツハイマー型痴呆(ATD)やPSPなどの疾患を疑い、病変分布を調べた方がよい。

視床下核は前脈絡叢動脈から血液の供給を受けている。同部位内に微小動脈瘤(図1-2-24 参照)をみることがある。ここの出血が**片側(ヘミ)バリズム(hemiballism)** の原因になることがある(図2-1-77)。

視床下核の出力線維は淡蒼球の内節、外節に分布する(図2-1-72)。それに対して、視床下核へ入力する淡蒼球線維は外節に由来し、内節は投射線維を送っていない。一方、最近脚光を浴びているパーキンソン病の視床下核を刺激する治療法(深部脳刺激 deep brain stimulation:DBS)に関連して、視床下核の機能的、生理学的知見が増し、従来考えられていたものよりはるかに広い領域から投射を受けていることが明らかになりつつある。とくに、大脳皮質の第一次運動野、補足運動野、脚橋被蓋核、視床の中心内側核、束傍核などから入力し、さらに黒質緻密帯と網様帯の双方に出力し、緻密帯は視床下核に出力する。

遺伝性脊髄小脳失調症の一部(SCA1、SCA2、SCA3など)(表2-2-1)、**進行性核上性麻痺(PSP)**、**歯状核赤核淡蒼球ルイ体萎縮症(DRPLA)** などでは、淡蒼球・視床下核系の変性を伴うことが多い。しかし、淡蒼球の項で述べたように、主たる病変が淡蒼球の外節と内節にある場合で若干様相が異なる。主病変が淡蒼球内節にある PSP や**マシャド・ジョセフ病(SCA3)** などでは、視床下核が裸眼で線状にみえるほどに萎縮し、神経細胞の脱落が著しく、線維性グリオーシスは神経核内部に強い(図2-1-76A, B)。それに対して、**DRPLA** のように主病変が外節にある例では、視床下核の萎縮が軽く、神経細胞の脱落も軽度で、少なくともここに一次性病巣があるとは考えにくい。しかも、線維性グリオーシスは神経核を縁取るように

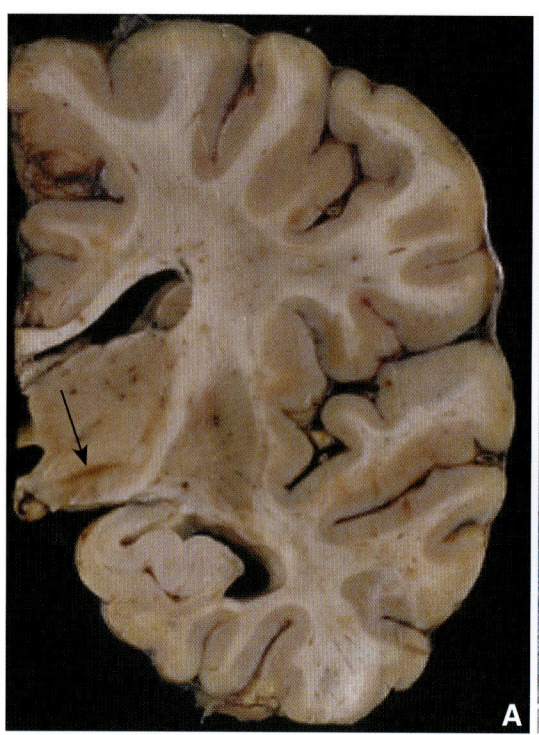

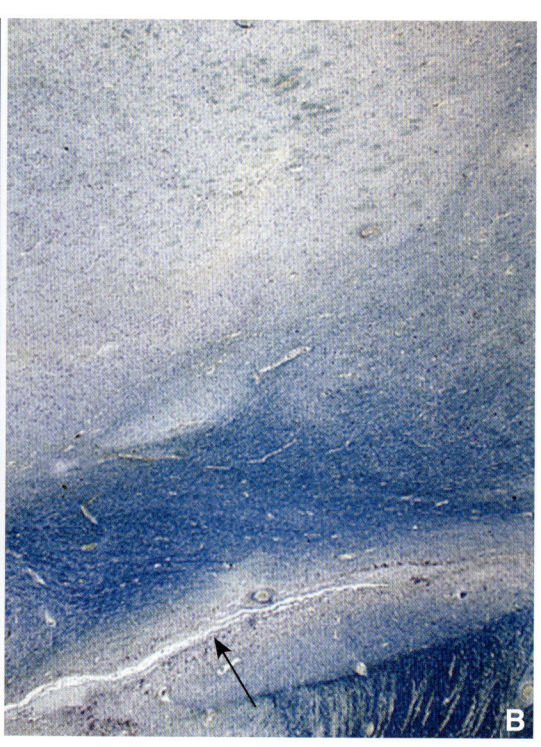

図 2-1-77　視床下核出血　A：視床下核に線状の褐色病巣（矢印）．臨床的には片側バリズムが出現した．　B：同部位の KB 染色標本．肉眼所見に一致して線状に亀裂（矢印）ができている．微小動脈瘤の破裂による出血．

外側に目立つ傾向がある（**図 2-1-76C, D**）。

病変が DRPLA と PSP の中間に位置するような症例群、**淡蒼球ルイ体黒質変性（pallidoluysionigral degeneration）**が知られている（Jellinger 1986；Hasegawa ら 1997；大竹ら 2003）。これらの症例では、淡蒼球内外節に神経細胞の脱落とアストログリアの増殖がみられるが、両者に著しい差はない。また、視床下核は PSP のような高度な萎縮ではなくて、神経細胞の脱落も軽度である。また、黒質の変化も中等度までである。タングルやガリアス（Gallyas）染色で陽性に染まるアストログリアが認められる症例もある。臨床的にはパーキンソン病と診断されていた症例もあり、現在のところ、臨床的、病理学的に単一の疾患とは考えにくい。

筋萎縮性側索硬化症（amyotrophic lateral sclerosis：ALS）ではしばしば視床下核のとくに腹側部にアストログリアの増殖をみることがある。ただし、健常老人脳でも同様な所見をみることがあるので、評価は難しい。また、ALS の病変にまれに淡蒼球と視床下核の変性が合併することがある。

2）不確帯

不確帯（zona incerta）は間脳の尾側レベルで視床のすぐ腹側にあり、腹側視床または下部視床に属する領域である。不確帯の吻側は視床下核の背側に位置し、尾側は大脳脚に接する。入力線維は前頭前野内側面、帯状回、体性感覚野、扁桃体中心核、無名質、視床下部、上丘、中脳網様体、小脳核、三叉神経感覚核、後索核など広範囲から起こる。出力線維は視床、視床下部、上丘、中脳中心灰白質、赤核、中脳網様体、脚橋被蓋核、大縫線核、下オリーブ核などへ向かう。

3．視床

1）解剖学

■ 概略

視床（thalamus）は内包を挟んでレンズ核の内側にあり、第三脳室の側壁を形成する大きな神経

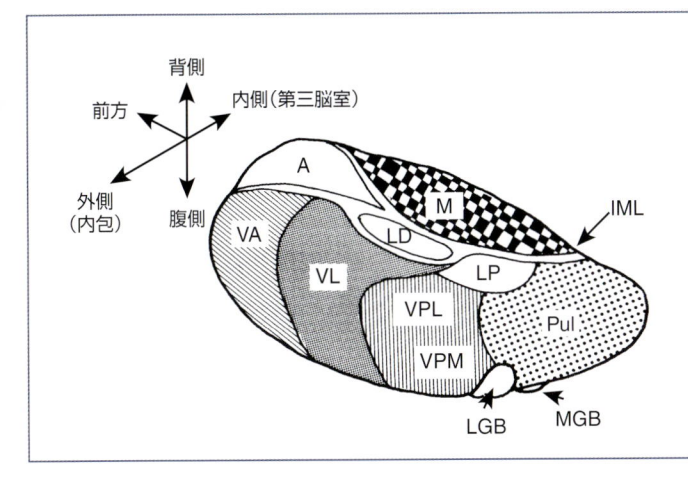

図 2-1-78　視床の模型図　A：前核、IML：内髄板、LD：背外側核、LGB：外側膝状体、LP：後外側核、M：内側核、MGB：内側膝状体、Pul：視床枕、VA：前腹側核、VL：外側腹側核、VPL：後外側腹側核、VPM：後内側腹側核.

表 2-1-13　主な視床亜核の連絡

亜核	大脳皮質	大脳皮質以外の部位
前核（A）	帯状回、脳梁膨大後野、前・傍海馬台	乳頭体内側核
背外側核（LD）		
後外側核（LP）	側頭・頭頂・後頭葉の連合野	
前腹側核（VA）	前頭葉	淡蒼球、黒質
外側腹側核（VL）	運動野	淡蒼球、小脳歯状核、黒質網様帯
内側核（M）	前頭前野、前頭葉眼窩回、内嗅領皮質、周嗅領皮質、側頭葉極	扁桃体、上丘、黒質、前庭神経核群、中脳被蓋
正中中心核（CM）	運動野、頭頂葉	線条体、淡蒼球
後外側腹側核（VPL）後内側腹側核（VPM）	中心後回、頭頂葉弁蓋部	脊髄視床路、外側三叉神経視床路、内側毛帯、三叉神経主感覚核
視床枕（Pul）	側頭葉、頭頂葉、後頭葉の連合野	視蓋前域、上丘
外側膝状体（LGB）	後頭葉鳥距溝皮質	（網膜）
内側膝状体（MGB）	側頭葉弁蓋部（ヘシュル回と側頭平面より成る）	下丘、扁桃体
手綱核		対角帯、側坐核、外側視床下部、淡蒼球内節、脚間核
髄板内核	前頭前野、帯状回、運動前野	線条体

核である（図 2-1-78）。大脳前額断では乳頭体を通る割面から脳梁膨大部のレベルにわたる。有髄線維に富み、亜核によって有髄線維の配列パターンが異なるので、主な亜核の同定は顕微鏡下でもさほど難しくない。さまざまな亜核分類が提案されているが、Walker（1966）、Olszewski（1952）らの分類が広く使われており、本書でもそれに従う。なお機能的に運動視床、感覚視床、連合視床、辺縁視床に分けられ、大脳皮質との間の連絡を相互にしている。また、最近、視床ニューロンの再分類が始まっている（Sherman と Guillery 2006）。

視床は主に後大脳動脈、後交通動脈、前脈絡叢動脈から血液の供給を受けている（図 3-1-5）。内側（M）核腹側部と視床下核は後大脳動脈から分岐する後内側中心枝で灌流されている。視床穿通動脈とかデュレー（Duret）の視床動脈などとも呼ばれる。内側核背側部、正中中心（CM）核、視床枕（Pul）の内側部には後大脳動脈から分岐する

内側後脈絡叢枝が分布している。前核、外側核は後大脳動脈の枝である外側後脈絡叢枝によって養われている。その他、外側核、腹側核は前大脳動脈から分岐する前脈絡叢動脈からも供給を受けている。内・外側膝状体は後大脳動脈から分かれる視床膝状体枝によって養われるが、この動脈はさらに腹側核群にも分布する。

■ 特殊核群と非特殊核群

視床の亜核は特殊核群と非特殊核群に分類できる。特殊核群は明確に定位することができる大脳皮質領域と双方向性に連絡している。部位対応配列を示しているものが多い。また、大部分の特殊核は大脳皮質第Ⅲ、Ⅴ、Ⅵ層に投射するが、例外として一次体性感覚野、一次聴覚野、一次視覚野ではⅢ、Ⅳ層に終わる。一方、非特殊核群には髄板内核、内側膝状体の一部、視床後核群などが含まれる。大脳皮質への投射範囲が広く、第Ⅰ層へ投射するものも多い。また、脳幹網様体、脊髄、淡蒼球、小脳などからの入力がある。

■ 各亜核の特徴

各亜核と大脳皮質の間には相互に神経線維の連絡があるので（**表 2-1-13**）、大まかな亜核分類を知っておくと便利だが、すべての亜核についてその解剖学や線維連絡などが詳らかにされているわけではない。

視床はその外側を外髄板（external medullary lamina）によって内包と隔てられており、内包と外髄板の間に視床網様核が位置する。内包から視床に入る神経線維やその逆に視床から内包に出る神経線維はこの神経核のなかを通る。視床内部は内髄板（internal medullary lamina）という密に集合した有髄線維の帯によって前核群、内側核群、腹側核群、外側核群に分けられる（**図 2-1-78**）。これらの亜核群のうち、視床吻側にある前核群は内髄板の吻部に取り込まれ、内髄板の尾側は正中中心核と束傍核（nucleus parafascicularis：Pf）になる。内髄板には髄板内核群（nuclei intraminares）という神経細胞の集団がある。この神経核は大脳皮質の広い範囲と線条体に投射している。

大脳皮質と視床をつなぐ双方向性の神経線維は放線冠から分かれて、視床の吻側部、尾側部、背側面から出入している。これらの神経線維群を視床脚（thalamic peduncles）と呼び、前視床脚、上視床脚、後視床脚、下視床脚に区別する（**図 2-1-84**）。前視床脚は内包前脚のレンズ核側を通り、前頭前野、前頭葉眼窩面、帯状回と連絡している。上・後視床脚は視床外側面に沿って内包後脚を通り、頭頂葉中央部や後頭側頭野と視床を連絡する。下視床脚は前頭葉眼窩面、島回、前脳基底部と連絡し、内包後脚の内方を通って視床の腹内側部に達する。以下、前額断割面にみえる視床亜核を順に述べる。

① 大脳前額断の割面で最も前方にみえる亜核は前核（nucleus anterior thalami：A 核）である。円形ないし楕円形の神経核で内髄板がカプセルのように取り囲んでいる。神経核内部は有髄線維の断面が密集し、そのなかに小型、中型の多角形をした神経細胞が分布している（**図 2-1-79A**）。また、割を入れる角度によってはこの神経核の腹側に連続して太い有髄線維束がみえることがある。これが前核群に入力する乳頭体視床路（mamillothalamic tract、ヴィック・ダジール束 bundle of Vicq d'Azyr）である（**図 2-1-26**）。大脳皮質との関係では帯状回、前頭葉眼窩面と相互連絡がある。

前核群の外側には、有髄線維の配列パターンが前核群とはまったく異なり、有髄線維束の断面が島状に分布する大きな神経核がある。これが腹側核群の1つである前腹側核（nucleus ventralis anterior：VA 核）である（**図 2-1-79A**）。大型の神経細胞が分布し、前頭葉と相互連絡をもつ。なお、VA 核の内側に内側核の一部がみえることもあるが、この割面より少し後方の方が内側（M）核の全体がみられる。

② 乳頭体を通る割面より約 1cm 後方の赤核などがみえる割面では、VA 核の後方で、内包のすぐ内側に外側腹側核（nucleus ventralis lateralis：VL 核）がある（**図 2-1-79B**）。前額断標本でみると、比較的細い有髄線維束が背外側から腹内側に向かってほぼ直線的に走り、線維束の間に大型と小型の神経細胞が分布している（**図 2-1-79B**）。中心前回を含む運動野と相互連絡するが、VL 核前部は第 6 野に、後部は第 4 野に入る。さらに、VL 核は皮質下核と

も連絡があり、淡蒼球に発する視床束と小脳歯状核からの遠心線維が入る。小脳核視床線維はVL核後部に終止し、淡蒼球視床線維は小脳核視床線維の終止域より前方に入る。黒質網様帯からの投射線維は腹内側部に終わる。外側腹側核は乳頭体を通る割面とその次の割面の2枚にまたがることがある。

次に、視床の内側半分に内側核（nucleus medialis：M核または背内側核 nucleus dorsomedialis：DM核ともいう）がみえる（図2-1-79A, B）。M核は視床亜核のなかでは虚血性障害を受けやすい部位であるとともに、しばしば変性疾患の病変部位でもある（図2-1-82）。他の亜核ほど有髄線維は多くないが、内外側方向でその密度が異なり、第三脳室に近い内側半分はとくに少ない。細胞学的には3つの領域が区別されている。吻側と背内側部には比較的大型の神経細胞が多く、背外側部と尾側は小型神経細胞が多い。内髄板に接する狭い領域では、大型の多形細胞が多い。大細胞部は前頭前野内側部や前頭葉眼窩面と相互連絡があり、さらに扁桃体、内嗅領皮質、周嗅領皮質、側頭葉極皮質などから入力するため、嗅覚系との関係が深い。一方、小細胞部は前頭眼野、前頭前野と連絡している。また、上丘、黒質、前庭神経核群、中脳被蓋から入力線維が入る。

M核の腹側で、第三脳室の内側には卵円形の正中中心核（centromedian nucleus：CM核）がみえる。ホルマリン固定後の割面では白くみえ、ミエリン（髄鞘）染色標本では一定の配列パターンはなくて、細かい有髄線維が縦横に走っている。この神経核は髄板内核群の1つで、内髄板に周囲を囲まれている。小型の神経細胞が分布しているが、数は少ない。視床を巻き込む変性疾患では線維性グリオーシスがしばしば認められるが、健常老人脳でもアストログリアの増殖あるいは軽い線維性グリオーシスが生じているために、その評価が難しいことがある。この神経核は脳幹網様体の延長とも考えられ、進行性核上性麻痺（PSP）のように脳幹被蓋の変化と連動しているようにみえる。

M核の腹外側で内包に接し、VL核の腹側に

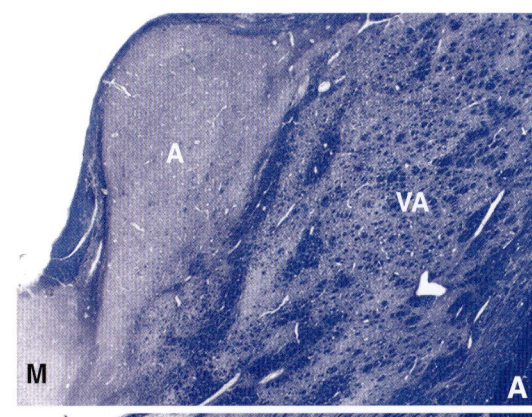

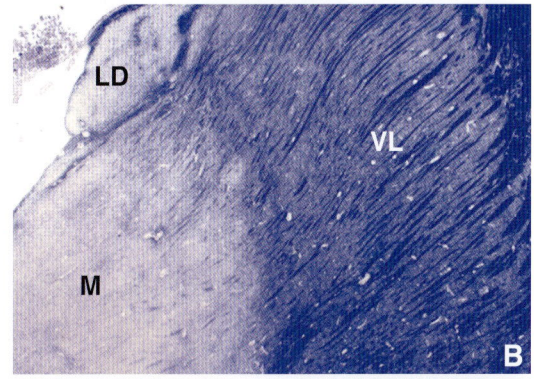

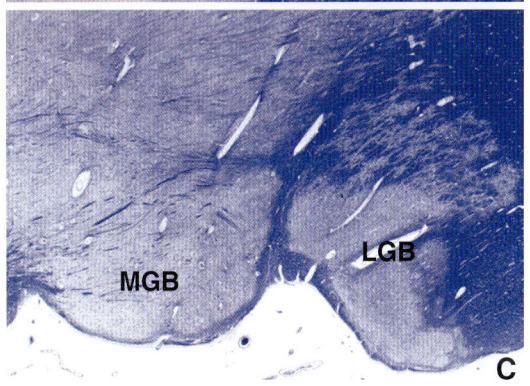

図2-1-79 視床の主な髄鞘（ミエリン）構築 前額断割面でみる亜核のミエリンパターンは大きく5つに区別できる．1）前核では割面に平行な細い神経線維が縦横に走っている（図A）．2）前腹側核では有髄線維の束が分布し、その間に神経細胞がみえる（図A）．3）背外側核、後外側核、内側核などでは細い神経線維が多く、線維の束はない．KB染色標本のルーペ像では有髄線維が非常に少なくみえる（図A、B）．4）外側腹側核、後内・外側副側核、後外側核などでは細い有髄線維の束が斜め上方から下方に向かって一定の間隔で走っている．神経細胞は線維束の間に分布（図B）．5）特殊な神経核として、内側膝状体と視床枕は有髄線維が非常に少ない場所で、わずかに細い有髄線維の束が割面に平行に走っている（図C）．外側膝状体は視床のなかでは神経細胞が層状に配列している唯一の神経核（図C）．すべて非神経疾患例．すべてKB染色．A：前核、LD：背外側核、LGB：外側膝状体、M：内側核、MGB：内側膝状体、VA：前腹側核、VL：外側腹側核．

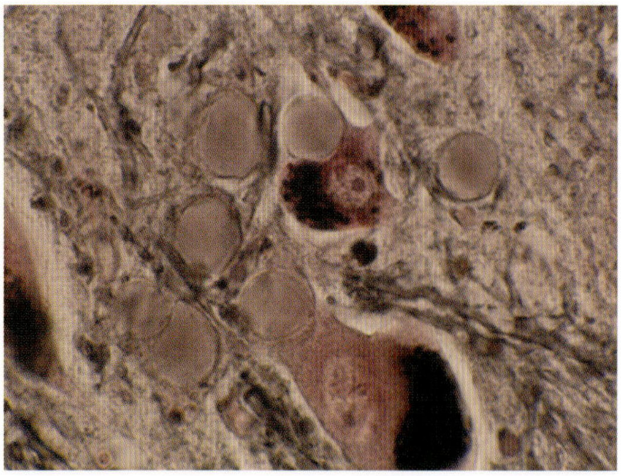

図 2-1-80　軸索内アミロイド小体　後外側腹側核には後索核からくる第二次感覚ニューロンの軸索末端にアミロイド小体が多くみられる．第一次ニューロンが終わる後索核ではスフェロイドが現れることに注意．非神経疾患例．Sudan Black B 染色．

後腹側核がある．この神経核は M 核の外側から正中中心（CM）核の腹側に入り込むように位置している．そのうち，VL 核に接する部分が後外側腹側核（nucleus ventralis posterolateralis：VPL 核）で，正中中心核の腹側にある領域が後内側腹側核（nucleus ventralis posteromedialis：VPM 核）である．有髄線維の配列パターンはどちらも VL 核に似て，有髄線維の束が背外側から腹内側に向かって並び，その間に大型の神経細胞が分布している（図 2-1-79B）．これらの神経核は感覚系の中継核で，脊髄視床路，外側三叉神経視床路，後索核からの内側毛帯，三叉神経主感覚核からの投射線維がそれぞれ身体部位対応配列を示して終止する．また，大脳皮質とは中心後回と頭頂弁蓋部と連絡する．高齢者脳では VPL 核の神経細胞はリポフスチンを多量に含んでいることが多い．また軸索内アミロイド小体（intra-axonal corpora amylacea）が認められる（図 2-1-80）．

M 核と VL 核の背側に紡錘形の小さな神経核が外側核群に分類される背外側核（nucleus lateralis dorsalis：LD 核）である．有髄線維のカプセルに取り囲まれ，内部は縦横に走る有髄線維で満たされ，前核に似ている．大脳皮質との関係は不明である．

③ LD 核が割面から消えるレベルでは，後交連（posterior commissure）が正中部にみえる．そのすぐ背側の第三脳室壁にある左右一対の神経核は手綱核（nuclei habenulae）である．視床の背外側に後外側核（nucleus posterior lateralis：LP 核）と腹内側に視床枕（pulvinar：Pul）がみえる（図 2-1-79C）．両者ともミエリン（髄鞘）の配列パターンは VL 核と同じで，外側核群の1つである LD 核と Pul の境界は不明瞭である．視床枕は側頭葉，頭頂葉，後頭葉の連合野と連絡がある．なお，割を入れる角度によっては，視床枕のさらに内側に内側核がみえることがある．

視床の腹外側には側脳室下角の天井を形成する外側膝状体があり，その内側に内側膝状体がみえる（図 2-1-79C）．一般に外側膝状体（lateral geniculate body：LGB）と呼ばれる神経核は外側膝状体背側核のことで，腹側核は腹側視床の核である．網膜から入力線維が入る外側膝状体背側核は帯状に配列した神経細胞の集団が腹側から6つの層を形成している．リポフスチンの貯留が目立つ細胞で，そのうち，第Ⅰ～Ⅱ層は大型細胞，第Ⅲ～Ⅵ層は小型細胞である．また，第Ⅰ，Ⅳ，Ⅴ層には反対側の網膜から入力線維が入り，第Ⅱ，Ⅲ，Ⅵ層には同側の神経線維が入る．外側膝状体の出力線維は側脳室後角壁の外側で視放線（optic radiation）を形成して後頭葉第17野（線条野皮質）に向かう．内側膝状体（medial geniculate body：MGB）の有髄線維は視床亜核のなかでは比較的少ない（図 2-1-79C）．細胞は腹側核，背側核，大細胞部に区別され，そのうち腹側核（赤核の背外側）が聴覚系の中継核になり，下丘から聴覚の入力線維が入り，側頭葉弁蓋（operculum temporale，島回に面する上側頭回の中部）に出力線維を出す．

④ 松果体が中脳上丘といっしょにみえる割面では，視床は視床枕のみである．

2）老年性変化

視床は痴呆の有無とは無関係に老人斑が広汎に出現することがある．その場合，ほとんど例外なく大脳皮質と線条体にも観察される．びまん性老

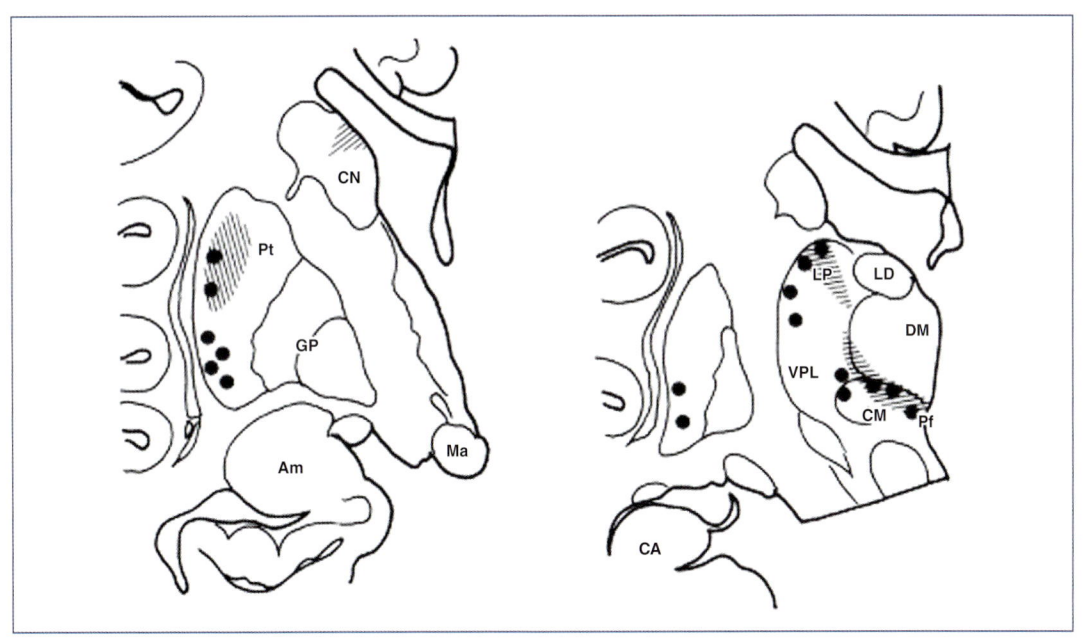

図 2-1-81　皮質下核における微小動脈瘤の好発部位　Am：扁桃体、CA：海馬、CM：正中中心核、CN：尾状核、DM：内側核、GP：淡蒼球、LD：背外側核、LP：後外側核、Ma：乳頭体、Pf：束傍核、Pt：被殻、VPL：後外側腹側核．斜線部は梗塞の好発部位．被殻外側部は中大脳動脈の穿通枝、視床外側部は前大脳動脈の分枝、内側部は後大脳動脈の分枝に養われている．

人斑が多いが、定形斑なども混じる。タングルは健常老人脳ではほとんど観察されないが、初老期の**アルツハイマー病**では髄板内核や網様核に集中する傾向がみられる。**進行性核上性麻痺（PSP）**における視床変性は症例によってほとんど所見のないものから、神経細胞の脱落と線維性グリオーシスが顕著な例、さらにタングルが多発する例などがみられる。神経細胞の脱落は内側核を中心に正中中心（CM）核、前腹側（VA）核、外側腹側（VL）核などに目立つが、グリオーシスと脱落の間に一定の関係は認められない。一方、タングルが網様核や不確帯に多い点はアルツハイマー型痴呆（ATD）と共通しているが、PSPでは内側核にも多発している。

その他、視床の神経細胞には好酸性の細胞質内封入体が認められることがある。これは視床小体（thalamic body）と呼ばれる構造で、正常でも出現するが、**筋強直性ジストロフィー（myotonic dystropy）**（図 2-1-51 参照）では多発することがある。

3）病理学

■ 血管・循環障害

視床膝状体枝の閉塞によって生じる臨床症候を**デジュリン・ルシー（Dejerine-Roussy）症候群**という。

後内側中心枝ではしばしば微小動脈瘤が観察される（図 2-1-81）。この種の血管変化は被殻腹側部（図 2-1-65）、橋底部（図 2-3-30）に次いで頻度が高い。その他、小脳歯状核付近（図 2-2-24）、大脳皮質などにもみられ、高血圧との関係が深い。また、この動脈に沿って**梗塞**が生じることが多く、老人脳ではしばしば多発性の小梗塞が散在している。なお、視床でもラクネ（図 1-2-18）という言葉が使われることがあるが、病理形態学的には梗塞と血管周囲腔の拡大を区別した方がよい（☞第 1 部 2 章；p51）。

脳内出血のおよそ 20％は視床に起こる**内側型出血**である（図 1-2-5）。主に内包に接する視床外側部に生じるために、内包を切断してレンズ核後部の腹側に進展したり、下方に進んで中脳吻側に至ることがある。また、内側に波及して第三脳室

に穿破することもある。

心停止脳症/虚血性脳症では内側（M）核が侵されやすい。亜核全体に及ぶこともあるが、境界不明瞭な海綿状病巣が第三脳室壁に近い内側部にみられることがある。

■ 変性

視床変性（thalamic degeneration）が一次性か二次性かを見極めることは難しい。大脳皮質に病変があり、しかもその病変分布に対応する視床の亜核に強い線維性グリオーシスが観察される場合には、大脳皮質病変による二次的変化が視床に生じた可能性は高いが、視床と皮質は双方向性に連絡があるために（表 2-1-13）、どちらから病変がスタートしたのか決めがたい。

a）視床原発の変性と考えられる例

明らかな大脳皮質や白質に病変が認められないにもかかわらず視床に病変がある場合、視床の萎縮は軽く、組織学的には神経細胞の脱落は高度であるが線維性グリオーシスは軽いという（小田ら1973）。神経細胞の脱落はほぼ視床全体にみられるが、二次変性の場合と同じように内側核、外側腹側核、視床枕などに高度である。この視床一次変性はまれに単独で現れる場合や遺伝性脊髄小脳失調症などに合併してみられる。

b）視床と大脳皮質が障害されていると考えられる例

心停止脳症/虚血性脳症では、皮質の層状壊死（図 1-2-8）とともに大脳白質も障害される。しかも視床も前核群、内側核群を中心にほとんどの亜核が虚血性障害を受ける。**白質ジストロフィー**では、視床は肉眼的に萎縮が強く、第三脳室が拡大している。組織学的には、線維性グリオーシスは高度であるが（図 2-1-82C）、神経細胞の脱落は軽い傾向があり、白質病変の二次的な変化をみている可能性がある。しかし、広汎な白質病巣に比べて視床の病変は内側核を中心に限局的であるために視床病変が原発性である可能性も残り、系統変性的な変化と捉える見方もある。**クロイツフェルト・ヤコブ病（CJD）**では皮質下白質の限局性海綿状壊死巣（図 2-1-33、図 2-1-34）とびまん

性の大脳白質病変を特徴とする全脳型（図 2-1-30B）が視床病変を伴うことが最も多いが（図 2-1-82B）、視床変性そのものは**亜急性海綿状脳症（SSE）**でもみられる。障害される視床亜核には大きな差異はないが、全脳型では視放線、外側膝状体、視床枕の病変が加わる点で他の CJD にみられる視床変性と異なる。また、クールー斑様斑が出現していることで知られる Krücke らが報告したいわゆる "German Kuru"（1973）では、海綿状変性が大脳皮質のみならず視床にもみられ、しかもそこに線維性グリオーシスがある点が注目される。とくに視床に病変が強調されるタイプをステルン・ガルサン（Stern-Garcin）型ということがあるが、最近では**家族性致死性不眠症（familial fatal insomnia：FFI）**が注目されている（表 2-1-6）。

閉鎖性頭部外傷、とくにびまん性軸索損傷（図 1-2-46、図 1-2-47）では脳梁を含む大脳白質に剪力による神経線維の断裂が生じ、それが加算されて白質の萎縮を招き、ひいては視床変性をきたすことがある（図 2-1-83）。

ハンチントン病の視床は神経細胞の脱落はないにもかかわらず容積は 30％前後減少しているといわれる。本症では大脳皮質に明らかな神経細胞脱落はみられないこともあるが、その細胞密度が非常に高いこともあるため、双方向性に変性が進んだのかもしれない（図 2-1-69）。アルツハイマー型痴呆（ATD）やピック病では視床変性は極めてまれである。

■ その他

ウェルニッケ脳症の病巣は乳頭体（図 2-1-54）から第三脳室壁に沿って地図状に分布し、内側（M）核まで入り込むことがある。**ペラグラ脳症**（図 2-3-38）では神経細胞の膨化あるいはセントラル・クロマトリーシス（図 1-1-3）、グリア結節、ニューロノファギア（図 1-1-4）などが M 核を中心に観察される。**橋外ミエリン（髄鞘）崩壊症**の病変は前腹側（VA）核、外側腹側（VL）核（図 2-3-34）、など内包に接する亜核に起こり、内側核などは逃れることが多い。病変は橋や線条体と同様である。

日本脳炎ウイルスの感染による**日本脳炎（Jap-**

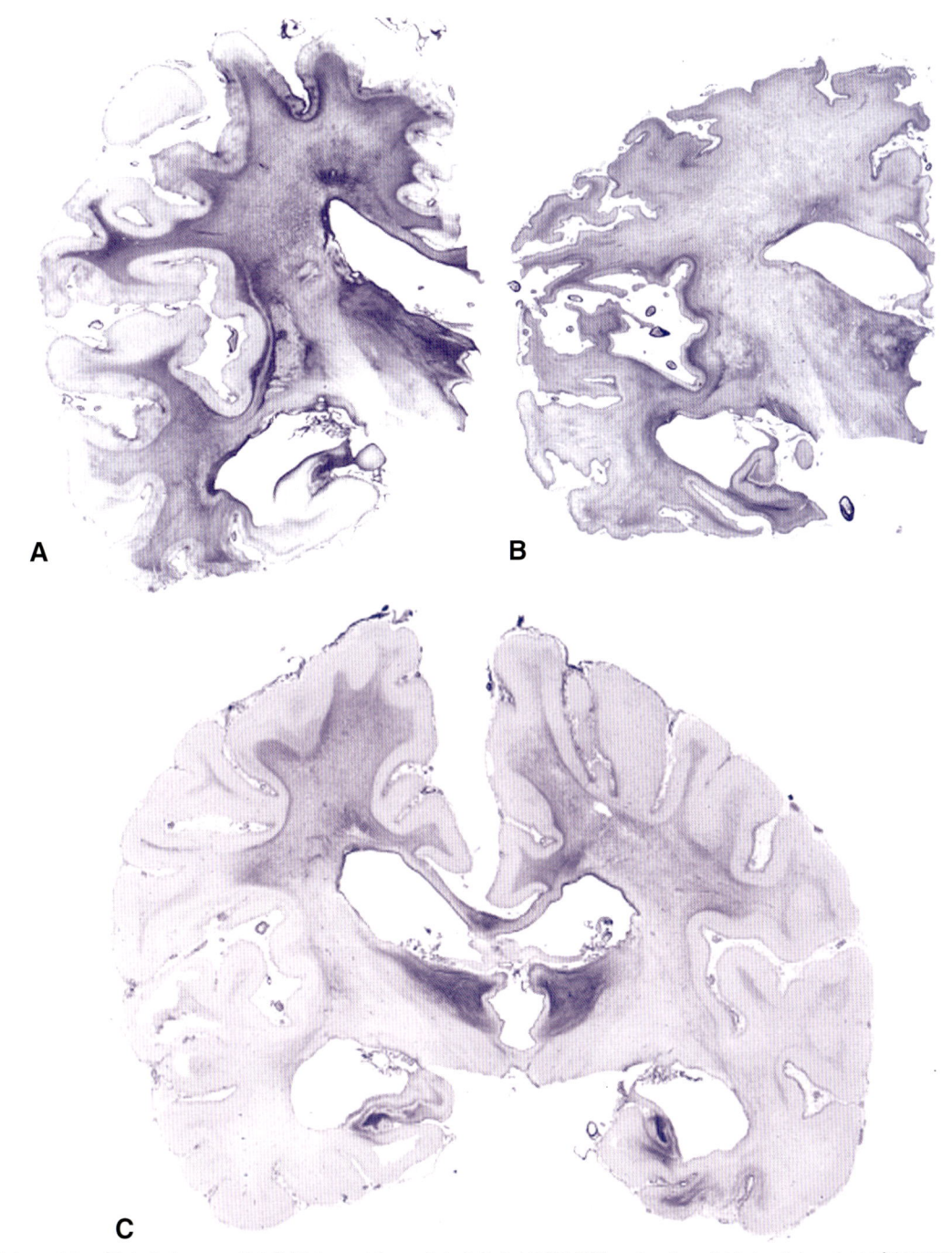

図 2-1-82 視床病変 A：虚血性脳症．エピソードから約1年昏睡状態． B：クロイツフェルト・ヤコブ病全脳型．Aと同じく全経過1年だが，線維性グリオーシスは視床内側核を除いてごく軽度． C：ズダン好性白質ジストロフィー．すべて Holzer 染色．

anese B encephalitis) は黒質と視床を好んで侵すが，急性期では視床に融合傾向のある限局性壊死巣が斑状に多数分布する．さらに，リンパ球を主体とする静脈周囲の炎症細胞浸潤，多核白血球とミクログリアからなる細胞結節がみられる．慢性期ではこれらの壊死巣は空洞化し，次第にアストログリアの増殖，線維性グリオーシスが目立つようになる (Ishii ら 1977)．病巣は視床のどの亜核に

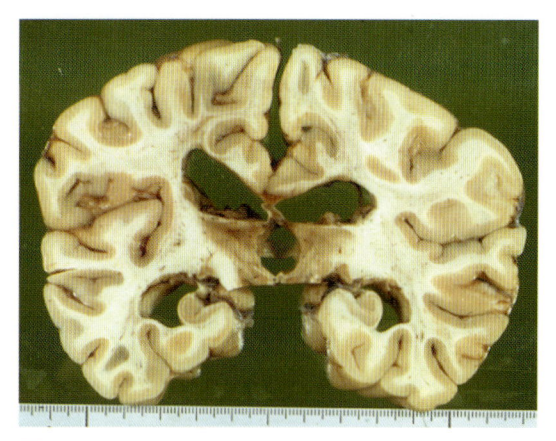

図 2-1-83　閉鎖性頭部外傷　肉眼的には側脳室の拡大（左＞右）、脳梁の菲薄化、視床の著しい萎縮と第三脳室の拡大. 視床の萎縮は左が高度（**図 1-2-46**、**図 1-2-47** と同一症例）.

も分布するが、そのなかでも髄板内核は好発部位で、それを含む外側の VL 核、LP 核などに多くみられる（白木 1973）.

参考文献

Adams RD, van Bogaert L, van der Ecken H：Stria to-nigral degeneration. J Neuropathol Exp Neurol 1964；23：584-608.

Alcock NS：A note on the pathology of senile chorea (non-hereditary). Brain 1936；59：376-387.

Arawaka S, Saito Y, Murayama S, et al.：Lewy body in neurodegeneration with brain iron accumulation type 1 is immunoreactive for alpha-synuclein. Neurology 1998；51：887-889.

Brodal P：The Central Nervous System. Structure and Function. 3rd ed, Oxford University Press (Oxford), 2004, p 293.

de la Monte S, Vonsattel JP, Richardson EJ：Morphometric demonstration of atrophic changes in the cerebral cortex, white matter, and neostriatum in Huntington's disease. J Neuropathol Exp Neurol 1988；47：516-525.

DeLong MR：Primate models of movement disorders of basal ganglia origin. Trends Neurosci 1990；13：281-285.

Freidman JH, Ambler M：A case of senile chorea. Mov Disord 1990；5：251-253.

Friede RL, Schachenmayr W：Early stages of status marmoratus. Acta Neuropathol 1977；38：123-127.

Gaytan-Garcia S, Kaufmann JC, Young GB：Adult onset Hallervorden-Spatz syndrome or Seitelberger's disease with late onset：variants of the same entity? A clinico-pathological study. Clin Neuropathol 1990；9：136-142.

Gourfinkel-An I, Cancel G, Trottier Y, et al.：Differential distribution of the normal and mutated forms of huntingtin in the human brain. Ann Neurol 1997；42：712-719.

Graham JG, Oppenheimer DR：Orthostatic hypotension and nicotine sensitivity in a case of multiple system atrophy. J Neurol Neurosurg Psychiatry 1969；32：28-34.

Graybiel AM, Ragsdale CW Jr.：Histochemically distinct compartments in the striatum of human, monkeys, and cat demonstrated by acetylcholinesterase staining. Proc Natl Acad Sci USA 1978；75：5723-5726.

Guillery RW, Sherman SM：The thalamus as a monitor of motor outputs. Phillos Trans R Soc Lond B Biol Sci. 2002；357：1809-1821.

Hasegawa K, Ryou M, Kowa H, et al.：A clinicopathological examination of pallidonigroluysian atrophy. Neuropathology 1997；17：134-139.

Ishii T, Matsushita M, Hamada S：Characteristic residual neuropathological features of Japanese B encephalitis. Acta Neuropathol 1977；38：1811-1816.

Jellinger K：Pallidal, pallidonigral and pallidoluysionigral degenerations including association with thalamic and dentate degenerations. In：Handbook of Clinical Neurology, Vol. 5, Extrapyramidal disorders. Vinken P, Bruyn G, Klawans H (eds), Elsevier (Amsterdam), 1986, pp391-415.

Kremer B, Goldberg P, Andrew SE, et al.：A worldwide study of the Huntington's disease mutation. The sensitivity and specificity of measuring CAG repeats. N Engl J Med 1994；330：1401-1406.

Krücke W, Beck E, Vitzthum HG：Creutzfeldt-Jakob disease. Some unusual morphological features reminiscent of kuru. J Neurol 1973；206：1-24.

Lange H, Thöner G, Hopf A, et al.：Morphometric studies of the neuropathological changes in choreatic diseases. J Neurol Sci 1976；28：401-425.

Leigh D：Subacute necrotizing encephalomyelopathy in an infant. J Neurol Neurosurg Psychiatry 1951；14：216-221.

Miyoshi K, Matsuoka T, Mizushima S：Familial holotopistic striatal necrosis. Acta Neuropathol 1969；13：240-249.

内藤明彦：歯状核赤核淡蒼球ルイ体萎縮症（DRPLA）の臨床像と分類. 神経内科 1990；32：450-456.

Nance MA, Berry SA：Cockayne syndrome：review of 140 cases. Am J Med Genet 1992；42：68-84.

小田雅也, 吉村 剛, 奥村厚史：視床を中心とした変性病変. 神経進歩 1973；17：238-255.

Oertel WH, Mugnaini E：Immunocytochemical studies of GABA ergic neurons in rat basal ganglia and their relations to other neuronal systems. Neurosci Lett 1984；47：233-238.

奥山 央, 水谷俊雄, 板東充秋 他：高齢発症の舞踏病の1例. 脳神経 1996；48：741-746.

Oliveira J, Spiteri E, Sobrido M, et al.：Genetic heterogeneity in familial idiopathic basal calcification (Fahr disease). Neurology 2004；63：2165-2167.

Olszewski J：The thalamus of the Macaca mulatta. Karger, Basel, 1952.

大竹敏之, 保坂宗右, 宮本和人 他：臨床的には Parkinson 病であった pallidoluysionigral atrophy. 脳神経 2003；55：186-193.

Pelletier J, Habib MH, Khelil P, et al.：Putaminal necrosis after methanol intoxication. J Neurol Neurosurg Psychiatry 1992；55：234-235.

Peter C：Betrage zur Klinik und Pathologie der Chorea in Greisenalter. Mtschr Psychiat Neurol 1924；56：281-300.

Rahman S, Blok RB, Dahl HH, et al.：Leigh syndrome：clinical features and biochemical and DNA abnormalities. Ann Neurol 1996；39：343-351.

Rampoldi L, Dobson-Stone C, Rubio JP, et al.：A conserved sorting-associated protein is mutant in chorea-acanthocytosis. Nat Genet 2001；28：119-120.

Sapp E, Schwarz C, Chase K, et al.：Huntingtin localization in brains of normal and Huntington's disease patients. Ann

Neurol 1997；42：604-612.
Shapiro SM：Bilirubin toxicity in the developing nervous system. Pediatr Neurol 2003；29：410-421.
Sherman SM, Guillery RW：Exploring the thalamus and its role in cortical function, 2nd ed. MIT Press (Cambridge, Mass.), 2006.
白木博次：神経病理学からみた日本脳炎の視床損傷．神経進歩 1973；17：229-237.
武田茂樹，高橋 均，生田房弘：歯状核赤核淡蒼球ルイ体萎縮症（DRPLA）：臨床型（若年型，早期成人型および遅発成人型）に関する形態学的比較．脳神経 1992；44：111-116.
Smith JK：Dentatorubropallidoluysian atrophy. In: Handbook of Clinical Neurology, Vinken PJ, Bruyn GW (eds.), Vol. 21, Part 1. North-Holland Pub. Co (Amsterdam), 1975.
Steele JC, Richardson JC, Olszewski J：Progressive supranuclear palsy. A heterogeneous degeneration involving the brain stem, basal ganglia and cerebellum with vertical gaze and pseudobulbar palsy, nuchal dystonia ad dementia. Arch Neurol 1964；10：333-359.
Thyagarjan D, Shanske S, Vazquez-Memije M, et al.：A novel mitochondrial ATPase 6 point mutation in familial bilateral striatal necrosis. Ann Neurol 1995；38：468-472.
Verhaart WCJ：Symmetrical degeneration of the neostriatum in Chinese infants. Arch Dis Child 1938；13：225-234.
Vonsattel JP, Myers RH, Stevens TJ, et al.：Neuropathological classification of Huntington's disease. J Neuropathol Exp Neurol 1985；44：559-577.
Walker AE：Internal structure and afferent-efferent relations of the thalamus. In：The thalamus. Purpura DP, Yahr MD, (eds), Columbia University Press (New York), 1966, pp1-12.
Williams DR, Lees AJ.：Progressive supranuclear palsy：clinicopathological concepts and diagnostic challenges. Lancet Neurol 2009；8：270-279.
Williams DR, Holton JL, Strand K, et al.：Pure akinesia with gait freezing：a third phenotype of proven progressive supranuclear palsy. Mov Disord 2007；22：2235-2241.
Williams DR, de Silva R, Paviour DE, et al.：Characteristics of two distinct clinical phenotype in pathologically proven progressive supranuclear palsy：Richardson's syndrome and PSP-parkinsonism. Brain 2005；128：1247-1258.
Wilson SAK：Progressive lenticular degeneration：a familial nervous system disease associated with cirrhosis of the liver. Brain 1912；34：295-509.
Zhou B, Westaway SK, Levinson B, et al.：A novel pantothenate kinase (PANK2) is defective in Hallervorden-Spatz syndrome. Nat Genet 2001；28：345-349.

▆▆▆ Ⅳ．白質 ▆▆▆

　白質を構成している神経線維のうち、最大のものは交連線維と連合線維である。どちらも大脳皮質を発し、同側あるいは対側の皮質に終わる。大脳白質の病変、とくに広汎な萎縮をきたす病変について、とかく基底核、視床、脳幹などに行く投射線維を俎上にのせるが、その割合は大脳皮質の神経細胞数に比べて極めてわずかであり、大脳白質病変の大部分は交連・連合線維の変化に由来することを忘れがちである。

　白質は原疾患に伴う派生的な循環障害、死戦期の浮腫性変化、標本作成上の人工産物など、さまざまな要因によって変化が生じやすい場所でもあり、しかも原疾患の病変との鑑別も容易ではない。また、神経線維の走行に対する標本を切り出す角度によって所見の把握が容易にも難儀にもなることがある。

1．解剖学

1）神経線維の種類

■ 交連線維

　左右の大脳半球の対応する領域間を連絡する神経線維を交連線維（commissural fibers）といい、脳梁、前交連、左右のアンモン角をつなぐ神経線維（海馬交連または脳弓交連 hippocampal commissure、commissural fornicis）などがある。白質深部を走っているものが多い。脳梁（corpus callosum）は左右の大脳皮質のほぼ全域をつなぐ最大の交連線維束で、側脳室前壁を形成する膝部（genu）（**図 2-1-93A**）、側脳室の天井をなす幹部（trunk）（**図 1-2-46A**、**図 1-3-1**、**図 2-1-37**、**図 2-1-83**）、側脳室後角の直前にある膨大部（splenium）に分ける。前交連（anterior commissure）は乳頭体よりほぼ 1 cm 前方の割面で、レンズ核の腹側に現れる（**図 2-1-37**、**図 2-1-58**、**図 2-1-60**）。この交連線維は嗅構造を連結するとともに、中・下側頭回を結ぶとされているが、確かなことは不明である。側頭葉に向かう前交連はレンズ核腹側から下方に向かい、扁桃体の近くを通るところまでは束として追跡できるが、その後は拡散するらしい。

■ 連合線維

　一側の大脳半球内で異なる皮質野間を連絡する神経線維束を連合線維（association fibers）といい、短連合線維と長連合線維に大別される。短連

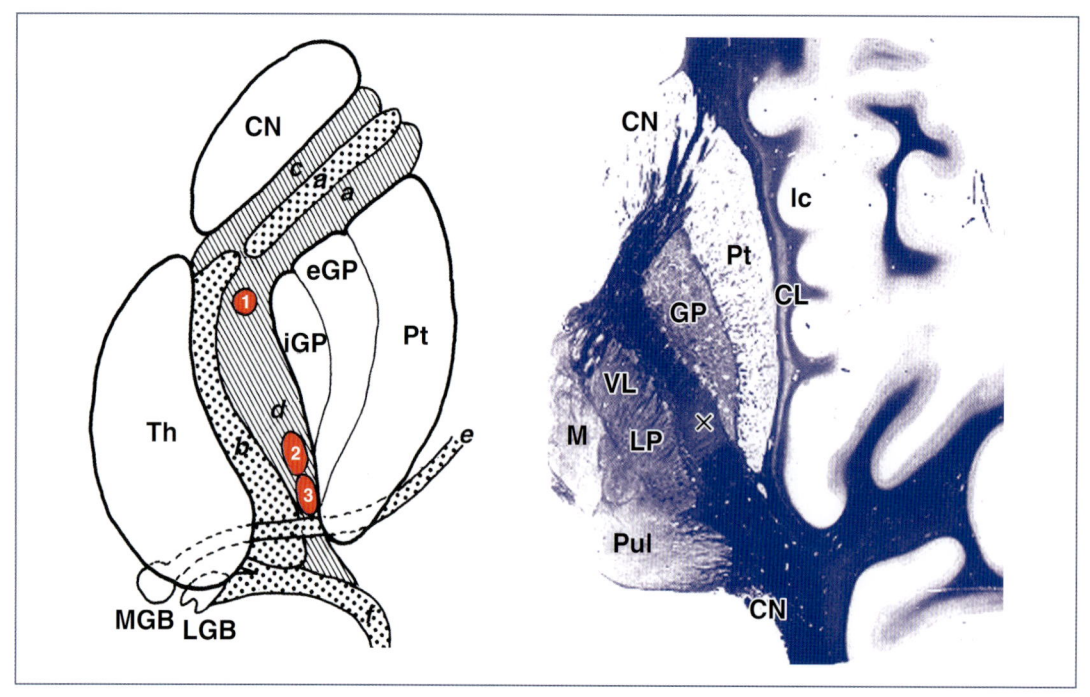

図 2-1-84　内包　A：視床前核、CL：前障、CN：尾状核（水平断標本では側脳室前角と側脳室下角に現れる）、eGP：淡蒼球外節、iGP：淡蒼球内節、Ic：島回皮質、LGB：外側膝状体、LP：後外側核、M：内側核、MGB：内側膝状体、Pt：被殻、Pul：視床枕、Th：視床、VL：外側腹側核、a：前視床脚、b：上視床脚、c：前頭橋路、d：皮質橋路、e：聴放線、f：視放線、1：皮質球路、2：皮質脊髄路（顔面、上肢）、3：皮質脊髄路（下肢）．×印は神経線維の変性によってミエリンが淡明化した筋萎縮性側索硬化症の皮質脊髄路．（左図：Parent と Carpenter 1996. より Fig 16.39 を改変して引用）

合線維にはさらに皮質内を走るものと、皮質直下の白質を脳回の形をなぞるように走る U 線維（U-fibers）がある。U 線維は脳回間を結ぶ神経線維で、白質に向かう髄質動脈がしばらくの間伴走している。長連合線維は放線冠（corona radiata）や内包より浅く、短連合線維より深い部分を走る。このうち、大脳前額断でよくみえる線維束は側脳室外側角の付近を走る上後頭前頭束（fasciculus occipitofrontalis superior）、上縦束（fasciculus longitudinalis superior）、帯状束（cingulate fasciculus）などである。前額断のミエリン（髄鞘）染色標本ではほぼ輪切りをみることになる。

■ **投射線維**

投射線維（projection fibers）は皮質から遠位部へ、または遠位部から皮質へと情報を運ぶ神経線維で、巨大な皮質神経細胞の数に比べて投射線維は驚くほど少ない。求心性および遠心性の投射線維は白質に入ると放射状の線維束となり放射冠を形成する。さらに脳幹の上部で内包（internal capsule）とよばれる緻密な線維帯をつくる。内包は水平断でみると平仮名の"く"の字に似た形で（**図 2-1-84**）、尾状核とレンズ核に挟まれた短い前脚（anterior limb）、レンズ核と視床の間にある長い後脚（posterior limb）、それに両者の接合部である膝部に分ける。内包を通過する神経線維のなかで、最も量的に多いものが皮質橋路と視床-大脳皮質間を相互に結ぶ神経線維である。前頭橋路は前脚の尾状核寄りを通り、それ以外の脳葉に由来する皮質橋路は後脚のレンズ核側を通る。皮質脊髄路は後脚の後方 1/3 の領域を通るが、皮質球路は膝部を通過する。視床・皮質間の双方向性の神経線維は放射冠から分かれて、視床の吻側部と尾側極からの出入と、視床背側面に沿って出入するものがある。これらは視床脚（thalamic peduncles）と呼ばれる（**図 2-1-84**）。

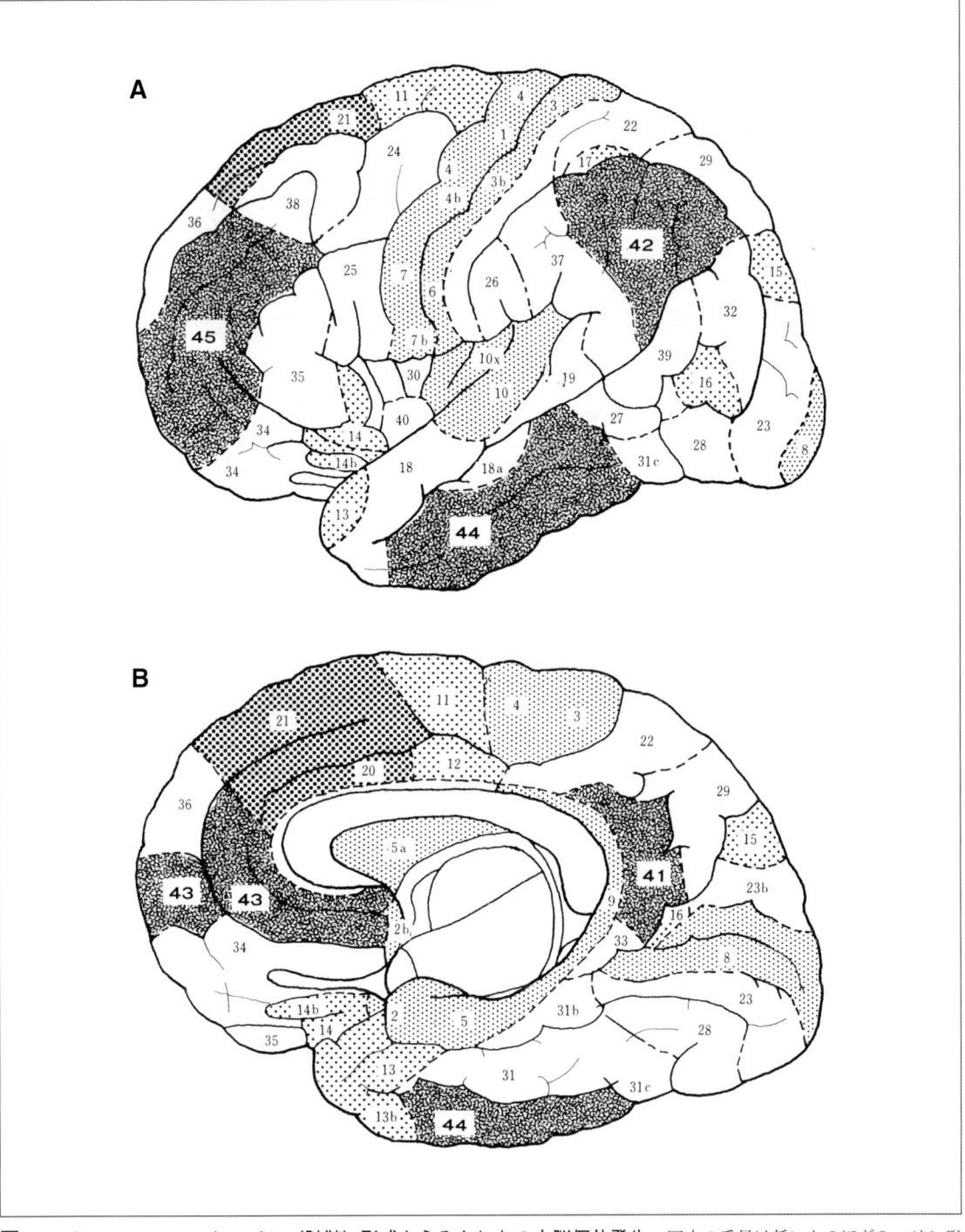

図 2-1-85　Flechsig のミエリン（髄鞘）形成からみたヒトの大脳個体発生　図中の番号は低いものほどミエリン形成が早く完成し、高いものほどより遅れて完成する領域を示す．番号 1～17 の領域では胎生期からミエリン形成が始まる．
（図版：Yakovlev ら 1967．より引用）

2）ミエリン（髄鞘）形成からみた大脳

　1920年、ライプツィヒの精神科医 Flechsig（1847～1929）は大脳のミエリンが形成される順序を調べた（図 2-1-85）。Lüres と Spatz が Flechsig の業績を踏まえてピック病の亜型分類とその臨床を論じたことは有名である。それから約半世

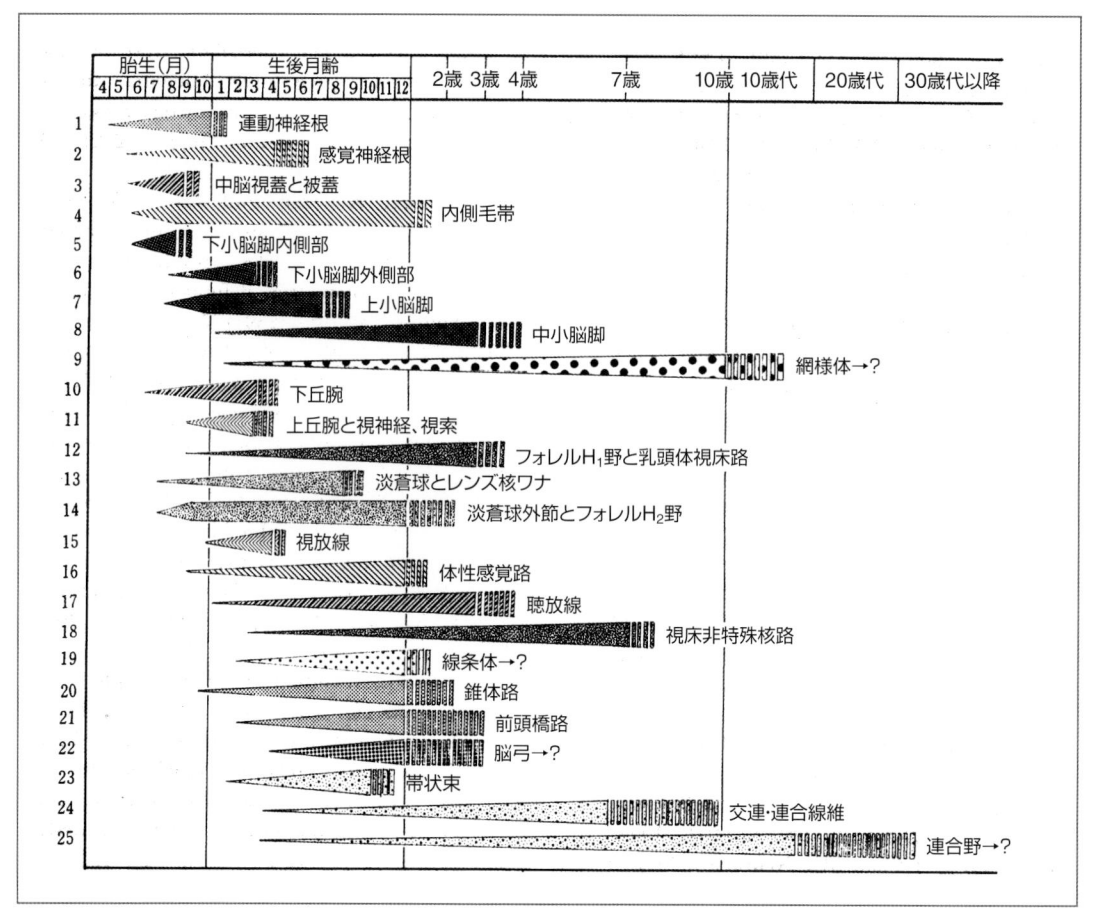

図 2-1-86 Yakovlev らのミエリン（髄鞘）形成からみたヒト神経系の個体発生　各グラフの幅と長さはミエリン形成の染色性と密度の程度が加齢とともに進行していくことを意味している．各グラフの終わりの垂直の縞模様は，30歳代あるいはそれ以降の資料と比較してミエリン形成が完成するおおよその年齢層の幅を示す．
（Yakovlev ら 1967. より図中文字を訳して引用）

紀後，Yakovlev らが膨大な数の剖検脳をもとに同様の研究（1967）を行なった（**図 2-1-86**）．しかし，それらを超える新しい業績がないこともあって，この 2 つの古典的研究は現在でも臨床的，病理学的研究に利用されている．とくに発達障害と退行期の疾病を考えるうえでは必ずみるべき図である．

2．病理学

1）交連・連合・投射線維の病変

　老人脳の脳梁幹部は明らかな病変が大脳皮質・白質にない場合でも菲薄化していることがしばしばあるので，肉眼的に疑わしい場合には組織学的な確認が必要である．ちなみに幹部は中心溝周囲皮質，頭頂葉皮質，側頭葉皮質から起こる交連線維が通る．また，脳梁にマクロファージの動員を伴うワーラー変性（wallerian degeneration）（**図 1-1-19**）をみる場合は原発病巣が脳梁内部あるいは脳梁線維が収斂する側脳室外側角付近にあることが多い．反対に脳梁から遠く離れた皮質下白質などの病巣の二次変性が脳梁に現れることは極めてまれである．

　脳梁の一次性病変としては非常にまれであるが，脱髄性疾患として**マルキアファーヴァ・ビニャミ（Marchiafava-Bignami）病**（Heinrich ら 2004）が有名である（マルキアファーヴァ・ビニャミ症候群ともいう）．原因は不明であるが，「キャ

ンティ」という強い赤ワインの飲酒と関係があるといわれている。認知機能、パーソナリティー、態度・行動などの障害が中核になるが、それ以外の臨床症状はさまざまである。脳梁の中心部分がとくに強く侵される。脱髄性疾患であるが、壊死傾向が強く、ときに空洞化することがある。栄養不良（Leong 1979）やウェルニッケ（Wernicke）脳症が共存した症例（KoeppenとBarronら1978）、橋中心ミエリン（髄鞘）崩壊症（図2-3-33）を合併した症例（Ghatakら1978）、アルコール中毒とペラグラを合併した症例（Romero-Lópezら1997）などが知られている。筆者らは感冒様症状が出現してから6日後に意識障害に陥った飲酒歴のない68歳の女性例を経験している（図2-1-87）。本例では背景にある糖尿病、肝機能障害、腎不全など全身的な疾患が本症の発病に関連しているかもしれない。最近ではビタミン欠乏説が有力である（Gambiniら2003）。

頭部外傷では、びまん性軸索損傷（diffuse axonal injury：DAI）の1つとして脳梁や前交連に点状出血や軸索の断裂が生じることがある（☞第1部2章「Ⅶ．物理的損傷」；p83）。病巣は正中線上に起こることはまれで、左右どちらか一方に寄った場所にみられることが多い（図2-1-83）。

脳梁や前交連はピック（Pick）病やアルツハイマー型痴呆（Alzheimer-type dementia：ATD）のような変性疾患で著しく萎縮していることがある。

短連合線維は皮質内に病変が生じていると消失するが、U線維はかなり高度で広汎な皮質病変が起こらないと消失しない。これは1つの断面にみえるU線維には皮質病変のない領域を結ぶ近隣の神経線維も多数含まれているためと考えられる。皮質に病変がある場合、U線維で最もよく遭遇する変化はアストログリアが増殖している像である。原因不明の疾患では**進行性皮質下神経膠症**（**progressive subcortical gliosis**）がある。最初に報告したNeumannらはピック病の一型と考えていた（1967）。また、この変化は老人脳で明らかな皮質病変がない場合でも観察されることがある。しかし、ホルツァー（Holzer）染色で染め出されるような線維性グリオーシスを呈する場合は病的と考えた方がよい。びまん性の白質病巣では長連合線維だけあたかも病変から逃れたように保たれ

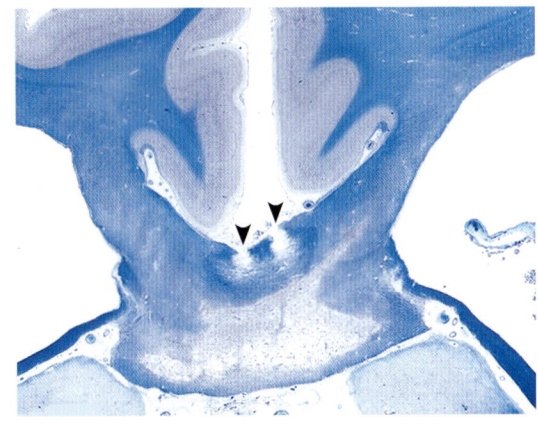

図2-1-87　マルキアファーヴァ・ビニャミ病（疑）
脳梁膨大部の中央部が壊死に陥っている。壊死巣周囲には脱髄性変化がみられる．68歳女性、飲酒歴なし．脳梁上面にある円形の小さな2つの陥凹は脳梁周動脈による圧迫痕（矢頭）．KB染色．

ていることがある。

脳梁の一部が切断されていることが剖検時に初めて気づくことがある。断端部に退縮球（図1-1-20）、軸索腫大、軸索の減少、マクロファージの出現やアストログリアの増殖など、組織反応の有無を確認する必要がある。また、剖検時の人工産物であることもある。

2）側脳室周囲の病変

■ 周産期の虚血性障害

脳室周囲白質軟化（**periventricular leukomalacia**）は、①脳室周囲の巣状壊死、②周囲の白質に起こるびまん性の反応性グリオーシスとミクログリアの活性化、を特徴とする大脳白質の発達途上の障害である。胎生24～32週の未熟児が最も危険であるといわれている。しかし、成熟児でも先天性心肺疾患を合併しているとリスクが高い。脳室周囲の壊死巣は直径2～6 mm、脳室壁から15 mm以内のところにできる。好発部位は側脳室前角より前方部分、モンロー（Monro）孔レベルの側脳室外側角、それに後角である。原因として、虚血-再灌流、感染や虚血中に放出される細胞障害性サイトカイン類（cytokines）が挙げられている（De Reuckら1972）。

白質硬化（**cerebral white matter gliosis**）は未熟児、重篤な心肺疾患などでみられるびまん性病

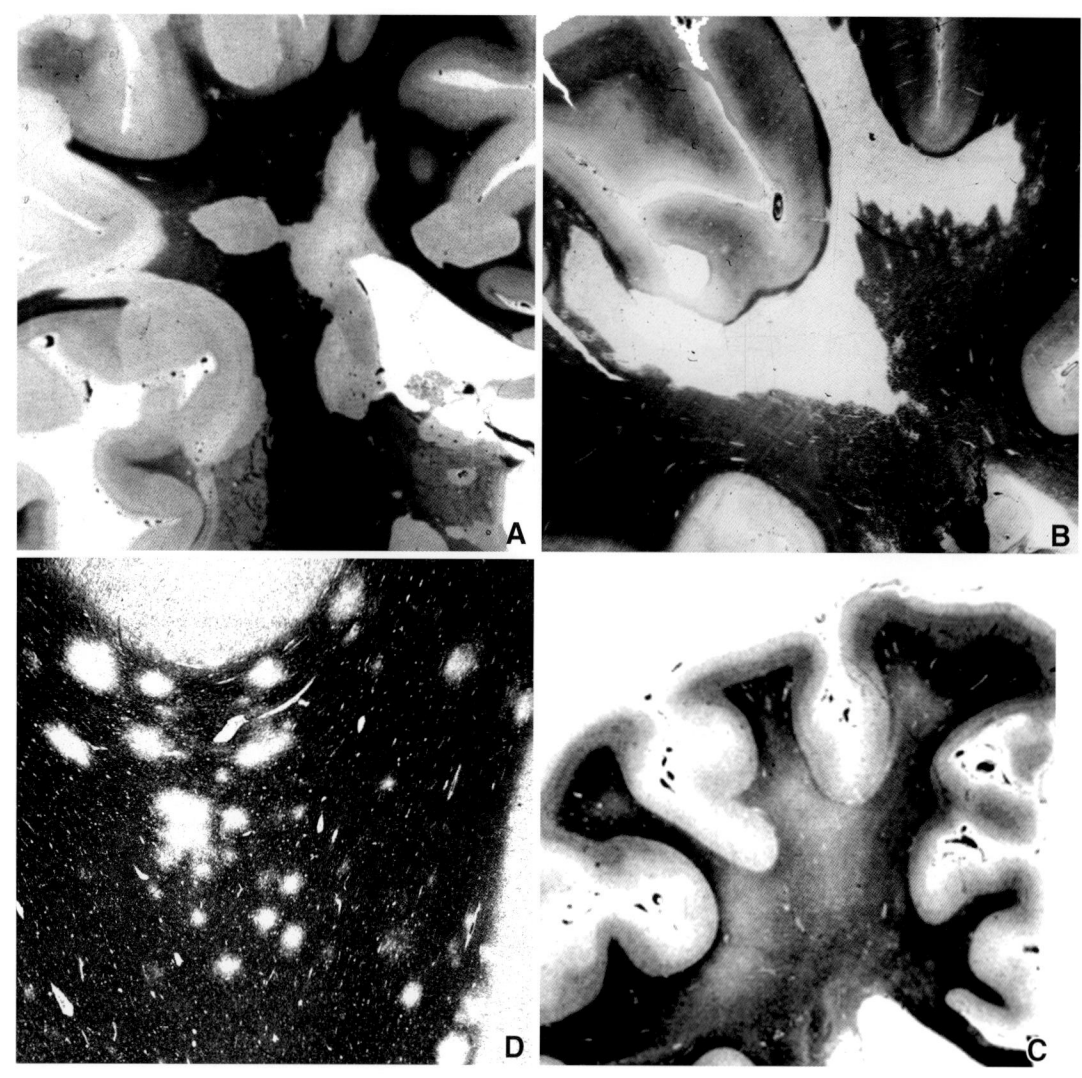

図 2-1-88　脱髄病巣の分布　**A**：多発性硬化症．脱髄斑は白質のみならず灰白質にもできるが、主な病巣は側脳室周囲．　**B**：静脈周囲性脱髄炎．皮質下白質を走る静脈や白質から来る髄質静脈に沿って病巣が広がり、脳回を取り囲むように分布する．　**C**：亜急性硬化性全脳炎．皮質下白質から深部白質に向かって境界不鮮明な脱髄巣が広がる．　**D**：進行性多巣性白質脳症．小さな円形の脱髄巣が皮質下白質に多発する．　A は Wörke 染色、B～D は KB 染色．モノクローム写真．（図 A：恩師故白木博次先生から提供されたもの）

変で、脳室周囲白質軟化と合併することがある．病変はミエリン（髄鞘）の淡明化の程度に比べて線維形成型アストログリアのびまん性増殖が強く、ホルツァー染色によって広汎な線維性グリオーシスが染め出される．グリオーシスは被殻、視床などにも及ぶ．**多囊胞性脳症（multicystic encephalopathy）** は大脳皮質および白質に空洞が多発するもので、重篤な低酸素性/虚血性脳症による変化である．

■脱髄

限局性の脱髄性病変は静脈周囲に広がるものが多いが、多発性硬化症のように最終的には血管とは無関係な形になるもの、静脈周囲性脱髄炎のように病巣が進展しても静脈との関係が維持されているもの、などがある（**図 2-1-88**）．また、程度の差はあるが炎症細胞浸潤を伴うものが多い．

a）多発性硬化症

多発性硬化症（multiple sclerosis：MS）の基本

的な病巣である脱髄斑（demyelinated plaques）は ミエリン（髄鞘）染色標本でみると境界鮮明な淡明化巣として主に脳室周囲の白質に分布している（図2-1-88A）。病巣は皮髄境界を越えて大脳皮質に入り込み、内包から視床など灰白質内に広がることも多い。個々の病巣は円形ないし楕円形で（図1-2-36）、中心に位置する静脈（中心静脈という）の周囲にあたかもインクのしみが広がるように拡大する。しかし、互いに融合するためできあがった大きな病巣は不規則な形をしたものが多い（図2-1-88A）。中心静脈周囲には小円形細胞の浸潤が著しい。病巣内にはアストログリア、マクロファージの浸潤がみられるが、とくに病巣の辺縁部ではアストログリアが集簇してグリア壁をつくっていることがある。なお、炎症細胞浸潤は病期の違いや薬物治療などによって非常に軽いことがある。また、わが国の多発性硬化症では壊死傾向が強く、脱髄巣が空洞化していることがある。

バロー（Baló）同心円硬化症は脱髄帯と健常帯が交互に同心円状に配列する特異な脱髄である（図2-1-89）。これまで剖検でのみ知られていたが、現在はMRI画像でリングパターンが描出される。大脳白質のみならず小脳、脳幹、脊髄でも報告されている。本症が急性MS例に共存することから、MSの亜型とする考え方がある（Itoyamaら1985）。病理学的には、病巣はかなり紋切り型で、リングを構成する健常帯は脱髄帯より狭く、内側の帯ほど境界が鮮明である。血管周囲性には著しいリンパ球浸潤を伴うことがある。我が国では極めてまれであるが、フィリピンには多数の典型例があるという（田平1992）。

b）急性散在性脳脊髄炎

ワクチン接種後、ウイルス感染後、あるいは特発性に急性発症する急性散在性脳脊髄炎（acute disseminated encephalomyelitis：ADEM）は病理学的には静脈周囲性脳脊髄炎（perivenous encephalomyelitis）の形をとる（Prineasら2002）。多発性硬化症にみられる脱髄病巣は円形が基本であるが、このタイプの病巣は静脈に沿って細長く伸びている（図2-1-88B）。病巣は融合傾向があり、白質のみならず灰白質にも散在する。病巣は主に小型から中型の静脈周囲にみられ、血管周囲腔に

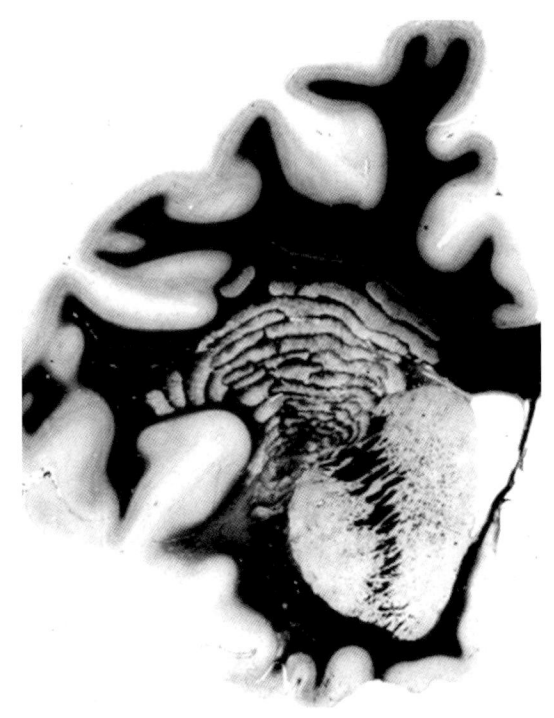

図2-1-89　バロー同心円硬化症　脱髄している帯と健常な帯が交互に並んでいる．Wörcke染色．モノクローム写真．（図版：恩師故白木博次先生から提供されたもの）

浸潤した小型リンパ球とマクロファージはさらに組織内にも広がる。重症例では多核白血球の出現や血管壁のフィブリノイド変性（図1-2-25）をみることがある。しかし、アストログリアの反応は軽度である。さらに、本症では多発性硬化症と異なり、病巣に新旧の差がはっきりしない。どの病巣もほとんど同一時期を示し、単相性の臨床経過を反映している。ただし、まれに臨床的な寛解と増悪を繰り返す多相性の経過をとる例では病理学的にも新旧の病巣が認められることがある。

c）亜急性硬化性全脳炎

亜急性硬化性全脳炎（subacute sclerosing panencephalitis：SSPE）は麻疹ウイルスの変異株の感染から10年前後経過してから発病するため、遅発性ウイルス感染症（slow virus infection）にも分類される。過去には、血管周囲性浸潤があるため、神経細胞やオリゴデンドログリアの好酸性封入体（図1-1-32A、図2-1-90B）に着目した封入体脳炎（Dawson）、全脳的に分布するグリア結節とリンパ球、形質細胞からからなる血管周囲性

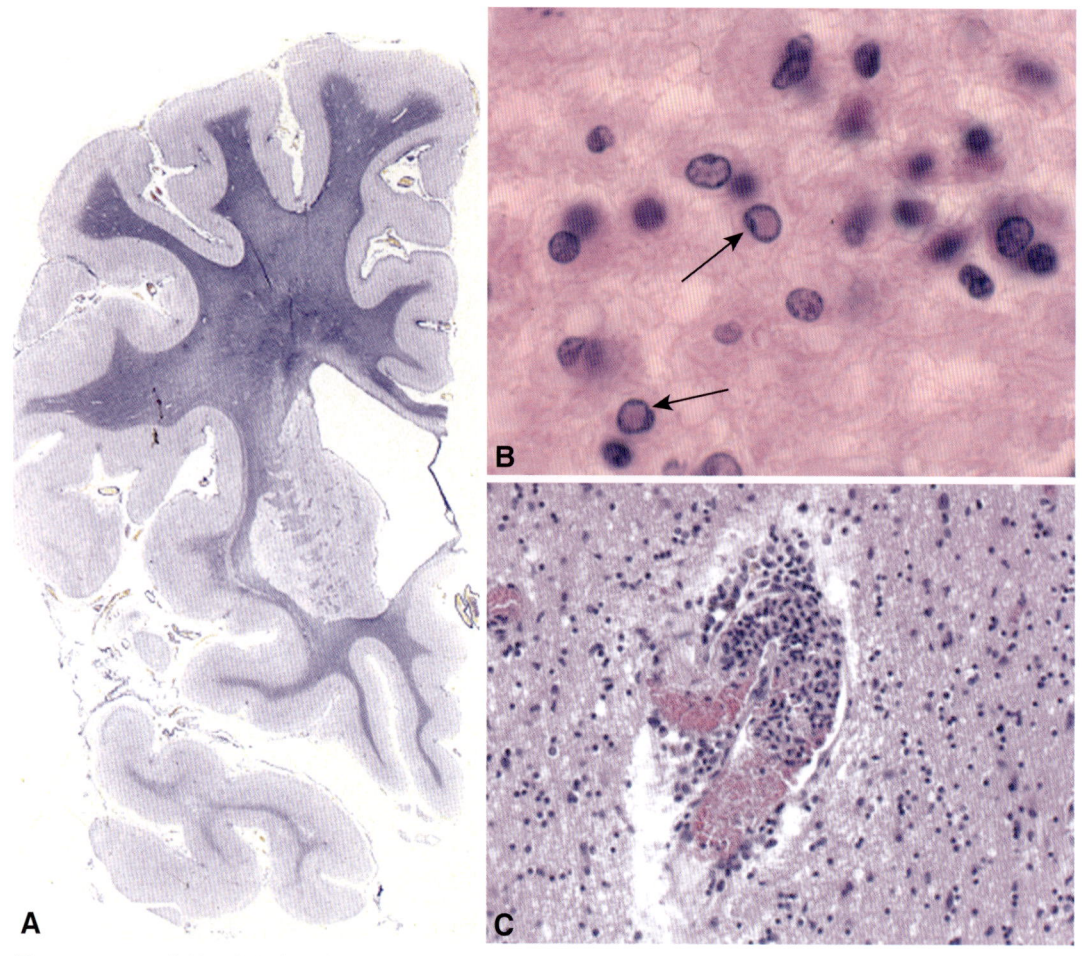

図 2-1-90　亜急性硬化性全脳炎　A：図 2-1-88C と同一症例の連続標本．脱髄の範囲より広い線維性グリオーシス．Holzer 染色．　B：オリゴデンドログリアの核内にある好酸性封入体（矢印）．　C：静脈周囲にリンパ球、形質細胞が浸潤．すでに極期を過ぎて細胞浸潤が軽い．　B と C は HE 染色．

炎症細胞浸潤を強調したグリア結節性全脳炎（Pette と Döring）、大脳白質の著明な線維性グリオーシスに由来する亜急性硬化性白質脳炎（van Bogaert）などの名称で知られていた．急性期にはリンパ球、形質細胞の浸潤が強い．また、皮質、白質にミクログリアの活性化が目立ち、オリゴデンドログリアに好酸性の封入体がみられる（図 1-1-32A、図 2-1-90B）．皮質の神経細胞にはタングルが出現することがある．大脳白質では皮質下白質から深部白質に向かって病巣が広がる（図 2-1-88C）．病巣の境界は不鮮明である．線維性グリオーシスは広汎で（図 2-1-90A）、脱髄病巣の範囲より広い．

d）進行性多巣性白質脳症

多発性硬化症の脱髄斑が脳室周囲から皮質の方向へ広がるのに対して、進行性多巣性白質脳症（progressive multifocal leukoencephalitis：PML）では脱髄病巣が皮質深層、皮質下白質に集中し、脳室周囲では少ない（図 2-1-88D）．病巣は MS の脱髄斑より小さく、病巣と健常部の境界は明瞭である．新しい病巣ではオリゴデンドログリアが消失するとともに、正常の 2～3 倍ある異常なオリゴデンドログリアが病巣周辺部に観察される．核質は好塩基性が非常に強い．これはウイルスの核内封入体で（図 1-1-32B）、本症の診断に極めて重要である．また、古い病巣ほどアストログリアの増殖がみられ、その多くは巨大な核や細胞質をもった奇妙な細胞（図 1-1-32B）で、一見腫瘍

細胞を思わせる。炎症細胞浸潤は軽度である。

e）急性出血性白質脳炎

本症は1941年、Hurstによって発見された壊死傾向の強い白質脳炎（acute hemorrhagic leukoencephalitis）で、静脈の周囲に生じる多発性輪状出血と血管周囲性脱髄が特徴的である。赤沈の亢進と末梢血における多核白血球の増多がみられる（Prineasら 2002）。血管の変化は高度で、フィブリノイド沈着を伴う血管壊死（図1-2-25）がみられる。さらに、リンパ球、形質細胞などの浸潤がみられ、ときに多核白血球を伴うこともある。

f）ドゥヴィック病

ドゥヴィック（Devic）病（視神経脊髄炎 neuromyelitis optica）は我が国に多い脱髄性疾患である。視神経（図2-4-28）と脊髄（図1-2-38）を侵し、脊髄では数節にまたがっていることもまれではない。病巣は白質、灰白質の別がみられるが、脊髄断面の中心部に位置することが多い。病変は壊死傾向が強く、ときに病巣が空洞化していることがある。アストログリアの増殖に加えて、血管外膜由来の結合織細胞の増殖も目立つ。病変は大脳白質にもみられることがある。そのため、本病を多発性硬化症の一型と見なす見解もある。しかし、最近ではアストログリアの足突起にあるアクアポリン4（aquaporin 4）が本症の標的抗原であることが明らかにされ（図2-4-29）、アストログリアが本症の発生機序に深く関わっていることが示唆される（☞「Notice ④」；p73）。

■ その他

側脳室外側角周囲の白質は放線冠から内包に出入する神経線維群、脳梁を出入する神経線維群、それに長連合線維という3方向の線維束が交叉している場所である。また、内包はちょうど扇の要に位置しているため、大脳白質に広汎に生じた変化がここに集中し、明瞭に観察できることがある。しかし、前額断の場合、内包は切断面に平行になるため、白質病巣の影響が標本に現れないことがある。

側脳室外側角周囲の白質は、原因を問わずいくつかの疾患で軸索腫大を伴う海綿状病巣が生じる場所である。多発性硬化症（図1-2-37）、橋外ミエリン（髄鞘）崩壊症（図2-3-34）、抗がん剤（図1-2-39）、放射線障害（図1-2-50、図2-1-96）、白質ジストロフィー（図1-2-44B）などによる病変が観察される。

3）広汎な白質病変

■ 血管・循環障害

a）脳浮腫

ミエリン（髄鞘）染色標本で大脳白質全体が淡明化している状態は、人工産物を別として、最も遭遇する機会の多いものが脳浮腫（brain edema）である（図2-1-91）。この染色標本では完全に染まらない状態になることはまれで、強拡大で観察すると正常にみえる神経線維の間に薄いミエリンやミエリン球などがみられる。HE染色でみると、オリゴデンドログリアの数が減少していることがわかる。さらに強拡大にすると、急性期では核が濃縮し、正常では観察されない急性腫脹（図1-1-31）と呼ばれる細胞体の変化がみえる。マクロファージに似ているが、核は1つで、胞体が泡沫状を呈することはない。また、核質の明るい大きなアストログリアの核が目立つ。しかし、量的には白質よりも灰白質に多い。

浮腫が遷延すると、神経線維の変性・消失が進み、神経線維どうしの間隔が広がって海綿状にみえることがある。アストログリアは反応するが、梗塞巣周辺で観察されるような活発な増殖はみられず、細胞質の空胞化や突起の断裂など、一度肥大したアストログリアの退行性変化と思われる病変が認められる（図2-1-91A）。マクロファージも同様に梗塞巣ほど活発ではなくて、組織内に留まり血管周囲の集合像をみることはあまりない（固定清掃）。また、毛細血管の新生もない。このように、浮腫はミエリン、軸索の変性に対して清掃・器質化が不十分な状態である（図2-1-91B）。このような組織像を浮腫性壊死（Ödemnekrose, edema necrosis）と呼ぶことがある。浮腫性壊死は比較的長期にわたって浮腫をきたす疾患や状態で観察される。

白質希薄化（leukoaraiosis）は、Hachinski が高血圧患者や老人に多い比較的びまん性の白質の画

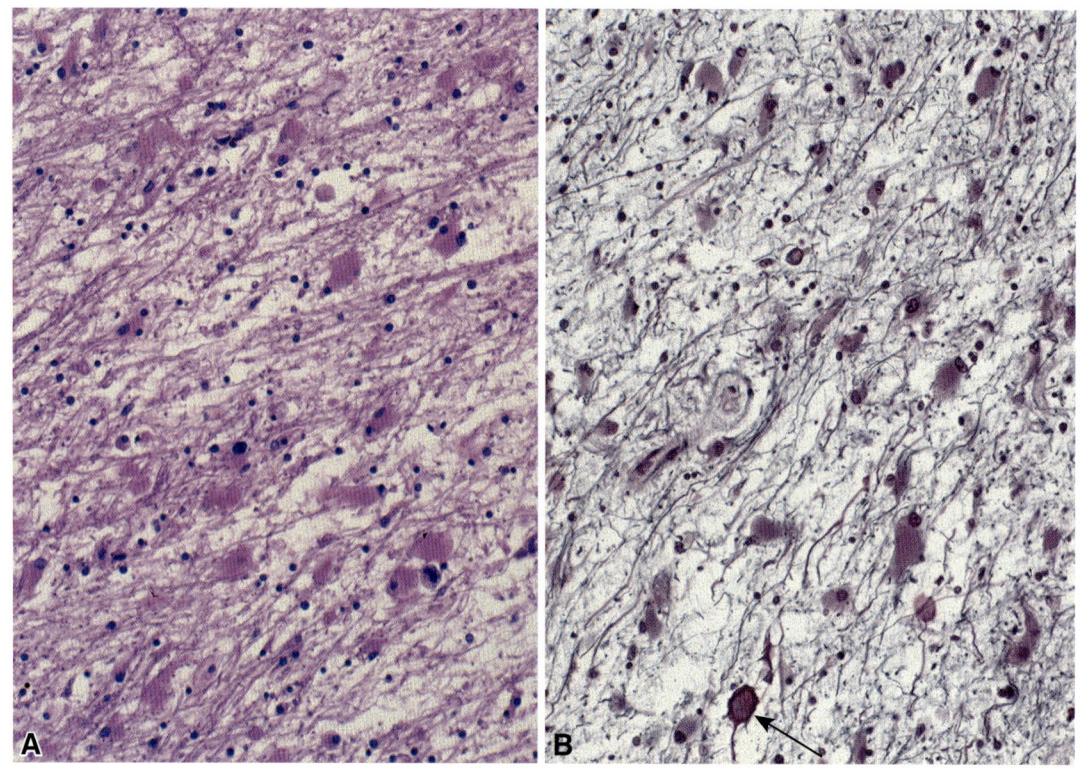

図 2-1-91　遷延性脳浮腫　**A**：肥胖グリアがみられるが，経過の長さを考慮すると，線維性グリオーシスが起きても不思議ではない．オリゴデンドログリアが極端に少ない．HE 染色．**B**：神経線維が減少したために，神経線維と神経線維の間が拡大．矢印は軸索腫大．Bodian 染色．

像変化に導入した言葉で（1987），白質とくに側脳室周囲などの深部白質にみられる変化である．主にCT画像などで使われる放射線科の術語で，白質希薄化が白質のどのような変化に対応するのか定かではないが，とくに老人の側脳室周辺の白質は上衣細胞の下に上衣下グリオーシス（subependymal gliosis）が厚く広がり，その部分は粗鬆化しているように見えるので，CT画像では白質希薄化としてみえているかもしれない．もう1つの可能性は側脳室周囲の白質の特殊性である．ここは放線冠から内包に出入する神経線維に対して上後頭前頭束や脳梁の神経線維がほぼ直角に交叉している場所で，浮腫性変化を受けやすいと思われる．しかし，白質希薄化は確証のないままにラクネ，白質の梗塞，脱髄巣，血管奇形などさまざまな病態に使われており，画像所見の記載をするためだけに使用し，とくに白質の虚血性病巣の診断には使うべきではないという意見もある（Bogousslavsky 1993）．

b）ビンスワンガー病

Binswanger は 1893 年，梅毒の進行麻痺とは異なり，梅毒反応が陰性であるにもかかわらず痴呆が進行した症例を報告した．これがビンスワンガー（Binswanger）病の発端である．しかし，彼の所見はほとんどマクロに留まり，1902 年に Alzheimer が白質や皮質下諸核の小梗塞を記載した（図 1-3-33，図 1-3-34）．（☞第 1 部 3 章「3）ビンスワンガー病」；p133）

朝長は本症の病理学的な特徴として，①びまん性のミエリン（髄鞘）消失と，その結果としての脳萎縮，②U 線維を残した白質小梗塞巣の散在，③基底核のラクネ，④皮質はよく保たれている，⑤高度の動脈硬化，⑥とくに白質の小動脈硬化と高血圧性血管病変，⑦その他の臓器にも高血圧性変化がみられる，を挙げている（1987）．

本邦ではまれな疾患と考えられていたが，頭部CT の導入により，老年期の頻度の高い疾患とみられるようになった．症例の蓄積に伴い，石井ら

は高血圧のないビンスワンガー病を報告し、高血圧の有無や程度に関係なく脳の血管病変がみられ、加齢に伴う変化とも考えられることを指摘した (1979)。また、Frackowiakらは脳組織の酸素供給と利用の面から、ビンスワンガー病は多梗塞性痴呆の一型であり、白質が主病変であることが多発性梗塞と区別される点であるという (1981)。さらにJanotaらはビンスワンガー病と多梗塞性痴呆の間には明確な区別はできず、ビンスワンガー病では大脳皮質が侵されることはないが、多梗塞性痴呆ではビンスワンガー病様の虚血性病変を伴うことがある、と述べている (1989)。しかし、大脳白質のみ障害されるビンスワンガー病例は極めて少なく、多くは皮質や皮質下核にも何らかの虚血性病巣がみられる。

なお、本病は progressive subcortical vascular encephalopathy、subcortical arteriosclerotic encephalopathy などと呼ばれている。また、本病は特異的な病変ではないという考えから、"いわゆる"ビンスワンガー病（so-called Binswanger disease）と呼ぶこともある (Olszewski 1962)。

c) 小血管病

直径40〜900 μmの穿通動脈を舞台にした病態は血管性痴呆の1つのタイプとして**皮質下性虚血性血管性痴呆（subcortical ischemic vascular dementia）**の形態学的背景として注目されている (☞第1部2章「3. 血管の変化」; p53)。ビンスワンガー病もこの範疇に入れられていることが多い。

穿通性小動脈の血管壁を肥厚させる動脈性疾患が3つある。すなわち、①細動脈硬化症（**図1-2-23**）、②脳アミロイド血管症（cerebral amyloid angiopathy：CAA）（**図1-2-26**）、それに③CADASIL（cerebral autosomal dominant arteriopathy with subcortical infarcts and leukoencephalopathy：皮質下梗塞と白質脳症を伴った常染色体優性脳血管症）である。このうち、CADASILとMaeda症候群（CARASIL）は若年性遺伝性疾患であるが、ビンスワンガー病あるいはビンスワンガー型白質脳症の臨床像を示すことから注目されている。この3種類の血管病変は部位、染色性がそれぞれ異なり、鑑別に有用である。CAAは大脳皮質を灌流しているが、残る2種類の血管病変は白質である。次に染色性では、CAAはコンゴ・レッド、偏光顕微鏡下での青リンゴ色、免疫染色では抗Aβ抗体に陽性である。細動脈硬化では膠原線維染色、免疫染色ではコラーゲンI（collagen I）、CADASILでは血管壁が顆粒状で好塩基性を示す。

CADASILは第19染色体に連鎖したNotch 3という遺伝子の変異による（Tournier-Lasserveら1993）。本症の特徴的な病理所見は非細動脈硬化性、非アミロイド性の動脈症で、主に白質の小型ないし中型の穿通動脈を侵す。白質の穿通動脈の中膜と外膜が著しく肥厚して、血管の輪切りが同心円状にみえる。血管壁は線維性ないし硝子様である。好塩基性、PAS陽性顆粒が中膜に認められる。血管の内腔が狭くなると梗塞をつくることがある。皮膚生検で顆粒状の好オスミウム物質（granular osmophilic material：GOM）がみられれば、その診断価値は非常に高い。我が国でも報告されているが、その数は少ない（☞第1部2章「3. 血管の変化」; p53）。

Maeda症候群（皮質下梗塞と白質脳症を伴った常染色体劣性脳血管症 cerebral autosomal recessive arteriopathy with subcortical infarcts and leukoencephalopathy：CARASIL）は我が国には報告の多い疾患で、白質と基底核を流れる直径100〜400 μmの穿通動脈を侵す。白質脳症、非特異的細動脈硬化、常染色体劣性遺伝、それに整形外科的な問題を伴う非高血圧性、非アミロイド性の小血管の血管症である。本症候群はCADASILとは異なり、その他の臓器の血管の変化は軽い。③皮膚生検などは役に立たない（☞第1部2章「3. 血管の変化」; p53）。

d) 出血性病変

大脳白質への出血として、アミロイド血管症による出血、高血圧性出血、頭部外傷に伴う出血、非外傷性外側型および内側型出血の波及、血管奇形、腫瘍からの出血、脳紫斑病などがある。白質出血は神経線維を切断する方向に生じると損傷は大きいが、神経線維の長軸方向に出血した場合では出血巣の周りの組織にほとんど損傷がみられないことがある。

脳アミロイド血管症（cerebral amyloid angiopathy：CAA）による出血は葉性出血（lobar hemorrhage）の形をとり（図1-2-7A）、前頭葉、前頭頭頂葉に多く、小脳への出血は少ない（Vinters 1987）。CAAは中くらいの太さから、小動脈、細動脈レベルを好んで侵す。後頭葉、頭頂葉、髄膜が好発部位である。海馬は通常逃れ、白質や皮質下核にみられることは極めてまれである。なお、血管壁へのアミロイドの沈着を568例（60～106歳）について筆者が調べた結果では、高齢ほどCAAは増加するが、各年代ともどの部位でも同じ程度に出現しており、とくに好発部位はなかった（水谷ら 未発表）。

CAAによる出血と**高血圧性出血**は肉眼的にはよく似ているが（図1-2-7B）、前者ではしばしば出血した血液の色がチョコレート色をしている。また、大出血であるが、よくみると比較的小さな丸い出血巣が多数認められる。時期的な差は見出せないが、多房性出血のようにみえる。老人脳ではCAAと動脈硬化性変化はしばしば共存しているために、出血の原因を鑑別することが非常に難しい場合が少なからずある。

血管奇形は多くの場合、出血を伴っているため、肉眼的には脳出血を見間違えることがある。動静脈奇形は大脳表面や視床や基底核のような深部に生じる（図1-2-6）。大脳表面にできる動静脈奇形はしばしば脳表面を底辺とした楔形を示すことがある。一方、**海綿状血管腫（cavernous hemangioma）** は大脳の皮質下白質、橋、内包などが好発部位である（図2-1-92）。組織学的には、拡張した血管の断面が多数観察され、そのなかには閉塞した血管もある。個々の血管は内膜と結合織性の外膜からなり、動脈と静脈の区別はつけがたい。ときに血管壁に石灰沈着がみられることがある。血管の間には脳組織が介在しない。静脈血管腫（venous angioma）は拡張した薄い壁の血管の断面が集合したもので、前頭葉や側頭葉の白質で偶然発見されることがある。これが出血を起こすことはまれである。

脳紫斑病（brain purpura）は大脳白質に多数の点状出血が生じている状態を指す。さまざまな病態で観察され、白血病などの**血液疾患、急性出血性脳脊髄炎**（ハーストHurst脳炎）、**脂肪塞栓症**、リケッチアやマラリアのような**感染症、砒素中毒**や

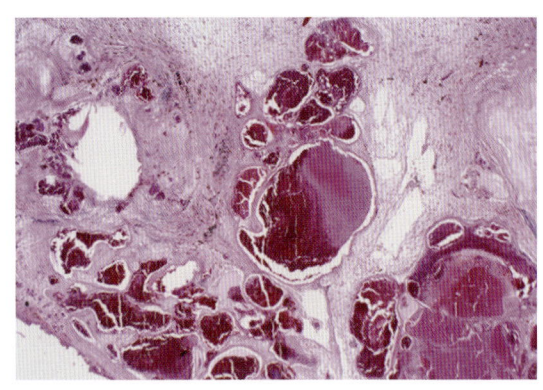

図2-1-92　海綿状血管腫　大小さまざまな怒張した血管の集合．血管の間には神経組織は認められない．HE染色．

抗凝固剤投与、頭部外傷、熱射病などでみられる。

■ 白質ジストロフィー

ある種の酵素欠乏または欠損による疾患が多く、しばしば病変が中枢神経に留まらず、末梢神経系、皮膚、腎臓などにも生じる。**副腎白質ジストロフィー（adrenoleukodystrophy：ALD）** では副腎皮質束状帯の細胞に松葉状の線状の封入体がみられる（図1-2-43C）。病変はほぼ左右対称性で、大脳白質（図1-2-40）のみならず小脳、脳幹、脊髄まで及ぶ。また、後頭葉から前頭葉に向かって病変が進むことがある（図2-1-93A）。ミエリン（髄鞘）が消失あるいは著しく減少している中心部の病巣には線維性グリオーシスが起こるが、その範囲は病巣のみならず病巣の周辺領域まで広がっていることがある（図2-1-93B）。これは白質ジストロフィーの特徴の1つといわれてきた。肉眼で染色標本をみるとそのように見えるが、マクロでは一見健常な病巣周辺部には、顕微鏡下ではすでに病変が始まっており、それに対してアストログリアが増殖している。

広汎な白質病巣がある症例では、視床内側核を中心に変性と線維性グリオーシスがみられる（図2-1-82C）。また、内包、脊髄側索、視索、視神経などでは、限局性の海綿状病巣を認めることがある。疾患特異性はないが、ALDではしばしば観察される。（☞第1部2章「3）その他の白質ジストロフィー」；p77）

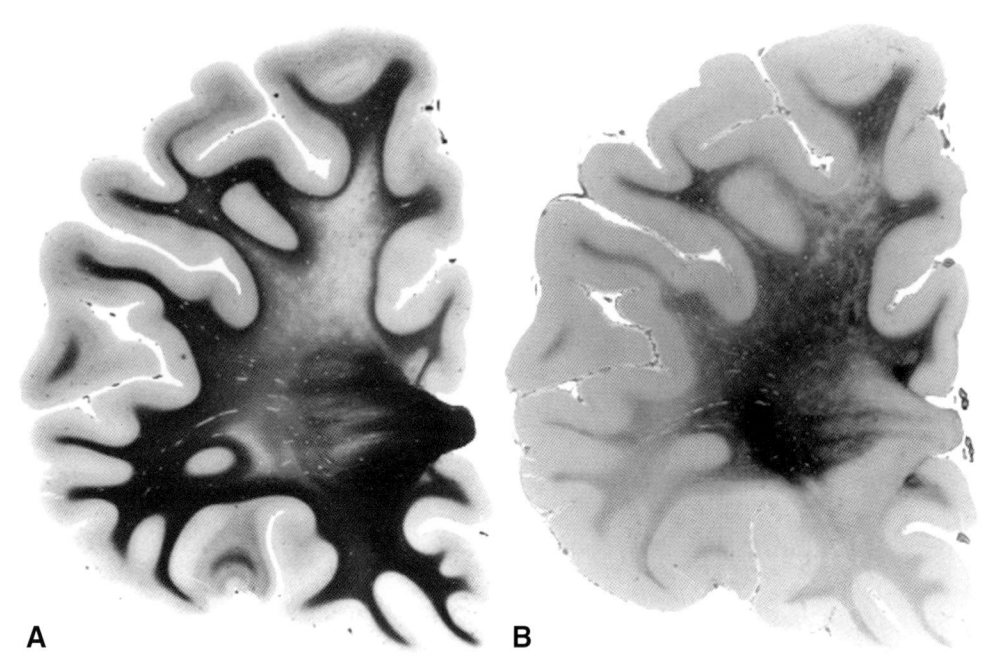

図 2-1-93　副腎白質ジストロフィー　**A**：前頭葉では下前頭回から眼窩面のミエリン（髄鞘）はよく保たれている．発達段階のミエリン形成と関係があるかもしれない（**図 2-1-85**、**図 2-1-86** 参照）．脳梁膝部を通る前額断割面．正中線に飛び出している部分は脳梁膝部の一部．KB 染色．　**B**：線維性グリオーシスは病巣の範囲を超えて広がっていることに注意．A の連続標本．Holzer 染色．A、B ともモノクローム写真．

■ 感染症

びまん性に大脳白質が障害される疾患として**亜急性硬化性全脳炎（subacute sclerosing panencephalitis：SSPE）**がある．肉眼的にほとんど所見のない例もあるが、長期例では脳が非常に硬く、皮質、白質ともに萎縮が強い．大脳白質の割面はしばしば斑状に灰色がかっている．ミエリン（髄鞘）の淡明化は白質ジストロフィーほど顕著ではないが、線維性グリオーシスはミエリン（髄鞘）染色標本から想像できないほど広く強い（**図 2-1-90A**）．ボディアン（Bodian）染色標本では軸索は比較的残っているが、長期例では消失が著しい．アストログリアとミクログリアが無数出現している．オリゴデンドログリアも減少し、なかに好酸性の核内封入体をもった細胞が観察され（**図 1-1-32A**）、電顕でウイルスのヌクレオカプシド（nucleocapsid）が証明される．この封入体はアストログリアや神経細胞にも認められることがある．このような病変は大脳皮質にも広がり、層構造が著しく乱れている．さらにニューロノファギア（**図 1-1-4**）がしばしばみられ、長期例では残存神経細胞にタングル（**図 1-1-8**）が出現することがある．リンパ球浸潤が実質内の血管周囲や軟膜に認められるが、その程度は軽い．

後天性免疫不全症候群（acquired immunodeficiency syndrome：AIDS）に伴う**ヒト免疫不全ウイルス脳炎（human immunodeficiency virus encephalitis）**は多核巨細胞の出現が特徴的である．この細胞には HIV-1 virion が電顕的に証明され、抗 HIV-1 抗体による免疫染色に陽性に染まる．多核巨細胞は血管周囲に位置し、基底核、皮質下白質などに分布する．ときに大脳皮質にみられることもあり、重症例ではさらに脳幹、小脳、脊髄にまで広がる．また、この多核巨細胞はミクログリアの結節と共存することがある．しかし、リンパ球やマクロファージの出現は軽度である．このような肉芽腫性変化はその中心部が壊死に陥ることはあっても、周囲組織に対する影響は軽微で、アストログリアの反応は非常に軽い．**HIV 白質脳症（HIV leukoencephalopathy）**は白質のびまん性淡明化である．多少、部位によって強弱があり、淡明化の強いところでは基質の粗鬆化がみられる一方、高度な場合には空洞形成にまで至る．アストログリアの反応は軽度である．このよ

うに、病変は極めて非特異的で、多核巨細胞が証明されない場合には、免疫細胞化学的に確認する必要がある。

■ 変性疾患

多系統萎縮症（multiple system atrophy：MSA）は小脳、脳幹の白質に変性が生じるが、オリゴデンドログリアの細胞質にみられる封入体（glial cytoplasmic inclusion：GCI）は組織学的に著変をみない大脳白質にも広く分布する（図1-1-32C）。しかも、10年にも及ぶ長期経過例では半卵円中心にびまん性のミエリン（髄鞘）の淡明化を伴い、白質が萎縮することがある（図2-1-94）。なお、GCIは広汎に出現しているが、神経線維の減少は必ずしもびまん性ではないことがある。また、**進行性核上性麻痺**（progressive supranuclear palsy：PSP）や**大脳皮質基底核変性症**（cortico-basal degeneration：CBD）では、内包から中心前回に至る白質が淡明化し、ガリアス（Gallyas）染色陽性の構造物が散在していることがある（図1-1-40）。さらに、広汎な白質の変性は**歯状核赤核淡蒼球ルイ体萎縮症**（dentato-rubro-pallido-luysian atrophy：DRPLA）でも観察されることがある。その機序について、脳の慢性微小循環の障害という説もあるが（Arai 1995）、CT、MRI画像でも病初期から進行性に観察され、神経線維の減少を伴っている点でそのような機転は考えにくい。

一方、**ピック病**の萎縮した前頭葉や側頭葉の白質には皮質病変の二次的な変化とは考えにくいほどに強い線維性グリオーシスが観察される（図2-1-23、図2-1-25）。また、ミエリン（髄鞘）の淡明化の程度に比べてもグリオーシスが不相応に強いこともある（☞本章「①ピック病」；p163）。**アルツハイマー型痴呆**でも白質の萎縮と皮質下白質のグリオーシスが認められることがあるが、多くの場合、軟膜血管のアミロイド血管症による虚血性変化も考慮しなければならない点で、上記の疾患とは異なる可能性がある。なお、**老年痴呆特殊型**では皮質下白質の線維性グリオーシスが特徴である（図1-3-24）。

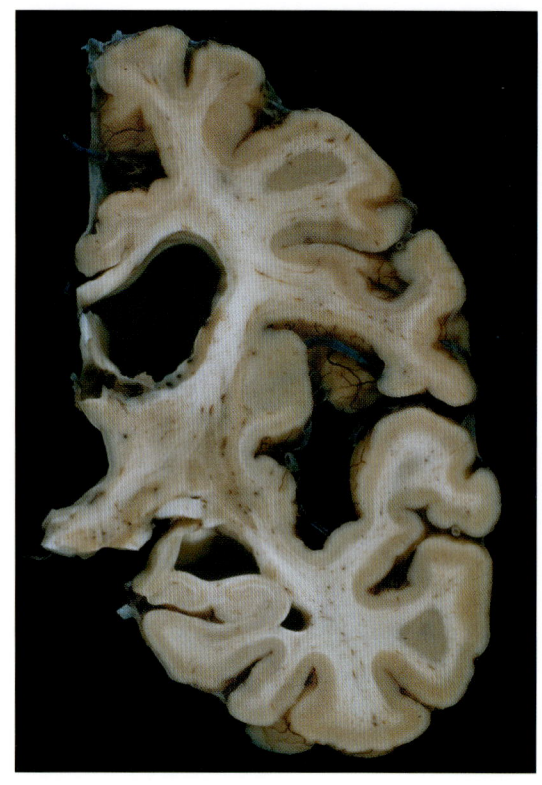

図2-1-94 多系統萎縮症 全経過10年の症例．前頭・頭頂葉の皮質の萎縮と半卵円中心の高度萎縮．視床も萎縮し、第三脳室が拡大．側頭葉はよく保たれている．

■ 外傷

頭蓋骨骨折を伴わない**閉鎖性頭部外傷**（blunt head injury、non-missile head injury）では肉眼的に大きな異常は認められないが、組織学的には断裂した軸索が腫大した球状の構造やそれに対してミクログリアが集簇している像が広汎に観察されることがある。これは頭部に加速する力が加わったときに白質で生じる剪力（shearing force）によって軸索が引きちぎられるためと考えられ、このような状態についてAdamsらは**びまん性軸索損傷**（diffuse axonal injury：DAI）という概念を提唱した。これは受傷後の遷延性昏睡に対応する形態学的変化として注目されており、重篤なDAIには3つの病理学的に明瞭な特徴がある。すなわち、①広汎な軸索障害、②脳梁の巣状病変、③上小脳脚に近い吻側の脳幹の背外側部分の病変、である（Adamsら 1989；Mizutaniら 1990）。

軸索腫大は比較的長い神経線維群に生じやすく、脳梁（図1-2-46B、図2-1-83）、前交連（図

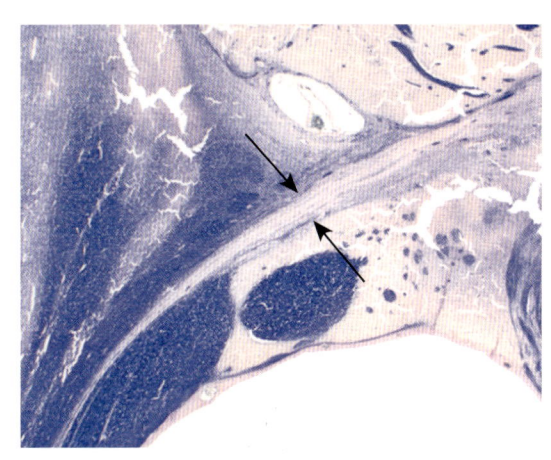

図 2-1-95　閉鎖性頭部外傷の前交連　前交連の一部が断裂し、それによるワーラー変性が起きているため有髄線維（矢印）が KB 染色で染まらない．

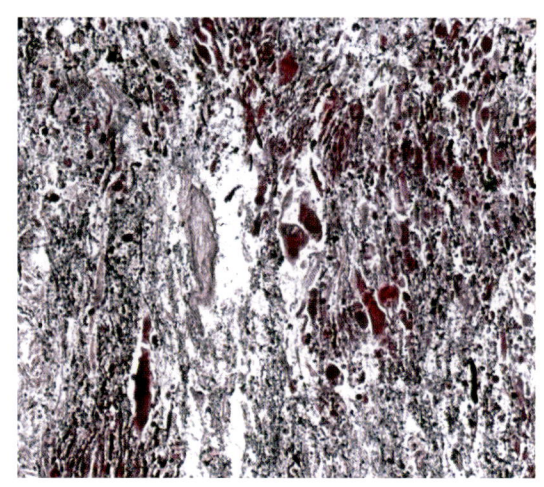

図 2-1-96　放射線障害の内包　多数の腫大した軸索がみえる．この変化は放射線障害に特徴的とはいえず、白質ジストロフィー、クロイツフェルト・ヤコブ病全脳型、抗がん剤による障害などにもみられ、内包の解剖学的特性と関係があるかもしれない．Bodian 染色．

2-1-95）、脳弓、内包、上後頭前頭束、錐体路、上小脳脚（**図 2-2-27**）、中心被蓋路などは好発部位である。重症例では出血や壊死などが観察される。また、上前頭溝の皮質下白質に、左右対称性に軸索の断裂や腫大などが線状に生じることがある。これは**滑走性挫傷（gliding contusion）**と呼ばれている（Lindenberg と Freytag 1960）。しばしば DAI と合併することがある。上前頭溝の表面にあるクモ膜顆粒は高齢ほど線維化が進むが、頭部に衝撃が加わったとき、この部分だけ可動性が低いために白質の神経線維が引きちぎられやすいと考えられている（**図 1-2-49**）。閉鎖性頭部外傷例では、受傷後、白質が進行性に萎縮していく場合がある（Jellinger と Seitelberger 1970）。

■ 放射線障害、薬剤、中毒

ここで述べる疾患は壊死性病変で、アストログリアは反応性に増殖するが、その一方で退行性変化を示し、器質化が不完全である。

a）遅発性放射線障害

遅発性放射線障害（delayed radiation necrosis）は照射後、数ヵ月ないし数年の無症候期を経て発症する照射野の壊死である（**図 1-2-50A, B**）。放射線が通過した領域の白質が主に侵される。病変の最も高度な部位では、血管壁の壊死と血漿成分の漏出が著しく、血栓形成や出血がしばしば観察される（**図 1-2-50C**）。壊死組織はほとんど器質化されない状態に留まり、肥大したアストログリアの胞体に空胞がみられたり、突起が断裂しているようにみえることがある（突起破壊 clasmatodendrosis）。ときに壊死領域に小さな空洞がみられるが、グリア壁が十分形成されていない。病巣周辺部はオリゴデンドログリアが著しく減少し、ニューロピルは海綿状態で、ミエリン、軸索ともに減少している。血漿漏出を伴う血管はこのような領域でも観察される。さらに、照射野に含まれる内包では無数の軸索腫大が限局してみられることがある（**図 2-1-96**）。

b）抗がん剤

メトトレキサート（methotrexate）や 5-FU の誘導体であるカモフール、テガフールなどの**抗がん剤**を髄液内に投与した症例では、側脳室外側角を中心として深部白質に壊死巣やミエリン（髄鞘）の淡明化が生じることがある（Rubinstein ら 1975；Mizutani ら 1984；安江ら 1985）（**図 1-2-39**）。ニューヨークのあるがんセンターの統計によると、抗がん剤を投与した中枢神経系原発のリンパ腫（primary CNS lymphoma）（**図 2-1-98**）185 例のうち、5 年間に壊死性白質脳症を発症した症例は 24％であったという（Omuro ら 2005）。抗がん剤による白質脳症は放射線壊死に類似して、血管の変

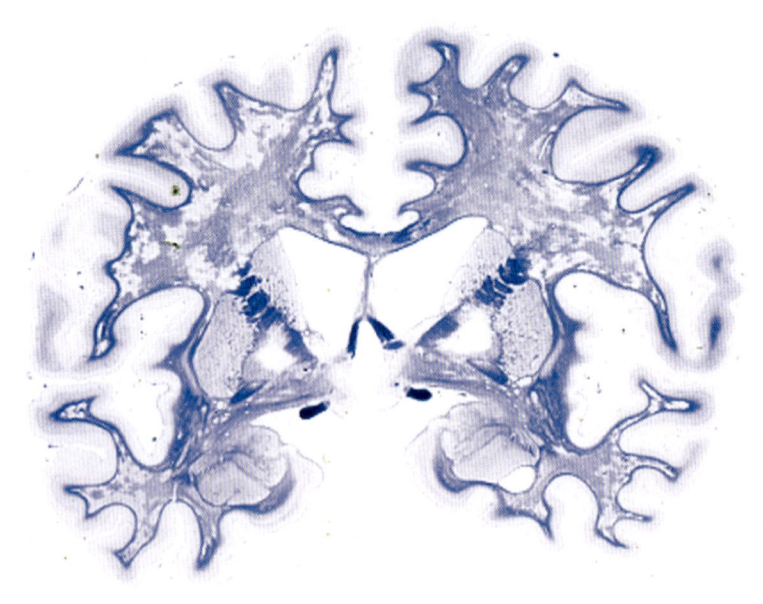

図 2-1-97　一酸化炭素中毒　ミエリンのびまん性淡明化と境界鮮明な壊死巣や脱髄巣が脳梁を含む大脳白質全体に広がっている．両側の淡蒼球は壊死に陥り，空洞化．内包は比較的よく保たれている．KB 染色．

化が非常に強く，血管壁の硝子化，フィブリノイド壊死，血栓形成，血液脳関門の破綻を示す血漿成分の漏出などを伴う壊死性病変である．しかも，マクロファージの動員やアストログリアの増殖は不活発である．ミエリン染色標本で境界不鮮明な淡明化巣としてみえる病巣は比較的大きな正円形の孔が集合した海綿状態で，場所によって強弱が認められる．軸索の腫大が砂を播いたように散らばっている．アストログリアは肥大化しているが，組織破壊の程度に比べて軽く，線維性グリオーシスも非常に軽度である．ときにアルツハイマーⅠ型，Ⅱ型グリアが出現することがあり（**図 1-1-37**），古い病巣では石灰沈着がみられることがある．

c）一酸化炭素中毒

一酸化炭素（CO）中毒（carbon monoxide poisoning）は淡蒼球と黒質に破壊性変化を及ぼすが（**図 2-1-74**），同時に大脳白質にも壊死傾向の強い病変が観察される．病変は大きく4つに区別されるが，各グループは互いにオーバーラップしているところもある（Lapresle と Fardeau 1967）．第1は血管周囲にみられる小さな壊死巣で，半卵円中心や脳梁などに多発する．第2は境界が比較的鮮明で広汎かつ融合性の壊死病巣で，前頭葉から後頭葉まで分布する．U線維は病変から逃れることが多い．組織学的には軸索の崩壊と脂肪をもったマクロファージの動員が顕著である．第3は主に脳室周囲の白質に観察される脱髄性変化である．多発性，融合性である（**図 2-1-97**）．これは臨床的には間歇型あるいは二相性の経過をとる例でしばしば認められる．グリンカーの髄鞘病変（Grinker's myelinopathy）という．ただし，CO中毒に特異的な病変とはいえず，シアン（cyanide）で実験的に CO 中毒の白質病巣をつくり出せるという研究がある（Brierley ら 1977）．第4のカテゴリーは大脳半球の白質に限定した非常に小さな壊死巣で，第1のグループの初期病巣かもしれない．

■ その他

大脳皮質の病変による二次的変化とは考えにくい**皮質下白質の海綿状病巣**が観察されることがある．孔の内部は中空のこともあるが，正常な太さの軸索や腫大した軸索あるいはマクロファージが観察されることがある．

クロイツフェルト・ヤコブ病の全脳型にみられる皮質下白質病巣は本型を特徴づけるもので，好んで脳回頂部に生じる（**図 2-1-33**）．進展した病巣では皮質深層や脳溝部にまで及ぶことがある．しかし，大脳皮質の海綿状態とは連続していない．この病巣の初期像と考えられる変化は周囲の白質よりも一層強いアストログリアの増殖と軽度

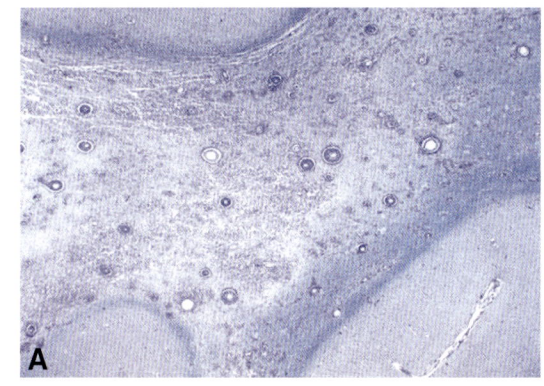

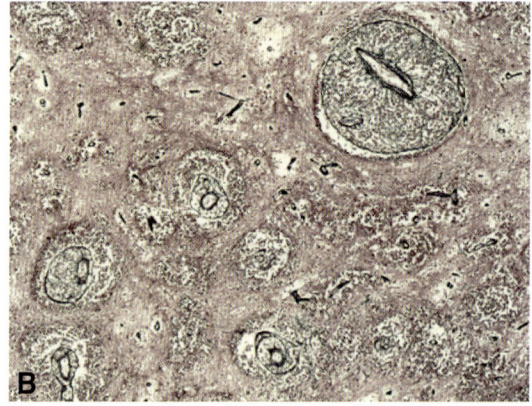

図 2-1-98　悪性リンパ腫　**A**：大脳白質の広汎な壊死．皮膜下白質はかろうじて残っている．本例では白質の血管が土管のように丸く拡張しているが，本症の特徴ではない．KB 染色．　**B**：血管周囲に増殖した細網線維．Reticulin 染色．

の海綿状態である．それに対して，海綿状態が非常に目立つ病巣ではアストログリアの変化は軽く，マクロファージが多数認められ，まさしく壊死巣である．

肝性脳症（**hepatocerebral degeneration**）の海綿状病巣は脳溝部に観察される．肥大型アストログリアの増殖は認められないが，アルツハイマー Ⅱ型グリアが多数出現している（図 2-1-36A）．同様の病変は被殻，内包，淡蒼球などにも出現することがある（小田 1979/1990）．

まれに**がん性髄膜炎**で，脳回頂の皮質下白質に海綿状態が出現することがある．転移したがん細胞は軟膜血管の周囲や皮質表層の血管周囲にみられるが，海綿状病巣の周辺や内部にはまったく認められない．また，マクロファージは動員されているが，アストログリアの増殖は極めて軽度である．

4）腫　瘍

中枢神経系原発と考えられる**リンパ腫**（**lymphoma**）は非ホジキン（Hodgkin）リンパ腫の 1％程度とされ，老人では決してまれではない．多くは大脳に起こり，しばしば深部白質や側脳室周辺から進展する（図 2-1-98A）．免疫細胞化学的には B リンパ球が多い．腫瘍細胞は血管周囲腔に集積し，ときに大きな塊を成していることがある．また，血管を中心に増加した細網線維は非常に特徴的である（図 2-1-98B）．腫瘍細胞はさらに白質内に深く浸潤し，既存の神経線維に沿って増殖している像をみることがある．白質の変化は血管周囲に広がる壊死で，血管周囲腔が腫瘍細胞で埋め尽くされたことによる虚血性変化と考えられる．一方，まれな**血管内悪性リンパ腫**（**intravascular malignant lymphoma**）は灰白質，白質の別なく細い血管の内腔に腫瘍細胞がつまっているが，病巣は白質に限局し，灰白質にはみられない．ただし，脊髄では灰白質が侵されることがある．病変は腫瘍細胞の塞栓によって血管周囲に小さな梗塞をつくると考えられているが，脱髄的な側面もある．ときに血管壁へのフィブリン沈着が観察されることがある．

星状細胞腫（**astrocytoma**）は大脳では前頭葉，側頭葉の皮質，皮質下白質が好発部位である．悪性度の低い腫瘍では肉眼的にその境界を指摘しにくいが，他の部位に比べて腫脹し，皮質と白質の色調の違いがあまりみられない．それに対して，**膠芽腫**（**glioblastoma**）の肉眼像は壊死，出血などを伴うため色調が多彩で，硬度もさまざまである．一方，**乏突起膠腫**（**oligodendroglioma**）は皮質，白質に生じ，比較的境界明瞭な軟らかい領域としてみられる．粘液変性が強い腫瘍ではゼラチン状にみえる．また，石灰沈着が著明である．
（McLendon ら 2000）

参考文献

Adams JH, Doyle D, Ford I, et al.：Diffuse axonal injury in head injury：definition, diagnosis and grading. Histopathology 1989；15：49-59.

Arai K：White matter damage in dentatorubropallidoluysian atrophy：a radiological and neuropathological study. Neuropathology 1995；15：154-162.

Bogousslavsky J：Subcortical infarcts. In：Current review of cardiovascular disease. Fisher M, Bogo-usslavsky J (eds). Current Medicine (Philadelphia), 1993, pp31-40.

Brierley JB, Prior PF, Calverley J, et al.: Cyanide intoxication in Macaca mulatta. Physiological and neuropathological aspects. J Neurol Sci 1977; 31: 133-157.

DeReuck J, Chattha AS, Richardson EP Jr.: Pathogenesis and evolution of periventricular leukomalacia in infancy. Arch Neurol 1972; 27: 229-236.

Flechsig P: Rindenfelder-Gliederung des menschlichen Gehirns auf myelogenetischer Grundlage. G Thieme (Leipzig), 1920.

Frackowiak RS, Pozzilli C, Legg NJ, et al.: Regional cerebral oxygen supply and utilization in dementia. A clinical and physiological study with oxygen-15 and positron tomography. Brain 1981; 104: 753-778.

Gambini A, Falini A, Moiola L, et al.: Marchiafava-Bignami disease: longitudinal MR imaging spectroscopy study. Am J Neuroradiol 2003; 24: 249-253.

Ghatak NR, Hadfield MG, Rosenblum WI: Association of central pontine myelinolysis and Marchiafava-Bignami disease. Neurology 1978; 12: 1295-1298.

Hachinski VC: Leukoaraiosis. Arch Neurol 1987; 44: 21-23.

石井惟友, 菊池昌弘, 倉光正之 他: Multi-infarct dementia に関する臨床病理学的検討—Binswanger 病との関連について—. 神経内科 1979; 11: 353-362.

Heinrich A, Runge U, Khaw AV: Clinicoradiologic subtypes of Marchiafava-Bignami disease. J Neurol 2004; 251: 1050-1059.

Itoyama Y, Tateishi J, Kuroiwa Y: Atypical multiple sclerosis with concentric or laminar demyelinated lesions: two Japanese patients studied post mortem. Ann Neurol 1985; 17: 481-487.

Janota I, Mirsen TR, Hachinski VC, et al.: Neuropathologic correlates of leuko-araiosis. Arch Neurol 1989; 46: 1124-1128.

Jellinger K, Seitelberger F: Protracted post-traumatic encephalopathy. Pathology, pathogenesis and clinical implications. J Neurol Sci 1970; 10: 51-94.

Koeppen AH, Barron KD: Marchiafava-Bignami disease. Neurology 1978; 28: 290-294.

Lapresle J, Fardeau M: The central nervous system and carbon monoxide poisoning. II. Anatomical study of brain lesions following intoxication with carbon monoxide (22 cases). Prog Brain Res 1967; 24: 31-74.

Leong AS: Marchiafava-Bignami disease in a non-alcoholic Indian male. Pathology 1979; 11: 241-249.

Lindenberg R, Freytag E: The mechanism of cerebral contusions. A pathologic-anatomic study. Arch Pathol 1960; 69: 440-469.

McLendon RE, Bigner DD, Bigner SH, et al.: Pathology of Tumors of the Central Nervous System. a guide to histologic diagnosis. Arnold (London), 2000.

Mizutani Y, Hayakawa K, Takizawa T, et al.: Non-missile head injury: report of a patient surviving for 6 years. Neuropathol Appl Neurobiol 1990; 16: 431-435.

Mizutani T, Morimatsu Y, Hayakawa K: Necrtizing leukoencephalopathy and treated multiple myeloma. An autopsy case without intrathecal chemotherapy or irradiation of the brain. Acta Pathol Jpn 1984; 34: 655-662.

水谷俊雄ら, 未発表

Neumann MA, Cohn R: Progressive subcortical gliosis, a rare form of presenile dementia. Brain 1967; 90: 405-418.

小田雅也: 肝疾患と脳脊髄病変. 病理と臨床 1990; 8: 988-994.

小田雅也: 肝脳疾患. 『現代精神医学大系 第19巻C 神経病理学3』懸田克躬, 他 (責任編集), 中沢恒幸, 横井 晋 (編), 中山書店 (東京), 1979, pp73-112.

Olszewski J: Subcortical arteriosclerotic encephalopathy. Review of the literature on the so-called Binswanger's disease and presentation of two cases. World Neurology 1962; 3: 359-375.

Omuro AM, Ben-Porat LS, Panageas KS, et al.: Delayed neurotoxicity in primary central nervous system lymphoma. Arch Neurol 2005; 62: 1595-1600.

Parent A, Carpenter MB: Carpenter's Human Neuroanatomy, 9th ed. Williams & Wilkins (Baltimore), 1996.

Prineas JW, McDonald WI, Franklin RJM: Demyelinating disease. In: Greenfield's Neuropathology. 7th ed, Graham DI, Lantos PL (eds), Arnold (London), 2002, pp471-550.

Romero-López J, Moreno-Carretero MJ, Escriche-Jaime D, et al.: The association of Marchiafava-Bignami disease, cerebral pellagra and cerebellar degeneration in alcoholic patient. Rev Neurol 1997; 25: 1577-1578.

Rubinstein LJ, Herman MM, Long TF, et al.: Disseminated necrotizing leukoencephalopathy: a complication of treated central nervous system leukemia and lymphoma. Cancer 1975; 35: 291-305.

白木博次: 痴呆の神経病理学 (失外套症候群)—脳の個体発生学と関連して—: 神経進歩 1985; 29: 655-673.

田平 武: 脱髄疾患. 『神経病理学』朝長正徳, 桶田理喜 編, 朝倉書店 (東京), 1992, p145.

朝長正徳: 脳血管性痴呆. 『痴呆のすべて』宮武 正 (編), 科学評論社 (東京), 1987, pp70-89.

Tournier-Lasserve E, Joutel A, Melki J, et al.: Cerebral autosomal dominant arteriopathy with subcortical infarcts and leukoencephalopathy maps to chromosome 19q12. Nat Genet 1993; 3: 256-259.

Vinters HV: Cerebral amyloid angiopathy. A critical review. Stroke 1987; 18: 311-324.

Yakovlev PI, Lecour AR: Myelogenetic cycle of regional maturation of brain. In: Regional Development of the Brain in Early Life. Minkowski A (ed), Blackwell (Oxford), 1967, pp 3-70.

安江正治, 石島武一, 佐藤順一 他: 5-FU 誘導体に起因すると思われる Toxic leukoencephalopathy の一例. 脳神経外科 1985; 13: 1229-1234.

2章 小脳

　小脳（cerebellum）は大脳から間脳、脳幹を経て脊髄に至る膨大な神経線維連絡とそこを通る情報の流れを背後から監視するような位置にある。小脳性疾患においても病変が小脳系に留まることはむしろ少なく、脊髄、錐体外路など、広範囲に及ぶことが多い（**表 2-2-1**）。

I．皮質

1．解剖学

　小脳は分子層（molecular layer）、プルキンエ細胞層（Purkinje cell layer）、顆粒細胞層（granule cell layer）からなる3層構造の皮質で覆われている（**図 2-2-1A**）。新生児では分子層の脳表面側に、将来、顆粒層に移動する外顆粒層がみえる。

　小脳は非常に幾何学的な細胞の配列がみられる。プルキンエ細胞の樹状突起は、他の多くの神経細胞の樹状突起のような三次元的、立体的な枝分かれをせず、二次元的に同一平面上に樹状突起を伸ばしている。その平面は小葉回に対してほぼ直角になっているため、標本をつくるときにはこれらのことを考慮して切り出すと情報量が増す（**図 2-2-1B**）。

　小脳に入る投射線維は2種類に分類される。1つはプルキンエ細胞の樹状突起に絡みつくように直接シナプスする登上線維（climbing fibers）で、下オリーブ核（nucleus olivaris inferior）から出力する神経線維である。1本の下オリーブ小脳線維は約10個のプルキンエ細胞とシナプスする。もう1つは苔状線維（mossy fibers）と呼ばれるもので、多数の側枝を出し、それぞれの側枝の先端は大型の終末（苔状線維ロゼット mossy fiber rosette）となって顆粒細胞の樹状突起にシナプスする。さらにゴルジ細胞の軸索終末が加わり、小脳糸球体（cerebellar glomeruli）と呼ばれる複合シナプスが形成されている。次いで、顆粒細胞の樹状突起は分子層でT字型に枝分かれして平行線維（parallel fibers）となり、プルキンエ細胞の樹状突起面に対して直角にシナプスする。1本の苔状線維が多数の顆粒細胞とシナプスし、1個の顆粒細胞が数百億個のプルキンエ細胞とシナプスするといわれており、苔状線維系は情報の拡散系を形成している。

　小脳を線維連絡から虫部（vermis）、半球中間部、半球外側部という区域に分けることがある。虫部と半球中間部の一部は脊髄小脳（spinocerebellum）とも呼ばれ、副オリーブ核（nucleus olivaris accessorius）を介して脊髄と延髄網様体から入力線維を受けている。ただし、前・後脊髄小脳路は皮質に直接投射する。また、橋核からも入力を受け、山腹（declive）付近はとくに密であるという。なお、脳幹から皮質に入力する神経線維のほとんどは側枝を小脳核に出している。出力系である虫部のプルキンエ細胞の軸索は歯状核ではなくて室頂核（nucleus fastigii）と前庭神経核（nucleus vestibularis）に向かい、半球中間部は球状核（nucleus globosus）と栓状核（nucleus emboliformis）に向かう。それに対して、半球外側部は大脳小脳（cerebrocerebellum）といい、下オリーブ核主核と橋核から入力を受け、その出力線維は歯状核（nucleus dentatus）に入る。一方、前庭小脳（vestibulocerebellum）に分類される片葉（flocculus）と小節（nodulus）は他の部分とは違い、小脳核を介さず前庭神経核と直接連絡している（**図 2-2-2**）。最近の研究によると、前庭神経核から投射を受けるのは小節のみで、片葉には眼運動

表 2-2-1　脊髄小脳失調症の分類

Ⅰ．孤発性脊髄小脳失調症
 1．多系統萎縮症（MSA）
  1）MSA-オリーブ橋小脳萎縮症（OPCA）
  2）MSA-線条体黒質変性症（SND）
  3）MSA-シャイ・ドレーガー症候群（SDS）
 2．二次性脊髄小脳失調症
  1）薬物・中毒（抗てんかん薬、有機水銀など）
  2）代謝性疾患（ラフォラ小体病、メンキーズ病、ムコ多糖症、など）
  3）内分泌障害（甲状腺機能低下症など）
 3．皮質性小脳萎縮症
  1）晩発性皮質小脳萎縮症（LCCA）
  2）二次性（症候性）皮質小脳萎縮症
   a）慢性アルコール中毒に伴う皮質小脳萎縮症
   b）傍腫瘍性小脳変性症
  3）内分泌障害
  4）薬剤性

Ⅱ．遺伝性脊髄小脳失調症
 A）優性遺伝性脊髄小脳失調症
  1．Ⅰ型
   1）SCA1（メンツェル型から遺伝学的に分離、軽度のOPCA＋歯状核、淡蒼球外節、黒質、赤核、脳幹運動神経核、脊髄前角、クラーク柱、後索、脊髄小脳路など）
   2）SCA2（Wadiaらの報告した緩徐追従眼球運動を特徴とした家系に類似、高度のOPCA、歯状核や脳幹運動神経核などは保持）
   3）SCA3（マシャド・ジョセフ病）（OPCA、黒質、DRPLAに類似した病変分布、外眼筋運動核を含む脳幹運動神経核、大脳中心前回など）
   4）その他（SCA4、8、12、13、14、17）
  2．Ⅱ型
   1）SCA7（網膜黄斑変性を伴う）
  3．Ⅲ型
   1）SCA6（遺伝性皮質性小脳萎縮症の半数を占めるといわれており、遺伝学的にはホームズ型小脳失調症の1つ）
   2）その他（SCA5、10、11、16）
 B）歯状核赤核淡蒼球ルイ体萎縮症（DRPLA）
 C）フリードライヒ病型失調症
  1）フリードライヒ失調症
  2）低アルブミン血症、高脂血症、眼球運動失行を伴うフリードライヒ型失調症
  3）ビタミンE欠乏性失調症
 D）遺伝性周期性失調症
  1）Ⅰ型
  2）Ⅱ型
  3）Ⅲ型（発作性舞踏病、アテトーゼ、痙縮を伴う）

水野 2002. より表 5-84．および Harding 1993．を参照．

性入力が入るといわれている（Langerら 1985）。

　発生学的に小脳は古小脳（archicerebellum）、旧小脳（paleocerebellum）、新小脳（neocerebellum）に分けられるが、それぞれ前庭小脳、脊髄小脳、大脳小脳に対応する。

2．老年性変化

　小脳は脳幹とともに重量の減少が大脳に比べて小さい。20歳代の平均脳重量を100とすると、100歳代の大脳は20〜25％減少しているが、小脳・脳幹は10〜15％である。肉眼的には、虫部の萎縮が最も顕著で、とくに第一裂（primary fissure）より上面の前葉（anterior lobe）である中心小葉（central lobule）や山頂（culmen）で目立つ。

　プルキンエ細胞は加齢とともに減少するが（Hallら 1975）、小脳核は減少しないという（HeidaryとTomasch 1969）。プルキンエ細胞の近位軸索が限局性に腫大するトルペード（図 1-1-23、図 2-2-1B）は健常脳でも高齢ほど遭遇することが多い。しかし、樹状突起の限局性腫大であるカクタス（図 1-1-22）は健常脳では極めてまれである。また、老人斑（senile plaques）やアルツハイマー神経原線維変化（neurofibrillary tangle、以下「タングル」と略称）も健常老人脳では観察されない。そのため、これらの構造がみられる場合には何らかの疾患が疑われる（図 2-2-3）。歯状核の神経細胞にみられるグルモース変性（図 1-1-26、図 2-2-25）は健常脳でも高齢ほど観察する機会が多い。

3．病理学

1）マクロ的にわかる病変

■ ヘルニア

　小脳扁桃（tonsila cerebelli）は小脳下面の最内側で、互いに向き合うような位置にある。それが大後頭孔と延髄の隙間に落ち込むと扁桃ヘルニア（tonsilar herniation）が起こる（図 2-2-4）。ただし、扁桃のすぐ外側にある二腹小葉（lobulus biventer）は元来下方にやや突出しているため、死後時間が長い剖検脳ではそれが扁桃ヘルニアのようにみえることがある。扁桃ヘルニアが生じると、延髄を圧迫し、これが直接死因になる場合がある。ヘルニアをきたした小脳の部分や延髄は多

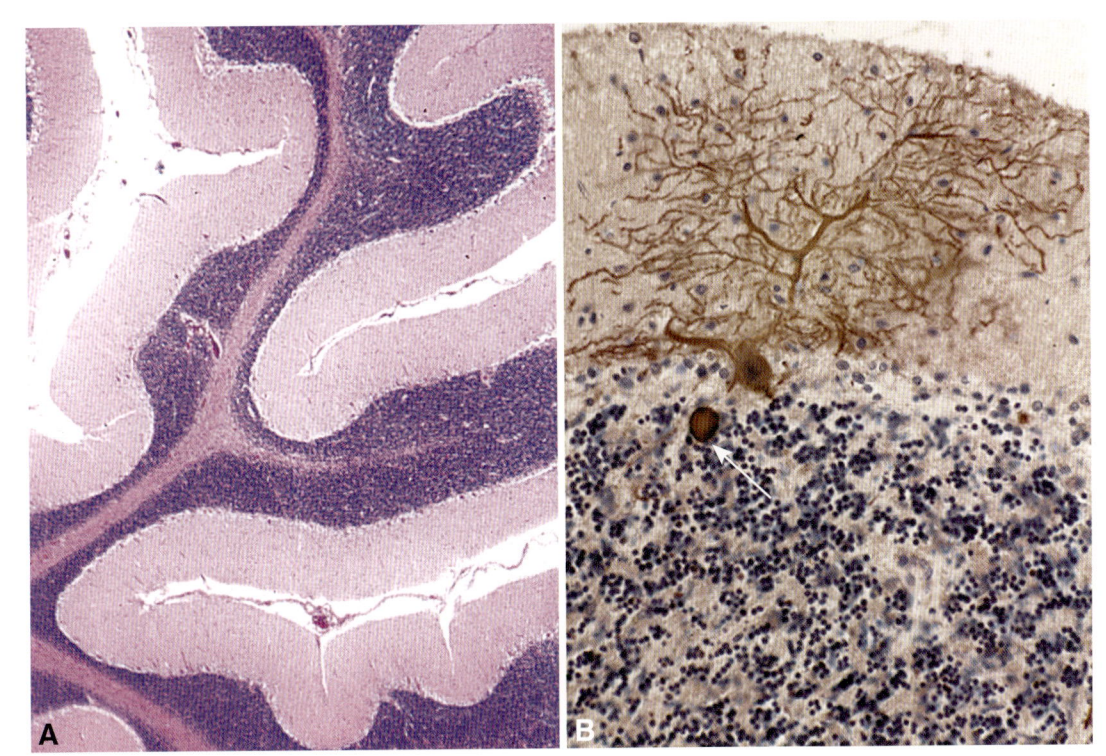

図 2-2-1　小脳皮質　A：分子層と顆粒細胞層は小葉頂部では厚く、谷部では狭い傾向がある．それとは別に、健常と思われる小脳でもプルキンエ細胞層が離開したり、プルキンエ細胞がみえない場所がある．生前の変化である可能性（例えば浮腫や虚血性障害など）もあるが（図 1-2-12 参照）、切り出した組織を偶然擦ってしまうだけでもプルキンエ細胞は消失することがある．プルキンエ細胞の脱落には細胞の変化とともにベルクマングリアの増殖の有無を確かめる必要がある．非神経疾患例．HE 染色．　B：たまたま小葉溝に対してほぼ直角に切れた標本を抗 calbindin 抗体で免疫染色したもの．プルキンエ細胞の樹状突起が平面的な広がりをしていることが分かる．白矢印はトルペード．症例は傍腫瘍性小脳変性症だが、それとは全く無関係．

少とも浮腫性に腫大している。最も多い原因は後頭蓋窩の空間占拠性病巣であるが、テント上の**腫瘍、出血、尿毒症、電解質異常**なども原因になる。

■ 奇形

キアリ（Chiari）Ⅰ型奇形（Chiari type Ⅰ malformation） は小脳扁桃が大後頭孔からヘルニアをきたすもので、頭蓋内に原因となる空間占拠性病変や水頭症などがない。しかし、本症の 90％程度に脊髄空洞症（syringomyelia）（図 2-4-7）を伴い（Appleby ら 1968；Du Boulay ら 1974）、扁平頭蓋底（platybasia）やクリッペル・フェール（Klippel-Feil）奇形などを合併することがある（Davis 1967；Banerji と Millar 1974）。成人にみられ、無症候性であることも少なくない。**キアリⅡ型奇形（Chiari type Ⅱ malformation）** は小脳虫部のヘルニアに脳幹部の下方変位と奇形を伴うもので、小児にみられる。**アルノルド・キアリ（Arnold-Chiari）奇形**がこのタイプに相当する。

■ 交叉性小脳萎縮

広汎な一側性の大脳病変から長い年月を経て反対側の小脳が萎縮する現象を交叉性小脳萎縮（crossed cerebellar atrophy）という。Urich らは病理発生機序の立場からこれを 3 つのタイプに分けている（Tan と Urich 1984；Strefling と Urich 1982）。それによると、①前頭・側頭橋路の病巣に続いて起こる橋核の順行性経ニューロン変性（anterograde transneuronal degeneration）（☞第 1 部 1 章「9）経シナプス変性」；p15）と中小脳脚の萎縮による小脳皮質に病変を伴わない小脳半球の萎縮、②反対側の橋核の順行性経ニューロン変性による顆粒細胞層の萎縮が顕著な小脳萎縮、③てんかん発作によると考えられる小葉萎縮、最初の障害が

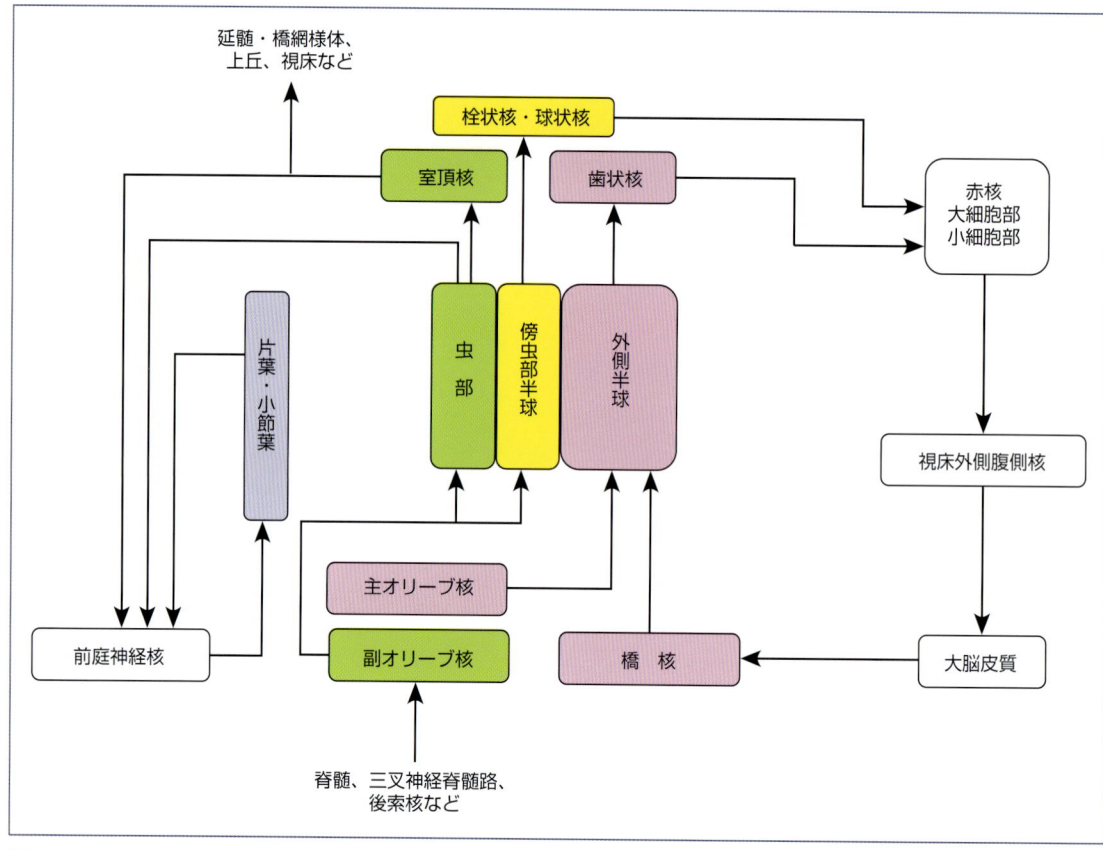

図 2-2-2　小脳の主な出入力線維　本文参照.

幼少時期にあることが多いが、成人例も報告されている（Baudrimonto ら 1983）。

なおディアスキーシス（diaschisis）という術語は機能画像診断などで使われることがある。『神経学用語集』（改訂第 3 版、日本神経学会用語委員会編、2008. 文光堂）によると、「遠隔機能障害」という日本語訳が付けられており、「急性脳損傷に際し、その損傷部位と線維連絡のある遠隔部位に生じる機能抑制現象をいう。転じて画像検査などでみられる遠隔性変化を指す」という注釈が書かれている。

2）びまん性病変

大脳皮質と同じように、小脳皮質も層に強調された変化を示す。プルキンエ細胞の変化が中心になることが多い。しかし、その他の層がまったく無変化でいるということはない。

小脳皮質のびまん性病変、とくに変性疾患は種

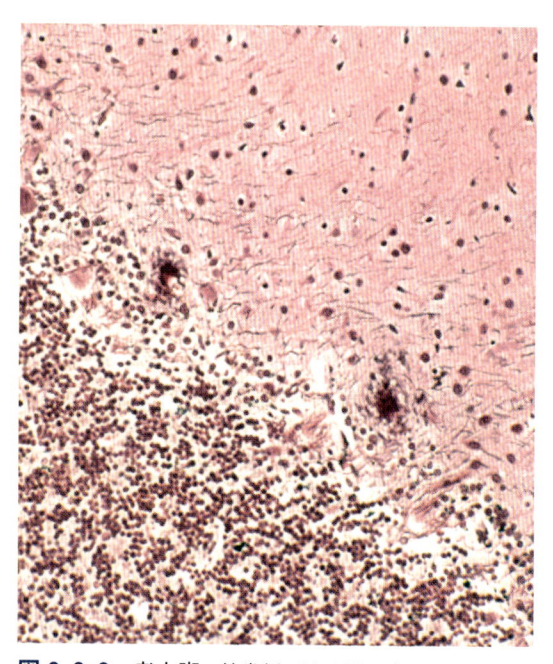

図 2-2-3　老人斑　健常例では小脳に老人斑をみることはないが、アルツハイマー型痴呆では出現することがある．図では分子層の深層に 2 つ定形斑がみえる．アルツハイマー型老年痴呆．methenamine-Bodian 染色．

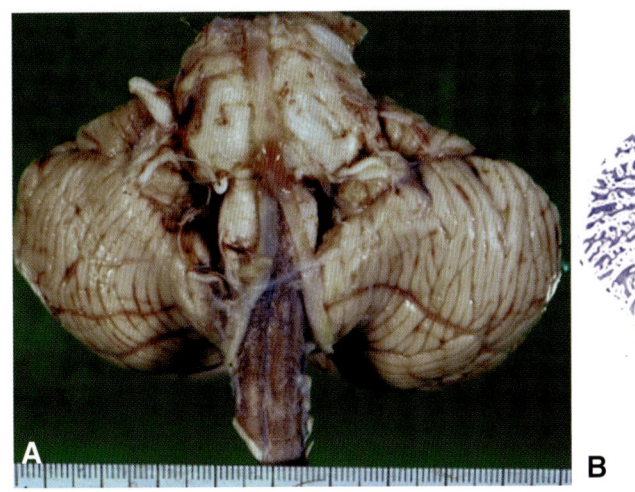

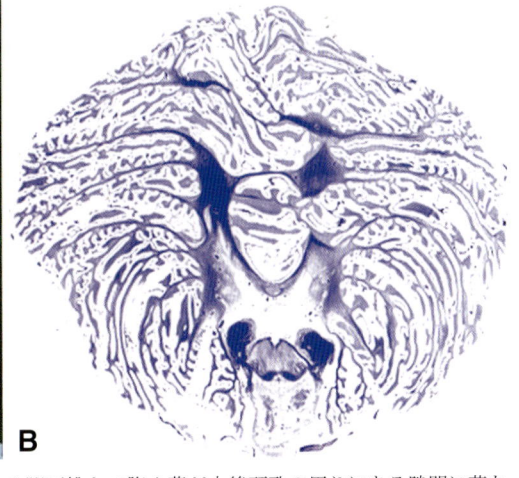

図 2-2-4 小脳扁桃ヘルニア A：急速に生じたヘルニア．小脳扁桃と二腹小葉が大後頭孔の周りにある隙間に落ち込んでいる．直接死因になりうる．尿毒症． B：長期間に生じたヘルニア．橋を左右から直接取り囲んでいるのは片葉、その外側に小脳扁桃、二腹小葉が落ち込んでいる．橋は変形している．発達障害に伴う水頭症．Wörcke染色．

類とはあまり関係なく一定の病変分布をとる傾向がある．すなわち、背腹方向では小脳背側部が腹側部より強く、内外方向では虫部と虫部に接する傍虫部半球（paravermian hemisphere）に病変が強調される．そして病変は半球最外側部に向かって軽くなる．虫部では、加齢に伴う萎縮と同様に第一裂を中心にして、その上面にある中心小葉や山頂とその下にある山腹に強く、下面の小節では最も軽い．

■ 分子層

分子層はHE染色ではエオシンに染まる細かい網目状のニューロピルと小型のかご細胞（basket cells）、星状細胞（stellate cells）からなる．鍍銀染色であるボディアン（Bodian）染色では表面に向かって垂直に走る神経線維と表面にほぼ平行する神経線維がみられるが、染色標本では切る方向によってどちらか一方の神経線維の断面が点としてみえる．大脳皮質にみられるような軟膜下グリオーシスは明瞭ではないが、高齢者脳ではアストログリアの核やアミロイド小体（図1-1-38）が多くみられる．

分子層に固有な疾患は知られていないが、プルキンエ細胞の樹状突起や顆粒細胞の軸索がシナプスしている場所であることから、これらの層に変化が生じると分子層ではアストログリアが増殖することが多い．また、いくつかの特徴的なプラーク（斑 plaques）が観察される．初老期の**アルツハイマー病（Alzheimer's disease：AD）**では老人斑は分子層（図2-2-3）や顆粒細胞層、ときに皮質下白質にも出現する．しかし、健常老人脳や**アルツハイマー型老年痴呆（senile dementia of Alzheimer type：SDAT）**では極めてまれである．**クールー（Kuru）**（GajdusekとZigs 1957）に出現するクールー斑に類似したアミロイド斑が**クロイツフェルト・ヤコブ病（Creutzfeldt-Jakob disease：CJD）**でも現れることがある（図2-2-5A）（水谷 1987；Mizutaniら 1981）．PrP^{CJD}抗体やPAS反応に陽性であるが、コンゴ・レッド（Congo red）には染まらない．また、アミロイド斑の芯が多数集合している構造（Kuzuharaら 1983）やプルキンエ細胞の樹状突起を取り囲むようなプラークは**ゲルストマン・シュトロイスラー・シャインカー（Gerstmann-Sträussler-Scheinker）症候群**でしばしば観察される（図2-2-5B、図2-3-37 参照）．

分子層内で樹状突起が限局性に膨らんだカクタス（図1-1-22）の周りに放射状に伸びる棘のような構造が観察される（新芽形成 sprouting）．同様の変化は細胞体にも生じる．これらの変化も疾患特異性は認められず、**皮質性小脳萎縮症、多系統萎縮症（multiple system atrophy：MSA）、CJD**などさまざまな病態で観察されるが、最も特徴的

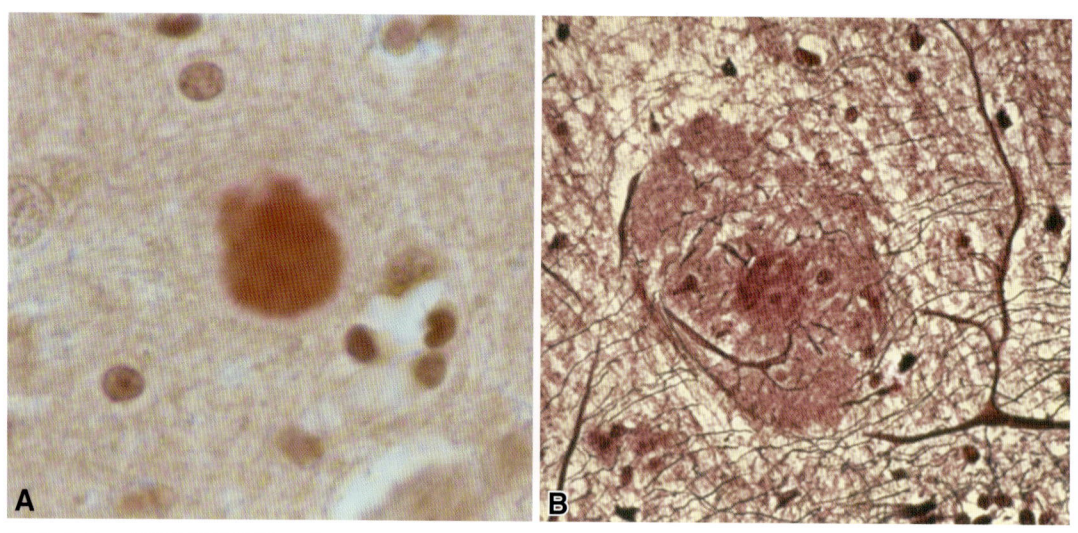

図2-2-5 小脳皮質分子層のプラーク A：クールー様プラーク．芯から放射状に細い線維様のものがみえる．失調症状とアミロイド斑を伴う海綿状脳症（水谷1987）．Congo red 染色．B：ゲルストマン・シュトロイスラー・シャインカー症候群でみられたプラーク．プルキンエ細胞の樹状突起と関係があるようにみえる．中心に芯があり，その周りを無構造な物質が取り囲んでいる．Bodian 染色．（図2-3-37 参照）

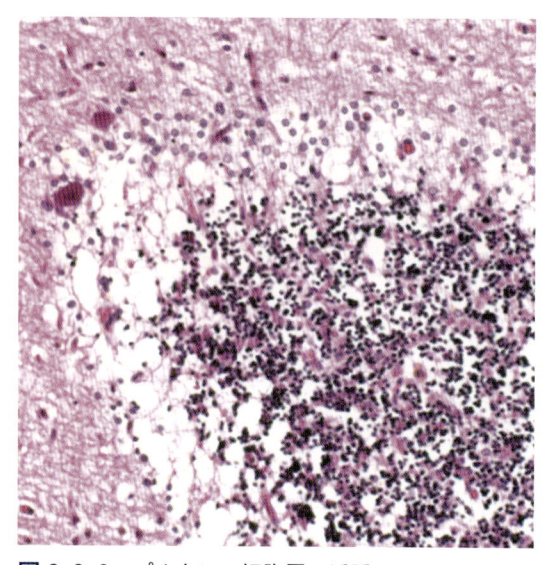

図2-2-6 プルキンエ細胞層の浮腫 細胞層が海綿状に離開している．ベルクマングリアの増殖がないので，死戦期に生じた変化と考えられる．周囲組織の状態をよく観察すると同時に臨床歴を参考にして判断する．非神経疾患例．HE 染色．

な形態は**代謝性疾患**（図1-1-22）や**発達障害**（図2-2-18）などでみられる．

全脳型 CJD ではマクロファージによる脂肪性分解が著しく，凍結切片をズダンⅢ（Sudan Ⅲ）などで染めると，分子層に無数の脂肪滴がみられ

る．また，分子層の変化も激しく，表層部が消失し柵状に並んだアストログリアの突起しかみえないこともある．

■ プルキンエ細胞層
a) プルキンエ細胞の変化

分子層の下端に大きなフラスコ型の細胞が1列に並んだプルキンエ細胞層がある．その樹状突起は分子層のなかで扇のように平面的に枝分かれしており，その面は小脳回の長軸に対してほぼ直角である（図2-2-1B）．そのため，樹状突起全体を調べるには小脳を傍正中断して標本をつくらねばならない．樹状突起はボディアン染色では細胞体に近い部分しかみられず，全体を観察するにはゴルジ（Golgi）法やカルビンジン（calbindin）染色がよい．しかし，これらの染色でもすべての細胞が染め出されるわけではないので注意が必要である．

プルキンエ細胞は大脳皮質の神経細胞に比べて大きく，数も少ないために，脱落の有無や程度を判断しやすいように思えるが，虚血に対して非常に脆弱な細胞であると同時に人工的な変化を含むさまざまな状況で減少する（図2-2-1A）．そこで，脱落の評価に際しては，アストログリア（ベルクマングリア Bergmann glia という）の増殖を

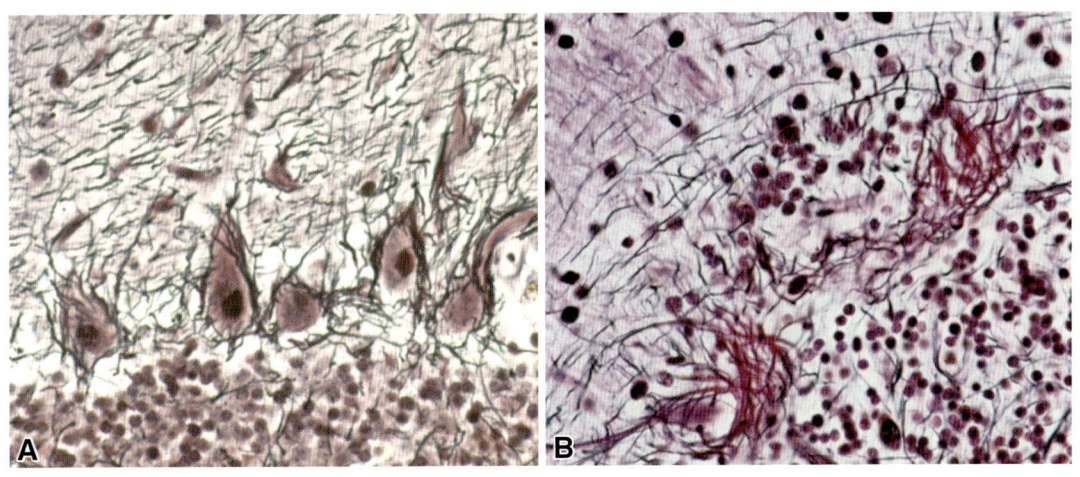

図 2-2-7　かご細胞　A：プルキンエ細胞の周りをかご細胞の軸索（図ではやや黒く染色されている）が取り囲んでいる．B：バスケットのような形をしたかご細胞の軸索のなかは空っぽでプルキンエ細胞がない．empty baskets という．A、B ともに非神経疾患例．Bodian 染色．

確認する必要がある（図 1-2-12）．死戦期の浮腫や死後変化などではプルキンエ細胞層が海綿状に離開し（図 2-2-6）、プルキンエ細胞は消失しているが、アストログリアの反応はみられない．

プルキンエ細胞の胞体は分子層にあるかご細胞の突起によって取り囲まれている（図 2-2-7A）．正常ではその他の神経線維も同時に染まるためにバスケットの部分は分かりにくいが、プルキンエ細胞が脱落した後ではかご状の突起だけがみえることがある．これを空っぽのかご(empty baskets)と呼び、さまざまな病態で観察される（図 2-2-7B）．とくに**皮質性小脳萎縮症**や**毛細血管拡張運動失調症**（**ataxia telangiectasia**，ルイ・バーLouis-Bar 症候群）ではかご細胞の突起の増加が顕著である．

トルペードはプルキンエ細胞体から出て間もないところの軸索が円形ないし紡錘形に膨らんだ構造で、顆粒細胞層内で観察される（図 1-1-23、図 2-2-1B）．この変化は何らかの原因でプルキンエ細胞が障害されていることを表しているが、疾患特異性はない．さまざまな疾患で現れ、**多系統萎縮症**（**MSA**）の初期例では多数出現していることがある．それに対して、遺伝性脊髄小脳失調症のような長い経過をとる疾患では遭遇することはまれである．

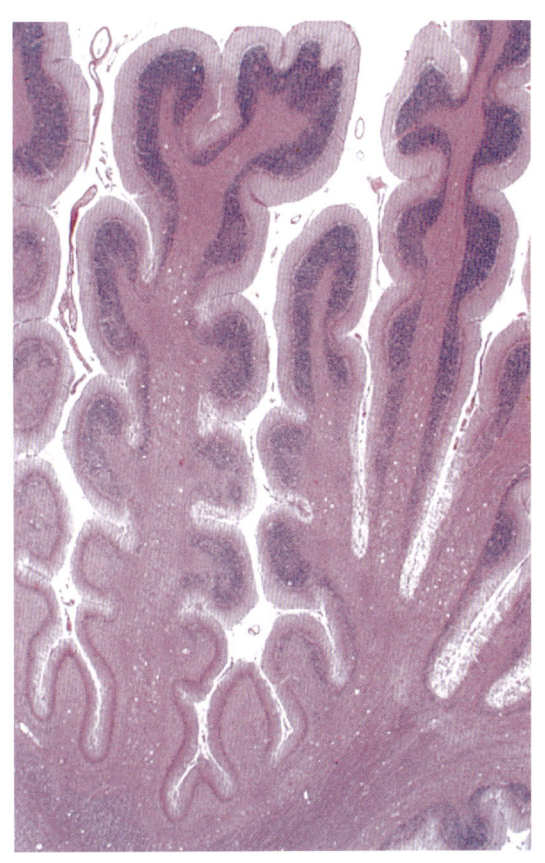

図 2-2-8　小脳の虚血性病変　プルキンエ細胞だけでなく顆粒細胞も脱落．分子層は菲薄化し、アストログリアも増加．小葉溝谷部に病変が強く、頂部では軽い．皮質下白質では神経線維が減少し、細かい海綿状態がみえる．心停止脳症．HE 染色．

b）二次性脊髄小脳失調症
i）虚血性病変
心停止脳症（cardiac arrest encephalopathy）/虚血性脳症（ischemic encephalopathy，☞第1部2章；p43）やてんかん（**epilepsy**）に伴う虚血性病変では、プルキンエ細胞の脱落に反応してベルクマングリアが増殖する。病変は小葉溝谷部に強く、頂部に軽い（図2-2-8）。障害の程度にもよるが、この増殖は脊髄小脳失調症に比べて強く、器質化した病巣ではアストログリアの細かい柵状のグリア線維が軟膜に向かって伸びている像をみる（図1-2-12B）。また、障害からあまり経過していない場合には、プルキンエ細胞層直下や顆粒細胞層にトルペード（図1-1-23、図2-2-1B）が散在していることがある。顆粒細胞層も細胞の密度が低下して、HE染色標本を弱拡大でみるとエオシンに染まる部分が目立つ。分子層の病変は概して軽く、ニューロピルがやや微細な海綿状を示す程度に留まるが、脳表面に向かって柵状に配列した多数のグリア線維だけが残存しているような高度な変化に出会うこともある。なお、マクロ的に褐色調、あるいは時期によっては白色調の萎縮した1つないし2つの小葉は虚血によることが多い。

プルキンエ細胞の脱落が高度になると、その二次変性が皮質下白質から歯状核外周の白質まで到達することがある。小脳半球背側部のプルキンエ細胞は歯状核の背側部に投射線維を出し、半球腹側部は腹側部に送っているため、病巣のある皮質におおよそ対応する歯状核外側の白質のミエリン（髄鞘）が淡明化しマクロファージの集積がみられる。歯状核内部でも神経細胞が著しく萎縮しアストログリアが増殖しているが、神経細胞数の減少は軽度である。しかし、歯状核の内側である門（hilus）に同様の変化をみることはまれである。

ii）薬物・中毒
抗てんかん薬であるphenytoinの副作用としてプルキンエ細胞の脱落が知られている。抗てんかん薬の副作用と考えられる変化というよりも再発性のてんかんに伴う虚血性障害の結果と考えられる場合もある（Dam 1972；Ghatakら 1976）。

iii）内分泌障害
甲状腺機能低下症で障害されることがある（Söderbergh 1910；Bernardら 1971）。

iv）代謝障害
プルキンエ細胞は消耗色素であるリポフスチンが蓄積しない細胞（lipophobic cell）として有名であるが、Hiranoによれば電顕的には少量ながらリポフスチンが貯留しているという（1997）。しかし、光顕レベルではみえない。**神経細胞内セロイドリポフスチン（沈着）症（neuronal ceroid lipofuscinosis）（図2-1-3A）**のように類似の色素顆粒が貯留している場合は病的である。本症はセロイドリポフスチン顆粒が全身臓器に蓄積する疾患で、常染色体劣性遺伝する。神経細胞の胞体や軸索に特異な封入体（彎曲線状小体 curvilinear body、指紋パターン finger print pattern）を電顕でみることができる。バッテン（Batten）病とも呼ばれていたが、臨床的、遺伝学的には均質ではなく（ZemanとDyken 1969）、現在では少なくとも8つのタイプに分けられている。

銅の細胞内輸送の障害による**メンキーズ（Menkes）病（kinky-hair disease）**（Troostら 1982）ではプルキンエ細胞の位置異常とともに樹状突起の分枝が正常に比べて多い。さらに樹状突起の一部が限局性に腫大し、ときにその周りから棘突起のような構造が放射状に伸びている（図2-2-9A）。

ムコ多糖類症（mucopolysaccharidosis Ⅲ：MPS-Ⅲ）のサンフィリッポ（Sanfilippo）病（Jonesら 1997）でも、プルキンエ細胞の樹状突起や細胞体周囲に棘形成がみられることがある。また、**ハンター（Hunter）症候群（MPS-Ⅱ）、サンフィリッポ病（図2-1-3B）、GM$_2$ガングリオシドーシス（GM$_2$ gangliosidosis、テイ・サックス Tay-Sachs病）（図2-2-9B）**などの分子層には、蓄積物質によって風船のように膨らんだプルキンエ細胞の樹状突起が点在している。

v）毛細血管拡張運動失調症
ルイ・バー（Louis-Bar）症候群（毛細血管拡張運動失調症 ataxia telangiectasia：AT）では、プルキンエ細胞と顆粒細胞の脱落が高度で、かご細胞の突起が増加する。残存したプルキンエ細胞のな

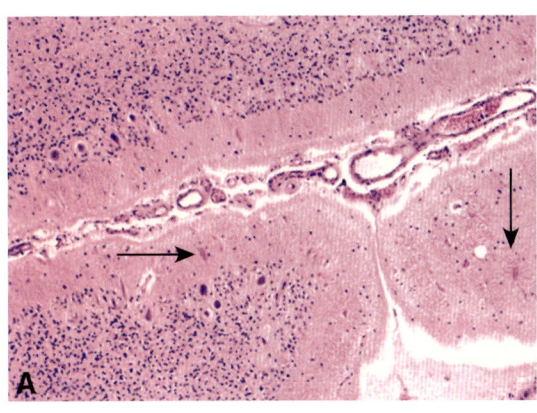

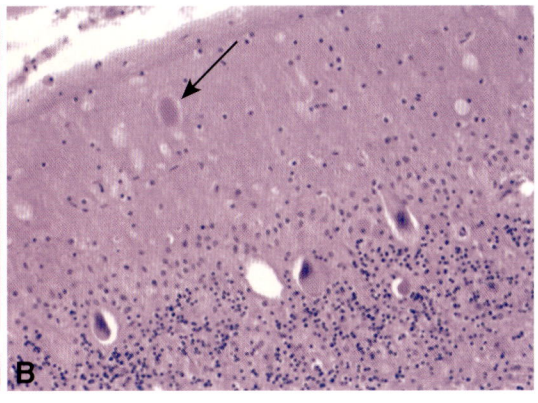

図2-2-9　代謝性疾患の小脳皮質　A：メンキーズ病．プルキンエ細胞も脱落しているが，顆粒細胞の脱落が高度な点は GM_2 ガングリオシドーシスと似ている．矢印は腫大した樹状突起から放射状にのびるカクタス様棘突起．　B：GM_2 ガングリオシドーシス（テイ・サックス病）．樹状突起が丸く腫大している（矢印）．プルキンエ細胞層の大きな楕円形の孔は神経細胞が標本作成中に取れてしまった跡．顆粒細胞の脱落も著しい．　A、BともにHE染色．

かには正常の位置よりも分子層側に移動していることがある．下オリーブ核神経細胞の脱落を伴う．小脳白質の萎縮も高度で、線維性グリオーシスがびまん性に広がり、歯状核の神経細胞が脱落していることもある．脊髄では後索の変性と後根神経節における衛星細胞や神経節細胞の脱落などがみられる．その他、大脳白質や軟膜に血管腫様の血管や年齢不相応のタングルが海馬体や皮質に出現することがある．また、黒質色素神経細胞の脱落やレヴィ（Lewy）小体に似た好酸性の細胞質封入体が観察されることがある（Monacoら　1988）．本症は常染色体劣性遺伝で、11q23上の遺伝子異常のためにDNAの修復障害が起こると考えられている．5歳くらいまでの乳幼児期に発症する．神経系のみならず免疫系、血管系を侵す全身的な疾患である．白血病や悪性リンパ腫などの発生率が高い．病理学的には、クロマチンに富み大きくて奇妙な形をした核をもった細胞が下垂体、肝臓、甲状腺、副腎、脾臓、後根神経節などにみられる．また、全身のリンパ組織の減少や胸腺の萎縮が認められる．

　本症に類似した病態が2つ知られている．1つは"ataxia telangiectasia-like disorder"と呼ばれる小児期の疾患で、毛細血管拡張運動失調症（5歳前後）より発症が遅い．臨床的には運動失調、構音障害、眼球運動失行がみられ、ATより予後がよい．また、毛細血管拡張症や免疫異常、悪性腫瘍などはない．遺伝子異常が明らかにされてい

る（Stewartら　1999）．第2の類似疾患は眼球運動失行を伴う早発性失調症1型（early-onset ataxia with oculomotor apraxia, type 1：AOA1）と呼ばれている．5歳前後に発症する．毛細血管拡張症やATにみられる全身的な症状はないが、低アルブミン血症と高コレステロール血症がみられる．APTXという遺伝子の異常が報告されている（Dateら　2001）．なお、SETXという遺伝子異常をもつAOA2という疾患も知られている（Moreiraら2004）．

c）皮質性小脳萎縮症

　小脳虫部、傍虫部半球など下オリーブ核からの苔状線維を受けるプルキンエ細胞が変性・脱落する疾患を皮質性小脳萎縮症（cortical cerebellar atrophy：CCA）という．

　Holmesが1907年に報告した家族は35～40歳頃に発症し、その家族の1人は70歳で剖検されている．それによると、小脳虫部と半球の上面の皮質、下オリーブ核、副下オリーブ核に病変がみられたが、歯状核、橋核、上・中小脳脚には明らかな病変は認められなかった．これが常染色体優性遺伝形式をとる**ホームズ（Holmes）型皮質性小脳萎縮症**として知られてきたものである（図2-2-10）．

　一方、孤発性小脳皮質変性症はMarieらの報告になるもので、中年以降の遺伝歴のない小脳皮質変性症のなかから主に虫部皮質に主座のある症例を**晩発性皮質性小脳萎縮症（late cortical cerebel-**

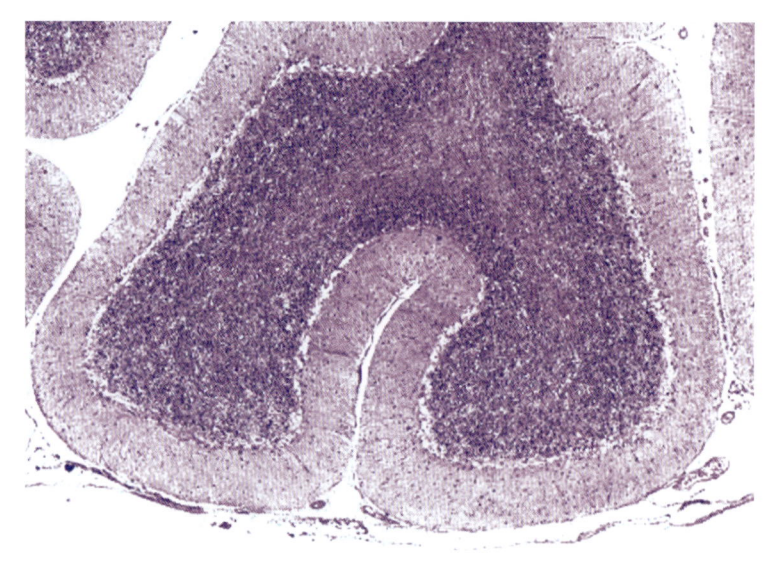

図 2-2-10　ホームズ型皮質性小脳萎縮症　分子層の菲薄化、プルキンエ細胞と顆粒細胞の軽度脱落．臨床データがなければ、軽度の虚血性障害を受けた小脳皮質と区別しがたい．しかし、組織学的変化の程度に比べて小脳の萎縮が強い．小脳半球．HE 染色．

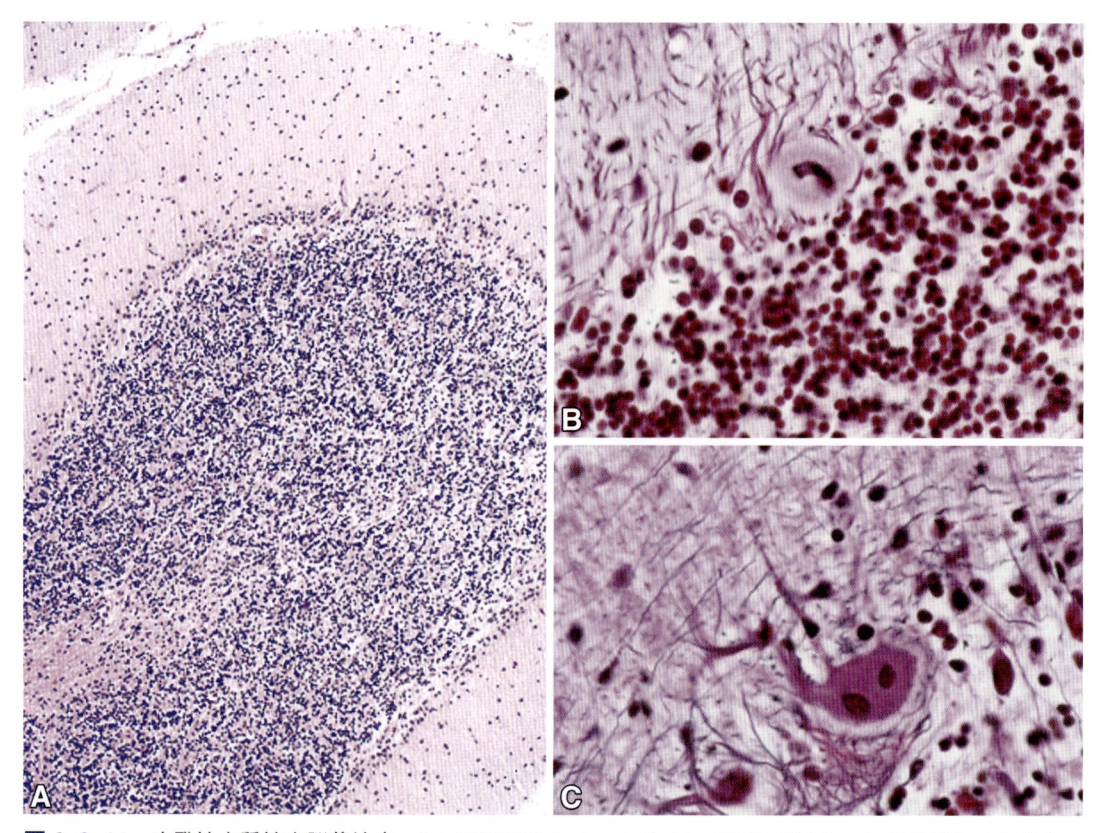

図 2-2-11　晩発性皮質性小脳萎縮症　A：組織学的にはホームズ型との鑑別が難しい．傍虫部半球．HE 染色．B：均質化した細胞質と馬蹄形の核をもったプルキンエ細胞．　C：二核のプルキンエ細胞．このようなプルキンエ細胞核の変化は皮質性小脳萎縮症でしばしばみられるが、他の脊髄小脳変性症では遭遇したことがない．核が弓なりになっていれば、薄切の方向によっては 2 つにみえるかもしれない．B と C は Bodian 染色．

lar atrophy：LCCA）という1つの疾患単位にまとめた（1922）（**図 2-2-11A**）。しかし、Mancall が晩発性（後天性）皮質性小脳萎縮症としてさまざまな外因による症候群という捉え方をしているように（1975）、次第に外因性あるいは他臓器疾患に伴う皮質性小脳萎縮症が明らかになってきた。ちなみに、Holmes が報告した症例のなかに身体の発育不全、第二次性徴の欠如、性腺機能低下症などが記載されている。また、Holmes と Marie の症例はよく似ており、共通した基礎疾患も推定されている（DeArmond ら 1997）。

このように LCCA は孤発性の原因不明の変性疾患とする考え方がある一方で、原因が判明しているものを LCCA とする立場もあり、その定義は確定していない。しかし、下オリーブ核-小脳虫部（登上線維系）という解剖学的対応のある部位に病変がほぼ限局する疾患は他に例をみない。それに対して、二次性とされる皮質性小脳萎縮症の多くは病変が小脳半球-橋核（苔状線維系）にも広がっており、登上線維系に限局しているわけではない。その意味では二次性皮質性小脳萎縮症といわれているものの多くは Holmes や Marie らが注目した古小脳や旧小脳に病変が限局するという病理学的特徴を示していない。現時点では、遺伝性の有無や原因とは無関係に虫部、傍虫部に分布する皮質性小脳萎縮症を1つの疾患としてまとめておく方がよいように思われる。

i）晩発性皮質性小脳萎縮症

病理学的には、原因不明の LCCA は臨床症状から期待されるほどにはプルキンエ細胞が脱落していないことがあり、ベルクマングリアの増殖が軽い場合には非常に軽い虚血性病変と鑑別しがたいことがある（**図 2-2-11A**）。皮質直下や歯状核周囲の白質はそれに対応して多少とも淡明化しているが、多系統萎縮症ほどにはならず、深部白質に

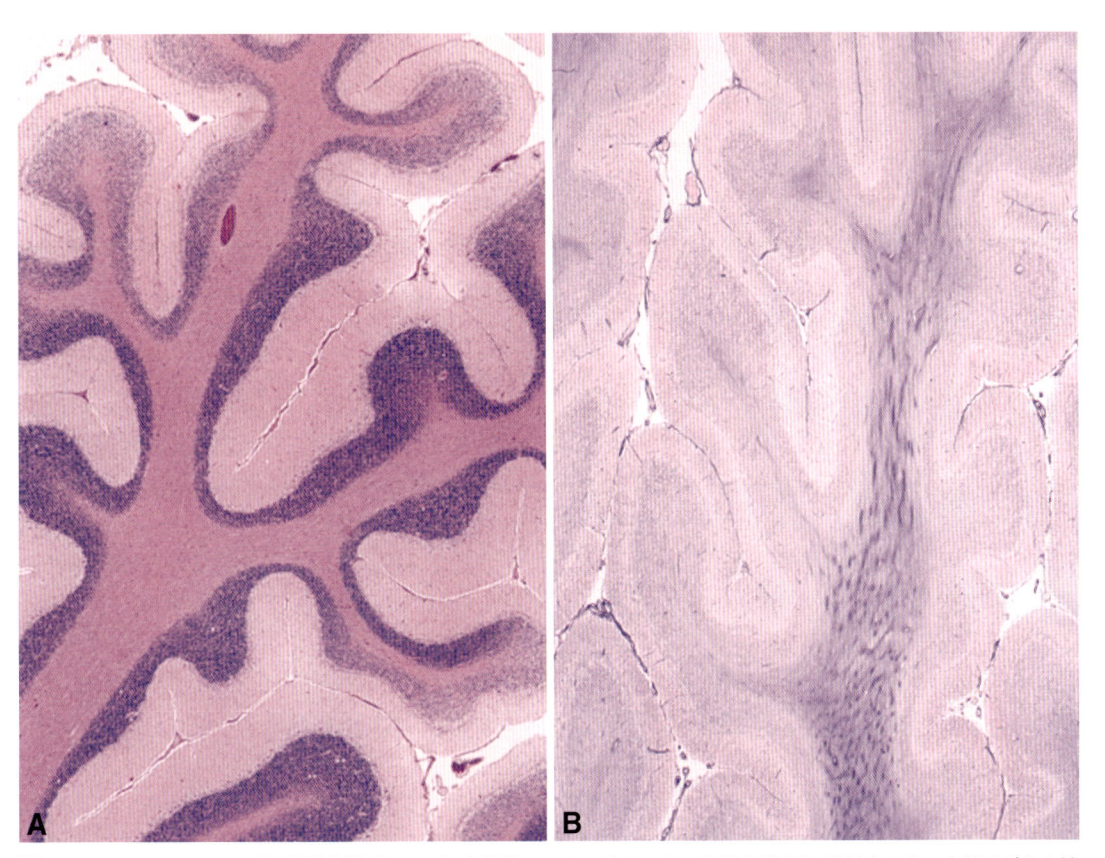

図 2-2-12　アルコール性小脳変性症　A：細胞脱落のために淡くみえる顆粒細胞層に着目すると、病巣はびまん性ではなく、境界は不明瞭だが不連続的に分布している．HE 染色．　B：線維性グリオーシスは軽く、血管周囲に目立つ．Holzer 染色．

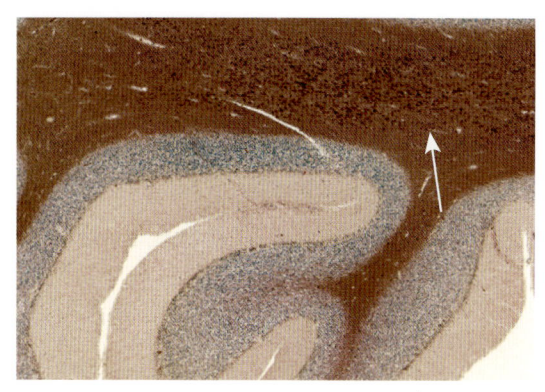

図 2-2-13　傍腫瘍性小脳変性症　皮質下白質にマクロファージの集団がみえる（矢印）．凍結切片による Sudan Ⅲ染色．

表 2-2-2　傍腫瘍性小脳変性症と関連疾患

腫瘍名	疾患名
肺小細胞がん	PCD、辺縁系脳炎（limbic encephalitis）、眼球クローヌス（opsoclonus）、ポリニューロパチー（polyneuropathy）、ランバート・イートン（筋無力症）症候群（Lambert-Eaton [myasthenic] syndrome）、網膜症（retinopathy）
肺腺がん	ポリニューロパチー
卵巣がん	PCD
乳がん	PCD、眼球クローヌス、全身硬直症候群（stiff-man syndrome）
前立腺がん	PCD
ホジキン病	PCD、辺縁系脳炎
神経芽腫	PCD、辺縁系脳炎、ポリニューロパチー
メラノーマ	網膜症
精巣腫瘍	辺縁系脳炎

水野 2002，p813．の表 5-75「悪性腫瘍と神経症状」を参照．

広がることはまれである．線維性グリオーシスも歯状核周囲にみられるが，それ以外の白質にはほとんど認められない．

さらに，これまでほとんど注目されていないが，プルキンエ細胞核に馬蹄形，そらまめ形など形の異常や二核細胞などが認められる（図 2-2-11B，C）．それに対して，多系統萎縮症（MSA）ではプルキンエ細胞の核に異常を疑わせる変化はない．このように，皮質に主病巣がある疾患では，プルキンエ細胞に何らかの形態学的な異常を伴うことが多い．また，LCCA ではかご細胞の突起が増加していることがある（図 2-2-7 参照）．

ⅱ）二次性皮質性小脳萎縮症

病変が広範囲にみられるという点においてはびまん性であるが，病巣が不連続的，あるいは解剖学的部位とは無関係な病変の強弱が認められる場合が二次性皮質性小脳萎縮症にある．その代表的な疾患として慢性アルコール中毒に伴う皮質性小脳変性症（アルコール性小脳変性症）と傍腫瘍性小脳変性症を挙げることができる．

アルコール性小脳変性症（alcoholic cerebellar degeneration）はマクロ的には虫部の小脳回の間が開き，そこは硬く，やや白くみえる．組織学的には分子層の幅は著しく減少し，プルキンエ細胞の脱落とベルクマングリアの増殖も著しいが，顆粒細胞の脱落が高度である（図 2-2-12A）．病変は虚血性病変とは異なり，小脳回の頂部に強く谷部に弱い傾向がみられる．病変部は線維性グリオーシスを呈するが，組織の萎縮の程度に比べてやや軽い傾向がある（図 2-2-12B）．小脳白質には著変をみないが，歯状核外側周囲白質に淡明化と線維性グリオーシスが認められることがある（Victor ら 1959；松下と花輪 1983）．なお，下オリーブ核では背内側部の神経細胞が高度に脱落している．本症はウェルニッケ（Wernicke）脳症（図 2-1-54）や末梢神経障害を合併していることがある．

悪性腫瘍と小脳皮質変性の因果関係に注目して Brain らは腫瘍を合併した亜急性皮質性小脳変性症（Brain と Wilkinson 1965）と題して 1 つの疾患単位にまとめた．これが**傍腫瘍性小脳変性症**（paraneoplastic cerebellar degeneration：PCD）の発端である．亜急性と呼ばれていたように組織崩壊が急速で，しばしばプルキンエ細胞層，顆粒細胞層，歯状核周囲の白質にマクロファージの出現をみる（図 2-2-13）．皮質ではプルキンエ細胞の脱落に加えて，残った細胞のカクタス様変化（図 2-2-9）やトルペード（図 1-1-23），歯状核周囲の白質に軸索の腫大がみられる．また，アルコール性小脳変性症ほどではないが，病変に強弱が認められる（Mizutani ら 1988）．さらに，リンパ球浸潤が深部白質や歯状核周囲に散在することがあるが，皮質ではまれである．その他の部位に病変は

> **Notice 10** 多系統萎縮症——その名称について
>
> 多系統萎縮症（MSA）は1969年 Graham と Oppenheimer が彼らの論文のなかで初めて使った名称である。彼らによれば、オリーブ橋小脳萎縮症（olivopontocerebellar atrophy：OPCA）の中核症状である小脳・失調症状に加えて錐体外路症状と胸髄側柱病変による自律神経障害を伴い、病理学的に OPCA に線条体黒質変性症（striatonigral degeneration：SND）と胸髄側柱病変がある場合に、これを MSA と呼ぼうというものであった。この論文では1例報告であったが、それ以前に蓄積していた症例との比較検討からひとつの臨床病理学的疾患単位（clinicopathological disease entity）としてこの名称が生まれたのであった。当時はまだオリゴデンドログリアの細胞質内封入体（glial cytoplasmic inclusion：GCI）は知られていないことを考えると、彼らこそ慧眼の士であった。
>
> この論文は賛否両論ともに反響が大きかった。臨床的には小脳・失調症状が前景に立つ症例（consensus criteria による MCA-C）、パーキンソニズムが目立つ症例（MSA-P）など、バリエーションはあったが、当時の細胞・組織病理学では OPCA も SND もそれぞれ臨床病理学的に非常にまとまりのある疾患単位であったからである。また、複数の異なる系統が変性する病態はこれに限ったことではなく、それ以前にも heterogenous system degeneration という言葉があり、混乱を招きがちであった。しかも MSA の論文が発表されてからちょうど10年目の1979年には Oppenheimer らが MSA に自律神経不全を伴う症例を報告し（Spokes ら）、進行性自律神経不全（progressive autonomic failure：PAF）と
>
> いう概念を提唱した。そのため、シャイ・ドレーガー（Shy-Drager）症候群と PAF、MSA との関係が曖昧になってしまった。Graham と Oppenheimer の考え方に違いがあったのかもしれないが、真相は闇のなかである。
>
> 筆者が MSA を1つの疾患単位として最も認めにくかった理由は、OPC系、線条体-黒質系、さらに自律神経系の3者の間に神経線維連絡が認められない、言い換えれば系統変性的ではないことであった。この点に関しては現在でも解決していない。
>
> しかし、それにも関わらず MSA が1つの疾患として認められるのは、Papp らが3つの疾患で GCI を発見し（1989）、神経線維連絡とは無関係に小脳、脳幹、線条体、ときには白質まで出現していたことが明らかになり、3つの疾患が同一の病理発生機序をもつ可能性が非常に高い。しかも、系統変性というとニューロンの病気が想起されるが、MSA は少なくともオリゴデンドログリアに重大な鍵がある点で、系統変性症の発生機序に大きな問題を投げかけている。それに関連して、筆者は GCI が発見される以前から、OPCA と SND が変性疾患としては組織破壊が強すぎると考えていた。変性疾患というと内因性の疾患を想起するが、MSA は外因性の疾患のようにみえる。
>
> それにしても、一度それと分かれば GCI は HE 染色標本で識別できる。Dejerine と Andre-Thomas が発表してから1世紀もの間、誰もそれに気づかなかったとは、摩訶不思議。しかし、こういうことは他にもあるのかもしれない。

認められないが、まれに脊髄小脳路や後索の変性など病変が広範囲に観察されることがある。本症は卵巣がんや乳がん、肺小細胞がんなど未分化がんでみられ（表2-2-2）、抗 Yo 抗体（Peterson ら 1992）や抗プルキンエ細胞質抗体Ⅰ型（Lennon 1994）が血清や髄液で上昇することが知られている。また、免疫細胞化学的には抗 Yo IgG でプルキンエ細胞の核周囲が選択的に染色される。

d）多系統萎縮症、マシャド・ジョセフ病の小脳

多系統萎縮症（multiple system atrophy：MSA）やマシャド・ジョセフ（Machado-Joseph）病（MJD、SCA3）は、①主たる病変が小脳へ入力する苔状線維系の変性であること、②病変がそれ以外にも複数の部位に認められること、が皮質性小脳萎縮症と根本的に異なるところである（図2-2-14A, B）。MSA では、プルキンエ細胞が残っている時期でさえ皮質下白質は淡明化しアストログリアの増殖が著しく、皮質と皮質下白質の変化が明らかに解離している。実際、罹病期間が短い場合や病変の軽い部位では、皮質下白質におけるアストログリアの増殖が小脳の唯一の所見であることもある。それに比べて、MJD の皮質下白質は軽度な淡明化に留まるが（図2-2-14C, D）、線維性グリオーシスは不相応に強いことがある。

■ 顆粒細胞層

皮質のなかで最も厚くみえる層が顆粒細胞層である。円形でクロマチンに富む小型の細胞核が密集しているため、HE 染色標本の弱拡大像では顆粒層全体が青紫色にみえる。層の厚さは小脳回の頂きでは厚く、谷部では薄いが、標本を切る角度によっても異なる。頂部では顆粒層が漸次白質に移

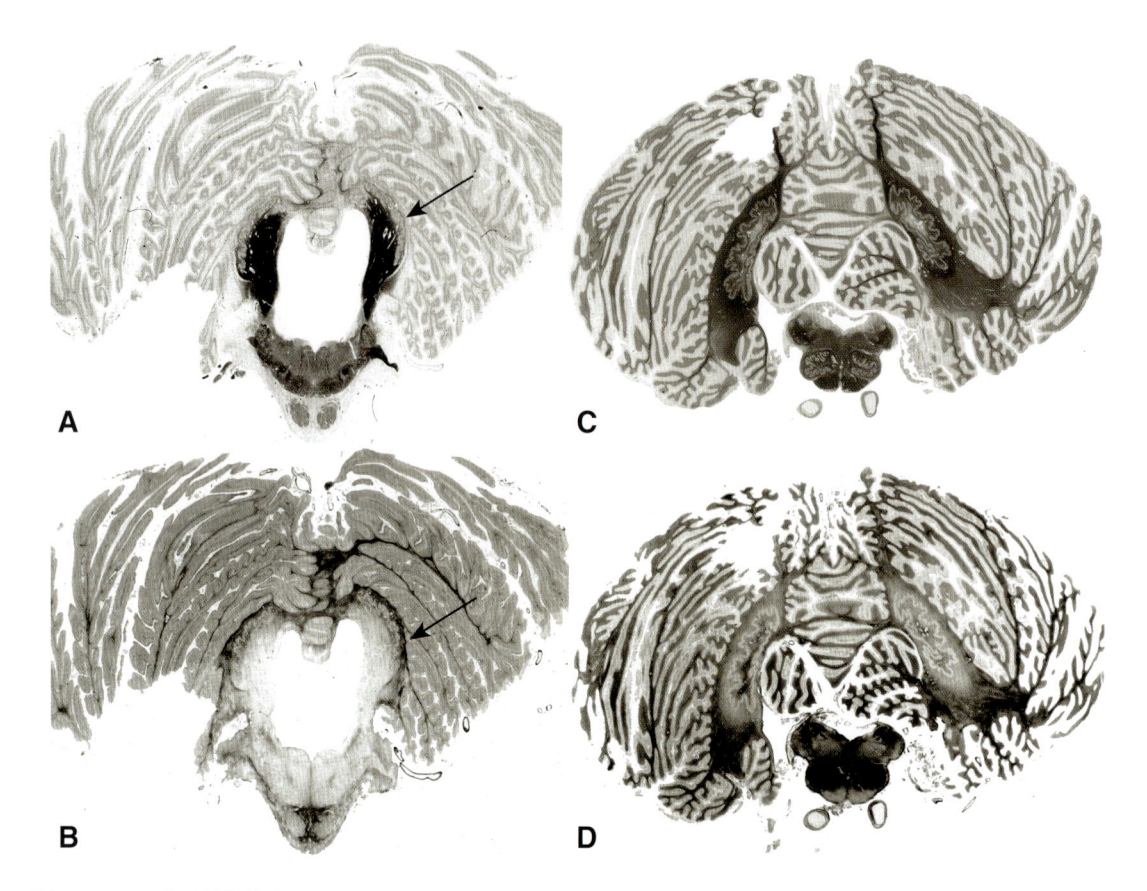

図 2-2-14　多系統萎縮症とマシャド・ジョセフ病　A、B：多系統萎縮症．歯状核門を除く小脳白質全体と橋底部はKB染色でミエリンが染色されず（矢印）、Holzer染色では、ミエリンが染まっていない領域に強い線維性グリオーシスがある．歯状核からの出力系には異常がないことが分かる．　C、D：マシャド・ジョセフ病．KB染色では小脳全体が染まっており、しかもHolzer染色をすると線維性グリオーシスが出現する．歯状核出力系にも病変がある．すべてモノクローム写真．

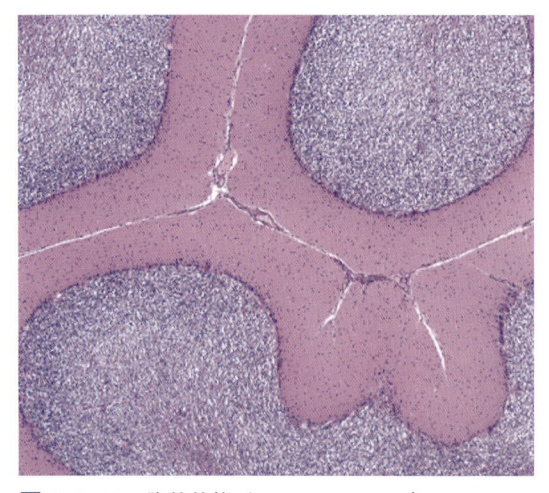

図 2-2-15　胞状状態（status bullosus）　ヘマトキシリンとエオシンの染め具合にもよるが、肉眼的には顆粒細胞層が赤紫色〜青紫色にみえる．重要なことは組織学的に顆粒細胞層にアストログリアの反応がないことである．本例では分子層のグリアがやや増加している．HE染色．

行しているが、谷部では両者の境界が明瞭である．

HE染色標本で、組織全体がエオシンに染まり、とくに顆粒細胞の核がヘマトキシリンにほとんど染まらない状態がある。しかも、まったくアストログリアの反応やマクロファージの動員などが観察されない。これは死戦期の脳浮腫や死後変化によることが多く、肉眼的には軟らかく割面が青灰色を呈している（胞状状態 status bullosus）（**図2-2-15**）。

なお、顆粒細胞層にはその他にゴルジ（Golgi）型細胞が存在する。この細胞は圧倒的に少ないために正常では発見しにくいが、顆粒細胞が高度に脱落するとよくみえることがある。

顆粒細胞層はプルキンエ細胞とともに虚血性変化を受けやすいが、アルコール性小脳変性症のように中毒・代謝性疾患ではより強く障害されるこ

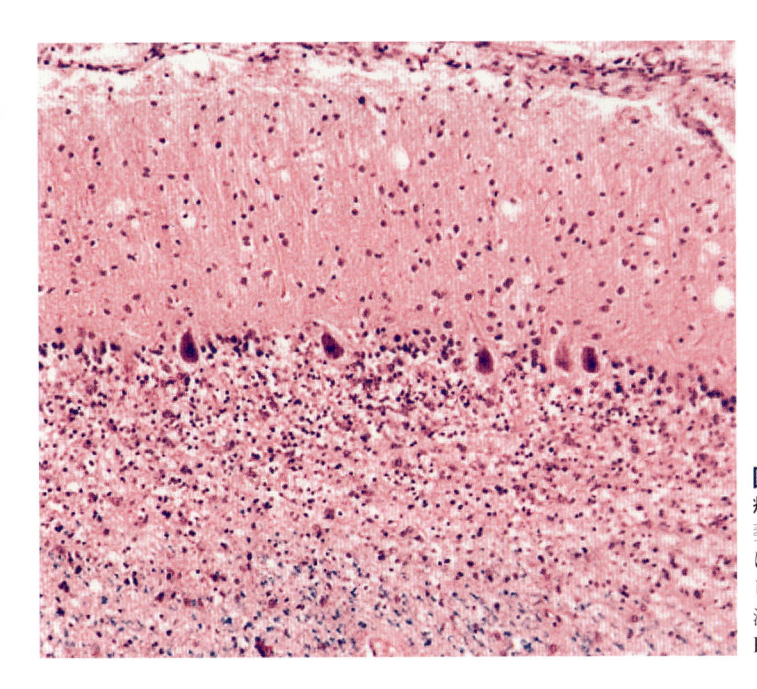

図 2-2-16 クロイツフェルト・ヤコブ病全脳型の小脳皮質 プルキンエ細胞は萎縮しているが，顆粒細胞に比べて圧倒的によく残っている．顆粒細胞層のニューロピルは粗鬆化している．分子層では軽度の海綿状態がみられ，グリアが増殖している．HE染色．

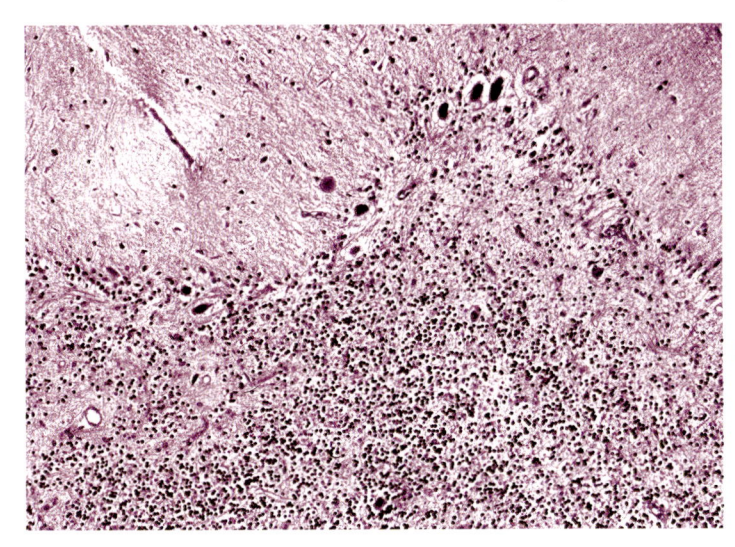

図 2-2-17 有機水銀中毒 顆粒細胞がプルキンエ細胞層直下から脱落している．虚血性障害でも似たような組織像に遭遇することがあるので，本中毒にみられる中心前回や後頭葉線条野の変化，あるいは脊髄後索の変性なども考慮する必要がある．HE染色．（**図 2-1-36B** 参照）

とがある．

　顆粒細胞が選択的に脱落する疾患はあまり知られていないが，**顆粒細胞型小脳低形成（granule cell hypoplasia）** では顆粒細胞がほとんど完全に消失している（Norman 1940；Sarnat と Alcalá 1980；森松と佐藤 1992）．プルキンエ細胞の数の減少はほとんどないが，位置異常，胞体から放射状に伸びる（**図 2-2-9A** 参照）棘突起（**図 1-1-22**）やカクタスなどがみられる．小脳白質は高度の線維性グリオーシスを呈することがある．**GM₂ガングリオシドーシス** でも顆粒細胞の低形成がみられることがある（**図 2-2-9B**）．

　顆粒細胞が脱落する場合，白質側から消失することが多い．**クロイツフェルト・ヤコブ病（CJD）** のなかで**全脳型**（Mizutani ら 1981）や**失調型**と呼ばれるタイプ（Brownell と Oppenheimer 1965）では顆粒細胞が白質側から選択的に脱落する（**図 2-2-16**）．高度な病変ではプルキンエ細胞も脱落するが，顆粒細胞に比べて残っている．全脳型ではオリーブ橋小脳萎縮症（olivopontocerebellar atrophy：OPCA）に類似した系統的な病変を伴うことも少なくない．

Notice 11　水俣病

水俣病（Minamata disease）はいまや社会科の教科書に出てくるほどに過去のことになってしまった。しかし、筆者にとってはリアルタイムの出来事であった。なぜなら恩師白木博次教授がこの病気の裁判で被害者側の証人であったため、裁判で使うスライドの作成や資料の整理などを手伝うことがあったからである。

我が国は足尾銅山、神通川のイタイイタイ病など、工場からの廃液や廃気による人災、環境破壊という悲惨な歴史を背負っている。それらは現在の問題でもあり、そのためにもこの事実を風化させてはならない。そして、水俣病の原因究明に神経病理学が大きな役割を果たしたことも記しておきたい。

1932年、熊本県の最南端にある水俣市の新日本窒素水俣工場でアルデヒド酢酸合成設備が稼働開始され、その廃水が九州不知火海沿岸にある百間港へ無処理のまま放流された。次第に魚介類に蓄積され、漁民がそれを経口摂取して水俣病が発症した（これを第一水俣病ともいう）。本病発見の最初のきっかけは、1956年、百間港に隣接する漁村に住むある姉妹が新日本窒素水俣工場附属病院を受診したことであった。当時の同病院の院長は工場排水をネコに投与する実験を行っており、その成果を持っていたが、そのときはまだ原因物質が有機水銀であることが解っていなかった（故意に発表しなかったという話もある）。

一方、新潟の水俣病は1963年、昭和電工鹿瀬工場がアセトアルデヒド合成酢酸の製造に、廃液をほとんど無処理のまま阿賀野川に放流したことにより起きた（第二水俣病）。これを水俣病と疑ったのは当時新潟大学神経内科の椿忠雄教授であった。

その後、英国のラッセル教授が解剖した組織標本を東京大学の白木教授が観察して、これが水俣病に酷似していることを発見した。これは1940年に英国の水銀農薬工場で働く労働者4名が神経系の中毒と持続性の高血圧症になり、15年後に彼女が解剖した症例で、後にラッセル・ハンター症候群として有名になったものである。

熊本では1962年から1974年の間に37例の胎児性水俣病が熊本大学病理の武内忠男教授を中心に報告されている。いずれも重症心身障害児である。筆者は武内先生のこの御発表を会場で聴くことができたが、先生の声が怒りに震えていたことが忘れられない。2001年の時点では死亡例を含めて60例以上に達するといわれている。本病が発見されてから56年後の2012年、多くの患者が救済を求めているが、政府はそれを終結させようとしている。

後天性水俣病の主要症状は求心性視野狭窄、言語障害、歩行障害などを含む運動失調、難聴、感覚障害である。針のむしろのような異常感覚はそれだけで自殺にまで追い込むほど高度であった。

神経病理学的には、末梢神経障害、後索変性、下オリーブ核肥大、特徴的な小脳変性（図 2-2-17）、後頭葉線条野皮質（図 2-1-36B）や前頭葉中心後回の皮質第Ⅳ層の変性などがみられる。

※本項は白木博次『冒される日本人の脳：ある神経病理学者の遺言』藤原書店（東京）、1998．および同『全身病：しのびよる脳・内分泌系・免疫系汚染』藤原書店（東京）、2001. を参考にした。

それに対して、水俣病として世界的に不名誉な**有機水銀中毒**（organic mercury poisoning）の顆粒細胞脱落はプルキンエ細胞層直下から始まる点が特徴的である（図 2-2-17、「Notice⑪」参照）。本症ではその他に大脳皮質（図 2-1-36B）や海馬歯状回の顆粒細胞など、このタイプの細胞が選択的に侵される傾向がある（Shiraki 1979；Takeuchi と Eto 1999）。

3）限局性病変

単発巣状または多巣状病変としては**梗塞**が代表的である。小脳は主に上小脳動脈と後下小脳動脈から血液を供給されている。小脳の上半分は前者、下半分は後者が灌流しており、水平裂付近はほぼ両者の分水嶺にあたる。そのため、ここは高齢者の小さな梗塞が最も頻繁に発見される部位である。歯状核の大部分は上小脳動脈から血液を受けるが、下部は後下小脳動脈の一部が入る。

皮質の梗塞は小脳回の長軸に対して直角の方向に進展し、あたかも弾道をみるかのような病巣がある一方、虫食い状、地図状の梗塞も剖検で偶然発見されることが多く、新しい変化や器質化したものが混在している。アミロイド血管症がとくに小脳に多いということはなく、大脳の軟膜血管にある場合には小脳でも観察される。しかし、大脳ほど微小動脈瘤（microaneurysm）は観察されない。

4）奇形・発達障害

小脳白質内の巣状あるいは島状の灰白質である**ヘテロトピア**（異所性 heterotopia）は小児健常例でも観察される（図 2-2-18）。形態学的には、

Notice 12　トリプレット・リピート病

ヒトゲノムにはさまざまな長さの塩基の繰り返し配列がある。そのなかでとくに注目を集めているのが三塩基の繰り返しである。3つの塩基が1つのアミノ酸をコードすることから、三塩基繰り返し部分が伸長すると同一アミノ酸が伸びて蛋白質に機能異常が生じ、病気を引き起こすことがある（表2-2-3）。

その代表例がハンチントン病（図2-1-69）で、原因はハンチンチンという遺伝子にあるCAG（シトシン・アデニン・グアニン）トリプレットの伸長であった。その後、同様のトリプレット・リピートとそれに伴うアミノ酸伸長が報告されるようになり、トリプレット・リピート病（triplet repeat disease）としてまとめられた。とくに翻訳領域にあるトリプレット・リピートの伸長は同一アミノ酸の伸長をきたすため「ポリアミノ酸病」ともいう。これまでのところ、グルタミンとアラニンの伸長が疾病になるものが多いが、筋強直性ジストロフィー（図2-1-51）のように非翻訳領域のトリプレットが伸長する疾患もある。

トリプレット・リピート病では世代が下るほど発症が早く、症状も重いことが知られている。これは、世代を経るごとにトリプレットが発生の早い段階で伸び、蛋白質産物の長さが変わって機能が変化するためと考えられている。

表2-2-3　トリプレット・リピート病

リピート配列	疾患名	遺伝子座/蛋白質	リピートの位置	リピート数 正常	リピート数 疾患	遺伝様式
CAG	ハンチントン病	ハンチンチン	翻訳領域（G）	6〜34	36〜121	AD
	球脊髄性筋萎縮症（SBMA）	アンドロゲン受容体	翻訳領域（G）	11〜34	40〜62	XR
	歯状核赤核淡蒼球ルイ体萎縮症	アトロフィン-1	翻訳領域（G）	7〜25	49〜88	AD
	脊髄小脳失調症1型（SCA1）	アタキシン-1	翻訳領域（G）	6〜39	41〜81	AD
	脊髄小脳失調症2型（SCA2）	アタキシン-2	翻訳領域（G）	15〜24	35〜54	AD
	脊髄小脳失調症3型/マシャド・ジョゼフ病（SCA3）	アタキシン-3	翻訳領域（G）	13〜36	68〜79	AD
	脊髄小脳失調症6型（SCA6）	α1ACaチャンネル	翻訳領域（G）	4〜16	21〜27	AD
	脊髄小脳失調症7型（SCA7）	アタキシン-7	翻訳領域（G）	7〜17	38〜130	AD
	脊髄小脳失調症17型（SCA17）	TATA-結合蛋白質	翻訳領域（G）	29〜42	47〜55	AD
CTG	筋強直性ジストロフィー	DMプロテインキナーゼ	3'非翻訳領域	5〜37	50〜500	AD
GCN	眼咽頭型筋ジストロフィー	ポリ（A）結合蛋白質2	翻訳領域（A）	10	12〜17	AD
	合多指症	HOXD13	翻訳領域（A）	15	22〜25	AD
	鎖骨頭蓋形成異常症	RUNX	翻訳領域（A）	17	27	AD
	X染色体連鎖性精神遅滞・てんかん	ARX	翻訳領域（A）	12〜16	20〜23	XR
	X染色体連鎖性精神遅滞・成長ホルモン欠損	SOX3	翻訳領域（A）	15	26	XR
	手足性器症候群	HOXA13	翻訳領域（A）	15	22〜23	AD
CGG	脆弱X症候群A型	FMR1	5'非翻訳領域	6〜52	230〜1000	XR
CCG	脆弱X症候群E型	FMR2	5'非翻訳領域	6〜25	>200	XR
GAA	フリードライヒ症候群	フラタキシン	イントロン	5〜50	200〜900	AR

(G)：ポリグルタミン、(A)：ポリアラニン、AD：常染色体優性遺伝、AR：常染色体劣性遺伝、XR：X染色体連鎖劣性遺伝、GCN：Nはどの塩基でもよい．（石浦 2009，pp161-184．より改変して引用）

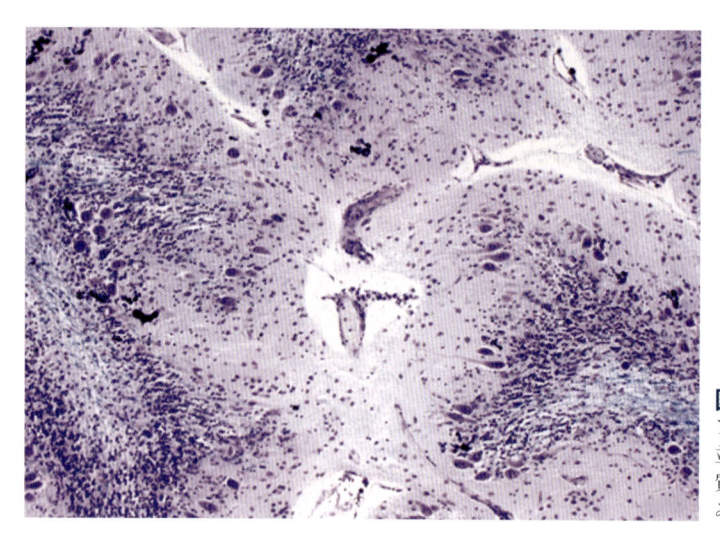

図 2-2-18 小脳皮質の発生異常 分子層、プルキンエ細胞、顆粒細胞、皮質下白質の順に並んでいるが、小葉回が細かく、向かい合う皮質どうしが分離していないところがいくつかみられる．KB 染色．

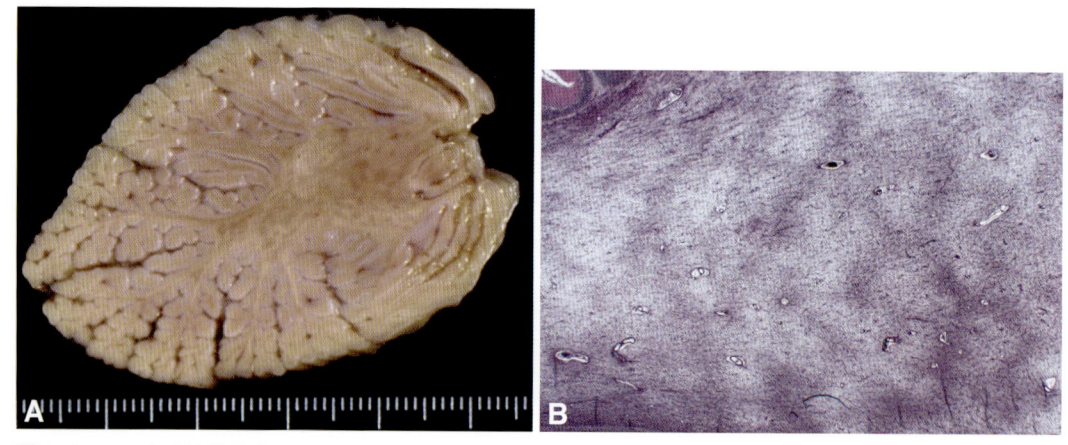

図 2-2-19 多系統萎縮症の小脳白質 A：肉眼的には白質が均一な色ではなくて、境界不明瞭な白色から褐色の円形の病巣が多数あるようにみえる．B：軸索染色をすると濃く染まっている領域（軸索が多い）と淡く染まっている領域（軸索が少ない）がある．完全に一致しないが、ある程度肉眼所見を反映している．注目される点は軸索の密度は場所によるが、軸索の方向に乱れはなく、脳梗塞の場合とは全く異なることである．Bodian 染色．

わずかなニューロピルで囲まれた大型の神経細胞の集団や正常の皮質に似た層構造を示すものなどがある。虫部より半球に多く、とくに片葉のヘテロトピアは健常老人脳でも観察されるが、**ダウン（Down）症候群、福山型筋ジストロフィー**（図 2-1-11、図 2-1-12）などに多い。

小脳皮質形成不全（cerebellar cortical dysplasia）は 3 つの層からなっているが、プルキンエ細胞の位置がデタラメで、小葉どうしが癒着している（図 2-2-18）。片葉、小節、扁桃などに多い。健常脳でも遭遇することはあるが、発達障害に多い。

II. 白質

小脳は出力線維に比べて入力線維が圧倒的に多い場所である。ヒト小脳では小脳以外の部位へ出力する神経線維に対して小脳に入力する線維は 40 倍あり（Heidary と Tomasch 1969）、小脳萎縮の病態を考える上で忘れてはならないことである。すなわち、変性疾患において、小脳白質の萎縮が非常に強い場合、プルキンエ細胞の減少より、橋小脳線維のような小脳に入ってくる神経線維の減少が大きく関わっている場合がある。

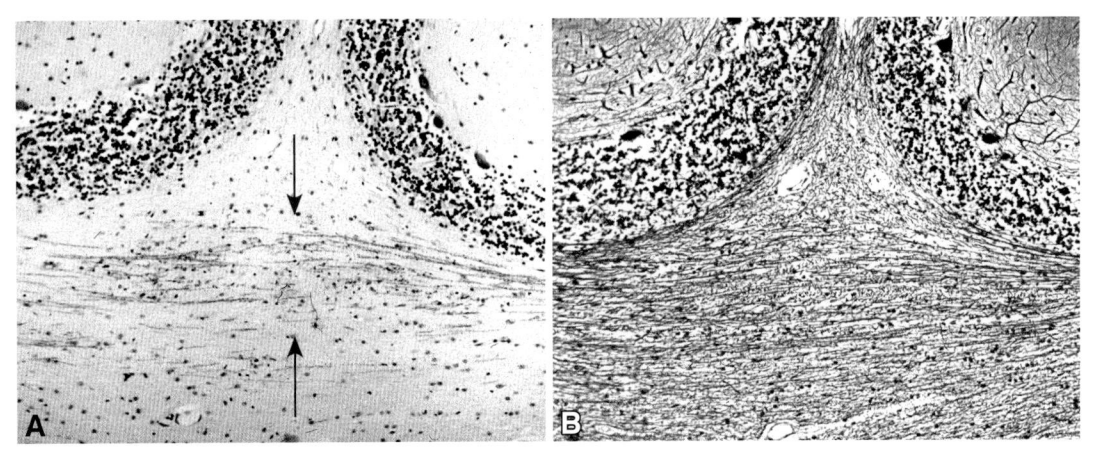

図 2-2-20　ペリツェウス・メルツバッハー病　A：血管周囲にわずかだがミエリンをもった神経線維がみえる（矢印）．KB 染色．　B：同部位の Bodian 染色では軸索がよく残っている．A、B ともモノクローム写真．

1．変 性

　多系統萎縮症（multiple system atrophy：MSA）（☞「Notice ⑩」；p265）の小脳割面は白質の萎縮が強いために皮質が相対的に大きくみえる（図 2-2-19A）．これは橋核（苔状線維系）のみならず下オリーブ核（登上線維系）から小脳に入る神経線維の変性がプルキンエ細胞から歯状核へ向かう神経線維の変性を凌駕しているためと考えられる．しかも、その小脳白質の割面は非常に特徴的で、肉眼的には境界不鮮明な斑状の白い部分とやや褐色を帯びた部分が混在している（図 2-2-19A）．組織学的にも、神経線維がほとんど消失している部分と比較的残っている部分があるために（図 2-2-19B）梗塞巣やその二次変性を疑わせるが、残存している神経線維は一定の方向に並び、梗塞の際にみられるような方向性の乱れや軸索腫大はない．また、空洞化している場所はまったくみられず、特別な血管変化も認められない．線維性グリオーシスも均質ではなくて強弱がみられることがある．このような病巣の特徴は白質ジストロフィーに似たところがある．マクロファージの動員を伴う脂肪性分解が盛んで、脊髄小脳失調症のなかでは最も変化が強い．しかし、変性が歯状核を超えることはない（(図 2-2-14A, B)．

　さらに、オリゴデンドログリアの細胞体に嗜銀性をもつ小さな神経膠細胞質封入体（glial cytoplasmic inclusion：GCI）が出現する（図 1-1-32C）．この封入体は MSA 以外の疾患では認められず、疾患特異性が高い（Gilman ら 1999）．GCI は小脳白質のみならず脳幹、大脳白質など広範囲に分布するが、どこにでも現れるわけではなくて、病変のある神経核とそこから出力している神経線維に出現するという特徴がある．病変がある神経核に入力する神経線維にはみられない．

　全体として、GCI が発見される以前から MSA は変性疾患としては組織破壊が目立ち、中毒のような外因性疾患という組織像であるという見方があった．しかも、外因性であるとしたら、なぜ GCI の出現部位に系統性があるのか．これを契機に系統変性症といわれている疾患にも大きな転機が来るかもしれない．

　それに対して、**マシャド・ジョセフ病**（Machado-Jeseph disease：MJD）の小脳白質は肉眼的には萎縮しているにも関わらず、ミエリン（髄鞘）染色標本ではあまり淡明化することもなく、神経線維はよく保たれていることが多い．しかし、ホルツァー染色を施すと広汎な線維性グリオーシスが現れ、ミエリン染色標本との間に解離がある（図 2-2-14C, D）．さらに歯状核門から上小脳脚に線維性グリオーシスが広がる点も MSA と異なる．

2．白質ジストロフィー

　白質ジストロフィーのびまん性病巣も、白質の

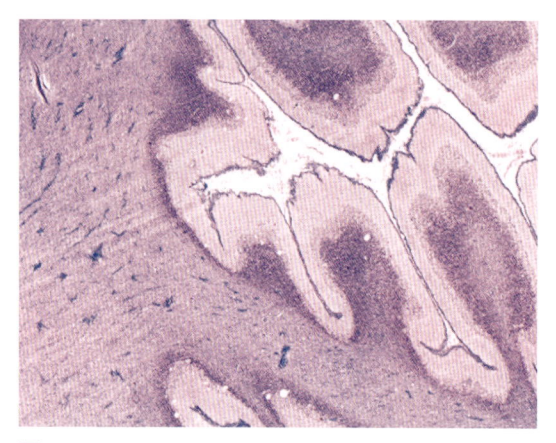

図 2-2-21　アレキサンダー病　ローゼンタール線維が軟膜直下と白質の血管周囲にみられる（図ではルクソール・ファスト・ブルーに染まって青くみえる）．皮質ではプルキンエ細胞と顆粒細胞の脱落がある．LFB-HE 染色．

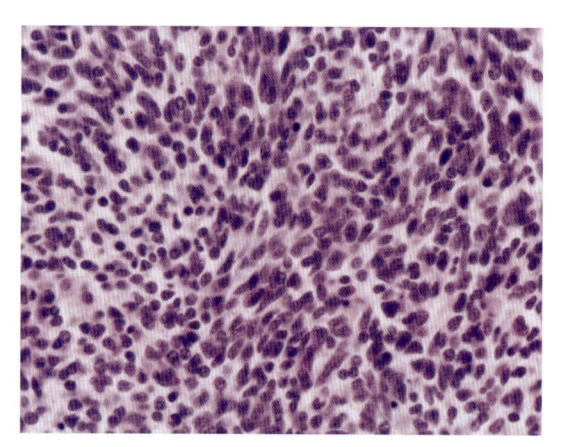

図 2-2-22　髄芽腫　卵円形または類円形の核はクロマチンに富み，乏しい細胞質から短い突起が伸びている．この図では分かりにくい．HE 染色．

萎縮に対して皮質が比較的保たれるので，肉眼的には MSA のようにみえることがある．その組織像は大脳白質と同じであるが，**副腎白質ジストロフィー（ALD）**（図 1-2-40）では，病変が小脳白質から橋底部，中小脳脚，下オリーブ核，下小脳脚などに左右対称性に広がっていることがある．このような症例では，臨床的にもオリーブ橋小脳萎縮症（OPCA）が疑われる．その他，ミエリン（髄鞘）が島状に残る**ペリツェウス・メルツバッハー（Pelizaeus-Merzbacher）病**（図 2-2-20），ローゼンタール（Rosenthal）線維（図 1-1-39 参照）が出現する**アレキサンダー（Alexander）病**などがみられる（図 2-2-21）．また，白質が海綿状態を呈する疾患として新生児期の**カナヴァン（Canavan）病**，かえでシロップ（尿）症（**maple syrup urine disease**）などがある．

3．脱髄性疾患

多発性硬化症（MS）（図 1-2-37）などの炎症性疾患の他に，視床下部などに多発性の肉芽腫を形成する**ハンド・シューラー・クリスチャン（Hand-Schüller-Christian）病**（ランゲルハンス細胞組織球症 Langerhans cell histiocytosis）（図 2-1-63B）は小脳白質などに脱髄性病変を伴うことがある．脱髄病巣内に肉芽腫は認められないが，歯状核を含む白質に地図状の不規則な形をした病巣が広がる．大型で泡沫状のマクロファージが点在し，血管周囲にリンパ球浸潤がみられる．**進行性多巣性白質脳症（progressive multifocal leukoencephalitis：PML）**は大脳白質にみられることが多いが（図 2-1-88D），まれに小脳白質だけに観察されることがある．

4．腫　瘍

小児期に発生するものが多い．**髄芽腫（medulloblastoma）**は虫部下面に好発する悪性腫瘍で，卵円形でクロマチンに富む核と乏しい細胞質からなる腫瘍細胞がその突起を中心に向かって伸ばす（図 2-2-22）．**毛様細胞性星状細胞腫（pilocytic astrocytoma）**はときに大きな囊胞をつくる．毛のような細長い突起をもった紡錘状の腫瘍細胞で，非常に細胞密度の高い場所と微細海綿状の変性を示す場所が入り組んでいる（図 1-1-39）．またローゼンタール線維が多数みられることも特徴である．**血管芽腫（hemangioblastoma）**も小脳に好発する腫瘍で，増殖した毛細血管の間を明るい泡沫状の細胞質をもった間質細胞が増殖している．血管芽腫と鑑別しなければならない腫瘍に**血管外皮腫（hemangiopericytoma）**がある．弱拡大で検鏡すると細長く枝分かれした血管腔が鹿の角に似ている（staghorn appearance）．腫瘍細胞は細い楕円形ないし紡錘形で，シート状に増殖する．

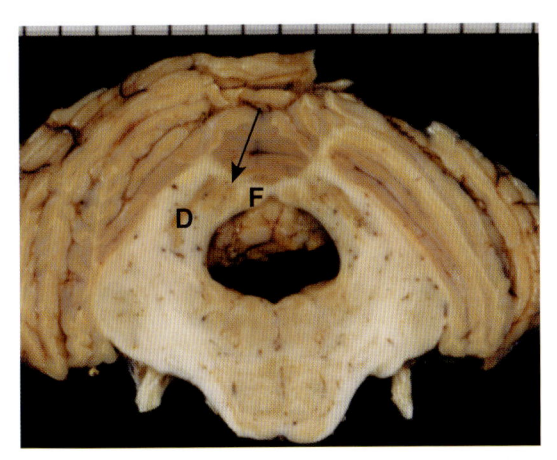

図 2-2-23 小脳核 蛇行した C 字形の大きな神経核が歯状核．第四脳室の天井にあり，正中線を挟んで左右にある丸い神経核が室頂核．その隣が球状核（矢印），歯状核の内側に栓状核が位置するが，この割面には現れていない．非神経疾患例．D：歯状核，F：室頂核．

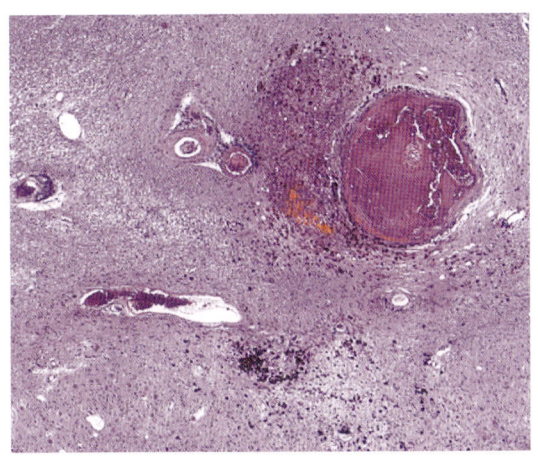

図 2-2-24 歯状核周囲の血管障害 老人では歯状核の周りに微小動脈瘤や微小出血がみられることが多い．しかし，歯状核の内部に起こることはまれである．HE 染色．

III．小脳核

小脳には第四脳室の天井付近に正中部から外側に向かって室頂核、球状核、栓状核、歯状核という4つの神経核があり、プルキンエ細胞はこれらの神経核のいずれかに投射線維を送る（図 2-2-23）。

変性疾患においては、歯状核遠心路の変性の有無が病理学的に孤発性 OPCA と遺伝性 OPCA を分ける重要なポイントとなる。また、遠心路変性がある疾患には淡蒼球や視床下核（ルイ体）に変性をみることが多い点も注目される。

1．歯状核

歯状核（dertate nucleus）は小脳核のなかで最も大きな神経核で、帯状の灰白質が蛇行しながら全体として C 字形をつくっている（図 2-2-23）。大型の多極性神経細胞と小型の星形細胞からなる。

発生学的には下オリーブ核と同じ起源をもつため、その形態もよく似ている。**歯状核下オリーブ核異形成（dentato-olivary dysplasia）**では、2つの神経核の蛇行が極端で、大脳皮質の多小脳回（micropolygyria）に類似したもの、反対に厚脳回（pachygyria）のように蛇行がほとんど消失しているものがある（Ho ら 1984）。

歯状核は小脳半球の大部分からプルキンエ細胞の神経線維を受けているが、そのうち半球背側部は歯状核背側部へ、半球腹側部は歯状核の腹側部に入る。入力線維は歯状核の外側から入る。歯状核の内側部は上小脳脚（superior cerebellar peduncle）に向かって歯状核門（dentate hilus）が開いている。歯状核の出力系はこの門を出て上小脳脚を通り中脳下部で交叉する。次いで中脳中心灰白質や赤核に側枝を出してから視床外側腹側核に入る。したがって、大脳と小脳の間には、大脳皮質→橋核→小脳顆粒細胞層→プルキンエ細胞層→歯状核→視床外側腹側核→大脳皮質、という回路が形成される（図 2-2-2）。

1）血管・循環障害

歯状核は循環障害の影響を受けやすく、剖検例ではミエリン（髄鞘）の淡明化やアストログリアの増殖をみることが多い。また、同様の変化が同一症例の橋核、黒質、中脳中心灰白質、上丘、延髄の下オリーブ核などにも観察されることがあり、後頭蓋窩の構造全体が軽い虚血性変化にあったことを疑わせる場合も少なくない。まれに小脳皮質に比べて圧倒的に強い虚血性変化が歯状核に生じることがある。

歯状核付近は**小脳出血**の好発部位に挙げられ

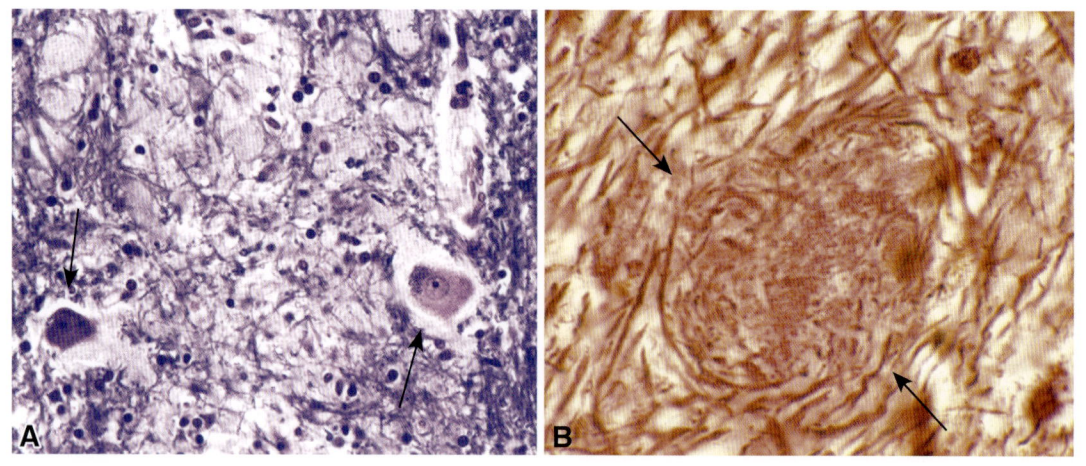

図 2-2-25　グルモース変性　**A**：神経細胞周囲にできる間隙は標本作成上の産物であることが多いが，この変性はKB染色では染まらないため，そのようにみえる．歯状核赤核淡蒼球ルイ体萎縮症．　**B**：神経細胞の樹状突起の断面と考えられる像．突起の周りに無構造の物質と顆粒がみえる（矢印）．副腎白質ジストロフィー．Bodian染色．（図1-1-26参照）

る．歯状核そのものへの出血をみたことはない．高齢者では歯状核の周囲にある動脈が拡張していることがあり，ときに微小動脈瘤を形成したり，その周囲に顕微鏡的な出血があったりする（図2-2-24）．歯状核の微小動脈瘤の頻度は低いが，これが観察される場合には橋底部（図2-3-30）、被殻（図2-1-65）、視床（図2-1-81）、さらには大脳皮質（図1-2-24）など、広汎に分布していることがある．

赤核と同側の下オリーブ核，それに反対側の小脳を結んだ線をギラン・モラレ（Guillain-Mollaret）の三角と呼ばれる．この三角の一部が梗塞や外傷などで切断されると，下オリーブ核に肥大が生じることがあり（olivary hypertrophy），とくに病巣に歯状核が含まれているときに観察されることが多い（図1-1-16A）．

2）変 性

■ 神経細胞の膨化

歯状核の神経細胞はリポフスチンが貯留しやすい細胞であるが，その沈着がほとんどないにも関わらず神経細胞が膨らんでいる場合がある．細胞質は均質で，核は必ずしも偏在しているとは限らない．このようなセントラル・クロマトリーシス（中心性染色質溶解 central chromatolysis）（図1-1-3）に類似した変化は歯状核の他に中心前回の

ベッツ（Betz）巨細胞、視床、脳幹運動核、橋核、脊髄前角細胞などにも分布し、**ペラグラ脳症（pellagra encephalopathy）**（図2-3-38参照）や**クロイツフェルト・ヤコブ病（Creutzfeldt-Jakob disease：CJD）**などで観察される．ときにはニューロノファギア（図1-1-4）やグリア結節もみられる．

■ グルモース変性

我が国でグルモース変性と言えば小脳歯状核にみられる変化を指していることが多いが，もともとはTrétiakoffが黒質神経細胞の変化を論文にする際にdégénérescence grumeleuseという言葉を用いたのが最初らしい（小柳新策 1992）．一方、小脳歯状核の変化についてはSteeleらの進行性核上性麻痺（progressive supranuclear palsy：PSP）の論文に、腫大した神経細胞の周りにエオシンで濃染されるもやもやした無構造の物質や顆粒状物質が記載されている（1964）．これは今日グルモース変性と呼ばれている（図1-1-26、図2-2-25）（奥村ら 1975）．最初期の変化は神経細胞の膨化であるが、その形態はバラエティに富み、もやもやした無構造な領域から嗜銀性を帯びた無構造物質（HE染色が発見しやすい）、リング状の構造物、顆粒状物質（Bodian染色のような鍍銀染色がよい）などがある（図2-2-25B）．

Araiらはグルモース変性という術語が示す形

態には少なからずバリエーションがあることから、形態計測学的な検討を行ない、グルモース変性を含む歯状核における病理学的変化には神経細胞の脱落、アストログリアの増殖、嗜銀性顆粒の組み合わせによって3つのタイプが区別できることを明らかにした（1988）。彼らはこれらのタイプがそれぞれ独立した変化なのか、あるいはタイプ間に移行があるのか、については今後の課題としている（新井 1990）。

奥村らは向精神薬を中心とする薬剤の長期投与によって起こるとされる**遅発性ジスキネジア**（**tardive dyskinesia**）の形態学的背景をグルモース変性に求めていたが（Shirakiら 1977）、松下も薬剤による神経障害に関する論文のなかで、悪性症候群の剖検例にみられたグルモース変性に言及している（1983）。健常老人脳でも出現し、現在のところ、明瞭な疾患特異性は認められていないが、小柳（新）らは**PSP**や**歯状核赤核淡蒼球ルイ体萎縮症**（**dentato-rubro-pallido-luysian atrophy：DRPLA**）で特徴的な変化を観察した（1981）。

グルモース変性の発生機序について、奥村ら（1975）やShirakiらはプルキンエ細胞軸索終末の前シナプスの変化（1977）を挙げている。実際、プルキンエ細胞が高度に脱落している場合、グルモース変性はほとんど認められない。

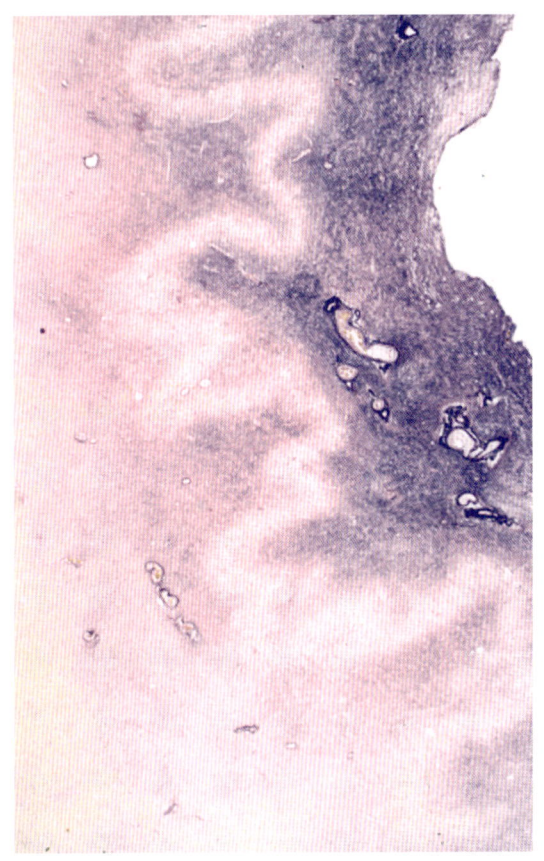

図 2-2-26　歯状核赤核淡蒼球ルイ体萎縮症の歯状核　歯状核門に線維性グリオーシスがみられるが、歯状核の外側の白質にはみられない（**図 2-2-14** と比較せよ）. Holzer染色.

■ 神経細胞の変性・脱落

歯状核は有髄線維の豊富な灰白質であるが、病変が生じると有髄線維が減少し、帯の幅が狭くなる。神経細胞の脱落は疾患の種類、経過年数などによって異なるが（福谷 1987）、プルキンエ細胞の経シナプス変性（transsynaptic degeneration）では神経細胞が萎縮する疾患が多い。また、ミエリン（髄鞘）の淡明化が歯状核外側部と内側部（歯状核門）のどちらにより強く現れるかによって疾患が異なることがある（**図 2-2-14**）。

病変は歯状核自体に生じる一次性病変と小脳皮質の病変の二次的な変化を受けている場合に分けることができる。

a）一次性脱落

進行性核上性麻痺（PSP）や**歯状核赤核淡蒼球ルイ体萎縮症（DRPLA）**ではグルモース変性が非常に特徴的であるが、高度な神経細胞脱落も起こる。ミエリン（髄鞘）の淡明化が主に歯状核門に生じ（**図 2-2-26**）、線維性グリオーシスで置換されている。さらに歯状核門から上小脳脚（小脳遠心系）にもグリオーシスがみられる。PSPでは、神経細胞にタングルが認められる。マシャド・ジョセフ病（MJD）では、神経細胞の脱落に加えて、ミエリンの淡明化が歯状核の外側部と内側部の双方にみられる点で、他の小脳を侵す変性疾患と若干異なる（**図 2-2-14**）。なお、**フリードライヒ（Friedreich）失調症**の中心の病変は脊髄の索変性にあり、小脳皮質は病変から逃れるが、歯状核の神経細胞脱落と上小脳脚の変性、さらに淡蒼球・ルイ体変性を伴うことがある（Oppenheimer 1984）。そのため、形態学的にはDRPLAに類似する。

赤色ぼろ線維を伴うミトコンドリアてんかん

（mitochondrial epilepsy with ragged-red fibers：MERRF）（Mirabellaら 2000）では小脳歯状核，下オリーブ核，黒質，基底核などに著しい萎縮，神経細胞の脱落，グリオーシスがみられる．また，基底核や大脳白質の血管に石灰化が生じる．

常染色体劣性遺伝の**ラフォラ（Lafora）小体病**は炭水化物の代謝異常で（AustinとSakai 1976），多糖体（polyglucosan）が全身のさまざまな細胞に蓄積する．その封入体は神経細胞の細胞質にあり，大きさは直径1～30μmとさまざまで，1つの神経細胞に数個入っていることもある．好塩基性，PAS反応陽性の同心円状構造で，その外側を無構造にみえる帯が囲んでいるが，そこに突起様の構造が放射状に突き出ていることがある．（**図1-1-10**）．ラフォラ小体は大脳皮質全域に出現するが，とくに中心溝周囲，前頭前野の運動野では多い．その他，淡蒼球，視床，黒質などにも分布する．小脳ではプルキンエ細胞と顆粒細胞の中等度脱落に加えて，歯状核の神経細胞が高度に脱落する．なお，ラフォラ小体はグリア，脳の毛細血管内皮細胞などにも出現する．

b）二次性脱落

小脳皮質病変による二次的な変化は前者ほど神経細胞の脱落は高度ではなくて，むしろ萎縮が中心になる．アストログリアの増殖を伴うが，線維性グリオーシスは軽度である．しかし，**心停止脳症／虚血性脳症**では，歯状核そのものを直撃し，神経細胞の脱落が主体である．微小動脈瘤は歯状核内部にできることはまれであるが，その周辺では破裂など局所的な血管・循環障害も多い（**図2-2-24**）．そのうち，**傍腫瘍性小脳変性症**（**図2-2-13**），**皮質性小脳萎縮症**（**図2-2-11**），**慢性アルコール中毒に伴う皮質性小脳変性症**（**図2-2-12**）などプルキンエ細胞が標的になっている疾患では，その軸索の変性が歯状核に収斂するため歯状核外側部に接する白質にマクロファージが集簇する．とくに傍腫瘍性小脳変性症では，マクロファージが歯状核外側部のみならず，途中の白質にもみられることがある（**図2-2-13**）．

多系統萎縮症（multiple system atrophy：MSA）でも萎縮が主体である．歯状核のわずかな外側周囲を残して白質に圧倒的に強い有髄線維の

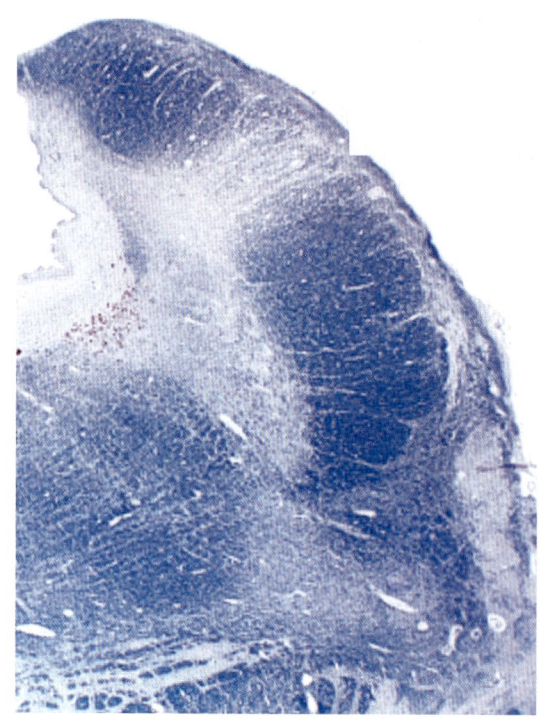

図2-2-27　頭部外傷の上小脳脚　大脳と小脳・脳幹の角速度の違いによって上小脳脚の一部がねじれて，ミエリンが淡明化している．HE染色では軸索の腫大がみられることがある．KB染色．

減少が認められるが（**図2-2-14A, B**），白質病変が歯状核門に及ぶことは非常にまれである．神経細胞の脱落は明らかではない．アストログリアの増殖は高度であるが，線維性グリオーシスは軽いか欠如する．

3）その他

頭部外傷（**図2-2-27**）で回転性の外力が加わると，大脳と脳幹・小脳の角速度に違いが生じて，上小脳脚が引きちぎられることがある．その結果，歯状核から上小脳脚を通る小脳遠心路線維が断裂して，二次変性が歯状核まで逆行性に及ぶことがある．

2．その他の小脳核

室頂核は虫部の腹側で傍正中部に位置する神経核で，他の小脳核とは異なり多少厚みをもった円

板のような形をしている。ミエリン（髄鞘）染色標本では他の小脳核に比べて有髄線維が豊富で、白質との境が不明瞭である。

　室頂核は虫部のプルキンエ細胞から投射を受けるとともに、副オリーブ核からも入力線維がある。出力線維は鉤状束（uncinate fasciculus）から上小脳脚を通って前庭神経核群に向かうものと、延髄網様体に向かうものがある。なお、虫部には室頂核を経由せずに直接前庭神経外側核に向かう投射線維がある。

　室頂核だけが選択的に障害される疾患は知られていないが、**MSA**や**皮質性小脳萎縮症**のみならず、**PSP**や**DRPLA**でも歯状核と同じ変化を示すことがある。室頂核は前庭神経核や延髄前置核などと変化が並行することが多い。しかし、前庭神経核と直接連絡している片葉や小節にはほとんど変化がみられない。

参考文献

Appleby A, Foster JB, Hankinson J, et al.：The diagnosis and management of the Chiari anomalies in adult life. Brain 1968；91：131-140.

新井信隆：歯状核系の病理．神経進歩 1990；34：23-33.

Arai N, Amano N, Iwabuchi K, et al.：Three categories of the degenerative appearance of the human cerebellar dentate nucleus. A morphometric and morphological study. J Neurol Sci 1988；83：129-143.

Austin J, Sakai M：Disorder of glycogen and related macromolecules in the nervous system. In：Handbook of Clinical Neurology, Vol. 27. Vinken PJ, Bruyn GW (eds), North-Holland (Amsterdam), 1976, p169.

Banerji NK, Millar JH：Chiari malformation presenting in adult life. Its relationship to syringomyelia. Brain 1974；97：157-168.

Baudrimonto M, Gray F, Meininger V, et al.：Atrophie cérébelleuse croisée après lésion hémisphérique survenue à l'âge adulte. Rev Neurol 1983；139：485-495.

Brain L, Wilkinson M：Subacute cerebellar degeneration associated with neoplasms. Brain 1965；88：465-478.

Brownell B, Oppenheimer DR：An ataxic form of subacute presenile polioencephalopathy (Creutzfeldt-Jakob disease). J Neurol Neurosurg Psychiatry 1965；28：350-361.

Dam M：The density and ultrastructure of Purkinje cells following diphenylhydantoin treatment in animals and man. Acta Neurol Scand Suppl：1972；49, 3-65.

Date H, Onodera O, Tanaka H, et al.：Early-onset ataxia with ocular motor apraxia and hypoalbuminemia is caused by mutations in a new HIT superfamily gene. Nat Genet 2001；29：184-188.

Davis HW：Radiological changes associated with Arnold-Chiari malformation. Br J Radiol 1967；40：262-269.

DeArmond SJ, Dickson DW, DeArmond B：Degenerative diseases of the central nervous system. In：Textbook of Neuropathology, 3rd ed. Davis RL, Robertson DM (eds), Williams & Wilkins (Baltimore), 1997, pp1144-1145.

Du Boulay G, Shah SH, Currie JC, et al.：The mechanism of hydromyelia in Chiari type 1 malformations. Br J Radiol 1974；47：579-587.

福谷祐賢：ヒト小脳歯状核の形態計測学的研究―正常例ならびに小脳変性疾患群症例について．Neuropathology 1987；7：277-302.

Gajdusek DC, Zigs V：Degenerative disease of the central nervous system in New Guinea；the endemic occurrence of 'kuru' in the native population. N Engl J Med 1957；257：974-978.

Ghatak NR, Santoso RA, McKinney WM：Cerebellar degeneration following long-term phenytoin therapy. Neurology 1976；26：818-820.

Gilman S, Low PA, Quinn N, et al.：Consensus statement on the diagnosis of multiple system atrophy. J Neurol Sci 1999；163：94-98.

Graham JG, Oppenheimer DR：Orthostatic hypotension and nicotine sensitivity in a case of multiple system atrophy. J Neurol Neurosurg Psychiatry 1969；32：28-34.

Hall TC, Miller AKH, Corsellis JAN：Variations in the human Purkinje cell population according to age and sex. Neuropathol Appl Neurobiol 1975；1：267-292.

Harding AE：Clinical features and classification of inherited ataxias. In：Advances in Neurology, Vol. 61. Inherited Ataxias. Harding AE, Deufel T (eds), Raven Press (New York), 1993, pp1-14.

Heidary H, Tomasch J：Neuron number and perikaryon areas in the human cerebellar nuclei. Acta Anatom 1969；74：290-296.

Hirano A：Neurons and Astrocyte. In：Textbook of Neuropathology, 3rd ed. Davis RL, Robertson DM (eds), Williams & Wilkins (Baltimore), 1997, pp16-17.

Ho KL, Chang CH, Yang SS, et al.：Neuropathologic findings in thanatophoric dysplasia. Acta Neuropathol 1984；63：218-228.

Holmes G：A form of familial degeneration of the cerebellum. Brain 1907；30：466-489.

石浦章一：脳の病気．『現代生物科学入門 第4巻 脳神経生物学』浅島 誠，黒岩常祥 他（編），岩波書店（東京），2009.

Jones MZ, Alroy J, Rutledge JC, et al.：Human mucopolysaccharidosis Ⅲ D：clinical, biochemical, morphological and immunohistochemical characteristics. J Neuropathol Exp Neurol 1997；56：1158-1167.

Kuzuhara S, Kanazawa I, Sasaki H, et al.：Gerstmann-Sträussler-Sheinker's disease. Ann Neurol 1983；14：216-225.

Langer T, Fuchs AF, Scudder CA, et al.：Afferents to the flocculus of the cerebellum in the rhesus macaque as revealed by retrograde transport of horseradish peroxidase. J Comp Neurol 1985；235：1-25.

Langer T, Fuchs AF, Chubb MC, et al.：Floccular efferents in the rhesus macaque as revealed by autoradiography and horseradish peroxidase. J Comp Neurol 1985；235：26-37.

Lennon VA：Paraneoplastic autoantibodies：the case for a descriptive generic nomenclature. Neurology 1994；44：2236-2240.

Mancall EL：Late (acquired) cortical cerebellar atrophy. In：Handbook of Clinical Neurology, Vol. 21. Vinken PJ, Bruyn GW (eds), North-Holland (Amsterdam), 1975, pp477-508.

Marie P, Foix C, Alajouanine T：De l'atrophie cérébelleuse tardive à prédominance corticale. Rev Neurol 1922；38：849-885.

松下正明：薬剤による神経系の障害．病理と臨床 1983；1：830-

842.

松下正明, 花輪昭太郎：アルコール小脳変性症の1剖検例. 精神神経誌 1983；85：542-560.

Menzel P：Beitrag zur Kenntniss der hereditären Ataxie und Kleinhirnatrophie. Arch Psychiat 1891；22：160-190.

Mirabella M, Giovanni S, Silvestri G, et al.：Apoptosis in mitochondrial encephalomyopathies with mitochondrilal DNA mutations：a potential pathogenetic mechanism. Brain 2000；123：93-104.

水野美邦（編）：『神経内科ハンドブック』第3版, 医学書院（東京）, 2002.

Mizutani T, Maeda S, Hayakawa K, et al.：Paraneoplastic cortical cerebellar degeneration. A neuropathological study of an autopsy case in comparison with cortical cerebellar degeneration in alcoholics. Acta Neuropathol 1988；77：206-211.

水谷俊雄：Creutzfeldt-Jakob病の神経病理—失調症状とアミロイド斑を伴う海綿状脳症を中心にして. 神経進歩 1987；31：53-64.

Mizutani T, Okumura A, Oda M, et al.：Panencephalopathic type of Creutzfeldt-Jakob disease：primary involvement of the cerebral white matter. J Neurol Neurosurg Psychiatry. 1981；44：103-115.

Monaco S, Nardelli E, Moretto G, et al.：Cytoskeletal pathology in ataxia-telangiectasia. Clin Neuropathol 1988；7：44-46.

Moreira MC, Klur S, Watanabe M, et al.：Senataxin, the ortholog of a yeast RNA helicase, is mutant in ataxia-ocular apraxia 2. Nat Genet 2004；36：225-227.

森松義雄, 佐藤順一：顆粒細胞型小脳低形成.『神経病理学』朝長正徳, 桶田理喜（編）, 朝倉書店（東京）, 1992, p422.

Norman RM：Primary degeneration of the granular layer of the cerebellum：an unusual form of familial cerebellar atrophy occurring in early life. Brain 1940；63：365-379.

Oppenheimer DR：Diseases of the basal ganglia, cerebellum and motor neurons. In：Greenfield's Neuropathology, Adams JH, Corsellis JAN, Duchen LW（eds）, Arnold（London）, 1984, pp713-726.

奥村厚史, 小田雅也, 岩瀬正次, 白木博次：小脳歯状核神経細胞胞体および突起周囲の微細顆粒状・斑状構造（いわゆるGrumose Degeneration）について. 神経進歩 1975；19：483-492.

小柳新策：『電子顕微鏡による神経病理学のすすめ』医学書院（東京）, 1992, pp290-301.

小柳新策, 小阪憲司, 中村陽子 他：グルモース変性. 神経進歩 1981；25：181-191.

Papp MI, Kahn JE, Lantos PL：Glial cytoplasmic inclusions in the CNS of patients with multiple system atrophy (striatonigral degeneration, olivopontocerebellar atrophy and Shy-Drager syndrome). J Neurol Sci 1989；94：79-100.

Peterson K, Rosenblum MK, Kotanides H, et al.：Paraneoplastic cerebellar degeneration. I. A clinical analysis of 55 anti-Yo antibody-positive patients. Neurology 1992；42：1931-1937.

Sarnat HB, Alcalá H：Human cerebellar hypoplasia：a syndrome of diverse causes. Arch Neurol 1980；37：300-305.

Shiraki H：Neuropathological aspects of organic mercury intoxication, including Minamata disease. In：Handbook of Clinical Neurology, Vol. 36. Vinken PJ, Bruyn GW（eds）, North-Holland（Amsterdam）, 1979, pp 83-145.

Shiraki H, Okumura A, Oyanagi S：Neuropathology of "grumose degeneration" of the cerebellar dentate nucleus with special reference to certain neurotoxic disorders and other pathological processes. In：Neurotoxicology. Roizin L, Shiraki H, Grcevic N（eds）, Raven Press（New York）, 1977, pp 43-55.

Söderbergh G：Faut-il attribuer à une perturbation des functions cérébelleuses certains troubles moteurs du myxoèdeme? Rev Neurol 1910；20：487-491.

Spokes EG, Bannister R, Oppenheimer DR：Multiple system atrophy with autonomic failure：clinical, histological and neurochemical observation on four cases. J Neurol Sci 1979；43：59-82.

Steele, JC, Richardson JC, Olszewski J：Progressive supranuclear palsy. A heterogeneous degeneration involving the brain stem, basal ganglia and cerebellum with vertical gaze and pseudobulbar palsy, nuchal dystonia and dementia. Arch Neurol 1964；10：333-359.

Stewart GS, Maser RS, Stabkovic T, et al.：The DNA double-strand break repair gene hMRE is mutated in individuals with an ataxia-telangiectasia-like disorder. Cell 1999；99：577-587.

Strefling AM, Urich H：Crossed cerebellar atrophy：an old problem revisited. Acta Neuropathol 1982；57：197-202.

Takeuchi T, Eto K（eds）：The pathology of Minamata disease：a tragic story of water pollution. Kyushu University Press（Fukuoka）, 1999.

Tan N, Urich H：Postictal cerebral hemiatrophy：with a contribution to the problem of crossed cerebellar atrophy. Acta Neuropathol 1984；62：332-339.

Troost D, van Rossum A, Straks W, et al.：Menkes' kinky hair disease. II. A clinicopathological report of three cases. Brain Dev 1982；4：115-126.

Victor M, Adams RD, Mancall EL：A restricted form of cerebellar cortical degeneration occurring in alcoholic patients. Arch Neurol 1959；1：579-688.

Wadia NH, Swami RK：A new form of heredo-familial spinocerebellar degeneration with slow eye movements (nine families). Brain 1971；94：359-374.

Zeman W, Dyken P：Neuronal ceroid-lipofuscinosis（Batten's disease）：relationship to amaurotic family idiocy? Pediatrics 1969；44：570-583.

3章 脳幹

　脳幹（brain stem）は間脳（diencephalon）と脊髄の間に位置し、吻側から中脳（midbrain）、橋（pons）、延髄（medulla oblongata）を区別する。橋核（nuclei pontis）と弓状核（nuclei arcuati）を除く神経核は背側の被蓋（tegmentum）にあり、その多くは第四脳室底に並んでいる。脳幹内にある神経核どうしあるいは脊髄、小脳、大脳との線維連絡は被蓋を通る。それに対して、腹側部の底部（base）には皮質橋路や皮質脊髄路など大脳から下行する神経線維が通る。

　脳幹は加齢による萎縮が軽い部位である。20歳代の平均脳重量を100とすると、100歳代では大脳は25%程度減少するのに対して、脳幹・小脳は15%程度である。

　脳幹は大脳や小脳に比べて虚血性障害を受けにくい場所であるが、心停止脳症（cardiac arrest encephalopathy）では左右対称性に配置された神経核が侵されることがある。とくに上丘、下丘、動眼神経核、滑車神経核、黒質、青斑核など、脳幹吻側部の構造ほど障害が強い（図1-2-11）。しかも、乳幼児期ほど重篤になる傾向がみられる。

■■■ I. 中脳 ■■■

　中脳では黒質より背側が被蓋である。中脳と間脳は切り離して標本にするために、乳頭体、視床下核は位置的に離れているように思いがちだが、黒質に隣り合った神経核である。

　中脳は後大脳動脈、上小脳動脈、前脈絡叢動脈によって養われている（図3-1-6）。血管の分布は正中部、外側部、背側部に分けられ、正中部は後大脳動脈から分岐した血管が灌流している。この領域の循環障害として、中脳上部では動眼神経根と赤核が障害される**ベネディクト（Benedikt）症候群**（赤核症候群）、中脳下部では、赤核下端、動眼神経核の一部、滑車神経核を巻き込む**クロード（Claude）症候群**（下赤核症候群）がある。中脳吻側の外側部は後大脳動脈、尾側の外側部は上小脳動脈から分岐した血管が入る。背側部は後大脳動脈から分岐した血管に養われている。

1. 被蓋

1）中脳水道と中心灰白質

　第三脳室と第四脳室をつなぐ中脳水道の周囲は中心灰白質（central gray matter、または中脳水道周囲灰白質 periaqueductal gray）と呼ばれ、ほとんど有髄線維のない灰白質で囲まれている。中脳水道（aqueduct）は立体的には単純な管ではなくて、蛇行し、太さが場所により異なり、成人で最も狭い場所は直径0.4〜1.5 mmというデータがある（WoollamとMillen 1953）。

　中脳水道が肉眼的に確認できない場合、顕微鏡下では閉塞した中脳水道の壁に上衣細胞によって裏打ちされた管腔をみることがある。内腔が開いている水道でも、灰白質内に上衣細胞がロゼット状に配列したり、中脳水道から実質に埋没した小さな管腔などがみられる（図2-3-1A）。また、中脳水道の壁に隆起したアストログリアの結節が多数あると肉眼的には壁面が顆粒状にみえる（図2-3-1B）。これらの変化のうち程度の軽いものは偶然発見されることもあるが、高度な場合では**奇形・発達障害**、**腫瘍**による圧迫、脳室壁の炎症の後遺症などが考えられる。

　被蓋部が萎縮すると中脳水道も拡大する。高齢

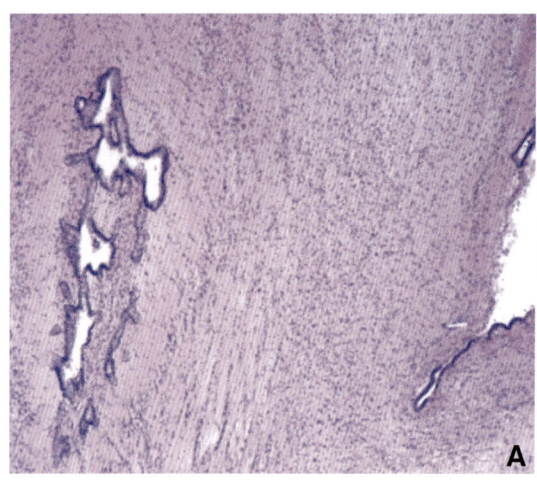

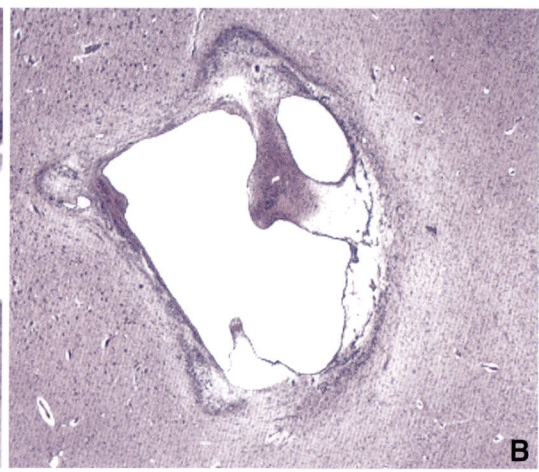

図 2-3-1　中脳水道周囲　A：中脳水道の壁にできた小さな管腔．　B：中脳水道下部の壁から突出したグリアの結節．非神経疾患例．　A、B ともに HE 染色．

者では病変がなくても拡張していることがある．また、高齢者の中心灰白質ではしばしば老年性変化をみる。線維性グリオーシスはその1つで（図1-1-35 参照）、明らかな神経細胞の脱落はない。アミロイド芯をもつ典型的な老人斑（図1-1-27A）をみることはまれであるが、変性した神経突起からなる原始老人斑（図1-1-27D）は健常老人脳でも観察することがある。アルツハイマー神経原線維変化（以下「タングル」と略す）（図1-1-8）も健常老人脳でしばしば観察されるためアルツハイマー型痴呆（Alzheimer-type dementia：ATD）の評価は慎重でなければならない。しかし、50歳代に多い筋強直性ジストロフィー（myotonic dystrophy）（図2-1-51）では病的であることが多い。

ウェルニッケ（Wernicke）脳症の主病巣は乳頭体にあるが（図2-1-54）、脳幹では中心灰白質が好発部位である（Victor ら 1989）（図2-3-2）。病巣は不規則な形あるいは地図状で、周囲にある動眼神経核やその他の運動核（図2-3-2A, B）が巻き込まれる。非常に新しい時期は出血とミエリン（髄鞘）の淡明化であるが、多少時間の経過した病巣では毛細血管の増殖とマクロファージの動員、アストログリアの肥大と増殖がみられる。また、しばしば病巣内部に神経細胞が浮かんでいるようにみえる（図2-3-2C）。古い病巣は線維性グリオーシスで置換される。

リー（Leigh）脳症（Leigh 1951）もウェルニッケ脳症の組織学的変化によく似た病変が尾状核、被殻、淡蒼球にみられ、脳幹では中脳中心灰白質、上丘、赤核、橋被蓋などに分布する。しかし、乳頭体が侵されることはないのでウェルニッケ脳症と区別できる。

2）眼球運動核

■解剖学

動眼神経主核（principal oculomotor nucleus）は上丘レベルの中心灰白質腹側の傍正中部にある（図2-3-4A）。その背内側にはエディンガー・ウェストファル（Edinger-Westphal）核が位置し、外側には内側縦束（medial longitudinal fasciculus：MLF）が接している。主核はさまざまな方向に走る有髄線維のなかに、タイルのような粗大なニッスル（Nissl）顆粒をもった神経細胞が埋まっている（図1-1-1A 参照）。他の運動神経細胞と同様に、成人期以後ではリポフスチン顆粒が貯留する。動眼神経根は赤核を貫通して、大脳脚の内側から外に出る。

エディンガー・ウェストファル核は吻側ほど水平断標本における面積が大きくなり、中脳最上端ではこの神経核のみとなる。神経細胞は感覚神経細胞のようにニッスル顆粒が砂のように細かく（図1-1-1B 参照）、細胞質の辺縁に位置するためセントラル・クロマトリーシス（中心染色質溶解 central chromatolysis、図1-1-3）様にみえる。ま

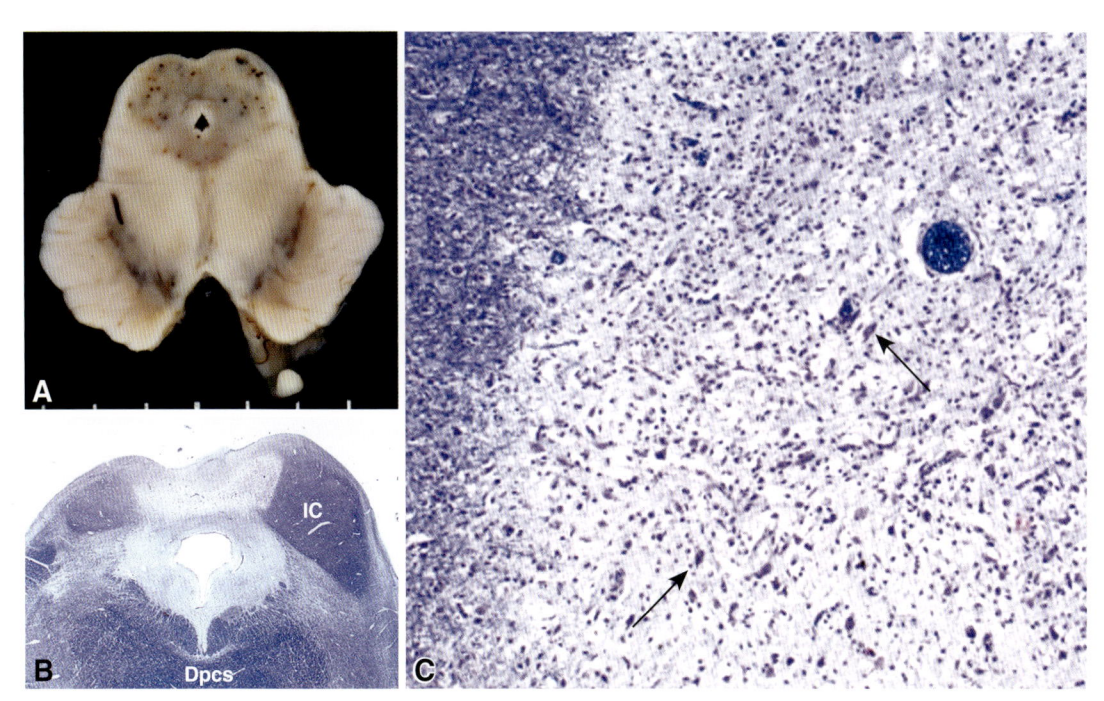

図 2-3-2　ウェルニッケ脳症　A：中脳水道を囲む中心灰白質から両側の下丘に点状出血を伴った褐色調の病巣．B：同部位の KB 染色標本．肉眼病巣にほぼ一致してミエリンの淡明化がある．Dpcs：上小脳脚交叉、IC：下丘．　C：同部位の組織像．著しい毛細血管の増殖、マクロファージの動員のなかに萎縮した神経細胞が浮かんでいる（矢印）．KB 染色．（**図 2-1-54** 参照）

た、虚血性障害を受けやすく、剖検脳では神経細胞の周囲が開いて海綿状を呈することがある。

さらに、中心灰白質の腹外側にはカハール間質核（interstitial nucleus of Cajal）、ダルクシェヴィッツ核（Darkschewitsch's nucleus）、内側縦束吻側間質核（rostral interstitial nucleus of MLF：ri-MLF）など眼球運動に関連した神経核が集中している。どの神経核もミエリンの構築に際立った特徴がないために同定は難しい。カハール間質核は三叉神経中脳路核のすぐ腹側、エディンガー・ウェストファル核の背側にある。大型と中〜小型の多極性の神経細胞からなる。目につきやすい大型の神経細胞は全体の 1/3 程度で、投射線維を出していると考えられている。カハール間質核は眼球の垂直と回転運動や緩徐な追視運動に関係している。入力線維では視蓋前域、上丘、前庭神経核群があり、出力系は両側の動眼神経核、滑車神経核、同側の前庭神経内側核、滑車神経核へ向かう。ri-MLF は速い垂直眼球運動の発生に関連した神経核で、前頭前野と前庭神経上核から入力線維を受け、橋網様体正中傍部（paramedian pontine reticular formation：PPRF）とは双方向性に連絡している。PPRF は急速（saccadic）注視眼球運動の制御に深く関係した神経核で、「橋注視中枢」と呼ばれている。両側の外転神経核、同側の ri-MLF、舌下神経前位（置）核（nucleus prepositus hypoglossi）に投射している。入力系では両側の前頭前野、反対側の上丘、同側のカハールの間質核、中脳網様体、前庭神経核群、舌下神経前位核、その他脳幹の神経核などがある。なお、これらの神経核を調べるためには、上丘の上端で内側膝状体が通る水平断標本をつくる必要がある（**図 3-1-2**）。

滑車神経核（trochlear nucleus）は下丘レベルの中心灰白質腹側部にあり、内側縦束の背内側部に埋まるように位置する楕円形の神経核である。その神経根は動眼神経根とは異なり背側に向かい、上髄帆（superior medullary velum）で交叉してから髄外に出る（**図 2-3-17**）。したがって、神経核の病巣と症状が反対になる。また、滑車神経核の背側に比較的大きな神経細胞が密集している領域を滑車上核（nucleus supratrochlearis）ともいうが

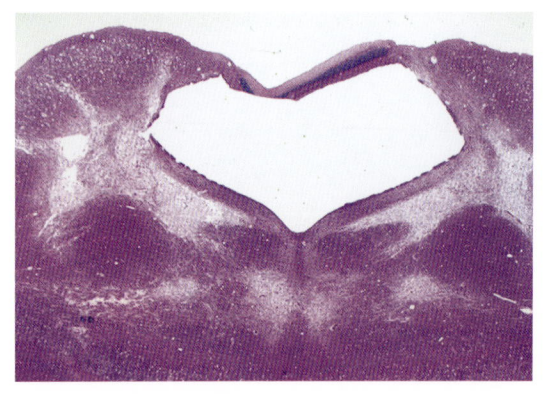

図 2-3-3 円柱状壊死 脳幹部の左右対称性に位置する神経核が壊死に陥っている．内側縦束や中心被蓋路などは比較的よく残っている．筋萎縮性側索硬化症例．HE 染色．

(Olszewski と Baxter 1982)、中心灰白質の一部として区別していない場合もある。健常高齢者でもタングルをみる場所である。

■ 病理学
a) 血管・循環障害・外傷

　高度の**心停止脳症**（**cardiac arrest encephalopathy**）や**虚血性脳症**（**ischemic encephalopathy**）（☞第 1 部 2 章；p43）では脳幹にある左右対称性の神経核が壊死に陥ることがあり、動眼神経核や滑車神経核が巻き込まれる（図 2-3-3）(Révész と Geddes 1988)。両側性の空間占拠性病巣によって間脳が下方に**ヘルニア**を起こすと、それに伴って脳幹も下方移動し、動眼神経根や滑車神経根が伸展されることがある。また、**頭部外傷**でも動眼神経根が引き抜かれるように切断されることがある。MRI 画像によってある程度推測されることがある。組織学的には動眼神経根のルートに沿って出血や軸索の離断による退縮球（図 1-1-20）などがみられる。

b) 変性

　筋萎縮性側索硬化症（**amyotrophic lateral sclerosis**：**ALS**）では原則として眼球運動核の神経細胞は脱落しないが、10〜20 年という長期生存例で虚血性変化とは考えにくい神経細胞の脱落をみることがある。とくに外転神経核の神経細胞は萎縮して、他の 2 つの外眼筋運動核の神経細胞のようなニッスル小体が消失していることが多い。**マ**シャド・ジョセフ（**Machado-Joseph**）病（**MJD/SCA3**）では神経細胞の脱落が眼球運動核のみならず（図 2-3-4A）、カハール間質核（図 2-3-4B）、ダルクシェヴィッツ核、内側縦束吻側間質核にもみられる（水谷ら 1983；Mizutani ら 1988）。しかし、エディンガー・ウェストファル核の神経細胞脱落はまれである。**進行性核上性麻痺**（**progressive supranuclear palsy：PSP**）ではタングルが動眼神経主核やエディンガー・ウェストファル核に出現する。しかし、それによると考えられる神経細胞の脱落は軽度で、動眼神経核を中心に、カハール間質核、ダルクシェヴィッツ核、内側縦束吻側間質核などを含む中心灰白質腹側部に生じる線維性グリオーシスが共同眼球運動障害と関係があるかもしれない（水谷ら 1985）（図 2-3-5）。**パーキンソン病**（**Parkinson's disease：PD**）では脳幹（古典）型レヴィ（Lewy）小体がエディンガー・ウェストファル核や正中部にあるペルリア核（nucleus of Perlia）の神経細胞内や神経突起にみられるが、神経細胞の脱落を伴うことはない。

3) 上丘と下丘

■ 解剖学

　上丘と下丘は中脳の背側部を形成し、ともに有髄線維が豊富な神経核で、それぞれ特有な有髄線維のパターンがみられる。上丘（superior colliculus）は 7 層に区別される。ここでは 7 層の区分を述べる。①帯層（stratum zonale）、②浅灰白層（stratum griseum superficiale）、③視神経層（stratum opticum）、④中間灰白層（stratum griseum intermedium）、⑤中間白質層（stratum album intermedium）または毛帯層（stratum lemnisci）、⑥深灰白層（stratum griseum profundum）、⑦深白質層（stratum album profundum）、である。

　軟膜に近い表層（①〜③）は循環障害の影響を受けやすく、神経細胞周囲の拡大やニューロピルの海綿状態がみられる。深層（④〜⑦）は有髄線維の密度が高く、大型の神経細胞が点在している。

　上丘は視覚系の重要な中継基地であり、浅層は主に網膜に続く視索、後頭葉視覚領野からの入力線維を受け、出力線維は視床枕に向かう。深層には運動野皮質、前頭眼野、側頭葉聴覚野、下丘（聴

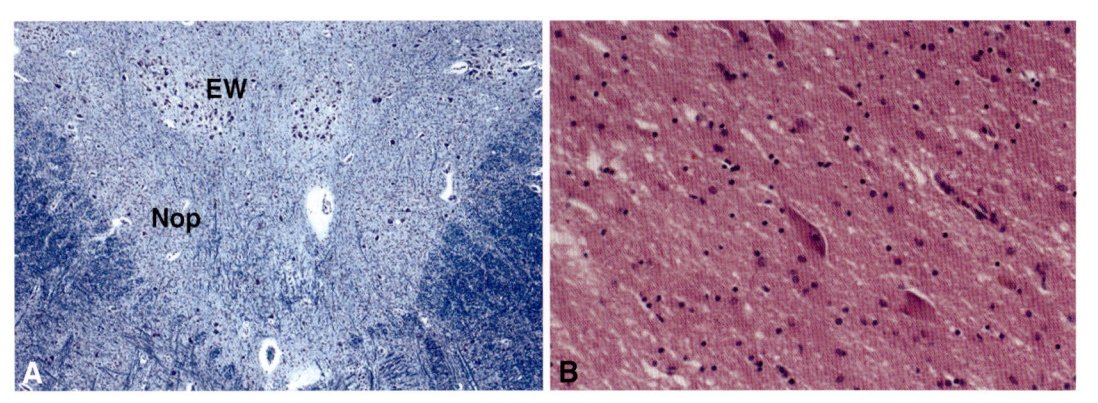

図 2-3-4 眼球運動に関連した神経核（1） A：動眼神経主核（Nop）の著しい神経細胞脱落．エディンガー・ウェストファル核（EW）はよく保たれている．KB染色． B：非常に萎縮したカハール間質核の神経細胞．HE染色．A、Bともマシャド・ジョセフ病．

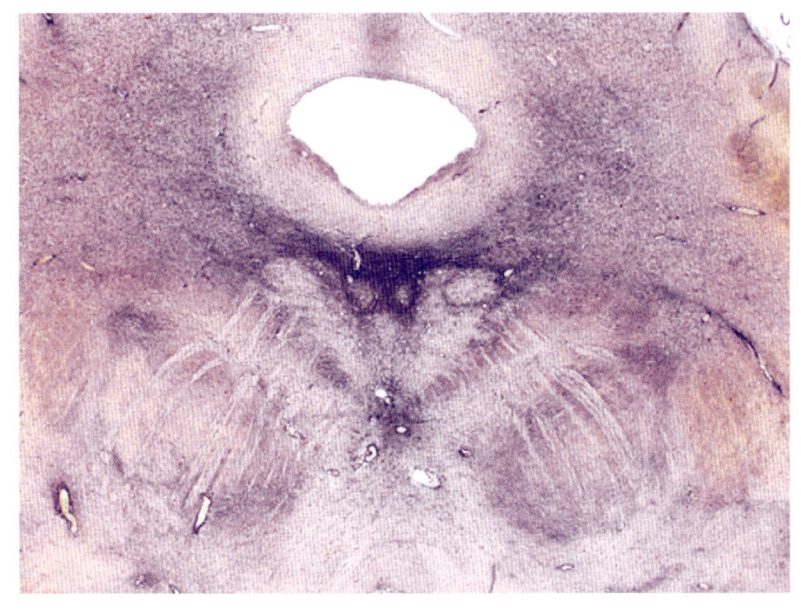

図 2-3-5 眼球運動に関連した神経核（2） 進行性核上性麻痺では眼球運動に関連した神経核の神経細胞脱落はむしろ軽く、神経核の周囲に強い線維性グリオーシスがみられる．Holzer染色．

覚）、脊髄（体性感覚）、黒質網様帯、小脳室頂核などさまざまな領域から神経線維が入る．深層から起こる出力線維はカハール間質核、内側縦束吻側間質核、脳幹網様体、延髄前置（位）核、脊髄、視床（前腹側核、外側腹側核、内側核など）である．

上丘表層には視野が規則正しく投影されているが、深層ではそれに加えて聴覚空間や体表が再現されており、視覚空間、聴覚空間、体性感覚空間の地図が互いに一定の位置関係を保って配列されている（HuertaとHarting 1984）．

下丘（inferior colliculus）を水平断のミエリン（髄鞘）染色標本でみると神経核外周の有髄線維が濃い紡錘形あるいはチューリップの花のようにみえる．組織学的には、3つの主な区域に分けられる．①中心核（central nucleus）と呼ばれる卵形または紡錘形の細胞塊、②中心傍核（pericentral nucleus）という中心核の背側にある薄い細胞層、③中心核の外側、腹側、吻側を囲む外側核（external nucleus）、である．中心核には一定の厚さをもった神経細胞の層があり、それぞれの層が特定の周波数帯に対応している（RockelとJones 1973）．中心核から内側膝状体に出力し、外側毛帯、対側の下丘、聴覚皮質から入力がある．

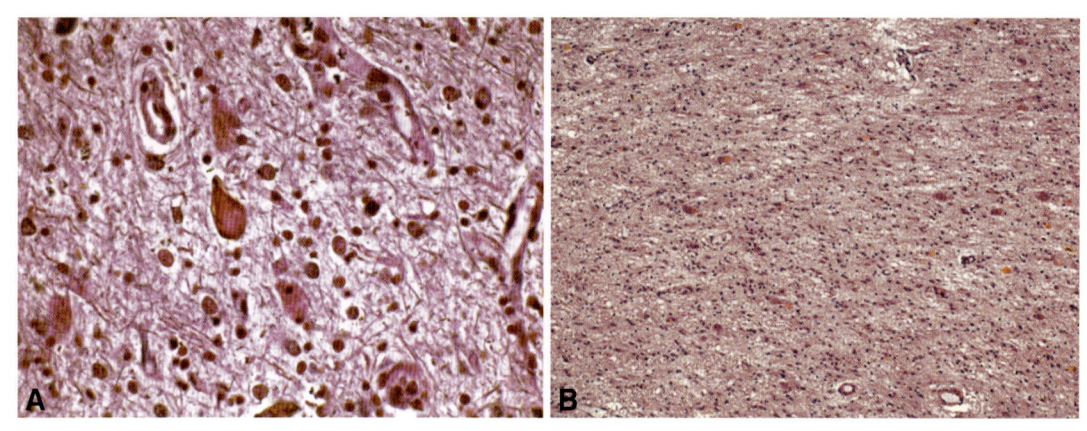

図 2-3-6 赤核　A：タングルをもった神経細胞．進行性核上性麻痺．Bodian 染色．　B：神経細胞の脱落以上にアストログリアの増殖が著明．歯状核赤核淡蒼球ルイ体萎縮症．HE 染色．

■ 病理学

進行性核上性麻痺（PSP）の上丘ではタングルの出現とともに深層の萎縮と線維性グリオーシスが強い．深層は黒質網様帯から投射線維を受けているため，この変化が黒質病変と連動しているかもしれない．MJD の変化は PSP ほどではないが同様の傾向を示す．しかし，PD では著変をみない．また，小田らは**原発性視床変性**と考えられる 2 症例で視蓋前域から上丘に線維性グリオーシスを記載している（1973）．**クロイツフェルト・ヤコブ病**（Creutzfeldt-Jakob disease：CJD），とくに全脳型では上丘の神経細胞に空胞変性をみることがある．

心停止脳症では下丘は上丘とともに左右対称性に壊死巣をみることがある（図 1-2-11）．また，**ウェルニッケ脳症**の好発部位でもある（図 2-1-54，図 2-3-2）．

4) 赤核

■ 解剖学

赤核（nucleus ruber）は水平断でみると円形であるが，立体的には上下方向に長いカプセルのような形をしており，その上端は内側膝状体のレベル，下端は上小脳脚交叉である．有髄線維束が丸く縁取りするように赤核を取り囲み，その内部には多数の有髄線維束の断面とその間に神経細胞が散在している．尾側に比べて吻側は有髄線維の密度が低い．小脳の歯状核や栓状核の出力線維は赤核の周囲や内部を通過するが，歯状核からの投射線維は赤核吻側部（小細胞部）に側枝を出す．一方，赤核の出力線維は中心被蓋路を通って主オリーブ核に向かうとともに，赤核脊髄路として脊髄を下行する．また，動眼神経根は赤核内部を通過する．

■ 病理学

PSP では神経細胞の脱落と残存細胞のタングルが観察される．さらに PSP（図 2-3-6A）、**歯状核赤核淡蒼球ルイ体萎縮症**（dentato-rubro-pallido-luysian atrophy：DRPLA）（図 2-3-6B）、**マシャド・ジョセフ（Machado-Joseph）病**（図 2-2-14C, D）はいずれも小脳出力系の変性があるために，歯状核，上小脳脚に続いて線維性グリオーシスが赤核にみられる．また，オリーブ橋小脳萎縮症（olivopontocerebellar atrophy：OPCA）のような系統的な病変分布を示す**副腎白質ジストロフィー（adrenoleukodystrophy：ALD）**では赤核が左右対称性に侵されることがある．

5) 脚橋被蓋核緻密部

脚橋被蓋核（nucleus tegmentalis pedunculopontinus）は下丘レベルの中脳被蓋にある上小脳脚の外側に接して位置している．分散部と緻密部があり，前者は後者よりやや吻側にある．脚橋被蓋核緻密部（nucleus tegmentalis pedunculopontinus, pars compacta：TPC，または英語名の compact

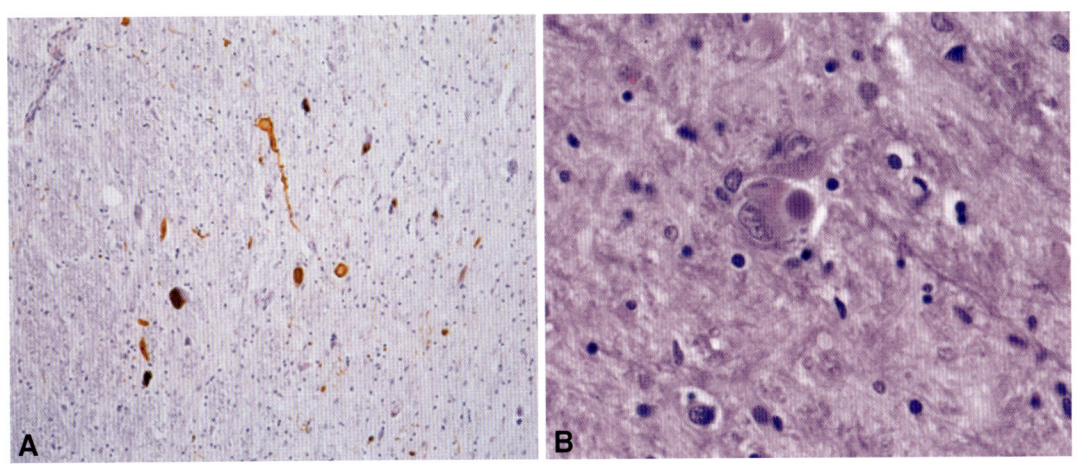

図 2-3-7 脚橋被蓋核緻密部 A：神経細胞だけでなく神経突起（樹状突起か軸索かは不明）も抗リン酸化タウ抗体に反応．アルツハイマー病．B：脳幹（古典）型レヴィ小体．パーキンソン病．HE 染色．

part of the pedunculopontine tegmental nucleus を略して PPT ともいう）は黒質網様帯の他に、淡蒼球、視床下核、大脳皮質運動野からの入力線維がある。生理学的には、中脳歩行誘発野または中脳歩行中枢にほぼ一致する。

この神経核は**アルツハイマー病（Alzheimer's disease：AD）**では神経細胞の 30〜40％が脱落し、タングルも多い（Mufson ら 1988）ことから注目されたが（**図 2-3-7A**）、この神経核が直接的に痴呆に関与しているとは考えにくい。一方、**パーキンソン病（PD）**ではしばしばレヴィ小体（**図 2-3-7B**）や抗アルファーシヌクレイン抗体に陽性の神経突起などが観察される。なお、PD や PSP では運動の活動性や睡眠-歩行サイクルの制御にも障害が起こるという報告がある(Zweig ら 1989)。

6）辺縁系中脳野

辺縁系の中心部の最尾部にあたる領域を辺縁系中脳野（midbrain area of the limbic system）(Nauta 1958) という。乳頭体の背側にある境界が不明瞭なツァイ（Tsai）の腹側被蓋野（ventral tegmental area：VTA）、橋に近い中脳尾側レベルで脚間窩の背側にある脚間核（nucleus interpeduncularis）、それに中脳中心灰白質、グデン（Gudden）の背側縫線核、上中心核などから構成されている。ちなみに吻側は中隔部である。**アルツハイマー病（AD）**では VTA の神経細胞脱落とタングルの出現が著しい（Torack と Morris 1986）。

なお、脚間核は前脳基底部の嗅覚に関係する神経核や視床の亜核である手綱核（nuclei habenulae）からの情報を脳幹のセロトニンやドーパミン作動性ニューロンに伝える中継核である。手綱核は前脳基底部の中隔核や淡蒼球から入力線維を受けている。

7）黒質

■解剖学

黒質（substantia nigra）は中脳被蓋と大脳脚に挟まれた大きな板状の神経核である。神経メラニン色素顆粒をもった神経細胞が多いために、肉眼的には黒くみえる。黒質は上下方向にも長い神経核で、上端は視床レベルに達する。吻側では黒質の背内側に視床下核があり、内側には乳頭体が位置する。なお、割面における黒質の厚さは切る角度によってかなり違ってしまうことがあるので、水平断割面における黒質の背腹方向の幅と病変とは必ずしも比例しない。割面が最小になるようにメスを入れることが大切である。

神経細胞はほとんど神経メラニン色素顆粒をもった細胞で、色素顆粒のない非色素細胞の 4〜5 倍ある。色素顆粒は 4〜5 歳以前には認められず、思春期以後では成人同様にみられるようになる。高齢ほど黒質の神経細胞数は減少するため、肉眼的な黒みは若年者に比べて薄い。しかし、色

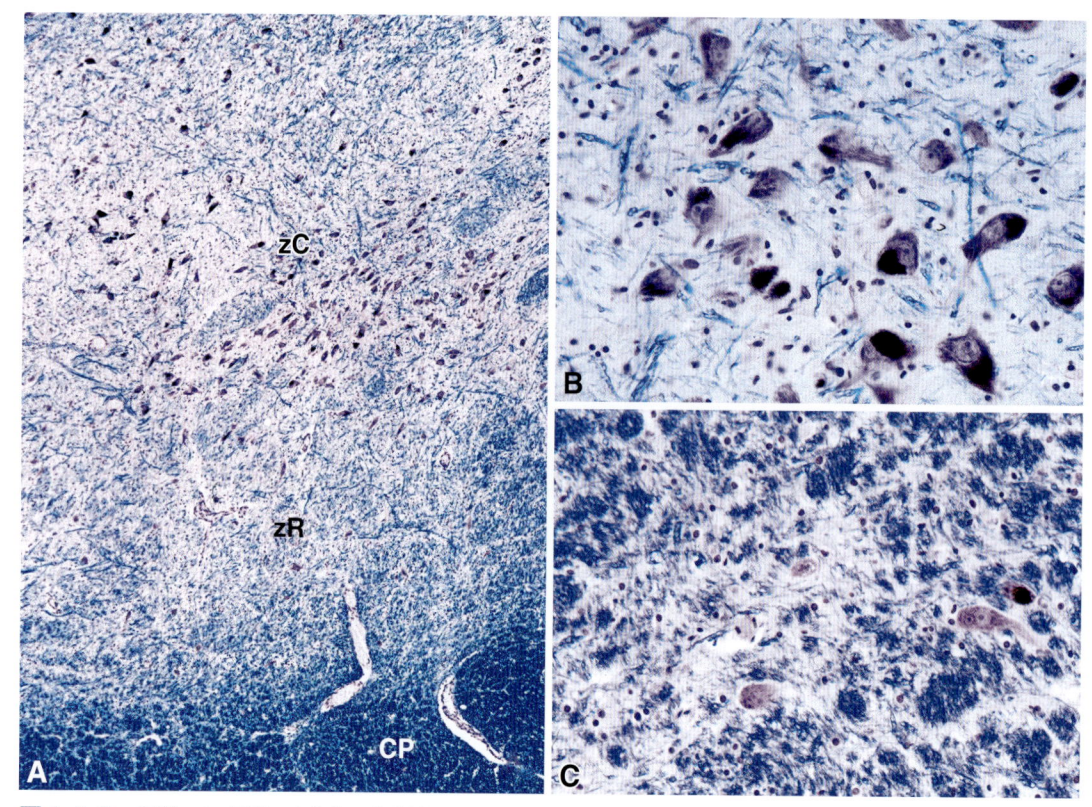

図 2-3-8 黒質 A：黒質の全体像．有髄線維は緻密帯にも豊富にあることに注意．zC：緻密帯、zR：網様帯、CP：大脳脚．B：メラニン色素顆粒をもった神経細胞．C：色素顆粒のない神経細胞．非神経疾患例． すべて KB 染色．

素神経細胞と非色素神経細胞における数の比率は100歳代でも一定しており（5：1）（大野ら 1991）、これは病的状態と加齢性変化を区別しうる重要なポイントである。

黒質は大脳脚に接する網様帯（zona reticulata）と赤核に近い緻密帯（zona compacta）に区別される（図 2-3-8）。網様帯には有髄線維束の断面や標本面に平行に走る有髄線維が多数みられる。神経細胞の数は少なく、有髄線維束の間に点在している。神経メラニン色素顆粒をもった神経細胞もみられるが、多くは色素顆粒のない非色素神経細胞である。

黒質緻密帯は色素顆粒をもった神経細胞が集まった灰白質であるが、網様帯ほどではないにしても有髄線維が多い場所で、病的状態では減少している。神経細胞は均一に分散しているわけではなくて、ある程度グループをなして存在している。なお、それとは別に緻密帯の神経細胞は網様帯側から赤核側に向かって α、β、γ の 3 つの亜核に分類されている。

黒質の最内側部にある色素神経細胞の集団を paranigral nucleus という神経核として掲載している神経解剖学書もあるが（Olszewski と Baxter 1982）、黒質内側部に含めている解剖学書の方が多いようである。パーキンソン病では色素神経細胞が高度に脱落してもここだけは残存していることが多い。

黒質は有髄線維が少ないと思いがちであるが、正常では無数のミエリンがみえる（図 2-3-8A）。したがって、KB 染色で白っぽくみえる、あるいはミエリンが少ない状態は原因を問わず病的である。

■ 線維連絡

網様帯外側部には大脳脚に接して線条体黒質路（strionigral tract）がある。網様帯からは黒質視蓋線維（nigrotectal fibres）と黒質網様体線維（nigro-reticular fibres）が起こる。前者は上丘の中間灰白

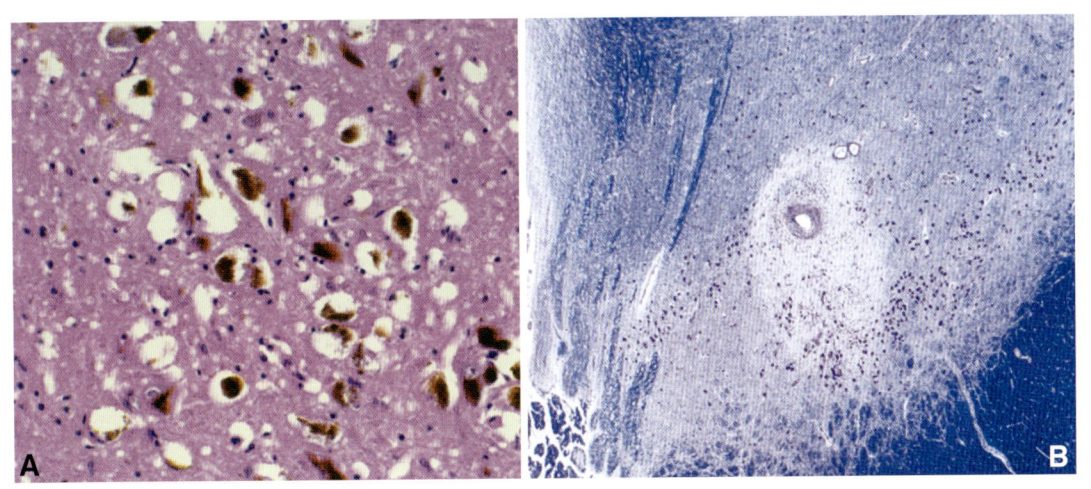

図 2-3-9 黒質の血管・循環障害 A：色素神経細胞の周囲が開き、ニューロピルが海綿状になっている．死戦期の虚血性障害例．HE 染色． B：図のほぼ中央に微細動脈瘤とその周囲の淡明化がみられる．図の左下は動眼神経束．多発性脳梗塞．KB 染色．

層に終止する。一方、緻密帯の有髄線維はさまざまな方向に走っており、束としての有髄線維は少ない。黒質緻密帯から線条体に向かう神経線維には部位対応配列がみられ、黒質尾側は主に被殻 (putamen) へ、吻側は尾状核 (caudate nucleus) 頭部へ向かう。また、黒質尾側外側部は被殻背側部へ、内側部は被殻の腹側部へ投射する。

■病理学
a）血管・循環障害

黒質は循環障害を受けやすく、脳浮腫では明らかなアストログリアの増殖やミクログリアの活性化などはみられないが、神経細胞が萎縮するとともに細胞周囲に空隙が生じ、海綿状態のようにみえる。また神経メラニン色素顆粒が組織に遊出していることがある（図 2-3-9A）。多少とも時間が経過している場合には、アストログリアの増殖がみられる。

高齢者では、ほぼ大脳脚の内側 1/3 付近に入る動脈が硬化性変化や微小動脈瘤 (microaneurysm)（図 1-2-24) を形成していることがあり、それが原因と考えられる小さな梗塞が大脳脚から黒質に生じることがある（図 2-3-9B）。内包や橋底部などに梗塞がないにもかかわらず錐体が萎縮している場合にはその可能性がある。

高度の心停止脳症 (cardiac arrest encephalopathy) や一酸化炭素中毒 (carbon monoxide poisoning) では左右対称性に黒質が選択的に壊死に陥ることがある。とくに一酸化炭素中毒は淡蒼球を両側性に障害する（図 2-1-74 参照）。なお、淡蒼球と黒質網様帯は発生学的に同じ原基に由来するためか共通する点が多い。すなわち、①有髄線維の豊富な灰白質であること、②鉄の含量が最も高いこと、③それに関連して泡沫状類球体 (foamy spheroid)（図 1-1-25）が出現すること、などが挙げられる。

表 2-3-1 黒質が侵される疾患

Ⅰ．主に緻密帯が侵される疾患
　1．パーキンソン病
　2．レヴィ小体型痴呆
　3．アルツハイマー型痴呆
　4．筋萎縮性側索硬化症

Ⅱ．緻密帯と網様帯が侵される疾患
　1．多系統萎縮症（線条体黒質変性）
　2．進行性核上性麻痺
　3．大脳皮質基底核変性症
　4．マシャド・ジョセフ病
　5．クロイツフェルト・ヤコブ病
　6．脳炎後パーキンソニズム

Ⅲ．主に網様帯が侵される疾患
　1．ハンチントン病
　2．歯状核赤核淡蒼球ルイ体萎縮症
　3．ハーラーフォルデン・シュパッツ病

（注）上記の疾患に共通する点は、大脳皮質に何らかの病変があり、臨床的に痴呆を呈することである．

b）代謝性疾患

乳幼児の亜急性壊死性の脳炎である**リー（Leigh）脳症**もしばしば黒質を侵す。しかし、組織像が類似するウェルニッケ脳症では黒質が障害されることは極めてまれである。

c）変性

変性疾患では黒質が単独で障害される場合はむしろまれで、**進行性核上性麻痺（PSP）、大脳皮質基底核変性症（corticobasal degeneration：CBD）**をはじめ**アルツハイマー型痴呆（ATD）、ピック病、多系統萎縮症（multiple system atrophy：MSA）、マシャド・ジョセフ病（MJD）**、そして**筋萎縮性側索硬化症（amyotrophic lateral sclerosis：ALS）**など数多くの疾患ではいくつかある病変の1つとして黒質も侵される（**表2-3-1**）。また、黒質に病変のある変性症では大脳皮質に病変があるものが少なくない。

i）基本的な組織像

黒質の病変は神経細胞の変性・脱落、封入体、スフェロイド（類球体）の出現、マクロファージに食食された神経メラニン色素顆粒、アストログリアの増殖、線維性グリオーシスなどからなる。

①マリネスコ小体

マリネスコ（Marinesco）小体は色素神経細胞の核内にあるエオシン好性で核小体とほぼ同じ大きさの封入体である（**図2-3-10**）。加齢とともに増加し、遅くとも21歳以降に出現するといわれている（YuenとBaxter 1963）。しかし、よく調べると黒質のみならず脳幹の色素神経細胞の核内にもみられるという（Janota 1979）。一般的には病的意義はないとされているが、Janotaは、神経疾患のなかに関連してまれに出現することがあるかもしれないと述べている（1979）。

②神経細胞の変化

病変の評価に際しては、色素神経細胞は吻側ほど少なく尾側ほど多いことを念頭において観察する。また、前述のように循環障害によって比較的

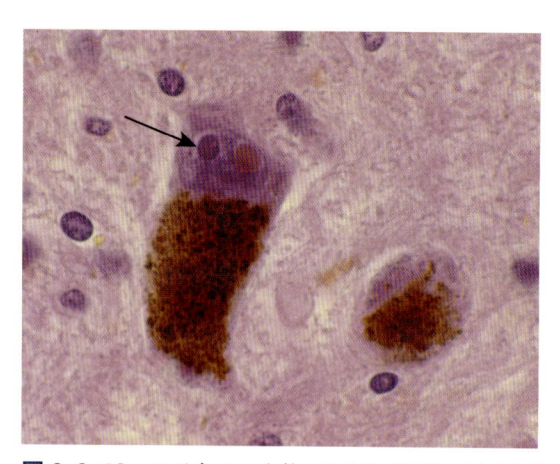

図2-3-10　マリネスコ小体　核小体（矢印）とほぼ同じ大きさ．非神経疾患例．HE染色．

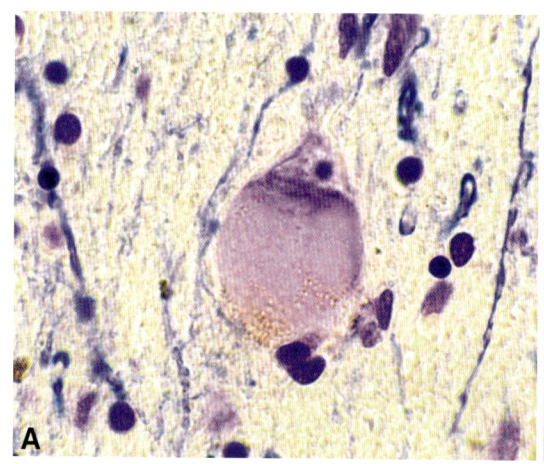

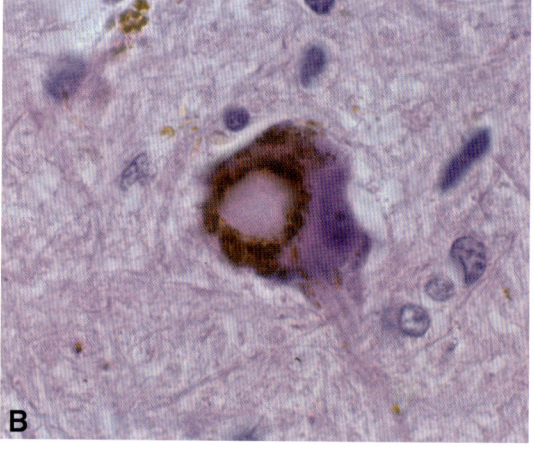

図2-3-11　黒質神経細胞の変化　A：膨化した神経細胞．この種の細胞をみたときには封入体の有無を確認する必要がある．本例では抗タウ抗体には陰性．KB染色．B：ペイル・ボディ．HE染色．A、Bともパーキンソン病．

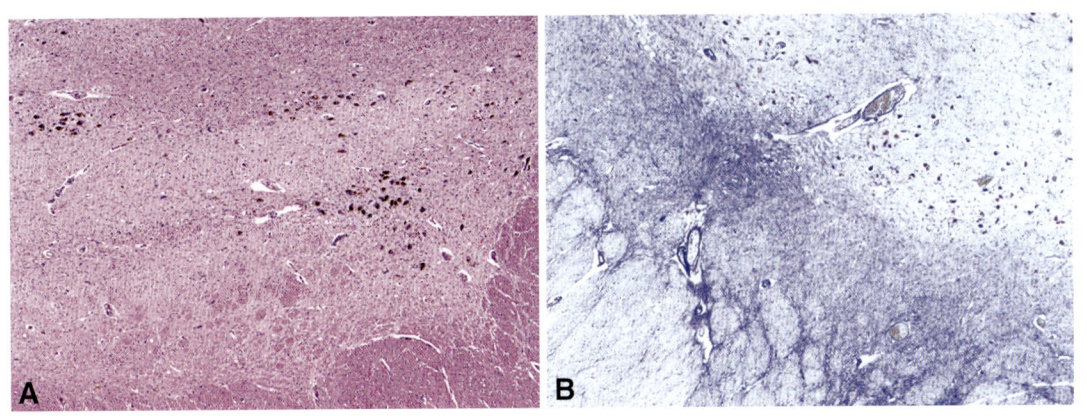

図 2-3-12　黒質のグリオーシス　A：パーキンソン病でみられるアストログリアの増殖はびまん性ではなくて、脱落する前の神経細胞の集団にほぼ一致してみられる．神経細胞の集団がない場所では増殖が軽いか欠如する．HE 染色．B：一般的にパーキンソン病で線維性グリオーシスをみることはまれ．本例は全経過約 20 年．グリオーシスは緻密帯よりも網様帯に強くみられる．Holzer 染色．

容易に神経メラニン色素が遊出するため、それが神経細胞の脱落を意味するものであっても、変性によるという証拠には必ずしもならない場合があることに注意する必要がある。神経メラニン色素の遊出やマクロファージの動員は、原因が何であれ、神経細胞の脱落が現在進行している状況を表しているがそれ以上の意味はない。

神経細胞の変化はとくに重要で、メラニン色素顆粒やニッスル (Nissl) 小体などが細胞質の辺縁に集まって中央部分が無構造のようにみえる神経細胞や膨化した細胞は **PD** だけでなく**線条体黒質変性症 (striatonigral degeneration：SND)**、**PSP**、**MJD** など、黒質を侵す変性疾患に共通した変化である。そのような細胞には、タングルや脳幹型レヴィ (Lewy) 小体 (図 1-1-6) なども観察されるが、封入体などを伴わない細胞も多い (図 2-3-11A)。また、神経メラニン色素顆粒やニッスル小体などがスポット状にぬけて、その部分だけ均質な好酸性の細胞質としてみえるペイル・ボディ (pale bodies) (図 2-3-11B) は脳幹型レヴィ小体の前駆段階とする見解もある (Katsuse ら 2003；Dale ら 1992；Gibb ら 1991)。実際、PD で最もよくみられるが、健常老人脳でも発見することも決してまれではない。このような細胞の変化は青斑核や迷走神経背側核にも共通する。ただし、レヴィ小体を PD のステージングの指標にしている Braak ら (2003) の考えにしたがえば、PD の初期あるいは予備群という見方もできる。一方、最近、アルファーシヌクレイン (α-synuclein) のプロトフィブリル (protofibril) やオリゴマー (oligomer) という中間形成物は細胞障害性をもつが、それに対してレヴィ小体などの線維性構造物はこれらを無毒化するという仮説が現れている (Goldberg と Lansbury 2000)。

PD では色素神経細胞が選択的に脱落するが、線条体黒質変性症 (SND) などでは非色素神経細胞も巻き込まれている。そのため、大野らによれば計測学的に色素神経細胞数と非色素神経細胞数の正常比は 5：1 であるが (健常例 32～106 歳、45 例)、PD 15 例の平均比は 1：1、PSP 5 例の平均比は 3：1、多系統萎縮症 10 例の平均比は 2：1 であった (1991)。

③アストログリアの増殖

神経細胞の脱落に対するアストログリアの増殖は神経細胞の集団に一致して増殖している場合と (図 2-3-12A)、神経細胞がないニューロピルにもびまん性に増殖し、ホルツァー (Holzer) 染色標本で線維性グリオーシスが黒質全体に観察される場合がある (図 2-3-12B)。前者は主に緻密帯が侵される **PD**、後者は緻密帯、網様帯ともに障害される **SND**、**PSP**、**CBD** などでみられる。

ⅱ) 黒質を侵す疾患

病変の形態から、①**PD** や **PSP** のように黒質に一次性変化があると考えられるもの、②**DRPLA**

やハンチントン病のような二次的変化と考えられるもの、さらに③SND のように一次、二次変性が共存していると考えられるもの、などに整理できる（**表 2-3-1**）。しかし、黒質病変はどの疾患でも臨床的、病理学的に同じ役割をしているとは限らず、PSP や CBD のように黒質が変性の中心に位置する疾患がある一方で、ATD や ALS のように全例に伴うわけではない疾患もあり、黒質の病変がその疾患にどのように関わっているのかという問題は臨床病理学的に興味あるテーマである。

①主に緻密帯が侵される疾患

PD が代表的な疾患である。レヴィ小体の存在は病理診断にとって重要ではあるが、黒質はさまざまな系統変性症で障害される部位でもあるので、皮質下核などに系統的な病変がないことも診断上大切である。

PD にみられる神経細胞の脱落の程度やニューロピルの変化は黒質を侵す変性疾患のなかでは最も軽いもので、肉眼的には黒みが消失しているにもかかわらず、黒質の幅が保たれ、明らかな萎縮がない場合もある。神経細胞は 50% 以上脱落すると臨床症状が顕現化するという（Fearnley と Lees 1991）。

色素神経細胞の脱落は主に尾側の中央 1/3 に生じるといわれているが、そのようなパターンに遭遇する機会は意外に少ない。Hassler は緻密帯の腹側部（ventral tier）が最も強く障害されると指摘している（1938）。一方、PD では加齢に伴う神経細胞の減少とは反対の方向から始まるという研究もある（Fearnley と Lees 1991）。Damier らは全経過 7～32 年の PD 5 例について色素神経細胞の減少を調べ、尾側から吻側へ、外側から内側へ、そして腹側から背側へ進行すると述べている(1999)。

レヴィ小体を伴わない膨化した神経細胞、ペイル・ボディ（**図 2-3-11B**）（Gibb ら 1991）、脳幹型レヴィ小体などは長期例でも観察されるが、一般的には神経細胞の脱落が軽い場合に多くみられる。

Braak らはレヴィ小体の分布をもとに痴呆のない PD を 6 つのステージに分けている。それを簡単に述べると、まず延髄にレヴィ小体が現れるのがステージ 1、次いでステージ 2 は青斑核、ステージ 3 は中脳、ステージ 4 は扁桃体やマイネルト（Meynert）基底核、ステージ 5 は連合野、そしてステージ 6 が一次運動野、である (2003)。

アストログリアの増殖は神経細胞が脱落している領域では強いが、その他の場所では非常に軽く、線維性グリオーシスに至ることはまれである。ただし、20 年以上も経過した症例ではほぼ完全な神経細胞の脱落や線維性グリオーシスをみることがある（**図 2-3-12A**）。

本症では黒質の他に青斑核（**図 2-3-21**）と迷走神経背側運動核（**図 2-3-40**）に神経細胞の脱落をみる。黒質と青斑核の神経細胞脱落の程度はほぼ比例するが、超高齢者の PD では青斑核の脱落が強い場合が多く見受けられる。一方、胸髄側角（側柱）（**図 2-4-17**）、マイネルト基底核（**図 2-1-62C**）などは症例によりまちまちである。

PD に痴呆はないと考えられていた時代もあったが、**レヴィ小体病**（Lewy body disease）の論文が注目されてから PD と痴呆の形態学的背景が問題にされるようになった（☞第 1 部 3 章「2. レヴィ小体型痴呆」; p123）。その中心的病変は大脳皮質に出現する皮質型レヴィ小体（**図 1-1-6D～F**）であるが、痴呆の有無とは無関係に側頭葉内側部、島回、前頭葉帯状回などに出現する（**図 1-3-26**）。しかし、臨床的に痴呆を伴う PD のなかに、①内嗅領皮質の海綿状態（**図 1-3-29**）と軽度の神経細胞脱落、②広汎かつ多量の皮質型レヴィ小体の出現（**図 1-3-27** 参照）、③アンモン角 CA2～3 の抗アルファ-シヌクレイン抗体陽性の変性神経突起（**図 1-3-30**）、④扁桃体外側核基底核群のアストログリアの増殖、などが際立つ症例があり、今後、臨床面を含めて再検討が必要であろう。また、そのような症例のなかに黒質神経細胞の脱落の程度やニューロピルの変化が PSP に比較しうるような、一般的な PD より激しいものがある。レヴィ小体型痴呆（DLB）との関連で興味ある組織像である（**図 1-3-25**）。

その他、PD の病理所見が **ATD** に共存することが比較的多く（☞第 1 部 3 章「アルツハイマー型痴呆の病理」; p124）、**ALS** では脳幹型レヴィ小体は発見できないが、循環障害とは考えにくい変性病変をみることが少なくない(Hudson 1981)。さらに超高齢者では、脳幹型レヴィ小体は発見できないが、PSP や CBD など既知の疾患に分類しえな

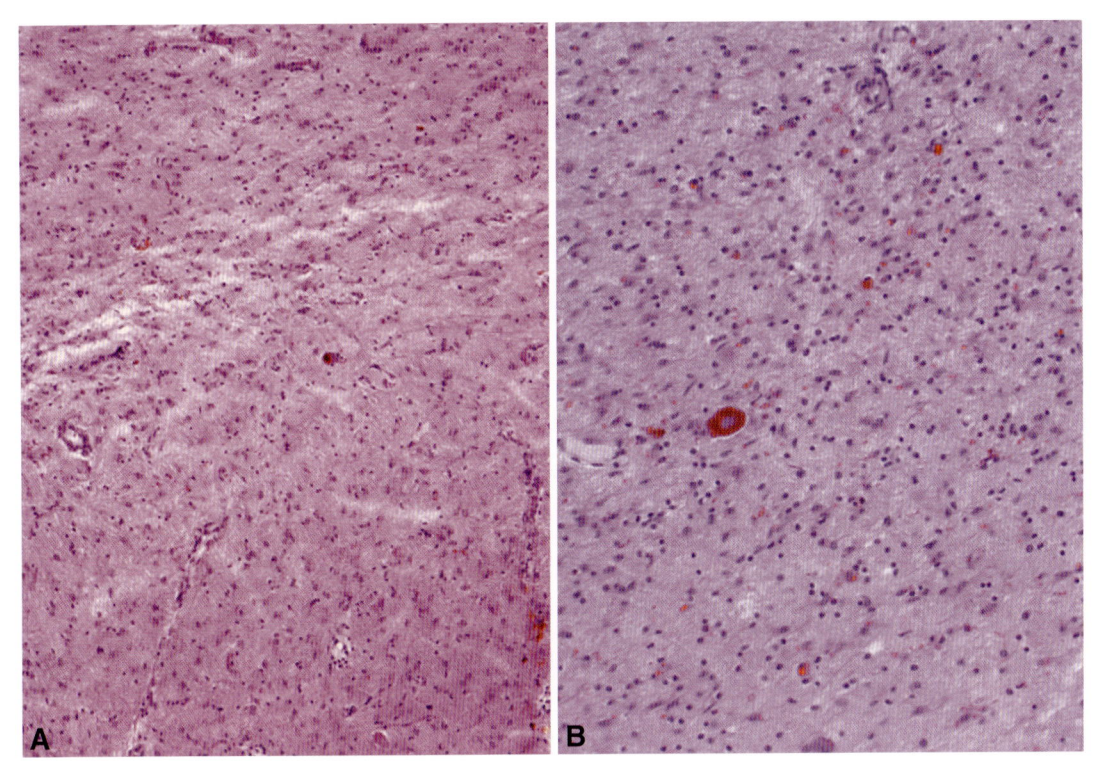

図 2-3-13　ニューロピルの変化が強い変性疾患　**A**：写真の上 2/3 は緻密帯．ニューロピルの粗鬆化とアストログリアの増殖が高度．進行性核上性麻痺．HE 染色．　**B**：アストログリアの増殖が著しい緻密帯．組織の変化は A、B とも似ている．ペイル・ボディ様の色素神経細胞がみえる．大脳皮質基底核変性症．HE 染色．

い黒質の変性が増加する傾向にある．

②緻密帯と網様帯が侵される疾患

　PD 以外の変性疾患の病変は色素神経細胞にとどまらず非色素神経細胞にも及ぶ傾向がある．ミエリン（髄鞘）染色標本では網様帯にある有髄線維束がほとんど消失している．アストログリアの増殖も脱落した神経細胞集団の領域に留まらず，元来神経細胞がほとんどない領域まで広範囲にみられる．しかし，神経細胞の変化は細胞質内封入体の種類を除けば PD と共通するところが多い．

　PSP（図 2-1-26、図 2-1-76A, B）と **CBD**（図 1-1-5B、図 2-1-27、図 2-1-28）の黒質は同部位を侵す変性疾患のなかでは激しいものに属する（図 2-3-13）．マクロ的にも PD に比べて割面がざらざらしていることが多い．細胞変化はタングルやアストログリアの嗜銀性構造物が多数出現することが 1 つの特徴である（図 1-1-40）．PSP ではタングルが生理的にしばしば出現する中脳中心灰白質，青斑核，前庭神経核などに加えて，加齢性変化としては極めてまれな部位，例えば橋核，延髄下オリーブ核，小脳歯状核，脊髄前角などに分布する傾向がある．1 枚の染色標本でこれを発見した場合には系統的に調べた方がよい．さらに，ガリアス（Gallyas）染色標本では棘付き星状細胞（thorn-shaped astrocyte）、房付き星状細胞（tuft-shaped astrocyte）（図 1-1-40B）、コイルド・ボディ（coiled bodies）などが黒質のみならず，脳幹被蓋，下オリーブ核，小脳歯状核，白質，大脳皮質など広範囲に分布する（図 1-1-33、図 1-1-40）．タングルは**脳炎後パーキンソニズム**（**post-encephalitic parkinsonism**）でも出現する．

　PSP や CBD では緻密帯と網様帯の変化に著しい違いは認められない．Riley らは CBD では黒質外側部の神経細胞脱落とアストログリアの増殖が強く，内側部は逃れると述べているが（1990），このパターンはパーキンソン病でも指摘できることで，CBD に特徴的とはいいがたい．

　MSA における線条体黒質変性症（**SND**）（図 2-3-14）では，緻密帯の神経細胞脱落はほとんどな

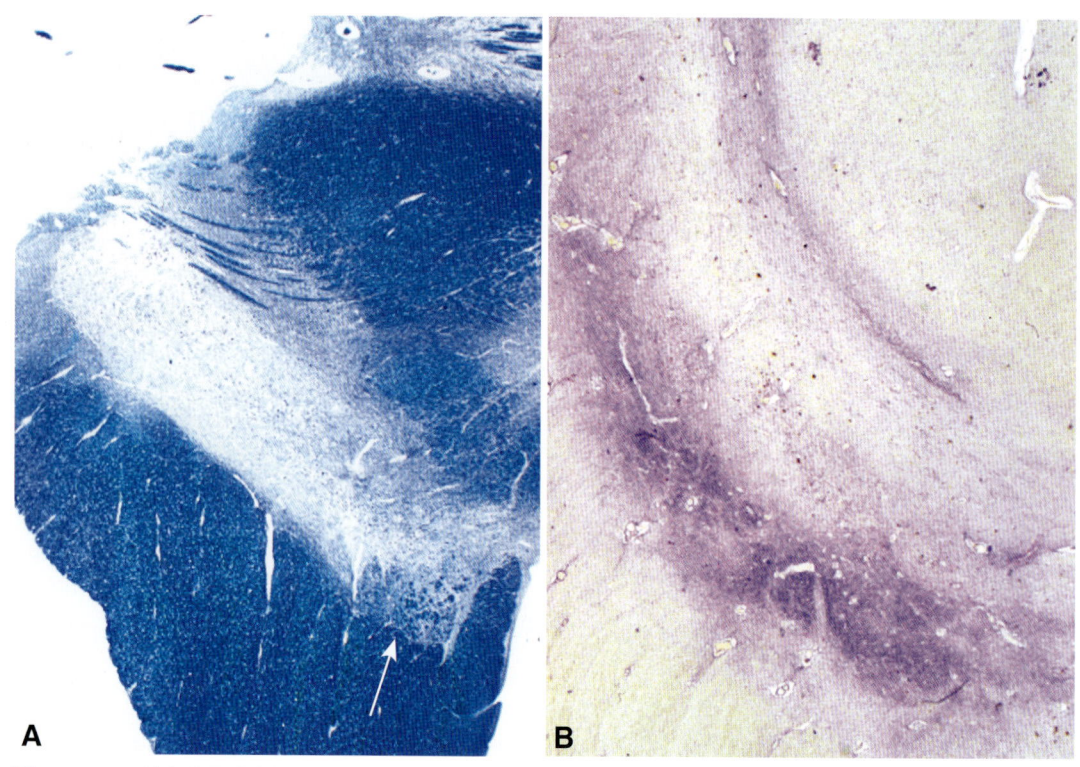

図 2-3-14　線条体黒質変性症　A：黒質の有髄線維がほとんど消失している．線条体黒質路が萎縮（矢印）．KB 染色．　B：線維性グリオーシスは主に網様帯にみられる．Holzer 染色．　A と B は別の症例．

いにもかかわらず網様帯にはアストログリアが増殖している場合，反対に神経細胞がかなり脱落しているが網様帯のアストログリアの増殖は軽い場合などがあり，両者は必ずしも比例しない．それに対して，被殻病変との関係でみると，網様帯と被殻における変化の程度はほぼ比例しており，網様帯に被殻病変の二次的変化が及んでいると考えられる．事実，左右差のある被殻病変をもつ SND 例では，黒質外側部に位置する線条体黒質路の萎縮に程度の違いがある（図 2-3-14A 参照）．しかし，左右差のある被殻病変例で，アストログリアの増殖が左右の網様帯にほぼ同程度に広がっている場合もあり，線条体黒質路の変性に対する反応のみとは考えにくい点もある．また，黒質病変と被殻病変の間には相関関係を認めがたい．

MJD の黒質の萎縮は高度であるが，組織変化は PSP などより軽い．また，特有な分布を示すタングルやグリアの嗜銀性構造物もない．

その他，CJD 全脳型（図 2-1-30，図 2-1-32）の黒質は高度に変性することが多く，とくに神経細胞の空胞化が目立つ．また，黒質病巣とともに小脳歯状核，赤核，淡蒼球，視床下核などに系統的な変性をみることがある．

③主に網様帯に病変がみられる疾患

被殻全体に及ぶ梗塞の二次的な変化が黒質網様帯に現れることがある（図 2-3-15）．アストログリアの増殖が主体で，尾側ほど著しい．変化は両側性であるが，患側により強い傾向がある．

また，**健常老人脳**では，黒質内側部の網様帯に比較的限局した楕円形の褐色巣をみることがある．組織学的には泡沫状類球体（foamy spheroids）が無数に出現し，ベルリン・ブルー（Berlin blue）染色ではとくに鉄が多く染色される．その病的意義は不明である（Arai ら 1993）（図 1-1-25 参照）

DRPLA（図 2-1-76C, D）は PSP（図 2-3-19C）と同様に脳幹被蓋が小さい（図 2-3-19D）．黒質でもニューロピルが狭く，アストログリアの増殖が著しいために細胞密度が高い．しかし，神経細胞の脱落はごく軽度で，線維性グリオーシスも概

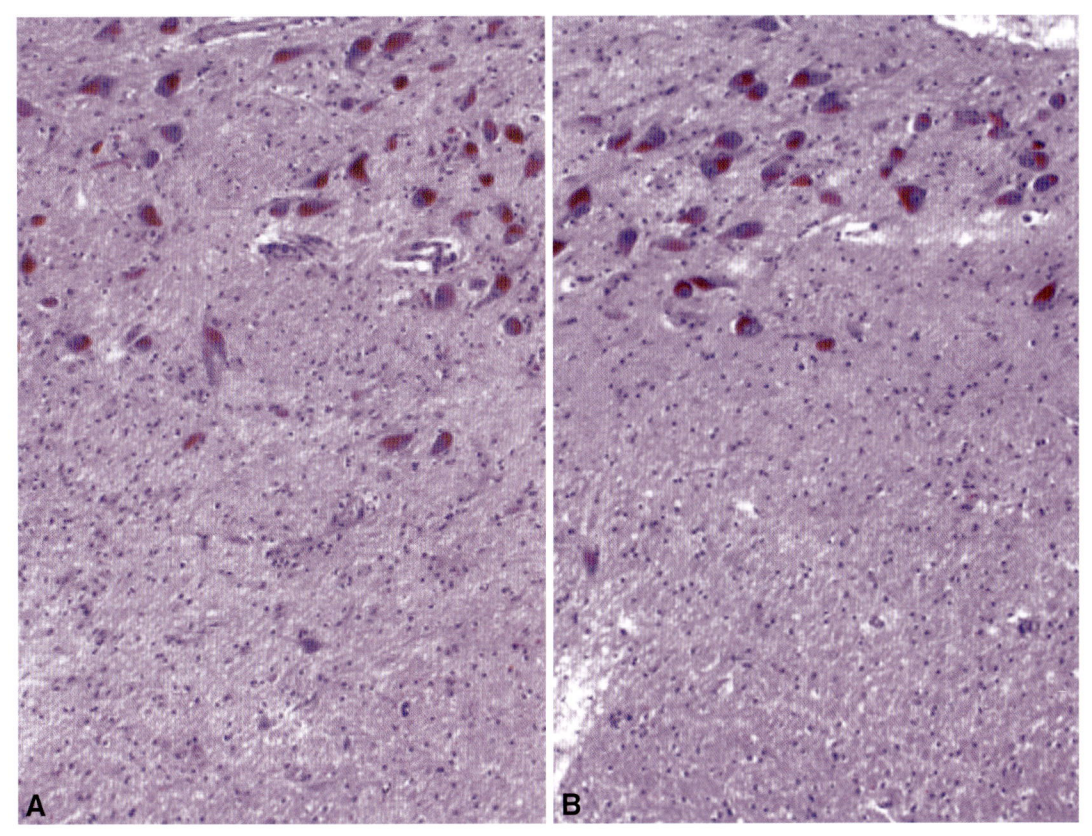

図 2-3-15 被殻梗塞による二次変性　A：尾側.　B：吻側. 吻側に比べて尾側ではアストログリアの増殖が顕著. A、B とも HE 染色. 本文参照.

して軽い。**ハンチントン病**（**図 2-1-69**）では色素神経細胞の脱落もあるが、それ以上に吻側網様帯におけるアストログリアの増殖が強い。これは線条体の病変が線条体黒質線維の二次変性をひき起しているためと考えられる。**ハーラーフォルデン・シュパッツ**（**Hallervorden-Spatz**）**病**（☞第2部1章；p221）は淡蒼球とくに内節と黒質に対称性の変性をきたし、異常な鉄色素の沈着と類球体（スフェロイド）の出現を特徴とする。黒質ではとくに網様帯の変性が強い。

2．底部（大脳脚）

ヒトの大脳脚（cerebral peduncle）を通る神経線維は両側でおよそ 2,000 万本あるが、そのうち皮質脊髄路の線維は 100 万本、5％に過ぎず、ほとんどが皮質橋路と考えられている。皮質脊髄路（錐体路）は中央 1/3 を通り、その内側を前頭前野と運動前野に由来する前頭橋路が走り、外側は主として頭頂連合野に発する神経線維に側頭葉や後頭葉からの線維が少量加わっている。

大脳脚より吻側にある病巣のワーラー（二次）変性が及ぶと、ミエリンの淡明化は特定の神経路が通る場所に限定されやすく、病巣が大脳脚に近いほど変化は顕著になる。また、橋底部の吻側の病巣による二次変性が逆行性に大脳脚に達することがある。ワーラー変性では、マクロファージによる脂肪性分解が盛んになるとマクロ的にも病巣が腫大し、異様に白くみえる（**図 1-1-21** 参照）。**ALS** では皮質脊髄路の通過部位に一致してミエリンの淡明化やマクロファージをみるが、延髄錐体に比べて軽い場合が多く、明瞭な病変が認められないこともある。それに対して、**MSA** では主に前頭橋路が通る内側部の変性（**図 2-3-28B**）が比較的早期から出現し、変性は ALS より強い。

大脳脚に原発する病変として、血管性病変や脱髄性疾患がある。大脳脚に限局した梗塞はまれ

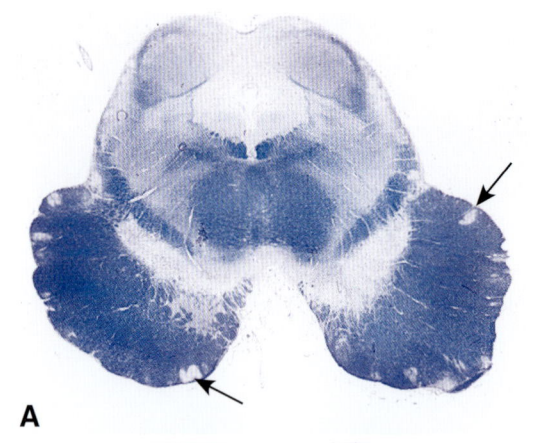

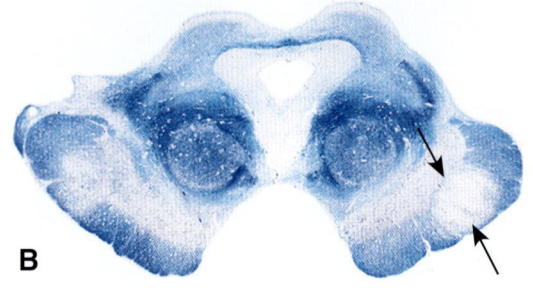

図 2-3-16 大脳脚の病変 A：髄液に接する白質に小さな海綿状病巣（矢印）．全身性エリテマトーデス（**図2-4-26** 参照）．　B：丸い海綿状病巣．立体的には線維の方向に長いカプセル状の病巣．赤核とその周囲にみえる孔は人工的．　全脳型クロイツフェルト・ヤコブ病．A、BともKB染色．

で、前述のように黒質に生じた梗塞が大脳脚を巻き込んでいることが多い．**全身性エリテマトーデス（systemic lupus erythematosus：SLE）**や**多血症（polycythemia）**などでは大脳脚の表面に近い部分が限局性に海綿状を呈し（**図 2-3-16A**）、そのなかに腫大した軸索がみられることがある．マクロファージの動員は軽く、アストログリアの肥大や増殖も軽度である．血管内に血栓をみることがある．

大脳脚原発の特殊な病変として、**全脳型 CJD**の大脳脚中央 1/3 が限局性に腫大して海綿状を呈していることがある（**図 2-3-16B**）．これはその上下には原因になるような変化がない一次性変性で、延髄錐体、脊髄側索などでも観察される．**ズダン好性白質ジストロフィー**（sudanophilic leuko-dystrophy：SLD）（**図 1-2-41**）でもそれに似た病変を認めることがある．

■■■ II．橋 ■■■

内側毛帯（medial lemniscus）より背側を被蓋（tegmentum）、腹側を底部（base）という．成人の橋吻部の水平断割面では被蓋の面積が全体の 1/4 を占め、背腹方向における被蓋と底部の厚さはほぼ 1：2 になる（佐藤ら 1987）．しかし、高齢者では被蓋の面積が減少する．後述のように進行性核上性麻痺や歯状核赤核淡蒼球ルイ体萎縮症との鑑別が必要である．橋や脊髄のような上下方向に走る神経線維が多い場所では加齢による萎縮は前後、左右方向に現れ、上下方向には軽い傾向がある．

橋は脳底動脈、上小脳動脈、前下小脳動脈、椎骨動脈、下小脳動脈などから灌流されている（**図 3-1-6**）．その支配域から、上部、中部、下部に大きく分けられ、内外方向では外側、正中部、内側部に区分する．被蓋部はもともと血管・循環障害が比較的少なく、出血のほとんどは大脳の大出血などに伴うヘルニアによる二次的なもので、原発性出血は少ない．梗塞の頻度も非常に低いが、上橋症候群として**レイモン・セスタン（Raymond-Cestan）症候群**がある．これは上小脳交叉、中心被蓋路が障害される橋上部被蓋の梗塞である．**フォヴィル（Foville）症候群**は橋下部正中部の梗塞で、錐体路、外転神経核とその神経根、顔面神経核とその根などが巻き込まれる．**ミヤール・ギュブレール（Millard-Gubler）症候群**は橋下部外側部の循環障害で顔面神経核とその根が侵される．

1. 吻側被蓋

外転神経核（abducens nucleus）以下の脳神経核は中小脳脚より尾側にあり、吻側被蓋では境界が比較的明瞭な青斑核を含む縫線核群などを除くと、ほとんどが境界不明瞭な有髄線維で占められ、その中に上小脳脚、内側毛帯、内側縦束、中心被蓋路などの神経路、わずかな神経細胞が点在する網様体が分布している．病理学的には白質と

しての性格もあり、脱髄性疾患の好発部位でもある。

1）網様体

■ 解剖学

網様体（reticular formation）は脳幹の中心部を占め、吻側では視床の髄板内核（intralaminar nucleus）や不確帯（zone incerta）などに連絡し、尾側では脊髄中間帯（質）（substantia intermedia）につながる。しかし、神経細胞はまばらで、他の脳神経核とは異なり、1ヵ所に寄り集まっていない。また、網様体に投射する神経線維や通過する線維は密な束を形成していない（図2-3-17A）。このような理由で病理形態学的なアプローチを難しくしている。

網様体はその名の通り、網状に樹状突起を張り巡らした神経細胞の集合である。ラットのゴルジ（Golgi）染色標本の観察によると、個々の神経細胞は吻側と尾側に向かってかなり長い軸索をもち、そこからは何本かの側枝が出ている。さらに放射状に広がる樹状突起の面は脳幹の長軸に対して直角になっている。そこで、ScheibelとScheibelによれば、網様体はニューロピルの分節がいくつも並んだ構造と考えられるという（1958）。（図2-3-17B）

網様体の神経細胞は他の脳幹神経核の内側に位置し、3つの長い柱（column）または帯（zone）に分けられる。正中部と内側部は大型の神経細胞、外側は小型神経細胞が多い（図2-3-18）。すなわち、①正中線上にある神経細胞は縫線核（nuclei raphae）で、吻側から背側縫線核（nucleus raphes dorsalis）、上中心核（nucleus centralis superior）、橋縫線核（nucleus raphes pontis）、大縫線核（nucleus raphes magnus）、淡蒼縫線核（nucleus raphes pallidus）、不確縫線核（nucleus raphes obscurus）に区別される。そのなかで、橋吻側にある上中心核と橋尾側から延髄にある大縫線核、淡蒼縫線核などは剖検標本で見つけやすい。②網様体内側部には、橋尾側部の傍正中部にある巨大細胞性網様核（nucleus gigantocellularis）、吻側および尾側橋網様核（nucleus reticularis pontis oralis et caudalis）、内側毛帯の内側にあるベヒテレフ（Bechterew）の橋被蓋網様核（nucleus reticularis tegmenti pontis）（図2-3-20）がある。橋被蓋網様核は大脳新皮質のほとんど全域、小脳核、乳頭体被蓋路（mamillotegmental tract）から投射線維を受けるとともに、中小脳脚を通って小脳に投射している。③網様体外側部はほとんど三叉神経感覚核の内側に接して位置し、上小脳脚交叉（decussatio cerebellaris superior）の外側にある脚橋被蓋核緻密部（nucleus tegmentalis pedunculopontinus, pars compacta：TPCまたはpedunculopontine tegmental nucleus：PPT）、上小脳脚の内外に接する内側および外側結合腕傍核（nucleus parabrachialis medialis et lateralis）、三叉神経脊髄路と三叉神経脊髄路核の内側にある中心延髄核（nucleus medullae oblongatae centralis、腹側網様核 nucleus reticularis ventralis に相当する）が含まれる（図2-3-18）。

網様体は上行性脳幹網様体系または上行性網様体賦活系（ascending reticular activating system）を形成して内側毛帯を介さない感覚情報を大脳に伝達する。これに関係する入力線維系には脊髄中間帯から前側索を通ってくるもの、三叉神経脊髄路核、孤束核、前庭および蝸牛神経核など感覚性脳神経核などがある。次いで網様体は視床の髄板内核（図2-1-78）に投射し、髄板内核の神経線維は大脳皮質に至る。その他の網様体への入力系として、錐体路の一部が網様体脊髄路（reticulospinal tract）の起始細胞に入る。大脳辺縁系からは内側前脳束（medial forebrain bundle）、乳頭体被蓋路などが主に中脳の網様体に投射する。小脳では室頂核から延髄にある巨大細胞性網様核に投射がある。脚橋被蓋核緻密部（図2-3-7）は淡蒼球から投射線維を受けている。網様体脊髄路には橋網様核から起こる内側網様体脊髄路と延髄網様核に発する外側網様体脊髄路があり、これらの線維路を介して随意運動や姿勢筋緊張をコントロールし、視床-大脳皮質系や網様体賦活系を通じて意識レベルや睡眠・覚醒の調節をしている。その他に、大脳辺縁系や視床下部からの投射は情動行動の発現にも関係している（Takakusakiら2004；Sinnamon 1993）。

一方、網様体脊髄路は主に尾側および吻側橋網様核から起こる橋脊髄路、主に巨大細胞性網様核

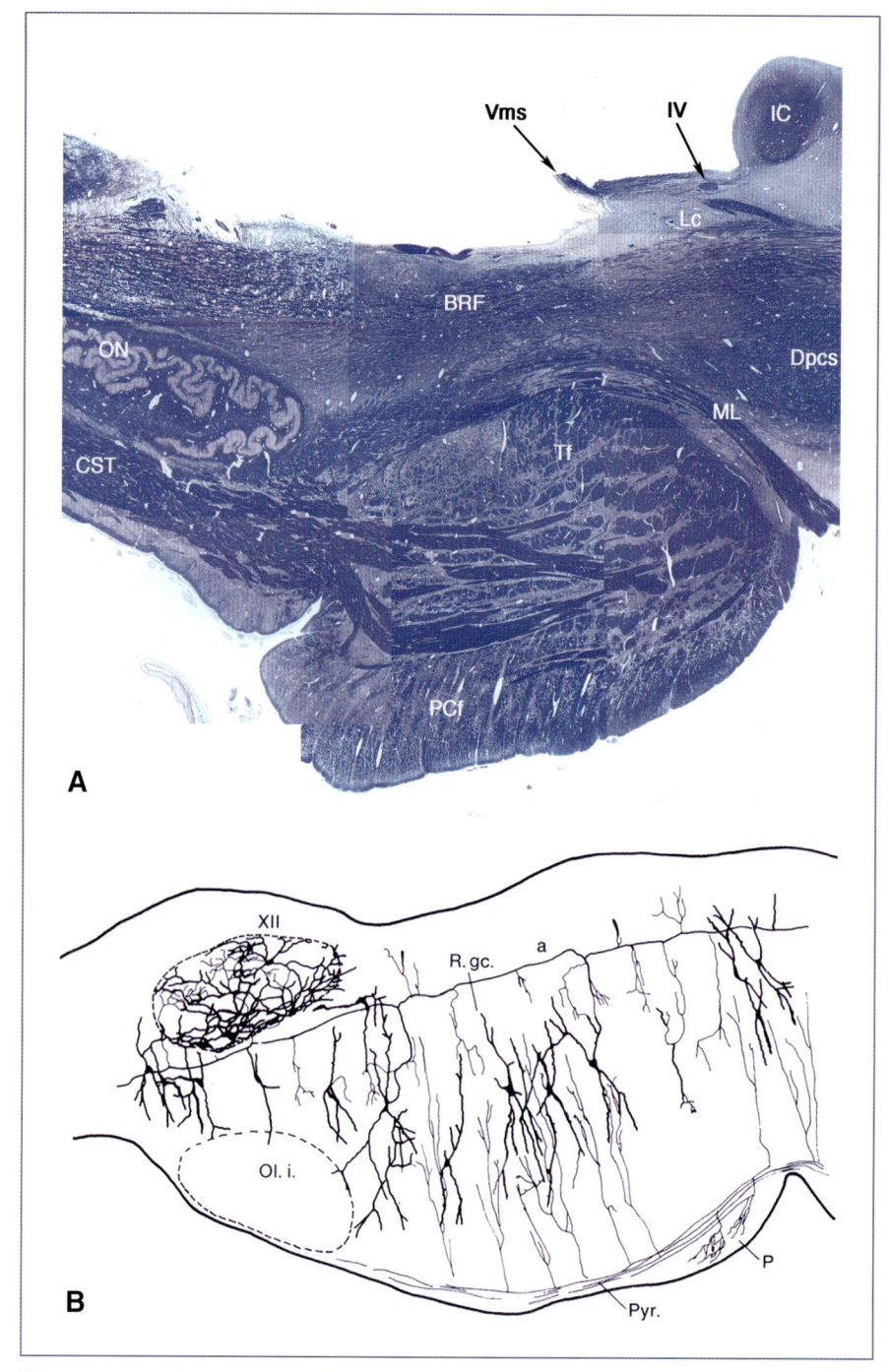

図 2-3-17 **脳幹網様体** A：脳幹の正中線に沿って縦長に切った断面像．網様体は豊富な有髄神経線維群の間に分布しているが，神経核と呼べるような集団を成した細胞群はほとんどない．
略号　BRF：脳幹網様体，CST：皮質脊髄路，Dpcs：上小脳脚交叉，IC：下丘，IV：滑車神経核，Lc：青斑核，ML：内側毛帯，ON：下オリーブ核，PCf：橋小脳線維，Tf：橋横走線維，Vms：上髄帆．
B：若年ラットの下部脳幹を傍正中断した Golgi 染色標本のスケッチ．脳幹の長軸に平行な軸索 1 本（a）から直角に何本もの樹状突起が伸びている．また，巨大細胞性網様核（R. gc.）の傍側枝が錐体路（Pyr.）に入っている．脳幹網様体と第 12 脳（舌下）神経核（XII）の神経突起の配列パターンが著しく異なることに注意．略号　Ol. i.：下オリーブ核，P：錐体路の側枝．（図 B：Brodal 1981, p400. より Fig.6-3 を改変して引用）

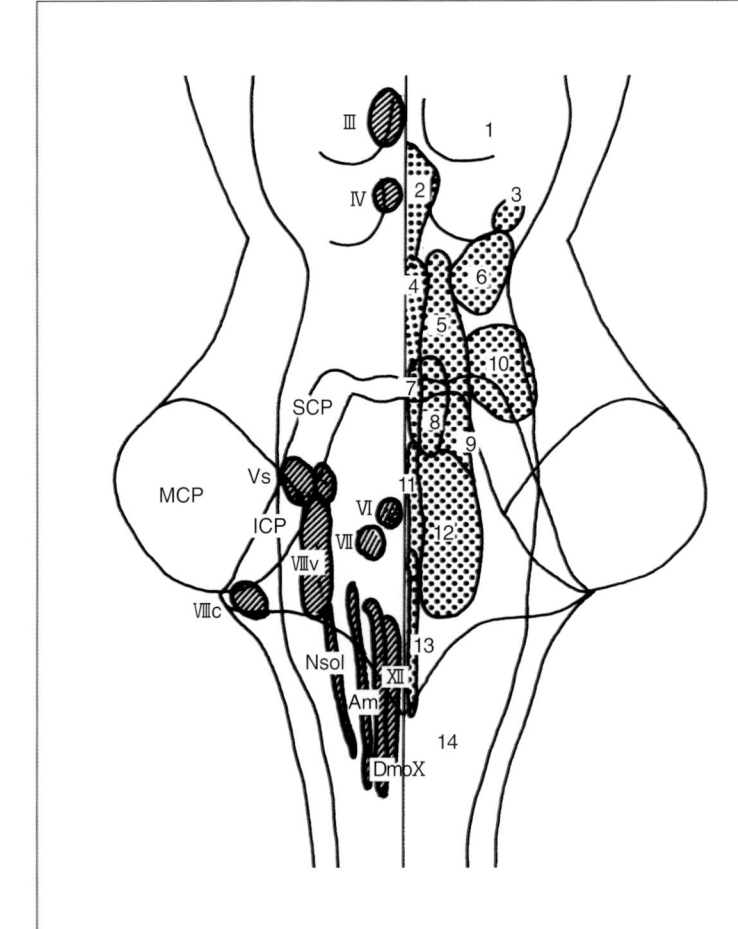

図 2-3-18 主な脳神経核と網様体 1：楔状核、楔状下核、2：背側縫線核、3：脚橋被蓋核緻密部、4：上中心核、5：吻側橋網様核、6：外側結合腕傍核、7：橋縫線核、8：ベヒテレフの橋被蓋網様核、9：尾側橋網様核、10：内側結合腕傍核、11：大縫線核、12：巨大細胞性網様核、13：不確縫線核、14：中心延髄核、Ⅲ：動眼神経核、Ⅳ：滑車神経核、Vm：三叉神経運動核、Vs：三叉神経主感覚核、Ⅵ：外転神経核、Ⅶ：顔面神経核、Ⅷc：前庭神経外側核、Ⅷv：前庭神経内側核、Ⅻ：舌下神経核、Am：疑核、DmoX：迷走神経背側核、Nsol：孤束核、SCP：上小脳脚、MCP：中小脳脚、ICP：下小脳脚．（図版：Nieuwenhuys ら（水野ら訳）1991. より図 153 を参照して自作）

に発する延髄脊髄路が知られている。これは脊髄側索前部を下行して脊髄中間部に終わり、介在ニューロンを介して前角細胞に影響を与えている。また、ベヒテレフの橋被蓋網様核は前索核 (anterior funicular nucleus) とともに小脳に神経線維を送る。

■ 病理学
a）萎縮

組織学的な証明は難しいが、大脳が広汎に萎縮すると、網様体を含む脳幹被蓋に投射する線維系が想像以上に消失するのではないかと思われる。加齢によっても脳幹被蓋とくに橋被蓋は萎縮するが、この場合には明らかな病変は認められない。

多系統萎縮症 (multiple system atrophy：MSA)、マシャド・ジョセフ病 (Machado-Joseph disease：MJD)、筋萎縮性側索硬化症 (amyotrophic lateral sclerosis：ALS) のような脳幹に病変がある疾患、またピック病、アルツハイマー病 (Alzheimer disease：AD) のように大脳皮質に主病変がある疾患だけでなく、進行性核上性麻痺 (progressive supranuclear palsy：PSP)、ハンチントン病、歯状核赤核淡蒼球ルイ体萎縮症 (dentato-rubro-pallido-luysian atrophy：DRPLA)、クロイツフェルト・ヤコブ病 (Creutzfeldt-Jakob disease：CJD) のように主たる臨床症状に対応する病変が脳幹にはないと考えられる疾患でも脳幹網様体は萎縮することが非常に多い。もちろん、被蓋には上小脳脚、内側毛帯、内側縦束、中心被蓋路など重要な神経路が通過しているため、それらの病変が被蓋に萎縮をもたらすことも否定できないが、萎縮の原因はこのような神経路のみならず網様体にもあると考えざるを得ない（**図 2-3-19**、**図 2-4-13**）。なお、MSA や MJD では底部の萎縮が強いために被

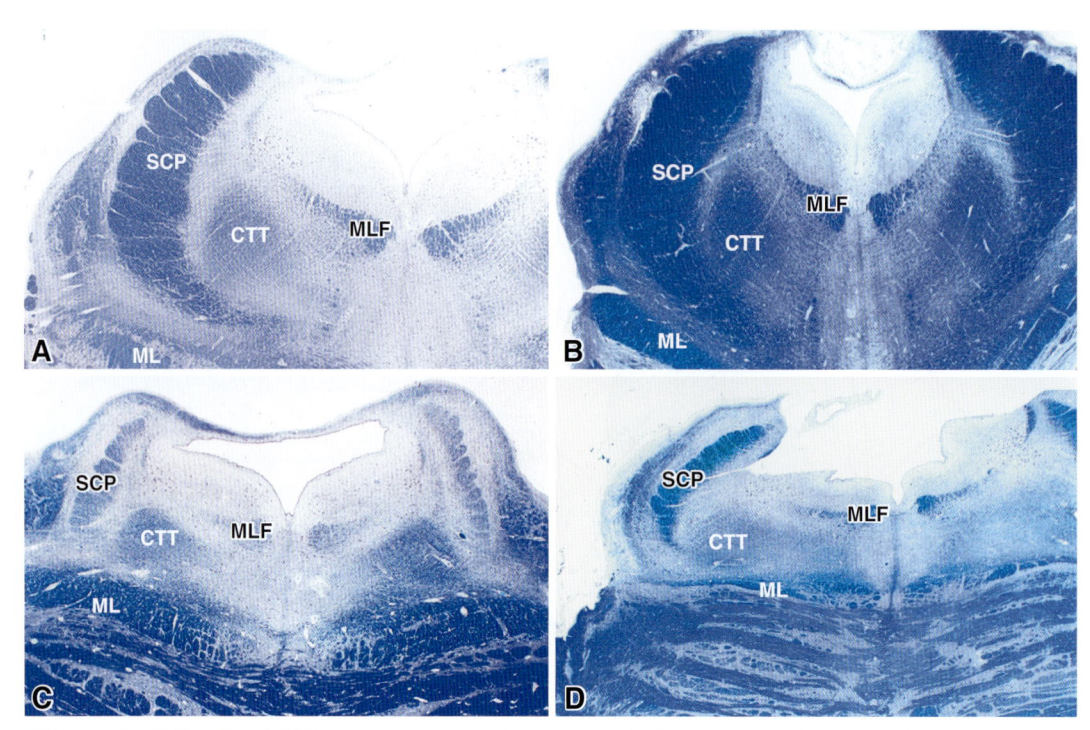

図 2-3-19 変性疾患の橋被蓋　**A**：コントロール例．　**B**：多系統萎縮症，上小脳脚（SCP），内側束（MLF），内側毛帯（ML）はコントロールと比較して，萎縮は認めにくい．　**C**：進行性核上性麻痺，内側毛帯より背側部分（被蓋）が非常に萎縮し，上小脳脚，中心被蓋路（CTT）の萎縮も高度．　**D**：歯状核赤核淡蒼球ルイ体萎縮症．橋被蓋の萎縮が最も高度．上小脳脚や内側縦束が細い．　すべて KB 染色．

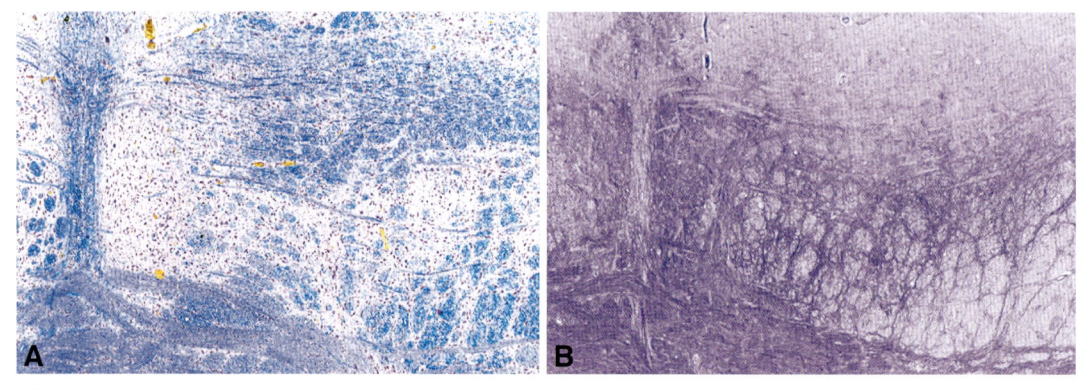

図 2-3-20 橋被蓋網様核（ベヒテレフ）　橋網様体の最内側部にある．橋，小脳を侵す系統変性症では神経細胞の脱落と線維性グリオーシスをきたすことが多い．多系統萎縮症．　A は KB 染色，B は Holzer 染色．

蓋が保たれているようにみえるが，計測すると明らかに被蓋も萎縮している（**図 2-3-28B**）．

b）神経細胞の変化

網様核の境界は不明瞭で，神経細胞がまばらに分布しているために，定性的にも脱落の有無を判断しにくい．しかし，そのなかで，神経細胞の脱落が明瞭に分かる神経核として脚橋被蓋核緻密部（**図 2-3-7**）、ベヒテレフの橋被蓋網様核（**図 2-3-20**）、縫線核などがある．

アルツハイマー病ではコリン作動性の脚橋被蓋核緻密部の神経細胞脱落やタングルが観察される（Mufson ら 1988）（**図 2-3-7A**）．パーキンソン病（**Parkinson's disease：PD**）（**図 2-3-7B**）や PSP

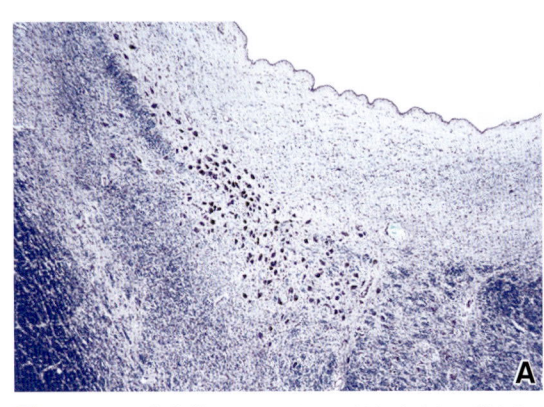

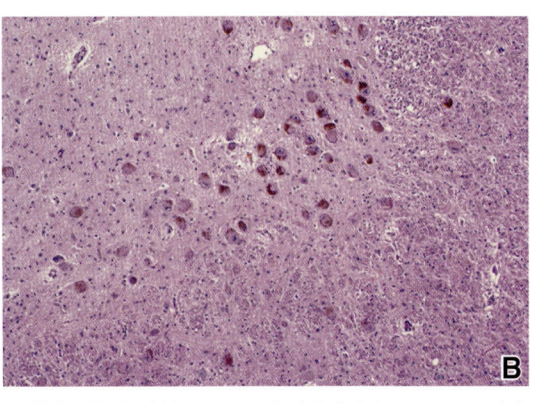

図 2-3-21　青斑核　A：61歳の非神経疾患例．神経細胞の脱落はなく、神経メラニン色素を十分もっている．成人期とほぼ同程度．KB 染色．　B：83歳の非神経疾患例．神経細胞が減少しているが、それ以上に神経メラニン色素が少なく、神経細胞が膨化している．HE 染色．

ではさらに重篤な変化が報告されている（Jellingerら 1989；Zweigら 1989）．

ベヒテレフの橋被蓋網様核は **MSA** では神経細胞の脱落と線維性グリオーシスが生じる（図 2-3-20）．しかし、MJD ではほとんど変化しない．縫線核では、橋吻側の上中心核と橋尾側から延髄にある大縫線核は必ずといってよいほど脳幹標本に現れる．これらの神経核では高度に脱落することはまれであるが、脳幹型レヴィ小体やタングルが出現する．パーキンソン病（PD）やアルツハイマー型痴呆（Alzheimer-type dementia：ATD）でよくみるが、健常老人脳でもみられる場所である．

その他、中心灰白質の腹外側にある楔状核（nucleus cuneiformis）も PD では脳幹型レヴィ小体がしばしば観察されるが、脳幹型レヴィ小体（図 1-1-6A〜C）、タングル、ブニナ（Bunina）小体（図 1-1-11A）（Nakanoら 1993）など、封入体はその他の網様核でも比較的多く観察される．

上小脳脚に隣接した結合腕傍核は呼吸機能との関係でよく知られているが、形態学的には変化に乏しい神経核である（Bystrzycka 1980；Takeuchi ら 1980）．

2）青斑核

■ 解剖学

青斑核（locus coeruleus）は神経メラニン色素顆粒をもつ網様体の神経核である．ノルアドレナリン作動性ニューロンで、全アドレナリン産生ニューロンの約半数を占める．第四脳室底と上小脳脚がつくる角付近にある上下に細長い神経核である．最上端と下端では細胞の数が少ないため、評価に際してはそこを避けて 2 つのレベルを標本にする．

青斑核は扁桃体（amygdala）、嗅球（bulbus olfactorius）、対角回核（nucleus gyri diagonalis）、海馬体（hippocampal formation）、内嗅領皮質（entorhinal cortex）などの辺縁系、大脳新皮質、小脳皮質、小脳核など、広い領域に投射線維を送る．入力線維も前頭前野、扁桃体、視床下部、中脳中心灰白質、縫線核、小脳核などさまざまな場所から入る．しかし、いずれの場合も明瞭な神経路を形成しない．青斑核は睡眠-覚醒サイクルや注意に関与しているが、選択的注意と行動決定にも関係しているらしい（Aston-Jones と Cohen 2005）．

青斑核は思春期前後から肉眼的にも黒くみえるようになる．しかし、高齢ほど黒みが薄れ、組織学的にも神経メラニン色素顆粒が胞体の周辺に集まるとともに細胞質が膨化した細胞が増加する（図 2-3-21）．この種の細胞は黒質でもみられるが、頻度からみると青斑核に多く、そのため高齢者では肉眼的な退色の程度から想像するほどに神経細胞の数が減少しているわけではない（図 2-3-22）．

■ 病理学

タングルは健常老人脳では 60 歳代ですでに 50％程度の脳に観察され、100 歳代ではほぼ全例

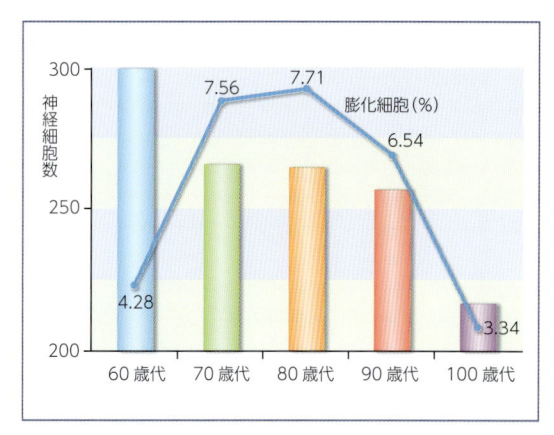

図 2-3-22　青斑核の加齢性変化　棒グラフは青斑核神経細胞の数（上下，左右の4ヵ所の合計），折れ線グラフは膨化細胞の割合（%）．

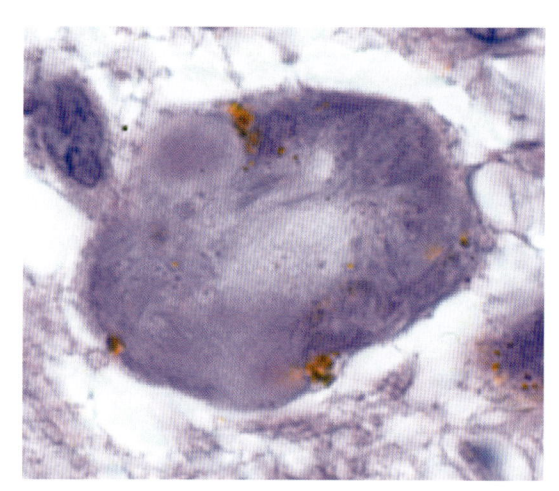

図 2-3-23　タングルとレヴィ小体の共存　82歳非神経疾患例．青斑核では健常例でもまれではない．HE染色．

に出現している．**アルツハイマー型痴呆（Alzheimer-type dementia：ATD）**のうちアルツハイマー病（AD）では対照年代に比べてタングルが多く出現しているが，アルツハイマー型老年痴呆（senile dementia of Alzheimer type：SDAT）ではコントロールと差がないことの方が多い．健常老人脳の老人斑は非常にまれであるが，ADでは変性した神経突起からなる原始斑が出現することがある．

健常老人脳における脳幹型レヴィ小体は，タングルほど頻度は高くないが，黒質よりははるかに高い頻度で発見できる（Perryら1990）．細胞体内に存在するものが多いが，ときに神経突起にみられることもある（図1-1-6C参照）．また，ここはニューロノファギア（神経食作用 neuronophagia）（図1-1-4）や二核神経細胞（binucleated neurons）（図1-3-4参照）がしばしばみられる場所でもある．

変性疾患では青斑核の神経細胞が黒質病変と連動して脱落することが多く，とくに**PD**や**線条体黒質変性症（striatonigral degeneration：SND）**では高度に脱落する．アストログリアの増殖を伴うが，線維性グリオーシスはSNDの方が強い傾向がある．高齢者では臨床診断はないが本症の病理像をもっていることがあり，そのような症例では青斑核の神経細胞脱落が黒質のそれに比べて強い．**MJD，大脳皮質基底核変性症（corticobasal degeneration：CBD），PSP**などでも脱落するが，数の減少という点ではPDやSNDなどに比べて

軽く，PSPではむしろタングルをもった神経細胞が目立つ．また，線維性グリオーシスが強い．ガリアス（Gallyas）染色ではアストログリアの嗜銀性構造物（図1-1-40B）が青斑核を含む橋被蓋に分布している．なお，まれならず健常例でも1つの神経細胞にレヴィ小体とタングルがみられ（図2-3-23），必ずしも特殊な変化ではない．

心停止脳症（cardiac arrest encephalopathy）では脳幹にある左右対称性の神経核が両側性に壊死に陥ることがあり，青斑核はその1つである（図2-3-3）．ウェルニッケ（Wernicke）脳症でも青斑核が病巣になることがある．

3）上小脳脚

上小脳脚（superior cerebellar peduncle）は結合腕（brachium conjunctivum）ともいう．小脳核の遠心線維が通過するとともに腹側（後）脊髄小脳路が小脳に向かって入る場所である．小脳核の遠心線維は上小脳脚を形成した後に腹内側に移動し，下丘レベルの中脳の上小脳脚交叉をつくり，反対側に移る．

上小脳脚は主に歯状核の神経細胞が脱落すると萎縮し，線維性グリオーシスが生じる．**フリードライヒ（Friedreich）失調症，MJD，PSP**（図2-3-24），**DRPLA**などでこの変化が認められる．一方，頭部外傷によって上小脳脚が引きちぎら

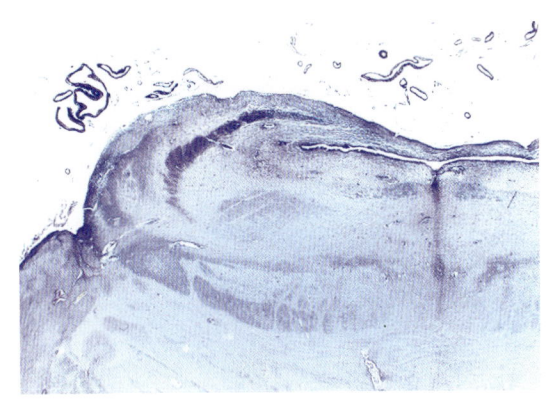

図 2-3-24　上小脳脚の萎縮　進行性核上性麻痺．図 2-3-19A と比較せよ．Holzer 染色．

れ，軸索腫大が散在することがある（図 2-2-27）．

4）中心被蓋路

中心被蓋路（central tegmental tract）は上小脳脚の内側にある大きな神経路である（図 2-3-19）．有髄線維の豊富な被蓋のなかに埋もれているために錐体路のような境界は明瞭でないが，ミエリン（髄鞘）染色標本ではこの部分だけ濃染しているためにそれと判る．最近では，本来の中心被蓋路である赤核オリーブ核線維を含めて脳幹網様体を上行し，内側前脳束（medial forebrain bundle）に連続するカテコールアミン作動性大縦束（major longitudinal catecholamine bundle）という線維系が考えられている（Jones と Friedmen 1983）．

中心被蓋路が**梗塞**や**出血**によって切断されると，同側の下オリーブ核に肥大が生じることがある（図 1-1-16）．DRPLA では，中心被蓋路の腹側に境界不鮮明な壊死巣が左右対称性に観察されることがある（小柳新策ら 1976）．また，**点頭てんかん**（infantile spasm）では中心被蓋路を含む領域に海綿状態が現れることがある（佐藤 1985）．

2. 尾側被蓋

脳神経核が集中している場所で，観察するためには細かく水平断をつくる必要がある．

1）三叉・顔面神経核

三叉神経核（trigeminal nucleus）は中脳から延髄にまたがる脳幹最大の脳神経核である．脊髄後索と同じように第一次感覚ニューロンは髄外の三叉神経節にあり，その中枢枝が主感覚核と脊髄路核に入る．延髄の後索核に対応する主感覚核（principal sensory nucleus of trigeminal nerve）は中小脳脚の中央部よりやや尾側に位置し，その第二次感覚ニューロンは内側毛帯に入る．脊髄路核（nucleus spinalis trigemini）と脊髄路（spinal tract of the trigeminal nerve）は主感覚核の尾側に位置し，標本では主に延髄でみられる．脊髄路核は脊髄の背外束（リッサウエル帯 marginal zone of Lissauer）に相当し，その遠心路は脊髄視床路に入る．いずれの神経核に由来する神経線維も視床後内側腹側（neucleus ventralis posteromedialis thalami：VPM）核に終わる（図 2-1-78、図 2-1-79）．なお，青斑核のすぐ背側にみられる数個の丸い大型の神経細胞は三叉神経中脳路核（nucleus mesenchphalic trigemini）で，しばしば青斑核と間違われることがある．

帯状疱疹（herpes zoster）は三叉神経第 1 枝がとくに侵されやすい．

変性疾患では，三叉神経の中枢枝が選択的に障害されることはまれであるが，**マシャド・ジョセフ病（MJD）**や**歯状核赤核淡蒼球ルイ体萎縮症（dentato-rubro-pallido-luysian atrophy：DRPLA）**などでは延髄後索核から内側毛帯が変性することがあり，このなかに三叉神経第二次ニューロンが含まれている可能性がある．

三叉神経運動核（motor trigeminal nucleus）は主感覚核の内側にある．粗大なニッスル小体をもつ大型の神経細胞からなり，細胞集団はやや周囲に比べて有髄線維が少ない．

顔面神経核（nucleus facialis）は橋尾側のレベルで，被蓋部の腹側，すなわち橋底部に比較的近い場所で，外転神経核の腹側，三叉神経脊髄路核と脊髄路の腹内側，上オリーブ核と台形体核の背外側にある．神経細胞は粗いニッスル顆粒をもった大型の細胞で，運動神経細胞としての特徴をもっている．三叉神経運動核と同じように，顔面神経核は周囲に比べて有髄線維がやや少ない．そ

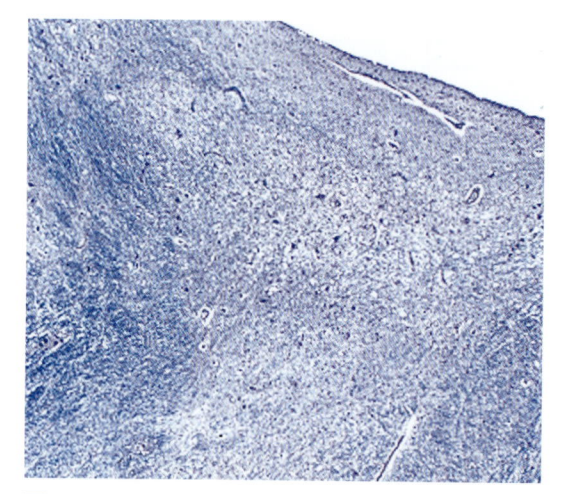

図 2-3-25　延髄被蓋の病変　外転神経核に生じたウェルニッケ脳症. ニューロピルは海綿状変化を呈しているが, 神経細胞は比較的よく残っている. KB染色.

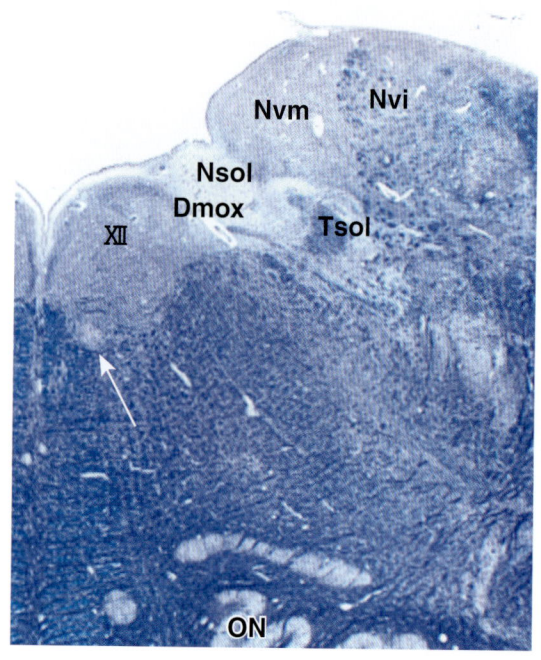

図 2-3-26　延髄尾部の被蓋　Dmox：迷走神経背側核, Nsol：孤束核, Nvi：前庭神経下核, Nvm：前庭神経内側核, ON：下オリーブ核, Tsol：孤束, XII：舌下神経核. 矢印はローラー核. KB染色. 非神経疾患例. 各神経核によってミエリンのパターンが違うことに注意.

の神経根は同じレベルの第四脳室底にある外転神経核を内側から外側に取り囲んでいる.

以上の脳神経核は**心停止脳症**では左右対称性に壊死に陥ることがある. **筋萎縮性側索硬化症（ALS）**、MJDなどでも神経細胞の脱落と線維性グリオーシスがみられるが, 舌下神経核に比べて脱落は軽度である. 神経細胞の脱落はALSに比べてMJDの方が強い傾向がある. ALSでは残存した神経細胞の胞体にブニナ小体や糸かせ様封入体（skein-like inclusion）が出現することがある（図 1-1-11A, C）.

2）外転神経核

外転神経核（abducens nucleus）は顔面神経核がみえるレベルの第四脳室底にあり, 水平断のミエリン（髄鞘）染色標本では多くの有髄線維束の間に運動神経細胞が散在している. MJDでは動眼神経核, 滑車神経核とともに神経細胞脱落をみる. ALSでは神経細胞の脱落はまれであるが, ニッスル小体の消失, 神経細胞の萎縮などが観察されることが多い. その他、**ウェルニッケ脳症**をみることがある（図 2-3-25）.

3）前庭神経核群

前庭神経核群（nuclei vestibulares）は小脳を侵す変性疾患から逃れられず, 多少とも病変がみられる. しかし, その病変は必ずしも小脳皮質病変と相関しない. それは前庭小脳（小葉, 片葉）が他の小脳皮質, 小脳核, 脳幹の関係とは若干異なった神経回路になっているためと考えられ（図 2-2-2）, むしろ前庭神経核は舌下神経周囲核（図 2-3-38）の病変と連動する.

橋に中小脳脚の一部をつけて標本にすると, 第四脳室底と中小脳脚がつくる角に紡錘状の大きな有髄線維束の断面がみえる. これが下小脳脚（inferior cerebellar peduncle）で, その内側に前庭神経核群が位置する（図 2-3-26）. その内, 下小脳脚に接する領域は大型神経細胞からなる外側核（nucleus vestibularis lateralis, ダイテルス Deiters核）で, 豊富な有髄線維のなかに運動神経細胞のように粗大なニッスル顆粒をもった神経細胞がみえる. その内側には内側核, 背側には上核がある. 上核は有髄線維が豊富であるが, 内側核は少ない. 高齢者の内側核は明らかな神経細胞の脱落を伴わない線維性グリオーシスがしばしばみられ

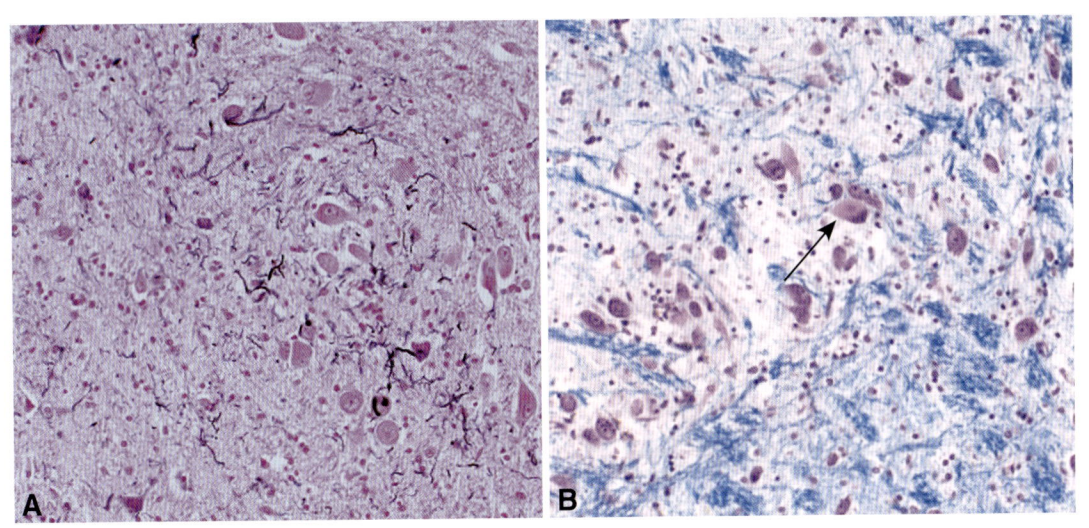

図 2-3-27 聴覚系の病変 A：明らかな神経細胞の脱落はないが，Gallyas 染色に陽性の神経突起変性が散見される．大脳皮質基底核変性症．B：偶然みられたレヴィ小体様構造（矢印）．視床出血例．KB 染色．

る．健常例ではタングルを発見することは非常にまれであるが，**PSP** では出現する．一方，主に延髄でよくみえる下核（inferior nucleus）は他の亜核とは異なり，密集した有髄線維束の輪切りが多数みられる．これは第一次前庭神経線維の下行枝である．

前庭神経核群と内側縦束の病変は **MSA**、**MJD**（図 2-2-14 参照），**PSP** などで観察される．病変は神経細胞の変性，脱落，有髄線維の消失，線維性グリオーシスからなるが，神経細胞の脱落に比べてグリオーシスが相対的に強い傾向がある．そのため，前庭神経核自体の病変もさることながら，前庭神経核に入力する神経線維系にも病変があると推定される．これらの疾患のなかでは，MJD の病変が高度で，次いで MSA，PSP の順である．しかし，晩発性皮質性小脳萎縮症（late cortical cerebellar atrophy：LCCA）（図 2-2-11）や PD ではほとんど変化しない．

4）聴覚系

聴覚の第一次ニューロンは延髄上端にある蝸牛神経核（nucleus cochlearis）に入る．蝸牛神経核は背側核と腹側核があり，前者は背側聴条（dorsal acoustic stria）を経由して外側毛帯（lateral lemniscus）に入り，下丘に至る．腹側核から出た神経線維は台形体（trapezoid body）という線維束を形成し，上オリーブ核（nucleus olivaris superior）と台形体核（nucleus corporis trapezoidei）に終わる．次いでこれらの神経核は外側毛帯を通って下丘に入る．下丘は内側膝状体（medial geniculate body）に投射し，内側膝状体は聴皮質がある横側頭回（ヘシュル Heschl 回）に神経線維を送る．上オリーブ核と台形体核は顔面神経核のすぐ腹側にあり，ミエリン（髄鞘）染色標本では有髄線維の少ない帯状の灰白質としてみえる（図 2-3-27）．聴覚系が病変の中心になることはまれであるが，遺伝性脊髄小脳失調症のなかにこのシステムを巻き込むものがある（van Bogaert と Martin 1974）．

3．底部

橋底部（pontine base）は大脳皮質から膨大な投射線維が入る場所で，ほとんどの皮質橋路（corticopontine tract）はその吻側に終止する．大脳皮質と橋底部には身体部位対応配列があり，量的に最も多い前頭橋路は同側の腹側の正中線寄りに，皮質脊髄路はほぼ中央を通る．その他の頭頂・側頭・後頭橋路は被蓋部に近い背側の外側部に終わる．一方，橋核は横走線維（transverse fibers）を形成し反対側の中小脳脚を通って小脳顆粒細胞に

シナプスする。分布領域は虫部小節を除く全皮質である（図 2-2-2）。

橋底部は左右、腹背方向に膨らみをもった構造で、外観から小脳に向かう中小脳脚線維の走行をうかがい知ることができる。正中部を脳底動脈が走り、そこから分岐する穿通枝が背側方向に出ている。底部が腫大する場合は**出血**や**腫瘍**であるが、反対に萎縮する場合は梗塞、脱髄、変性など多彩である。底部の萎縮は左右方向に生じ、上下方向はほとんど変化しない。そのため、正中部が突出し、その両側は陥凹する（図 2-3-28）。

1）血管・循環障害

橋底部は虚血性変化や**梗塞**の好発部位である。重篤な虚血では橋核神経細胞が断血性変化（図 1-1-2C）を示し、それに対するニューロノファギア（図 1-1-4）をみることがある。単発の梗塞巣は穿通枝動脈の走行と同じように横走線維に対して直角に生じることが多い。高齢者の吻側橋底部には米粒大以下の小さな梗塞が多く（図 2-3-29）、時期的にも異なる場合がある。最もよくみられる場所は内側部の被蓋に近いところである。多くの場合、錐体路は逃れる。このような小さな梗塞は必ずしもその中心が標本上に現れるとは限らず、その周辺をみていることがある。灰白質と縦束だけでなくて横走線維も同時に破壊されている場合にはその可能性が高い。

また、高齢者では、傍正中部や腹側内側部にしばしば微小動脈瘤（microaneurysm）がみられ（Fisher 1972）、その周囲にはヘモジデリン顆粒を貪食したマクロファージ、軸索腫大、肥大したアストログリアなどがみられる（図 2-3-30）。このような微小動脈瘤は被殻（図 2-1-65）と橋底部（図 2-3-30）に多く、次いで視床（図 2-1-81）、小脳歯状核付近（図 2-2-24）、大脳皮質（図 1-2-24）などである。

中大脳動脈領域の梗塞では内包前脚を切断されることが多いため、橋底部では腹側の正中線よりを通る前頭橋路にワーラー（Waller）変性が観察される。また、皮質橋路が二次的に変性すると順行性経シナプス変性と考えられる変化が橋核神経細胞に現れる（図 1-1-14、図 1-1-15、図 2-3-

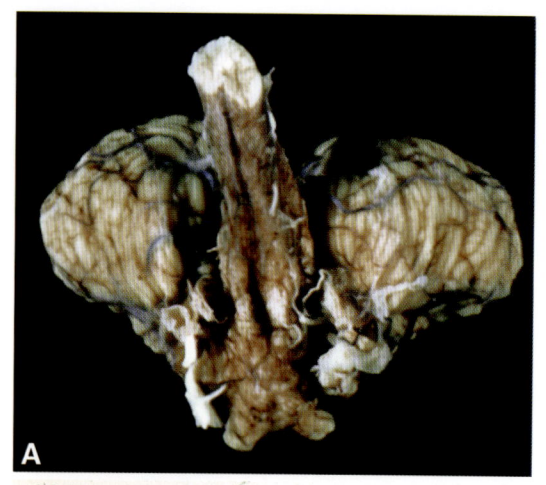

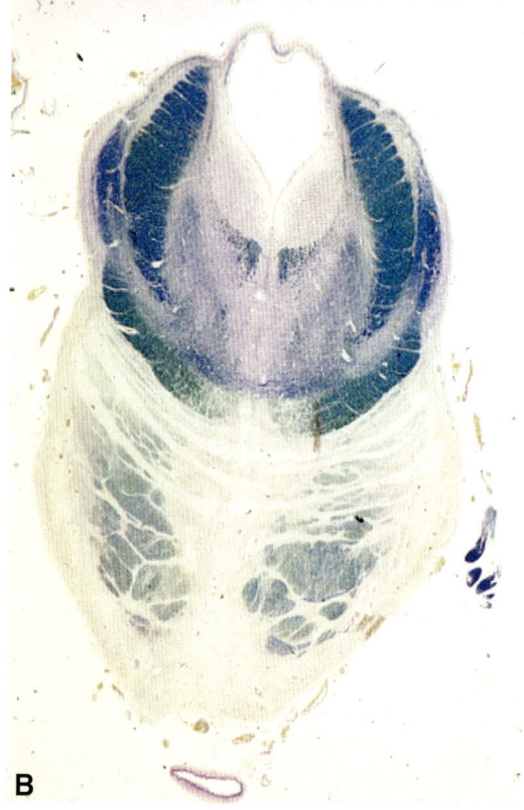

図 2-3-28　橋底部の萎縮　A：橋と延髄の太さが同じで、細い．正中部に深い溝がある．脳底動脈がその腹側を走る．中脳大脳脚は細く、脚間窩が大きく開いている．多系統萎縮症の小脳・脳幹を腹側からみたもの．　B：橋吻側部の水平断．本例では橋の膨らみが消えて、縦長にみえる．横走線維はほぼ完全に消失．縦束では傍正中部の腹側を走る前頭橋路が消失している．それに比べて中央部を走る皮質脊髄路などはまだ有髄線維がみえる．Aとは別の症例．KB染色．

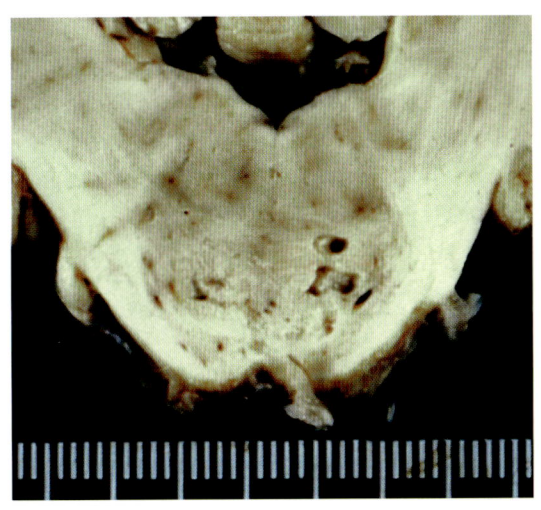

図2-3-29 橋底部の多発性梗塞 図右側では形や大きさがまちまちな空洞がみえる．左側では明瞭な空洞はみられず、軟化巣の状態にある．左右で梗塞形成の時期が違うかもしれない．また、さらにこの割面を切っていくと、もっと古い梗塞巣があるかもしれない．

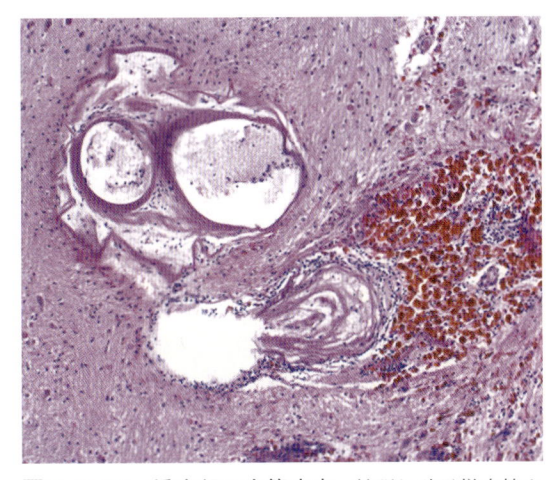

図2-3-30 橋底部の血管病変 拡張し硝子様変性を呈する血管の腹側には微小動脈瘤の壁が線維化と脂肪硝子変性（図1-2-23E参照）をきたし、さらにそのそばにヘモジデリン顆粒をいっぱいに含んだマクロファージが集簇している．リンパ球がこれらの血管周囲にみえるが、これは血管のさまざまな変化に反応した浸潤．多発性脳梗塞．HE染色．

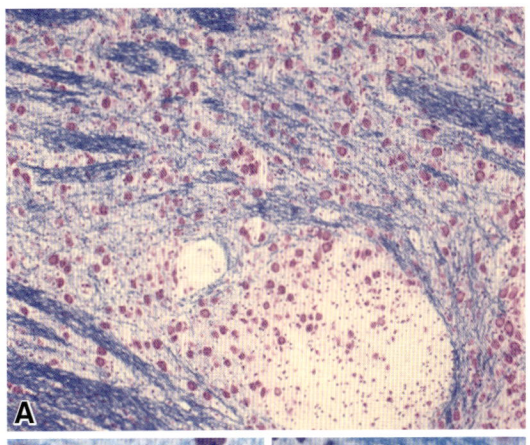

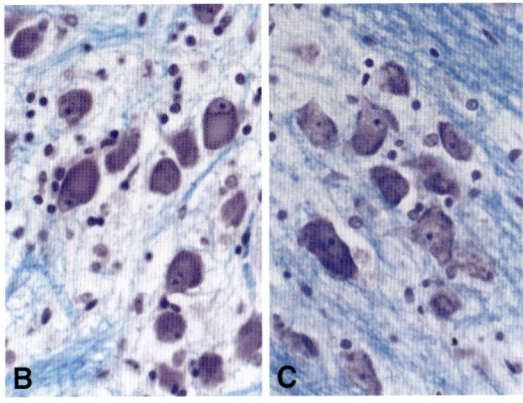

図2-3-31 橋核神経細胞の経シナプス変性 A：内包に梗塞があり、二次変性が橋底部に及んでいる．ミエリンが染まらない縦束のなかや周囲にある橋核神経細胞はやや膨化して丸い．　B：Aの強拡大像．セントラル・クロマトリーシス（図1-1-3参照）と似ているが、Cと比較しても核はよく保たれている．　C：健側の橋底部位．細胞質のニッスル顆粒がよくみえる．多発性脳梗塞．すべてKB染色．

31）．梗塞後1週間を経ると、患側の橋核神経細胞が丸みを帯び、大きさも健側に比べてやや大きくなる（図2-3-31）．この変化はさらに時間経過とともに明瞭になり、半年から2年後くらいまで観察される．それ以後になると、患側と健側の違いはあまり目立たなくなってしまう．

2）炎症

ベーチェット（Behçet）病はリンパ球、形質細胞などの静脈周囲性浸潤を伴う小軟化巣の多発を特徴とする（図2-3-32）．病変はクモ膜下腔から脳実質内まで広がるが、脳幹部が最も侵されやすく、灰白質に比べて白質が障害されやすい．また、灰白質でも神経細胞は萎縮性ながら残存していることが多い（図2-3-32B）．病変は慢性炎症であるが、ときに好中球の浸潤や微小膿瘍など、急性像が加わることがある．血管壁のフィブリノイド変性（図1-2-25）やフィブリン血栓などもしばしば観察される（図2-3-32A）．小静脈が主な変化の舞台といわれている（MooreとCalabrese 1994）．

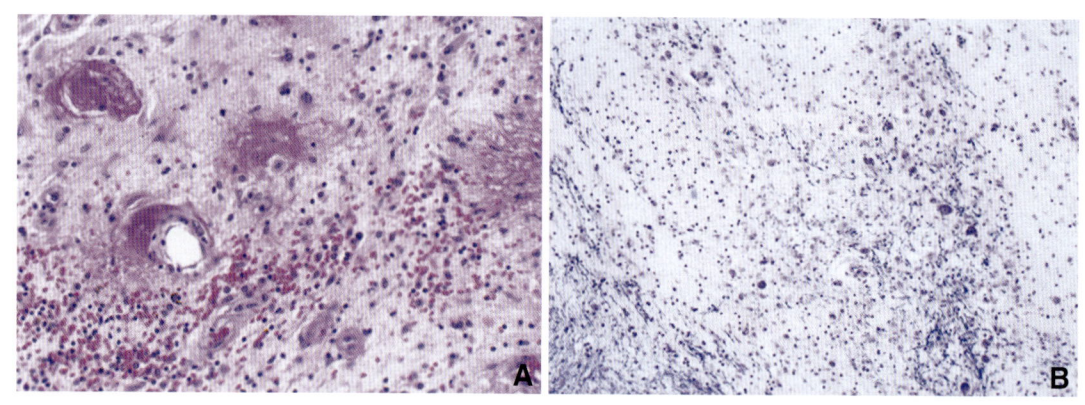

図 2-3-32　ベーチェット病　A：ほとんどの細い血管はフィブリノイド変性（図 1-2-25 参照）をきたし、リンパ球、形質細胞を主体とした炎症細胞浸潤がある．出血もみられる．ニューロピルは著しく粗鬆化しているが、高度な組織学的な変化に比して神経細胞はわずかながら残存．中脳被蓋．HE 染色．　B：ミエリンを染める染色でも神経細胞や有髄神経線維などが残っている．KB 染色．

病変には虚血性変化も加味される．

3）脱髄

橋中心ミエリン（髄鞘）崩壊症（central pontine myelinolysis：CPM）は 1959 年、Adams らが 3 人のアルコール中毒患者と栄養障害の患者で記載した変化であることから（1959）、ウェルニッケ・コルサコフ（Wernicke-Korsakoff）症候群を伴うアルコール中毒に多いと思われてきたが、重篤な肝移植例（Wijdicks ら 1996）、火傷（McKee ら 1988）、栄養障害、重篤な電解質異常（Kleinschmidt-DeMasters と Norenberg 1982）などで記載されている。その後、最も重要な病因として高度の低ナトリウム血症を急速に補正することが注目されるようになった（Norenberg 1982）。しかし、低リン血症を重視する研究者もいる（Peeters ら 1993）。

病理学的には、ミエリン（髄鞘）染色標本で橋底部の縦束と横走線維が交叉している領域が淡明化する。しかし、中小脳脚と連続する橋底部の辺縁は病変から逃れ、被蓋部が病巣になることはない。病巣は中脳下端から橋上部 2/3 に広がる。その形は正中線を挟んで円形またはバタフライ状に広がることが多いが（図 2-3-33A）、左右不対称で境界が不規則な地図状に分布することもある。壊死傾向が強い病巣は肉眼的にその部分が変色していることもあるが、多くの場合には肉眼的に識別することは難しく、ホルマリン固定液の浸透が悪いための「固定ムラ」が病変のようにみえることがある。

組織学的には、多発性硬化症の脱髄斑とは異なり、炎症性細胞浸潤などを伴わない脱髄で、縦束や横走線維の変化に対して橋核神経細胞は相対的によく残っている（図 2-3-33B）。非常に軽い病変の場合には、虚血性変化との区別が難しいが、変化が軽度であるにもかかわらず軸索の腫大像が認められるときには本症が疑われる。さらに進行した病巣では、無数の軸索腫大が横走線維と縦束に現れるが（図 2-3-33C, D）、梗塞巣と異なり基本的な組織構築は保たれている。本症は脱髄に分類されるが、ときに壊死傾向が強く空洞を形成していることもある。アストログリアの増殖もみられるが、初期では GFAP の染色性が低下しているともいわれている。また、古い病巣に対して 'astroglial dystrophy' ということがある（Gocht と Löhler 1990）。

CPM と同じ性質の病変が線条体（図 2-3-34A）、視床、小脳、大脳白質などにみられることがある（**橋外ミエリン崩壊症 extrapontine myelinolysis**）。被殻では、内部を走る有髄線維束がほとんど淡明化し、比較的新しい病巣では小孔のように膨化したミエリン（図 2-3-34B）が軸索に沿って並んでいる。軸索の腫大もみられ、古い病巣では軸索が減少している。神経細胞の脱落はないが、アストログリアの増殖を伴うニューロピルの萎縮が高度であるため、神経細胞が混んでみえる。

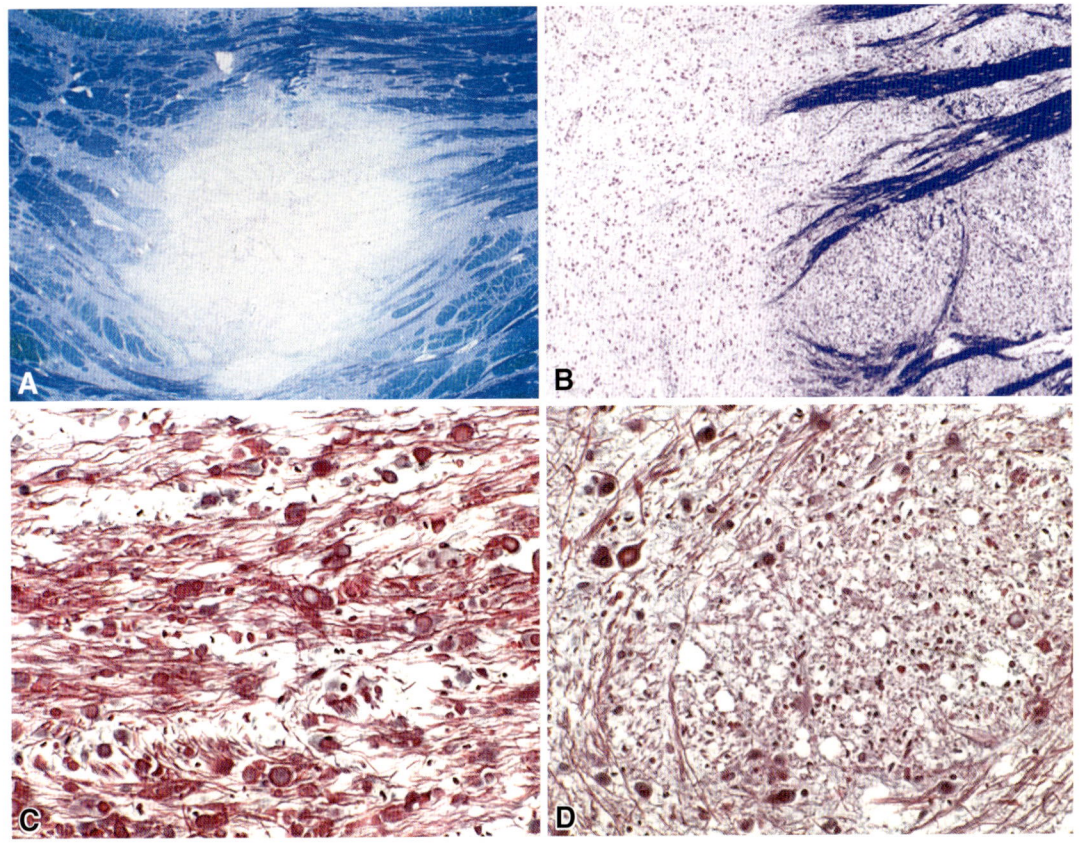

図 2-3-33　橋中心ミエリン崩壊症　**A**：ミエリンが脱落した病巣は中心部に起こることが多い．しかし、一側に偏った病巣もあるので組織学的な観察が重要．　**B**：鋭利なメスで切り分けたような鋭いミエリンの断端．写真左が病巣で、顆粒状の構造は橋核神経細胞．KB染色．　**C**：膨化した軸索が横走線維内に多数みえる．　**D**：同様に縦束のなかにもみられる．　A、BはKB染色．C、DはBodian染色．

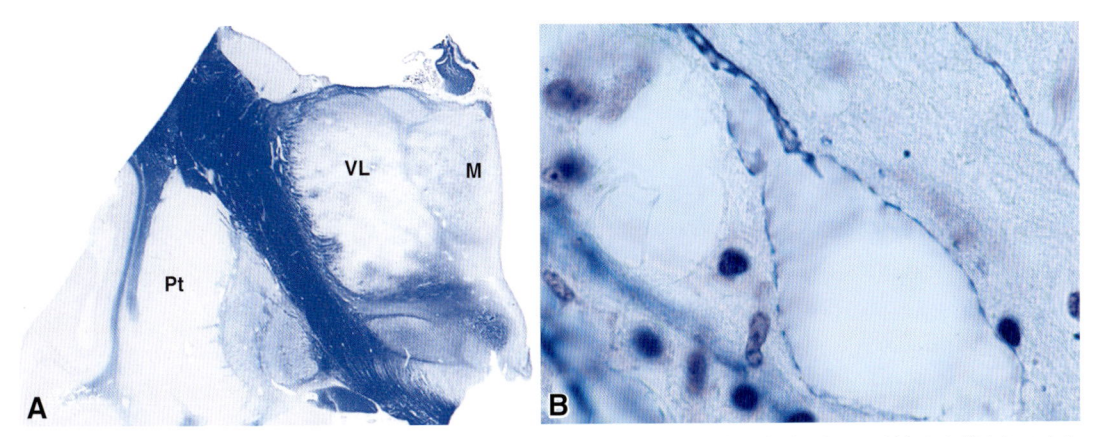

図 2-3-34　橋外ミエリン崩壊症　**A**：被殻（Pt）と視床外側腹側（VL）核に病巣がある．どちらも腫大して大きくなっている．M：内側核．　**B**：VL核を強拡大で検鏡するとミエリンが浮腫状に膨らんでいる．　A、Bとも急性期の像．図2-3-33と比較せよ．KB染色．

CPMが橋底部に好んで生じることについて、縦束と横走線維の隙間に灰白質が挿入されている場所では、浮腫が有害な影響を及ぼすとする見解がある（Messertら 1979）。また、橋底部では神経線維束の辺縁に位置するオリゴデンドログリア（perifascicular oligodendroglia）が神経線維束間にあるオリゴデンドログリア（interfascicular oligodendroglia）よりも多く、これらの細胞は浮腫による浸透圧の影響を受けやすいという（RiggsとSchochet 1989）。

　それとは別に、比較的小さな円形ないし楕円形の海綿状病巣が橋底部に多発することがある（橋底部多巣性海綿状壊死）（図2-3-35A, B）。病巣は縦束と横走線維の双方に分布し、融合傾向がある。神経細胞は比較的病変から逃れており、概してマクロファージの動員やアストログリアの増殖が軽い。この種の変化は**放射線全脳照射**、**がん性髄膜炎**、**AIDS**、**免疫抑制患者**などで遭遇することがある（Andersら 1993）。

4）変　性

　MSA（図2-2-14A, B）では横走線維が高度に消失している場合でも膨化した神経細胞が残存していることがある（図2-3-36A）。そのため、橋核神経細胞はその軸索末端から変性が始まるとする考え方もある。横走線維の変性は縦束に比べて強いが、前頭橋路もかなり早期から変性する（図2-3-28）。

　嗜銀性をもち、抗アルファ-シヌクレイン抗体陽性の封入体が細胞質（細胞質封入体 neuronal cytoplasmic inclusion）にみられる（図2-3-36B）。これは電顕的には線維性構造物で、同様の構造はその他の部位でも認められる（KatoとNakamura 1990）。また、神経細胞の核内（核内封入体 neuronal nuclear inclusion）にも出現する（PappとLantos 1992）。さらに、オリゴデンドログリアの細胞体にHE染色でやや好塩基性に染まる小さな封入体（神経膠細胞質封入体 glial cytoplasmic inclusion：GCI）がみられる（図1-1-32B）。これは嗜銀性をもつため、ボディアン（Bodian）染色、ビールショウスキー（Bielschowsky）染色、ガリアス（Gallyas）染色などでより一層はっきりみえ

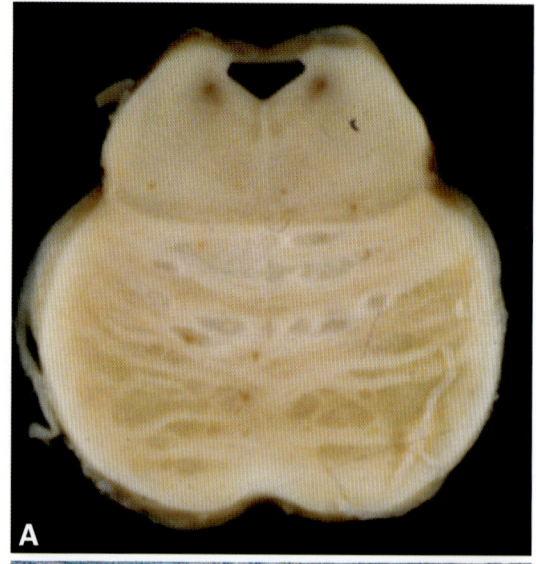

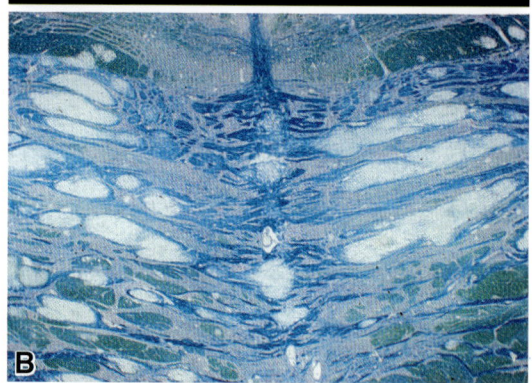

図2-3-35　**橋底部多巣性海綿状壊死**　A：わずかに陥凹した円形、楕円形の病巣が橋底部に分布．病巣は横走線維に多いが、縦束にもみえる．ホルマリン固定脳に割を入れたときには病巣は陥凹していなかったが、しばらく時間が経つと陥凹してくることから、非常に浮腫性の病巣であることが推定できる．　B：KB染色では海綿状病巣．放射線全脳照射例．

る．抗アルファ-シヌクレイン抗体陽性である．

　MJDでも横走線維の変性・脱落はみられるが、その程度はさまざまである．細胞内封入体などは認められない．

　PSPや**CBD**では橋核神経細胞と横走線維の脱落は認められないが、前者ではタングルとグリアの嗜銀性構造物、後者ではグリアの嗜銀性構造物が出現する（図1-1-40）．

　全脳型CJDでは小脳皮質顆粒細胞の脱落（図2-2-16）に加えて、橋横走線維の変性、下オリーブ核の神経細胞脱落と下小脳脚の変性を伴い、OPCAによく似た病変分布を示すことがある

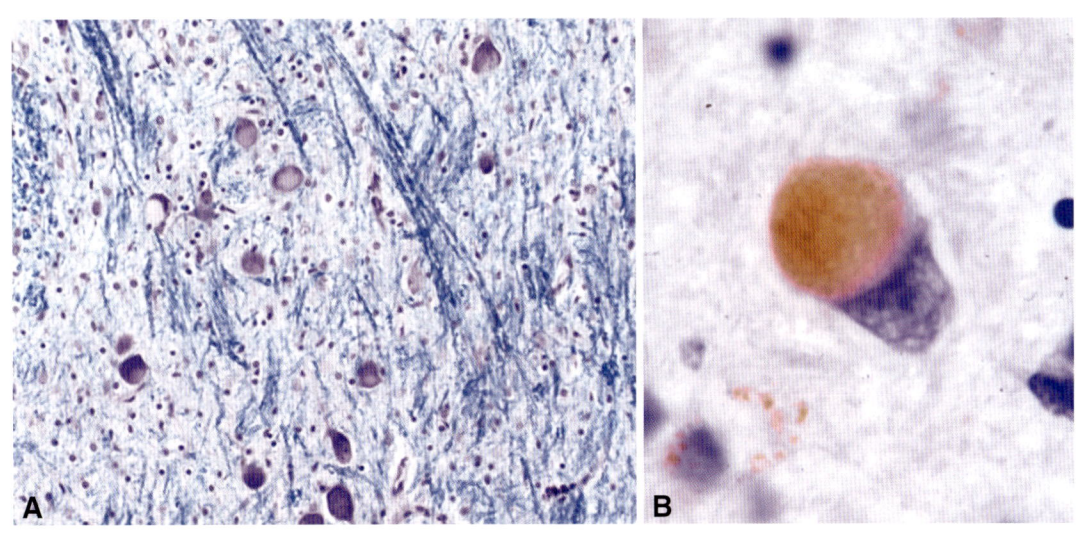

図 2-3-36　多系統萎縮症の橋核　A：膨化した神経細胞．KB染色．　B：橋核神経細胞の細胞質内封入体．抗アルファーシヌクレイン抗体による免疫染色．

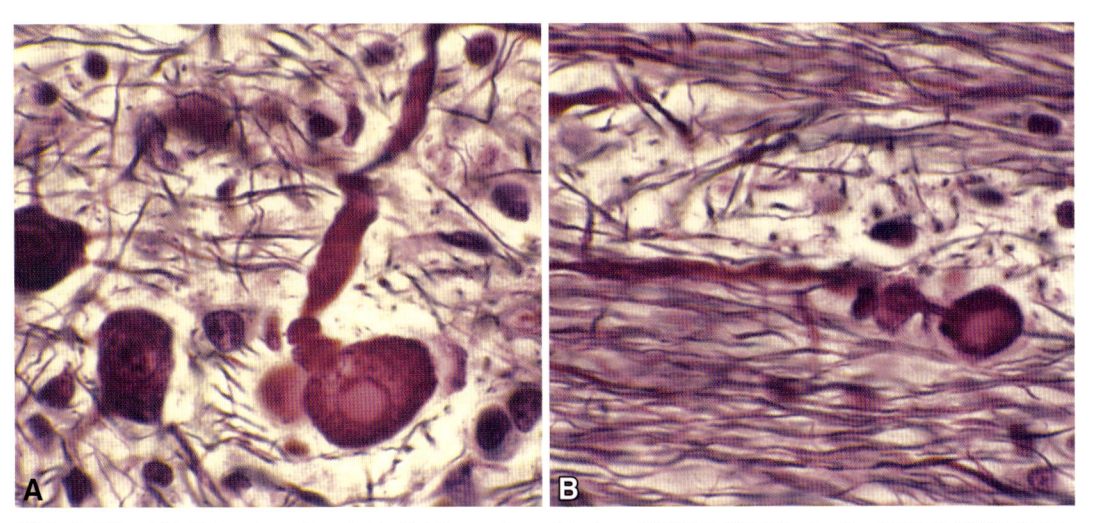

図 2-3-37　ゲルストマン・シュトロイスラー・シャインカー症候群の橋底部　A、B：不規則な輪郭の腫大した横走線維．　A、Bとも Bodian 染色．

(Mizutani 1981)．**ゲルストマン・シュトロイスラー・シャインカー症候群**（Gerstmann-Sträussler-Scheinker syndrome）では，橋核神経細胞の脱落以上に横走線維の変性が著しい場合があり，さまざまな形をした軸索の腫大が目立つことがある（図 2-3-37、表 2-1-6）．

橋核神経細胞のセントラル・クロマトリーシス（中心染色質溶解 central chromatolysis, 図 1-1-3）様変化は梗塞による皮質橋路の二次変性に対する反応としてみられる．一次性変化として，**ペラグラ脳症**では同様の変化が脳幹運動神経核（図 2-3-38）、小脳歯状核、脊髄前角、大脳では前中心回、視床等にみられる．高齢者では決してまれな疾患ではない．

■■■ Ⅲ. 延髄 ■■■

延髄（medulla oblongata）はレベルがわずかに違うだけで内部構造が変わるので，各神経核など

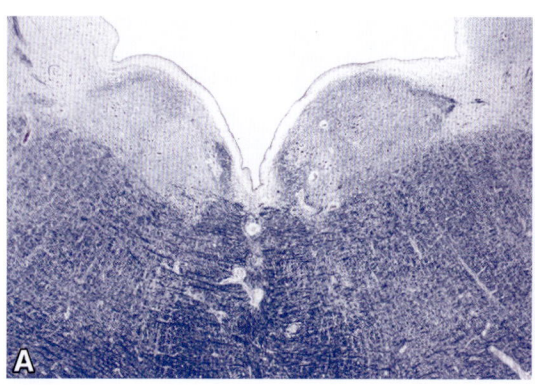

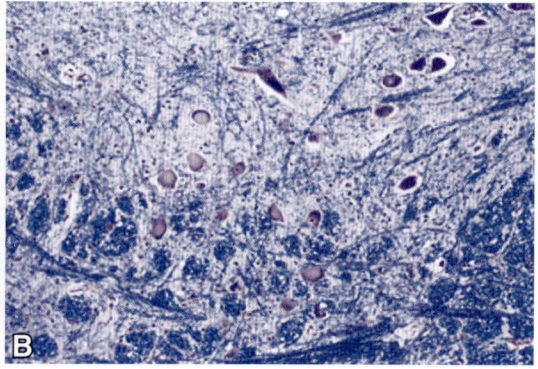

図 2-3-38　舌下神経周囲核　A：舌下神経核の直上にある前位（置）核．本例の神経核のボリュームは保たれているが，神経細胞が脱落し，残った神経細胞はセントラル・クロマトリーシス（**図 1-1-3**）様変化を呈しているが，この拡大では分かりにくい．　B：舌下神経核の直下にあるローラー核．神経細胞がセントラル・クロマトリーシス様変化を呈していることがよく分かる．　A、Bともペラグラ脳症．KB 染色．

の立体的な配列を理解する必要がある．

延髄は椎骨動脈と脳底動脈から血管支配を受けており（**図 3-1-6**），その分枝に関連した梗塞にいくつかの症候群が知られている．**正中延髄症候群**（デジュリン Dejerine 症候群）は前脊髄動脈に由来する正中延髄枝の領域に生じるもので，正中線に沿って腹側から錐体，内側毛帯，舌下神経核などが障害される．下小脳脚，疑核を含む延髄外側部は後下小脳動脈，前下小脳動脈，椎骨動脈などから供給され，その領域の血管・循環障害を**外側延髄症候群**と総称される．

1．吻側被蓋

1）舌下神経周囲核

舌下神経核を取り囲む舌下神経前位（置）核（nucleus prepositus hypoglossi），介在核（nucleus intercalatus），ローラー核（nucleus of Roller）の3つの神経核を舌下神経周囲核（perihypoglossal nuclei）という．そのうち，前位（置）核が最も大きい神経核で，舌下神経核の吻側に位置する（**図 2-3-38**）．正中線を挟んで膨らみをもつ神経核としてみえるために舌下神経核と間違いやすい．前位核の神経細胞は舌下神経核の神経細胞に比べて小さいが，数は多い．前位核の外側には有髄線維束が少ない前庭神経内側核が位置し，その外側に前庭神経下核がある．介在核は舌下神経核と迷走神経背側核に挟まれた有髄線維の多い領域である．ローラー核は舌下神経核の腹側にある小さな神経核である（**図 2-3-38B**）．

前位核は重要な眼球運動核の前中枢で，前頭眼野，同側のカハール間質核（**図 2-3-4B** 参照），内側縦束吻側間質核などから入力を受けるとともに，すべての眼球運動核と前庭神経核，下オリーブ核などに投射している．前位核と前庭神経核は小脳病変，とくに小脳核と連動することが多く，**多系統萎縮症**（multiple system atrophy：MSA），**マシャド・ジョセフ病**（Machado-Joseph disease：MJD），**進行性核上性麻痺**（progressive supranuclear palsy：PSP）では神経核が萎縮し，神経細胞の脱落と線維性グリオーシスが認められる．

ローラー核は舌下神経核の腹側に接して位置する円形の小さな神経核である（**図 2-3-37B**）．周囲に比べて有髄線維が少ないが，神経細胞は比較的密に存在する．前庭神経核や前位核などの病変と連動して **MJD** では高度に脱落することがある．かつて，筋萎縮性側索硬化症（amyotrophic lateral sclerosis：ALS）において，舌下神経核の神経細胞は脱落してもローラー核は病変から逃れることが強調されていたが，両者はまったく異なるシステムに属する神経核である．介在核は病的変化の乏しい部位である．

みられる一方、単純萎縮（図1-1-2A）やリポフスチン貯留（図1-1-2B）を伴う色素性萎縮（図2-4-11A）などが混在しているからである。しかし、非常に狭い領域のなかに「さまざまな段階の変性像が共存」している組織はまさに変性の特徴であり、血管・循環障害ではありえない。細胞質にはブニナ小体やヒアリン小体（図1-1-11D）などが観察される。さらに病変が進行すると、神経核内の有髄線維の減少、ニューロピルの粗鬆化などがみられる。アストログリアは増加しているが、概して軽い。ALSにおいて舌下神経核は脳幹の運動神経核のなかでも最も強く侵される。病変は神経細胞脱落のみならず、神経核のボリュームが減少し、両側の神経核の間に広い窪地ができることもある（図2-3-39B）。

3）迷走神経背側核・孤束・疑核

■ 迷走神経背側核

舌下神経核の外側には介在核を挟んで、副交感神経節前線維を送る迷走神経背側核（nucleus dorsalis vagi）がある。この神経核はさらにその外側にある孤束核とともに有髄線維が非常に少ない灰白質である。しかし、他の神経核に比べて毛細血管が多く、ときに偶発的な出血をみることがある。紡錘形の小型細胞と大型の神経細胞からなるが、細胞密度はレベルによってかなり異なるため神経細胞脱落の評価には注意を要する。大型細胞は尾側に多い。

病変は神経細胞の膨化、封入体の出現、神経細胞の脱落、アストログリアの増殖などである。**パーキンソン病（Parkinson's disease：PD）、MSA、MJD、ALS**などで観察されるが（図2-3-40A）、神経細胞の脱落の程度はそれぞれの疾患の中心的な変性とは必ずしも相関しない。この神経核にみられるレヴィ小体は神経細胞体よりも神経突起内にあることが多い（図2-3-40B）。脳幹型レヴィ小体は**PD**の他に、青斑核ほどではないが健常老人脳でも観察される。**PSP**では神経細胞にタングルがみられるが、健常老人脳で発見することはほとんどない。

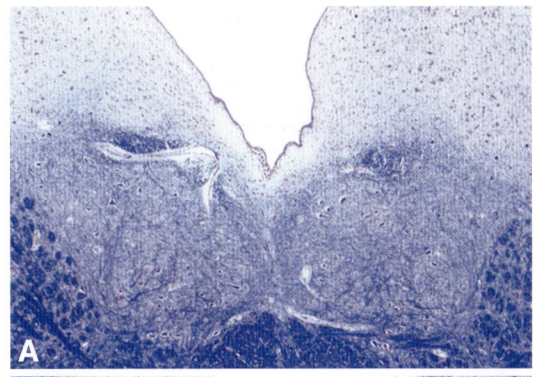

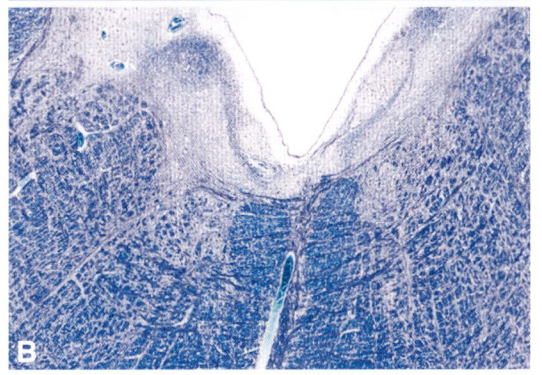

図2-3-39 舌下神経核　A：水平断では円形にみえるボリュームのある神経核．比較的豊かな有髄線維が敷き詰められている．舌下神経核の外側に有髄線維が豊富な介在核を挟んで迷走神経背側核がみえる．非神経疾患例．　B：舌下神経核のボリュームがなくなり、扁平になっている．有髄線維の消失も著しい．舌下神経核の直上にある楕円形の小さな神経核はnucleus paramedianus．筋萎縮性側索硬化症．　A、BともKB染色．

2）舌下神経核

舌下神経核（hypoglossal nucleus）は前位核の下端から始まり、第1頸髄上端に至る上下に長い神経核である。延髄中部では正中線を挟んで第四脳室に向かって盛り上がっているが（図2-3-39A）、延髄下端では中心管の腹側に埋没している。内部はさまざまな方向に走る有髄線維が豊富で、そのなかに前位核より大型の運動神経細胞が分布している。しかし、数は前位核に比べて少ない。

ALSではブニナ小体（Bunina bodies）などを除けば（図1-1-11A, B）、初期の段階では臨床診断がない限り病理学的には本症を疑えない場合さえある。神経細胞の変化は健常老人脳でも観察されるような変化、すなわち正常にみえる神経細胞が

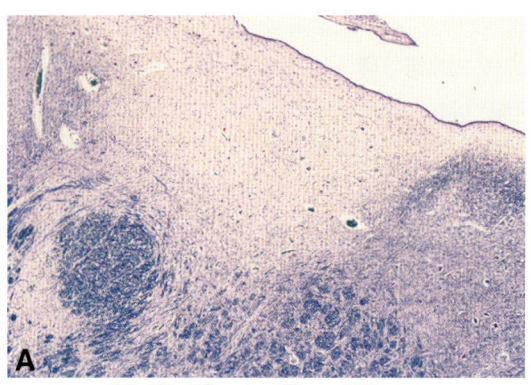

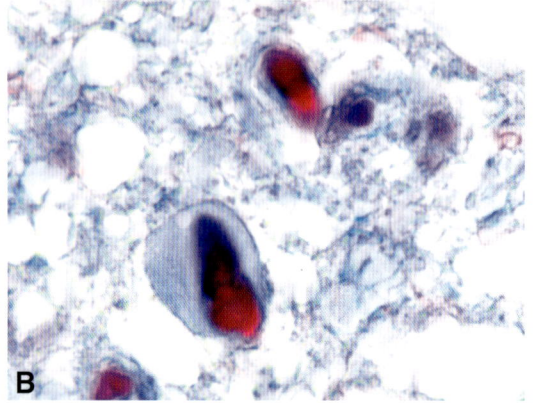

図 2-3-40　迷走神経背側核　A：介在核（ここではわずかにみえるのみ）の外側にある神経核．本例では神経細胞の脱落とアストログリアの増殖がある．また、孤束核がやや萎縮性で、アストログリアの増殖が軽度みられる．KB 染色．　B：迷走神経背側核では神経突起内にレヴィ小体がよく観察される．アザン染色．　A、B ともパーキンソン病．

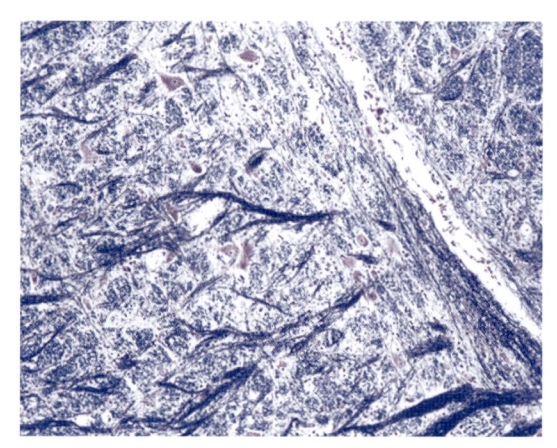

図 2-3-41　疑核　神経細胞はニッスル顆粒が粗い運動神経細胞の形態．水平断では細長い神経核であるが、レベルによって神経細胞の数は一定していないため、神経細胞脱落を判断するにはアストログリアの増殖や、臨床症状の有無などを参考にする．非神経疾患例．KB 染色．

■ 孤束と孤束核

孤束（solitary tract）は有髄線維の大きな束で、迷走、舌咽、顔面（中間）神経からの内臓求心線維で構成されている．孤束核（nucleus solitarius）は孤束を取り囲むとともに（図 2-3-40A）、その背側にある第四脳室底を占める大きな神経核である．有髄線維は非常に少ない．孤束を経由してきた味覚に関する神経線維は孤束核の吻側部に終わり、尾側部は主に迷走神経由来の内臓求心線維が終止する．出力線維は主に扁桃体（図 2-1-56）、橋・延髄の腹外側部の表面近くに位置する網様体腹外側浅在野（area reticularis superficialis ventrolateralis）の心臓血管系ニューロンに向かう．この領域はさらに胸髄側（柱）角（図 2-4-17 参照）に神経線維を送る（図 2-1-56）．上小脳脚の内側にある内側結合腕核の延長部であるケリカー・布施

（Kölliker-Fuse）核（Fulwiler と Saper 1984）とともに、呼吸機能に重要な役割を果たしていると考えられている．

孤束の変化は有髄線維の減少による萎縮と線維性グリオーシスで、**MJD** や **PSP** ではとくに顕著である（水谷 1985）．それに対して、**PD** や **MSA** では高度に萎縮している場合もあるが、概して程度は軽い．

■ 疑核

疑核（nucleus ambiguus）は三叉神経脊髄路と下オリーブ核のほぼ中間に位置し、大型の運動神経細胞からなる細長い細胞集団である（図 2-3-41）．その遠心線維は背側に向かい迷走神経背側核の遠心線維に加わる．Lapresle らは **MSA** や **ALS** に出現する声帯麻痺を疑核との関係で注目して神経細胞脱落を認めた（1979）．しかし、Bannister らの症例では、脱落はなかったという（1981）．その後も一定の結論は得られていない（Isozaki ら 2000；磯崎 2006）．

4）下オリーブ核

■ 解剖学

下オリーブ核（nucleus olivaris inferior）は小脳歯状核に似て細く帯状で蛇行しながら全体として

はアルファベットのCの形をした大きな神経核で、ほぼ延髄全長にわたって存在する。これを主核（principal nucleus）といい、その背側と腹側にある短い帯状の灰白質を背側および腹側副オリーブ核（dorsal and medial accessory olivary nucleus）という。

主核の内側に開いている部分を門といい、小脳に向かう出力線維は交差して反対側の下小脳脚に向かう。下オリーブ核小脳路は登上線維とも呼ばれ、小脳皮質分子層でプルキンエ細胞にシナプスする。しかし、主核と副核ではその出力線維が終止する場所が異なる。すなわち、主核の投射線維は小脳半球のほぼ全体に分布するが、虫部とそれに接する半球の一部（中間部）は副核から投射を受ける。下オリーブ核と小脳皮質の間には身体部位対応配列がみられる。一方、下オリーブ核はダルクシェヴィッツ核、カハール間質核、上丘など視覚に関連した神経核、中脳中心灰白質、赤核、それに大脳皮質などから入力を受ける。

主核と副核で組織像に違いはない。神経核内は有髄線維が非常に少なく、中型の神経細胞がほぼ一定の間隔で分布している。

■ 加齢性変化

加齢性変化であるリポフスチンが早期から蓄積するが、神経細胞数の減少に関しては定説がなく、不変という説（Moatamed 1966）と減少説（SandozとMeier-Ruge 1977）がある。また、中脳中心灰白質や前庭神経核と同様に明らかな神経細胞の脱落を伴わない線維性グリオーシスが高齢者にみられる。健常高齢者脳でタングルをみることは極めてまれであり、1枚の染色標本でタングルが発見されれば、**PSPやアルツハイマー病（Alzheimer disease：AD）**などが疑われる（図2-3-42A）。ただし、リポフスチンは嗜銀性をもつため、タングルと見間違えることがある。老人斑や脳幹型レヴィ小体も非常にまれである（図2-3-42B）。

■ 病理学

a）奇形・発達障害

下オリーブ核は小脳歯状核と発生学的に由来が同じために、両者の奇形がみられることがある（**歯状核下オリーブ核異形成 dentato-olivary**

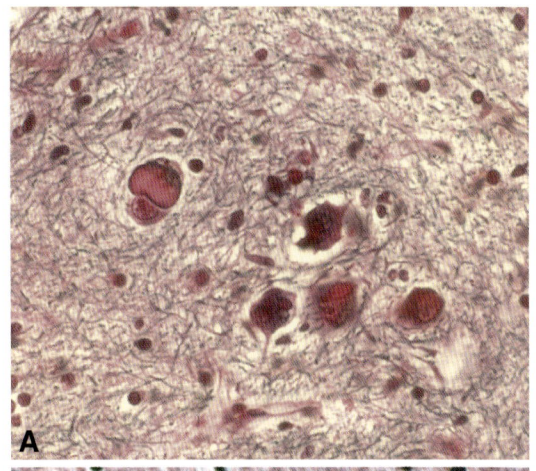

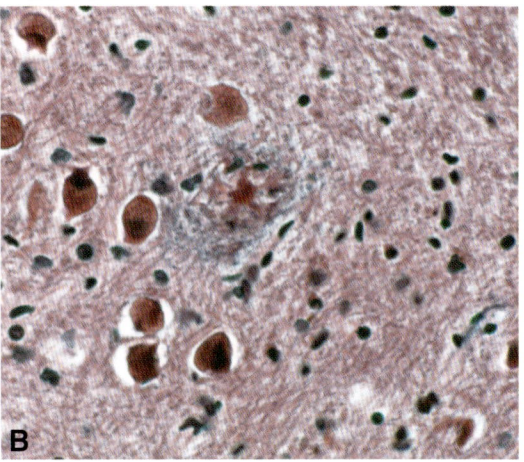

図2-3-42　下オリーブ核　A：健常例では下オリーブ核にタングルが出現することは極めてまれである．進行性核上性麻痺．Bodian染色．**B**：同様に定形老人斑が出現することもまれである．アルツハイマー型老年痴呆．methenamine-Bodian染色．

dysplasia）（Hoら 1984）。とくに**ツェルウェーガー（Zellweger）症候群**では神経核の蛇行が乏しく、神経細胞の位置異常を示す。これらの奇形は単独で出現することもあるが、他の部位にさまざまな奇形をもっている場合がある（Evrardら 1978）。

b）血管・循環障害

下オリーブ核だけが虚血性変化を示すことはまれで、神経核のミエリン（髄鞘）の淡明化を伴う神経細胞の断血性変化が小脳歯状核、中脳黒質、橋底部などといっしょにみられることが多い。

中脳赤核、小脳歯状核、下オリーブ核を結ぶギラン・モラレの三角（歯状核-下オリーブ核系、赤核-下オリーブ核系〔中心被蓋路〕、下オリーブ核

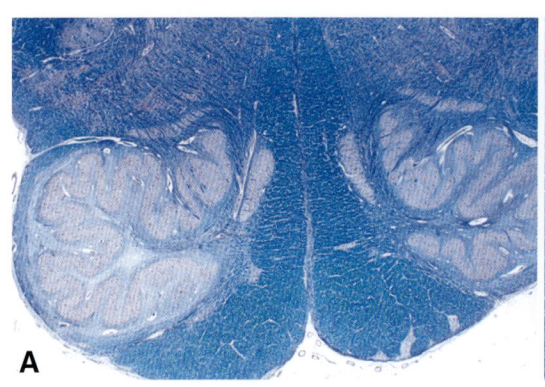

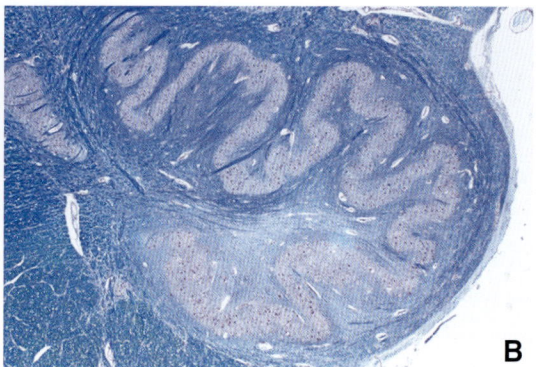

図 2-3-43　下オリーブ核肥大　下オリーブ核の両側全体、一側（**A**）あるいは一側の一部分だけ（**B**）が肥大する場合などがある（図 1-1-16、図 1-1-17 参照）．KB 染色．

小脳路）の一部が梗塞や出血などで切断されると下オリーブ核が肥大する（下オリーブ核肥大 olivary hypertrophy）ことがある（☞第 1 部 1 章；p17）．これは**軟口蓋ミオクローヌス（palatal myoclonus）**の責任病巣と考えられている（Koeppen ら 1980）．

小脳に病変がある場合には反対側の下オリーブ核に、赤核や中心被蓋路では同側に生じる。初期では下オリーブ核の神経細胞はリポフスチンが細胞質の周辺に押しやられ、細胞質が腫大している（図 1-1-16A）。さらに病変が進むと、腫大した細胞質に空胞が生じる（図 1-1-2D）。また、ボディアン（Bodian）染色などの鍍銀染色標本をみると、樹状突起が異常に太くなり、糸巻き状に突起が絡み合っている像がみられる（図 1-1-16C, D）。HE 染色では好酸性の顆粒状構造物としてみえる。免疫染色では、このような異常な樹状突起は MAP-2 に反応する（図 1-1-17B）。また、抗シナプトフィジン（synaptophysin）抗体では異常な樹状突起の周囲が陽性である（図 1-1-17C）。なお、Goto らは発症後 3 週間目から 9.5 ヵ月目までの症例を検討して、6 つのステージに分けている（1981）。一方、アストログリアも増殖するが、その形態はむしろ星状細胞腫を疑わせるほど大きく奇妙である（図 1-1-16B）。このような段階になると下オリーブ核の帯の幅が見かけ上太くなるために、神経核全体が異常に大きく見える。

下オリーブ核の肥大の原因について、神経細胞の細胞質や樹状突起が大きくなる（Lhermitte と Trelles 1933）、神経細胞の樹状突起が糸巻きのようになる（Jellinger 1973）、アストログリアが肥大する（Goto と Kaneko 1981）、などの説が挙げられている。肥大は一側の下オリーブ核全体に生じることもあるが、一側のある部分だけが限局性に肥大することも多い（図 2-3-43A, B）。陳旧化した病巣では、線維性グリオーシスが前景に立つ。

下オリーブ核肥大は梗塞例で最も多く遭遇するが、**スモン（subacute myelo-optico-neuropathy：SMON、亜急性脊髄視神経ニューロパチー）**（図 2-4-24 参照）（Shiraki 1979）ではしばしばみられる。また、**家族性 ALS** で後索が変性している症例に下オリーブ核肥大を伴うことが少なくない（図 2-3-44）。ときに **PSP**、まれに**クロイツフェルト・ヤコブ病（Creutzfeldt-Jakob disease：CJD）**や**ピック病**などに合併することがある。

c）中毒・代謝性疾患

中毒・代謝性疾患では、慢性アルコール中毒に伴う皮質性小脳萎縮症（図 2-2-12）の下オリーブ核は背側部の内側で神経細胞の脱落が著しい。同様の変化は原因不明の皮質性小脳萎縮症でも認められる。**ウェルニッケ脳症**（図 2-1-54、図 2-3-2）の病巣は乳頭体、第三脳室壁、中脳中心灰白質など髄液に接する領域にみられるが、まれに下オリーブ核が侵されることがある。

d）変性

MSA や **MJD** では、下オリーブ核の幅が狭くなり、周囲の白質や門が淡明化する。ときに、灰白質に接した白質内に軸索腫大が点在していること

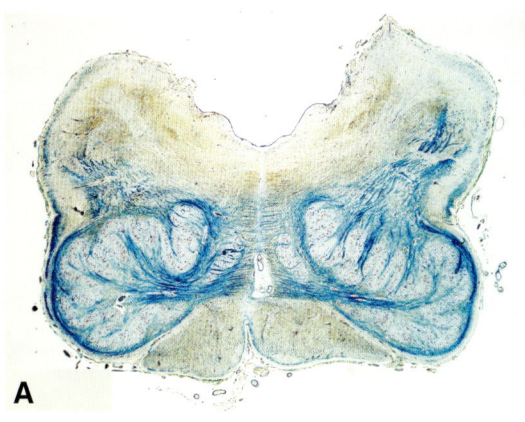

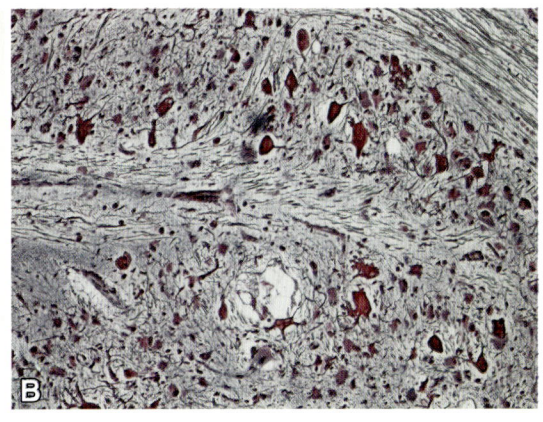

図 2-3-44 家族性筋萎縮性側索硬化症の下オリーブ核　**A**：下オリーブ核門と外側の周囲にはミエリンが染まっているが、その他の部位は全く染色されない．脊髄には後索の変性がある．KB染色．　**B**：Bodian染色でみる下オリーブ核は他の原因による肥大と変わるところはない．（**図 1-1-16** 参照）（望月葉子先生原図）

もある．神経細胞脱落はびまん性ではあるが、腹側部より背側部に強い傾向がみられ、小脳皮質病変と部位的対応がある．

2．尾側被蓋

1）副楔状束核

　第四脳室底は下方に向かって狭まり、延髄尾側では中心管となる．それに伴って、舌下神経核などの神経核は中心管を囲む位置に移動する．前庭神経群は延髄尾側では下核だけになるが、さらにその尾側になると副楔状束核（nucleus cuneatus accessorius、外側楔状束核 nucleus cuneatus lateralis、モナコフ Monakow 核ともいう）が現れる．この神経核は前庭神経下核よりもさらに有髄線維が豊富で、その間に集団をなした大型の神経細胞が点在している（**図 1-1-1B**）．それらは典型的な感覚神経細胞の形態を示し、丸みを帯びた細胞質に微細なニッスル顆粒が分散し、ときに細胞質周辺に位置することもある．そのため、セントラル・クロマトリーシスに似ている．副楔状束核は上肢からの固有感覚性入力を中継し、下小脳脚を経由して小脳に向かう（楔状束核小脳路）．**MJD** では神経細胞の脱落と神経線維の萎縮、線維性グリオーシスがみられるが（**図 2-3-45**）、**MSA** では病変から逃れる．

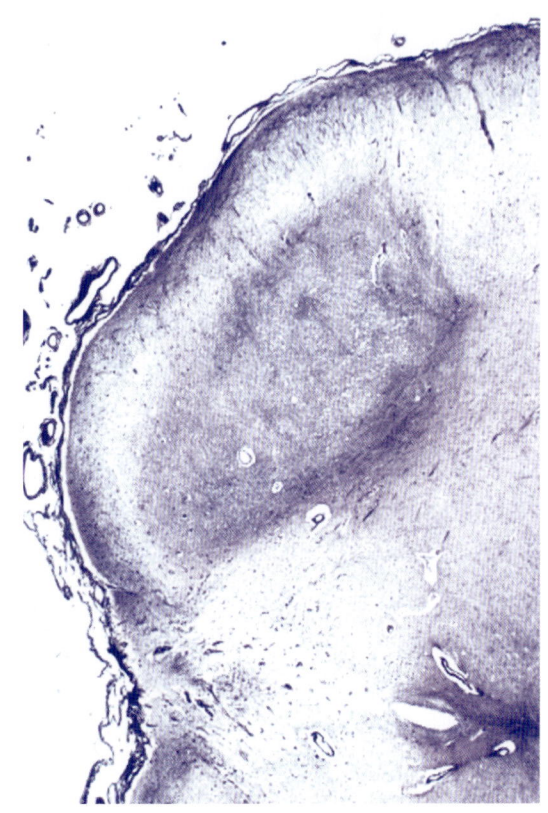

図 2-3-45 副楔状束核　神経細胞の脱落と線維性グリオーシス．孤発性の脊髄小脳萎縮症ではまれ．マシャド・ジョセフ病．Holzer 染色．

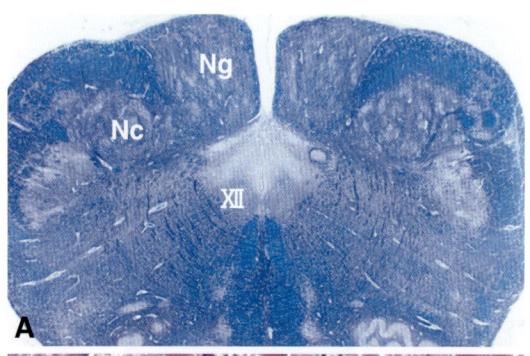

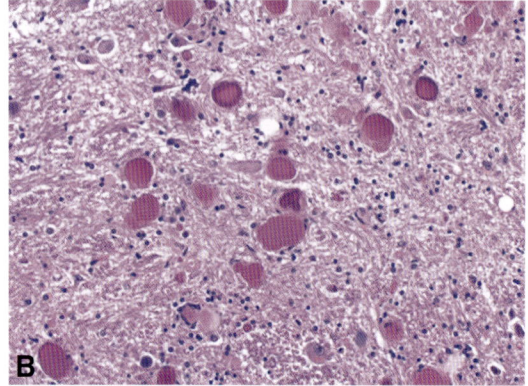

図 2-3-46　後索核　A：第一次感覚ニューロンが終わる後索核は正中線を挟んで両側に薄束核（Ng）、その外側に上肢からの楔状束核（Nc）がある．XII：舌下神経核（尾側）非神経疾患例．KB 染色．　B：薄束核では加齢とともにスフェロイドが増加していく．スフェロイドの内部は均一に好酸性を示すものから空胞が形成されているものなどがみられ、おそらくスフェロイドの変性過程を表していると考えられる．非神経疾患例．HE 染色．

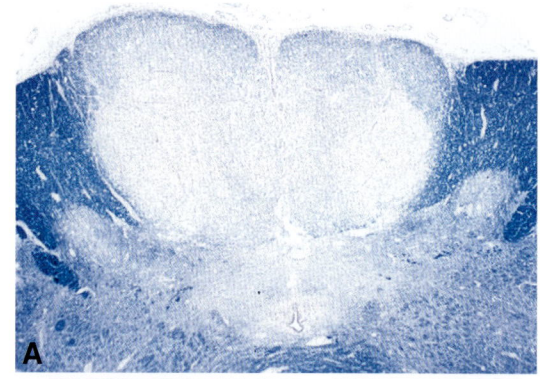

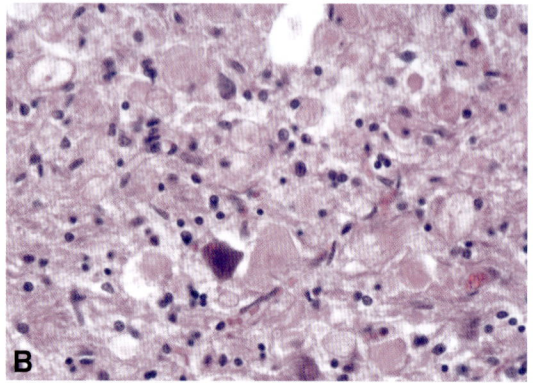

図 2-3-47　後索核肥大　A：薄束核が異様に大きくなり、ミエリンの淡明化が著明．肉眼でもある程度判断できる大きさ．図 2-3-46A と比較せよ．KB 染色．　B：薄束核を拡大してみると、さまざまな大きさのスフェロイドが隙間なく詰まっている．HE 染色．　A、B ともてんかん例．

2）後索核

　延髄の水平断面がほぼ円形になるレベルでは正中線を挟んで薄束核（nucleus gracilis）が位置し、その外側に楔状束核（nucleus cuneatus）がみえる（図 2-3-46A）．2 つの神経核をあわせて後索核（dorsal column nuclei）ともいう．下肢に由来する第一次感覚神経線維は脊髄の薄束（fasciculus gracilis、ゴル Goll 索）を形成して薄束核に入り、頸部神経根を通ってくる上肢の線維は楔状束（fasciculus cueatus、ブルダッハ Burdach 索）を経由して楔状束核に入力する．薄束核はその背側に後索の有髄線維が密集しているが、神経細胞も有髄線維のなかに埋没している．楔状束核では後索線維が背側に、神経細胞が腹側にほぼ分かれている．

　薄束核には HE 染色でエオシンに染まる円形のスフェロイド（類球体 spheroids）が点在している（図 2-3-46B）．内部は嗜銀性を示し、均質にみえるものや大小の空胞で満たされているものなどがあり、さまざまな変性・消失の過程を示していると考えられる．これは後索線維の軸索末端が膨らんだもの（☞第 1 部 1 章「4）軸索腫大」；p21）で、加齢とともに増加する．また、高齢者ではスフェロイドの周りにあたかもニューロノファギア（神経食作用 neuronophagia）のようにグリアが集まっている像を観察することがある．しかし、楔状束核ではスフェロイドは非常にまれである．また、薄束核の第二次感覚ニューロンが終止する視床後外側腹側核（ventral posterior lateral nucleus：VPL）には類球体はほとんど生じないが軸索内アミロイド小体（intra-axonal corpora amylacea）がみられる（図 2-1-80）．

　成人以降で、薄束核にまったくスフェロイドが発見できない場合は後索の変性によって有髄線維

が消失している可能性がある。反対に、乳幼児期にスフェロイドが出現することは異常である。**乳幼児神経軸索ジストロフィー（infantile neuroaxonal dystrophy）**では無数のスフェロイドが出現し、そのために薄束核が肥大することがある。なお、本症ではその他に脊髄後角、橋被蓋などにも出現する。その他、**ビタミンE欠乏症や抗けいれん剤**の副作用などでも無数のスフェロイドが出現し、薄束核が肥大する（**図 2-3-47A, B**）（Rosenblum ら 1981）。

後索核から起こる第二次感覚線維は内弓状線維をつくって反対側の内側毛帯（medial lemniscus）に入る。内側毛帯は上行して視床後外側腹側核、視床後核群（内側膝状体、視床後腹側核、視床外側核群に囲まれている）、内側膝状体、不確帯（zona incerta）などに終わる。**MJD**では脊髄後索の変性とともに内側毛帯が萎縮し線維性グリオーシスで置換されていることが多いが、MSAではみられない。

3．底部（錐体）

皮質脊髄路として延髄の錐体（pyramid）を形成する神経線維は大脳皮質から内包を通って大脳脚に下行する神経線維の5％程度である。その他はほとんど橋核に終止する。皮質脊髄路の大半は運動野（ブロードマン Brodmann 第4野）と運動前野（第6野）から起こるが、体性感覚野（第3野、1野、2野）や頭頂葉（第5野、7野）から薄束核、楔状束核など脳幹の感覚神経核に入力する神経線維が加わる。ヒトの錐体レベルでは、皮質脊髄路の神経線維数はおよそ100万本といわれており、ベッツ（Betz）の巨細胞に由来する神経線維は約3％にすぎない（Lasser 1940）。神経線維の直径分布をみるとその約90％は1〜4μmで、残る約3％が9〜22μmである（Lasser ら 1939）。このように錐体はほとんど非常に細い神経線維からできている。

延髄錐体では皮質脊髄路を構成する神経線維のうち、90％は交叉性の外側皮質脊髄路である。残る8％は非交叉性の前皮質脊髄路であるが、大部分は頸髄上部で交叉する。したがって、2％だけが非交叉性の外側皮質脊髄路である。

錐体の内側部は上肢、外側部は下肢を支配する神経線維が通り、ある程度、身体部位対応配列がある。錐体路は延髄尾部で左右交叉して脊髄側索を下行する外側皮質脊髄路と交叉せずに前索を下行する前皮質脊髄路に分かれるが、交叉の割合は個人差が非常に大きいといわれている。

錐体はほぼ左右対称の構造であるが、胎生期に運動野や感覚野が障害されると、それと同側の錐体の低形成と反対側の過形成をみることがある。神経線維の計測によると、過形成側の錐体路は線維径の増大よりも線維数の増加が認められるという（Scales と Collins 1972）。

二次変性は一次病巣に近い場所ほど強烈であることは錐体においても同様である。その組織像は残存している神経線維の方向が一定していて乱れがなく、マクロファージは神経線維の間に挟まるように分布するとともに、血管周囲に集まっている。とくにマクロファージの動員が最も活発な時期では錐体が膨らんでいる（☞第1部1章「1）ワーラー変性」；p19、**図 1-1-21**）。アストログリアは既存の神経線維の方向に沿って突起を伸ばしているため、錐体の断面では増殖が分かりにくく、それを証明するためには錐体を神経線維の方向に切って標本をつくるとよい。

ALSの錐体は脊髄と同様に凍結切片によるズダンⅢ染色、オイル・レッドO染色、あるいはCD68による免疫染色をしてみるとよい。しかし、梗塞などの二次変性に比べて非常に軽く、組織内に数個のマクロファージが散在する程度のことも少なくない。変性が進行している場合では、太い神経線維から減少し始める。さらに末期になると細い神経線維も減少する。このような病初期にみられる選択性はあらゆる太さの神経線維が減少する二次変性とは異なり、原因不明の変性に多くみられる。

MSAでは小径線維から減少する傾向があり、ALSとは逆である。しかし、長期例ではどちらの疾患もすべての神経線維が減少する。

CJDや**ズダン好性白質ジストロフィー（sudanophilic leukodystrophy：SLD）**などで高度の海綿状態が限局性に観察されることがある。病巣は錐体中央部にみられることが多く、内部は大小さ

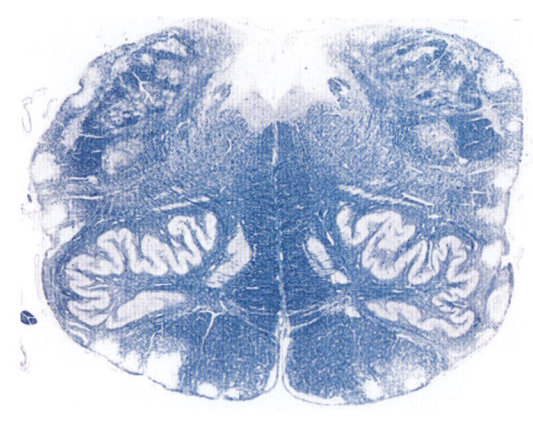

図2-3-48 全身性エリテマトーデス 延髄の水平断. 髄液に接する白質に大小さまざまな海綿状病巣が散在している. 病巣は完全に髄液に接する部位にまで広がっているわけではなく, わずかに白質成分が介在している. KB染色. (図2-4-26, 図2-3-16A 参照)

まざまな孔からなる. そのなかに軸索やマクロファージが埋まっていることもあるが, 空のことも多い. 一方, **SLE** では脊髄から中脳まで髄液に接する部位に限局性の海綿状態が分布することがある (図2-3-48).

参考文献

Adams RD, Victor M, Mancall EL : Central pontine myelinolysis : a hitherto undescribed disease occurring in alcoholic and malnourished patients. Arch Neurol Psychiat 1959 ; 81 : 154-172.

Anders KH, Becker PS, Holden JK, et al. : Multifocal necrotizing leukoencephalopathy with pontine predilection in immunosuppressed patients : a clinicopathologic review of 16 cases. Hum Pathol 1993 ; 24 : 897-904.

Arai N, Mizutani T, Morimatsu Y : Foamy spheroid bodies in the globus pallidus and the substantia nigra pars reticulata : an investigation on regional distribution in 56 cases without neurodegenerative diseases. Virchows Archiv A 1993 ; 422 : 307-311.

Aston-Jones G, Cohen JD : An integrative theory of locus coeruleus-norepinephrine function : adaptive gain and optimal performance. Annu Rev Neurosci 2005 ; 28 : 403-450.

Bannister R, Gibson W, Michaels L, et al. : Laryngeal abductor paralysis in multiple system atrophy. A report on three necropsied cases, with observations on the laryngeal muscles and the nuclei ambigui. Brain 1981 ; 104 : 351-368.

Braak H, Del Tredici K, Rub U, et al. : Staging of brain pathology related to sporadic Parkinson's disease. Neurobiol Aging 2003 ; 24 : 197-211.

Brodal A : Neurological Anatomy in Relation to Clinical Medicine, 3rd ed. Oxford University Press (New York), 1981.

Bystrzycka EK : Afferent projections to the dorsal and ventral respiratory nuclei in the medulla oblongata of the cat studied by the horseradish peroxidase technique. Brain Res 1980 ; 185 : 59-66.

Dale GE, Probst A, Martin J, et al. : Relationship between Lewy bodies and pale bodies in Parkinson's disease. Acta Neuropathol 1992 ; 83 : 525-529.

Damier P, Hirsch EC, Agid Y, et al. : The substantia nigra of the human brain. II. Patterns of loss of dopamine-containing neurons in Parkinson's disease. Brain 1999 ; 122 : 1437-1448.

Evrard P, Caviness VS Jr, Prats-Vinas J, et al. : The mechanism of arrest of neuronal migration in the Zellweger malformation : an hypothesis based upon cytoarchitectonic analysis. Acta Neuropathol 1978 ; 41 : 109-117.

Fearnley JM, Lees AJ : Aging and Parkinson's disease : substantia-nigra regional selectivity. Brain 1991 ; 114 : 2283-2301.

Fisher CM : Cerebral military aneurysms in hypertension. Am J Pathol 1972 ; 66 : 313-330.

Fulwiler CE, Saper CB : Subnuclear organization of the efferent connections of the parabrachial nucleus in the rat. Brain Res 1984 ; 319 : 229-259.

Gibb WR, Scott T, Lees AJ : Neuronal inclusions of Parkinson's disease. Mov Disord 1991 ; 6 : 2-11.

Gocht A, Löhler J : Changes in glial cell markers in recent and old demyelinated lesions in central pontine myelinolysis. Acta Neuropathol 1990 ; 80 : 46-58.

Goldberg MS, Lansbury PT Jr : Is there a cause-and-effect relationship between α-synuclein fibrillization and Parkinson's disease? Nat Cell Biol 2000 ; 2 : E115-119.

Goto N, Kaneko M : Olivary enlargement : chronological and morphometric analyses. Acta Neuropathol 1981 ; 54 : 275-282.

Hassler R : Zur Pathologie der Paralysis agitans und des postenzephalitischen Parkinsonismus. J Psychol Neurol 1938 ; 48 : 387-476.

Ho KL, Chang CH, Yang SS, et al. : Neuropathologic findings in thanatophoric dysplasia. Acta Neuropathol 1984 ; 63 : 218-228.

Hudson AJ : Amyotrophic lateral sclerosis and its association with dementia, parkinsonism, and other neurological disorders : a review. Brain 1981 ; 104 : 217-247.

Huerta M, Harting JK : Connectional organization of the superior colliculus. Trends Neurosci 1984 ; 7 : 286-289.

磯崎英治 : 多系統萎縮症における上気道閉塞. 神経進歩 2006 ; 50 : 409-419.

Isozaki E, Matsubara S, Hayashida T, et al. : Morphometric study of nucleus ambiguus in multiple system atrophy presenting with vocal cord abductor paralysis. Clin Neuropathol 2000 ; 19 : 213-220.

Janota I : Widespread intranuclear neuronal corpuscles (Marinesco bodies) associated with a familial spinal degeneration with cranial and peripheral nerve involvement. Neuropathol Appl Neurobiol 1979 ; 5 : 311-317.

Jellinger K, Danielczyk W, Gabriel E : Clinicopathological analysis of dementia disorders in the elderly. J Neuropathol Exp Neurol 1989 ; 48 : 379.

Jellinger K : Hypertrophy of the inferior olives. Report on 29 cases. Z Neurol 1973 ; 205 : 153-174.

Jones BE, Friedmen L : Atlas of catecholamine perikarya varicosities and pathways in the brainstem of the cat. J Comp Neurol 1983 ; 215 : 382-396.

Kato S, Nakamura H : Cytoplasmic argyrophilic inclusions in neurons of pontine nuclei in patients with olivopontocerebellar atrophy : immunohistochemical and ultrastructural studies. Acta Neuropathol 1990 ; 79 : 584-594.

Katsuse O, Iseki E, Marui W, et al. : Developmental stages of cortical Lewy bodies and their relation to axonal transport blockage in brains of patients with dementia with Lewy bodies. J Neurol Sci 2003 ; 211 : 29-35.

Kleinschmidt-DeMasters BK, Norenberg MD : Neuropathologic observations in electrolyte-induced myelinolysis in the rat. J Neuropathol Exp Neurol 1982 ; 41 : 67-80.

Koeppen AH, Barron KD, Dentinger MP : Olivary hypertrophy : histochemical demonstration of hydrolytic enzymes. Neurology 1980 ; 30 : 471-480.

Lapresle J, Annabi A : Olivopontocerebellar atrophy with velopharyngolaryngeal paralysis : a contribution to the somatotopy of the nucleus ambiguus. J Neuropathol Exp Neurol 1979 ; 38 : 401-406.

Lasser AM : The human pyramidal tract. II. A numerical investigation of the Betz cells of the motor area. Arch Neurol Psychiatry 1940 ; 44 : 718-724.

Lasser AM, Rasmussen GL : The human pyramidal tract : a fiber and numerical analysis. Arch Neurol Psychiatry 1939 ; 42 : 872-876.

Leigh D : Subacute necrotizing encephalomyelopathy in an infant. J Neurol Neurosurg Psychiatry 1951 ; 14 : 216-221.

Lhermitte J, Trelles JO : L'hypertrophie des olives bulbaires dans la soi-disant pseudo-hypertrophie de l'olive bulbaire. Rev Neurol 1933 ; T1 : 495-498.

McKee AC, Winkelman MD, Banker BQ : Central pontine myelinolysis in severely burned patients : relationship to serum hyperosmolality. Neurology 1988 ; 38 : 1211-1217.

Messert B, Orrison WW, Hawkins MJ, et al : Central pontine myelinolysis : considerations on etiology, diagnosis, and treatment. Neurology 1979 ; 29 : 147-160.

Mizutani T, Satoh J, Morimatsu Y : Neuropathological background of oculomotor disturbances in olivopontocerebellar atrophy with special reference to slow saccade. Clin Neuropathol 1988 ; 7 : 53-61.

水谷俊雄, 佐藤順一, 森松義雄：進行性核上麻痺に於ける眼球運動関連核に関する臨床病理学的検討. 臨床神経 1985 ; 25 : 355-363.

水谷俊雄：脊髄小脳変性症の中枢神経病変―OPCA, SDS, MSAの自律神経系病変を中心にして. 脳神経 1985 ; 37 : 675-685.

水谷俊雄, 小田雅也, 森松義雄 他：脊髄小脳変性症に於ける眼球運動関連核の臨床病理学的研究. 臨床神経 1983 ; 23 : 1004-1012.

Mizutani T : Neuropathology of Creutzfeldt-Jakob disease in Japan. With special reference to the panencephalopathic type. Acta Pathol Jpn 1981 ; 31 : 903-922.

Moatamed F : Cell frequencies in the human olivary nuclear complex. J Comp Neurol 1966 ; 128 : 109-116.

Moore P, Calabrese LH : Neurologic manifestations of systemic vasculitides. Semin Neurol 1994 ; 14 : 300-306.

Mufson EJ, Mash DC, Hersh LB : Neurofibrillary tangles in cholinergic pedunculopontine neurons in Alzheimer's disease. Ann Neurol 1988 ; 24 : 623-629.

Nakano I, Iwatsubo T, Hashizume Y, Mizutani T : Bunina bodies in neurons of the medullary reticular formation in amyotrophic lateral sclerosis. Acta Neuropathol 1993 ; 85 : 471-474.

Nauta WJ : Hippocampal projections and related neural pathways to the midbrain in the cat. Brain 1958 ; 81 : 319-340.

Nieuwenhuys R ら（水野 昇, 岩堀修明, 中村泰尚 訳）：『図説中枢神経系』第2版, 医学書院（東京）, 1991.

Norenberg MD, Leslie KO, Robertson AS : Association between rise in serum sodium and central pontine myelinolysis. Ann Neurol 1982 ; 11 : 128-135.

小田雅也, 吉村 剛, 奥村厚史：視床を中心とした変性病変. 神経進歩 1973 ; 17 : 238-255.

Olszewski J, Baxter D : Cytoarchitecture of the human brain stem, 2nd ed. Karger（Basel/London）, 1982.

大野大二, 水谷俊雄, 嶋田裕之 他：黒質の色素神経細胞と非色素神経細胞比率―正常加齢と錐体外路系疾患における検討. 日老医誌 1991 ; 28 : 351-357.

小柳新策, 田中政春, 内藤明彦 他：変形型ミオクローヌスてんかんの8剖検例―とくに淡蒼球―視床下核系の変性の合併について. 神経進歩 1976 ; 20 : 410-424.

Papp MI, Lantos PL : Accumulation of tubular structures in oligodendroglial and neuronal cells as the basic alteration in multiple system atrophy. J Neurol Sci 1992 ; 107 : 172-182.

Peeters A, Van de Wyngaert F, Van Lierde M, et al. : Wernicke's encephalopathy and central pontine myelinolysis induced by hyperemesis gravidarum. Acta Neurol Belg 1993 ; 93 : 276-282.

Perry R, Irving D, Tomlinson BE : Lewy body prevalence in the aging brain : relationship to neuropsychiatric disorders, Alzheimer-type pathology and catecholaminergic nuclei. J Neurol Sci 1990 ; 100 : 223-233.

Révész T, Geddes JF : Symmetrical columnar necrosis of the basal ganglia and brain stem in an adult following cardiac arrest. Clin Neuropathol 1988 ; 7 : 294-298.

Riggs JE, Schochet SS Jr : Osmotic stress, osmotic myelinolysis, and oligodendrocyte topography. Arch Pathol Lab Med 1989 ; 113 : 1386-1388.

Riley DE, Lang AE, Lewis A, et al. : Cortical-basal ganglionic degeneration. Neurology 1990 ; 40 : 1203-1212.

Rosenblum JL, Keating JP, Prensky AL, et al. : A progressive neurologic syndrome in children with chronic liver disease. New Engl J Med 1981 ; 304 : 503-508.

Rockel AJ, Jones EG : The neuronal organization of the inferior colliculus of the adult cat. J Comp Neurol 1973 ; 147 : 11-60.

Sandoz P, Meier-Ruge W : Age related loss of nerve cells from the human inferior olive and unchanged volume of its grey matter. IRCS Med Sci Anat Hum Biol Nerv Syst Pathol 1977 ; 5 : 376.

佐藤順一, 水谷俊雄, 森松義雄：脳幹の形態計測学的試み―橋上部での計測法の開発と応用. 脳神経 1987 ; 39 : 163-168.

佐藤順一：点頭てんかんの神経病理学的研究. 脳と発達 1985 ; 17 : 330-340.

Scales DA, Collins GH : Cerebral degeneration with hypertrophy of the contralateral pyramid. Arch Neurol 1972 ; 26 : 186-190.

Scheibel ME, Scheibel AB : Structural substrates for integrative patterns in the brainstem reticular core. In : Reticular formation of the brain（Henry Ford Hosp. Symposium）. Jasper HH, Proctor LD, et al.（eds）, Little Brown（Boston）, 1958, pp 31-55.

Shiraki H : Neuropathological aspects of the etiopathogenesis of subacute myelo-optico neuropathy（SMON）. In : Handbook of Clinical Neurology, Vol 37. Vinken BJ, Bruyn GW（eds）, North-Holland（Amsterdam）, 1979, pp141-198.

Sinnamon HM : Preoptic and hypothalamic neurons and initiation of locomotion in the anesthetized rat. Prog Neurobiol 1993 ; 41 : 323-344.

Takakusaki K, Saitoh K, Harada H, et al. : Role of basal ganglia-brainstem pathways in the control of motor behaviors. Neurosci Res 2004 ; 50 : 137-151.

Takeuchi Y, Uemura M, Matsuda K, et al. : Parabrachial nucleus neurons projecting to the lower brain stem and the spinal cord. A study in the cat by the Fink-Heimer and the horseradish peroxidase methods. Exp Neurol 1980 ; 70 : 403-413.

Torack RM, Morris JC：Mesolimbocortical dementia. A clinicopathologic case study of a putative disorder. Arch Neurol 1986 ; 43 : 1074-1078.

van Bogaert L, Martin L：Optic and cochleovestibular degeneration in the hereditary ataxias. I. Clinicopathological and genetic aspects. Brain 1974 ; 97 : 15-40.

Victor M, Adams RD, Collins GH：The Wernicke-Korsakoff syndrome and related neurologic disorders due to alcoholism and malnutrition, 2nd ed. FA Davis company (Philadelphia), 1989.

Wijdicks EF, Blue PR, Steers JL, et al.：Central pontine myelinolysis with stupor alone after orthotopic liver transplantation. Liver Transpl Surg 1996 ; 2 : 14-16.

Woollam DHM, Millen JW：Anatomical considerations in the pathology of stenosis of the cerebral aqueduct. Brain 1953 ; 76 : 104-112.

Yuen P, Baxter DW：The morphology of Marinesco bodies (paranucleolar corpuscles) in the melanin-pigmented nuclei of the brain-stem. J Neurol Neurosurg Psychiatry 1963 ; 26 : 178-183.

Zweig RM, Jankel WR, Hedreen JC, et al.：The pedunculopontine nucleus in Parkinson's disease. Ann Neurol 1989 ; 26 : 41-46.

4章 脊髄

■■■ I. 解剖学 ■■■

　脊髄は大脳とは異なり灰白質が内側にあり白質が外側にある。脊髄疾患は基本的には大脳病変と同じであるが、特異的な中毒性・代謝性疾患や免疫性疾患が脊髄に集中する傾向がある（長嶋 1993）。

　脊髄は中枢神経系のなかで臨床症状との対応がしやすい場所である。それゆえに各分節の同定は正確でありたい。

　脊髄の染色標本は水平断が圧倒的に多いが、神経線維の走行に沿って縦方向に標本をつくることによって、水平断では伺い知ることができない側面をみることができる。

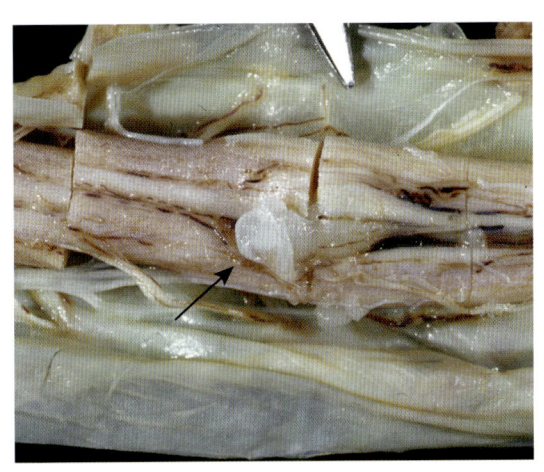

図 2-4-1　クモ膜斑　やや硬く、半透明な白い板状の構造（矢印）.

1．外側からみた脊髄

　脊髄（spinal cord）は身長のおよそ 1/4 の長さに相当する（佐々木ら 1994）細長い円柱構造である。脊髄は脊椎管のなかで遊離しているが、脊椎管に固定する装置がある。その1つが脊髄の側面にある歯状靱帯（denticulate ligament）で（図2-4-26B）、硬膜に付着している。一方、脊髄末端にある結合織性の終糸（film terminale）は脊椎骨につながることで脊髄が固定されている。

　硬膜を切開すると透明なクモ膜に覆われた脊髄がみえる。ときにクモ膜斑（arachnoidal plaques、fibrocalcific plaques）と呼ばれる石灰が沈着した白い斑点状の硬い構造がみえることがある。大きくても親指程度のもので、病的意義はない（図2-4-1）。

　脊髄前面には縦溝の前正中裂（anterior median fissure）があり、前脊髄動脈（anterior spinal artery）はこの溝に沿って走っている。前正中裂の両側には末梢運動神経である前根（anterior roots）が斜め下方に向かって延びている（図2-4-2A）。後面には後正中溝（posterior median sulcus）という浅い溝がある。その両側には末梢感覚神経である後根（posterior roots）が斜め下方に向かって走っている（図2-4-2B）。前根に比べて後根は太い。膀胱括約筋を支配するオヌフロヴィツ（Onufrowicz）核は第2仙髄から出る（図2-4-2C）。

2．脊髄の内部

1）断面の形状

　脊髄の太さや断面の形は頸髄（cervical cord）、胸髄（thoracic cord）、腰髄（lumbar cord）、仙髄（sacral cord）の各レベルでそれぞれ異なる（図2-4-3）。頸髄はやや角張った楕円形で、前後に狭く左右に広い。胸髄は円形に近く、左右、前後の幅

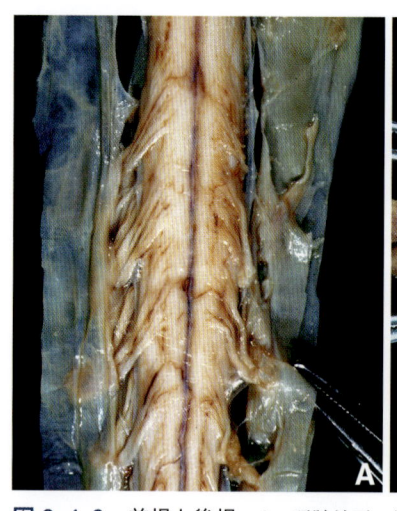

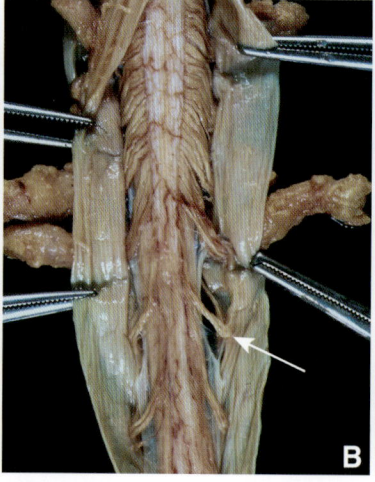

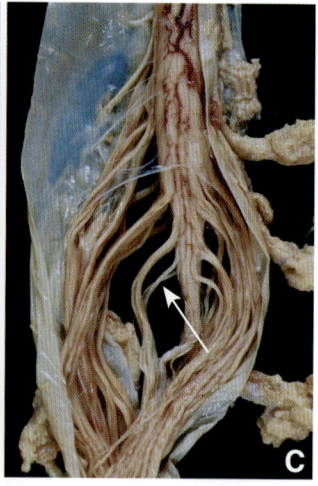

図 2-4-2　前根と後根　A：頸髄前面．前根は後根より太い．　B：第 2 胸髄の後根（矢印）．　C：馬尾近くの神経根を分けていくと，非常に細い神経根がみつかる．これが第 2 仙髄前根（矢印）．

が接近し，灰白質の占める割合は脊髄のなかで最も小さい．腰髄は四角形に近い形で，再び灰白質が大きくなる．仙髄の断面は脊髄のなかで最も小さいが，灰白質の占める面積は大きい．

断面の形や大きさは支配する筋肉量や運動の精緻さにおおよそ比例し，手指を含む上肢筋を支配する頸髄の灰白質が最大である．第 5～8 頸髄と第 2～4 腰髄はそれぞれ頸髄膨大部（cervical enlargement）、腰髄膨大部（lumbar enlargement）という紡錘状の膨らみがある．

脊髄の断面は中心管を通る正中線に対して左右対称になっていることはまれで，左右どちらか一方がやや大きい．

2）灰白質

灰白質（gray matter）は腹側から背側に向かって前角，側角，後角に区分する（図 2-4-4）．また，レクセッド（Rexed）は細胞構築から灰白質を 9 つの区域に分けている（1954）．しかし，樹状突起は隣接する区域にまで広がっており，細胞学的区分と線維連絡からみた領域は一致しないことが多い．

■ 前角

前角（anterior horn）は豊富な有髄線維のなかに大型と小型の神経細胞（anterior horn cells）が分布している．レクセッドの分類ではⅦ～Ⅸ層の 3 つに分けられている．この細胞は典型的な運動神経細胞の形態を示し，粗いニッスル（Nissl）顆粒が細胞質にみえる．また，他の運動神経細胞と同じように加齢に伴ってリポフスチン（lipofuscin）が蓄積する．加齢に伴うスフェロイド（軸索腫大）は腰髄では多いが，頸髄では少ない．したがって，頸髄でこれが多く認められる場合は病的の可能性がある．

前角細胞は前角内で均一に分散しているのではなくて，数個のグループをつくっており（主にレクセッドのⅨ），頸髄と腰髄の膨大部ではとくに明瞭である．内側群は主に体幹骨格に付着する筋肉を支配し，面積的には外側群より狭い．外側群はさらにいくつかのグループに分かれ，遠位の筋肉ほど外側の細胞群に支配されている．運動神経細胞群を取り囲む領域は内側・外側前庭脊髄路，網様体脊髄路，視蓋脊髄路，間質核脊髄路などが終止する場所で，前角の腹側部に位置する．しかし，その大きさや形は脊髄レベルによって異なり，頸髄膨大部では運動神経細胞内側群と重なり合う小さい領域であるが，胸髄では前索のほとんどの部分を占めている．なお，横隔神経（phrenic nerve）は第 3～5 頸髄前角の内外側核群に挟まれた領域から起こる．

認できる。

中間外側核（intermediolateral nucleus）あるいは外側柱（側角 lateral column, lateral horn）は第1胸髄から第3腰髄に分布する交感神経の節前神経細胞である。中間外側核はレベルにより内臓の分布領域が異なる。心臓、肺へは第1〜5胸髄から発し、これらに対応する副交感神経系は延髄の迷走神経背側核である。また、虹彩、顎下腺、耳下腺などへ行く線維は第1〜3胸髄に由来し、第5胸髄以下は消化管、生殖器、膀胱を支配する。仙髄には側角はないが、第2〜4仙髄の後角と前角の境目にある外側部がそれに相当する。なお、交感神経幹は脊椎骨の外側にある。

背側核はクラーク柱という名称でよく知られている神経核で、胸髄核（nucleus thoracicus）ともいう。後角基部の内側にある有髄線維が多い楕円形の神経核で、第8頸髄から第2腰髄まで分布するが、とくに第10〜12胸髄で発達している。延髄の副楔状束核と相同である。後脊髄小脳路（posterior spinocerebellar tract）はこの神経核や付近の後角内の神経細胞から起こり、同側の後側索（posterior lateral tract）を上行する。クラーク柱の神経細胞は形態学的には感覚神経細胞で、細かいニッスル小体が分布しているためセントラル・クロマトリーシス（中心性染色質溶解 central chromatolysis）と見まちがえやすい。また、リポフスチン貯留も多く、加齢性変化としてスフェロイドが出現する。

中間内側核（intermediomedial nucleus）は上述の神経核とは異なり、脊髄のほぼ全長に分布している。中心管のすぐ外側にある。内臓求心性線維を受け、内臓運動神経へ情報を伝達する。

■ 後角

後角（posterior horn）は脊髄の背側部にある角のような形をした灰白質で、レクセッドの分類では4つの層（Ⅰ〜Ⅳ）からなる。後角の最背側はリッサウエル（Lissauer）帯（背外束）によって脊髄表面と隔てられている。リッサウエル帯は内側部に入る細い有髄・無髄後根線維、異なるレベルの膠様質を連絡する固有線維からなっている。後根線維は後角の内側縁に沿って灰白質に入り、直ちに後索を上行する線維の他に、中間（質）帯

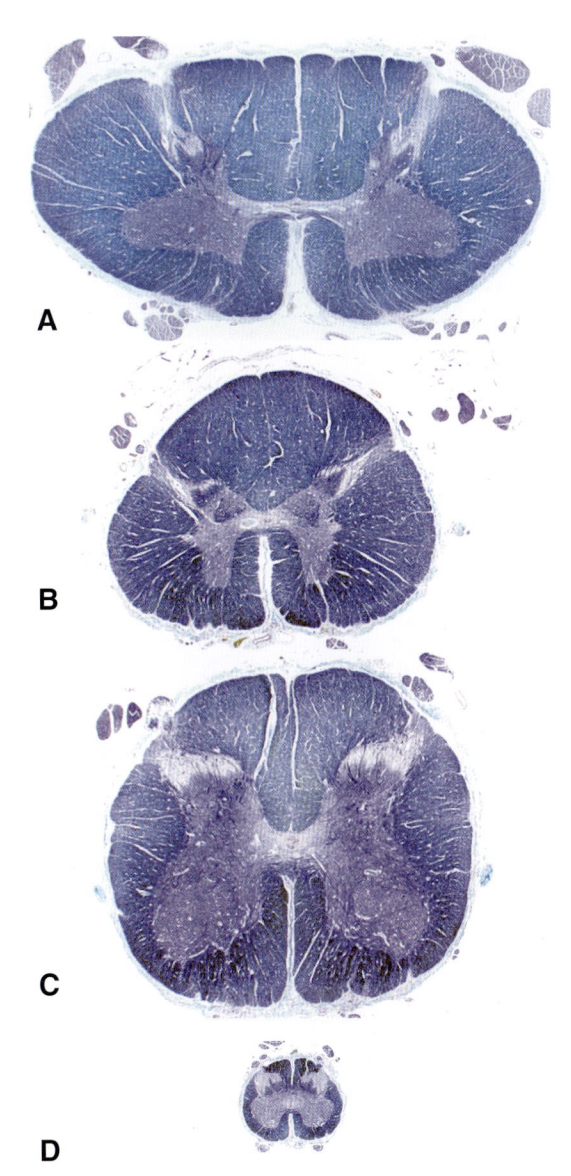

図 2-4-3 脊髄断面の形状　A：頸髄膨大部．　B：上部胸髄．　C：腰髄膨大部．　D：仙髄．A〜Dいずれも非神経疾患例．倍率は一定していないが、脊髄の各分節全体の形、各分節における灰白質の形、灰白質と白質の比率などに注目．非神経疾患例．KB染色．

■ 中間帯（質）

中間帯（質）（intermediate zone, substantia intermedia）は前角と後角に挟まれた広大な領域でレクセッドのⅦ層に相当する。その形は脊髄レベルによって異なる。中間帯はほとんど介在性の神経細胞からなり、比較的均一な形をしているが、クラーク柱（Clarke's column、背側核）、外側核、内側核は明瞭な細胞柱を構成し、容易に確

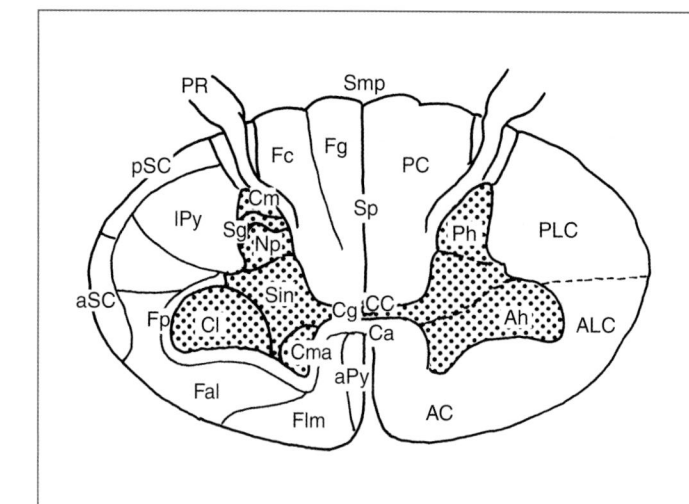

図 2-4-4　脊髄の内部　AC:前索、ALC:前側索、Ah:前角、aPy:前皮質脊髄路、aSC:前脊髄小脳路、Ca:白交連、CC:中心管、Cg:灰白交連、Cl:運動神経細胞外側群、Cm:辺縁細胞、Cma:運動神経細胞内側群、Fal:前外束（脊髄網様体路、脊髄視蓋路、脊髄視床路、脊髄オリーブ路、脊髄中心灰白質路）、Fc:楔状束、Fg:薄束、Flm:内側縦束（内側前庭脊髄路、外側前庭脊髄路、網様体脊髄路、視蓋脊髄路、間質脊髄路）、Fp:固有束、lPy:外側皮質脊髄路、Np:後角固有核、PC:後索、Ph:後角、PLC:（後）側索、PR:後根、pSC:後脊髄小脳路、Sg:膠様質、Sin:中間質、Smp:後正中溝、Sp:後正中中隔。

（レクセッドのⅤとⅥ層）や後角の神経細胞にシナプスする線維などがある。次いでそれらの細胞は同側の前角細胞にシナプスするもの、同側の脊髄網様体路に入る線維、反対側の脊髄視床路に入る線維などを出す。

3）白質

　左右の後角と灰白交連（commissura grisea）に囲まれた白質を後索（posterior column）と呼び、感覚系の上行路が通る。正中部には線状の後正中中隔（septum medianum posterius）があり、後索を左右に分けている。上部胸髄から頸髄では、一側の後索はさらに後正中中隔に接した薄束（fasciculus gracilis、ゴル Goll 束）と後角側の楔状束（fasciculus cuneatus、ブルダッハ Burdach 束）に区別される（図 2-4-4）。これらの上行路線維は第一次感覚ニューロンで、その細胞体は髄外の後根神経節（posterior root ganglia）にある。薄束は下肢に由来する感覚上行路で、延髄下部にある薄束核（nucleus gracilis）に終わり、楔状束は上肢の感覚上行路で、楔状束核（nucleus cuneatus）に至る（図 2-3-46）。

　灰白質に接する狭い領域は上下の脊髄レベル間をつなぐ固有束（fasciculi proprii）である（図 2-4-4）。また、灰白交連の腹側には左右の白質をつなぐ白交連（commissura alba）がある。

　側索（lateral column）は後角の外側にある白質、前索（fasciculus anterior）は前角を囲む白質であるが、その境は後索を除いて人為的である。側索の大部分は錐体路で外側皮質脊髄路（lateral corticospinal tract）が通り、延髄錐体交叉部で反対側に移動した神経線維からなる。この錐体路を取り囲むように後脊髄小脳路（posterior spinocerebellar tract, Flechsig）、前脊髄小脳路（anterior spinocerebellar tract）が位置する。これら2つの神経路の外側は脊髄表面である。

　前索のうち前正中裂に面する部分は錐体前索路で非交叉性の前皮質脊髄路（anterior corticospinal tract）が通る。前索のうち腹内側の部分は内側前庭脊髄路、外側前庭脊髄路、網様体脊髄路、視蓋脊髄路、間質脊髄路などの下行線維が走っている。また、前索の腹外側は脊髄網様体路、脊髄視蓋路、脊髄視床路、脊髄中脳中心灰白質路、脊髄オリーブ路などの上行線維が通る。前角の腹側にある白質には横断面に平行に走る前根線維がみえることがある。

3．血管系

　大動脈から分岐する血管に由来する脊髄枝のうち、とくに発達した血管が脊髄根に沿って前根および後根動脈（radicular arteries）として脊髄表面に達する。これらの血管は上下に枝を出して、前正中裂に沿う1本の前脊髄動脈（anterior spinal

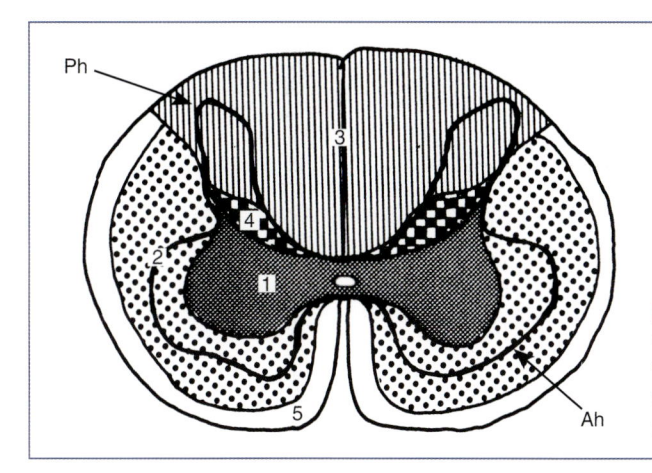

図 2-4-5 脊髄の動脈灌流域 1:中心動脈の灌流域、2:中心動脈と冠状動脈の境界域、3:後脊髄動脈灌流域、4:中心動脈と後脊髄動脈の境界域、5:冠状動脈の灌流域、Ah:前角、Ph:後角．（Gillilan 1958．より改変して引用）

artery）と後外側溝に沿った左右1対の後脊髄動脈（posterior spinal arteries）をつくる。前脊髄動脈の上端は延髄下部で椎骨動脈から分岐するが、それ以下では前根動脈が前脊髄動脈を形成する。主な前根動脈は第6～7頸髄、第9～10胸髄、第2腰髄である。そのため、第4胸髄、第12胸髄～第1腰髄は最も血流の乏しい領域である。腰髄膨大部レベルで、とくに太い根動脈を大根動脈（arteria radicularis magna）またはアダムキーヴィッツ（Adamkiewicz）動脈という。さらに前・後脊髄動脈をつないで脊髄表面を円状に走る冠状動脈（coronary artery）がある（**図 2-4-5**）。

後角の先端部を除く灰白質を養う中心動脈は前脊髄動脈から直角に分岐し、前正中裂のなかを通って灰白質に達する。後脊髄動脈は後角の先端部と後索を灌流している。冠状動脈からは脊髄内部に向かって枝を出し、後索と後角の先端部を除く脊髄辺縁を流れる。

4．加齢現象

加齢による脊髄の長軸方向の短縮は認められないが、断面積は減少し、とくに頸髄と腰髄の膨大部で目立つ。前角細胞は加齢に伴って数が減少し（TomlinsonとIrving 1977）、形態学的には単純萎縮（**図 1-1-2A**）や色素性萎縮（**図 2-4-11A**）を呈する細胞が増加する。また、スフェロイド（軸索腫大）（**図 2-4-11B** 参照）も高齢ほど増加する。とくに腰髄前角腹側部の白質に接する部分にあるレンショウ（Renshaw）細胞の領域に多い。反対に頸髄ではスフェロイドは少ないため、それが多い場合には何らかの病的状態が考えられる。線維性グリオーシスは下オリーブ核や前庭神経核ほどではないが、高齢ほど目立つようになり、とくに腰髄で顕著である。生理的にみられるグリオーシスは前角を縁取りするように分布し、灰白質深部では軽い。この傾向は病的状態でも認められる。なお、健常例で老人斑、レヴィ（Lewy）小体、神経原線維変化（タングル）（neurofibrillary tangles：NFT）をみることは極めてまれである。

II．病理学

1．各レベルの疾患と病変

1）頸髄

■ 頸椎症性脊髄症

頸髄膨大部付近はしばしば頸椎症（cervical spondylosis）による圧迫・変形がみられる場所である。親指と人指し指で硬膜の外側を滑らせていくと、変形を発見しやすい。本症は椎間板の変性によって骨、髄膜、その他の支持性結合組織が増殖した状態で、頸椎症性脊髄症（cervical spondylotic myelopathy）はこれによる頸髄の圧迫と循環障害である。本症の脊髄断面はブーメランのよう

第 2 部　神経病理学各論

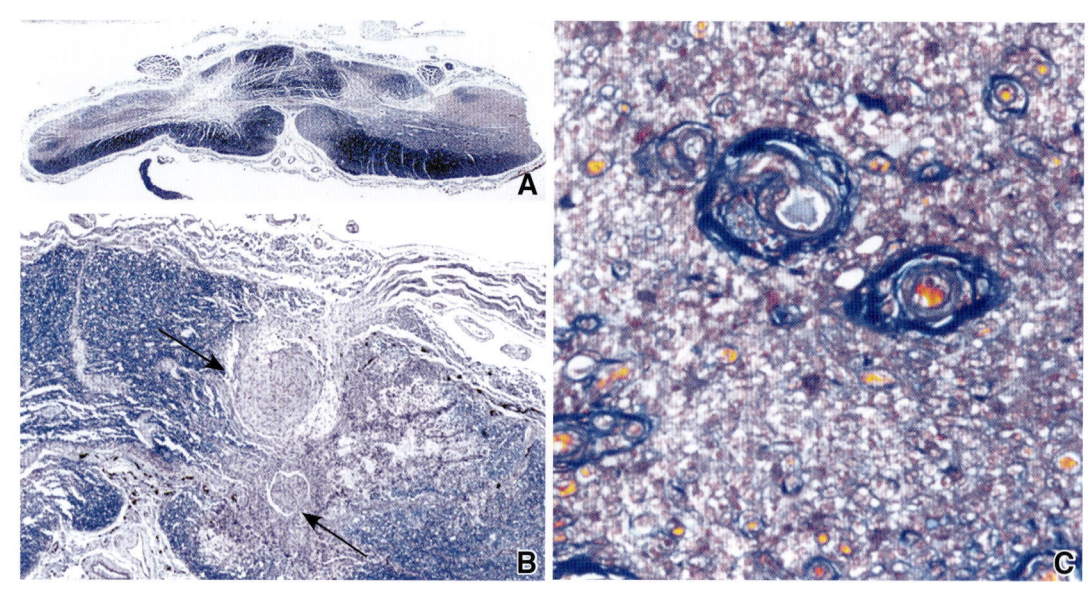

図 2-4-6　頸椎症性脊髄症　**A**：頸椎の断面が腹側に弓なりになり、前後径が短い．左右の後角付近が破壊されている．とくに向かって左側が強く、白質と灰白質の区別をつけにくい．向かって左の側索は壊死性、右側は二次変性．軟膜が肥厚．比較的長い年月を経た頸椎症．　**B**：向かって右側の後角が激しく破壊され、付近に切断神経腫が形成（矢印）．向かって右の後索は脊髄を取り巻く冠状動脈の梗塞が考えられる．A とは別の症例．A、B とも KB 染色．　**C**：病巣内の血管外膜が著しく肥厚．アザン染色．

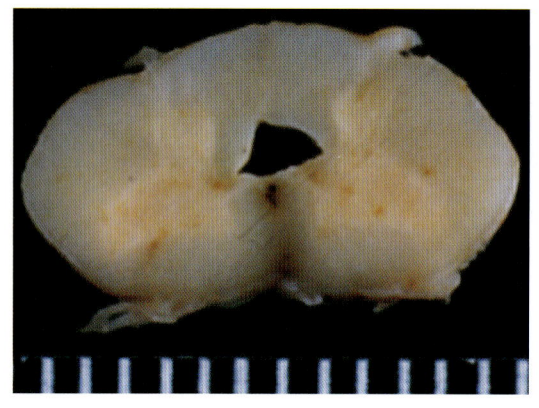

図 2-4-7　脊髄空洞症　偶然剖検時に発見されたもの．中心管とは別のもので、連絡はない．この空洞に関連する臨床症状なし．非神経疾患例．

に全体として腹側方向に彎曲した形を呈し、前角は潰れて左右に引き延ばされたように細長い（図 2-4-6A）．神経細胞の脱落は前角の肉眼的な変形に比べて残っていることが多く、アストログリアの増殖も概して軽い．

本症では前角よりも後角や後索が強く破壊されることが多い（図 2-4-6B）．組織学的には後角の基本的な構造が失われているが、アストログリアの反応はそれに比して軽く、血管外膜に由来する結合組織の増殖、土管状の拡張した血管や血管壁の硝子化などが目立つ．圧迫、変形が後索に及ぶと、いわゆる切断神経腫（amputation neuroma）と呼ばれる末梢神経の異常な増殖巣をみることがある（図 2-4-6C）．

老人の頸髄膨大部にはしばしば圧痕が発見されるが、脊髄内部に病変を伴う場合は意外に少ない．

■ 脊髄空洞症

脊髄空洞症（syringomyelia）は中心管付近に空洞ができるもので（図 2-4-7）、頸髄レベルにできるものが最も大きい．複数の髄節にまたがる．空洞がある髄節では膨らんでいる．臨床的には解離性感覚障害と症状の左右差、自律神経症状が重要である．外傷、脊髄腫瘍、炎症などさまざまな原因で生じるが、原因不明の脊髄空洞症の約 90％はキアリ（Chiari）I 型奇形（☞第 2 部 2 章；p255）に伴うといわれている（Sherman ら 1986）．

■ 血管・循環障害

前脊髄動脈の梗塞では脊髄の腹側 2/3 の領域が壊死に陥る（図 2-4-8）．その原因として肋間動脈の血栓性閉塞が多く、前脊髄動脈の閉塞はまれで

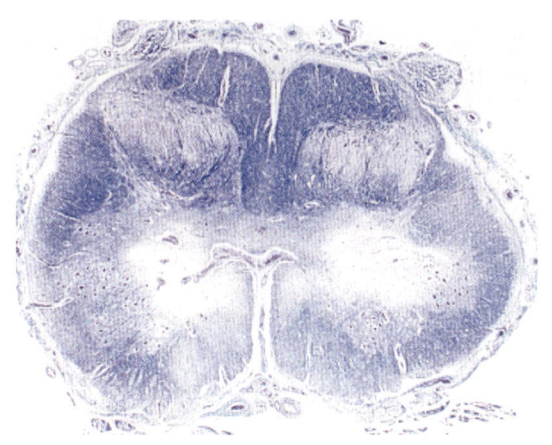

図 2-4-8　前脊髄動脈の梗塞　前脊髄動脈の血管内に悪性リンパ腫細胞が浸潤して起きた梗塞．図 2-4-5 と比較せよ．KB 染色．

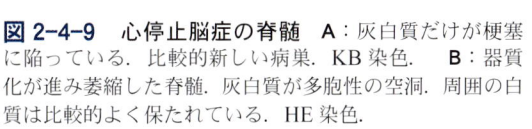

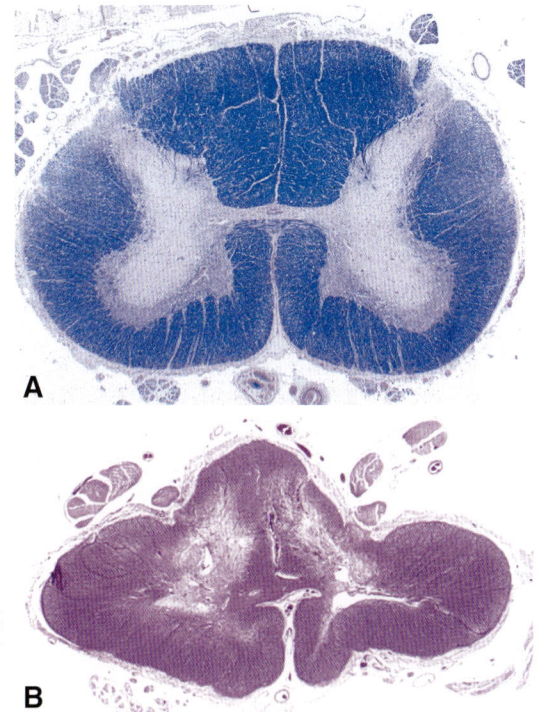

図 2-4-9　心停止脳症の脊髄　A：灰白質だけが梗塞に陥っている．比較的新しい病巣．KB 染色．　B：器質化が進み萎縮した脊髄．灰白質が多胞性の空洞．周囲の白質は比較的よく保たれている．HE 染色．

Notice 13　臨床神経病理学への道を切り開いたシャルコー

ジャン・マルタン・シャルコー（Jean Martin Charcot、1825-1893）は毎週金曜日の午前中にある有名な神経疾患講義（のちに患者さんを学生にみせる火曜講義が行われた）の筋萎縮性側索硬化症（amyotrophic lateral sclerosis：ALS）の講義で、初めは病理解剖学的所見を集めていたが、その臨床症状と病理を対比していくうちに、生前にも本症の診断ができるようになったと述べている。しかし、こう言い切る背後には精神疾患を主に扱っていたサルペトリエール病院で神経内科的疾患を取りあげ、患者を診察室に入れて綿密な観察と記述を行い、そして剖検例の組織学研究室をつくるという、当時としてはまさに破天荒なことをしたのであった。検索したALSは20例ほどだったらしいが、よほど詳細に観察して臨床病理学的相関を探ったのであろう。シャルコーらによるALSの最初の症例報告が初めて活字になったのは1869年である。この論文は萬年 甫訳編『［増補］神経学の源流 1 ババンスキー』（東京大学出版会〔東京〕、1992）で読むことができる。

シャルコーのその他の業績では、1）総腸骨動脈の閉塞が間歇性跛行の原因であること（1858）、2）多発性硬化症の種々の病像、発生頻度、不全型などを記載（1863頃）、3）粟粒性動脈瘤の記載（1868）、4）ALSと脊髄癆の関節症を記載（1869）、5）シャルコー・マリー筋萎縮症を発表（1886）、そして6）ヒステリーの研究（1870頃）がある。

萬年によると、シャルコーは多数のヒステリー患者を調べていたと信じられがちだが、シャルコー自身と門下生は同じ症例をいろいろな論文で繰り返し扱っているという。また、催眠術にしても彼自身が施したことはなく、すべて助手が行っていたらしい。助手たちはシャルコーの意に沿うように患者を訓練し、一方、臨床講義に出席した患者のなかには名優気取りだった人もいるという。ヒステリー研究はシャルコーを一層高名にしたが、逆に批判的な医師も多く、彼の名を地に落とすことになった。

最後に、シャルコーは画家を志していたようだが、家族の説得を受け入れて医者になった。ところが、カハール（Ramón y Cajal、1852-1934）も少年時代、画家になりたくて放浪画家に自分の絵をみせたところ、才能がないといわれたというエピソードがある。2人とも素晴らしいスケッチを残していることは衆知の通りである。もし、彼らが美術の道を進めば、神経学はどうなっていただろうか。

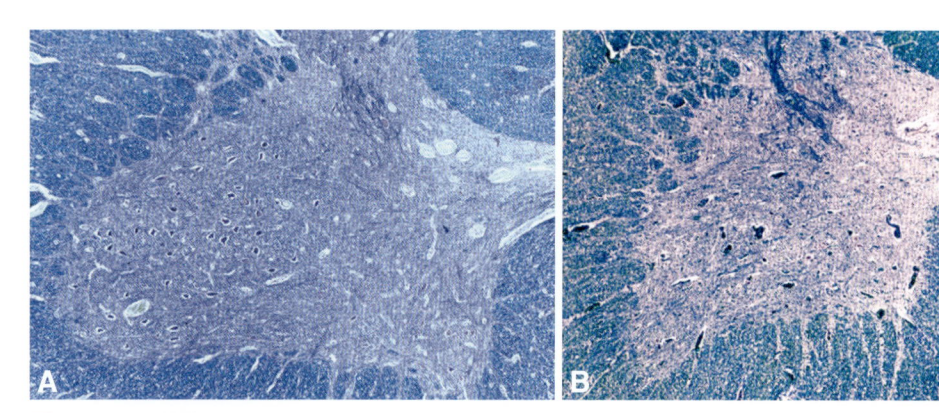

図2-4-10　筋萎縮性側索硬化症（ALS）の頸髄前角　A：非神経疾患例．Bに比べて前角自体の萎縮がない．有髄線維が豊富で，前角細胞はやや萎縮気味だが，神経細胞の脱落はない．神経細胞周囲が広がっているが，人工産物．**B**：ALS．有髄線維が乏しく，KB染色で染色されない部分が広い．周囲の白質も淡明化．前角細胞が少ない．本例ではややうっ血気味だが，原疾患とは無関係．　A，BともKB染色．

ある．その他，巨細胞性動脈炎（giant cell arteritis）や結節性動脈炎（arteritis nodosa），血管内悪性リンパ腫（intravascular malignant lymphoma）（図2-1-98）などが原因として挙げられる．成人の心停止脳症（cardiac arrest encephalopathy）／虚血性脳症（ischemic encephalopathy）（図2-4-9A）（☞第1部2章「2．虚血性病変と低酸素症」；p43）では脊髄まで巻き込まれることはあまりないが，高度な場合には脳幹（図2-3-3），さらには脊髄前角まで侵されることがある（図2-4-9B）．病変は灰白質に限定される．

■ 筋萎縮性側索硬化症
a）組織像

前角は神経細胞に著しい変化が生じていない段階でも有髄線維が減少し，ミエリン（髄鞘）染色標本では淡明化している（図2-4-10A, B）．さらに進行すると，前角を取り囲む前側索も淡明化し，前角と前索のミエリンの濃度差が小さくなる．肉眼的にも前角の萎縮が次第に明瞭になり，頸髄では背腹方向の縮小が著しいため，前角の厚みがない．アストログリアの数も明らかに増加し，その程度は神経細胞の減少より有髄線維の減少に比例しているようにみえる．グリア線維形成型のアストログリアの増殖が主体で，それに裸核グリア（図1-1-34B）が混じっている．しかし，肥胖グリアをみることは極めてまれで，それがある場合には何らかの虚血・循環障害が加わっている可能性がある．長期例では線維性グリオーシス

が灰白質と白質の境界部から灰白質内部に向かって広がる．

本症の組織学的所見のなかで最も重要なことは，病巣内にある神経細胞がほぼ一様な変化を示す虚血性変化とは異なって，顕微鏡の1視野に収まってしまうような狭い領域のなかに健常にみえる神経細胞から高度な萎縮に陥った細胞に至るまで，さまざまな段階の変性過程が認められることである．神経細胞の変化は単純萎縮（simple atrophy）（図1-1-2A）や色素性萎縮（pigmentary atrophy）（図2-4-11A）が中心であるが，病初期あるいは経過が急な場合などではセントラル・クロマトリーシス（図1-1-3），ニューロノファギア（図1-1-4），軸索の腫大（図2-4-11B）などがよく観察される．なお，**マシャド・ジョセフ病（Machado-Joseph disease：MJD）**でも，前角細胞が脱落することがあるが，ALSに比べて変性過程のバラエティに乏しい．

ブニナ（Bunina）小体，糸かせ様封入体（skein-like inclusions），ヒアリン小体なども認められるが（図1-1-11），本症に特異的とされるブニナ小体を発見できないこともある．免疫細胞化学的には，ブニナ小体は抗シスタチンC（cystatin C）抗体，抗トランスフェリン（transferin）抗体に陽性（Okamotoら 2008），糸かせ様封入体は抗ユビキチン（ubiquitin）抗体に反応する．さらに，ユビキチン陽性封入体の構成蛋白がTDP-43（transactivation response DNA-binding protein of 43 kDa）であることが判明している（Araiら 2006；Neumann

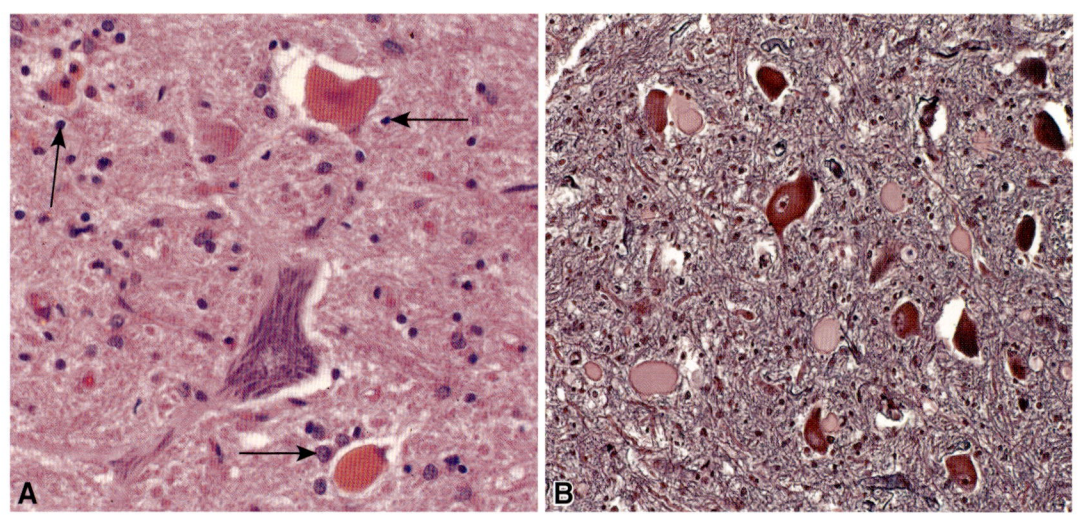

図 2-4-11　ALS の前角　**A**：細胞体はリポフスチンで埋め尽くされ、細胞体が萎縮（矢印）（色素性萎縮）．その近くにはニッスル小体が明瞭にみえる正常な神経細胞がみえる．狭い範囲に変性ステージの異なる神経細胞が共存していることに注意．アストログリアはやや増加しているが、線維性グリオーシスには至っていない．HE 染色．　**B**：さまざまな大きさの丸いスフェロイドが多数．病初期によくみられる．これらは次第に顆粒状または空胞化していくが、図のスフェロイドはみな同じステージにあるらしい．頸髄．腰髄前角のスフェロイドは加齢現象の可能性もあるが、頸髄前角のスフェロイドは病的．Bodian 染色．

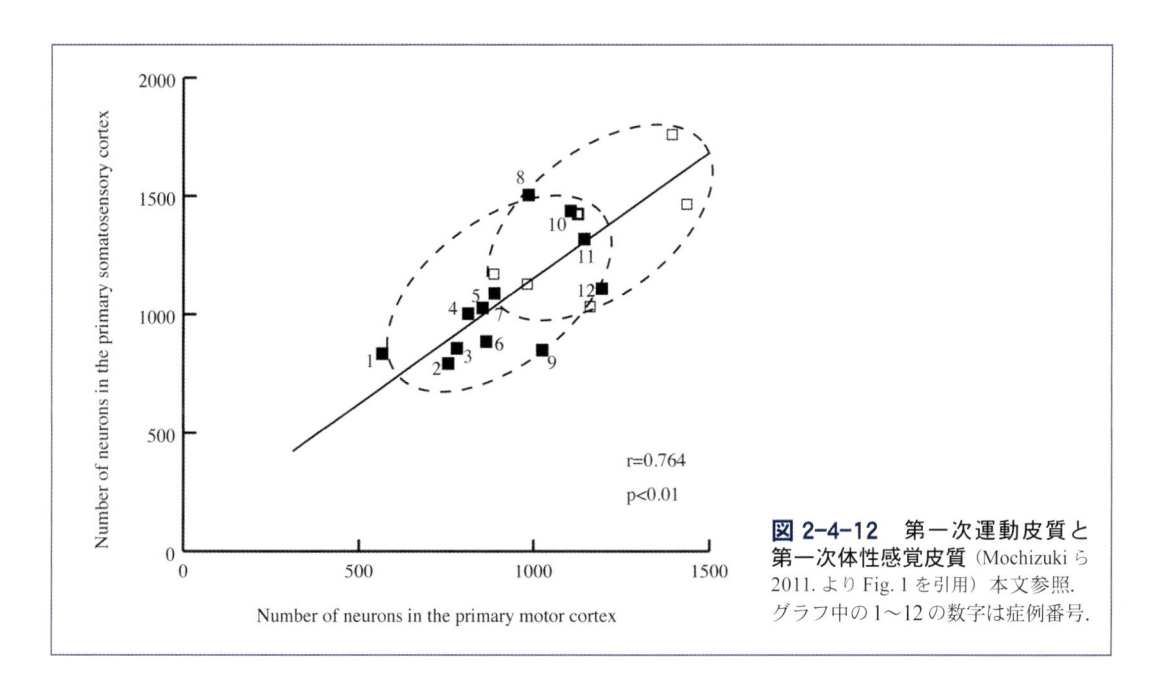

図 2-4-12　第一次運動皮質と第一次体性感覚皮質（Mochizuki ら 2011. より Fig. 1 を引用）本文参照．グラフ中の 1〜12 の数字は症例番号．

ら 2006）．

　側索変性の有無あるいは程度は症例によりまちまちであるが、その程度は前角病変と必ずしも比例しない．若年例から 90 歳代の超高齢者までみると、高齢者例ほど側索変性は軽くなる傾向がうかがえる（小林ら 1992）．最も強い変性は胸髄レベルにあることが多い．大脳の中心前回にある神経細胞体の近くから始まるワーラー（Waller）変性は認められないが、CD68 による免疫染色や通常の染色によってマクロファージが皮質下白質や内包に分布していることがある（Takeda ら 2012）．その逆に、軸索末端から始まる遠位優位な変性と思われる所見にもときどき遭遇する．神経線維の脱落は太い有髄線維から始まるが、高度になると小

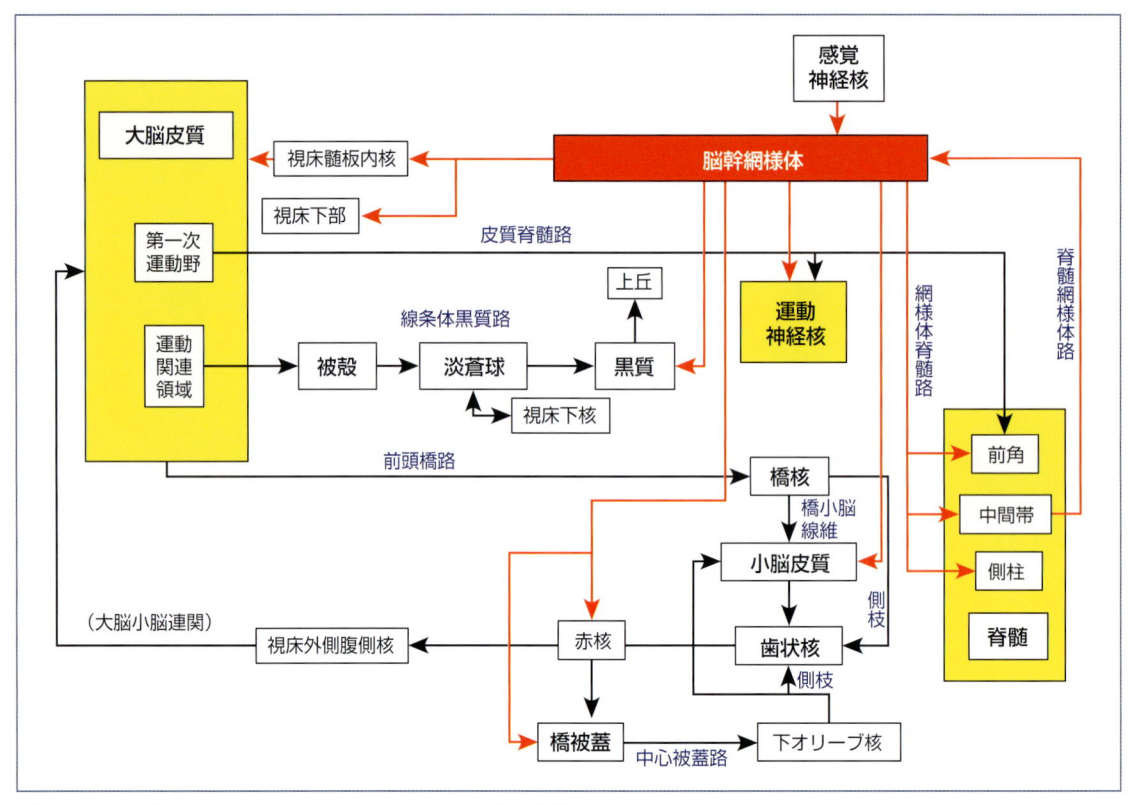

図 2-4-13　広汎な変性を示す ALS に関連した神経線維連絡　脳幹網様体は脊髄と相互に支配しているが、さらに脳幹の運動神経核、赤核、橋被蓋、黒質、小脳皮質などと線維連絡し、視床内髄板核や視床下部にも線維を送っている．一方、大脳皮質の運動関連領域は線条体、黒質と連絡がある．これらの線維連絡が広汎型 ALS の病巣をほとんどカバーしていることに注目されたい．

径線維も消失する。それに関連して、側索の変性を中心前回のベッツ（Betz）細胞の脱落と皮質脊髄路の変性を結びつけることもあるが、ベッツ細胞に由来する神経線維の割合は延髄錐体レベルで約3％にすぎず、それ以外の細胞が大きく関与していることは疑う余地もない。

Mochizuki らは健常例と ALS 例の第一次運動皮質（MI）と第一次体性感覚皮質（SI）の形態計測を行い、MI の神経細胞数：SI の神経細胞数は健常例、ALS 例ともに同じであった（**図 2-4-12**）（2011）。いい換えれば、MI の神経細胞が 10 個減れば SI の神経細胞が 20 個減少するという関係が健常例のみならず ALS という病的例でも存在するということである。これは、例えば、健常例の中脳黒質では色素細胞数：非色素細胞数が 5：1 になるが、パーキンソン病では 1：1 になり、加齢現象とは明らかに違う関係になる（☞第2部3章；p289）。変性疾患である ALS が加齢に伴う神経細胞の減少と同じパターンをとっていることは加齢に近いメカニズムがあるのかもしれない。

それに関連して、ALS における神経細胞の変化が加齢に伴う変化と同じことについては意外に注目されていない。とくに 90 歳代の超高齢者の ALS では臨床診断が伏せられていると、特徴的な封入体がない場合では、同年代の健常対照例と区別がつかないことさえある。しかも、若年例から超高齢まで全体を通してみると、若年例ほど神経細胞の脱落やアストログリアの増殖が強く、反対に高齢ほど変化が健常例の形態に近づく。加齢に伴う変化と病的状態としての変性が本質的に同一か否かということは、アルツハイマー病などとともに ALS もそれを考えるうえで重要である。

孤発性 ALS では RNA 編集に重大な原因があると考えられている。すなわち、正常では発現した遺伝子がメッセンジャー RNA に転写され、次いでリボソーム上でアミノ酸配列に翻訳される。し

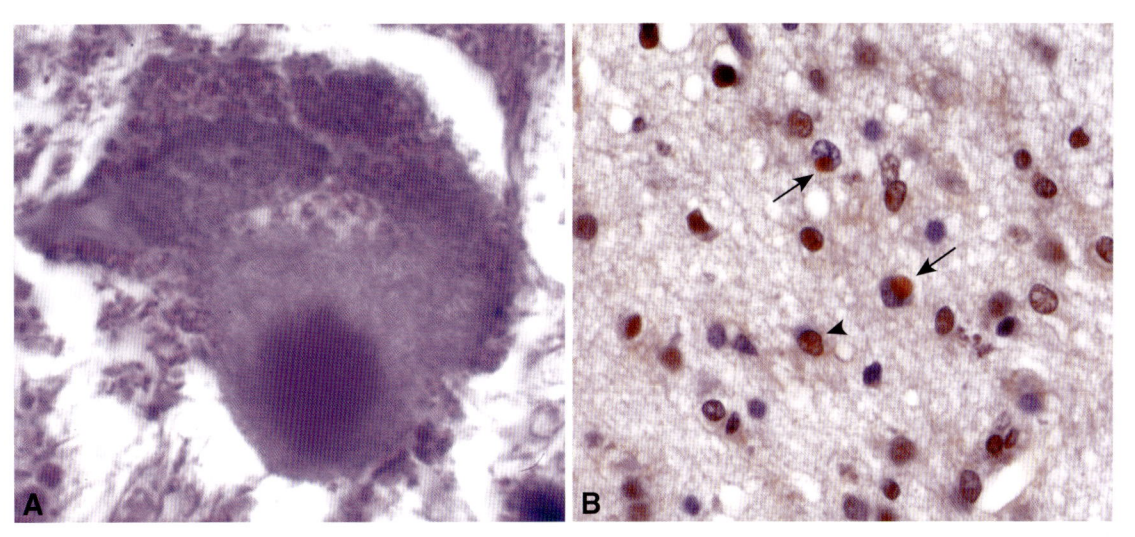

図 2-4-14　家族性 ALS と封入体　A：SOD1 遺伝子変異を伴うレヴィ小体様封入体．抗 SOD1 抗体による免疫染色．B：中心前回皮質のアストログリア内 TDP-43 陽性封入体．普通、細胞核が陽性になるが（矢頭）、封入体をもった細胞の核は染色されない（矢印）．（図 B：望月葉子先生原図）

かし、ALS では運動ニューロンにある特定のグルタメート受容体をコードする RNA がまちがって編集してしまい、ニューロン内のカルシウム量を増加させ、細胞を死滅させる場合があるという（Kawahara 2006）．

b）ALS のスペクトル
ⅰ）広汎な変性を示す ALS

広汎な変性を示す ALS は我が国でとくに詳細に研究されてきたもので、臨床的に陰性徴候としてよく知られた眼球運動系の障害、膀胱直腸障害などが認められ、上・下位運動ニューロン以外に、外眼筋運動核、小脳、脳幹被蓋、黒質、淡蒼球、視床下核、大脳皮質などに及ぶ症例を指す（Hayashi と Kato 1989；吉田ら 1992）．人工呼吸器を装着した孤発例が多いため、虚血性障害が加わった可能性も除外できないが、それを積極的に否定する明確な形態学的所見も乏しい．これまでの文献例、自験例をみると、小脳、大脳皮質まで広がる変性部位がいずれかの線維系を介して脳幹網様体と連絡がある点が共通しており、このタイプの病理を考えるうえで重要かもしれない（**図 2-4-13**）．

他方、家族性 ALS のなかに線条体が強く侵される症例がある．そこで大脳皮質運動野と背側線条体（☞第 2 部 1 章「1）線条体」；p213）を中心にして線維連絡をみると、線条体は大脳皮質→線条体→淡蒼球→視床→大脳皮質という大きな神経回路のなかにあり、しかも大脳皮質→線条体→黒質→視床→大脳皮質、線条体→黒質→線条体というように運動系の重要な位置を占めている．さらに大脳皮質からは皮質橋路、皮質脊髄路が下行し、前者は橋小脳線維に連絡する．そこで、仮に経シナプス変性（☞第 1 部 1 章；p15）が剖検例でも生じるとすれば、これらの部位に変性が生じても不思議ではない．ちなみに辺縁系と関係がある腹側線条体には病変がないため、線維連絡のある海馬や内嗅領皮質には著変がない．

さらに、広汎な変性を呈する症例のなかに、病理学的にはレヴィ小体様封入体を伴う家族性 ALS、SOD1 変異を伴う家族性 ALS、SOD1 変異を伴わない家族性 ALS、塩基性封入体を伴う ALS（☞「Notice ⑦」；p169）などが発見されている．

ⅱ）家族性 ALS

家族性 ALS（familial ALS：fALS）は ALS 全体の 5～10％ を占める．大部分は常染色体優性遺伝するものであるが、劣性遺伝形式はアラブ諸国から報告されているまれな疾患である．1993 年、FALS の一部の原因遺伝子が 21 番染色体にある Cu/Zn 活性酸素消去酵素 1（superoxide dis-

> **Notice 14　TDP-43 と TDP-43 プロテイノパチー**
>
> TDP-43 は HIV 遺伝子の TAR（transactivation response region）に結合し、その発現を抑制する因子として同定された。その後、TDP-43 が嚢胞性線維症（cystic fibrosis）の原因遺伝子のスプライシング抑制因子であることが判明し、他の臓器でもさまざまな機能をもつことが明らかになりつつある。神経系では、孤発性 ALS に出現する糸かせ様封入体（skein-like inclusions）やユビキチン陽性封入体を伴う前頭側頭葉変性症（FTLD-U）で出現する海馬神経細胞の細胞質内封入体（neuronal cytoplasmic inclusions）の構成蛋白が TAR DNA-binding protein of 43 kDa（TDP-43）であることが判明した（Arai ら 2006；Neumann ら 2006）。TDP-43 の意義は異常リン酸化した TDP-43 の凝集物による細胞毒性などが想定されている段階である（新井ら 2007）。
>
> TDP-43 の蓄積がみられる疾患を TDP-43 プロテイノパチー（proteinopathy）と総称することが提案されている。これに含まれる疾患は FTLD-U、プログラニュリン変異を伴う家族性 FTLD-U、ヴァロシン含有蛋白（valosin-containing protein）変異による骨パジェット（Paget）病と前頭側頭型痴呆を伴う遺伝性封入体筋炎、染色体 9p に連鎖し運動ニューロン障害を伴う家族性 FTLD-U、孤発性 ALS、SOD1 変異以外の家族性 ALS（**図 2-4-14B**）、パーキンソン痴呆複合（parkinsonism-dementia complex）などである。なお、SOD1 変異による家族性 ALS では TDP-43 の蓄積がない（Mackenzie ら 2007）。

mutase：SOD1）を産生する遺伝子の突然変異であることが判明した（Rosen ら 1993）（**図 2-4-14A**）。当初、SOD1 の機能喪失が ALS の発症機序であろうと期待されたが、現在では、この突然変異は蛋白質の誤った折りたたみ（misfolding）（「Notice ②」；p56）と凝集、軸索輸送の障害、ミトコンドリアの機能不全を引き起こすことが明らかになり、また、グリアへのグルタメート（glutamate）の再取り込みを阻害するので、細胞外のグルタメート濃度が上昇し、運動ニューロンに対する興奮毒性が生じると考えられている（Bossy-Wetzel ら 2004）。この SOD1 遺伝子変異に伴う fALS は ALS1 として位置づけされ、現在 12 タイプまで分類されている（**表 2-4-1**）。

fALS は神経病理学的には孤発型と同じタイプといくつかの特徴をもつタイプがある。後者では、①後索中間根帯の変性、②クラーク柱の神経細胞脱落、③脊髄小脳路の変性、④神経細胞体内のレヴィ小体様封入体、などがある。その他、注目される変化として明らかなギラン・モラレ三角に病変がないにもかかわらず下オリーブ核肥大（**図 2-3-44**）を示す症例が少なくない。原因は別として SMON の病理と共通するところがある。その他、fALS のなかには前述のように広汎な変性を示す症例がある。

ⅲ）ALS と前頭側頭葉変性症

痴呆を伴う ALS の報告はすでに 20 世紀初頭からあったようであるが、我が国では湯浅が 1964 年に発表した臨床報告を嚆矢とする。他方、Mitsuyama は「運動ニューロン疾患を伴う初老期痴呆」という進行性皮質下神経膠症（progressive subcortical gliosis：PSG）（Neumann と Cohn 1967）とは異なる臨床病理学的疾患単位を主張している（1984）。このように、当時、ALS を基本としてそれに痴呆を伴う病態と見なす立場、PSG との類似性を強調する立場、そして初老期痴呆の 1 つの疾患単位を主張する立場があった。このなかで、形態学的な責任病巣に関しては PSG が有力視されていた。病理学的にみると、大脳皮質病変としては軽く、第Ⅱ層から第Ⅲ層上部に軽い海綿状態と神経細胞の脱落が疑われる。ときに皮髄境界部に軽い線維性グリオーシスを伴うことがあるため PSG との類似性が認められたが、健常な高齢者にもみられる線維性グリオーシスと区別しにくいことも少なくない。したがって今日の前頭側頭葉変性症（frontotemporal lobar degeneration：FTLD）に当てはめてみると、明瞭な組織所見を欠く痴呆（dementia lacking distinctive histopathology：DLDH）、あるいは免疫染色所見があればタウ陰性でユビキチン陽性封入体を伴う FTLD-motor neuron disease ということになろう。

ALS10 と FTLD に出現するタウ陰性ユビキチ

表 2-4-1 家族性 ALS

タイプ	遺伝形式	遺伝子	蛋白	特徴
ALS1	AD	SOD1	Cu/Zn superoxide dismutase	SOD1 の変異は fALS の約 20%、sALS の約 3%. 家系間や家系内でも臨床像が異なる. A4V 変異は若年発症、下位運動ニューロン徴候が主体. A4V、C6F、C6G、G10V などは緩徐進行性、ときに罹病期間が 20 年以上. 孤発例あり.
ALS2	AR	ALS2	alsin	10 歳未満の発症、極めて緩慢な進行. 中東諸国でみられるまれな ALS.
ALS3	AD	不明	不明	中年以降の発症.
ALS4	AD	SETX	senataxin	25 歳未満の発症. 下位運動ニューロン徴候、遠位筋優位、左右対称性の筋萎縮.
ALS5	AR	SPG11	spatacsin	20 歳代発症. 下位運動ニューロン徴候、遠位筋優位、SPG11 は脳梁萎縮を伴う遺伝性痙性対麻痺で多く報告されている.
ALS6	AD	FUS	fused in sarcoma	孤発性あり. FUS 変異は fALS の約 4% にみられ、ALS1 についで多い. 神経病理学的には好塩基性封入体の出現. 変異型により臨床像が異なる. R521C 変異は 35 歳前後の発症. 罹病期間は 1〜2 年. S513P 変異は緩徐進行性. 下位運動ニューロン徴候に球麻痺を伴う. FUS と TDP-43 は共同して ALS 発症に関与している可能性.
ALS7	AD	不明	不明	中年以降の発症.
ALS8	AD	VAPB	VAPB 関連蛋白	30〜40 歳代発症. 緩徐進行性. 下位運動ニューロン徴候. 姿勢時振戦、fasciculation、有痛性攣縮. VAPB は小胞体に局在. 微小管と結合して膜の輸送に関与.
ALS9	AD	ANG	angiogenin	孤発例あり. sALS の臨床像を同じ. angiogenin は肝細胞で発現、血管内皮において血管内皮成長因子（VEGF）を制御.
ALS10	AD	TARDBP	TAR DNA-binding protein	孤発例あり. A382T 変異は頻度が高い. 左右差のある下位運動ニューロン徴候が主体. 四肢遠位筋優位. 球麻痺は少ない. TDP-43 は核に局在している RNA 結合蛋白. FTLD/ALS の病巣では正常な核の TDP-43 の染色が消失.
ALS11	AD	FIG4	PI (3,5) P (2) 5-phosphatase	孤発例あり. FIG4 変異の sALS は 50〜60 歳に発症. Charcot-Marie-Tooth 型 4J の原因遺伝子.
ALS12	AD/AR	OPTN	optineurin	孤発例あり. OPTN 遺伝子は原発性開放隅角緑内障の原因遺伝子として発見. 我が国では ALS に特異的な遺伝子変異と考えられている. sALS の TDP-43 陽性封入体、SOD1 変異がある fALS の SOD1 陽性封入体、FUS 変異 fALS の FUS 陽性封入体は抗 optineurin 抗体にも陽性.
	AD	DAO	D-amino acid oxidase	3 世代にわたる fALS で発見. 典型的な ALS に類似. 成人発症.

sALS:孤発性 ALS、fALS:家族性 ALS、FTLD:前頭側頭葉変性症

ン陽性封入体の主要成分として TDP-43（図 2-4-14B、図 2-1-40B）が同定され、両疾患が同一の基盤をもっていることが明らかにされた. さらに ALS6 で fused in sarcoma（FUS）の遺伝子変異も判明した. 一方、非定型的な FTLD に FUS が発見され、家族性 FTLD の原因遺伝子である valosin 含有蛋白の遺伝子変異による骨パジェット（Paget）病と FTD を伴う遺伝性封入体筋炎（inclusion body myopathy associated with Paget disease of bone and frontotemporal dementia）では TDP-43 陽性の核内封入体が認められている（Johnson ら 2010）.

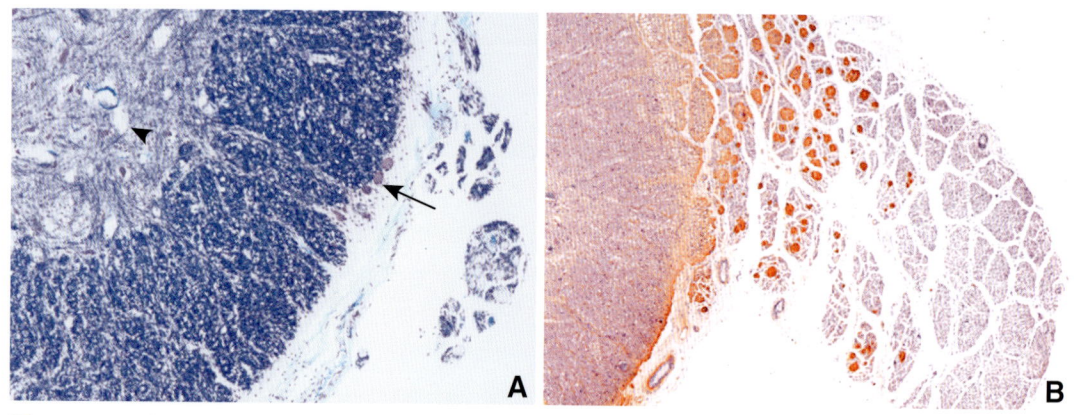

図 2-4-15　脊髄性進行性筋萎縮症　A：軟膜直下に神経細胞（矢印）．前角では神経細胞が脱落した跡が散在（矢頭）（empty cell beds）．KB 染色．　　B：前根に GFAP で陽性に染色された神経膠束がみえる．抗 GFAP 抗体による免疫染色．

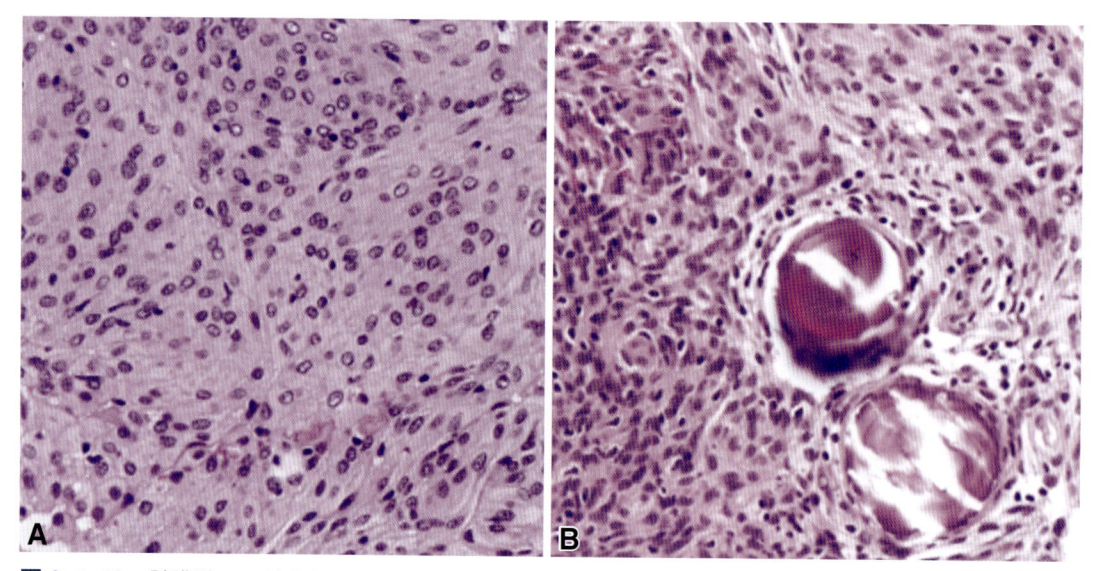

図 2-4-16　髄膜腫　A：髄膜皮型（meningothelial meningioma）．光顕では複数の細胞核からなる合胞体細胞のようにみえる．　B：砂粒体（psammoma body）．本例は多数の砂粒体があるわけではないので砂粒腫型髄膜腫とはいいがたい．いずれも生検材料．HE 染色．

しかし、Mackenzie らはユビキチン陽性封入体をもつ非定型的 FTLD、好塩基性封入体病（basophilic inclusion body disease）、神経細胞中間型フィラメント封入体病のそれぞれの封入体について調べた結果、これらの構造は 3 疾患に共通しているが、それ以上に重要なことはそれぞれ異なる臨床病理学的疾患単位として理解すべきであると述べていることが注目される（2010）．

■ 脊髄性進行性筋萎縮症

脊髄性進行性筋萎縮症（spinal progressive muscular atrophy：SPMA）は I 型（ウェルドニッヒ・ホフマン Werdnig–Hoffmann 病）、II 型（中間型）、III 型（クーゲルベルク・ウェランダー Kugelberg–Welander 病）に分類されている．本症では前角細胞の脱落とともに、異常にリン酸化したニューロフィラメント（neurofilament）の蓄積を伴う神経細胞の膨化がみられる．抗ユビキチン（ubiquitin）抗体による染色態度も ALS とは異なるという（Lee ら 1989）．また、脊髄軟膜直下には異所性神経細胞を認めることがある（図 2-4-15A）．前根近位部に多数のアストログリアの突起が入

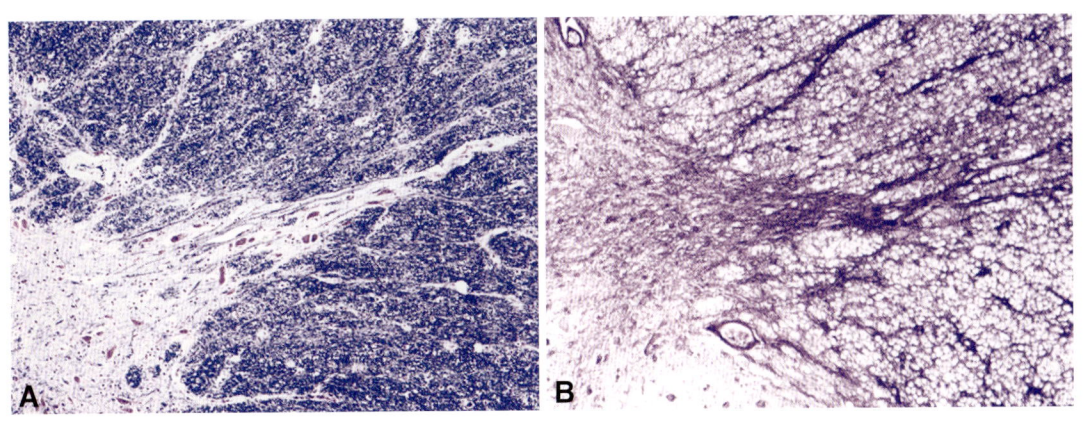

図 2-4-17　多系統萎縮症の側柱　**A**：臨床的には起立性低血圧であったが、明らかな神経細胞脱落はみられない。KB 染色．　**B**：非常に強い線維性グリオーシスを呈した側柱．A とは別の症例．Holzer 染色．

り込んでいる像（神経膠束 glial bundles）がみられるが（図 2-4-15B）、この所見はさまざまな疾患で認められ、本症に特徴的な所見ではない。

■ パーキンソン病

レヴィ（Lewy）小体はパーキンソン病（Parkinson's disease：PD）で極めてまれに出現し、タングルはグアム島の ALS や進行性核上性麻痺（progressive supranuclear palsy：PSP）でみられる。

2）胸 髄

胸髄レベルは髄膜腫（meningioma）の好発部位である（図 2-4-16A, B）。

フォア・アラジュアニーヌ（Foix-Alajouanine）症候群（病）は亜急性壊死性脊髄炎（subacute necrotizing myelopathy, angiodysgenetic necrotizing myelopathy）とも呼ばれる。下部胸髄から仙髄にみられる。明瞭な臨床病理学的疾患単位とみなす立場と、炎症所見は認められず広い意味では動静脈奇形の 1 つという考え方がある。

側角は**多系統萎縮症（multiple system atrophy：MSA）**や PD における起立性低血圧の責任病巣として有名である（Kennedy と Duchen 1985）。しかし、臨床症状と必ずしも相関せず（Gray ら 1988）、症状形成にとって必要条件ではあるとしても、それ以外にも、より上位の病巣を探す必要があろう（Papp と Lantos 1994）。形態学的変化としては神経細胞の脱落と線維性グリオーシスである

（図 2-4-17A, B）。また、PD では脳幹型レヴィ小体が認められることがある。神経細胞の脱落に関しては、側角の神経細胞が標本によって数にかなりのバラツキがみられるため、連続標本を作成して計測するのがよい。神経細胞の膨化は変性疾患でしばしばみられるが、健常例でも観察される。

フリードライヒ（Friedreich）失調症では、後索、背・腹側脊髄小脳路の変性とクラーク柱神経細胞の脱落がみられるが、**マシャド・ジョセフ病（MJD）**や**家族性 ALS** でも同様の変化をみることがある。また、フリードライヒ失調症例のなかには**歯状核赤核淡蒼球ルイ体萎縮症**と同じ病変分布を示す症例が少なからずある（Oppenheimer 1976）。前原らは本症を「フリードライヒ失調症＋歯状核・結合腕萎縮」として報告されてきたのではないかと推察しているが（1982）、脊髄を原点に置くヨーロッパ神経学の歴史を考えると、我が国と視点が異なっていたのかもしれない。

3）腰 髄

後根が脊髄後角に入る部分は**転移性腫瘍**がしばしば発見される部位である。転移性腫瘍では肺がんが最も多く、東京都老人医療センター（現東京都健康長寿医療センター）の連続 1,479 剖検例（60～105 歳）によると、悪性腫瘍が確認された症例 575 例（全剖検例の 38.9％）のうち脊髄への転移は 10 例で、全腫瘍例の 1.7％である。その内訳は白血病や悪性リンパ腫の髄膜浸潤を除くと、肺

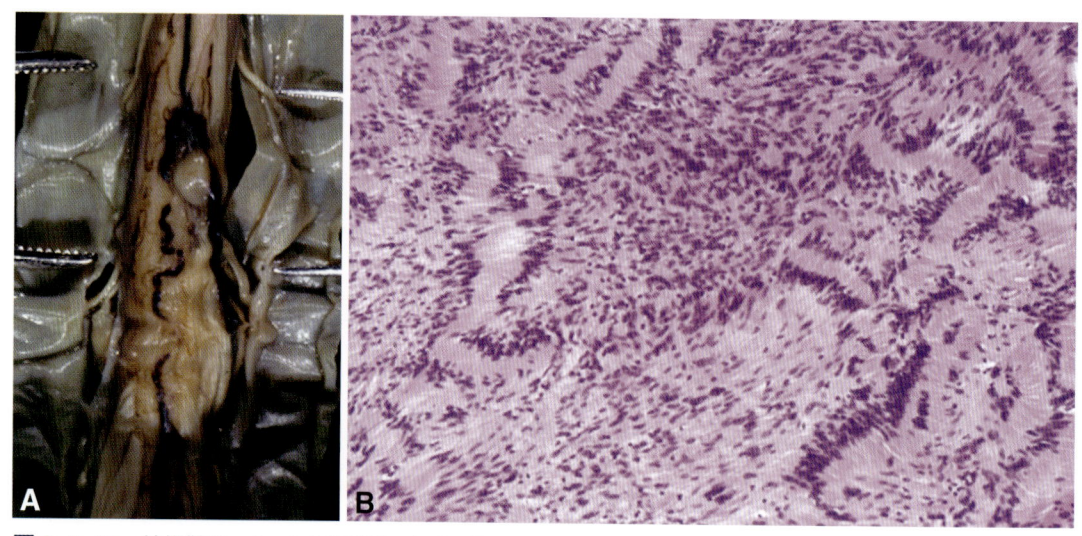

図 2-4-18 神経鞘腫 A：やや半透明で表面が滑らかな腫瘍．前根から発生．腫瘍の下にみえる横長の溝は椎間板による圧迫痕．　B：多数の柵状配列（pallisading pattern）．剖検材料．HE 染色．

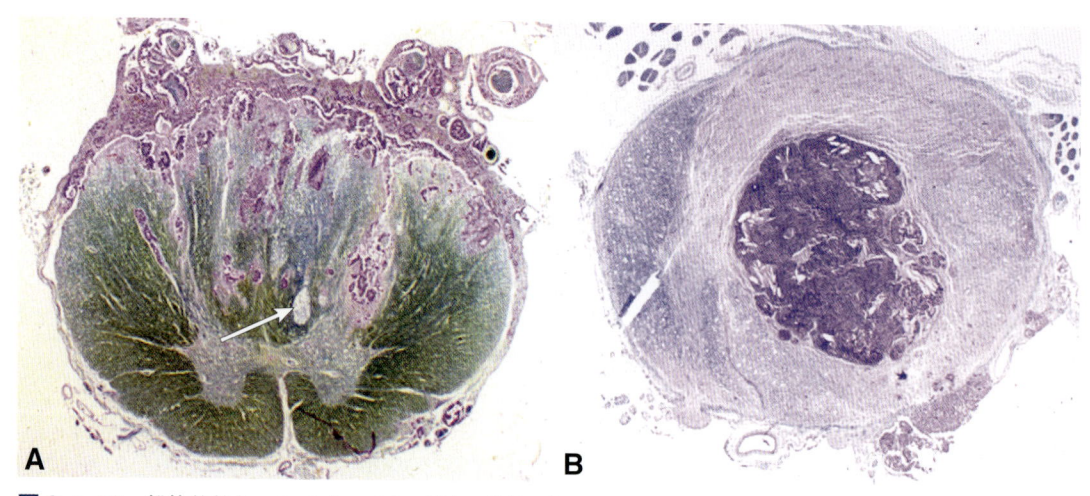

図 2-4-19 鉛筆状軟化 A：向かって右の薄束の基部に楕円形の空洞（矢印）．なかに壊死組織がみえる．鉛筆状軟化の末端．胸髄周囲から内部に肺がんの浸潤．　B：向かって右側に大きな膵がんの転移巣．本例では明らかな鉛筆状軟化はないが，転移巣が壊死化すれば縦長の空洞ができるかもしれない．　A、BともにKB染色．

がん5例，胃がん3例，膵がんと大腸がんがそれぞれ1例で，全例に脳転移があった．

後根や馬尾（cauda equina）では**神経鞘腫**（**neurinoma**，**schwannoma**）が偶然発見されることがある（図2-4-18）．馬尾に転移した腫瘍による前角細胞のセントラル・クロマトリーシスをみることが最も多い（図1-1-3）．ペラグラ（pellagra）脳症やクロイツフェルト・ヤコブ病（Creutzfeldt-Jakob disease：CJD）でもこれに似た変化が生じる．

特殊な軟化として**鉛筆状軟化**（**pencil-shaped softening**）がある（長嶋と島峰 1974）（図2-4-19A，B）．これは数髄節にわたって上下に長い空洞ができるもので，その内部には壊死組織やマクロファージなどが観察される．悪性腫瘍の髄膜転移，外傷，脊髄腫瘍，心停止後などでみられ，部位は後角頸や後索深部が多い．鉛筆状軟化にはさまざまな要因が考えられているが，これらの部位はちょうど，動脈の分水嶺に当たっている点に注目される．

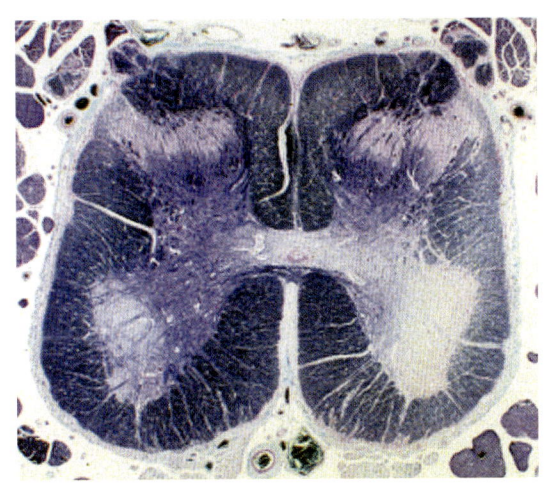

図 2-4-20　急性脊髄前角炎　左右の前角が KB 染色で白くみえる部位が病巣．向かって右側の病巣が高度．神経細胞は完全に脱落．図では判別できないが，アミロイド小体が多数．非常に古い瘢痕化巣．腰髄膨大部．

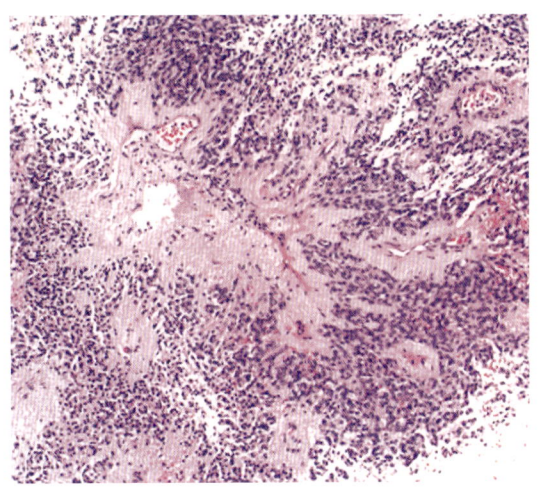

図 2-4-21　上衣腫　血管の近傍には腫瘍細胞の突起のみからなる核がない領域（無核帯）がみえる．最も特徴的な所見は管腔を囲む細胞配列だが，本例ではみられない．免疫染色では GFAP、vimenntin、cytokeratin に陽性．管腔構造があれば EMA も陽性になる．生検材料．HE 染色．

　急性脊髄前角炎（acute anterior poliomyelitis）（ポリオ）の急性期は神経細胞の壊死、リンパ球を主体とし好中球を混じえた炎症細胞浸潤が著明で、ニューロノファギアやミクログリアからなるグリア結節などを伴う。しかし、クラーク柱、側柱、オヌフロヴィッツ（Onufrowicz）核（略してオヌフ Onuf 核）は病変から逃れるという。本症の後遺症のミエリン（髄鞘）染色標本では円形ないし楕円形をした淡明な領域がみられる（図 2-4-20）。神経細胞はほとんど完全に消失して、線維性グリオーシスで置き換えられている。アミロイド小体が多発していることがある。

4）仙髄

　終糸は上衣腫（ependymoma）の好発部位で（図 2-4-21）、とくに粘液乳頭型上衣腫（myxopapillary ependymoma）が多い。脊髄後面には脊髄に入る感覚神経である後根（posterior roots）がある。
　第 2 仙髄の前角腹側で白質に接して丸く有髄線維が少ない丸い領域がオヌフ核である。この神経核は円柱状の構造で、第 2 仙髄でもレベルによっては前角の内部にみえる場合もある。**ALS**（図 2-4-22A）や**脊髄性進行性筋萎縮症**（spinal progressive muscular atrophy：SPMA）ではその他の運動神経細胞が脱落するなかにあって、この神経核だけはよく保たれる。しかし、**多系統萎縮症（MSA）**では脱落する（図 2-4-22B）。

2．その他

　前灰白交連（commissura grisea anterior）付近には小さな神経腫（neuroma）を偶然発見することがある。とくに老人では多い。肉眼では識別できず、顕微鏡下でそれと分かる程度の大きさである。これは頸椎症にみられる切断神経腫と同種の迷入末梢神経で、周囲には破壊性変化はまったく認められない。最も多く発見する部位は胸髄中部で、前正中裂を走る血管や軟膜に付着するように認められることもある。

■■■ Ⅲ．白　質 ■■■

　高齢ほど脊髄表面にアミロイド小体が増加する。また、古い病巣にアミロイド小体が多いことは他の中枢神経系と同じである。後索はミエリン（髄鞘）染色標本でみると視覚的にも神経線維が少

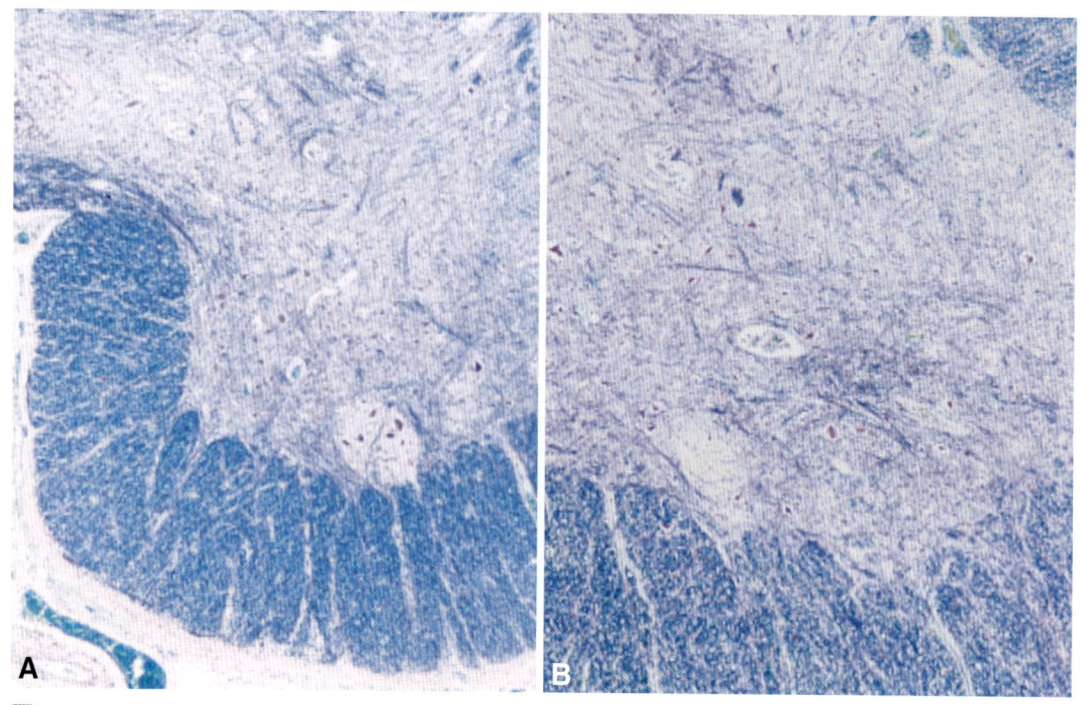

図 2-4-22　オヌフロヴィッツ核　A：筋萎縮性側索硬化症．前角細胞は高度に脱落．神経細胞はやや萎縮気味だが残存．　B：多系統萎縮症．オヌフロヴィッツ核，前角細胞ともに高度脱落．　A、BともにKB染色．

なくみえるが，加齢とともに減少することが形態計測学的に明らかにされている．高齢者の後索はしばしば淡明化しているが，そのような状態のなかには，ミエリン染色で染まらない部分がアミロイド小体や毛細血管や細静脈の肥厚した外膜であることもある．脊髄周辺部ではアストログリアによる線維性グリオーシスがみられる．

脊髄周辺部の白質が帯状に白くみえることがある．組織学的には，浮腫状にミエリンと軸索の間が広がっている神経線維がみられ，このような神経線維は脊髄表面から深部に入るにしたがって少なくなる．原因として，脊椎管から脊髄を取り出すときに極端に曲げたり，取り出してからホルマリン固定液にすぐ入れなかった場合など，人工的な変化の可能性も考えられる．したがって，脊髄の採取には細心の注意を払わねばならないが，取り出してから固定液が速やかに入るように硬膜を縦に切開するなどの工夫も必要である．さらに，病的状態との鑑別には，ボディアン（Bodian）染色などで軸索の存在を確認したり，凍結標本によるズダンⅢ（Sudan Ⅲ）やパラフィン標本によるCD68の免疫染色などで中性脂肪顆粒の有無をみる．

1．血管・循環障害

脊髄はその周囲にある豊富な動脈吻合のため白質に梗塞をきたすことは極めてまれであるが，静脈性の循環障害は少なくない．その多くは細菌性髄膜炎に伴う血栓性静脈炎，腫瘍による圧迫，外傷などである．病変は海綿状，浮腫状で，脊髄表面に接している．

2．変　性

1）索変性

特定の解剖学的な神経路に変性が生じる索変性（column degeneration）には梗塞や外傷などによる二次変性（ワーラー Waller 変性）と原因不明のニューロンの変性による一次変性がある．

■ 二次変性

脊髄白質は上下行路の神経線維が走っているた

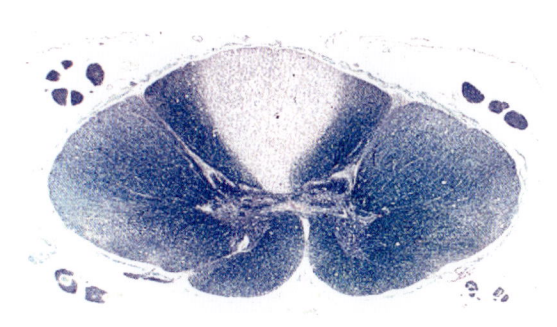

図 2-4-23　二次変性　後角から腰髄内部に転移した膵がん．後索がとくに高度に変性．マクロファージの動員によって薄束（ゴル束）が腫大している．KB 染色．

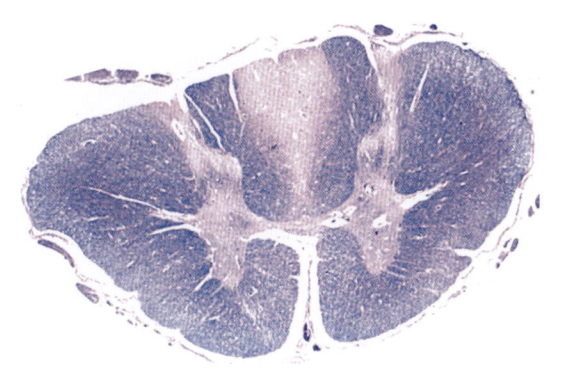

図 2-4-24　スモン（SMON）　後索が海綿状ないし壊死性の組織像を呈し，その周囲は二次変性を示している．ゴル束にみえる円形ないし楕円形の構造は軸索腫大．断面の変形は人工的なもの．LFB-HE 二重染色．

め，白質が横断性に障害されると，その部位の上下に二次変性（ワーラー変性）が生じる．例えば，第 8 胸髄を完全に横断する病巣があると，それより上のレベルでは後索にワーラー変性がみられ，それより下のレベルでは側索にワーラー変性が生じる（**図 1-1-18**）．ただし，このレベルの横断性病巣では，薄束は変性するが，上肢に由来する後根神経は病巣より上のレベルから後索に入るため楔状束は二次変性にはならない．

小さな限局した病巣が後索内で空間的に多発しているような場合にも，個々の病巣による二次変性が加算されるため，上部頸髄では索全体が変性していることがある．**亜急性連合索変性症（subacute combined degeneration of the spinal cord）（図 2-4-25）**，**多発性硬化症（multiple sclerosis：MS）（図 2-4-30）**，**全身性エリテマトーデス（systemic lupus erythematosus：SLE）（図 2-4-26）**，**多血症（図 2-4-27）** などがその例である．

二次変性は組織学的にはミエリンの脱落と軸索の消失で，崩壊産物はマクロファージによって清掃される．とくにそれが盛んな時期では，二次変性の部位が正常より大きく腫れている（**図 2-4-23**）．アストログリアの増殖は原発巣では肥大型が多くみられるが，そこから離れると既存の神経線維の走行に沿ったイソモルフィック・グリオーシス（isomorphic gliosis）がみられる．また，二次変性では原発巣付近から遠ざかるにつれて変化が軽くなる近位優位型変性（proximal-dominant degeneration）を示す．

後索を構成する神経線維は後根神経節細胞の中枢側線維からなるため，神経節細胞の脱落によって後索に変性が生じる．この場合，神経節細胞に近い脊髄節レベルに変性が強く，延髄後索核に近づくほど軽くなる近位優位型を呈する．

■ 一次性索変性

一次性索変性は原因不明の神経路変性を指す．形態学的には，起始細胞が比較的保たれているにもかかわらず，その軸索末端ほど変性が強い遠位優位型（distal-dominant）変性を示す．逆行性変性（ダイイング・バック現象 dying-back phenomenon）ともいう．

スモン（SMON）（**図 2-4-24**），フリードライヒ失調症，マシャド・ジョセフ病（Machado-Joseph disease：MJD），脊髄癆（tabes dorsalis）などでは後根神経節細胞と後根線維の脱落を伴うことがあり，索変性の一部は神経節細胞の脱落によるものが含まれていると考えられる．また，フリードライヒ失調症，MJD，スモンなどでは前・後脊髄小脳路の変性が観察され，クラーク柱の神経細胞脱落を伴うことがある．このように，起始細胞の変性による遠心路の変性は近位優位型変性のパターンを示す．

ALS における外側皮質脊髄路の変性は脊髄から内包，さらには中心前回の皮質下白質に至るまで追跡できることもあるが，一般的には延髄錐体から胸髄レベル，とくに後者が最も高度である．本症では皮質脊髄路全体が変性に陥るのではなくて，延髄運動核や頸胸髄の前角に向かう神経線維が選択的に変性する可能性，あるいは錐体から胸

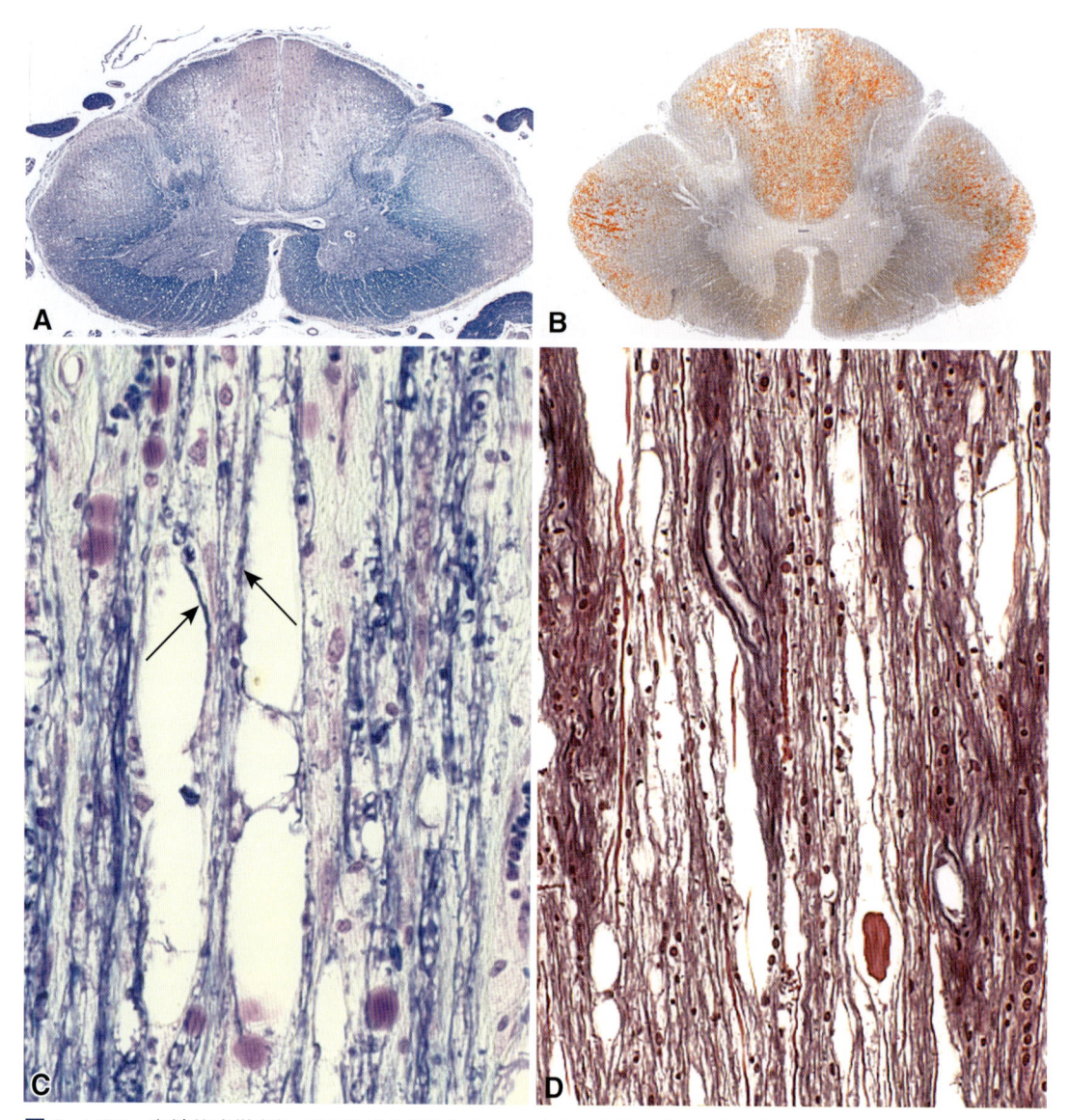

図 2-4-25 海綿状病巣(1) 亜急性連合索変性症．**A**：大小の穴がとくに側索、後索に分布．これらの部位では病巣の融合と二次変性が加わっている．KB 染色．　**B**：凍結切片による：ズダンⅢ染色したもの．　**C**：病巣部を神経線維に平行に縦切りした標本．ミエリンに囲まれた縦長のカプセル状の空胞(矢印)．螺旋状のミエリンが解離している．紫色の丸い構造はアミロイド小体．　**D**：C の連続標本．全体に神経線維が減少し、とくに太い線維が少ない．カプセル状の空胞のなかに腫大した軸索がみえる．Bodian 染色．

髄レベルには別の機転が働いていることも考えられ、一次性索変性の形態学についてはさらに検討が必要であろう．

2）多発性海綿状病変

白質は大小さまざまな孔からなる海綿状態に遭遇するが、とくに脊髄白質では多発性海綿状病巣ができやすい。新しい時期の病巣では螺旋状のミエリンが解けて大きく膨らんでいる（ミエリン浮腫 myelin edema)。それに対して、古い病巣では病巣が互いに融合し、その病巣の上下には二次変性が生じる。我々が遭遇する状態は、この時期が多い。

海綿状態から索変性に至る病態は中毒・代謝性疾患などで観察される。ビタミン B_{12} 欠乏症（vita-

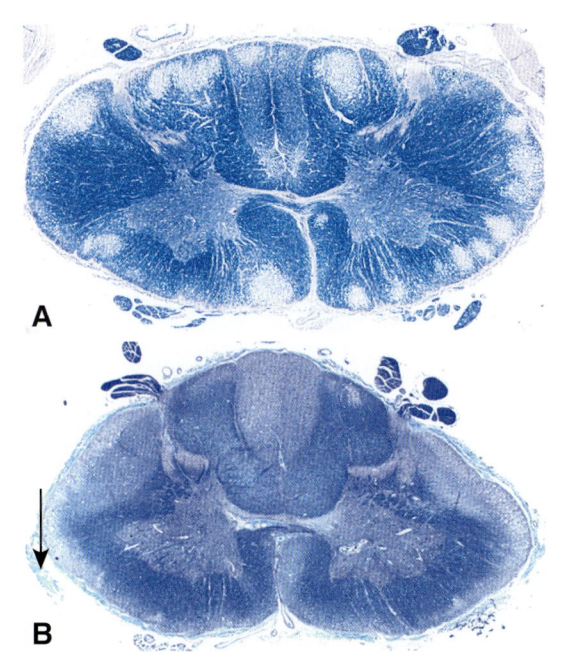

図 2-4-26　海綿状病巣(2)　全身性エリテマトーデス．**A**：丸い海綿状病巣が脊髄周辺に多数ある．しかし，辺縁部はミエリンが辛うじて保たれている．**B**：丸い海綿状病巣は前索，前側索にわずかにみられるが，その他の部位は帯状に脊髄辺縁まで病変が広がっている．向かって右側の前索と後索では索変性とわずかな孔が散在している．Aの状態が互いに融合してBのようになる可能性もある．矢印は歯状靱帯．KB染色．（図 2-3-16A，図 2-3-48参照）．

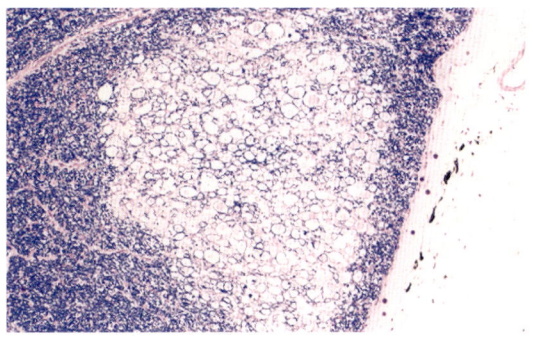

図 2-4-27　海綿状病巣(3)　真性多血症．比較的大きさの揃った海綿状態．孔の外側をミエリンが囲んでいる．この病巣と脊髄辺縁によく保たれたミエリンの帯がみえる．孔には腫大した軸索が入っているものも多い．HE染色．

min B_{12} deficiency）で生じる**亜急性連合索変性症（subacute combined degeneration of the spinal cord）**は白質の多発性海綿状病巣である．主に側索や後索にみられるが，その分布は基本的に解剖学的神経路には一致しない（図 2-4-25A）．しかし，病巣が互いに融合することや，それらの病変による二次変性が遠位部に生じるために最終的には索変性の形態を示すようになる．病巣はミエリンの膨化を疑わせる大小の孔からなり（図 2-4-25C），多くは集簇性だが孤立性の小孔も点在している．また，必ずしも脊髄辺縁に集中する傾向はない．小孔のなかには腫大した軸索もみられるが（図 2-4-25D），正常と考えられるものも少なくない．病変が進展している場合ほど軸索の消失が強く，マクロファージの動員も著しい（図 2-4-25B）．我が国では，欧米の神経病理学書に掲載されているような，まったく解剖学的な区分とは無関係に分布する海綿状病巣をみることはまれである．

クロイツフェルト・ヤコブ病（Creutzfeldt-Jakob disease：CJD）全脳型や白質ジストロフィー（図 1-2-41，図 2-3-16B）では，内包，大脳脚，延髄錐体などに分布する海綿状病巣が脊髄側索や後索に生じることがある．病変は亜急性連合索変性症とよく似ているが，病巣は孤立性で，側索や後索の中央に位置することが多い．病巣の上下にワーラー変性が認められる．

全身性エリテマトーデス（SLE）では，多発性の海綿状病巣が脊髄辺縁に観察されることがある（図 2-4-26A，図 2-3-16A）．病巣は大小の孔からなるが，亜急性連合索変性症などに比べてマクロファージは乏しい．この病巣は脊髄に最も多く出現するが，さらに脳幹表面に分布することもある（図 2-3-16A）．しかし，有髄線維がほとんどない大脳表面には認められない．一方，軟膜に接する脊髄辺縁が一定幅で全周性に淡明化する症例があり（図 2-4-25B）（Nakano ら 1989），多発性の病巣が融合した像も考えられる．動脈炎や静脈性灌流障害が想定されているが，確証はない．

多血症（polycythemia）は粘稠性の亢進と関連して梗塞をつくりやすくするが（Chievitz と Thiede 1962），脊髄表面に接して海綿状病巣が観察されることがある（図 2-4-27）．病巣を構成する個々の孔には何もみられないものも多いが，軸索腫大がはまり込んでいることもあり，小さな軽い梗塞をみているのかもしれない．海綿状病巣はHIV感染に伴う**空胞性脊髄症（vacuolar myelopathy）**に

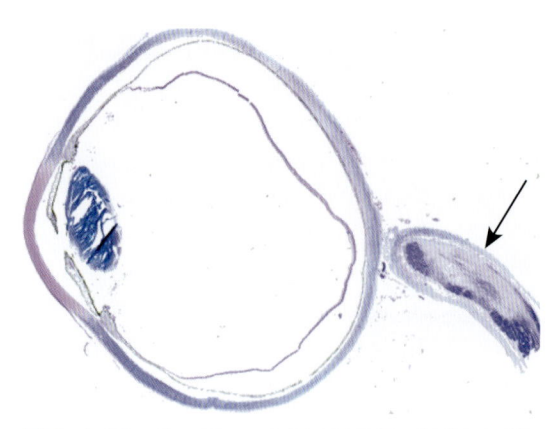

図 2-4-28 ドゥヴィック病の視神経　眼球から離れた直後の場所にできた脱髄病巣（矢印）．

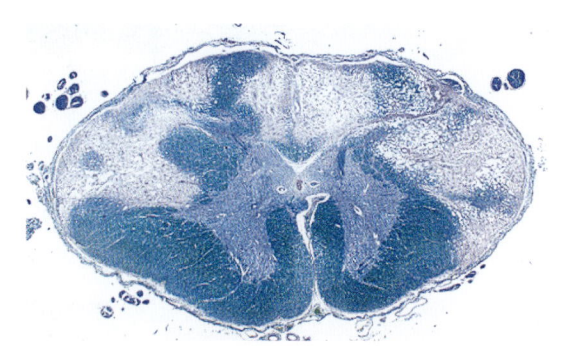

図 2-4-30 多発性硬化症　非常に不規則な，あるいは地図状の壊死傾向の強い脱髄巣が左右不対称に広がっている．いずれの病巣も解剖学的な神経路に一致しない．KB 染色．

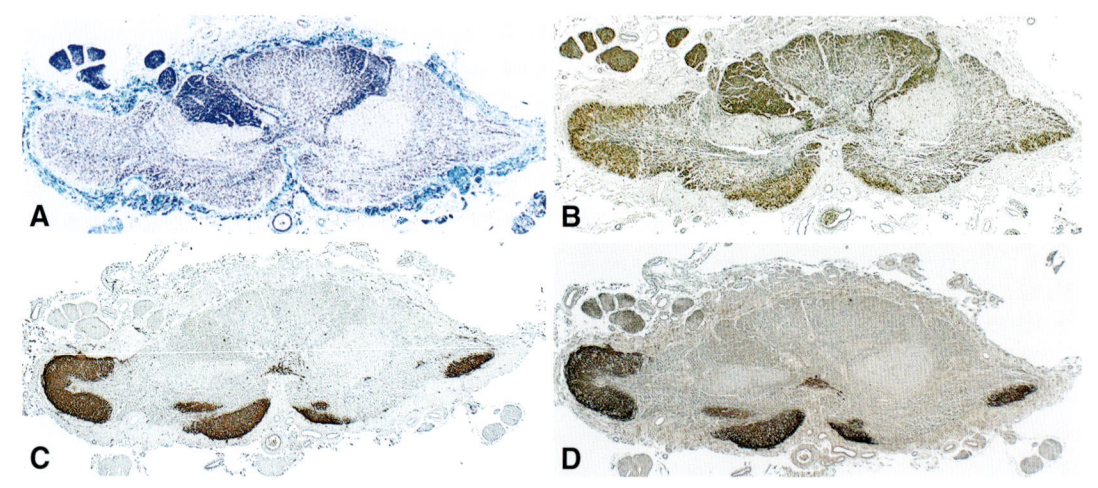

図 2-4-29 ドゥヴィック病とアクアポリン　A：横断性に広汎な組織破壊性病変．ミエリンは後索の一部に残るのみ．軟膜が非常に肥厚．KB 染色．　B：MBP（myelin basic protein）はミエリンやアストログリアに比べると比較的保持されている．MBP 染色．ドゥヴィック病変では aquaporin 4（AQP4）と GFAP の免疫染色性が消失するのに対し，ミエリンに関連する MBP の免疫染色性は保たれる傾向にある．GFAP（C）と AQP4（D）に陽性の部位は両者とも同じ分布を示している．A〜D すべて第 4 胸髄の連続標本．（本間 琢先生の原図を改変）

も認められる（Petito ら 1985）．

3. 脱髄

　ドゥヴィック（Devic）病（視神経脊髄炎 neuromyelitis optica）は我が国では脱髄性疾患の中で遭遇する機会が多い疾患である．Tabira と Tateishi によると(1982)，我が国で 1955〜1980 年に剖検された 91 例の多発性硬化症（multiple sclerosis：MS）のうち，古典的な多発性硬化症が 19％，脊髄と視神経に限局したドゥヴィック病が 27％，そして古典的な MS に脊髄や視神経に壊死病巣を伴っていた症例が 47％であったという．さらに，病変の主座がある脊髄と視神経以外にも，脊髄（Ropper と Poskanzer 1978），脳幹（Tabira と Tateishi 1982），大脳半球（Shiraki 1968；Tabira と Tateishi 1982）などに脱髄斑が認められることから，本症は MS の範疇に分類されてきた．しかし，本症が MS の亜型か，それとは明瞭に異なる臨床病理学的疾患単位か，あるいは内分泌疾患や結合織病（De Seze 2003）などにみられるような臨床症候群か，など，長い議論がある（☞第 1 部 2 章「ドゥヴィック病」；p71）．

　病理学的には，病巣は脊髄灰白質と白質を巻き込むが，普通，脊髄の中心部を占める．病巣は壊

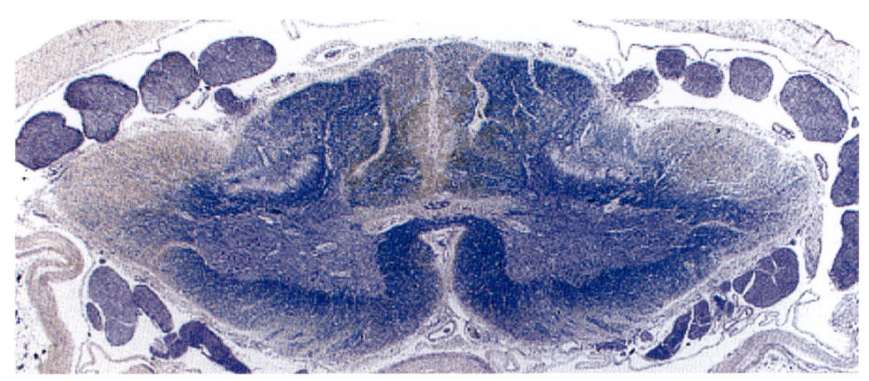

図 2-4-31　ヒトTリンパ球向性ウイルス脊髄症（HAM）　急性期を過ぎて脊髄自体が萎縮している．白質が好んで侵されている．左右不対称で，解剖学的な神経路に一致しない．灰白質は病変から逃れているが，萎縮している．KB染色．

死性で，空洞形成に至ることもある．しばしばいくつかの脊髄分節にまたがる．炎症細胞浸潤は軽く，ときに欠如していることもある．さらに視神経（図2-4-28）や視交叉に壊死性あるいは脱髄病巣がみられる．もう1つの特徴は病巣の血管変化が強いことで，急性期では出血，フィブリンの析出，さらに慢性期では硝子化，肥厚などが著しい（図1-2-38）．また，アストログリアの増殖より血管外膜に由来する結合織の増殖が目立つ．このように，MSとは異なる点が少なくない．

最近発見された抗アクアポリン4（aquaporin 4：AQP4）抗体（☞「Notice ④」；p73）がドゥヴィック病における標的抗原であることが解明されつつある．（Lennonら 2004）．病理学的にはAQP4の脱落が認められ（Misuら 2007）（図2-4-29），アストログリアの障害が関与した疾患である可能性が高くなった．

MSの脱髄斑は組織学的には大脳などにみられるものと同じであるが，脊髄のレベルによって形や大きさが異なり，血管支配領域と一致しないばかりか解剖学的な神経路にも一致しない（図2-4-30，図2-1-88A）．病巣は白質のみならず灰白質にも及ぶが，神経細胞は比較的よく残っている．病巣内の軸索は相対的に残るが，障害も強く，病巣の遠位部では二次変性が生じる．なお，剖検で脊髄に偶然，無症候性脱髄斑が発見されることがある．

その他，静脈周囲性脱髄炎も脊髄でみられることがある（図2-1-88B）．副腎白質ジストロフィー（adrenoleukodystrophy）の1つである副腎脊髄ニューロパチー（adrenomyeloneuropathy）では側索，薄束が好発部位である．

4．炎症

ヒトTリンパ球向性ウイルス脊髄症（HTLV-1 associated myelopathy：HAM）は血管周囲性リンパ球浸潤が髄膜と脊髄実質にみられ，実質組織が破壊されている．初期ではミエリンの破壊が強く，神経細胞は比較的病変から逃れる．病巣は次第に線維性グリオーシスで置き換わり，左右対称性に分布するようになる．胸髄下部が好発部位で，側索がとくに侵されやすい（Akizukiら 1988）（図2-4-31）．

5．その他

頸部などの悪性腫瘍に対する放射線照射後，数ヵ月から数年の間隔をおいて**放射線脊髄症**（radiation myelopathy）が発症する．その組織像は大脳白質などと同様に血液脳関門の破綻を示唆する血液液体成分の漏出，血管壁のフィブリノイド変性，血管周囲組織の壊死などで，神経細胞は比較的残っていることが多い．また，アストログリアの反応も組織破壊に比べて弱い．

Ⅳ. 後根神経節

　後根神経節（posterior root ganglia）にある神経節細胞（ganglion cells）は丸い核と大きな円形ないし類円形の細胞質からなり、小型で円形のサテライト細胞（satellite cells）に囲まれている。細胞質のニッスル小体は細かい顆粒状で、感覚神経細胞としての特徴を示す。神経節細胞の突起は双極性で、1つは皮膚や血管壁など末梢に向かい、他方は中枢枝として後索に入る。加齢に伴ってリポフスチンが蓄積するとともに、細胞数が減少する。

　神経節細胞が病的に脱落すると、サテライト細胞が増加して結節状に集簇するようになる。これをナジョット結節（nodules of Nageotte）と呼び、神経節細胞脱落の形態学的証拠と考えられている。この結節は比較的急速に神経節細胞が脱落しているときによく観察され、慢性変性疾患ではあまり目立たないことがある。なお、サテライト細胞の輪のなかに神経節細胞がみえない場合や小さな細胞質だけがみえることがあるが、これらは細胞に対して接線方向に薄切標本が切れた場合が考えられるので注意が必要である。

　毛細血管拡張運動失調症（ataxia telangiectasia）（☞第2部2章；p260）の後根神経節では、神経節細胞の脱落とともに、クロマチンに富み巨大で異常な形をした核をもった細胞が出現する。この細胞は肝臓、甲状腺、副腎、脾臓、下垂体などにも観察される。

参考文献

Akizuki S, Setoguchi M, Nakazato O, et al.：An autopsy case of human T-lymphotrophic virus type 1-associated myelopathy. Hum Pathol 1988；19：988-990.

新井哲明，秋山治彦，長谷川成人：FTLDおよびALSに出現するユビキチン陽性封入体の主要構成成分としてのTDP-43の同定．Dementia Jpn 2007；21：89-103.

Arai T, Hasegawa M, Akiyama H, et al.：TDP-43 is a component of ubiquitin-positive tau-negative inclusions in frontotemporal lobar degeneration and amyotrophic lateral sclerosis. Biochem Biophys Res Commun 2006；351：602-611.

Bossy-Wetzel E, Schwarzenbacher R, Lipton SA.：Molecular pathways to neurodegeneration. Nat Med 2004；10（Suppl）：S2-S9.

Chievitz E, Thiede T：Complications and causes of death in polycythemia vera. Acta Med Scand 1962；172：513-523.

De Seze J：Neuromyelitis optica. Arch Neurol 2003；60：1336-1338

Gillilan LA：The arterial blood supply of the human spinal cord. J Comp Neurol 1958；110：75-103.

Gray F, Vincent D, Hauw JJ：A quantitative study of lateral horn cells in 15 cases of multiple system atrophy. Acta Neuropathol 1988；75：513-518.

Hayashi H, Kato S：Total manifestation of amyotrophic lateral sclerosis. ALS in the totally locked-in state. J Neurol Sci 1989；93：19-35.

Johnson JO, Mandrioli K, Benatar M, et al.：Exome sequencing reveals VCP mutations as a cause of familial ALS. Neuron 2010；68：857-864.

Kawahara Y, Sun H, Ito K, et al.：Underediting of GluR2 mRNA, a neuronal death inducing molecular change in sporadic ALS, does not occur in motor neurons in ALS1 or SBMA. Neurosci Res 2006；54：11-14.

Kennedy PG, Duchen LW：A quantitative study of intermediolateral column cells in motor neuron disease and the Shy-Drager syndrome. J Neurol Neurosurg Psychiatry 1985；48：1103-1106.

小林康孝，水谷俊雄，高崎 優 他：筋萎縮性側索硬化症の神経病理学的研究—加齢と病変の関係について．日老医誌 1992；29：644-651.

Lee S, Park YD, Yen SH, et al.：A study of infantile motor neuron disease with neurofilament and ubiquitin immunocytochemistry. Neuropediatrics 1989；20：107-111.

Lennon VA, Wingerchuk DM, Kryzer TJ, et al.：A serum autoantibody marker of neuromyelitis optica：distinction from multiple sclerosis. Lancet 2004；364：2106-2112.

Mackenzie IR, Munoz DG, Kosaka H, et al.：Distinct pathological subtypes of FTLD-FUS. Acta Neuropathol 2010；121：207-218.

Mackenzie IR, Bigio EH, Ince PG, et al.：Pathological TDP-43 distinguishes sporadic amyotrophic lateral sclerosis from amyotrophic lateral sclerosis with SOD1 mutation. Ann Neurol 2007；61：427-434.

前原勝矢，飯塚禮二，平山惠造：歯状核赤核淡蒼球ルイ体萎縮症（Dentatorubropallidoluysian Atrophy）の臨床病理学的研究（2）—神経病理学的考察．神経進歩 1982；26：1173-1189.

Misu T, Fujihara K, Kakita A, et al.：Loss of aquaporin 4 in lesions of neuromyelitis optica：distinction from multiple sclerosis. Brain 2007；130：1224-1234.

Mitsuyama Y：Presenile dementia with motor neurone disease in Japan: clinico-pathological review of 26 cases. J Neurol Neurosurg Psychiatry 1984；47：953-959.

Mitsuyama Y, Takamiya S：Presenile dementia with motor neuron disease in Japan. A new entity? Arch Neurol 1979；36：592-593.

Mochizuki Y, Mizutani T, Shimizu T, et al.：Proportional neuronal loss between the primary motor and sensory cortex in amyotrophic lateral sclerosis. Neurosci Lett 2011；503：73-75.

長嶋和郎：脊髄疾患．『現代病理学大系 第23巻B 神経系2 神経疾患2』飯島宗一 他編，中山書店（東京），1993, p75.

長嶋和郎，島峰徹郎：脊髄の"鉛筆状軟化"に関する病理学的研究．神経進歩 1974；18：153-166.

Nakano I, Mannen T, Mizutani T, et al.：Peripheral white matter lesions of the spinal cord with changes in small arachnoid arteries in systemic lupus erythematosus. Clin Neuropathol 1989；8：102-108.

Neumann M, Sampathu DM, Kwong LK, et al.：Ubiquitinated TDP-43 in frontotemporal lobar degeneration and amyo-

trophic lateral sclerosis. Science 2006;314:130-133.
Neumann MA, Cohn R:Progressive subcortical gliosis, a rare form of presenile dementia. Brain 1967;90:405-418.
Okamoto K, Mizuno Y, Fujita Y:Bunina bodies in amyotrophic lateral sclerosis. Neuropathology 2008;28:109-115.
Oppenheimer DR:Diseases of the basal ganglia, cerebellum and motor neurons. In:Greenfield's Neuropathology. 3rd ed, Blackwood W, Corsellis JAN(eds) Arnold(London), 1976, pp 608-651.
Papp MI, Lantos PL:The distribution of oligodendroglial inclusions in multiple system atrophy and its relevance to clinical symptomatology. Brain 1994;117:235-243.
Petito CK, Navia BA, Cho ES, et al.:Vacuolar myelopathy pathologically resembling subacute combined degeneration in patients with acquired immunodeficiency syndrome. N Engl J Med 1985;312:874-879.
Rexed BA:Cytoarchitectonic atlas of the spinal cord in the cat. J Comp Neurol 1954;100:297-379.
Ropper AH, Poskanzer DC:The prognosis of acute and subacute transverse myelopathy based on early signs and symptoms. Ann Neurol 1978;4:51-59.
Rosen DR, Siddique T, Patterson D, et al.:Mutations in Cu/Zn superoxide dismutase gene are associated with familial amyotrophic lateral sclerosis. Nature 1993;362:59-62.

佐々木明徳,水谷俊雄,高崎 優 他:脊髄加齢変化の形態計測学的研究. 日老医誌 1994;31:462-467.
Sherman JL, Barkovich AJ, Citrin CM:The MR appearances of syringomyelia:new observations. Am J Neuroradiol 1986;7:985-995.
Shiraki H:The comparative study of rabies post-vaccinal encephalomyelitis and demyelinating encephalomyelitides of unknown origin, with special reference to the Japanese cases. In:Central nervous system. Bailey OT, Smith DE (eds), Williams and Wilkins (Baltimore), 1968, pp 87-123.
Tabira T, Tateishi J:Neuropathological features of MS in Japan. In:Multiple Sclerosis. Kuroiwa Y, Kurland LE (eds), East and West, Karger(Basel), 1982, pp 273-295.
Takeda T, Uchihara T, Mochizuki Y, et al.:Supranuclear ophthalmoparesis and vacuolar degeneration of the cerebral white matter in amyotrophic lateral sclerosis:a clinicopathological study. Amyotroph Lateral Scler 2012;13:74-83.
Tomlinson BE, Irving D:The numbers of limb motor neurons in the human lumbosacral cord throughout life. J Neurol Sci 1977;34:213-219.
吉田眞理,村上信之,橋詰良夫 他:人工呼吸器装着により長期生存した筋萎縮性側索硬化症2例の臨床病理学的検討. 臨床神経 1992;32:259-265.
湯浅亮一:痴呆を伴う筋萎縮性側索硬化症について. 臨床神経 1964;4:529-534.

第3部 ブレインカッティング

1章　マクロ観察とカッティング ……… 349

2章　染色標本用の切り出し ……… 361

1章 マクロ観察とカッティング

染色標本用の組織を切り出した後では、もとの脳に組み立てることができない。そして、どこをどのように切り出し、何染色をするか、という問題はひとえに臨床データを基にした詳細な肉眼観察にかかっている。肉眼観察はその症例を総合的に把握できる最初にして最後の機会である。しかも臨床症状の多くは肉眼所見のなかで解決できる。ブレインカッティングはその後の検討方針や最終的な診断に大きく影響するものであるだけに、知識と経験が試される時である。

I. マクロ観察の手順

1. 解剖室で

頭蓋骨から取り出した脳を解剖台に長く放置すると変形してしまうので、重量の測定、大まかな観察、写真撮影、電子顕微鏡用標本や凍結用組織の採取をすみやかに行い、ホルマリン液に入れる。一側の脳を凍結組織として保存する場合、そこからまったく標本を採取しないで凍結することは避ける。左右で病変が異なったり、病変の程度が違うことがあるので、凍結用にする一側半球（脳幹では一側半分）を解剖室で切り分け、観察、写真撮影などを行ない、必要に応じて組織の切り出しなどをする。なお、一度割を入れた未固定脳をホルマリン固定すると割面ででこぼこになり、染色標本をつくりにくくなることがあるが、簡便には砂糖を加えた高張ホルマリン溶液で固定すると多少防ぐことができる。

クモ膜下出血（図 1-2-2）のように脳表面に血液が大量に付着している脳は、ホルマリン固定液に浸すと血液が非常に硬くなるため切りにくくなるが、固定前に冷水で血液を洗い流すと、血管系の観察や動脈瘤の発見がしやすくなる。**脳出血**（図 1-2-4、図 1-2-5）などで内部に血腫がある場合も同様に固定によって一層硬くなる。一方、**梗塞巣**は固定液の浸透が悪いため壊れやすい。水洗、写真撮影、カッティングなどの操作によってさらに壊れることもある。肝心なことは何を優先させるかということである。例えば、その症例にとって血管の閉塞部位を確認することが最も重要と判断すれば、脳実質が壊れることを覚悟して、未固定の段階で動脈を追跡する方がよいこともある。

脳底動脈（図 1-2-23）に糸を通してホルマリン固定液のなかに吊るす。脳底動脈が切れている場合には糸を小脳の後に通して吊るす。ホルマリン液は脳容積の 5〜6 倍程度、5〜6 l 必要である。約 2 週間固定するが、ブレインカッティングまでの間に少なくとも 1 回新しい固定液に交換することが望ましい。

脳の重さは解剖時の未固定脳と固定後脳では違う。前者は硬膜と脳室内髄液の重さが加算されているので、脳底面のロート部を切開してそこから髄液を排出したり、脳表面に付着した髄液をていねいに吸い取る。**水頭症、痴呆性変性疾患**など、とくに側脳室の拡大が高度な場合には注意する。解剖時に硬膜を外すと大脳縦裂が左右に開いて、大脳が変形することがあるので注意が必要である。固定後脳でも未固定脳と同じ操作が必要であるが、大脳に割を入れて、脳室内髄液を十分排出してから計ることができる。

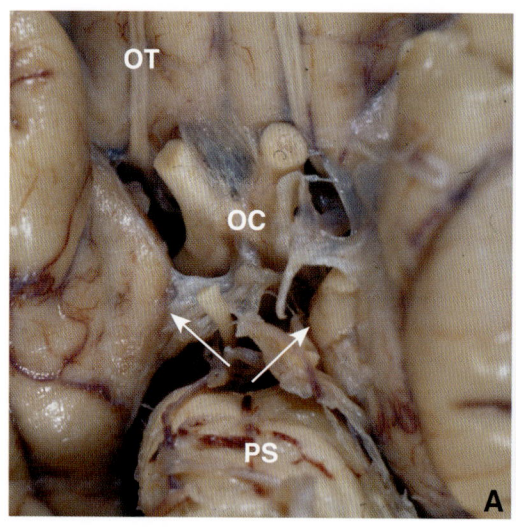

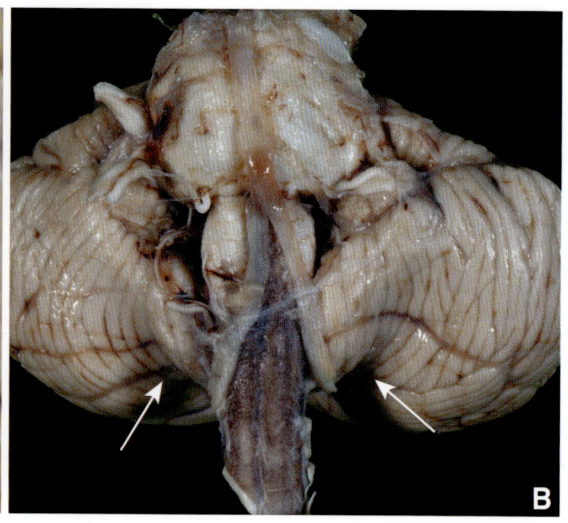

図 3-1-1　ヘルニア
A：テント切痕ヘルニア（矢印）．OT:嗅束、OC:視神経交叉、PS:橋．　B：扁桃ヘルニア（矢印）．（図 2-2-4 参照）

2．ブレインカッティング

1）その前に

A）硬膜（dura mater）を大脳から剥がす．色調は淡黄色ないし淡褐色で、厚さはさまざまである．黄疸例では、未固定の硬膜は濃褐色、ホルマリン固定後は緑色である．

　次に硬膜の外側と内側をみて硬膜外出血や頭蓋骨の転移性腫瘍などの有無を確認する．新鮮な**硬膜下出血**はそれとすぐ分かるが（図1-2-1）、薄い陳旧例では黄褐色の結合織性の薄い膜（偽膜）を見落とすことがあるので、ピンセットなどで硬膜の裏側を擦ってみるとよい．

　外科手術後であれば、髄膜に縫合やカテーテルの挿入部などがみられる．偶然発見される**髄膜腫**（図 2-4-16）は小さいものが多い．

　次に、上矢状静脈洞（sinus sagittalis superior）に直角にハサミを入れて、その割面を観察して血栓の有無をみる．**上矢状静脈洞血栓症**（図 1-2-19）は髄膜炎（図 1-2-32）や悪性腫瘍の髄膜播種などに合併し、大脳白質に広汎な出血を引き起す．直洞（sinus rectus）（図 1-2-20）、横洞（sinus transversus）、S状静脈洞（sinus sigmoidalis）は頭蓋骨に残されることが多いので、解剖室で調べておく．

B）軟膜は脳を直接覆っている狭義の軟膜（pia mater）とクモ膜（subarachnoid membrane）を合わせて広義の軟膜（leptomeninge）といい、剖検脳では2つがいっしょにみえる（図1-2-31）．狭義の軟膜は透明で薄く、脳回頂から脳溝底まで覆っている．高齢者や脳浮腫が長く続くとやや白濁し肥厚している．

　化膿性髄膜炎ではシルビウス（Sylvius）溝やその他の脳溝などに膿が貯留するために、軟膜が黄白色や緑白色にみえ（図 1-2-32）、脳表面と癒着していることがある．**転移性腫瘍**の髄膜播種でも軟膜の混濁と癒着がある．

　大脳縦裂（fissura longitudinalis cerebri）に沿った大脳頭頂部にみえる顆粒状の軟膜は上矢状静脈洞に入るパキオニ（Pacchioni）のクモ膜顆粒（arachnoidal granulation）といい、高齢者では癒着と線維化が目立つ．

C）次に脳底面を上にしてヘルニアの有無を調べる．脳梗塞、脳内出血、脳腫瘍、高度の浮腫など脳容積が増加すると（脳重量も増す）、脳回が頭蓋骨に押しつけられて扁平になる．さらに鉤や海馬傍回が小脳テントと中脳の隙間（テント切痕）から後頭蓋窩に落ち込んでいる場合がある（**テント切痕ヘルニア** transtentorial herniation）（図 3-1-1A）．一側にこのヘルニ

アが生じると、反対側の中脳被蓋や大脳脚が圧迫されて破壊や出血が生じる。また、テント切痕を通過する後大脳動脈が小脳テントに圧迫されて、側頭葉や後頭葉に梗塞を引き起こすことがある。**帯状回ヘルニア**（cingulate herniation）は一側の帯状回が大脳鎌の下にある空間（大脳鎌と脳梁の間）にはまり込むものであるが、外表面からは分からない（**図2-1-55**）。小脳扁桃が大後頭孔から脊椎管に入り込むヘルニアを**扁桃ヘルニア**（tonsilar herniation）という（**図3-1-1B、図2-2-4**）。高度な場合には引きちぎれた扁桃の一部が脊髄表面に付着していることがある。

逆に脳表面が柔らかい場合は軟化が進んでいる状態である。器質化が完了した大きな梗塞では、その部分だけが陥没し、その表面は比較的硬く、しわのある皮質表層がみえる。

大脳表面にある褐色調の組織欠損は**脳挫傷**の疑いがある。嗅球、嗅束周囲の前頭葉眼窩面に多いが（**図1-2-48**）、側頭葉極、後頭葉極などにも分布することがある。

D) 脳回の幅が狭く脳溝が開いている場合には、大脳皮質の萎縮が疑われる。とくに軟膜の肥厚と白濁に加えて、脳表面が顆粒状で（**図2-1-6B**）、脳回頂部の丸みがなく角張っている場合は老化による生理的な萎縮よりも疾病による萎縮が考えられる。**心停止脳症**は大脳全体に広がるが、特定の脳葉に萎縮が強い疾患として、**アルツハイマー型痴呆**では側頭葉内側部、とくに海馬傍回と海馬の萎縮が著しい（**図1-3-14**）。ピック病は側頭葉吻側の萎縮が高度である（**図2-1-21**）。**大脳皮質基底核変性症**（**図2-1-27**）、**筋萎縮性側索硬化症**、**原発性側索硬化症**などでは中心溝を挟む領域の萎縮に左右差があることがある。

E) 大脳の新皮質が広汎に萎縮しているのに対して、海馬体は"相対的に"萎縮が軽いことがある。著しい大脳萎縮をきたすピック病や**全脳型クロイツフェルト・ヤコブ病**（**図2-1-30B**）などが有名である。

F) **白質ジストロフィー**のように大脳白質が高度に萎縮している脳では、一見、脳回が細く、大脳皮質の萎縮のようにみえることもあるが、指で押してみると内部が充実性ではなくて、空虚な感じがすることがある。

G) 異常に幅の広い脳回、逆に脳回が狭く細かい脳溝が多数みられる場合は**厚脳回**（pachygyria）（**図2-1-10**）や**多脳回**（polygyria）（**図2-1-13**）などの奇形・発達障害が疑われる。

H) 小脳・脳幹はカッティングする前に次のような事柄に注意したい。まず、脳底面をみて小脳と大脳の大きさを比較する。普通、小脳の下端は後頭葉後端とほぼ同じかやや内側にあり、小脳半球の外側端は側頭葉外側端のやや内側に位置する。小脳が萎縮しているとその周囲が空いて、後頭葉や側頭葉がよくみえる。ただし、大脳が腫大していると同様な関係になることがある。萎縮した小脳は小葉溝が開き、**多系統萎縮症**などではあめ色のような褐色調が強いことがある。梗塞、出血、腫瘍などがあると小脳は腫大するが、その変化は大脳と基本的に同じである。

I) 次に、脳幹部をみる。脳幹では橋の膨らみが最も目立つが、萎縮した橋は正中部が腹側に突出して峰のようになり（**図2-3-28**）、中小脳脚がある両側の膨らみが消失して陥凹している。反対に橋が膨らむ場合は実質内の腫瘍や出血であることが多い。大脳脚が萎縮すると脚間窩が広くみえ（**図2-3-28**）、皮質脊髄路が萎縮すると延髄錐体が小さくなる。

J) 動脈系の観察には、ウィリス（Willis）輪を外してみる場合と、脳表面に付けたまま割を入れてみる場合がある。どちらも一長一短があり、血管を外してしまうと、後で動脈瘤や閉塞部位などを脳実質の病巣部位と対応しにくくなるが、血管そのものを調べるにはよい。しかし、血管と一緒に軟膜も剥がれてしまうので、軟膜の変化が重要な場合には工夫が必要である。

まず、ウィリス輪のバリエーションをみる。解剖学書通りの代表的なウィリス輪に遭遇するチャンスは意外に少なく、このバリエーションが脳梗塞の分布や広がりと大いに関係することがある。しばしば遭遇するものとして、①左右の前大脳動脈が一側の中大脳動脈から出ている、②前交通動脈がなくて、両側

の前大脳動脈がくの字型に交通している、③左右の後交通動脈の太さが違う、④後大脳動脈が中大脳動脈から分かれている、⑤後大脳動脈が中大脳動脈と脳底動脈のそれぞれの枝が合流してできている、⑥左右の椎骨動脈の太さが異なる、などがある。

次に**動脈瘤**をみる（**図 1-2-3**）。未破裂の動脈瘤は決してまれなものではないので、幹動脈の分岐部に注意する。以上の観察を終えてから、アテローム斑の有無や程度（**図 1-2-23**）、内腔の狭窄や閉塞、あるいは拡張の部位と程度に注意する。動脈は安全カミソリで輪切りにすると壊れにくい。狭窄の程度はおおよそ内腔の 25％、50％、75％、というように記載し、必要に応じて標本をつくる（**図 1-2-23**）。

2）ブレインカッティング

定まった方法はない。しかし、一度脳刃を入れてスライスにしてしまった脳に別の角度で割を入れるとサイコロがたくさんできてしまい、解析しにくくなる。大切なことはその症例の臨床を最もよく現している病巣を上手に割面上に示すことである。したがって、疾病の種類や臨床症状、CT や MRI 画像との関係などは重要である。脳出血では水平断にすると基底核などに入る動脈に対して直角の方向になり、組織内の血管の断面を観察しやすくなる。一方、変性疾患などでは細かい解剖学的な位置が重要になるため、大脳では前額断（冠状断）、脳幹では水平断することが多い。ここでは前額断の方法を解説する。

■ 脳刃

脳刃は常に新しいものを使い、刃を滑らせるように前後に動かし、決して押し切らないことが大切である。ただし、何度も前後に動かすと、割面にその跡がついてしまい、表面が平らではなくなる。表面が粗くなったり、でこぼこしていると染色標本用の薄切に余計な負担をかけることになる。

■ 最初の割の入れ方

まず、脳底面を上になるように置き、橋と中脳の間にメスを入れて両者を切り離す（**図 3-1-2A**）。そのとき、断面が最小になるように切ることが大切である。中脳の上端で大脳と脳幹を分ける方法もあるが、乳頭体を壊したり、上丘を含む中脳吻側が大脳側に残ってしまい、脳幹網様体と視床の関係や眼球運動に関連した神経核を含む最吻側部を染色標本にしにくいことがある。

■ 大脳を前後に二分する

次に、大脳底面を上にして乳頭体を通るように脳刃を入れる（**図 3-1-2B**）。その際、乳頭体の大部分が前頭葉側に残るように切ると染色標本をつくるときによい。

■ 脳幹・小脳を大脳から外す

前頭葉を切り離してしまうと後頭葉側に付いた脳幹の周囲を側面から観察できるようになるので、中脳上丘が通るようにして大脳から脳幹・小脳を外す（**図 3-1-2C**）。ただし、メスを背側方向にあまり深く入れすぎると視床枕を傷つけることがある。なお、脳幹を大脳から切り離すとき、中脳の吻側部をその両側から正中線に向かって斜め上方にメスを入れる場合がある。この方法では視床後半部の亜核の同定が難しくなるので、推奨できない。

■ 大脳の前額断

脳幹・小脳を外した大脳は一定の厚さで前額断を加える。切る角度のわずかな違いによって割面の様相が著しく異なることがあるので、脳刃を入れる角度は一定になるようにする。そのためには前頭極と後頭極を結ぶ直線に対して直角の方向に切るとよい。その後、大脳の両側に一定の厚さの板を置き、それに沿って脳刃を走らせると均等の厚さでスライスができる（**図 3-1-2D**）。板の厚さを 0.8 cm 程度にしておくと、スライスの厚さがほぼ 1 cm になる。

しかし、必ずしも目的とする構造が割面に現れない場合もあるので、それが含まれていると思われる割面をさらに 2 分割することもある。いったんパラフィンに包埋したスライスから目的のものを染色標本に出すことは大変な時間と労力を要するので、ブレインカッティングの段階で可能な限

1章 マクロ観察とカッティング

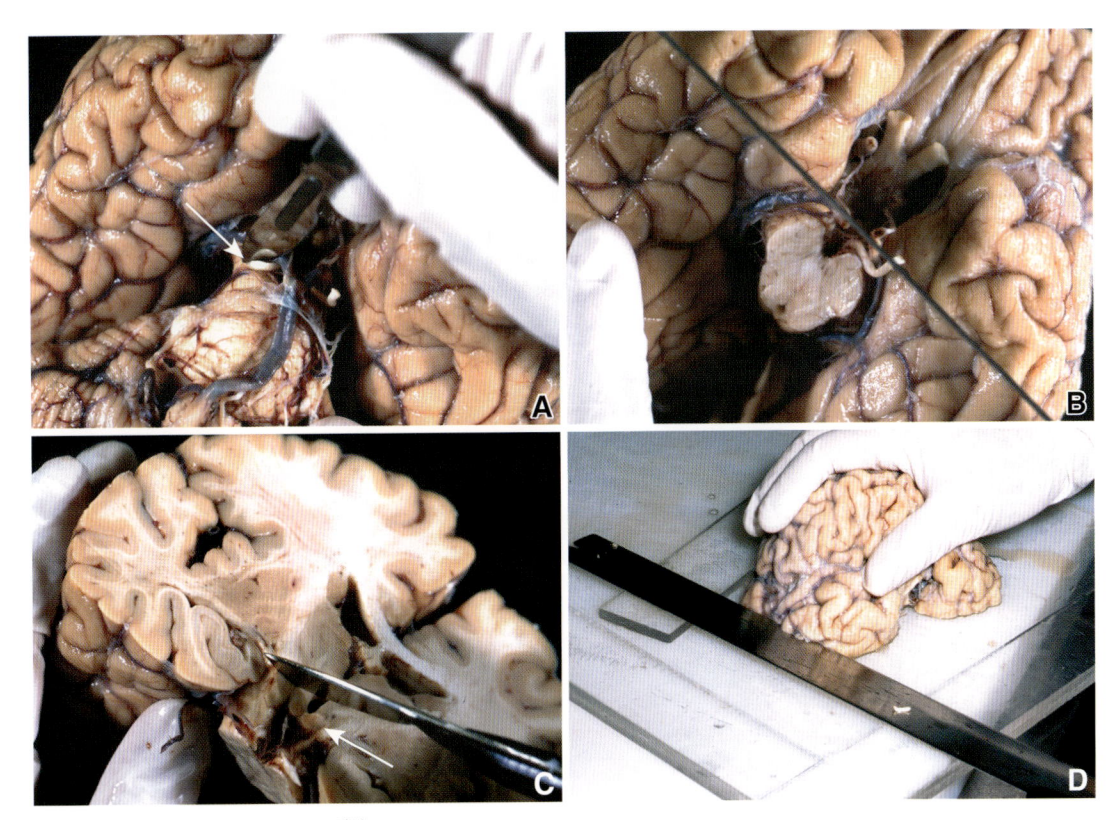

図 3-1-2 大脳のカッティング法
A：中脳と橋の境目にメスを入れて脳幹・小脳を大脳から切り離す．替え刃のメスには替え刃を装着するための凹凸があり、それが組織を傷つけるので要注意．矢印は動眼神経． B：乳頭体を通るように大脳に脳刃を入れる．一定間隔で割を入れようとすると、最初の脳刃の角度を変えることが難しくなるので（最初の割面が左右不対称であると、最後までその状態になりがちである）、前頭極と後頭極を結んだ直線に対して直角になるようにするとよい（大脳が変形している場合にはできるだけ構造が左右対称性になるように脳刀の角度を変える）．最初の割は乳頭体の後部を切ると乳頭体の大半が前頭葉側に残り、乳頭体の染色標本をつくりやすい． C：中脳と大脳の境目にメスを入れる．そのとき、割面が最小になるように心がける．一方、大脳と脳幹を切り離すとき、感覚的に水平と思われるメスの角度よりも上向きにしないと中脳吻側の構造を標本できないことがある．矢印は乳頭体． D：大脳を一定の間隔で前額断する．脳刃に力をかけすぎると厚さが不均一になりやすい．

り目的とする構造が現れるように工夫する．ただし、スライスが薄すぎてパラフィン標本をつくりにくい場合もあるので、病理の技師と相談しながら進めるとよい．

■ 小脳と脳幹の切り方

小脳と脳幹を切り離さず一緒に水平断する場合と両者を切り離す場合がある．小脳と脳幹をつなげる場合は小脳、小脳脚、脳幹相互のつながりを割面に表しやすい．しかし、スライスが大きくかつ厚くなるために脳幹を細かく切りにくくなる．そのため、中小脳脚などを付けて小脳と脳幹が連続するように切った割面を1枚つくり、それ以外は脳幹と小脳を切り離して細かい割を入れる方法もある．

小脳と脳幹を切り離す場合は、まず小脳下面で延髄と小脳の間にメスを入れて下小脳脚と中小脳脚を切断する（図 3-1-3A）．その際、メスはできるだけ小脳側に入れるようにすると延髄に傷がつかない．次に小脳上面で小脳と橋上部の間にある上小脳脚と上髄帆を切る（図 3-1-3B）．中・下小脳脚に比べて幅が狭いので注意深く切り進む．

■ 小脳の割の入れ方

脳幹から分離した小脳は虫部の中央に割を入れて左右の半球に分ける（図 3-1-3C）．小脳皮質の病変は虫部から半球外側部に向かってその程度が変化することがある．また、皮質には身体部位対

353

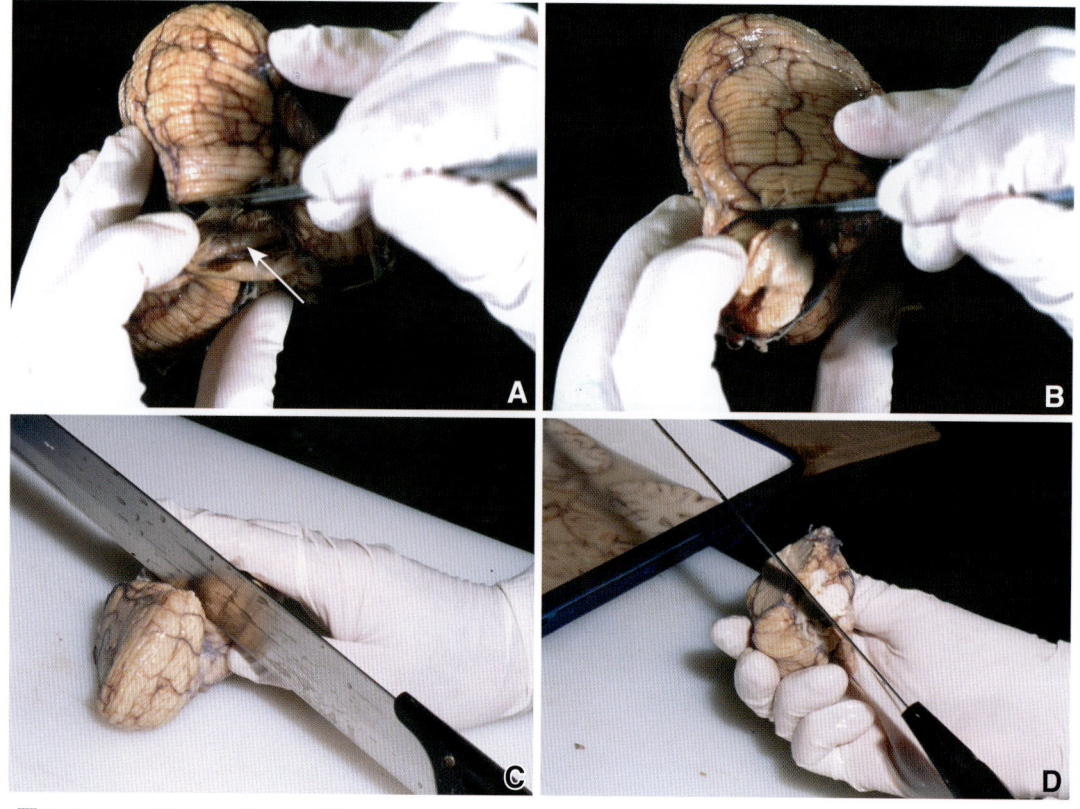

図 3-1-3　小脳のカッティング法
A：最初に、小脳下面と脳幹（矢印）の間にメスを入れ、中小脳脚を切る．その際、できるだけ小脳側にメスを入れることが肝心．遠慮すると脳幹の構造が小脳側に付いてしまう．　**B**：脳幹背部と小脳正中部の間にメスを入れて上小脳脚や上髄帆を切る．これらの構造はいずれも厚みがないので、慎重に．分離した脳幹は重量を計測．　**C**：脳幹から切り離した小脳は重量を計ってから正中部（虫部）に割を入れて左右に分ける．臨床的あるいは画像上の問題がとくになければ、左小脳半球を傍正中断し、右を水平断する．細かい小脳溝がたくさんあるため、水平断ではバラバラになりやすいので注意．傍正中断はプルキンエ細胞の樹状突起面にほぼ平行している．　**D**：歯状核は立体的で大きいため脳刃の角度にあまり関係なく割面に現せるが、4つの小脳核すべてを同一平面上に出すことは難しい．そこで傍正中断した小脳の第四脳室壁にある室頂核（ホルマリン固定脳では、テント形の第四脳室の頂点に褐色を帯びた小さな円形の神経核としてみえる）を通る水平断を入れると、部分的にせよ、すべての小脳核を割面に出すことができる（図 2-2-23 参照）．

応配列（somatotopic organization）があるので、病変がおおよそ左右対称性の場合には一側を傍正中断にする．しかし、この方法では小脳脚とくに中小脳脚と脳幹の関係がうまく表現できないため、反対側を水平断にするとよい．

すべての小脳核を1枚の割面に出すことは難しいが、虫部の断面に現れる室頂核を確認しながら水平断を加えると4つの小脳核を1枚の割面に出しやすい（図 3-1-3D）．ただし、それぞれの神経核全体を出すことはできない（図 2-2-23）．

■ 脳幹の切り方

脳幹は特別な理由がない限り、水平断する．固定後の脳幹は背側にやや彎曲しているので、一定の方向で水平断を加えつづけると被蓋部と底部の位置関係がずれてしまう．それを防ぐには割面が常に最小面積になるように方向を少しずつ変える（図 3-1-4）．背側は狭く、腹側は厚く切るようにする．

割を入れるとき、スライスが薄いと脳刃の重みによって彎曲して切れてしまうことがある．脳幹の水平断には替え刃式の軽いトリミングナイフを使うとよい．メスは切開するにはよいが、切断には不向きである．

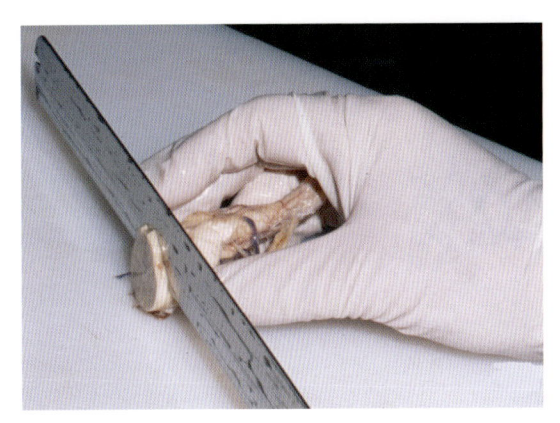

図 3-1-4　脳幹の水平断
被蓋部の厚さと底部の厚さが違うことに注意.

■ 割面を並べる

スライスしたすべての割面は大きなバットに一定の方向で並べる（図 3-1-3D）。割を入れた組織片は小さくなるほど左右の区別をつけにくくなる。そこで、この段階で割面の左右を決めて、それを解剖記録に記載しておく。筆者は、大脳前額断の場合、向かって左側が左半球になるように並べている。つまり大脳を後ろからみることになる。脳幹、脊髄はその腹側部を手前に置いて、それを上からみたとき、その左側が実際の右側になるようにしている。筆者のラボでは、脳幹、脊髄は背側面を上になるようにスライドグラスに染色標本を載せているが、病理検査室ごとに異なる可能性があるので、必ず方法を一定にしてむやみに変えないことが肝心である。これらの作業中には常に水をかけるなどして割面が乾燥しないようにする。乾燥すると染色性が低下してしまう。これは標本用の切り出しをする場合も同様である。バットのなかに割面が浸る程度の水を入れておくのも一法である。

■ 脊髄の外観

脊髄は硬膜の外側を観察し、腫瘍の転移や圧迫の有無をみる。硬膜の上から脊髄を軽くつまんで上から下に指を滑らせ、頸椎症による変形の有無や硬さの変化を調べる（図 2-4-6A）。次に、硬膜を背側面と腹側面で長軸に沿って切開し、脊髄根と脊髄表面をみる。脊髄が浮腫性に腫大すると各レベル固有の形が失われて、断面が丸くなり、と

くにレスピレーターブレインでは太い正円になる。反対に萎縮すると、前正中裂が開き、脊髄の丸みがなくなる。軟膜は大脳と同じように薄い透明な膜であるが、脊髄表面の病変や脊髄内部に病変があると、肥厚し白濁している。高齢者では正常でもときに硬くて脆い白色の物質（クモ膜斑 fibrocalcific plaques）が点在していることがある（図 2-4-1）。前・後根は光沢のある神経線維としてみえるが、萎縮すると褐色調が強く、光沢がない。

■ 脊髄の各分節を決める

そのためには、脊髄背側面を上にして頸髄膨大部付近から後根の太さをみる。急に後根が細くなるところが第2胸髄になるので、それから上下に後根を数える（図 2-4-2B）。また、脊髄円錐（conus medullaris）の高さで髄膜を貫いている後根が第2腰髄に相当する。オヌフ（Onuf）核のある第2仙髄はその腹側面を上にして、腰髄下部から上下の前根の太さをみていき、急に細くなる神経根を探す（図 2-4-2C）。これが第2仙髄の神経根である。各レベルを確定してから水平に割を入れ、その断面を観察する。なお、2種類の方法でレベルを数えると食い違うことがある。正確に決めるには、解剖時に椎体を基準にするのがよい。

3）割面の観察

臨床所見とスライスする前の外観所見の関係を考えながら観察する。

■ 観察の基本

割面では、正常の脳を基準にして色調、硬度、大きさ、形の変化などを目安にして病変を調べる。その際、2つの点に注意する。1つはその変化が病巣の性質を表すカテゴリー、①出血/壊死性、②萎縮性、③占拠性、のどれに分類されるかということである。第2は、病変の分布が、①解剖学的構造に一致するのか、②血管支配域に一致するのか（図 2-1-12、図 2-1-13）、③どちらにも一致しないのか、ということである。この病巣の分布パターンを見抜くだけでかなり正確な診断が可能になるだけでなく、診断がつかない場合でも

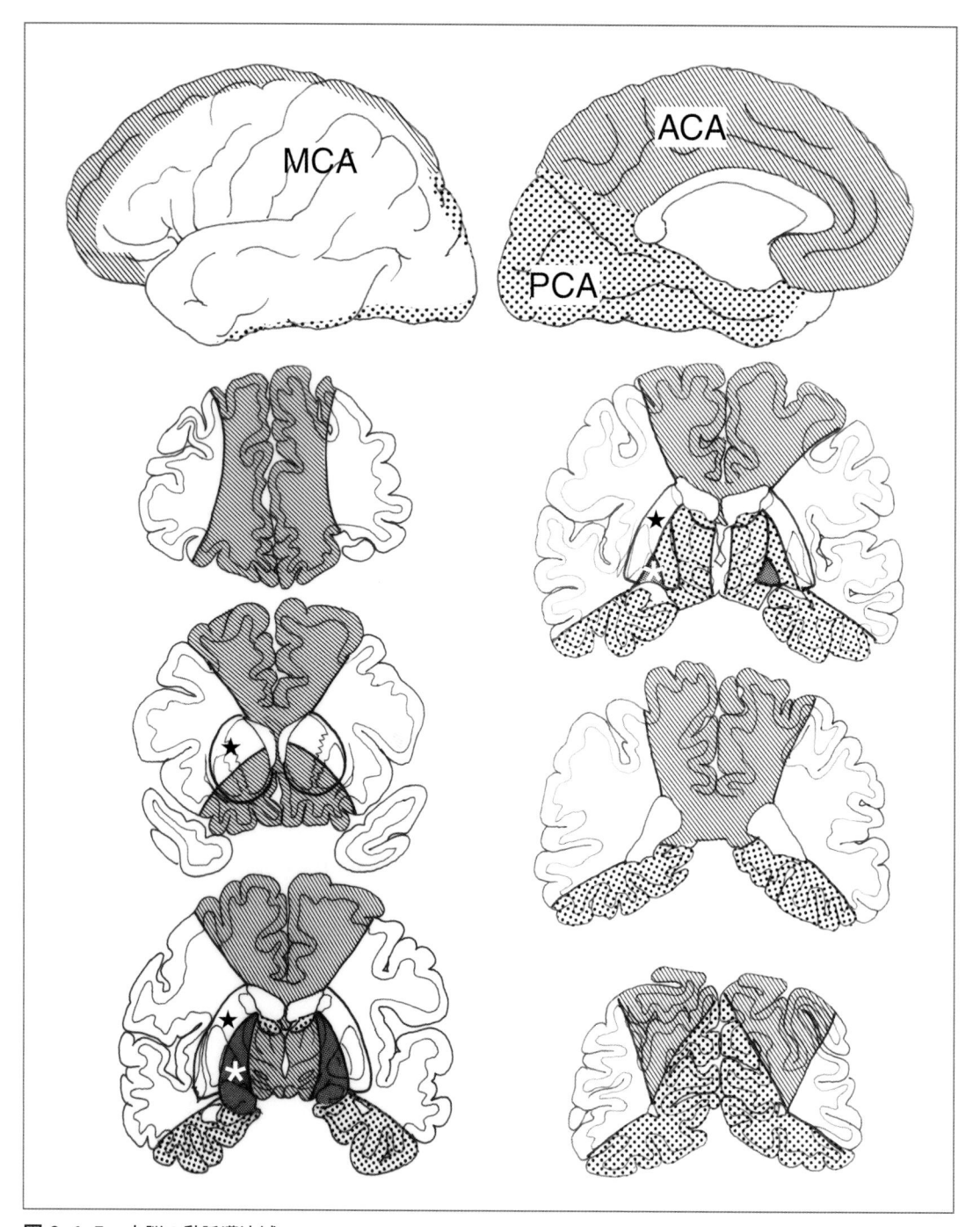

図 3-1-5 大脳の動脈灌流域
ACA：前大脳動脈、MCA：中大脳動脈、PCA：後大脳動脈、★印：中大脳動脈のレンズ核線条体動脈、☆印：内頸動脈の前脈絡叢動脈．(Kalimo ら 1997. の図 7・2、Ellison と Love 1998. の図 9・44、および Nieuwenhuys R ら 1988. の図 36 を参照して自作)

大雑把な病変の性質が分かることがある。病変の性質が異なる病変が見つかるときには、それぞれについて分布を調べる。

■ 観察上のポイント
a）色、硬さ、滑らかさ
　正常の固定脳では灰白質は灰色を帯びた黄褐

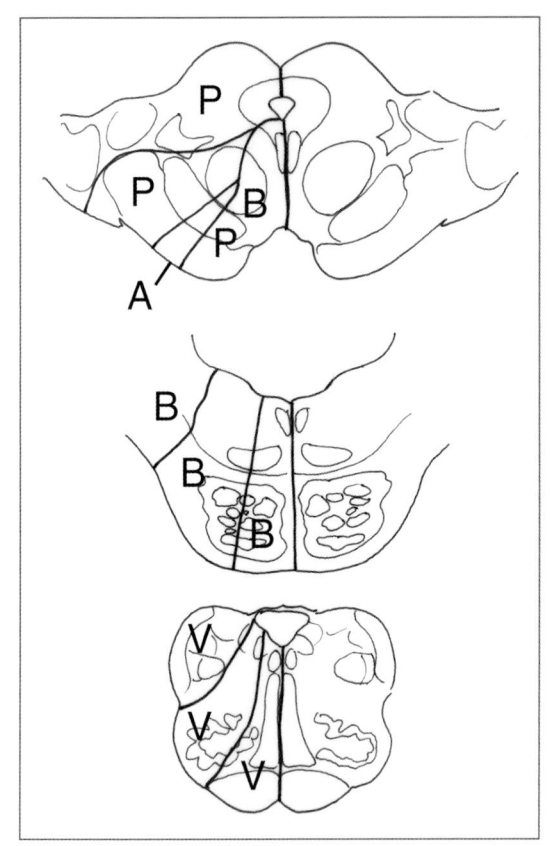

図 3-1-6　脳幹の動脈灌流域
A:内頸動脈の前脈絡叢動脈、P:後大脳動脈、B:脳底動脈、V:椎骨動脈. (Kalimoら 1997. より図7・2を参照して自作)

色、白質は淡黄白色であるが、灰白質でも視床や脳幹被蓋のように有髄線維が豊富な場所はより白くみえる。また、神経メラニン色素顆粒をもつ黒質や青斑核は黒褐色調を呈する。淡蒼球は鉄を成分としてもっているため赤褐色を帯びている。黒質にも鉄が存在するが、正常では目立たない。

組織の色は脳内にある血液の量とも関係し、貧血性の脳では灰白質と白質のコントラストが低く、うっ血が強いと高くなる。また、萎縮が強い脳もコントラストが高い。

さらに、ホルマリン固定液の浸透の程度や固定時間などによっても変化し、固定が十分でないと血管内の血液が黒褐色ではなくて赤みを帯びている。ただし、新生児や浮腫の強い脳は固定液の浸透が悪い。割を入れた脳を何度も水洗すると灰白質と白質のコントラストが低くなることがある。したがって、多くの脳を観察して正常の色調を覚えておく必要がある。

出血はホルマリン固定液中では新しいものほど黒く、時間が経ったものほどヘモジデリンによる褐色調を呈する。壊死は時期によって様相が異なる。急性期の浮腫では、組織が緊張して割面が平滑で、触ると硬い（**図1-2-2**）。壊死が加わっていると、割面の光沢が失われ、ざらつき、軟らかい。ただし、発症直後の**梗塞**ではその部位が周囲より多少蒼白にみえる程度のことがある（**図1-2-15A**）。軟化が進むと脂肪の分解に伴って濃黄色になる時期がある。組織は軟らかい豆腐のようで、触ると崩れてしまう。しかし、完成した空洞は触る程度では壊れない。出血が伴えば、その色が加わる。

抗がん剤髄内投与（**図1-2-39**）、**放射線照射**（**図1-2-50**）などの白質病巣は割を入れてからしばらく時間が経つとわずかに陥凹していることがある。とくに浮腫が強い場合にみられる。

心停止脳症や**虚血性脳症**（☞第1部2章「1)心停止脳症」; p43）では、大脳皮質の中央に線状の壊死巣がみえることがある（**図1-2-8D**）。これを**層状壊死**（laminar necrosis）という。この病変は脳回頂部では軽くなり、脳溝谷部では高度になる傾向がある。高度な病変ではほぼ皮質全層にわたるが、分子層は概して残っている。

変性疾患では、色調の変化によって診断が可能になることがある。例えば、**パーキンソン病**の黒質のように色素神経細胞が脱落すると黒の色調（**図2-3-8A**）がなくなる。反対に、その部位の本来の色が強調されていることもある。**線条体黒質変性症**では被殻が褐色を帯びる（**図2-1-67**）。

腫瘍の割面は白色のことが多いが、腫瘍内部に出血や壊死がある場合ではさまざまな色を呈する。最も遭遇するチャンスの多い**星状細胞腫**（astrocytoma）は境界不明瞭な灰白色で充実性の軟らかい腫瘍である。ときに嚢胞をつくることがある。この腫瘍は既存の解剖学的構造をあまり破壊せずに浸潤していく。転移性腫瘍は大脳皮質と白質の境界付近に位置することが多く、マクロ的には周囲組織との境は比較的明瞭である。

線維性グリオーシスが強いと他の部位より白っぽくみえることがある。

b）二次変性

出血、梗塞、腫瘍などでは、周囲にワーラー（Waller）変性を引き起こす。とくに極期にある場合では、大脳脚や延髄錐体の割面が白濁し、正常よりも大きくみえる（図1-1-21、図2-4-23）。しかし、次第に萎縮する。

二次的な萎縮が線維連絡のある別の場所にみられることがある。例えば、大脳白質の広汎な変性や内包が切断されたときの視床の萎縮（図2-1-82、図2-1-83）、海馬支脚を含む側頭葉内側部の梗塞による脳弓や乳頭体の萎縮（図1-3-22）、淡蒼球の梗塞による視床下核や黒質の萎縮（図2-3-15）など、観察には正常の線維連絡の知識が必要であり、変性疾患にも応用のきく事柄である。

c）萎縮

萎縮はマクロ的には出血や梗塞のように組織の破壊によって小さくなっている場合と変性疾患にみられる萎縮がある。前者は器質化（アストログリアによる線維性グリオーシス）（図1-1-35）が相当進行している状態で、とくに灰白質ではその部位の正常の形が失われていることが多い。それに対して、変性疾患では萎縮していてもマクロ的には正常の輪郭に近い形状を保っていることが多い。

大脳皮質の病的な萎縮では厚みが減少するとともに、脳溝が開いている。また、皮質の表面は滑らかな曲線を描かず、細かい凹凸がみられる（図2-1-6）。色調も変化し、とくに萎縮が高度な場合では褐色調が強まる。しかし、健常老人脳では脳溝が開いていても、皮質表面は滑らかな曲線である。

日頃、割面における各脳葉の割合、あるいは灰白質と白質の割合などに注意を向けておくと、病変が軽度で色調や硬度に明らかな変化が認められない場合、割面における各構造間のプロポーションが正常とは違うことに気づくことがある（水谷と藤澤 1980）。これは脳葉の萎縮を発見するには有用な方法で、例えば、外側膝状体を通る割面の海馬は海馬傍回の半分である（図1-3-8、図2-1-48、図2-1-49）。また、尾状核、被殻、淡蒼球、視床の大きさの関係は各割面で異なり、これらの構造を三次元的、立体的に理解しておくことが必要である。

変性疾患はしばしば解剖学的に連絡のある複数の構造に病変が分布することがあるので、ある部位に変化が認められたら、そこと線維連絡がある構造や機能的に関連した構造にも注意を払う。

白質の萎縮は大脳皮質と脳幹・脊髄を結ぶ神経線維の病変を考えがちであるが、大脳白質を構成する神経線維のうち、皮質下諸核、脳幹、脊髄に向かう神経線維は大脳皮質間を結ぶ神経線維に比べて圧倒的に少ないことを念頭に置いて評価すべきである。

■■■ Ⅱ．所見の記載 ■■■

1．所見の書き方

脳を肉眼的に観察する機会はブレインカッティングが唯一の時であり、それだけにマクロ所見は詳細に記述するとともに、第三者がそれを読んでも理解できるようにしておくことが大切である。この段階では、臨床症状や診断に結びつく所見がある一方、意味づけのできない所見や人工的な変化を病的所見と見誤ることもある。しかし、取りあえずどのような些細な変化でも観察しえた所見はすべて同等の価値をもつものとして記録する。その後の組織学的観察などによって意味のある所見とそうでないものを判別できるようになる。また、適切な術語が思いつかない場合には、見たままを記載する方がよい。

所見は、剖検記録用紙に印刷された脳の割面図に記入する方法や文章として記録する場合がある。前者は比較的簡単であるとともに、見落としや書き落としを避けることができる。それに対して、後者は主観的な文章になりがちである。しかし、形や色などを文字に変換する作業は形態学にとって欠くことのできないプロセスであり、できるだけ習熟したい。

とくに重要と思われる変化については、スケッチをしておく。なお、それについて、初心者はすべての割面をスケッチし、それに解剖学名と所見

を書き入れる作業を1例でも行うとよい。

次に写真撮影は十分に行う必要があるが、後日、それがどのような目的で撮影されたものであるか分かるような構図や倍率を考える。

2．所見のまとめ方

これまで観察して羅列的に記載した所見を、

①その症例の原疾患によると思われる病巣とその性格
②原疾患に関連のある病巣とその性格
③合併したと考えられる病巣とその性格
④臨床経過中にまったく偶発的に発症したと考えられる病巣とその性格
⑤今回の疾病とは無関係の既往歴に記載されているような古い病巣とその性格

などに整理する。また、このようにしてリストアップされた病巣を古い順に並べてみることも必要である。このマクロ観察のまとめは顕微鏡観察などの方針を決めるうえで極めて重要なステップである。

この段階で確定的な診断ができると、その後はマクロ診断を組織学的に確認する作業が中心になる。しかし、診断がつかない場合でも、その脳が血管・循環障害であるのか、あるいは脱髄、炎症、腫瘍、奇形・発達障害のいずれであるのか、という判断をしたい。なぜなら、染色標本用の切り出し部位や染色法の選択、さらには生化学的、分子遺伝学的手法など形態学以外の方法の選択にも直接的に影響を及ぼしてしまうからである。

参考文献

Ellison D, Love S(eds)：Neuropathology: a reference text of CNS pathology. Mosby(London), 1998.
Kalimo H, Kaste M, Haltia M：Chapter 7, Vascular diseases. In：Greenfield's Neuropathology, 6th ed. Graham DI, Lantos PL(eds), Arnold(London), 1997.
水谷俊雄，藤澤浩四郎：脳肉眼所見検索に際して有用且つ簡便な形態計測法について．神経病理学 1980；1：133-144.
Nieuwenhuys R, Voogd J, Van Huijzen C：The Human Central Nervous System: a synopsis and atlas, 3rd ed. Springer(Berlin), 1988.

2章 染色標本用の切り出し

I. 組織の切り出し方

　顕微鏡用標本のための組織を切り出す場合にも特別な方法はないが、疾患の種類とは無関係にどの症例でも定点観測ならぬ「定点観察」といった意味合いで必ず切り出す部位を決めておいた方がよい。とくに肉眼観察の段階で判断がつかない場合には見落としを防げる。部位としては、大脳では各脳葉の一部、中心溝領域、線条体、淡蒼球、視床などの皮質下核、脳幹では中脳、橋、延髄の各レベル、脊髄は各髄節の代表的なレベル、馬尾などが挙げられる。

　しかし、肝心なことは、マクロ観察で得られた所見、推定される疾患名あるいは疑問をいかに染色標本上に表現するか、ということである。そこで、その脳の病変の性格と病巣が染色標本から明らかになるように部位を選択することになる。

　また、ある一定期間を経たホルマリン材料は廃棄されることがありうるので、将来的には剖検記録という書類、マクロ写真、そしてこの染色標本のセットがその症例の唯一の記録となる可能性があるため、その脳の病態を彷彿とさせるような標本を目指したい。

切り出しの注意事項

　切り出しの方法はパラフィンブロックの薄切や染色に大きな影響を与えるので、技術スタッフとの共同作業が望ましい。また、一度はすべての標本作成過程を自ら体験しておく方がよい。

1）組織診断の正否はどこを切り出すかにかかっている。臨床症状と前述の所見のまとめから最も適切な部位を決めることが肝心である。肉眼的に変化の強い場所が候補になるが、変化の軽い部位の方が病巣形成の成り立ちをよく表わしていることもある。

2）脳の立体的な構造は臨床症状との対応や病巣の成り立ちを考えるうえで非常に大切である。しかし、脳を細分すればするほど立体的な関係をつかみにくくするので、1枚のプレパラートに1つの構造を載せるのではなくて、関心の中心となる構造の周囲に別の構造が必ず含まれるようにして、検者自身のみならず第三者がそれをみても構造的関係がよく分かるようにする。

3）左右の区別は脳にとって極めて重要である。そのためには、切り出した組織に必ず左右を記入しておく。割面をアルコール綿で拭いたあとに墨や赤チンで記入すると、その後の処理過程でも消えることがないようである。

4）切り出した組織は脳のどの割面のどこから採取したものであるか、必ず剖検記録に記載する。例えば、割面をすべてコピーしておき、それに切り出し部位を記入する。

5）大きな標本ほど、そのパラフィンブロックをミクロトームで薄く切ることが難しくなる。一方、標本が薄いほど顕微鏡の解像力が増す関係にある。したがって、腫瘍のように個々の細胞の観察が重要な場合には標本を5 μm以下にした方がよいが、標本の大きさは小さくせざるをえない。それに対して、皮質の層構築のように、ある程度神経細胞どうしが重なり合っている方が見やすい場合もあり、このような目的では10 μm程度に厚くすると、標本も大きくすることができる。このよう

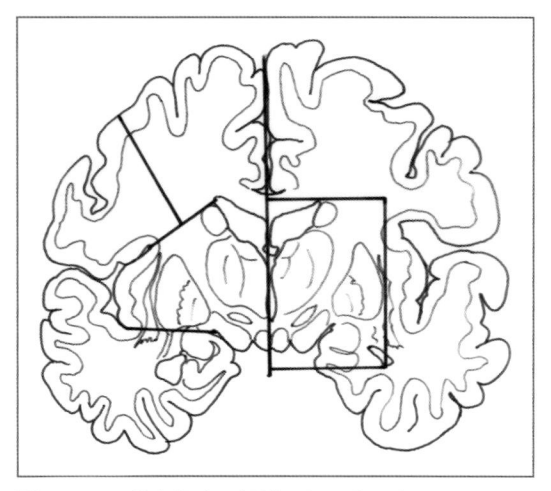

図 3-2-1 染色標本用組織の切り出し方 できるだけ目的とする構造に隣接する構造を含めて切り出す．

に，目的によって大きさを考えることも必要である．

6) 神経病理では，左右の両半球を標本にする場合から一般的に使用されるプレパラートに載る程度の小さな標本まで，さまざまな大きさの標本がつくられている．どの大きさを選択するかは，その施設の作成技術や機器も大いに関係する．半球標本は病変部位どうしの関係が一目瞭然となるが，通常のミクロトームでは一定の厚さに薄切することが困難であるばかりか，染色技術も難しく，コストが高い．それに対して，一般臓器標本のような小さなものはどの施設でも可能で，枚数が多くても標本作成に自動化装置を利用しやすいというメリットはある．しかし，病巣間の位置関係をつかみにくくする．以上のような条件を考慮すると，前額断された大脳などでは一側半球の1/3以下の大きさが通常のミクロトームで薄切できる限度であろう（**図 3-2-1**）．しかし，若い成人脳や浮腫のために大きくなった脳では1/5程度にせざるをえない．

7) 切り出す組織の表面は平らにする．でこぼこしたり彎曲している場合には，パラフィンブロックをミクロトームで少しずつ荒削りすることになり，目的とする所見を得られないことがある．また，無用の時間と労力を強いることになる．ちなみに，1 mmブロックを削るためには，1枚の薄切標本の厚さを10 μm としても100枚切らなくてはならない．したがって，最初に割を入れるときに細心の注意を払わねばならないが，やむをえない場合には，切り出しの段階で整形しておく．とくに面積的に小さい中脳など脳幹は彎曲して切れる場合がある（**図 3-1-4**）．そのようなときには，整形するのもよいが，正中線で左右に分けることによって彎曲を最小にし，それぞれをパラフィン包埋する方がよいこともある．また，切り出した組織全体を薄切できない場合には，どの部分が最も必要とするかを決めておく．

8) 目的とする構造や病巣が割を入れたスライスのなかに深く埋もれている場合には，その深さによって，切り出しのときに削る方がよいか，あるいはパラフィンブロックを厚切りするかを判断する．しかし，万策尽きたときには，一度包埋したパラフィンブロックを溶かして厚さを調節することもある．しかし，これらの問題は実際にミクロトームを使い慣れている病理技師に相談すべきである．

9) 通常は前額断や水平断であるが，切る方法を工夫すると意外な変化を発見することがある．例えば，小脳皮質にあるプルキンエ細胞の樹状突起は小脳小葉にほぼ直角の面に広がっているので，そのように切った面を標本にすると突起の変化を見やすくする．また，大脳を前額断で切った場合，白質の神経線維は多くの割面ではその断面をみることになる．一定の方向に走る神経線維が多い場所では，病変がその方向に沿って進んでいることがあり，断面の標本では病変が十分に分からないことがある．例えば，白質ではアストログリアの突起は神経線維の方向に伸びているため（イソモルフィック・グリオーシス），断面では突起が点としかみえない．そのような場合，神経線維の方向に切ってみると，断面からは予想できないような変化をみることがある．とくに脊髄では有用である．

10) 切り出した組織はその後，脱水系列を経てパラフィンに包埋されることになるが，組織の状態によっては切り出す前にもう一度ホルマリンで固定した方がよいことがある．

表 3-2-1 染色法

部位/変化	染色名	免疫染色用抗体名
神経細胞体	Hematoxylin-Eosin（HE）、Cresyl violet	Neuron specific enolase、Synaptophysin
樹状突起	Bodian、Golgi	Calbindin、Synaptophysin
軸索	Bodian、Holmes	Microtubule-associated protein（MAP）、Neurofilament、SMI-31
ミエリン（髄鞘）	Klüver-Barrera（KB）、Wörcke、Sudan black B	Myelin basic protein（MBP）
アストログリア	Phosphotungstic acid-Hematoxylin（PTAH）	Glial fibrillary acidic protein（GFAP）、Aquaporin 4
線維性グリオーシス	Holzer、PTAH	
マクロファージ	Oil red O、Sudan Ⅲ、Sudan black B	CD68
アストログリアの嗜銀性構造（房付き星状細胞、棘付き星状細胞など）	Gallyas-Braak	Tau
ローゼンタール線維	HE、KB、アザン染色	GFAP、α-B crystallin、Ubiquitin
アミロイド小体	HE、KB、Congo red、PAS、Direct fast scarlet（DFS）	Aβ-protein
グリア細胞質封入体（GCI、コイルド・ボディ）	HE、Bodian、Gallyas、Bielshowsky	Tau、Tubulin、MAP、Ubiquitin、α-B crystallin
アルツハイマー神経原線維変化（神経原線維タングル）	HE、Bodian、Gallyas	Tau
老人斑	HE、Methenamin-Bodian、Methenamin-Silver、Periodic acid-methenamine silver（PAM）、Bielschowsky	Aβ-protein
ピック球	HE、Bodian、Bielschowsky	リン酸化 tau、リン酸化 neurofilament
レヴィ小体	HE、KB、アザン染色	α-synuclein、Neurofilament、Ubiquitin、α-B crystallin、Synphilin 1
ブニナ小体	HE	Cystatin C
糸かせ様封入体	HE	Ubiquitin、α-synuclein
ラフォラ小体	HE、PAS、Best's carmine	
マクロファージ	Oil red O、Sudan Ⅲ	CD68
膠原線維	Masson's trichrome、アザン染色、Elastica van Gieson	Type Ⅰ collagen
弾力線維	Resorcin-fuchsin	
細網線維	Gomori	
メラニン色素	Fontana-Masson	
鉄	Berlin blue	
カルシウム	Kossa	
亜鉛	硫化銀法、Br-PADAP、ジチゾン変法	
脂肪滴	Oil red O、Sudan Ⅲ、Sudan black B	
一般細菌	Gram	
抗酸菌	Ziel-Neelsen	
真菌	Grocott、PAS、KB、Bodian	

■■■ Ⅱ．染色の選択 ■■■

　切り出した組織にどのような染色を施すかを決める。各染色法の実技については他書に譲ることにして、ここでは選択に際しての考え方を述べる。

1) 当然であるが、肉眼でみえる像と組織学的な像はまったく違う。肉眼でみえるものは組織学的にはどのようにみえるのか。よく分かるようにするにはどんな染色がよいのか。それには知識と経験の積み重ねが必要である。しかし、それがないと、適切な染色法を選ぶことは難しい。
2) 神経系の染色はいくつかの異なる染色をしないと、全貌をみることができない。例えば、ミエリンに対してはクリューバー・バレラ（Klüver-Barrera：KB）染色やウェルケ（Wörcke）染色、軸索にはボディアン（Bodian）染色やホームズ（Holmes）染色があり、線維性グリオーシスについてはホルツァー（Holzer）染色やリンタングステン酸ヘマトキシリン（phosphotungstic acid-hematoxylin：PTAH）染色、血管壁の変化に対してはエラスティカ・ワン・ギーソン（elastica van Gieson）染色、結合組織の関与をみるにはアザン染色やマッソン（Masson）染色、という具合である。また、老人斑やアルツハイマー神経原線維変化（タングル）にはボディアン染色、メセナミン-ボディアン（methenamine-Bodian）染色（またはメセナミン-銀染色）、ビールショウスキー（Bielschowsky）染色、ガリアス（Gallyas）染色、老人斑のアミロイドに対してはコンゴ・レッド（Congo red）染色、アミロイド小体は PAS 染色、などが比較的よく使われる方法である（表 3-2-1）。
3) しかし、グリアの嗜銀性構造のように免疫染色やガリアス染色などによって初めて可視化されるようなものを除けば、ほとんどの構造や変化は数ある染色法のなかで最も安定した染色で、しかも人工産物が最も少ないヘマトキシリン・エオシン（Hematoxylin-Eosin：HE）染色で観察できる。したがって、KB 染色やボディアン染色でみえるミエリンや軸索が HE 染色ではどのようにみえるのかということを日頃訓練しておくことが必要である。
4) 抗原-抗体反応を利用した免疫細胞化学的染色法（免疫染色法）がパラフィン切片でも使用できるようになり、目的とする細胞を選択的に染め出すために、誰にでも容易に読めるようになった。このような免疫染色の長所がタウオパチーやシヌクレオパチーのように疾病分類にまで影響を与えるようになったが、目的の細胞以外の細胞やその細胞がある組織については何も情報を与えてくれない。どのような状況下にその細胞がいるのか、免疫染色で陽性に染まる細胞の周囲にはどのような細胞がいるのか、といった問題は HE 染色標本といっしょに検鏡しないと解決しない。また、免疫染色陽性細胞がどのように病巣形成に関与しているのかという問題もある。免疫染色はあくまでも補助手段であることを十分理解したうえで利用したい。
5) 肉眼観察でどのカテゴリーに入る症例であるのかまったくつかめない場合には、「Ⅰ．組織の切り出し方」で述べたように、定点観察用に切り出した組織の染色をとりあえず HE 染色、KB 染色のみにして、それを検鏡して手掛かりをつかむ。それが分かれば、それにみあった染色を選択できる。

図版索引

欧字		
GM₂ガングリオシドーシス（テイ・サックス病）	小脳皮質	図2-2-9 B
あ〜お		
亜急性海綿状脳症（SSE）	膨化	図2-1-29
	マクロ像	図2-1-30 A
	ミクロ像	図2-1-31
亜急性硬化性全脳炎（SSPE）	グリオーシス	図2-1-90 A
	細胞浸潤	図2-1-90 C
	病巣分布	図2-1-88 C
	封入体	図1-1-32 A、図2-1-90 B
アクアポリン	ドゥヴィック病	図2-4-29
アストログリア	アニソモルフィック・グリオーシス	図1-1-35 A
	アミロイド小体	図1-1-38
	アルツハイマーⅠ型グリア	図1-1-37 A & B
	アルツハイマーⅡ型グリア	図1-1-37 C
	アルツハイマー型老年痴呆	図1-3-18
	イソモルフィック・グリオーシス	図1-1-35 B
	オパルスキー細胞	図1-1-37 D
	機能不全	図1-1-36
	腫脹	図1-1-34 A
	線維形成型グリア	図1-1-34 D
	肥胖グリア	図1-1-34 C
	ベルクマングリア	図1-2-12 B
	裸核グリア	図1-1-34 B
	ローゼンタール線維	図1-1-39
アルコール性小脳変性症	小脳皮質・顆粒細胞	図2-2-12
アルツハイマー型痴呆（ATD）	海馬/海馬傍回断面積比	図1-3-16
	海馬支脚移行部	図2-1-46
	初期病変	図2-1-19
	タングル（分布）	図1-3-15 B
	脳重量	図1-3-13
	老人斑（分布）	図1-3-15 A
アルツハイマー型老年痴呆（SDAT）	アストログリア	図1-3-18
	海馬支脚	図1-3-19
	層状変性	図1-3-17
	扁桃体	図2-1-60
	マイネルト基底核	図2-1-62 C
	マクロ像	図1-3-14
アルツハイマー神経原線維変化（タングル）	アルツハイマー型痴呆	図1-3-15
	アンモン角 CA2	図2-1-45
	海馬体 限局型	図1-3-23
	筋強直性ジストロフィー	図2-1-51
	抗リン酸化タウ抗体	図1-1-8 B
	ゴースト・タングル	図1-1-8 C
	細胞内タングル	図1-1-8 A
	出現頻度	図1-3-12
	レヴィ小体	図2-3-23
アルツハイマー病（AD）	脚橋被蓋板緻密部	図2-3-7 A
	側頭葉	図2-1-20
アレキサンダー病	小脳白質	図2-2-21
異染性白質ジストロフィー		図1-2-42

一酸化炭素中毒	淡蒼球	図 2-1-74
	白質	図 2-1-97
異物型巨細胞		図 1-2-29 A
ウェルニッケ脳症	外転神経核	図 2-3-25
	中脳水道	図 2-3-2
	乳頭体	図 2-1-54 A
エコノモ分類		図 2-1-1 B
円柱状壊死	脳幹部	図 2-3-3
鉛筆状軟化	脊髄	図 2-4-19
オリゴデンドログリア	MSA	図 1-1-32 C
	PML	図 1-1-32 B
	SSPE	図 1-1-32 A
	急性腫脹	図 1-1-31
	コイルド・ボディ	図 1-1-33
か〜こ		
海馬体限局型タングル		図 1-3-23
下オリーブ核肥大		図 1-1-16、図 2-3-43
	免疫染色所見	図 1-1-17
核黄疸	アンモン角	図 2-1-39
	淡蒼球	図 2-1-75
カクタス		図 1-1-22
家族性筋萎縮性側索硬化症（家族性 ALS）	TDP-43 陽性封入体	図 2-4-14 B
	下オリーブ核肥大	図 2-3-44
	レヴィ小体様封入体	図 2-4-14 A
化膿性髄膜炎		図 1-2-32
肝性脳症	ウィルソン病	図 1-1-37
	門脈大循環性脳症	図 2-1-36 A
奇形・発達障害	滑脳症	図 2-1-10
	結節性硬化症	図 2-1-17
	巣状皮質形成不全	図 2-1-15
	層状ヘテロトピア	図 2-1-14
	多小脳回	図 2-1-13
	発生異常	図 2-2-18
	微小皮質形成不全	図 2-1-16
	福山型筋ジストロフィー	図 2-1-11、図 2-1-12
	ラスムッセン脳炎	図 2-1-18
偽石灰沈着		図 2-1-73
機能円柱		図 1-3-10
急性脊髄前角炎（ポリオ）		図 2-4-20
橋外ミエリン崩壊症		図 2-3-34
橋中心ミエリン崩壊症		図 2-3-33
虚血性脳症	視床	図 2-1-82 A
	層状壊死	図 1-2-8 A
巨細胞性封入体病	神経細胞封入体	図 1-1-13
筋萎縮性側索硬化症（ALS）	糸かせ様封入体	図 1-1-11 C
	オヌフロヴィッツ核	図 2-4-22 A
	頸髄前角	図 2-4-10
	抗 TDP-43 抗体陽性封入体	図 2-1-40 B
	広汎な変性を示す ALS	図 2-4-13
	舌下神経核	図 2-3-39
	前角	図 2-4-11
	ヒアリン小体	図 1-1-11 D
	ブニナ小体	図 1-1-11 A & B
筋強直性ジストロフィー	内嗅領皮質	図 2-1-51
グルモース変性		図 1-1-26、図 2-2-25

クロイツフェルト・ヤコブ病 全脳型	空胞変性	図 1-1-2 D
	限局性海綿状壊死	図 2-1-33、図 2-1-34
	抗プリオン抗体	図 2-1-35
	視床	図 2-1-82 B
	小脳皮質	図 2-2-16
	大脳脚	図 2-3-16 B
	大脳皮質	図 2-1-32
	膨化	図 1-1-5 A
	マクロ像	図 2-1-30 B
頸椎症性脊髄症		図 2-4-6
結核性髄膜炎		図 1-2-28
血管周囲腔		図 1-2-18 A、図 1-2-30、図 1-2-31
血管病変	アテローム性動脈硬化	図 1-2-23 A〜D
	脂肪硝子変性	図 1-2-23 E & F
	動脈灌流域 大脳	図 3-1-5
	動脈灌流域 脳幹	図 3-1-6
	動脈瘤	図 1-2-3
	脳アミロイド血管症	図 1-2-26
	微小動脈瘤	図 1-2-24
	フィブリノイド変性	図 1-2-25
血栓		図 2-1-7
ゲルストマン・シュトロイスラー・シャインカー症候群	橋底部	図 2-3-37
	プラーク	図 2-2-5 B
抗がん剤		図 1-2-39
後索核肥大		図 2-3-47
梗塞	境界域梗塞	図 1-2-14
	経時的変化	図 1-2-15
	初期像	図 1-2-16
	清掃・器質化	図 1-2-17
	多発性脳梗塞	図 1-3-32
	ラクネ	図 1-2-18 B
ゴーシェ病		図 1-2-45
さ〜そ		
軸索内アミロイド小体		図 2-1-80
歯状回顆粒細胞層重複		図 2-1-42
歯状核赤核淡蒼球ルイ体萎縮症（DRPLA）	橋被蓋	図 2-3-19 D
	グルモース変性	図 2-2-25 A
	視床下核	図 2-1-76 C & D
	歯状核	図 2-2-26
	赤核	図 2-3-6 B
	淡蒼球	図 2-1-76 C & D
腫瘍	悪性リンパ腫	図 2-1-98
	海綿状血管腫	図 2-1-92
	上衣腫	図 2-4-21
	神経鞘腫	図 2-4-18
	神経節膠腫	図 2-1-41 A
	髄膜腫	図 2-4-16
	頭蓋咽頭腫	図 2-1-63 A
	胚芽異形成性神経上皮腫	図 2-1-41 B
	毛様細胞性星状細胞腫	図 1-1-39 A
上矢状静脈洞血栓症		図 1-2-19
静脈周囲性脱髄炎		図 2-1-88 B
真菌症		図 1-2-34
神経細胞	運動型	図 1-1-1 A
	顆粒空胞変性	図 1-1-9

		感覚型	図 1-1-1 B
		虚血性変化	図 1-1-2 C
		空胞変性	図 1-1-2 D
		経シナプス変性	図 1-1-14、図 1-1-15、図 2-3-31
		セントラル・クロマトリーシス	図 1-1-3
		単純萎縮	図 1-1-2 A
		膨化	図 1-1-5 A & B、図 2-1-29、図 2-3-11 A
		リポフスチン顆粒	図 1-1-2 B
		ワーラー変性	図 1-1-18、図 1-1-19、図 1-1-21
	神経線維連絡	視床	図 2-1-78
		小脳	図 2-2-2
		錐体外路	図 2-1-72
		（海馬）直接路	図 2-1-44
		内包	図 2-1-84
		脳幹網様体	図 2-3-17
		パペッツの回路	図 1-3-20、図 1-3-21
		分界条	図 2-1-57
		扁桃体感覚投射系	図 2-1-56
進行性核上性麻痺		眼球運動関連核	図 2-3-5
		橋被蓋	図 2-3-19 C
		コイルド・ボディ	図 1-1-33
		黒質	図 2-3-13 A
		視床下核	図 2-1-76 A & B
		上小脳脚	図 2-3-24
		赤核	図 2-3-6 A
		淡蒼球	図 2-1-76 A & B
		房付き星状細胞	図 1-1-40 B
		マクロ像	図 2-1-26
進行性多巣性白質脳症（PML）		病巣分布	図 2-1-88 D
		封入体	図 1-1-32 B
浸潤細胞			図 1-2-27
心停止脳症		海綿状態	図 1-1-29
		小脳	図 1-2-12
		小脳皮質	図 2-2-8
		脊髄	図 2-4-9
		層状壊死	図 1-2-8 B〜D
		脳幹部	図 1-2-11
		被殻	図 1-2-10
ズダン好性白質ジストロフィー		視床	図 2-1-82 C
スフェロイド（類球体）			図 1-1-24、図 2-3-46
スモン（SMON）		後索	図 2-4-24
脊髄空洞症			図 2-4-7
脊髄梗塞		前脊髄動脈	図 2-4-8
脊髄性進行性筋萎縮症		empty cell beds	図 2-4-15 A
		異所性神経細胞	図 2-4-15 A
		神経膠束	図 2-4-15 B
遷延性脳浮腫		白質	図 2-1-91
線条体黒質変性症		黒質	図 2-3-14
		被殻	図 2-1-67、図 2-1-68
選択的神経細胞壊死			図 1-2-9
層状壊死			図 1-2-8
層状変性		経内嗅領皮質	図 1-3-17

た〜と		
退縮球		図 1-1-20
大脳皮質基底核変性症（CBD）	黒質	図 2-3-13 B
	星状細胞斑	図 1-1-40 A
	大脳皮質	図 2-1-28
	膨化	図 1-1-5 B
	マクロ像	図 2-1-27
大理石斑紋状態		図 2-1-64
多系統萎縮症（MSA）	オヌフロヴィッツ核	図 2-4-22 B
	橋核（神経細胞封入体）	図 2-3-36
	橋被蓋	図 2-3-19 B
	橋被蓋網様核（ベヒテレフ）	図 2-3-20
	抗α-シヌクレイン抗体陽性封入体	図 2-1-40 A
	小脳白質	図 2-2-19、図 2-2-14 A & B
	神経膠細胞質内封入体（GCI）	図 1-1-32 C
	側柱	図 2-4-17
	大脳萎縮	図 2-1-94
多発性硬化症	脊髄	図 2-4-30
	脱髄斑	図 1-2-36、図 1-2-37
	病巣分布	図 2-1-88 A
単純ヘルペス脳炎	マクロ像	図 2-1-52
直静脈洞血栓症		図 1-2-20〜図 1-2-22
ドゥヴィック病	アクアポリン	図 2-4-29
	視神経	図 2-4-28
	脊髄横断面	図 1-2-38
	脊髄縦断面	図 1-2-35
頭部外傷	滑走性挫傷	図 1-2-49
	対側挫傷	図 1-2-48
トルペード		図 1-1-23
な〜の		
那須-ハコーラ病		図 1-2-44
ニューロピル	海綿状病巣、海綿状変性	図 1-1-29、図 1-3-29、図 2-1-33、図 2-1-34、図 2-3-10、図 2-3-35、図 2-3-48、図 2-4-25〜図 2-4-27
ニューロピル・スレッド		図 1-1-30
ニューロノファギア		図 1-1-4
脳出血	アミロイド血管症性出血	図 1-2-7 A
	外側型出血	図 1-2-4
	クモ膜下出血	図 1-2-2
	高血圧性出血	図 1-2-7 B
	硬膜下血腫	図 1-2-1
	動静脈奇形	図 1-2-6
	内側型出血	図 1-2-5
膿瘍		図 1-2-33
は〜ほ		
パーキンソン病	脚橋被蓋核緻密部	図 2-3-7 B
	グリオーシス	図 2-3-12
	脳幹型レヴィ小体	図 1-1-6 A〜C
	皮質型レヴィ小体	図 1-1-6 D〜F、図 1-3-27
	ペイル・ボディ	図 2-3-11 B
	膨化	図 2-3-11 A
	迷走神経背側核	図 2-3-40
薄束腫大	二次変性	図 2-4-23
バロー同心円硬化症		図 2-1-89
瘢痕回		図 2-1-5
ハンチントン病	核内封入体	図 2-1-69 C

図版索引

		大脳皮質	図 2-1-69 B
		尾状核	図 2-1-69 D
		マクロ像	図 2-1-69 A
晩発性皮質性小脳萎縮症		小脳皮質	図 2-2-11
皮質壊死			図 2-1-8
皮質梗塞			図 2-1-6
皮質動脈			図 2-1-9
ピック病		グリオーシス	図 2-1-23
		皮質構築	図 2-1-22
		ピック球	図 1-1-7、図 2-1-24
		扁桃体	図 2-1-59
		マイネルト基底核	図 2-1-62 B
		マクロ像	図 2-1-21
ヒトTリンパ球向性ウイルス脊髄症（HAM）			図 2-4-31
平野小体			図 1-1-12
ビンスワンガー病		アストログリア機能不全	図 1-1-36
		マクロ像	図 1-3-33
		ミクロ像	図 1-3-34
副腎白質ジストロフィー		グルモース変性	図 2-2-25 B
		白質	図 1-2-40、図 2-1-93
		副次所見	図 1-2-43
ブレイン・カッティング		切り出し	図 3-2-1
		小脳	図 3-1-3
		大脳	図 3-1-2
		脳幹	図 3-1-4
プレタングル			図 2-1-4
ブロードマン分類			図 2-1-1 A
閉鎖性頭部外傷		視床	図 2-1-83
		上小脳脚	図 2-2-27
		前交連	図 2-1-95
		脳梁	図 2-1-83
		びまん性軸索損傷	図 1-2-46、図 1-2-47
ベーチェット病		中脳被蓋	図 2-3-32
ペラグラ脳症		前位（置）核	図 2-3-38 A
		ローラー核	図 2-3-38 B
ペリツェウス・メルツバッハー病		軸索	図 2-2-20
ヘルニア		帯状回	図 2-1-55
		テント切痕	図 3-1-1 A
		扁桃	図 3-1-1 B
放射線障害		多巣性海綿状壊死	図 2-3-35
		遅発性	図 1-2-50
		内包	図 2-1-96
傍腫瘍性小脳変性症		小脳皮質	図 2-2-13
胞状状態（status bullosus）			図 2-2-15
泡沫状スフェロイド			図 1-1-25
ホームズ型皮質性小脳萎縮症		小脳皮質	図 2-2-10
ま～も			
マクロファージ			図 1-1-19
マシャド・ジョセフ病		カハール間質核	図 2-3-4 B
		小脳白質	図 2-2-14 C & D
		動眼神経主核	図 2-3-4 A
		副楔状束核	図 2-3-45
マリネスコ小体		黒質	図 2-3-10
マルキアファーヴァ・ビニャミ病		脳梁	図 2-1-87
ミエリン（髄鞘）形成		Flechsig	図 2-1-85

	Yakovlev	図 2-1-86
ミクログリア		図 1-1-41
メンキーズ病	カクタス	図 1-1-22
	小脳皮質	図 2-2-9 A
や〜よ		
有機水銀中毒	後頭葉線条野皮質	図 2-1-36 B
	小脳顆粒細胞層	図 2-2-17
有棘赤血球舞踏病	被殻	図 2-1-70
ら〜ろ		
ラフォラ小体（病）		図 1-1-10
ラングハンス型巨細胞		図 1-2-28 B、図 1-2-29 B
ランゲルハンス細胞組織球症		図 2-1-63 B
レヴィ小体型痴呆	アンモン角 CA2	図 1-3-30
	海綿状変性	図 1-3-29
	黒質	図 1-3-25
	皮質型レヴィ小体	図 1-3-26
	ユビキチン陽性顆粒	図 1-3-31
	老人斑	図 1-3-26
老化	オールド・パー	図 1-3-2
	海馬体/海馬傍回断面積比	図 1-3-8
	健常脳（マクロ像）	図 1-3-6
	個人差	図 1-3-3
	スーパーノーマル・センテナリアン	図 1-3-1
	二核神経細胞	図 1-3-4
	年代別脳重量	図 1-3-5
	脳/頭蓋骨容積比	図 1-3-7
老人斑	核斑（燃え尽き斑）	図 1-1-27 E
	血管周囲性老人斑	図 1-1-28
	原始斑	図 1-1-27 D
	出現頻度	図 1-3-15
	小脳皮質	図 2-2-3
	定形老人斑	図 1-1-27 A〜C
	統計学的特性	図 1-3-11
	乳頭体	図 2-1-53
	びまん性老人斑	図 1-1-27 F
	レヴィ小体型痴呆	図 1-3-26
老年痴呆 特殊型		図 1-3-24

和文索引

あ

アイカルディ（Aicardi）症候群 151
亜急性海綿状脳症（SSE）
　26, 128, 173, 175, 176, 232
　膨化神経細胞 173
亜急性硬化性全脳炎（SSPE）
　11, 28, 68, 241, 242, 247
亜急性脳炎 200
亜急性連合索変性症 74, 339, 341
アクアポリン
　アクアポリン4 73
　抗アクアポリン4抗体 343
悪性腫瘍 6
悪性症候群 275
悪性リンパ腫 251
アストログリア 29, 33, 134, 171, 289
　アニソモルフィック・グリオーシス
　　31, 49
　イソモルフィック・グリオーシス
　　31, 49, 75
　ガリアス（Gallyas）染色陽性構造物
　　29, 35, 145
　機能不全 31, 32, 134
　線維形成型 49
　線維性グリオーシス
　　120, 146, 246, 280, 313
　層状変性 112, 113, 159
　反応 29
　反応性アストログリア 31
　肥胖グリア 30, 40
　変化 30
　裸核グリア 30
アダムキーヴィッツ（Adamkiewicz）動脈 325
アテローム 53
アテローム性動脈硬化症 53-55
アポリポ蛋白E（ApoE） 108
アミロイドβ-蛋白（Aβ） 108, 120
アミロイド小体 33, 34
アルコール性小脳変性症 263, 264
アルコール中毒 83
アルツハイマー（Alzheimer）型痴呆（ATD） 7, 56, 90, 97, 108, 119, 124, 132, 146, 158, 190, 196, 198, 202, 206, 207, 239, 248, 280, 300
　海馬/海馬傍回比 97, 112, 196, 197
　初期病変 159
　タングル型 194
　特殊型 102
　非定型的 146
　病理学的分類 117
　レヴィ小体型痴呆 26, 123, 125, 126, 160, 167, 194, 199
　老人斑とタングル 110
アルツハイマー型老年痴呆（SDAT）
　90, 103, 108, 110, 193, 209, 257
　外観 109
　層状変性を伴わないSDAT 119
　脳重量 109
　扁桃体 208
　老人斑優位型SDAT 119
アルツハイマー神経原線維変化（タングル） 10, 11, 87, 100, 102, 103, 119, 160, 196, 199, 225, 242, 247, 254, 261, 280, 291, 303, 313
アルツハイマー病（AD） 90, 103, 108, 111, 116, 209, 211, 231, 257, 285, 298
　外観 109
　家族性 108
　側頭葉新皮質 159
　脳重量 109
　パペッツ（Papez）の回路 115
アルノルド・キアリ（Arnold–Chiari）奇形 255
アルファ-B-クリスタリン 78, 168
アルファ-シヌクレイン 9, 12, 125
　抗アルファ-シヌクレイン抗体
　　285, 308
アレキサンダー（Alexander）病
　34, 77, 272
アンバランス 94, 95
アンモン（Ammon）角
　43, 102, 112, 114, 190
　CA2 102, 194
　CA2のタングル 194
　海馬支脚との移行部 195
　選択的神経細胞壊死 45
　タングルの出現頻度 102
　病変 192

い

異型グリア 32
アルツハイマーⅠ型グリア
　32, 33, 79, 219, 250
アルツハイマーⅡ型グリア
　32, 73, 79, 186, 219, 250
オパルスキー（Opalski）細胞
　32, 33, 219
萎縮 37, 99, 108, 116, 297
　橋底部 304
　数的萎縮 37
　単純萎縮 3, 37, 328
　二次的萎縮 115
　非対称性萎縮 168
　病的萎縮 38, 95, 110
異所性灰白質 153
異所性グリア 151
異所性神経細胞 334
異染性 75
異染性白質ジストロフィー（MLD）
　75, 76
イソモルフィック・グリオーシス
　31, 49, 75
一次性脱髄 70
一酸化炭素中毒 219, 221, 250, 287
遺伝性脊髄小脳失調症 224, 225, 303
糸かせ様封入体 12
異物型巨細胞 53, 62, 63
陰影斑 71

う

ウイルス感染症 67
ウイルス封入体 13
ウィルソン（Wilson）病 33, 219
ウェルケ（Wörcke）染色 69, 364
ウェルニッケ（Wernicke）脳症 202, 203, 211, 222, 232, 264, 280, 281, 284, 300, 314
ウォーカー・ワールブルク（Walker–Warburg）症候群 150
運動神経細胞 3, 322
運動ニューロン疾患 9, 169

え

衛星形成（サテライトーシス） 28
疫痢 65
エディンガー・ウェストファル（Edinger–Westphal）核 280
エプスタイン・バー（Epstein–Barr）ウイルス 154
選ばれた人々 91
遠位優位型変性 339
炎症 60, 305
　構成要素 60
　細胞浸潤 77, 199
延髄 309
錐体 317

円柱状壊死　46, 282
鉛筆状軟化　336

お

オイル・レッド O 染色　20
横走線維　303, 306
大型単核細胞　68
オスミウム固定　20
オヌフロヴィッツ(Onufrowicz)核
　　　　　　　　　　337, 338
オパルスキー(Opalski)細胞　32, 33, 219
オリゴデンドログリア　27, 153
　急性腫脹　27, 65
　封入体　28
オールド・パー　91

か

外因性　265
階級的分布　103
外傷　21
外傷性基底核血腫　83
外傷性クモ膜下出血　83
外傷性頭蓋底クモ膜下出血　83
外傷性頭蓋内出血　83
階層構造　156
外側延髄症候群　310
外側型出血　40, 41, 214
外転神経核　302
灰白質　96, 322
灰白髄炎
　急性　60, 68, 337
海馬支脚　114
海馬体　97, 114, 119, 187
　海馬体/海馬傍回断面積比
　　　　　　97, 112, 196, 197
　限局したタングルの集簇　120
　直接路　193
海馬傍回　159, 189, 196
　内嗅領皮質　97
海綿状壊死巣　177
海綿状血管腫　246
海綿状態
　25, 26, 73, 75, 118, 160, 169, 199, 301
海綿状脳症
　失調症状とアミロイド斑を伴う　185
海綿状白質ジストロフィー　79
海綿状病巣
　　　　243, 246, 294, 308, 340, 341
海綿状変性　125, 128, 143
カウドリー(Cowdry)核内封入体　13
かえでシロップ（尿）症　79, 152, 272
下オリーブ核　4, 12, 261, 312, 315
　肥大　17, 268, 301, 314
　免疫染色像　18
下丘　282
架橋静脈　39

核黄疸（ビリルビン脳症）
　　　　　　　189, 190, 222, 223
カクタス　20
核内封入体　14, 217, 308
核斑　24
核崩壊　49
かご細胞　259
下垂体卒中　211
家族性アルツハイマー病　108
家族性筋萎縮性側索硬化症（家族性
　ALS）　18, 314, 331, 333, 335
　下オリーブ核　315
　封入体　331
家族性致死性不眠症　232
滑走性挫傷　85, 86, 249
滑脳症　150
　II 型　151
カナヴァン(Canavan)病　78, 272
化膿性髄膜炎　39, 64, 65
カハール(Cajal)間質核　281
カモフール　249
ガリアス・ブラーク(Gallyas-Braak)変
　法　29
顆粒下層（大脳皮質）　144
顆粒型皮質　141
顆粒空胞変性　11
顆粒細胞型小脳低形成　177, 267
顆粒上層（大脳皮質）　143
カルビンジン染色　258
加齢　22, 33, 89, 95, 167, 279, 316, 325
　加齢性変化　313
　青斑核　299
眼球運動失行を伴う早発性失調症 1 型
　(AOA1)　261
眼球摘出　15
がん性髄膜炎　251, 308
肝性脳症　32, 73, 186, 251
感染症　220, 247

き

キアリ(Chiari) I 型奇形　255, 326
キアリ II 型奇形　255
記憶・記銘力障害　156
疑核　312
奇形・発達障害　268, 279, 313
器質化　62
偽石灰沈着　77, 220, 221
機能円柱　99, 100
偽膜　38
脚橋被蓋核　284, 298
逆行性経シナプス変性　18
逆行性変性　20
急性硬膜下血腫　39
急性散在性脳脊髄炎（ADEM）　73, 241
急性出血性脳脊髄炎　246
急性出血性白質脳炎　74, 243
急性脊髄前角炎　60, 68, 337
境界域梗塞　48

橋・海馬支脚壊死　196
橋外ミエリン（髄鞘）崩壊症
　　　　28, 232, 243, 306, 307
橋中心ミエリン（髄鞘）崩壊症
　　　　28, 306, 307
極型皮質　141
虚血　4, 43, 65, 106, 133, 259
虚血性（斷血性）変化　4, 47
巨細胞性動脈炎　58
巨細胞性封入体病　14, 68
巨大軸索ニューロパチー　222
巨大脳症　77
ギラン・モラレ(Guillain-Mollaret)の三
　角　17, 313
筋萎縮性側索硬化症（ALS）　4, 12, 30,
　61, 145, 190, 194, 196, 226, 282,
　290, 302, 311, 317, 327, 328, 337,
　339
　拡大病変　82
　頸髄前角　328
　広汎な変性　331
　前角　329
近位優位型変性　339
筋強剛　78
筋強直性ジストロフィー
　　　103, 194, 199, 200, 202, 231, 280

く

空間占拠性病巣　38
偶発的脳幹型レヴィ小体　128
空胞性脊髄症　341
空胞変性　5
クフス(Kufs)病（成人型セロイドリポフ
　スチン症）　11
クモ膜下出血　39
クモ膜斑　321
クラッベ(Krabbe)病　77
グリオーシス　31, 165, 289
クリューバー・バレラ(Klüver-Barrera：
　KB)染色　3, 364
クリューバー・ビューシー(Klüver-
　Bucy)症候群　207
グリンカー(Grinker)の髄鞘病変　250
クールー　184, 257
クールー斑　177
グルモース変性　23, 254, 274
クロイツフェルト・ヤコブ(Creutzfeldt-
　Jakob)病（CJD）　5, 7, 18, 32, 167,
　174, 184, 193, 204, 232, 257, 314,
　317, 341
　孤発性 CJD　182
　失調型 CJD　177, 267
　ステルン・ガルサン(Stern-Garcin)型
　　　232
　全脳型 CJD　112, 144, 146, 172, 177,
　　　178, 183, 194, 196, 219, 250,
　　　257, 267, 274, 284, 294, 308,
　　　314, 341

マクロ像 176
クロード(Claude)症候群 279
グロボイド細胞白質ジストロフィー
　　(GLD) 77

け

形質細胞 61, 68
経シナプス変性 15, 23, 275
　　橋核 16
痙性仮性硬化症 173
頸椎症性脊髄症 325, 326
系統変性 164
系統変性症 81, 161
けいれん発作 65
血液疾患 246
結核 61, 62
結核性髄膜炎 66
血管・循環障害 38, 118, 147, 214, 221,
　　243, 273, 287, 304, 313, 326, 338
　　外傷 282
　　変性 81
血管壊死 53
血管炎 58
血管外皮腫 272
血管芽腫 272
血管奇形 246
血管支配 214
血管周囲腔 51, 62-64
血管周囲性老人斑 51, 62-64
血管新生 62
血管性痴呆 131
　　分類 132
血管内悪性リンパ腫 251
血管内皮細胞 87
血管病変 132
血管壁壊死 249
結合織細胞の増殖 243
血腫 38
結節性硬化症 153, 154
結節性多発動脈炎 149
結節性ヘテロトピア 152
血栓性静脈炎 64
ゲルストマン・シュトロイスラー・シャ
　　インカー(Gerstmann–Sträussler–
　　Scheinker)症候群(GSS症候群)
　　11, 22, 184, 257, 309
ゲルストマン・シュトロイスラー・シャ
　　インカー病(GSSD) 184, 185
原始斑 24
健常脳 95
　　マクロ像 95
健常老人脳 12, 23, 112, 292
原発性視床変性 284
原発性神経軸索ジストロフィー 221
原発性老年痴呆 108

こ

コイルド・ボディ 29, 145, 168, 291
抗SOD1抗体 13
抗Yo抗体 265
好塩基性封入体病 169
膠芽腫 251
抗がん剤 74, 243, 249
　　髄注例 74
抗凝固剤投与 246
抗けいれん剤 317
高血圧性出血 42, 246
後索核肥大 316
後索変性 261, 268
交叉性小脳萎縮 255
抗シスタチン–C抗体 12, 328
抗シナプトフィジン抗体 17, 314
抗腫瘍剤投与 67
甲状腺機能低下症 260
口唇傾向 121
向精神薬 275
梗塞 47, 48, 221, 231, 268, 301
　　経時的変化 48, 49
　　梗塞巣 21
　　初期像 49
　　特殊な清掃・器質化 50
抗てんかん薬 260
後天性免疫不全症候群(AIDS) 67, 308
抗トランスフェリン抗体 328
厚脳回 150
抗ハンチンチン抗体 217
抗プリオン抗体(PrP^{CJD}) 182
抗プルキンエ細胞質抗体Ⅰ型 265
後方型痴呆 156
硬膜外血腫 83
硬膜下滑液嚢腫 39
硬膜下出血(血腫) 38
抗ユビキチン抗体 9, 160, 217, 328
高齢化社会 37
高齢者 329
交連線維 235, 238
黒質
　　12, 98, 168, 223, 224, 261, 285, 286
　　グリオーシス 289
　　血管・循環障害 287
　　疾患 287
　　神経細胞脱落 87
　　神経細胞の変化 288
　　二次変性 291
コケイン(Cockayne)症候群 77, 222
ゴーシェ(Gaucher)病 79
ゴースト・タングル 10
孤束 312
固定清掃 61
固定脳 42
コルク栓抜き 5
ゴルジ(Golgi)法 258
コレステロール 53
コレステロールエステル 53

コンゴ・レッド染色 12, 33, 364
混合型痴呆 132
コンフォメーション病 180, 181

さ

細菌感染症 64
再生 23
細動脈硬化 55, 56
サイトメガロウイルス 154
細胞質封入体 160, 308
細胞内代謝異常 75
索変性 338, 339
挫傷 39
サテライトーシス(衛星形成) 28
左右差 216
左右対称性壊死 46
左右対称性分布 75
左右不対称 163
サルコイドーシス 61, 66
三叉・顔面神経核 301
サンフィリッポ(Sanfilippo)病 20

し

耳炎 64
自家蛍光 4
色素性萎縮 4, 328
嗜銀顆粒性痴呆 145, 169
嗜銀性顆粒 275
軸索 75
軸索腫大
　　21, 78, 243, 249, 250, 306, 328
軸索反応 20, 165
自己免疫疾患 154
自己免疫性チャネロパチー 73
自己免疫性辺縁性脳炎 200
思春期 285
視床 226
　　亜核 228
歯状回 189
歯状回顆粒細胞層 153, 189
　　封入体 190
　　変化 191
視床下核 225
歯状核 261, 273, 275
　　血管障害 273
歯状核下オリーブ核異形成 273, 313
歯状核赤核淡蒼球ルイ体萎縮症
　　(DRPLA) 23, 47, 82, 224, 225,
　　248, 275, 277, 284, 292, 300, 301,
　　321, 335
視床小体 231
視床病変 233
視床変性 232
視神経脊髄炎(ドゥヴィック病) 71-73,
　　243, 342
ジストロフィック・アクソン 21

和文索引

実質性神経梅毒 67
自発性低下 156
シーハン(Sheehan)症候群 210
脂肪顆粒細胞 60
脂肪硝子変性 53, 55
脂肪塞栓症 246
シャイ・ドレーガー(Shy-Drager)症候群 265
シャルコー、ジャン・マルタン(Charcot, JM) 327
重屈折性 56
周産期虚血性障害 239
周産期脳障害 214
出血 38, 255, 301, 304
出血性病変 38, 105, 245
腫瘍 207, 211, 251, 255, 272, 279, 304
順行性経シナプス（ニューロン）変性 15
上衣下グリオーシス 33
上衣腫 337
小血管病 54, 55, 133, 245
上丘 282
上行性脳幹網様体系（上行性網様体賦活系） 295
硝子化 53
上矢状静脈洞血栓症 51
上小脳脚 300
　萎縮 301
常染色体劣性遺伝 58, 78
情動 121
常同症状 156
小動脈硬化 53
小脳 46, 253
　主な出入力線維 256
　虚血性病変 47, 260
　出血 273
　変性 268
小脳萎縮（症）
　交叉性 255
　二次性皮質性 264
　晩発性皮質性 (LCCA) 47, 261-263
　皮質性 257, 259, 261, 276, 277
　ホームズ(Holms)型皮質性 261, 262
小脳核 273
小脳白質 270
小脳皮質 253, 255
　形成不全 270
　発生異常 270
　分子層のプラーク 258
　変性 177
静脈周囲性脊髄炎 70, 241
初老期痴呆：運動ニューロン疾患を伴う 332
白木・水谷の分類 179
真菌症 67
神経回路 158
神経核減少 98
神経芽細胞 149
神経系の個体発生 238
神経膠細胞質封入体 (GCI) 146, 265

神経膠線維酸性蛋白 (GFAP) 73, 78
神経膠束 335
神経細胞 3, 4, 160, 168, 177, 194, 274, 275, 288, 298, 306, 334
　数 98
　腫大 10
　脱落 87, 145, 203, 275, 276
　同質化 6, 65
　変化 5, 288
　膨化 7, 17, 144, 164, 168, 173, 177, 274, 289, 334
　膨化の原因 7
神経細胞内セロイドリポフスチン（沈着）症 260
神経軸索ジストロフィー 78
神経軸索白質ジストロフィー 222
神経鞘腫 336
神経食作用（ニューロノファジア） 6, 300, 328
神経節膠腫 190, 191, 194, 200
神経節細胞腫 194, 200
神経突起斑 112
神経変性症1型 (NBIA-1)：脳内鉄蓄積を伴う 221
進行性核上性麻痺 (PSP) 9, 18, 23, 27, 29, 145, 166, 168, 171, 177, 209, 211, 223, 225, 231, 248, 275, 282, 284, 289, 291, 298, 300, 303, 308, 310, 312, 314
進行性自律神経不全 (PAF) 265
進行性多巣性白質脳症 (PML) 29, 68, 144, 242, 272
進行性淡蒼球変性症 221
進行性皮質下グリオーシス（進行性皮質下神経膠症） 121, 146, 167, 239, 332
進行性ミオクローヌスてんかん 12
進行麻痺 67
滲出 60
滲出性炎症 62
浸潤細胞 61
新生児仮死 220
新生毛細血管 49
身体部位対応配列 317
心停止脳症 43, 46, 189, 112, 215, 282, 287, 300, 302, 327
心停止脳症/虚血性脳症 112, 193, 194, 206, 221, 232, 260, 276

す

髄芽腫 272
髄鞘 →ミエリン
髄膜炎
　化膿性 39, 64, 65
　結核性 66
　脳底部 66, 67
髄膜血管梅毒 67
髄膜腫 334

髄膜脳炎 199
数的萎縮 37
スクリーニング 102, 116, 202
スタージ・ウェーバー(Sturge-Weber)症候群 190
ズダン・ブラックB染色 20, 69
ズダンⅢ染色 20
ズダン好性(正染性)白質ジストロフィー (SLD) 75, 294, 317
ステージング 118, 289, 290
ステロイド反応性脳炎 200
ストリオソーム 213
スーパーノーマル・センテナリアン 90, 104
スフェロイド（類球体） 21, 222, 316, 322, 325
スモン (SMON) 18, 314, 339

せ

脆弱帯 45, 194
星状細胞
　棘付き 291
　房付き 145, 168, 223, 291
星状細胞腫 194, 200, 251
星状細胞斑 35, 145, 168
成人型セロイドリポフスチン症（クフス病） 11
精神発育遅滞 65
声帯麻痺 312
正中延髄症候群 310
性欲 121
生理的萎縮 38, 94
赤核 284
赤色ぼろ線維を伴うミトコンドリアてんかん (MERRF) 275
脊髄 48
　虚血性変化 47
　断面の形状 321
　動脈灌流域 325
　内部 321, 324
脊髄空洞症 34, 255, 326
脊髄性進行性筋萎縮症 (SPMA) 29, 334, 337
脊髄癆 67, 339
舌下神経核 311
舌下神経周囲核 310
切断神経腫 326
線維性グリオーシス 120, 146, 246, 280, 313
線維化 62
線維芽細胞 50
線維連絡 139, 192, 205, 213, 253, 286
遷延性脳浮腫 244
線条体 213
　萎縮 219
　壊死 219
線条体黒質変性症 (SND) 45, 215, 289, 292, 300

被殻（マクロ像）216
被殻（組織像）217
線状封入体：松葉模様の 77
全身性エリテマトーデス（SLE）
　　　74, 149, 294, 318, 339, 341
前脊髄動脈梗塞 327
前庭神経核群 302
前頭型皮質 141
前頭側頭葉型痴呆パーキンソニズム
　（FTDP-17）167, 170
前頭側頭葉変性症（FTLD）
　　　　　　　144, 146, 161, 332
　タウ陰性でユビキチン陽性封入体を伴う 332
　分類 162
　ユビキチンにのみ陽性の封入体を伴う
　　26, 171
　ユビキチン陽性、タウ陰性の封入体をもつ（FTLD-U）169, 171
　ユビキチン陽性封入体をもつ 167
前頭葉萎縮 219
前頭葉型痴呆 78
前頭葉-皮質下回路 158
セントラル・クロマトリーシス（中心性染色質溶解）6, 274, 315, 323, 328
前方型痴呆 156

そ

層構造
　3層構造 253
　4層型皮質 150
　一致しない病変 199
層構築 151
層状壊死 43, 44, 112, 148, 177
巣状皮質形成不全 153
層状病変 142, 143, 198
層状ヘテロトピア 152
層状変性 112, 113, 159
　経内嗅領皮質 113
側索変性 329
側頭動脈炎 58
側頭葉てんかん 200, 206
側脳室周囲病変 239
溯行変性現象 20
粗鬆化 25

た

退行性変化 134
大根動脈 325
胎児性水俣病 268
代謝障害 260
代謝性疾患 258, 261, 288
退縮球 19, 20
帯状回ヘルニア 204
帯状疱疹 301
対側挫傷 85, 86

大脳萎縮 160, 163, 297
大脳脚病変 293, 294
大脳個体発生 237
大脳の動脈灌流域 356
大脳白質 117
大脳半球萎縮 154
大脳皮質 99, 139
　顆粒下層 144
　顆粒上層 143
　機能円柱 99, 100
　細胞構築の崩壊 65
　小梗塞 147
　層構築 139
　層構築に一致した疾患 142
　層状壊死 43, 44
　表面積と厚さ 99
　分類 140
大脳皮質基底核変性症（CBD）7, 26,
　　27, 29, 35, 144, 145, 167, 171, 224,
　　248, 291, 300, 308
　マクロ像 167
　ミクロ像 168
大理石斑紋状態 214
タウ 12
　3R タウ 10
　4R タウ 169
タウオパチー 81, 170
タウ仮説 108
ダウン（Down）症候群 11, 56, 119, 270
多核巨細胞 77, 247
多核白血球 61
高安病 58
多系統萎縮症（MSA）9, 29, 61, 82,
　　145, 146, 167, 190, 215, 248, 257,
　　259, 265, 271, 276, 277, 291, 293,
　　303, 308, 310, 311, 317, 335, 337
　橋核 309
　小脳白質 270
　側柱 335
　長期経過例 248
多血症 294, 339, 341
多シナプス路 113, 192
多小脳回 151, 152
脱髄 68, 240, 306, 342
　一次性 70
　二次性 19, 70, 73
脱髄斑 70, 240, 241
多糖体（ポリグルコサン）小体 12
多嚢胞性脳症 240
多発性海綿状病変 340
多発性硬化症（MS）60, 70, 72, 207,
　　240, 243, 272, 339, 342
多発性脳梗塞 132
　橋底部 304
ダブル病 120
タングル（アルツハイマー神経原線維変化）10, 11, 87, 100, 102, 103, 119,
　　160, 196, 199, 225, 242, 247, 254,
　　261, 280, 291, 303, 313
　好酸性タングル 10

細胞外タングル 10
プレタングル 145
レヴィ小体との共存 300
単純萎縮 3, 37, 328
単純ヘルペス脳炎 14, 60, 199, 200,
　　204, 206, 207
淡蒼球 220
淡蒼球ルイ体黒質変性 226
蛋白性感染性粒子 180

ち

遅発性ジスキネジア 275
遅発性放射線障害 21, 73, 86, 249
痴呆 155
　原因 155
　痴呆を伴う運動ニューロン疾患 26
　痴呆を伴うパーキンソン病（PDD）
　　124
　定義 155
　病巣 157
　明瞭な組織所見を欠く 332
　臨床症状 157
　臨床病理 156
中心性染色質溶解（セントラル・クロマトリーシス）6, 274, 315, 323, 328
中心性テント切痕ヘルニア 202
中枢神経系の原発性血管炎（PACNS）
　　58
中毒・代謝性疾患 21, 186, 266, 314
中脳水道 279
チューブリン 10, 12
聴覚系の病変 303
超高齢者 119
直撃挫傷 86
直静脈洞血栓症 51-53

つ

ツェルウェーガー（Zellweger）症候群
　　79, 152, 313

て

テイ・サックス（Tay-Sachs）病 20, 260
ディアスキーシス 256
定形斑 24
低血糖症 186, 219
低酸素症 43, 219
テガフール 249
適者生存 91
デジュリン（Dejerine）症候群 310
鉄 23
　鉄色素蓄積 222
　鉄とカルシウム塩の沈着 186
転移性腫瘍 335
電解質異常 255

和文索引

てんかん 28, 153, 190, 207, 260
伝達可能な海綿状脳症 184
伝達可能な疾患 175
点頭てんかん 301
テント切痕ヘルニア 200

と

ドゥヴィック（Devic）病（視神経脊髄炎）
　　　　　　　71-73, 243, 342
　　アクアポリン 342
　　視神経 342
頭蓋咽頭腫 210
動眼神経主核 280
糖原病 79
投射線維 236, 238
動静脈奇形 41, 42
頭頂型皮質 141
動的清掃 61
頭部外傷 64, 67, 207, 210, 239, 246,
　　276, 282, 300
　　上小脳脚 276
動脈硬化 53
動脈瘤 40, 41
棘付き星状細胞 291
突起破壊 249
トリプレット・リピート病
　　　　　　　81, 199, 269
トルペード 21, 254

な

ナイアシン 6
内嗅領皮質 110, 112, 118, 198
　　経内嗅領皮質への移行 197
内髄板 54
内側型出血 41
ナジョット（Nageotte）結節 344
那須-ハコラ（Nasu-Hakola）病（膜性脂
　　肪ジストロフィー） 78, 222
鉛中毒 11
軟口蓋ミオクローヌス 314
軟膜下グリオーシス 33
軟膜血管の小血栓 148

に

二核神経細胞（二核細胞） 93, 264, 300
肉芽組織 62
肉骨粉 180
二次性視床変性 232
二次性脊髄小脳失調症 260
二次性脱髄 19, 70, 73
二次性脱落 276
二次性皮質性小脳萎縮症 264
二次的萎縮 115
二次変性 260, 291, 338, 339

乳頭体 116
二重壁 56
ニッスル（Nissl）小体 3
日本脳炎 68, 232
ニーマン・ピック（Niemann-Pick）病
　　　　　　　11
乳幼児神経軸索ジストロフィー 21, 317
乳様突起炎 64
ニューロノファギア（神経食作用）
　　　　　　　6, 300, 328
ニューロピル 25
　　変性疾患 291
ニューロピル・スレッド 26, 27
ニューロフィラメント蛋白 9
尿毒症 255
認知症と痴呆 156

ね

熱射病 246
粘液乳頭型上衣腫 337
年齢 4, 99, 101

の

脳アミロイド血管症（脳アミロイド・アン
　　ギオパチー）（CAA） 42, 56, 57,
　　149, 245
脳萎縮 96, 177
脳炎
　　特異性のある抗体が発見できない
　　　　　　　200
脳炎後パーキンソニズム 11, 291
脳幹 46
　　動脈灌流域 357
脳幹型レヴィ小体 9, 127
脳挫傷 83, 84, 206
脳室周囲白質軟化 239
脳紫斑病 42, 246
　　原因 42
脳重量 96, 109, 159
　　年代別推移 94
嚢状動脈瘤 39
脳静脈血栓症 51
脳脊髄炎
　　急性散在性（ADEM） 73, 241
　　急性出血性 246
脳底部髄膜炎 66, 67
脳膿瘍 65
脳浮腫 243
脳葉萎縮 97
脳葉硬化 65
脳葉出血 57
脳容積 96

は

胚芽異形成性神経上皮腫瘍
　　　　　　　190, 191, 194, 200
敗血症 64
ハイデンハイン（Heidenhain）症候群
　　　　　　　175
梅毒 61, 62, 67
パーキンソン（Parkinson）病（PD） 7, 8,
　　118, 144, 194, 199, 207, 209, 282,
　　285, 298, 311, 335
　　皮質型レヴィ小体 126
白質 45, 96, 324
白質希薄化 58, 243
白質硬化 239
白質ジストロフィー 74, 243, 246, 341
白質出血 42
白質髄炎
　　急性 74, 243
白質脳症 58
薄束核のスフェロイド 22
播種性血管内凝固症候群（DIC） 148
発達障害 258
ハプロタイプ 185
パペッツ（Papez）の回路 115, 158, 201
ハーラーフォルデン・シュパッツ
　　（Hallervorden-Spatz）病
　　　　　　　21, 221, 293
バランス 94, 98
バロー（Baló）同心円硬化症 71, 241
瘢痕回 65, 147
「反社会的」行動 156
半身麻痺 65
ハンター（Hunter）症候群 260
ハンター・ラッセル症候群 →ラッセル・
　　ハンター症候群
ハンチントン（Huntington）病
　　　　　　　160, 207, 216, 219, 232, 293
ハンド・シューラー・クリスチャン
　　（Hand-Schüller-Christian）病
　　　　　　　211, 272
反応性アストログリア 31
汎発性硬化症 74
晩発性皮質性小脳萎縮症（LCCA）
　　　　　　　47, 261-263
汎発性レヴィ小体病（DLBD） 123

ひ

非アミロイド性動脈症 57
ヒアリン小体 13, 311
非アルツハイマー型痴呆（非ATD） 102
非アルツハイマー型変性 161
非外傷性脳内出血 40
被殻梗塞による黒質変性 293
微細管関連蛋白-2（MAP-2） 17
非細動脈硬化性動脈症 57
皮質壊死 148

皮質下性虚血性血管性痴呆　245
皮質型レヴィ小体　118, 125, 127, 160,
　　扁桃体　208
皮質下白質　120
　　海綿状病巣　250
　　限局性海綿状壊死巣　179
　　広汎な線維性グリオーシスを呈する老
　　　年痴呆特殊型　121
　　脳症　133
皮質基底核変性症　223
皮質橋路変性　15
皮質形成異常　149
皮質性小脳萎縮症
　　　　　　　257, 259, 261, 276, 277
皮質層状壊死　186
皮質内梗塞　148
皮質の分類　140
皮質幅　175
皮質病変のパターン　143
微小動脈瘤　53, 55, 56, 149, 215, 304
微小皮質形成不全　153
非層状病変　142, 147
砒素中毒　246
非対称性萎縮　168
ビタミン B_{12} 欠乏症　340
ビタミン E 欠乏症　317
ピック(Pick)球　10, 161, 166
ピック細胞　165
ピック病　5, 7, 10, 27, 111, 112, 144,
　　146, 159, 161, 163, 190, 194, 196,
　　198, 204, 207, 209, 219, 239, 248,
　　314
　　グリオーシス　165
　　皮質構築　165
　　扁桃体　207
　　マクロ像　163
　　ミクロ像　164-165
ヒト T リンパ球向性ウイルス脊髄症
　　　(HAM)　343
非特異的細動脈硬化　58
ヒトプリオン病　181
ヒト免疫不全症ウイルス脳炎　247
肥胖グリア　30, 40
非ヘルペス性辺縁系脳炎　201
被包　65
びまん性軸索損傷(DAI)　83, 239, 248
びまん性老人斑　24
病巣の分布パターン　37
病的萎縮　38, 95, 110
病的骨折　78
病変の性格　37
病理発生機序　37
平野小体　13, 14
ビリルビン脳症（核黄疸）
　　　　　　　　　　189, 190, 222, 223
ビールショウスキー(Bielschowsky)染
　　色（法）　24, 164, 364
ビンスワンガー(Binswanger)病
　　　　　　　　　　32, 51, 54, 133, 244
　　"いわゆる"ビンスワンガー病　245

病理　133
マクロ像　134
ミクロ像　134

ふ

ファール(Fahr)病　222
部位対応配列　220, 228
フィブリノイド壊死　243
フィブリノイド変性　53, 55
風船様ニューロン　168
封入体　8, 28, 68, 144, 190, 199
フェニールケトン尿症　79
フォア・アラジュアニーヌ(Foix-
　　Alajouanine)症候群（病）　335
フォヴィル(Foville)症候群　294
不確帯　226
副楔状束核　315
副甲状腺機能低下症　222
副腎白質ジストロフィー（ALD）
　　　　60, 75, 76, 246, 247, 272, 284, 343
　　副次所見　77
副腎皮質束状帯　77, 246
副鼻腔炎　64
福山型筋ジストロフィー症
　　　　　　　　　　　　　11, 151, 270
房付き星状細胞　145, 168, 223, 291
浮腫性壊死　134, 243
浮腫性変化　65
ブニナ(Bunina)小体　12, 13, 311, 328
プラーク（斑）　257
プリオン学説　182
プリオン蛋白遺伝子　184
プリオン病　174, 175, 180
　　小脳　362
フリードライヒ(Friedreich)失調症
　　　　　　　　　275, 300, 335, 339
プルキンエ(Purkinje)細胞
　　　　　　　47, 253, 258, 260, 275
　　細胞核異常　264
プルキンエ細胞層　258
　　浮腫　258
プレ・アルファ・ニューロン
　　　　　　　　　　　　　130, 196, 199
ブレインカッティング　352
　　割面の観察　355
　　小脳　354
　　染色法　363
　　組織の切り出し方　361, 362
　　染色の選択　364
　　大脳　353
　　脳幹　355
　　脳刃　352
プレタングル　145
プログラニュリン　171

へ

閉鎖性頭部外傷　83, 232, 234, 248
　　前交連　249
ベイル・ボディ　8, 289
ベスト(Best)のカルミン染色　12
ベーチェット(Behçet)病　305, 306
ヘテロトピア（異所性）　152, 268
ベネディクト(Benedikt)症候群　279
ヘマトキシリン・エオシン(HE)染色
　　　　　　　　　　　　　　　3, 364
ペラグラ脳症　6, 232, 274, 309
ペリツェウス・メルツバッハー
　　(Pelizaeus-Merzbacher)病
　　　　　　　　　77, 152, 271, 272
ペルオキシソーム異常症　79
ベルクマン(Bergmann)グリア　47, 258
ヘルニア　38, 254, 350
ベルリン・ブルー染色　22
辺縁系中脳野　285
辺縁系脳炎　199, 204, 206
変性　80, 246, 271, 274, 275, 282, 288,
　　308, 314, 338
　　病変　106
変性疾患　21, 222
　　橋被蓋　298
片側（ヘミ）バリズム　225
扁桃体　45, 116, 164, 204, 206-208
　　亜核一覧　204
扁桃ヘルニア　254

ほ

放射線壊死　249
放射線感受性　87
放射線障害　243
　　内包　249
放射線脊髄症　343
放射線全脳照射　308
傍腫瘍性小脳変性症　264, 276
　　関連疾患　264
胞状状態　47
紡錘状動脈瘤　39
乏突起膠腫　251
泡沫細胞　61
泡沫状スフェロイド（泡沫状類球体）
　　　　　　　　　　　　22, 215, 292
ボクサー痴呆　11, 56, 87
ボディアン(Bodian)染色
　　　　　　　　　8, 33, 67, 164, 364
ホームズ(Holmes)型皮質性小脳萎縮症
　　　　　　　　　　　　　261, 262
ポリグルコサン（多糖体）小体　12

ま

マイネルト(Meynert)基底核

和文索引

116, 207, 209
膜性脂肪ジストロフィー（那須-ハコーラ病）　78, 222
アクロ所見の記載　358
マクロファージ　19, 60
マシャド・ジョセフ（Machado-Joseph）病（MJD）　224, 265, 271, 282, 284, 289, 292, 299, 300-303, 308, 310-312, 317, 328, 335, 339
末梢神経障害　264, 268
マリネスコ（Marinesco）小体　288
マルキアファーヴァ・ビニャミ（Marchiafava-Bignami）病　238
慢性アルコール中毒に伴う皮質性小脳変性症　276
慢性炎症　305
慢性外傷性脳損傷
　ボクシングによる　86
慢性硬膜下血腫　39
慢性微細血管性白質脳症　133

み

ミエリン塩基性蛋白　69
ミエリン（髄鞘）形成　237
　Flechsig の分類　237
　Yakovlev らの分類　238
ミエリン形成異常症　74
ミエリン島　77
ミエリンの淡明化　68
ミクログリア　35
ミクログリア結節　154
ミトコンドリア性細胞障害　220
水俣病（有機水銀中毒）　177, 186, 268
未分化がん　265
ミヤール・ギュブレール（Millard-Gubler）症候群　294
ミラー・ディーカー（Miller-Dieker）症候群　150

む

無顆粒型皮質　141
無毒化　289
無脳回　150

め

迷走神経背側核　311
メセナミン-ボディアン（メセナミン-銀）法　24, 364
メタノール中毒　219
メトトレキサート　73, 249
免疫抑制患者　308
免疫抑制剤投与　67
綿花毛様斑　24
メンキーズ（Menkes）病　20, 186, 260

も

毛細血管　338
毛細血管拡張運動失調症　259, 260, 344
毛細血管内皮細胞　203
毛様細胞性星状細胞腫　34, 272
網様体　295
燃え尽き斑　24
門脈大循環性脳症　32

や

ヤコブレフ（Yakovlev）の回路　158

ゆ

有機水銀中毒（水俣病）　177, 186, 268
有棘赤血球舞踏病（神経有棘赤血球症）　219
ユビキチン　10, 12, 78
ユビキチン・プロテオソーム・システム　170
ユビキチン-免疫反応性顆粒（ユビキチン陽性顆粒）　130, 197

よ

溶血性尿毒症　220
葉性萎縮　111
葉性出血（脳葉出血）　42, 83

ら

裸核グリア　30
ラクネ　50
ラクネ梗塞　50
ラスムッセン（Rasmussen）脳炎　154
ラッセル・ハンター（Russell-Hunter）症候群　268
ラフォラ（Lafora）小体　12
ラフォラ小体病　12, 276
ラングハンス（Langhans）型巨細胞　62, 63
ランゲルハンス（Langerhans）細胞組織球症　210, 211, 272

り

リソソーム異常症　77, 79
リー（Leigh）症　203, 222, 280, 288
リポフスチン　225, 313, 322
リポフスチン沈着　3, 209
リン酸化タウ蛋白　164, 167
リン酸化ニューロフィラメント蛋白

10, 12, 164, 168, 334
臨床病理学的疾患単位　80
リンパ球　60, 68
リンパ腫　251

る

ルイ・バー（Louis-Bar）症候群　259, 260
類球体（スフェロイド）　21, 222, 316, 322, 325
類上皮細胞　62
ルイ体　225

れ

レイモン・セスタン（Raymond-Cestan）症候群　294
レヴィ（Lewy）型神経突起　128
レヴィ小体　8, 9, 127
レヴィ小体型痴呆（DLB）　26, 123, 125-127, 160, 167, 194, 199
　アンモン角 CA2　129
　海綿状変性　129
　黒質　124
レヴィ小体型老年痴呆　125, 127
レヴィ小体病　123, 211, 290
レスピレーター・ブレイン　43
裂傷　39, 83
連合線維　235, 238
レンショウ（Renshaw）細胞　325
レンズ核　213, 219

ろ

老化　89
　個人差の増大　92
　定義　89
老化研究小史　89
老化と疾病　93
老人脳　105
老人脳の主病変　105
老人の全身状態　104
老人性舞踏病　215
老人斑　23, 24, 100, 101, 102, 110, 115, 125, 160, 197, 202, 214, 221, 225, 254, 256
　統計学的特性　101
　乳頭体　202
老人斑優位型アルツハイマー型老年痴呆　119
老人斑様変性　24
ろうそく溝形成　154
老年性変化　10, 93, 100, 111, 196, 202, 214, 221, 230, 254
　統計学的特性　100
老年痴呆特殊型　120, 248

ローゼンタール(Rosenthal)線維　34, 77

わ

ワクチン接種後脳炎　60
ワーラー変性　19, 80
　　延髄錐体　20

欧文索引

数字

5-フルオロウラシル　73
14-3-3 蛋白　182
27-kD 熱ショック蛋白　79
95 パーセンタイル値　100, 101

A

acquired immunodeficiency syndrome：AIDS　67
acute anterior poliomyelitis　60, 337
acute disseminated encephalomyelitis：ADEM　73, 241
acute hemorrhagic leukoencephalitis　74, 243
acute subdural hematoma　39
acute swelling　27
Adamkiewicz artery　325
adrenoleukodystrophy：ALD　60, 75, 76, 246, 247, 272, 284, 343
adult neuronal ceroid lipofuscinosis　11
ageing　89
agyria　150
Aicardi syndrome　151
AIDS　67, 308
alcoholic cerebellar degeneration　264
Alexander disease（アレキサンダー病）　34, 77, 272
alien limb phenomenon　167
α(alpha)-B-crystallin　79
α(alpha)-synuclein　9
Alzheimer's disease：AD（アルツハイマー病）　90, 103, 108, 111, 116, 209, 211, 231, 257, 285, 298
Alzheimer's neurofibrillary tangle　10
Alzheimer-type dementia：ATD（アルツハイマー型痴呆）　7, 56, 90, 97, 108, 119, 124, 132, 146, 158, 190, 196, 198, 202, 206, 207, 239, 248, 280, 300
Ammon horn（アンモン角）　43, 102, 112, 114, 190
amyotrophic lateral sclerosis：ALS　4, 12, 30, 61, 145, 190, 194, 196, 226, 282, 290, 302, 311, 317, 327, 328, 337, 339
angionecrosis　53
anisomorphic gliosis　31, 49
anterograde degeneration　19
anterograde transsynaptic degeneration　15
anti-cystatin C antibody　12, 328
AOA1　261
apolipoprotein E：ApoE　108
aquaporin：AQP　73
aquaporin 4　243, 343
aqueduct　279
arachnoidal plaques　321
argyrophilic grain disease：AGD　145, 171
Arnold-Chiari malformation　255
astrocytic plaques　35, 145, 168
astrocytoma　194, 200, 251
astroglial dystrophy　306
ataxia telangiectasia（Louis-Bar syndrome）　259, 344
ataxia telangiectasia-like disorder　261
atheroma　53
atherosclerosis　53
atrophy　37
autoimmune channelopathy　73
axonal reaction　20, 165
axonal swellings　21

B

ballooned neurons　168
Baló concentric sclerosis（バロー同心円硬化症）　71, 241
basilar meningitis　66
Behçet disease（ベーチェット病）　305, 306
Benedikt syndrome　279
Bergmann glia（ベルクマングリア）　47, 258
bilirubin encephalopathy　189
Binswanger disease（ビンスワンガー病）　32, 51, 54, 133, 244
binucleated neurons　300
blunt head injury（closed head injury, non-missile head injury）　83, 248
border zone infarct　48
brain abscess　65
brain purpura　42, 246
bridging veins　83
Bunina bodies（ブニナ小体）　12, 13, 311, 328
burnt-out plaques　24

C

CA2　102, 194
Canavan disease（カナヴァン病）　78, 272
candle guttering　154
carbon monoxide poisoning　250, 287
cardiac arrest encephalopathy　43, 189, 215, 260, 282, 287, 300
cavernous hemangioma　246
CD68　20
central chromatolysis　6, 274, 323
central pontine myelinolysis：CPM　28, 306
central transtentorial herniation　202
cerebellar cortical dysplasia　270
cerebral amyloid angiopathy：CAA　42, 56, 57, 149, 245
cerebral autosomal recessive arteriopathy with subcortical infarcts and leukoencephalopathy：CARASIL　58, 245
cerebral contusion　84
cerebral white matter gliosis　239
cervical spondylotic myelopathy　325
Charcot, JM　327
Chiari type Ⅰ malformation　255
Chiari type Ⅱ malformation　255
chorea-acanthocytosis（neuro-acanthocytosis）　219
chronic microvascular leukoencephalopathy　133
chronic subdural hematoma　39
chronic traumatic brain injury　86
cingulate herniation　204
cingulum　203
clasmatodendrosis　249
Claude syndrome　279
clinicopathological disease entity　81
closed head injury（blunt head injury, non-missile head injury）　83, 248
Cockayne syndrome　77, 222
coiled bodies　29, 168, 291
column degeneration　338
columnar necrosis　46
conformation　180, 181
consortium to establish a registry for Alzheimer's disease：CERAD　118
contrecoup contusions　86
contusion　39
core plaques　24

corpora amylacea　33
cortical dysplasia with neuronal cyto-
　　megaly（focal cortical dysplasia）
　　153
corticobasal degeneration：CBD　7, 26,
　　27, 29, 35, 144, 145, 167, 171, 224,
　　248, 291, 300, 308
cotton-wool plaques　24
coup contusions　86
Cowdry（カウドリー）核内封入体　13
Creutzfeldt-Jakob disease：CJD　5, 7,
　　18, 32, 167, 174, 184, 194, 204,
　　232, 257, 314, 317, 341
cytomegalic inclusion（body）disease
　　14, 68

D

degeneration　80
Dejerine syndrome　310
delayed radiation necrosis　249
dementia lacking distinctive histopathol-
　　ogy：DLDH　169, 332
dementia pugilistica　11, 56, 87
dementia with Lewy bodies：DLB
　　124, 194
demyelinating plaques　70
dentato-olivary dysplasia　273, 313
dentato-rubro-pallido-luysian atrophy：
　　DRPLA　23, 47, 82, 224, 225, 248,
　　275, 277, 284, 292, 300, 301, 321,
　　335
Devic disease（neuromyelitis optica）
　　71-73, 243, 342
diaschisis　256
diffuse axonal injury：DAI
　　83, 239, 248
diffuse Lewy body disease：DLBD
　　123
diffuse plaques　24
diffuse sclerosis　74
double disease　120
Down's syndrome（ダウン症候群〔症〕）
　　11, 56, 119, 270
drusige Entartung　24
dying-back phenomenon　20
dysembryoplastic neuroepithelial tumor
　　190, 194
dysmeylinating disease　74
dystrophic axons　21

E

early-onset ataxia with oculomotor
　　apraxia, type 1：AOA1　261
edema necrosis（Ödemnekrose）　243
Edinger-Westphal nucleus　280
empty cell beds　29

encapsulation　65
entorhinal cortex　110
eosinophilic tangles　10
ependymoma　337
epilepsy　153, 260
Epstein-Barr virus　154
extracellular tangles　10
extradural hematoma　83
extrapontine myelinolysis　28, 306

F

Fahr disease　222
familial Alzheimer's disease　108
familial fatal insomnia：FFI　232
fat granule cells　60
fibrinoid degeneration　53
fibrocalcific plaques（arachnoidal
　　plaques）　321
fibrosis　62
fixer Abbau　61
Flechsig, P　237
foamy cells　61
foamy spheroids　22, 292
focal cortical dysplasia（cortical dyspla-
　　sia with neuronal cytomegaly）
　　153
Foix-Alajouanine syndrome（disease）
　　335
foreign body giant cells　53, 62
four-layered cortex　150
Foville syndrome　294
Friedreich ataxia（フリードライヒ失調
　　症）　275, 300, 335, 339
frontotemporal dementia parkinsonism
　　linked to chromosome 17：FTDP-
　　17　167, 170
frontotemporal lobar degeneration：
　　FTLD　144, 146, 161
　　FTLD-tau　163
　　FTLD-U　169, 171
　　FTLD-UPS（ubiquitin proteosome
　　system）　170
Fukuyama congenital muscular
　　dystrophy　151
functional column　99
fungal infections　67
fused in sarcoma：FUS　333

G

gangliocytoma　194
ganglioglioma　194
Gaucher disease　79
general paresis　67
Gerstmann-Sträussler-Scheinker dis-
　　ease：GSSD（ゲルストマン・シュ
　　トロイスラー・シャインカー病）

　　184, 185
Gerstmann-Sträussler-Scheinker syn-
　　drome（ゲルストマン・シュトロイ
　　スラー・シャインカー症候群）　11,
　　22, 184, 257, 309
ghost tangles　10
giant axonal neuropathy　222
giant cell arteritis　58
glial bundles　335
glial cytoplasmic inclusions：GCI
　　146, 265
glial fibrillary acidic protein：GFAP
　　73, 78
gliding contusion　86, 249
glioblastoma　251
globoid cell leukodystrophy：GLD　77
glycogen storage disease　79
GM_2 gangliosidosis　260, 267
granulation tissue　62
granule cell hypoplasia　267
granulovacuolar degeneration　11
Grinker's myelinopathy　250
grumose degeneration　23
Guillain-Mollaret triangle（ギラン・モラ
　　レの三角）　17, 313

H

Hallervorden-Spatz disease（ハーラー
　　フォルデン・シュパッツ病）　21,
　　221, 293
Hand-Schüller-Christian disease（ハン
　　ド・シューラー・クリスチャン病）
　　211, 272
haplotype-specific pattern　184
heat shock protein　78
Heidenhain syndrome　175
hemangioblastoma　272
hemangiopericytoma　272
hematoma　38
hemiballism　225
hepatic encephalopathy　32, 73, 186
hepatocerebral degeneration　251
herpes simplex encephalitis　60, 199
herpes zoster　301
heterotopia　152, 268
hierarchical distribution　103
Hirano bodies（平野小体）　13, 14
HIV leukoencephalopathy　247
HTLV-1 associated myelopathy：HAM
　　343
human immunodeficiency virus
　　encephalitis　247
Hunter syndrome　260
Huntington disease（ハンチントン病）
　　160, 207, 216, 219, 232, 293
hyaline inclusions　13
hyalinization　53
hypertrophic astrocytes　30, 40

欧文索引

hypoglycemia　186
hypoxia　43

I

inclusion　8
infantile neuroaxonal dystrophy
　　　21, 317
infantile spasm　301
inflammation　60
intravascular malignant lymphoma　251
ischemia　43
ischemic cell changes　4
isomorphic gliosis　31, 49

J

Japanese B encephalitis　68, 232

K

karyorrhexis　49
kernicterus　189, 222
kinky-hair disease（Menkes disease）
　　　20, 186, 260
Klüver-Bucy Syndrome　207
Krabbe disease　77
Kufs disease　11
Kuru　184, 257

L

laceration　39
lacunae　50
lacunar infarct　50
Lafora body　12
laminar heterotopia　152
laminar necrosis　43
Langerhans cell histiocytosis（ランゲル
　　ハンス細胞組織球症）　210, 211, 272
Langhans giant cell（ラングハンス巨細
　　胞）　62, 63
late cortical cerebellar atrophy：LCCA
　　　47, 261-263
lateral type of intracerebral hemorrhage
　　　40
Leigh encephalitis（リー脳症）
　　　203, 222, 280, 288
leukoaraiosis　243
leukodystrophies　74
Lewy bodies（レヴィ小体）　8, 9
Lewy body disease（レヴィ小体病）
　　　123, 211, 290
Lewy body variant　123, 127
limbic encephalitis　199
lipofuscin　3, 322

lipohyalinosis　53
lissencephaly　150
lobar atrophy　111
lobar hemorrhage　42
Louis-Bar syndrome(ataxia telangiectasia)
　　（ルイ・バー症候群）　259, 260
lysosomal disorder　77

M

Machado-Jeseph disease：MJD（マシャ
　　ド・ジョセフ病）　224, 265, 271,
　　282, 284, 289, 292, 299, 300-303,
　　308, 310-312, 317, 328, 335, 339
Maeda syndrome　58, 245
MAP-2　314
maple syrup urine disease　79, 152, 272
Marchiafava-Bignami disease　238
Marinesco body　288
medial type of intracerebral hemorrhage
　　　41
medulloblastoma　272
megalencephaly　77
membranous lipodystrophy　78
meningovascular syphilis　67
Menkes disease (kinky-hair disease)（メ
　　ンキーズ病）　20, 186, 260
metachromasia　75
metachromatic leukodystrophy：MLD
　　　75, 76
methenamine-Bodian（methenamine-
　　silver）法　24
methotrexate　73, 249
Meynert basal nucleus（basal nucleus of
　　Meynert）（マイネルト基底核）
　　　116, 207, 209
microaneurysm　53, 304
microdysgenesis　153
microtubule-associated protein-2：
　　MAP-2　17, 314
Millard-Gubler syndrome　294
Miller-Dieker syndrome　150
Minamata disease　268
mitochondrial epilepsy with ragged-red
　　fibers：MERRF　276
mobiler Abbau　61
multicystic encephalopathy　240
multi-infarct dementia：MID　131
multiple sclerosis：MS　60, 70, 72, 207,
　　240, 243, 272, 339, 342, 343
multiple system atrophy：MSA　9, 29,
　　61, 82, 145, 146, 167, 190, 215,
　　248, 257, 259, 265, 271, 276, 277,
　　291, 293, 303, 308, 310, 311, 317,
　　335, 337
myelin basic protein　69
myelin pallor　68
myelinated islands　77
myotonic dystrophy

　　　103, 194, 199, 231, 280
myxopapillary ependymoma　337

N

Nageotte nodules（nodules of Nageotte）
　　　344
naked glia　30
Nasu-Hakola disease　78, 222
neovascularization　49, 62
neurinoma（schwannoma）　336
neuritic plaques　112
neuro-acanthocytosis（chorea-
　　acanthocytosis）　217
neuroaxonal dystrophy　78
neuroaxonal leukodystrophy　222
neurodegeneration with brain iron accu-
　　mulation type 1：NBIA-1　221
neurofibrillary tangle　254
neurofilament protein　9
neuromyelitis optica（Devic disease）
　　　71-73, 243, 342
neuronal ceroid lipofuscinosis　260
neuronal cytoplasmic inclusion　308
neuronal nuclear inclusion　308
neuronal satellitosis　153
neuronophagia　300
neuropil　25
niacin　6
Niemann-Pick disease　11
Nissl bodies　3
nodular heterotopia　152
non-missile head injury（blunt head
　　injury, closed head injury）　83, 248
non-traumatic intracerebral hemorrhage
　　　40

O

Ödemnekrose（edema necrosis）　243
oligodendroglioma　251
olivary hypertrophy　17, 314
Onufrowicz nucleus　337, 338
organic mercury poisoning　186, 268
organization　62
Opalski cell（オパルスキー細胞）
　　　32, 33, 219

P

pachygyria　150
palatal myoclonus　314
pale bodies　8, 289
pallidoluysionigral degeneration　226
Papez の回路　115, 158, 201
paraneoplastic cerebellar degeneration：
　　PCD　264

parenchymatous neurosyphilis 67
Parkinson's disease：PD（パーキンソン病） 7, 8, 118, 144, 194, 199, 207, 209, 282, 285, 289, 298, 311, 335
Parkinson's disease with dementia：PDD 124
pathogenesis 37
Pelizaeus–Merzbacher disease（ペルツェウス・メルツバッハー病） 77, 152, 271, 272
pellagra encephalopathy 6, 274
pencil–shaped softening 336
perinatal brain damage 214
perivenous encephalomyelitis 70, 241
periventricular leukomalacia 239
phenylketonuria 79
Pick body（ピック球） 10, 161
Pick disease（ピック病） 5, 7, 10, 27, 111, 112, 144, 146, 159, 161, 163, 190, 194, 196, 198, 204, 207, 209, 219, 239, 248, 314
pigmentary atrophy 4, 328
pilocytic astrocytoma 34, 272
pituitary apoplexy 211
plaque–dominant type of ATD 119
plaques 257
polyarteritis nodosa 149
polycythemia 294, 341
polymicrogyria 151
polymorphonuclear leukocytes 61
pontosubicular necrosis 196
portal–systemic encephalopathy 32
postencephalitic parkinsonism 291
post–infectious encephalitis 60
postpartum pituitary necrosis（Sheehan syndrome） 210
post–vaccinal encephalitis 60
pre–α neuron 130, 196
primary angiitis of central nervous system：PACNS 58
primary demyelination 70
primary neuroaxonal dystrophy 221
primitive plaques 24
prion disease 175
progranulin 171
progressive autonomic failure：PAF 265
progressive multifocal leukoencephalitis：PML 29, 68, 144, 242, 272
progressive pallidal degeneration 221
progressive subcortical gliosis, Neumann 121, 146, 239, 332
progressive supranuclear palsy：PSP 9, 18, 23, 27, 29, 145, 166, 168, 171, 177, 209, 211, 223, 225, 231, 248, 275, 282, 284, 289, 291, 298, 300, 303, 308, 310, 312, 314
protease–resistant prion protein：PrP^{CJD} 182
protein misfolding disorder 56, 332

proteinaceous infectious particles 180
proximal–dominant degeneration 339
Purkinje cell（プルキンエ細胞） 47, 253, 258, 260, 275

R

radiation myelopathy 343
Rasmussen's encephalitis 154
Raymond–Cestan syndrome 294
Renshaw cell 325
respirator brain 43
retraction ball 19
retrograde degeneration 20
retrograde transsynaptic degeneration 18
Rosenthal fiber（ローゼンタール線維） 34, 77
Russell–Hunter syndrome 268

S

Sanfilippo disease 20
sarcoidosis 61, 66
satellitosis 28
schwannoma（neurinoma） 335
selective neuronal necrosis 45
senescence 89
senile dementia of Alzheimer type：SDAT 90, 103, 108, 110, 193, 209, 257
senile dementia of Lewy body type：SDLB 125
senile plaque 23, 254
sepsis 64
shadow plaques 71
Sheehan syndrome（postpartum pituitary necrosis） 210
Sheehan syndrome 210
Shy–Drager syndrome 265
simple atrophy 328
skein–like inclusions 12
SMON 18, 314, 339
SOD1 331
space–occupying lesion 38
spheroids 21, 316
spinal progressive muscular atrophy：SPMA 29, 334, 337
spongy leukodystrophy 79
spongy state（spongy degeneration） 25, 143
status bullosus 47, 266
status marmoratus 214
stereotypy 156
Stern–Garcin type CJD 232
striatonigral degeneration：SND 45, 215, 289, 292, 300
striosome 213

Sturge–Weber syndrome 190
subacute combined degeneration of the spinal cord 74, 339
subacute myelo–optico–neuropathy：SMON 18, 314, 339
subacute sclerosing panencephalitis：SSPE 11, 28, 68, 241, 242, 247
subacute spongiform encephalopathy：SSE 26, 128, 173, 175, 176, 232
subarachnoid hemorrhage 39
subcortical ischemic vascular dementia 245
subcortical leukoencephalopathy 133
subdural hemorrhage（subdural hematoma）：SDH 38
subdural hygroma（subdural hydroma） 39
subependymal gliosis 33
subpial gliosis 33
sudanophilic (orthochromatic) leukodystrophies：SLD 75, 294, 317
superior sagittal sinus thrombosis 51
superoxide dismutase：SOD1 331
synaptophysin 17
syphilis 61, 67
syringomyelia 34, 255, 326
system degeneration 81
systemic lupus erythematosus：SLE 74, 149, 294, 318, 339, 341

T

tabes dorsalis 67, 339
Takayasu's arteritis 58
tangle 10
tardive dyskinesia 275
tauopathy 81
Tay–Sachs disease（テイ・サックス病） 20, 260
TDP–43（Transactivation response DNA–binding protein of 43 kDa） 12, 328, 332
TDP–43 proteinopathy 332
temporal arteritis 58
thalamic body 231
thalamic degeneration 232
thorn–shaped astrocyte 291
tonsilar herniation 254
torpedos 21
transient cerebral ischemia 189, 215, 260, 282
transmissible disease 175
transsynaptic degeneration 275
traumatic basal ganglia hematoma 83
traumatic basal subarachnoid hemorrhage 83
traumatic subarachnoid hemorrhage 83
triplet repeat disease 81
tuberculosis 61

tuberculous meningitis 66
tuberous sclerosis 154
tubulin 10
tufted astrocyte (tuft-shaped astrocyte) 145, 168, 223, 291
typical plaques 24

U

U-fibers 236, 239
ubiquitin 78
ubiquitin-immunoreactive granules 130, 197
ulegyria 147

V

vacuolar degeneration 5
vacuolar myelopathy 341
vascular dementia：VaD 131
viral infections 67
vitamin B_{12} deficiency 340
vulnerable sector 45

W

Walker-Warburg syndrome 150
Wallerian degeneration 19

Wernicke encephalopathy（ウェルニッケ脳症） 202, 203, 211, 222, 232, 264, 280, 281, 284, 300, 314
Wilson disease（ウィルソン病） 33, 219

Y

Yakovlev, PI 158, 238

Z

Zellweger syndrome（ツェルウェーガー症候群） 152, 313

■著者

水谷俊雄（みずたに　としお）
1948年生まれ。東京大学大学院修了。医学博士。神経病理学専攻。日本に多いクロイツフェルト・ヤコブ病全脳型を確立。アルツハイマー病の病理診断基準を作成。東京都老人総合研究所（現東京都健康長寿医療センター）神経病理研究部長、東京都立神経病院検査科部長、東京都立府中療育センター副院長を歴任。『脳の老化とアルツハイマー病』（岩波書店）など、著書多数。現在はフリー。

臨床神経病理学　―基礎と臨床―

2013年11月28日　初版第1刷発行

著　者　水谷俊雄
発行人　西村正徳
発行所　西村書店
東京出版編集部　〒102-0071　東京都千代田区富士見2-4-6
　　　　　　　　　　　　　Tel.03-3239-7671　Fax.03-3239-7622
　　　　　　　　　　　　　http://www.nishimurashoten.co.jp
印　刷　三報社印刷株式会社
製　本　株式会社難波製本

ⒸNishimura Co., Ltd. 2013
本書の内容を無断で複写・複製・転載すると、著作権および出版権の侵害となることがありますので、ご注意ください。　ISBN 978-4-89013-440-3